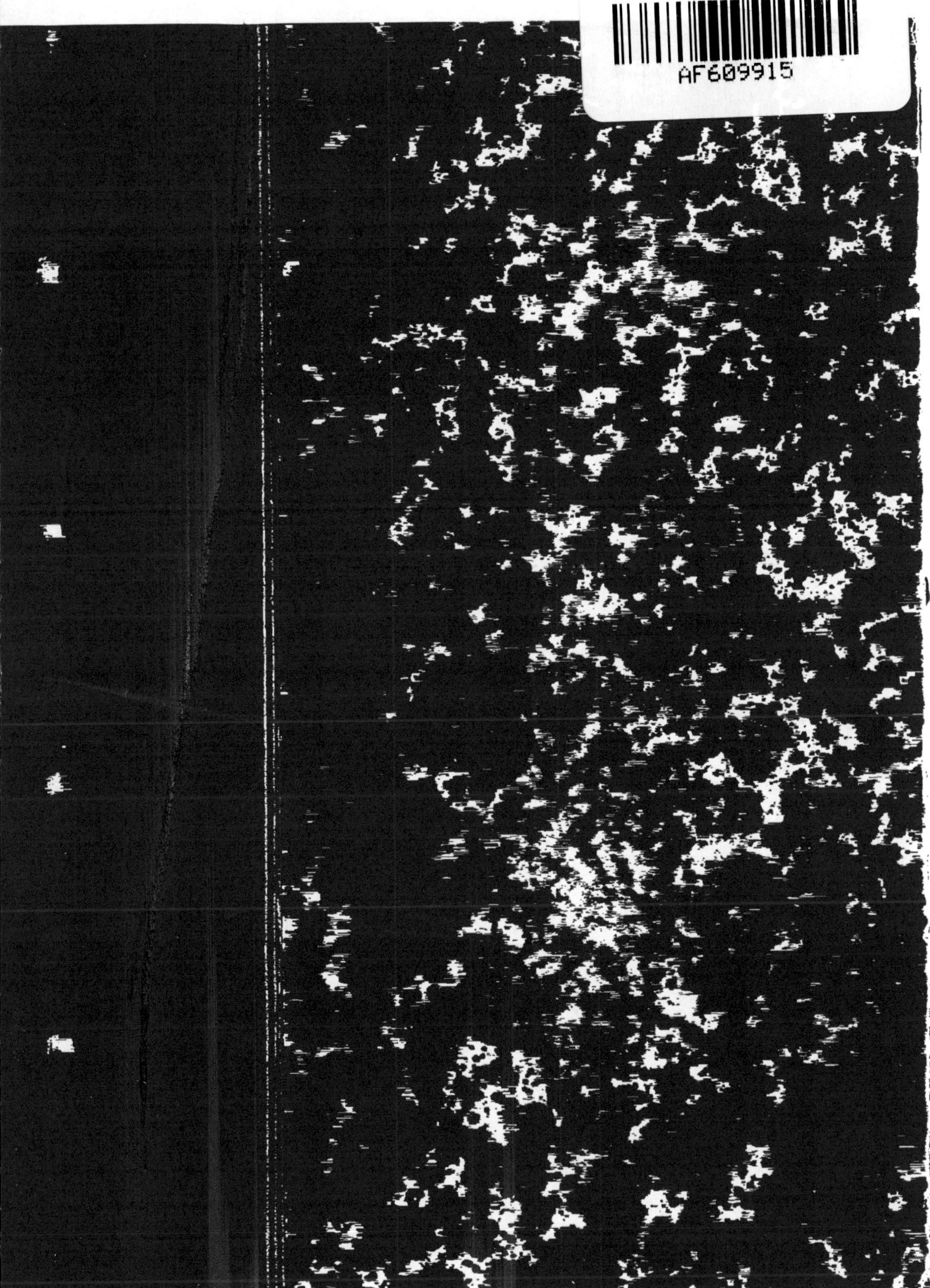

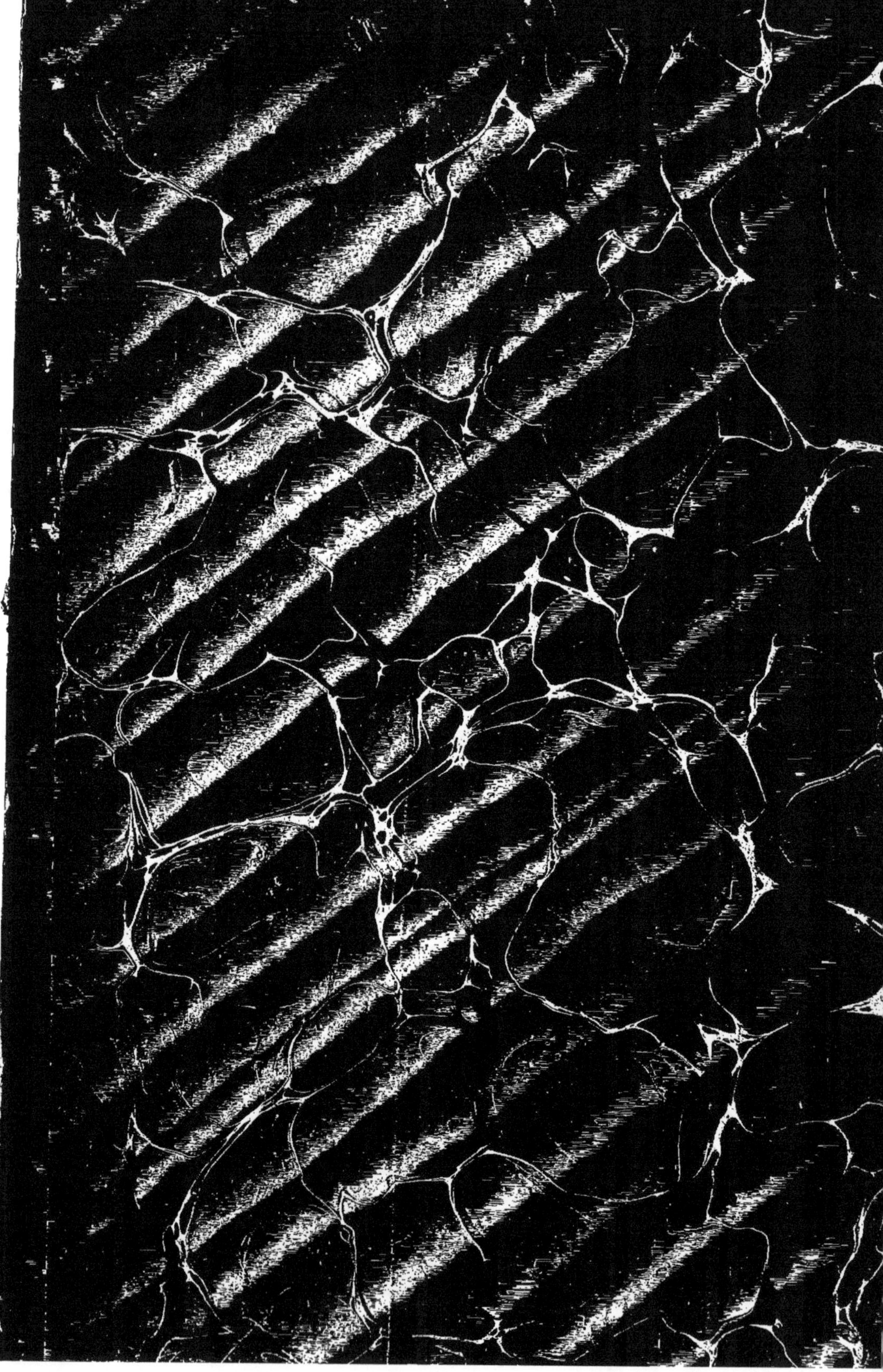

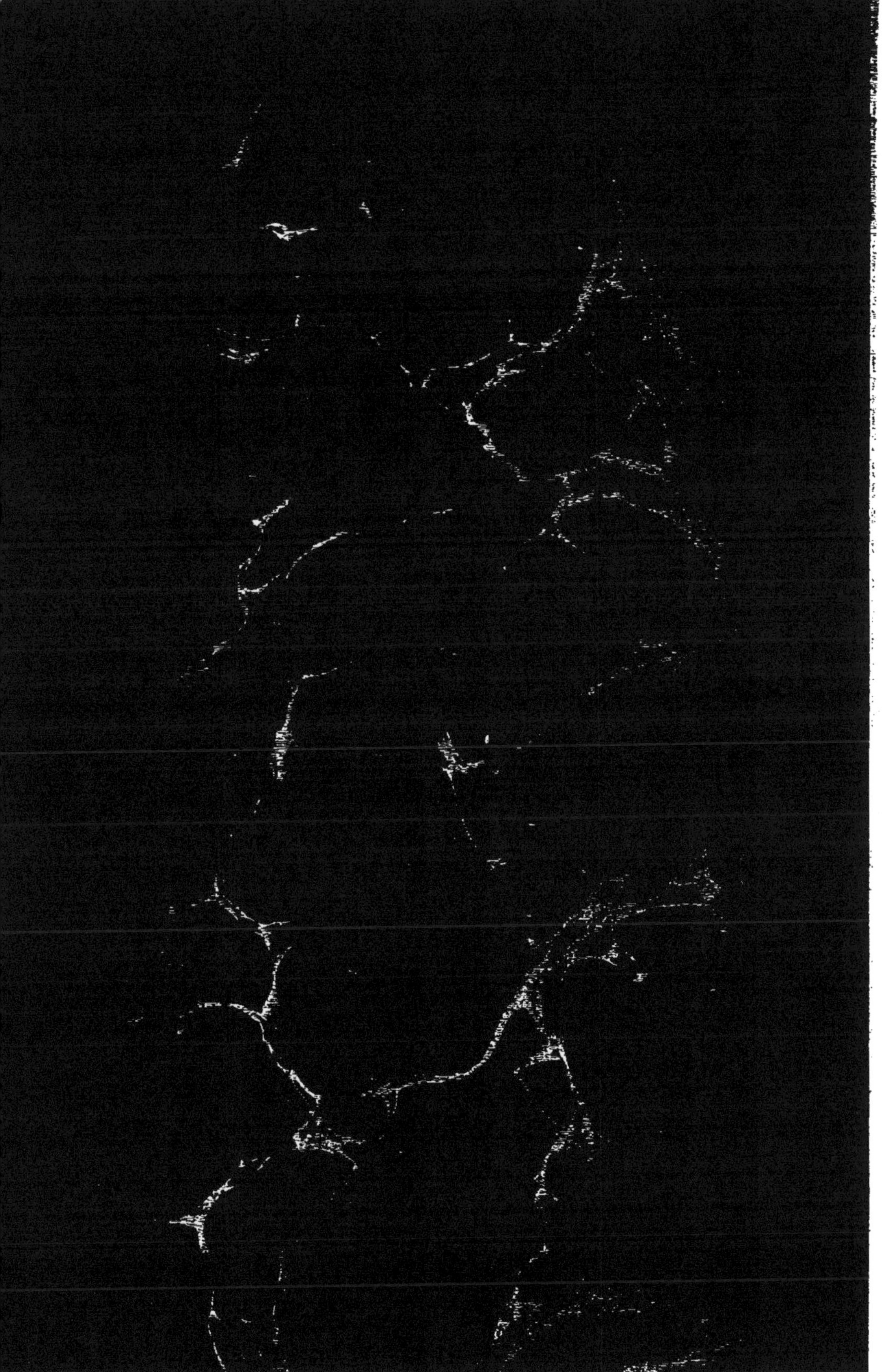

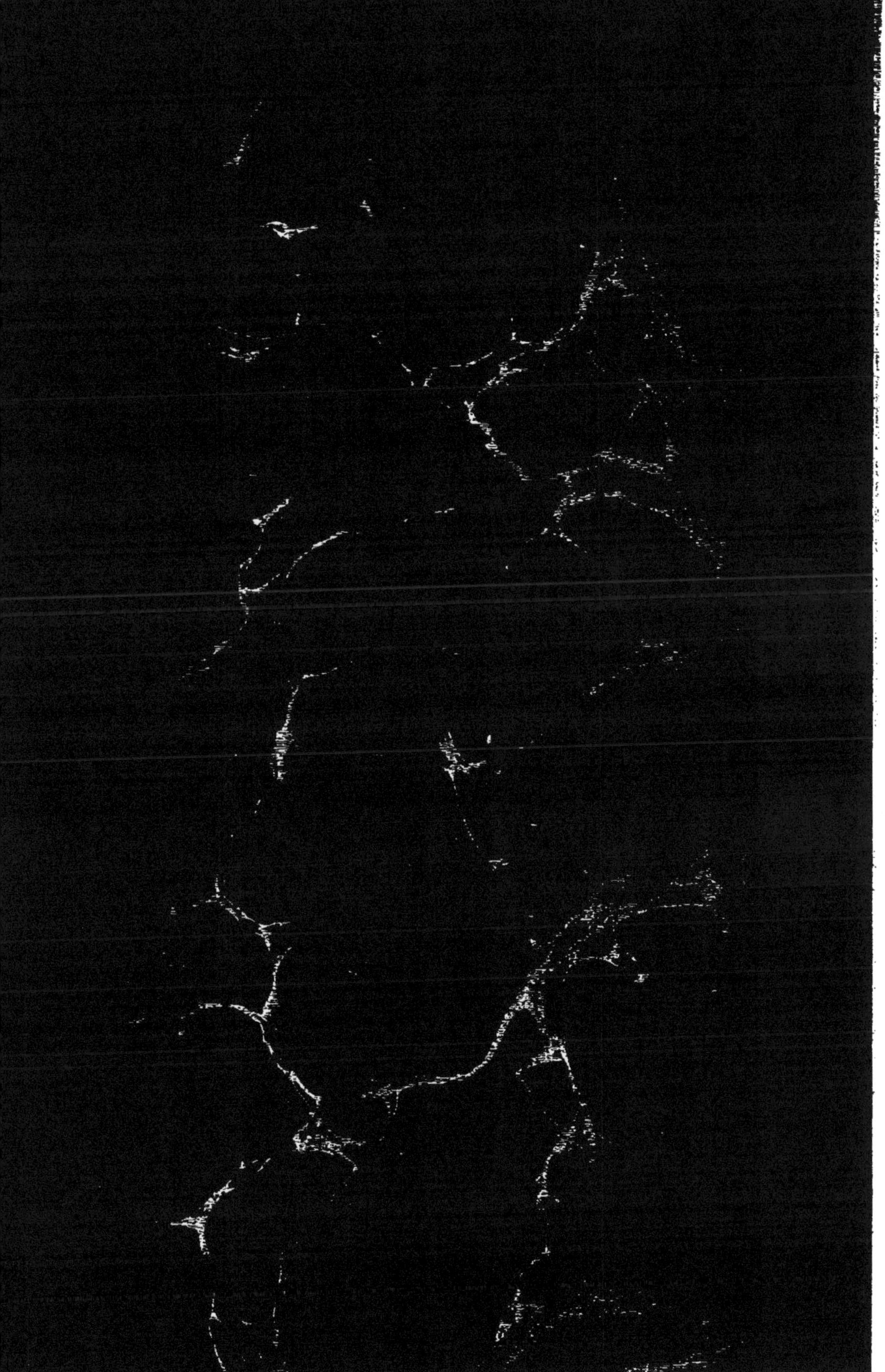

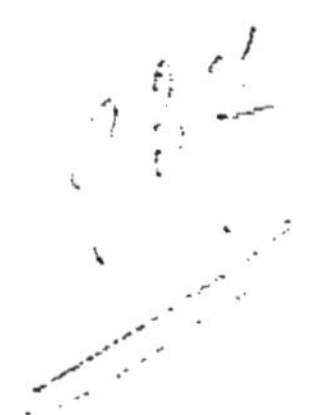

ENCYCLOPÉDIE

D'HYGIÈNE

ET DE

MÉDECINE PUBLIQUE

VI

Saint-Brieuc. — Imprimerie Francisque GUYON, rues Saint-Gilles et de la Préfecture

ENCYCLOPÉDIE
D'HYGIÈNE
ET DE
MÉDECINE PUBLIQUE

Directeur : Dr JULES ROCHARD

COLLABORATEURS : MM. ARNOULD, BERGERON, BERTILLON, BROUARDEL LÉON COLIN
DROUINEAU, LÉON FAUCHER, GARIEL, ARMAND GAUTIER
GRANCHER, LAYET, LE ROY DE MÉRICOURT, A.-J. MARTIN, HENRI MONOD
NAPIAS, NOCARD, POUCHET, PROUST
DE QUATREFAGES, RICHARD, RICHE, EUGÈNE ROCHARD, STRAUSS, VALLIN, VIRY

TOME SIXIÈME

Avec 155 figures intercalées dans le texte

LIVRE VI

Hygiène industrielle, par A. LAYET. — Chap. I : *Les établissements industriels considérés au point de vue de l'hygiène du voisinage.* — Chap. II : *L'hygiène industrielle considérée au point de vue du milieu professionnel.* — Chap. III : *L'hygiène industrielle considérée au point de vue de l'action toxique délétère ou infectieuse des produits employés ou dégagés pendant les opérations.* — Chap. IV : *L'hygiène industrielle considérée au point de vue des accidents de machines.* — Chap. V : *L'hygiène industrielle considérée au point de vue du travail individuel.* — Chap. VI : *L'hygiène industrielle considérée au point de vue de la responsabilité et de l'assurance en matière d'accidents de travail et de morbidité professionnelle.*

PARIS
ANCIENNE MAISON DELAHAYE
L. BATTAILLE ET Cie, ÉDITEURS
PLACE DE L'ÉCOLE-DE-MÉDECINE

1894

ENCYCLOPÉDIE
D'HYGIÈNE ET DE MÉDECINE PUBLIQUE

LIVRE VI

HYGIÈNE INDUSTRIELLE

Par M. A. Layet.

Les considérations d'hygiène appliquée que soulèvent à la fois le travail industriel et le milieu spécial dans lequel il s'accomplit, sont de deux sortes : les unes se rapportent à l'influence plus ou moins fâcheuse que les établissements industriels peuvent exercer de par leur propre fonctionnement sur la salubrité du voisinage, et elles se rattachent, par cela même, à l'hygiène publique ; les autres concernent l'influence du travail industriel sur la santé de l'ouvrier lui-même et constituent une des branches les plus intéressantes de l'hygiène sociale : l'hygiène professionnelle des ouvriers des industries.

Jusqu'à notre époque, l'hygiène industrielle était restée limitée, pour ainsi dire, à la seule étude des « Établissements insalubres, incommodes ou dangereux ». Les préjudices que la présence de certaines industries dans une ville portait nécessairement à la salubrité publique avaient appelé depuis longtemps l'attention du législateur, sans que l'on ait jamais songé à s'occuper de la santé du travailleur lui-même.

Ramazzini est le premier qui, en 1700, publie un « Traité sur les maladies des artisans » ; mais les influences extrinsèques du climat et de l'habitation y tiennent un rang considérable et priment presque toujours les influences professionnelles.

Cependant, c'est le seul ouvrage de ce genre qui devait, pendant plus d'un siècle et demi encore, défrayer à lui seul l'hygiène des ouvriers. Les traités de Fourcroy (1777), d'Ackermann (1786), de Patissier (1822), de

Turner-Tackrah (1832), et de Halfort (1845), ne sont en effet, à peu de chose près, que la répétition du traité de Ramazzini.

En France, toutefois, l'hygiène industrielle à la suite des travaux des Cadet de Gassicourt, Mérat, Parent-Duchâtelet, d'Arcet, Chevallier, Trébuchet, Guérard et Tardieu, tendait de plus en plus à revêtir le double caractère qui lui convient. Vernois (1860), dans son « Traité d'hygiène industrielle », spécifie déjà, pour quelques-unes des industries, l'action nuisible du travail sur les ouvriers. En 1870, M. de Freycinet, dans son remarquable « Traité d'assainissement industriel », établit nettement les deux divisions suivantes : salubrité intérieure ou recherche des moyens propres à préserver la santé des ouvriers ; salubrité extérieure ou étude des moyens tendant à protéger le voisinage.

En 1875, dans mon « Hygiène des professions et des industries », je me suis efforcé de déterminer, par une étude exacte du genre de travail, des matériaux employés et des conditions du milieu propre aux opérations industrielles, la pathogénie et la nature des affections d'origine professionnelle ; j'affirmais ainsi le rôle nécessaire que le médecin hygiéniste était appelé à jouer désormais, dans ces questions de salubrité industrielle, à côté des hommes techniques eux-mêmes.

A peu près à la même époque, paraissait, en Allemagne, le livre de Hirt, sur « Les maladies des artisans » et en 1876, celui de Eulenberg (Hermann), sur l' « Hygiène professionnelle ». En 1877, M. Proust, dans la première édition de son « Traité d'hygiène générale », donne à l'étude de l'homme considéré au point de vue des professions, une place des plus honorables. M. Napias, en 1882, suit les errements de M. de Freycinet, et étudie à la fois, dans son intéressant « Manuel d'hygiène industrielle », la salubrité intérieure, c'est-à-dire l'hygiène de l'ouvrier, et la salubrité extérieure, c'est-à-dire l'hygiène du voisinage. Comme l'avait déjà fait, d'ailleurs, en 1876, M. H. Bunel, dans son ouvrage intitulé : « Établissements insalubres, incommodes et dangereux », M. Napias reproduit, également, en grande partie, mais en le complétant par un important ensemble de documents législatifs et de prescriptions de police sanitaire, l'excellent « Vade-Mecum des Conseils de salubrité », publié par MM. Pilat et Tancrez, secrétaires du Conseil central de salubrité du Nord, dont une troisième édition a paru en 1883.

En 1886, le professeur Poincaré, de Nancy, publie à son tour un « Traité d'hygiène industrielle », dans lequel, sous le nom de « hygiénologie », il résume pour chacune des industries, en un paragraphe à part, l'influence pathogénique du travail industriel sur les ouvriers. En 1887, MM. Porée et Livache font paraître un important « Traité des manufactures et ateliers dangereux, insalubres ou incommodes », considérés surtout au point de vue de leur législation et de leur jurisprudence, c'est-à-dire des conditions de leur autorisation, des obligations et de la responsabilité de l'industriel à l'égard des voisins.

Depuis près de vingt ans, je n'ai cessé moi-même de faire de l'hygiène industrielle et professionnelle l'objet d'études particulières, soit dans le « Dictionnaire encyclopédique des sciences médicales » de Dechambre, soit dans des publications spéciales. Je ne saurais mieux faire que de citer ici ce que j'écrivais il y a quatre ans, en 1888, dans la préface de mon « Traité d'hygiène et de pathologie professionnelles », publié en langue russe :

« Le souci de la santé de l'artisan offre aujourd'hui aux institutions sanitaires un terrain fertile en applications pratiques. On ne saurait plus considérer, en effet, l'hygiène industrielle comme une simple étude des industries insalubres, incommodes ou dangereuses pour leur voisinage. L'ouvrier a conquis droit de cité aux yeux du législateur sanitaire, et il en résulte ceci, c'est que tout ce qui a pour objectif la préservation de sa santé, devient une cause d'amélioration de la technique industrielle. Combien d'industries ont déjà vu modifier, au grand avantage de leur économie propre, des procédés ou méthodes de fabrication qui étaient préjudiciables à la santé du travailleur.

La profession, en ce temps d'égalité devant le travail et par le travail, rencontre dans l'appréciation économique de la santé de l'artisan toute la valeur d'un coefficient de premier ordre. Il est un point particulier sur lequel l'attention mérite d'être portée. On connaît toute l'importance sociale que prend de plus en plus la question de la responsabilité des patrons devant la maladie des ouvriers. Mais où commence cette responsabilité ; où finit-elle ? Dans quelle mesure doit-on faire entrer en ligne de compte l'imprudence ou la négligence des uns et des autres ? D'un autre côté, comment déterminer bien exactement la part qui revient, au travail professionnel seul, dans la provocation ou le développement de la maladie de l'ouvrier ?

Ce sont là des questions délicates pour la solution desquelles il faut au médecin, appelé à donner son avis, toute l'autorité et toute la compétence nécessaires. — La connaissance de la pathologie professionnelle sera pour lui un guide précieux, de même qu'elle servira aux industriels, comme aux ouvriers, à se rendre un compte exact des conditions d'insécurité ou d'insalubrité inhérentes à la profession même, ainsi que des moyens qu'il faut employer pour s'en mettre à l'abri. »

Telle est la conception que l'on doit se faire aujourd'hui de toute étude d'hygiène industrielle. Aussi diviserons-nous ce livre en deux parties ; dans l'une, nous traiterons des établissements industriels considérés au point de vue de l'hygiène publique, et dans l'autre, de ces établissements considérés au point de vue de l'hygiène professionnelle.

CHAPITRE PREMIER

LES ÉTABLISSEMENTS INDUSTRIELS CONSIDÉRÉS AU POINT DE VUE DE L'HYGIÈNE DU VOISINAGE

ARTICLE I. — LÉGISLATION ET JURISPRUDENCE ADMINISTRATIVE CONCERNANT LE CLASSEMENT DES INDUSTRIES INSALUBRES, INCOMMODES OU DANGEREUSES.

§ I. — Résumé historique jusqu'au premier décret de classement en 1810.

I. **Les premiers établissements insalubres réglementés.** — Il est à remarquer que les premiers établissements qui provoquèrent des ordonnances et règlements de salubrité, furent tous des établissements appartenant au groupe des industries où l'on manipule la matière animale. Cela devait être, en effet, les besoins de l'alimentation des villes nécessitant la présence de nombreux animaux, destinés à l'approvisionnement de viandes de boucherie et autres. Il n'y en a pas, d'ailleurs, de plus susceptibles de répandre l'infection autour d'eux, et les conditions horriblement défectueuses dans lesquelles ils fonctionnaient, ne pouvaient que les transformer en autant de foyers d'insalubrité permanente.

Nous signalerons successivement : les ordonnances de saint Louis, en 1291, contre les porcheries dans les villes ; — les lettres patentes de Jean II le Bon, en 1363, contre la fonte des suifs et les dépôts des résidus de boucherie ; — celles de Charles V, en 1368, contre l'élève des pigeons et volailles dans les villes ; — l'édit de François Ier, en 1539, contre l'élève des porcs, oies, pigeons et conils dans les villes ; — les règlements de Charles IX, en 1577, contre la corruption des cours d'eaux par les tueries et écorcheries ; — celui de Henri IV, en 1608, contre les fosses, estiers ou puisards à sang, abattis, peaux, trempes et vidanges des bouchers ; — l'ordonnance de police du 20 octobre 1702, contre la corruption de la Seine par les tanneurs et mégissiers ; — celle de 1701, contre la cuisson des suifs ; — l'ordonnance de 1703 sur les tueries, dont les prescriptions réglementaires ont été suivies jusqu'à la création des abattoirs publics, en 1808 ; — l'arrêté royal de 1750, contre la fabrication du dégras dans les villes.

Jusqu'au XIXe siècle, les documents concernant l'insalubrité provoquée par d'autres industries sont très rares.

Le plus complet de ces documents est l'ordonnance du 30 avril 1660, intitulée : « Règlement général pour le nettoiement de la ville de Paris ». On y lit, article 25 :... fait défenses à tous affineurs, orfèvres, maréchaux, serruriers, couteliers, taillandiers, etc., et à tous autres ouvriers, généralement quelconques, de jetter dans la rue aucunes ordures, machefer, cendres et autres choses provenant de leurs métiers, aussi les jetteront dans les tombereaux lorsqu'ils passeront. »

Avec les grandes découvertes en chimie et en physique de la fin du XVIIIe siècle, des établissements industriels d'un nouvel ordre : fabriques de produits chimiques ou manufactures diverses, ne tardent pas à s'élever un peu partout. A la liberté de l'industrie, proclamée par la Révolution, l'autorité administrative se voit bientôt dans l'obligation d'opposer les intérêts de la salubrité publique.

Le 12 février 1806, à la suite d'un rapport demandé à l'Institut par le Ministre de l'Intérieur, paraît une ordonnance de police, concernant la défense faite aux ateliers, manufactures ou laboratoires, de s'établir avant déclaration et enquête préalables. « Considérant, est-il dit dans cette ordonnance, qu'il s'établit journellement dans la ville de Paris, des ateliers, manufactures ou laboratoires qui, soit par la nature des matières qu'on y travaille, soit par l'usage du feu qu'on y fait, soit enfin par le défaut de précautions suffisantes, peuvent compromettre la salubrité et occasionner des incendies, etc. »

II. **Le travail préparatoire de l'Institut ayant pour but le classement des industries insalubres.** — En 1809, un nouveau rapport est demandé à la Classe des sciences physiques et mathématiques de l'Institut, sur la question de savoir quel parti on doit prendre par rapport aux fabriques dont le voisinage peut porter préjudice aux particuliers. La Section de chimie fut chargée de ce rapport, qui doit être considéré comme la base même de l'organisation actuelle. L'importance de ce travail est telle, et les considérations qui y sont développées répondent si bien encore à l'état de choses existant, que nous croyons devoir les reproduire en partie.

... « En comparant les fabriques qui existaient il y a vingt ans avec celles qui sont aujourd'hui en activité, on est frappé de l'amélioration que les procédés qu'on suit dans ces dernières ont éprouvée ; et en même temps on est forcé de convenir qu'elles doivent cet avantage aux lumières qu'elles ont empruntées de la chimie et de l'heureuse application qu'elles ont su en faire.

Par une conséquence naturelle de cet état de choses, le nombre des fabriques a dû nécessairement augmenter et l'industrie nationale, en se perfectionnant, a dû nécessairement aussi donner lieu à de nombreuses spéculations dont les résultats sont devenus d'autant plus avantageux qu'ils ont tourné au profit de la Société.

Mais, si d'un côté on doit savoir gré aux fabricants du zèle qu'ils mettent à poursuivre leurs travaux et à les multiplier, ainsi que des sacrifices que souvent ils font avant même d'avoir acquis la certitude d'obtenir des succès, on a aussi quelques reproches à leur faire sur l'insouciance avec laquelle plusieurs d'entre eux choisissent les localités où ils établissent leurs fabriques.

Uniquement occupés de l'emploi des moyens qui doivent leur procurer les résultats qu'ils désirent obtenir, ils ne cherchent pas toujours à s'assurer si les matières premières dont ils se servent, ou les produits qu'ils en séparent donnent, pendant leur traitement, naissance à des vapeurs d'une odeur désagréable qui, en se répandant plus ou moins promptement, et à des distances plus ou moins éloignées, finissent par incommoder ceux qui les respirent. C'est sans doute à ce peu de précaution ou à cet oubli qu'on doit attribuer les plaintes contre certaines fabriques et les demandes réitérées tendant à obtenir leur suspension ou au moins leur éloignement des lieux environnés d'habitations.

S'il est impossible de ne pas reconnaître souvent la justesse de ces plaintes, on est forcé de convenir que quelquefois elles n'ont pour véritable prétexte que des inquiétudes mal fondées, des préventions, des jalousies et des rivalités.

Il devenait donc nécessaire de chercher des moyens qui, en dissipant à cet égard toute espèce d'incertitude, fixassent, d'une manière sûre et constante, les bases sur lesquelles doivent être établies les décisions des magistrats devant lesquels les plaintes étaient portées »....... ....

Les conclusions de ce remarquable travail méritent d'être reproduites. Elles rendent bien compte de l'esprit qui a guidé dans leur étude les hommes les plus compétents d'alors en matière d'hygiène industrielle. Il faudra plus d'une fois s'y reporter en présence de certaines difficultés d'appréciation administrative.

« 1° Toutes les fabriques existantes, soit dans les villes, soit dans les environs, n'étant pas également susceptibles de devenir incommodes, de nuire à la salubrité et de causer des inquiétudes par rapport aux accidents auxquels elles peuvent donner lieu, leur éloignement des endroits habités n'est pas également nécessaire;

2° Pour établir les différences qui existent entre ces fabriques considérées sous le rapport des inconvénients dont elles sont susceptibles, il convient de les diviser en trois classes;

3° Dans la première classe, on peut placer les fabriques qui, donnant naissance à des émanations incommodes et insalubres, doivent nécessairement être très éloignées des habitations;

4° Les fabriques de la seconde classe, formées de toutes celles qui, ne devenant susceptibles d'inconvénients qu'autant que les opérations qu'on y pratique sont mal exécutées, doivent être soumises à une surveillance exacte et sévère, sans exiger qu'elles soient aussi éloignées que les premières. Seulement il serait à désirer que les grandes fabriques d'acides minéraux fussent toujours placées à l'extrémité des villes, dans les quartiers peu peuplés;

5° Les fabriques de troisième classe, n'étant sujettes à aucun inconvénient, n'offrent point de motifs pour qu'on ne consente pas à ce qu'elles soient placées auprès des habitations;

6° Il est difficile, pour ne pas dire impossible, de déterminer les distances où il doit être permis aux fabricants de la première classe de s'établir, mais il est à propos de leur imposer d'une manière générale l'obligation de s'éloigner des lieux habités;

7° Provisoirement on pourrait laisser aux autorités chargées de la police et de la surveillance des fabriques, le soin de s'assurer si les localités choisies par les fabricants sont à une assez grande distance des habitations ou placées de manière à ne pas porter préjudice à leurs voisins;

8° Tout fabricant qui voudra s'établir, sera tenu de demander la permission aux autorités compétentes et désignera en même temps le genre d'industrie qu'il se propose d'exercer;

9° Avant de délivrer la permission demandée, le fabricant sera averti que, dans le cas où l'expérience prouverait que les localités qu'il a choisies ne sont pas suffisamment éloignées et que les vapeurs qui s'exhalent de sa fabrique sont nuisibles sous le rapport de la salubrité ou autrement, il lui sera adjoint de porter ailleurs son établissement; ....

11° Les mesures à prendre n'auront pas un effet rétroactif pour les fabriques ou établissements déjà en activité, pourvu, toutefois, qu'on ait la preuve que les opérations qu'on y pratique ne sont pas susceptibles de compromettre la salubrité et de porter atteinte aux propriétés des voisins.

III. Le décret de classement du 15 octobre 1810. — Voici maintenant le décret du 15 octobre 1810, qui fut promulgué à la suite du rapport de l'Institut et qui, tel qu'il est, sert toujours de base à la réglementation des établissements industriels dangereux, insalubres et incommodes.

NAPOLÉON, etc.

Sur le rapport de notre ministre de l'intérieur;

Vu les plaintes portées par différents particuliers contre les manufactures et ateliers dont l'exploitation donne lieu à des exhalaisons insalubres ou incommodes;

Le rapport fait sur ces établissements par la section de chimie de la classe des sciences physiques et mathématiques de l'Institut;

Notre Conseil d'État entendu;

NOUS AVONS DÉCRÉTÉ ET DÉCRÉTONS ce qui suit :

ARTICLE PREMIER. — A compter de la publication du présent décret, les manufactures ou ateliers qui répandent une odeur insalubre ou incommode ne pourront être formés sans une permission de l'autorité administrative : ces établissements seront divisés en trois classes :

La première classe comprendra ceux qui doivent être éloignés des habitations particulières ;

La seconde, les manufactures et ateliers dont l'éloignement des habitations n'est pas rigoureusement nécessaire, mais dont il importe néanmoins de ne permettre la formation qu'après avoir acquis la certitude que les opérations qu'on y pratique sont exécutées de manière à ne pas incommoder les propriétaires du voisinage, ni à leur causer des dommages ;

Dans la troisième classe seront placés les établissements qui peuvent rester sans inconvénient auprès des habitations, mais doivent rester soumis à la surveillance de la police.

Art. 2. — La permission nécessaire pour la formation des manufactures et ateliers compris dans la première classe sera accordée avec les formalités ci-après par un décret rendu en notre Conseil d'Etat ;

Celle qu'exigera la mise en activité des établisssements compris dans la seconde classe le sera par les préfets, sur l'avis des sous-préfets.

Les permissions pour l'exploitation des établissements placés dans la dernière classe seront délivrées par les sous-préfets, qui prendront préalablement l'avis des maires.

Art. 3. — La permission pour les manufactures et fabriques de première classe ne sera accordée qu'avec les formalités suivantes :

La demande en autorisation sera présentée au préfet et affichée par son ordre dans toutes les communes, à 5 kilomètres de rayon.

Dans ce délai (*un mois, par décision du ministre de l'intérieur*), tout particulier sera admis à présenter ses moyens d'opposition.

Les maires des communes auront la même faculté.

Art. 4. — S'il y a des oppositions, le Conseil de préfecture donnera son avis, sauf la décision du Conseil d'État.

Art. 5. — S'il n'y a pas d'opposition, la permission sera accordée, s'il y a lieu, sur l'avis du préfet et le rapport de notre ministre de l'intérieur.

Art. 6. — S'il s'agit de fabriques de soude, ou si la fabrique doit être établie dans la ligne des douanes, notre directeur général des douanes sera consulté.

Art. 7. — L'autorisation de former des manufactures et ateliers compris dans la seconde classe ne sera accordée qu'après que les formalités suivantes auront été remplies :

L'entrepreneur adressera d'abord sa demande au sous-préfet de son arrondissement, qui la transmettra au maire de la commune dans laquelle on projette de former l'établissement, en le chargeant de procéder à des informations *de commodo et incommodo*. Ces informations terminées, le sous-préfet prendra sur le tout un arrêté qu'il transmettra au préfet. Celui-ci statuera, sauf le recours à notre Conseil d'État par toutes parties intéressées.

S'il y a opposition, il y sera statué par le Conseil de préfecture, sauf le recours au Conseil d'État.

Art. 8. — Les manufactures et ateliers ou établissements portés dans la troisième classe ne pourront se former que sur la permission du préfet de police, à Paris, et sur celle du maire, dans les autres villes.

S'il s'élève des réclamations contre la décision prise par le préfet de police ou les maires, sur une demande en formation de manufacture ou d'atelier compris dans la troisième classe, elles seront jugées au Conseil de préfecture.

Art. 9. — L'autorité locale indiquera le lieu où les manufactures et ateliers compris dans la première classe pourront s'établir, et exprimera sa distance des habitations particulières. Tout individu qui ferait des constructions dans le voisinage de ces manufactures et ateliers, après que la formation en aura été permise, ne sera plus admis à en solliciter l'éloignement

Art. 10. — La division en trois classes des établissements qui répandent une odeur insalubre ou incommode aura lieu conformément au tableau annexé au présent décret. Elle servira de règle toutes les fois qu'il sera question de prononcer sur les demandes en formation de ces établissements.

Art. 11. — Les dispositions du présent décret n'auront point d'effet rétroactif : en conséquence, tous les établissements qui sont aujourd'hui en activité continueront à être exploités librement, sauf les dommages dont pourront être passibles les entrepreneurs de ceux qui préjudicient aux propriétés de leurs voisins : les dommages seront arbitrés par les tribunaux.

Art. 12. — Toutefois, en cas de graves inconvénients pour la salubrité publique, la culture ou l'intérêt général, les fabriques ou ateliers de première classe qui les causent pourront être supprimés en vertu d'un décret rendu en notre Conseil d'État, après avoir entendu la police locale, pris l'avis des préfets, reçu la défense des manufacturiers ou fabricants.

Art. 13. — Les établissements maintenus par l'article 11 cesseront de jouir de cet avantage, dès qu'ils seront transférés dans un autre emplacement, ou qu'il y aura une interruption de six mois dans leurs travaux. Dans l'un et l'autre cas, ils rentreront dans la catégorie des établissements à fermer, et ils ne pourront être remis en activité qu'après avoir obtenu, s'il y a lieu, une nouvelle permission.

Art. 14. — Nos ministres de l'intérieur et de la police générale sont chargés, chacun en ce qui le concerne, de l'exécution du présent décret, qui sera inséré au Bulletin des Lois.

Le décret de 1810 fut modifié et étendu par l'ordonnance royale du 14 janvier 1815 et par le décret du 25 mai 1852 sur la décentralisation administrative.

L'ordonnance de 1815 déclare (art. 2) que les établissements de première classe doivent être soumis, comme ceux de la deuxième classe, à une enquête *de commodo et incommodo*. Elle règle, en outre, la question des établissements nouveaux non compris dans la nomenclature de 1810, mais qui sont de nature à y être placés. L'article 5 de cette ordonnance est, en effet, ainsi conçu :

« Les préfets sont autorisés à faire suspendre la formation ou l'exercice des établissements nouveaux qui, n'ayant pu être compris dans la nomenclature précitée, seraient cependant de nature à y être placés. Ils pourront accorder l'autorisation d'établissement pour tous ceux qu'ils jugeront devoir appartenir aux deux dernières classes de la nomenclature, en remplissant les formalités prescrites par le décret du 15 octobre 1810, sauf dans les deux cas, à rendre compte à notre directeur général des manufactures et du commerce... »

Le décret du 25 mars 1852 sur la décentralisation administrative confère aux Préfets le droit de statuer sur les demandes en autorisation des établissements de 1re classe avec les recours existant pour les établissements de 2e classe, droit réservé jusqu'alors, par le décret de 1810, au Ministre de l'intérieur.

Le décret de 1810, l'ordonnance de 1815 et le décret de décentralisation de 1852 fixent donc le régime auquel est soumise, encore aujourd'hui, la formation des établissements industriels, considérés au point de vue de leur nocuité extérieure.

§ II. — Mouvement effectué dans le classement des industries insalubres, incommodes ou dangereuses, de 1810 à 1866, et de 1866 à 1886.

I. **Ordonnances et décrets successifs de 1810 à 1866.** — Les nomenclatures annexées au décret de 1810 et à l'ordonnance royale de 1815 comprenaient un assez grand nombre d'établissements ainsi répartis :

Dans la 1re classe, 80 ; dans la 2e classe, 105 ; dans la 3e classe, 85. Total : 270.

Depuis cette époque, des décisions préfectorales ou ministérielles, rendues conformément à l'avis du Comité des arts et manufactures, ont effectué un certain nombre de classements provisoires, justifiés d'ailleurs par la rapidité avec laquelle se transformait l'industrie, alors que des classements définitifs eussent été souvent impossibles à déterminer convenablement, au moins pour un certain temps. Nous nous garderons bien de reproduire ici le texte des ordonnances et décrets portant ainsi addition ou modification aux classements des établissements insalubres, incommodes ou dangereux. Il nous suffira de citer leur date de promulgation, ce qui permettra aux intéressés de s'y reporter utilement si bon leur semble.

Ces ordonnances et décrets sont, jusqu'au décret du 31 décembre 1866, lequel en remplaçant par un seul tableau tous les classements définitifs ou provisoires antérieurement admis, fixe à nouveau la nomenclature générale des établissements réellement insalubres, incommodes ou dangereux : les ordonnances des 29 juillet 1818, — 25 juin 1823, — 20 août 1824, — 9 février 1825, — 5 novembre 1826, — 20 septembre 1828, — 31 mai 1833, — 5 juillet 1834, — 30 octobre 1836, — 27 janvier 1837, — 25 mars, 15 avril et 27 mai 1838, — 27 janvier 1846 et les décrets des 6 mai 1849, — 19 février 1853, — 21 mai 1862, — 26 août 1865 et 18 avril 1866.

La nomenclature générale de 1866 comprenait 299 établissements classés, ainsi répartis :

Dans la 1re classe : 90 ; — dans la 2e classe : 92 ; — dans la 3e classe : 117. — Total : 299.

On se ferait une idée bien peu exacte du mouvement qui s'est opéré dans le classement des industries, pendant cette période de temps comprise entre 1815 et 1866, si l'on comparait seulement entre eux les chiffres des deux nomenclatures précitées. Ce mouvement qui est aussi bien le résultat des perfectionnements introduits dans la technique industrielle, lesquels ont atténué et même annulé dans beaucoup de cas la nocuité qui, à l'origine, avait déterminé le classement, que celui de l'apparition de nouvelles industries, se comprendra beaucoup mieux si nous comparons entre eux les classements et déclassements opérés dans les trois grands groupes que l'on peut reconnaître aux industries classées :

1° Industries où l'on met en œuvre les matières animales ;

2° Industries où l'on met en œuvre les matières végétales ;

3° Industries où l'on met en œuvre les matières minérales.

II. — **Le mouvement effectué dans les industries classées, pendant la période de 1810 à 1866.** — Pendant la période de 1810 à 1866, le mouvement dans les établissements classés dans la 1re classe se décompose ainsi :

29 Établissements nouveaux classés ;

2 Établissements élevés de la 2e classe à la 1re classe ;

14 Établissements descendus de la 1re classe à la 2e classe ;

7 Établissements descendus de la 1re dans la 3e classe.

Le mouvement dans les établissements classés dans la 2e classe se décompose ainsi :

24 Établissements nouveaux ;

14 Établissements descendus de la 1re classe dans la 2e ;

39 Établissements descendus de la 2e classe dans la 3e ;

12 Établissements définitivement déclassés.

Le mouvement dans les établissements classés dans la 3e classe se décompose ainsi :

23 Établissements nouveaux ;

7 Établissements descendus de la 1re à la 3e classe ;

39 Établissements descendus de la 2e à la 3e classe ;

37 Établissements déclassés.

Ce qui fait, en tout, de 1810 à 1866 :

76 établissements nouveaux classés ;

53 établissements descendus d'une classe ;

7 Établissements descendus de deux classes ;
2 Établissements montés d'une classe ;
49 Établissements définitivement déclassés.

Si nous considérons maintenant ce même mouvement dans ses rapports avec chacun des trois grands groupes d'industries, nous obtenons les résultats suivants :

1° Mouvement effectué de 1810 à 1866 dans le classement des industries où l'on met en œuvre les matières animales.

Existant en 1810.					Existant en 1866.
1re classe	34	+	10 Établissements nouveaux	=	44
2e classe	25	+	7 Classements nouveaux	=	29
		—	3 Déclassements définitifs		
3e classe	15	+	4 Classements nouveaux	=	15
		—	4 Déclassement définitifs		
Total	74		Total		88

2° Mouvement effectué de 1810 à 1866 dans le classement des industries où l'on met en œuvre les matières végétales.

Existant en 1810.					Existant en 1866.
1re classe	14	+	4 Établissements nouveaux classés	=	16
		—	2 Établissements descendus de la 1re à la 2e classe		
2e classe	23	+	3 Classements nouveaux et 2 descendus de la 1re à la 2e classe	=	23
		—	5 Déclassements définitifs		
3e classe	8	+	4 Classements nouveaux	=	8
		—	4 Déclassements définitifs		
Total	45				47

3° Mouvement effectué de 1810 à 1866 dans le classement des industries où l'on met en œuvre les matières minérales.

Existant en 1810.					Existant en 1866.
1re classe	32	+	17 Établissements nouveaux classés	=	30
		+	2 Établissements élevés de la 2e à la 1re cl.		
		—	14 Descendus de la 1re à la 2e classe		
		—	7 Descendus de la 2e à la 3e classe		
2e classe	57	+	14 Classements nouveaux	=	40
		+	14 Descendus de la 1re à la 2e classe		
		—	39 Descendus de la 2e à la 3e classe		
		—	2 Élevés de la 2e à la 1re classe		
		—	4 déclassés définitivement		
3e classe	62	+	15 Classements nouveaux	=	94
		+	7 Descendus de la 1re à la 3e classe		
		+	39 Descendus de la 2e à la 3e classe		
		—	29 Déclassés définitivement		
Total	151		Total		164

On voit par les relevés qui précèdent que si dans cette longue période de 1810 à 1866, les progrès de l'industrie ont fait naître de nouveaux et nombreux établissements susceptibles d'être classés, par contre, les améliorations apportées dans la technique industrielle ont permis d'en déclasser un aussi grand nombre. Le bénéfice du déclassement est beaucoup moins grand, toutefois, pour les établissements où l'on travaille les matières d'origine organique que pour ceux où l'on met en œuvre la matière minérale. Quoi qu'il en soit, cette période est remarquable par ce fait que l'insalubrité de début, inhérente aux industries classées est le plus souvent atténuée par les modifications apportées dans la fabrication elle-même.

Mais bientôt, avec l'expérience acquise, les classements nouveaux sont déterminés avec plus de sûreté et deviennent par cela même, dès le principe, plus stables et le plus souvent définitifs. Si les progrès de l'Industrie continuent à donner naissance à la formation de nouveaux établissements de nature à être classés, les déclassements des établissements anciens deviennent de moins en moins nombreux ; c'est ce que démontre de la façon la plus évidente le mouvement effectué dans le classement des industries pendant la période écoulée entre le 31 décembre 1866 et le 3 mai 1886, époque où une troisième et dernière nomenclature générale des établissements classés est promulguée par décret du Ministre du Commerce. C'est celle qui doit actuellement servir de règle toutes les fois qu'il y aura lieu de prononcer sur les demandes en formation d'un de ces établissements et c'est celle à laquelle nous nous sommes conformé.

III. Le mouvement effectué dans les industries classées pendant la période de 1866 à 1886. — Pendant la période de temps comprise entre 1866 et 1886, le mouvement général effectué dans les Etablissements classés se décompose ainsi :

Pour le groupe des Etablissements de la première classe :

17 Etablissements nouveaux classés ;
2 Etablissements descendus de la 1re classe à la 2e classe ;
2 Etablissements mis en régime spécial.

Pour le groupe des Etablissements de la deuxième classe :

41 Etablissements nouveaux classés ;
2 Etablissements venus de la 1re classe ;
1 Etablissement venu de la 3e classe ;
2 Etablissements descendus de la 2e classe à la 3e classe ;
2 Etablissements mis en régime spécial ;

Pour le groupe des Etablissements de la troisième classe :

34 Etablissements nouveaux classés ;
2 Etablissements venus de la deuxième classe :
1 Etablissement élevé de la 3e classe à la 2e classe ;

Soit en tout : 92 classements nouveaux;
4 déclassements par abaissement de classe;
1 déclassement par élévation de classe;
4 déclassements par mise en régime spécial.

Si l'on considère le mouvement dans ses rapports avec chacun des grands groupes d'industries classées, on relève les modifications suivantes apportées dans leur classement respectif :

1° Mouvement effectué du 31 décembre 1866 au 3 mai 1886, dans le classement des industries où l'on met en œuvre les matières animales.

Existant en 1866.			Existant en 1886.
1re classe........	44	+ 2 classements nouveaux........ — 1 descendu à la 2e classe........	= 45
2e classe........	29	+ 6 classements nouveaux........ + 1 venu de la 1re classe........	= 36
3e classe........	15	+ 8 classements nouveaux........	= 23
Total	88	Total......	104

2° Mouvement effectué de 1866 à 1886 dans le classement des industries où l'on met en œuvre les matières végétales.

Existant en 1866.			Existant en 1886.
1re classe........	16	+ 4 classements nouveaux........ — 1 descendu à la 2e classe........	= 19
2e classe.......	23	+ 7 classements nouveaux........ + 1 venu de la 3e classe........ + 1 venu de la 1re classe........ — 2 descendus à la 3e classe........	= 30
3e classe.......	8	+ 7 classements nouveaux........ + 2 venus de la 2e classe........ — 1 monté à la 2e classe........	= 16
Total......	47	Total......	65

3° Mouvement effectué de 1866 à 1886 dans le classement des industries où l'on met en œuvre les matières minérales.

Existant en 1866.			Existant en 1886.
1re classe........	30	+ 11 classements nouveaux........ — 2 mis en régime spécial........	= 39
2e classe........	40	+ 28 classements nouveaux........ — 2 mis en régime spécial........	= 66
3e classe........	94	+ 19 établissements nouveaux........	= 113
Total......	164	Total......	218

La nomenclature générale des établissements classés, annexée au décret de 1886 comprend donc 387 établissements ainsi répartis :

1re classe.	103 comprenant	45	Etablissements où l'on travaille la matière animale.
		19	Id. végétale.
		39	Id. minérale
2e classe.	132 comprenant	36	Etablissements où l'on travaille la matière animale.
		30	Id. végétale.
		66	Id. minérale
3e classe.	152 comprenant	23	Etablissements où l'on travaille la matière animale.
		16	Id. végétale.
		113	Id. minérale
Totaux.	387	387	

Tout en reproduisant ici la dernière de ces nomenclatures avec les quelques modifications que les récents décrets des 5 mai 1888, 15 mars 1890 et 26 janvier 1892 y ont apportés, nous avons pensé que leur répartition ultérieure par groupes similaires permettant d'étudier et de présenter, dans leur ensemble comme dans leurs détails spéciaux, les inconvénients communs, ferait mieux saisir les rapports qui existent entre la nature de ces inconvénients et le moyen de les prévenir ou de les combattre.

C'est pourquoi, après avoir fait une étude générale des causes de dommage que les industries peuvent occasionner à leur voisinage et des moyens employés pour y apporter remède, nous reviendrons sur chacune des grandes divisions des établissements classés, et, successivement, nous étudierons : les industries où l'on travaille la matière animale, celles où l'on travaille la matière végétale et celles où l'on travaille la matière minérale, en déterminant pour chacun de ces groupes, comme pour chacun des établissements qui en font partie, les faits d'application pratique qui leur seraient spéciaux.

§ III. — **Nomenclature actuelle (1892) des Etablissements insalubres, dangereux ou incommodes, d'après les décrets du 3 mai 1886, du 5 mai 1888 et du 15 mars 1890 et 26 janvier 1892.**

Tableau de classement par ordre alphabétique.

DÉSIGNATION DES INDUSTRIES.	INCONVÉNIENTS.	Classes.
Abattoirs publics. (Voir aussi TUERIES)	Odeur et altérat. des eaux.	1re
Absinthe (Voir DISTILLERIES)		
Acide arsénique. (Fabrication de l') au moyen de l'acide arsénieux et de l'acide azotique :		
1° Quand les produits nitreux ne sont pas absorbés	Vapeurs nuisibles	1re
2° Quand ils sont absorbés	Id	2e
Acide chlorhydrique. (Production de l') par décomposition des chlorures de magnésium, d'aluminium et autres :		
1° Quand l'acide n'est pas condensé	Emanations nuisibles	1re
2° Quand l'acide est condensé	Emanations accidentelles	2e
Acide fluorhydrique. (Fabrication de l)	Emanations nuisibles	2e
Acide lactique (Fabrique d')	Odeur	2e
Acide muriatique (Voir ACIDE CHLORHYDRIQUE)		
Acide nitrique (Fabrication de l')	Émanations nuisibles	3e
Acide oxalique (Fabrication de l') :		
1° Par l'acide nitrique		
a. Sans destruction des gaz nuisibles	Fumée	1re
b, Avec destruction des gaz nuisibles	Fumée accidentelle	3e
2° Par la sciure de bois et la potasse	Fumée	2e
Acide picrique (Fabrication de l') :		
1° Quand les gaz nuisibles ne sont pas brûlés	Vapeurs nuisibles	1re
2° Avec destruction des gaz nuisibles	Id	3e
Acide pyroligneux (Fabrication de l') :		
1° Quand les produits gazeux ne sont pas brûlés	Fumée et odeur	2e
2° Quand les produits gazeux sont brûlés.	Id	3e
Acide pyroligneux (Purification de l')	Odeur	2e
Acide salicylique (Fabrication de l') au moyen de l'acide phénique	Id	2e
Acide stéarique (Fabrication de l') :		
1° Par distillation	Odeur et danger d'incen.	1re
2° Par saponification	Id	2e
Acide sulfurique (Fabrication de l') :		
1° Par combustion du soufre et des pyrites.	Émanations nuisibles	1re
2° De Nordhausen par décomposition du sulfate de fer	Id	1re
Acide urique (Voir MUREXIDE.)		
Acier. (Fabrication de l')	Fumée	3e
Affinage de l'or et de l'argent par les acides	Emanations nuisibles	1re
Affinage des métaux au fourneau (Voir GRILLAGE DES MINERAIS).		
Agglomérés ou briquettes de houille (Fabrication des) :		
1° Au brai gras	Odeur et danger d'incen.	2e
2° Au brai sec	Odeur,	3e
Albumine (Fabrication de l') au moyen du sérum frais du sang	Id	3e
Alcali volatil (Voir AMMONIAQUE).		
Alcool (Rectification de l')	Danger d'incendie	2e
Alcools autres que de vin, sans travail de rectification	Altération des eaux	3e
Alcools (Distillerie agricole d')	Id	3e

DÉSIGNATION DES INDUSTRIES.	INCONVÉNIENTS.	Classes.
Aldéhyde (Fabrication de l')	Danger d'incendie	1re
Alizarine artificielle. (Fabrication de l') au moyen de l'anthracène	Odeur et danger d'incen.	2e
Allumettes chimiques (Dépôt d') :		
1° En quantité au-dessus de 25 mèt. cubes	Danger d'incendie	2e
2° De 5 à 25 mètres cubes	Id	3e
Allumettes chimiques (Fabrication des)	Danger d'explosion ou d'incendie	1re
Alun. (Voir Sulfate de fer, d'alumine, etc.)		
Amidon grillé (Fabrication de l')	Odeur	3e
Amidonneries :		
1° Par fermentation	Odeur, émanations nuisibles et altér. des eaux.	1re
2° Par séparation du gluten et sans fermentation	Altération des eaux	2e
Ammoniaque (Fabrication en grand de l') par la décomposition des sels ammoniacaux	Odeur	3e
Amorces fuminantes (Fabrication des)	Danger d'explosion	1re
Amorces fuminantes pour pistolets d'enfants. (Fabrication)	Id	2e
Aniline (Voir Nitrobenzine).		
Arcansons ou racines de pin. (Voir Résines, etc.)		
Argenture des glaces avec application de vernis aux hydrocarbures	Odeur et danger d'incen.	2e
Argenture sur métaux. (Voir Dorure et Argenture)		
Arséniate de potasse (Fabrication de l') au moyen du salpêtre :		
1° Quand les vapeurs ne sont pas absorbées.	Émanations nuisibles	1re
2° Quand les vapeurs sont absorbées	Emanations accidentelles	2e
Artifices (Fabrication des pièces d')	Danger d'incendie et d'explosion	1re
Asphaltes, bitumes, brais et matières bitumineuses solides (Dépôts d')	Odeur, danger d'incendie	3e
Asphaltes et bitumes (Travail des) à feu nu	Id	2e
Ateliers de construction de machines et wagons (Voir Machines et Wagons).		
Bâches imperméables (Fabrication des) :		
1° Avec cuisson des huiles	Danger d'incendie	1re
2° Sans cuisson des huiles	Id	2e
Bains et boues provenant du dérochage des métaux (Traitement des) :		
1° Si les vapeurs ne sont pas condensées.	Vapeurs nuisibles	1re
2° Si les vapeurs sont condensées	Vapeurs accidentelles	2e
Baleine (Travail des fanons de). (Voir Fanons de baleine).		
Baryte caustique par décomposition du nitrate (Fabrication de la) :		
1° Si les vapeurs ne sont ni condensées ni détruites	Vapeurs nuisibles	1re
2° Si les vapeurs sont condensées ou détruites	Vapeurs accidentelles	2e
Baryte (Décoloration du sulfate de) au moyen de l'acide chlorhydrique à vases ouverts	Émanations nuisibles	2e
Battage, cardage et épuration des laines, crins et plumes de literie	Odeur et poussière	3e
Battage des cuirs à l'aide de marteaux	Bruit et ébranlement	3e
Battage des tapis en grand	Bruit et poussière	2e
Battage et lavage (Ateliers spéciaux pour le) des fils de laine, bourres et déchets de filature et de soie dans les villes	Id	3e
Batteurs d'or et d'argent	Bruit	3e
Battoir à écorces dans les villes	Bruit et poussière	3e

DÉSIGNATION DES INDUSTRIES.	INCONVÉNIENTS.	Classes.
Benzine (Fabrication et dépôts de). (Voir HUILES DE PÉTROLE, DE SCHISTE, etc.)		
Benzine (dérivés de la). (Voir NITROBENZINE).		
Betteraves (Dépôts de pulpes de) humides destinées à la vente	Odeur, émanations	3e
Bitume (Fabrication et dépôts de). (Voir ASPHALTES).		
Blanc de plomb. (Voir CÉRUSE).		
Blanc de zinc (Fabrication), par la combustion du métal	Fumées métalliques	3e
Blanchiment :		
1° Des fils, des toiles et de la pâte à papier pour le chlore	Odeur, émanations nuisibles	2e
2° Des fils et tissus de lin, de chanvre et de coton par les chlorures (hyperchlorites) alcalins	Odeur, altération des eaux	3e
3° Des fils de tissus de laine et de soie par l'acide sulfureux	Émanations nuisibles	2e
Blanchiment des fils et tissus de laine et de soie par l'acide sulfureux en dissolution dans l'eau	Émanations accidentelles	3e
Bleu de Prusse (Fabrication du). (Voir CYANURE DE POTASSIUM).		
Bleu d'outremer (Fabrication du) :		
1° Lorsque les gaz ne sont pas condensés	Émanations nuisibles	1re
2° Lorsque les gaz sont condensés	Émanations accidentelles	2e
Bocards à minerais ou à crasses	Bruit	3e
Boues et immondices. (Dépôts de et voiries)	Odeur	1re
Bougies de paraffine et autres d'origine minérale (Moulage des)	Odeur, danger d'incendie	3e
Bougies et autres objets en cire et en acide stéarique	Danger d'incendie	3e
Bouillons de bierre (Distillerie de). (Voir DISTILLERIES).		
Boules au glucose caramélisé pour usage culinaire (Fabrication des)	Odeur	3e
Bourres. (Voir BATTAGE ET LAVAGE DES FILS DE LAINE, BOURRES, etc.).		
Boutonniers et autres emboutisseurs de métaux par moyens mécaniques	Bruit	3e
Boyauderies (Tr. des boyaux frais pour tous usages)	Odeur, émanations nuisibles	1re
Boyaux et pieds d'animaux abattus (Dépôts de). (Voir CHAIRS, DÉBRIS, etc.).		
Boyaux salés destinés à la charcuterie (Dépôts de)	Odeur	2e
Brasseries	Id	3e
Briqueteries avec fours non fumivores	Fumée	3e
Briqueteries flamandes	Id	2e
Briquettes ou agglomérés de houille. (Voir AGGLOMÉRÉS).		
Brûlerie de galons et tissus d'or ou d'argent. (Voir GALONS).		
Buanderies	Altération des eaux	3e
Café (Torréfaction en grand du)	Odeur et fumée	3e
Caillettes et caillons pour la confection des fromages. (Voir CHAIRS, DÉBRIS, etc.).		
Cailloux (Fours pour la calcination des)	Fumée	3e
Calorigène (Dépots de) et mélanges de ce genre.	Danger d'incendie	2e
Carbonisation des matières animales en général.	Odeur	1re

DÉSIGNATION DES INDUSTRIES.	INCONVÉNIENTS.	Classes.
Carbonisation du bois :		
1° A l'air libre dans des établissements permanents et autre part qu'en forêt. ...	Odeur et fumée...	2e
2° En vases clos... Avec dégagement dans l'air des produits gazeux de la distillation.	Id.........	2e
2° En vases clos... Avec combustion des produits gazeux de la distillation......	Id..............	3e
Caoutchouc (Application des enduits du)........	Danger d'incendie.	2e
Caoutchouc (Travail du) avec emploi d'huiles essentielles ou de sulfure de carbone)...... ..	Odeur, danger d'incend.	2e
Caoutchoucs factices ou caoutchoucs des huiles (Fabrication des) :		
A froid.............................	Odeur..	2e
A chaud.............................	Odeur et danger d'incen.	1re
Cardage des laines, etc. (Voir Battage).		
Cartonniers..........................	Odeur...	3e
Cartouches de guerre destinées à l'exportation (Fabriques et dépôts de)..................	Danger d'explosion et d'incendie...........	1re
Cartouches de poudre de mine comprimée (Fabrication de).....................	Id..........	1re
Celluloïd et produits nitrés analogues :		
1° Dépôts et magasins de vente en gros de produits travaillés.	Danger d'incendie.	3e
2° Dépôts et magasins de vente renfermant les produits bruts quand l'approvisionnement en produits de cette nature ne dépasse pas 800 kilog....	Id.	3e
— dépasse 800 kilogrammes. .	Id......	2e
Celluloïd et produits nitrés analogues (Ateliers de façonnage de).	Danger d'incendie.......	2e
Celluloïd et produits nitrés analogues (Fabrication de)..........	Vapeurs nuisibles, danger d'incendie............	1re
Cendres d'orfèvre. (Traitement des) par le plomb.	Fumées métalliques.....	3e
Cendres gravelées :		
1° Avec dégagement de la fumée au dehors.	Fumée et odeur.........	1re
2° Avec combustion ou condensation des fumées..............	Id.	2e
Céruse ou blanc de plomb. (Fabrication de la)..	Émanations nuisibles...	3e
Chairs, débris et issues (Dépôts de) provenant de l'abatage des animaux..................	Odeur.................	1re
Chamoiseries............................	Id.	2e
Chandelles (Fabrication des)................	Odeur, danger d'incendie	3e
Chantiers de bois à brûler dans les villes......	Emanations nuisibles, danger d'incendie.....	3e
Chanvre (Teillage et rouissage du) en grand. (Voir Teillage ou Rouissage).		
Chanvre imperméable. (Voir Feutre goudronné).		
Chapeaux de feutre (Fabrication de)...........	Odeur et poussière......	3e
Chapeaux de soie ou autres préparés au moyen d'un vernis (Fabrication de)..............	Danger d'incendie.	2e
Charbon animal (Fabrication ou revivification du). (Voir Carbonisation des matières animales)		
Charbon de bois dans les villes (Dépôts ou magasins de)..............................	Id.	3e
Charbons agglomérés. (Voir Agglomérés).		
Charbons de terre. (Voir Houille et Coke).		
Chaudronnerie et serrurerie (Ateliers de) employant des marteaux à la main, dans les villes et centres de population de 2,000 âmes et au-dessus :		
1° Ayant de 4 à 10 étaux ou enclumes ou de 8 à 20 ouvriers	Bruit.	3e

DÉSIGNATION DES INDUSTRIES.	INCONVÉNIENTS.	Classes.
2° Ayant plus de 10 étaux ou enclumes ou plus de 20 ouvriers	Bruit	2e
Chaudronneries. (Voir FORGES et CHAUDRONNERIES).		
Chaux. (Fours à) :		
1° Permanents	Fumée, poussières	2e
2° Ne travaillant pas plus d'un mois par an.	Id	3e
Chicorée (Torréfaction en grand de la)	Odeur et fumée	3e
Chiens (Infirmerie de)	Odeur et bruit	1re
Chiffons (Dépôt de)	Odeur	3e
Chiffons (Traitement des) par la vapeur de l'acide chlorhydrique :		
1° Quand l'acide n'est pas condensé	Émanations nuisibles	1re
2° Quand l'acide est condensé	Émanations accidentelles	3e
Chlore (Fabrication du)	Odeur	2e
Chlorure de chaux (Fabrication du) :		
1° En grand	Id	2e
2° Dans les ateliers fabriquant au plus 300 kilogrammes par jour	Id	3e
Chlorures alcalins, eau de Javelle (Fabrication des)	Id	2e
Chlorures de soufre (Fabrication des)	Vapeurs nuisibles	1re
Chlorures de plomb (Fonderies de)	Émanations nuisibles	2e
Choucroûte (Ateliers de fabrication de la)	Odeur	3e
Chromate de potasse (Fabrication du)	Id	3e
Chrysalides (Ateliers pour l'extraction des parties soyeuses des)	Id	1re
Ciment (Fours à) :		
1° Permanents	Fumée, poussières	2e
2° Ne travaillant pas plus d'un mois par an.	Id	3e
Cire à cacheter (Fabrication de la)	Danger d'incendie	3e
Cochenille ammoniacale (Fabrication de la)	Odeur	3e
Cocons :		
1° Traitement des frisons de cocons	Altération des eaux	2e
2° Filature de cocons. (Voir FILATURE).		
Coke (Fabrication du) :		
1° En plein air ou en fours non fumivores	Fumée et poussière	1re
2° En fours fumivores	Poussière	2e
Colle forte (Fabrication de la)	Odeur, altérat. des eaux.	1re
Collodion (Fabrication du)	Danger d'explosion ou d'incendie	1re
Combustion des plantes marines dans les établissements permanents	Odeur et fumée	1re
Construction (Ateliers de). (Voir MACHINES et WAGONS).		
Cordes à instruments en boyaux (Fabrication de). (Voir BOYAUDERIES).		
Cornes et sabots (Aplatissement des) :		
1° Avec macération	Odeur, altérat. des eaux.	2e
2° Sans macération	Odeur	3e
Corroieries	Id	2e
Coton et coton gras (Blanchisserie des déchets de).	Altération des eaux	3e
Crayons de graphite pour éclairage électrique (Fabrication des)	Bruit et fumée	2e
Cretons (Fabrication de)	Odeur et danger d'incen.	1re
Crins (Teinture des). (Voir TEINTURERIES).		
Crins et soies de porc (Voir SOIES DE PORC).		
Cristaux (Fabrication de). (Voir VERRERIES, etc.).		
Cuirs (Battage des). (Voir BATTAGE).		
Cuirs vernis (Fabrication de)	Odeur et danger d'incen.	1re
Cuirs verts et peaux fraîches (Dépôts de)	Odeur	2e
Cuivre (Dérochage du) par les acides	Odeur, émanations nuis.	3e
Cuivre (Fonte du). (Voir FONDERIE DE CUIVRE, etc.).		

DÉSIGNATION DES INDUSTRIES.	INCONVÉNIENTS.	Classes.
Cuivre (Trituration des composés du)	Poussières	3e
Cyanure de potassium et bleu de Prusse (Fabrication de) :		
1° Par la calcination directe des matières animales avec la potasse	Odeur	1re
2° Par l'emploi de matières préalablement carbonisées en vases clos	Id	2e
Cyanure rouge de potassium ou prussiate rouge de potasse	Émanations nuisibles	3e
Débris d'animaux (Dépôts de). (Voir CHAIRS, etc.).		
Déchets de laine (Dégraissage des). (Voir PEAUX, ETOFFES, etc).		
Déchets de matières filamenteuses (Dépôts de) en grand dans les villes	Danger d'incendie	3e
Déchets des filatures de lin, de chanvre et de jute (Lavage et séchage en grand des)	Odeur, altération des eaux	2e
Dégras ou huile épaisse à l'usage des chamoiseurs et corroyeurs (Fabrication de)	Odeur, danger d'incendie	1re
Dérochage du cuivre (Voir CUIVRE).		
Distilleries en général, eau-de-vie, genièvre, kirsch, absinthe et autres liqueurs alcooliques	Danger d'incendie	3e
Dorure et argenture sur métaux	Émanations nuisibles	3e
Dynamite (Fabriques et dépôts). (Régime spécial. Loi du 8 mars 1875 et décrets des 24 août 1875 et 28 octobre 1882).		
Eau de Javelle (Fabrication d'). (Voir CHLORURES ALCALINS).		
Eau-de-vie (Voir DISTILLERIES).		
Eau-forte (Voir ACIDE NITRIQUE).		
Eaux grasses (Extraction, pour la fabrication du savon et autres usages, des huiles contenues dans les) :		
1° En vases ouverts	Odeur, danger d'incendie	1re
2° En vases clos	Id	2e
Eau-oxygénée (Fabrique d'). (Voir BARYTE CAUSTIQUE).		
Eaux savonneuses des fabriques (Voir HUILES EXTRAITES DES DÉBRIS D'ANIMAUX).		
Échaudoirs :		
1° Pour la préparation industrielle des débris d'animaux	Odeur	1re
2° Pour la préparation des parties d'animaux propres à l'alimentation	Id	3e
Écorces. (Battoir à). (Voir BATTOIR).		
Email (Application de l') sur les métaux	Fumée	3e
Emaux (Fabrication d') avec fours non fumivores	Id	3e
Encres d'imprimerie (Fabrication des) :		
1° Avec cuisson d'huile à feu nu	Odeur et danger d'incen.	1re
2° Sans cuisson d'huile à feu nu	Id	2e
Engrais (Dépot d') au moyen des matières provenant de vidanges ou de débris d'animaux :		
1° Non préparés ou en magasin non couvert	Odeur	1re
2° Desséchés ou désinfectés et en magasin couvert, quand la quantité excède 25,000 kilogrammes	Id	2e
3° Les mêmes, quand la quantité est inférieure à 25,000 kilogrammes	Id	3e
Engrais (Fabrication des) au moyen des matières animales	Id	1re
Engrais et insecticides à base de goudron ou de résidus d'épuration du gaz (Fabrication d') :		

DÉSIGNATION DES INDUSTRIES.	INCONVÉNIENTS.	Classes.
A l'air libre	Odeur et danger d'incen.	1re
En vase clos	Id	2e
Engraissement de volailles dans les villes (Établissements pour l')	Odeur	3e
Epaillage des laines et draps (par la voie humide)	Danger d'incendie	3e
Eponges (Lavage et séchage des)	Odeur et altération des eaux	3e
Epuration des laines, etc. (Voir Battage).		
Equarissage des animaux (Ateliers d')	Odeur, émanations nuisibles	1re
Etamage des glaces (Ateliers d')	Émanations nuisibles	3e
Ether (Dépôts d') :		
1° Si la quantité emmagasinée est, même temporairement, de 1,000 litres ou plus	Danger d'incendie et d'explosion	1re
2° Si la quantité, supérieure à 100 litres, n'atteint pas 1,000 litres	Id	2e
Ether (Fabrication de l')	Id	1re
Etoffes (Dégraissage des) (Voir Peaux, étoffes, etc.		
Etoupes (Tranformation en) des cordages hors de service, goudronnés ou non	Danger d'incendie	3e
Etoupilles (Fabrication d') avec matières explosives	Danger d'explosion et d'incendie	1re
Faïence (Fabrique de) :		
1° Avec fours non fumivores	Fumée	2e
2° Avec fours fumivores	Fumée accidentelle	3e
Fanons de baleines (Travail des)	Émanations incommodes	3e
Féculeries	Odeur, altérat. des eaux	3e
Fer (Dérochage du fer	Vapeurs nuisibles	3e
Fer (Galvanisation du)	Id	3e
Fer-blanc (Fabrication du)	Fumée	3e
Feutre goudronné (Fabrication du)	Odeur, danger d'incend.	2e
Feutres et visières vernis (Fabrication de)	Id	1re
Filature de cocons (Ateliers dans lesquels la s'opère en grand, c'est-à-dire employant au moins 6 tours	Odeur, altérat. des eaux.	3e
Fonderie de cuivre, laiton et bronze	Fumées métalliques	3e
Fonderies en deuxième fusion	Fumée	3e
Fonte et laminage du plomb, du zinc et du cuivre.	Bruit, fumée	3e
Forges et chaudronneries de grosses œuvres employant des marteaux mécaniques	Fumée, bruit	2e
Formes en tôles pour raffinerie. (Voir Tôles vernies).		
Fourneaux (Hauts-	Fumée et poussière	2e
Fours à plâtres et fours à chaux. (Voir Platre, chaux).		
Fromages (Dépôts de) dans les villes	Odeur	3e
Fulminate de mercure (Fabrication du) (Régime spécial) Ordonnance du 30 octobre 1836)	Danger d'explosion et d'incendie	1re
Galipots ou résines de pin. (Voir Résines).		
Galons et tissus d'or et d'argent (Brûlerie en grand des) dans les villes	Odeur	2e
Gaz (Goudrons des usines à) (Voir Goudrons).		
Gaz d'éclairage et de chauffage (Fabrication du) :		
1° Pour l'usage public (Régime spécial. Décret du 9 février 1867)	Odeur, danger d'incendie	2e
2° Pour l'usage particulier	Id	3e

DÉSIGNATION DES INDUSTRIES.	INCONVÉNIENTS.	Classes.
Gazomètres pour l'usage particulier, non attenant aux usines de fabrication..........	Odeur, danger d'incendie	3e
Gélatines alimentaire et gélatines provenant de peaux blanches et de peaux fraîches non tannées (Fabrication de)	Odeur.....	3e
Générateurs à vapeur (Régime spécial. Décret du 30 avril 1889).		
Genièvre (Voir Distilleries).		
Glace (Voir Réfrigération).		
Glaces (Etamage des) (Voir Etamage).		
Glycérine (Distillation de la)..................	Id..............	3e
Glycérine (Extraction de la) des eaux de savonnerie ou de stéarinerie	Id..	2e
Goudrons et brais végétaux d'origines diverses (Elaboration des)......................	Odeur, danger d'incendie	1re
Goudrons et matières bitumineuses fluides (Dépôts de)..............................	Id...........	2e
Goudrons (Traitement des) dans les usines à gaz où ils se produisent.................	Id.	2e
Goudrons (Usines spéciales pour l'élaboration des) d'origines diverses.....................	Id....	1re
Graisses à feu nu (Fonte des)...................	Id............	1re
Graisses de cuisine (Traitement des)...	Odeur.................	1re
Graisses (Fonte aux acides des)............. .	Odeur et altérat. des eaux	2e
Graisses et suifs (Refonte des)..................	Id...........	3e
Graisses pour voitures (Fabrication des)........	Odeur, danger d'incendie	1re
Gravure chimique sur verre avec application de vernis aux hydrocarbures..................	Id...........	2e
Grillage des minerais sulfureux................	Fumée, émanat. nuisibles	1re
Grillage des minerais sulfureux quand les gaz sont condensés et que le minerai ne renferme pas d'arsenic........	Fumée, émanations nuisibles................	2e
Guano (Dépôts de) :		
1° Quand l'approvisionnement excède 25,000 kilogrammes............................	Odeur......	1re
2° Pour la vente au détail.....	Id.....	3e
Harengs (Saurage des)......................	Id.....................	3e
Hongroiries...................................	Id.......	3e
Houille (Agglomérés de). (Voir Agglomérés).		
Huile de Bergues (Fabriques d'). (Voir Dégras).		
Huile de pieds de bœuf (Fabrication d') :		
1° Avec emploi de matières en putréfaction.	Odeur.................	1re
2° Quand les matières employées ne sont pas putréfiées......................	Id...................	2e
Huile épaisse ou dégras (Voir Dégras).		
Huileries ou moulins à huile...................	Odeur, danger d'incendie	3e
Huile de pétrole, de schiste et de goudron, essences et autres hydrocarbures employés pour l'éclairage, le chauffage, la fabrication des couleurs et vernis, le dégraissage des étoffes et autres usages (Fabrication, distillation, travail en grand et dépôts d'). Régime spécial. Décrets des 19 mai 1873, 12 juillet 1884 et 20 mars 1885).		
Huiles de poisson (Fabriques d')....	Id......... ..	1re
Huiles de résine (Fabrication d').......	Id............	1re
Huiles de ressence (Fabrication d')............	Odeur, altérat. des eaux,	2e
Huiles (Epuration des).....	Odeur, danger d'incendie	3e
Huiles essentielles ou essences de térébenthine, d'aspic et autres. (Voir Huiles de pétrole, de schiste, etc.)		

DÉSIGNATION DES INDUSTRIES.	INCONVÉNIENTS.	Classes
Huiles et autres corps gras extraits des débris de matières animales (Extraction des)...........	Odeur, danger d'incendie	1re
Huiles extraites des schistes bitumineux (Voir HUILES DE PÉTROLE, DE SCHISTE, etc.)		
Huiles lourdes créosotées (Injection des bois à l'aide des) :		
Ateliers opérant en grand et d'une manière permanente...........................	Id...........	2e
Huiles (Mélange à chaud ou cuisson des) :		
1° En vases ouverts....................	Id...........	1re
2° En vases clos..........................	Id...........	2e
Huiles oxydées par exposition à l'air (Fabrication et emploi d') :		
1° Avec cuisson préalable..................	Id...........	1re
2° Sans cuisson............................	Id...........	2e
Huiles rousses (Fabrication d') par extraction des cretons et débris de graisse à haute température..........................	Id...........	1re
Impressions sur étoffes. (Voir TOILES PEINTES).		
Jute (Teillage du). (Voir TEILLAGE).		
Kirsch (Voir DISTILLERIES).		
Laine (Voir BATTAGE ET LAVAGE DES FILS DE LAINE, etc.)		
Laiteries en grand dans les villes.............	Odeur...................	2e
Lard (Ateliers à enfumer le)....................	Odeur et fumée..........	3e
Lavage des cocons (Voir COCONS).		
Lavage et séchage des éponges (Voir ÉPONGES).		
Lavoirs à houille..............................	Altération des eaux......	3e
Lavoirs à laine................................	Id..............	3e
Lavoirs à minerais en communication avec des cours d'eau..............................	Id..............	3e
Lessives alcalines des papeteries (Incinération des)......................................	Fumée, odeur et émanations nuisibles........	2e
Liège (Usines pour la trituration du).........	Danger d'incendie.......	2e
Lies de vin (Incinération des) :		
1° Avec dégagement de la fumée au dehors.	Odeur...................	1re
2° Avec combustion ou condensation des fumées..............................	Id..................	2e
Lies de vin (Séchage des)......................	Id..................	2e
Lignites (Incinération des).....................	Fumée, émanations nuisibles..............	1re
Lin (Rouissage du) (Voir ROUISSAGE).		
Lin (Teillage en grand du) (Voir TEILLAGE).		
Liquides pour l'éclairage (Dépôts de) au moyen de l'alcool et des huiles essentielles.........	Danger d'incendie et d'explosion..............	2e
Liqueurs alcooliques (Voir DISTILLERIES).		
Litharge (Fabrication de la)....................	Poussières nuisibles.....	3e
Machines et wagons (Ateliers de construction de).	Bruit, fumée............	2e
Machines à vapeurs (Voir GÉNÉRATEURS).		
Malteries......................................	Altération des eaux.....	3e
Marcs ou charrées de soude (Exploitation des), en vue d'en extraire le soufre, soit libre, soit combiné......................................	Odeur, émanations nuisibles..............	1re
Maroquineries..................................	Odeur..................	3e
Massicot (Fabrication du).......................	Emanations nuisibles....	3e
Matières colorantes (Fabrication des) au moyen de l'aniline et de la nitrobenzine.............	Odeur, émanations nuisibles................	3e
Mèches de sûreté pour mineurs (Fabrication des) :		

DÉSIGNATION DES INDUSTRIES.	INCONVÉNIENTS.	Classes.
1° Quand la quantité manipulée ou conservée dépasse 100 kilogr. de poudre ordinaire.	Danger d'incendie ou d'explosion	1re
2° Quand la quantité manipulée ou conservée est inférieure à 100 kilogram. de poudre ordinaire	Id.	2e
Mégisseries	Odeur	3e
Ménageries	Danger des animaux	1re
Métaux (Ateliers de) pour contruction de machines et appareils (Voir MACHINES).		
Minerais de métaux précieux (Traitement des)..	Émanations nuisibles	3e
Minium (Fabrication du)	Id	3e
Miroirs métalliques (Fabrique de) et autres ateliers employant des moutons :		
1° Où on emploie des marteaux ne pesant pas plus de 25 kilogr. et n'ayant que 1 mètre au plus de longueur de chute	Bruit et ébranlement	3e
2° Où on emploie des marteaux ne pesant pas plus de 25 kilogrammes et ayant plus de 1 mètre de longueur de chute	Bruit et ébranlement	2e
3° Où on emploie des marteaux d'un poids supérieur à 25 kilogr., quelle que soit la longueur de chute	Id.	2e
Morues (Sécheries des)	Odeur	2e
Moulin à broyer le plâtre, la chaux, les cailloux et les pouzzolanes	Poussière	3e
Moulins à huile (Voir HUILERIES).		
Moutons (Ateliers employant des) (Voir MIROIRS MÉTALLIQUES).		
Murexide (Fabrication de la en vases clos par la réaction de l'acide azotique et de l'acide urique du guano	Émanations nuisibles	2e
Nitrate de méthyle (Fabrique de)	Danger d'explosion	1re
Nitrates métalliques obtenus par l'action directe des acides (Fabrication des) :		
1° Si les vapeurs ne sont pas condensées...	Vapeurs nuisibles	1re
2° Si les vapeurs sont condensées	Vapeurs accidentelles	2e
Nitrobenzine, aniline et matières dérivant de la benzine (Fabrication de)	Odeur, émanations nuisibles, danger d'incendie	2e
Noir de fumée (Fabrication de) par la distillerie de houille, des goudrons, bitumes, etc	Fumée, odeur.	2e
Noir des raffineries et des sucreries (Revivification du)	Émanat nuisibles, odeur.	2e
Noir d'ivoire et noir animal (Distillation des os ou fabrication du) :		
1° Lorsqu'on n'y brûle pas les gaz	Odeur	1re
2° Lorsque les gaz sont brûlés	Id	2e
Noir minéral (Fabrication de) par le broyage des résidus de la distillation des schistes bitumeux.	Odeur et poussière	3e
Oignons (Dessiccation des) dans les villes	Odeur	2e
Olives (Confiserie des)	Altération des eaux	3e
Olives (Tourteaux d') (Voir TOURTEAUX).		
Orseille (Fabrication de l') :		
1° En vases ouverts	Odeur	1re
2° A vases clos et employant de l'ammoniaque à l'exclusion de l'urine	Id	3e
Os (Torréfaction des) pour engrais :		
1° Lorsque les gaz ne sont pas brûlés	Odeur, danger d'incendie	1re
2° Lorsque les gaz sont brûlés	Id	2e
Os d'animaux (Calcination des) (Voir CARBONISATION DES MATIÈRES ANIMALES).		

DÉSIGNATION DES INDUSTRIES.	INCONVÉNIENTS.	Classes.
Os frais (Dépôts d') en grand	Odeur, émanations nuisibles	1re
Os secs (Dépôts d') en grand	Odeur	3e
Ouates (Fabrication des)	Poussière et danger d'incendie	3e
Papier (Fabrication du)	Danger d'incendie	3e
Parcheminerics	Odeur	3e
Pâte à papier (Préparation de la) au moyen de la paille et autres matières combustibles	Altération des eaux	2e
Peaux de lièvres et de lapins (Voir SECRÉTAGE).		
Peaux de moutons (Séchage des)	Odeur	3e
Peaux, étoffes et déchets de laine (Dégraissage des) par les huiles de pétrole et autres hydrocarbures.	Odeur, danger d'incendie	1re
Peaux fraîches (Voir CUIRS VERTS).		
Peaux (Lustrage et apprêtage des)	Odeur et poussières	3e
Peaux (Planage et séchage des)	Odeur	2e
Peaux salées non séchées (Dépôts de)	Id	3e
Peaux sèches (Dépôts de), conservées à l'aide de produits odorants	Id	3e
Perchlorure de fer par dissolution de peroxyde de fer (Fabrication de)	Émanations nuisibles	3e
Pétrole (Voir HUILES DE PÉTROLE, etc.).		
Phosphate de chaux (Ateliers pour l'extraction et le lavage du)	Altération des eaux	3e
Phosphore (Fabrication du)	Danger d'incendie	1re
Pilerie mécanique des drogues	Bruit et poussière	3e
Pipes à fumer (Fabrication des) :		
1° Avec fours non fumivores	Fumée	2e
2° Avec fours fumivores	Fumée accidentelle	3e
Plantes marines (Voir COMBUSTION DES PLANTES MARINES).		
Platine (Fabrication du)	Émanations nuisibles	2e
Plâtre (Fours à) :		
1° Permanents	Fumée et poussières	2e
2° Ne travaillant pas plus d'un mois	Id	3e
Plomb (Fonte et laminage du) (Voir FONTE).		
Poêliers fournalistes, poêles et fourneaux en faïence et terre cuite (Voir FAÏENCE).		
Poils de lièvre et de lapin (Voir SECRÉTAGE).		
Poissons salés (Dépôts de)	Odeur incommode	2e
Porcelaine (Fabrication de la) :		
1° Avec fours non fumivores	Fumée	2e
2° Avec fours fumivores	Fumée accidentelle	3e
Porcheries comprenant plus de six animaux ayant cessé d'être allaités :		
1° Lorsqu'elles ne sont point l'accessoire d'un établissement agricole	Odeur, bruit	2e
2° Lorsque, dépendant d'un établissement agricole, elles sont situées dans les agglomérations urbaines de 5,000 âmes et au-dessus	Id	2e
Potasse (Fabrication de la) par calcination des résidus de mélasse	Fumée et odeur	2e
Poteries de terre (Fabrication de) avec fours non fumivores	Fumée	3e
Poudres et matières fulminantes (Fabrication de) (Voir aussi FULMINATE DE MERCURE)	Danger d'explosion et d'incendie	1re
Poudrette (Dépôts de) (Voir ENGRAIS).		
Poudrette (Fabrication de) et autres engrais au moyen de matières animales	Odeur et altération des eaux	1re

DÉSIGNATION DES INDUSTRIES.	INCONVÉNIENTS.	Classes.
Pouzzolane artificielle (Fours à)...............	Fumée.....................	3e
Protochlorure d'étain ou sel d'étain (Fabrication du)..	Émanations nuisibles....	2e
Prussiate de potasse (Voir CYANURE DE POTASSIUM).		
Pulpes de betteraves (Voir BETTERAVES).		
Pulpes de pommes de terre (Voir FÉCULERIES).		
Raffineries et fabriques de sucre..............	Fumée, odeur...........	2e
Réfrigération (Appareils de) :		
1° Par l'acide sulfureux......................	Émanations nuisibles....	2e
2° Par l'ammoniaque..........................	Odeur......................	3e
3° Par l'éther ou autres liquides volatils et combustibles........................	Danger d'explosion et d'incendie..................	3e
Résines, galipots et arcansons (Travail en grand pour la fonte et l'épuration des)..................	Odeur, danger d'incendie	1re
Rogues (Dépôts de salaisons liquides connues sous le nom de)............................	Odeur......................	2e
Rouge de Prusse et d'Angleterre..............	Émanations nuisibles....	1re
Rouissage en grand du chanvre et du lin..... .	Émanations nuisibles et altération des eaux....	1re
Rouissage en grand du chanvre et du lin par l'action des acides, de l'eau chaude et de la vapeur.......................................	Id............	2e
Sabots (Ateliers à enfumer les) par la combustion de la corne ou d'autres matières animales dans les villes....................................	Odeur et fumée...........	1re
Salaison et préparation des viandes...........	Odeur......................	3e
Salaisons (Ateliers pour les) et le saurage des poissons..	Id	2e
Salaisons (Dépôts de) dans les villes	Id	2e
Sang :		
1° Ateliers pour la séparation de la fibrine, de l'albumine, etc....................	Id	1re
2° (Dépôts de) pour la fabrication du bleu de Prusse et autres industries.......... .	Id	1re
3° (Fabrique de poudre de) pour la clarification des vins	Id	1re
Sardines (Fabriques de conserves de) dans les villes..	Id	2e
Saucissons (Fabrication en grand de)..........	Id	2e
Saurage des harengs. (Voir HARENGS).		
Savonneries..	Id	3e
Schistes bitumineux. (Voir HUILES DE PÉTROLE, DE SCHISTE, etc.)		
Scieries mécaniques et établissements où l'on travaille le bois à l'aide de machines à vapeur ou à feu..	Danger d'incendie........	3e
Séchage des éponges (Voir ÉPONGES).		
Sécheries des morues. (Voir MORUES).		
Secrétage des peaux ou poils de lièvre ou de lapin	Odeur......................	2e
Sel ammoniac et sulfate d'ammoniaque (Fabrication des) par l'emploi des matières animales:		
1° Comme établissement principal.........	Odeur et émanations nuisibles	1re
2° Comme annexe d'un dépôt d'engrais provenant de vidanges ou de débris d'animaux précédemment autorisé..................	Id............	2e
Sel ammoniac et sulfate d'ammoniaque extraits des eaux d'épuration du gaz (Fabrique spéciale de)..	Id............	3e

DÉSIGNATION DES INDUSTRIES.	INCONVÉNIENTS.	Classes.
Sel de soude (Fabrication du) avec le sulfate de soude	Fumée, émanations nuisibles	3e
Sel d'étain. (Voir PROTOCHLORURE D'ÉTAIN).		
Serrurerie (Atelier de). (Voir CHAUDRONNERIE ET SERRURERIE).		
Sinapismes (Fabrication des) à l'aide des hydrocarbures :		
1° Sans distillation	Odeur	2e
2° Avec distillation	Odeur, danger d'incendie	1re
Sirops de fécule et glucose (Fabrication des)	Odeur	3e
Soie (Voir FILATURE DES COCONS).		
Soies de porcs (préparation des).		
1° Par fermentation	Id	1re
2° Sans fermentation	Odeur et poussières	3e
Soude. (Voir SULFATE DE SOUDE).		
Soudes brutes (Dépôt de résidus provenant du lessivage des)	Odeur, émanations nuisibles	1re
Soudes brutes de varech (Fabrication des) dans établissements permanents	Odeur et fumée	1re
Soufre (Fusion ou distillation du)	Émanat. nuisibles, danger d'incendie	2e
Soufre (Lustrage au) des imitations de chapeaux de paille.		
Soufre (Pulvérisation et bluttage du)	Poussières nuisibles	3e
Sucre. (Voir RAFFINERIES ET FABRIQUES DE SUCRE).		
Sucre (Râperies annexées aux fabriques de)	Odeur et altération des eaux	3e
Suif brun (Fabrication du)	Odeur, danger d'incendie	1re
Suif en branches (Fonderie de) :		
2° A feu nu	Id	1re
2° Au bain-marie ou à la vapeur	Odeur	2e
Suif d'os (Fabrication du)		1re
Sulfate de baryte (Décoloration du). (Voir BARYTE).	Odeur, altération des eaux, danger d'incendie	
Sulfate de cuivre (Fabrication du) au moyen du grillage des pyrites	Émanations nuisibles et fumée	1re
Sulfate de fer, d'alumine et alun (Fabrication du) par le lavage des terres pyriteuses et alumineuses grillées	Fumée et altération des eaux	3e
Sulfate de mercure (Fabrication du) :		
1° Quand les vapeurs ne sont pas absorbées	Émanations nuisibles	1re
2° Quand les vapeurs sont absorbées	Émanations moindres	2e
Sulfate de peroxyde de fer (Fabrication du) par le sulfate de protoxyde de fer et l'acide nitrique (nitro-sulfate de fer)	Émanations nuisibles	2e
Sulfate de protoxyde de fer ou couperose verte par l'action de l'acide sulfurique sur la ferraille (Fabrication en grand du)	Fumée, émanations nuisibles	3e
Sulfate de Soude (Fabrication du) par la décomposition du sel marin par l'acide sulfurique :		
1° Sans condensation de l'acide chlorhydrique	Émanations nuisibles	1re
2° Avec condensation complète de l'acide chlorhydrique	Id	2e
Sulfure d'arsenic (Fabrication du), à la condition que les vapeurs seront condensées	Odeur, émanations nuisibles	2e

DÉSIGNATION DES INDUSTRIES.	INCONVÉNIENTS.	Classes.
Sulfure de carbone (Dépôts de). (Suivant le régime des huiles de pétroles).		
Sulfure de carbone (Fabrication du)	Odeur, danger d'incendie	1re
Sulfure de carbone (Manufactures dans lesquelles on emploie en grand le)...	Danger d'incendie........	1re
Sulfure de sodium (Fabrication du)............	Odeur	2e
Sulfures métalliques. (Voir GRILLAGE DES MINERAIS SULFUREUX).		
Superphosphate de chaux et de potasse (Fabrication du...............................	Émanations nuisibles....	2e
Tabac (Incinération des côtes de).	Odeur et fumée...........	1re
Tabacs (Manufactures de	Odeur et poussière.......	2e
Tabatières en carton (Fabrication des)...	Odeur, danger d'incendie	3e
Taffetas et toiles vernis ou cirés (Fabrication de)..	Id..............	1re
Tan (Moulins à)......................	Bruit et poussières.......	3e
Tannée humide (Incinération de la)............	Fumée, odeur.............	2e
Tanneries.......	Odeur	2e
Tapis (Battage en grand des). (Voir BATTAGE).		
Teillage du lin, du chanvre et du jute en grand.	Poussières et bruit.......	2e
Teintureries.............	Odeur et altération des eaux.....................	3e
Teintureries de peaux.........................	Odeur	3e
Térébenthine (Distillation et travail en grand de la). (Voir HUILES DE PÉTROLE, DE SCHISTE, etc.).		
Terres émaillées (Fabrication de) :		
1° Avec fours non fumivores........... .	Fumée.....................	2e
2° Avec fours fumivores.....	Fumée accidentelle.......	3e
Terres pyriteuses et alumineuses (Grillage des)	Fumée, émanations nuisibles	1re
Tissus d'or et d'argent Brûlerie en grand des). (Voir GALONS).		
Toiles (Blanchiment des). (Voir BLANCHIMENT).		
Toiles cirées. (Voir TAFFETAS ET TOILES VERNIS).		
Toiles grasses pour emballage, tissus, cordes goudronnées, papiers goudronnés, cartons et tuyaux bitumés (Fabrique de) :		
1° Travail à chaud	Odeur, danger d'incendie	2e
2° Travail à froid	Id	3e
Toiles peintes (Fabrique de)..................	Odeur	3e
Toiles vernies (Fabrique de) (Voir TAFFETAS ET TOILES VERNIS)...........................	Odeur, danger d'incendie	3e
Tôles et métaux vernis.................... ...	Id.	3e
Tonnelleries en grand opérant sur des fûts imprégnés de matières grasses et putrescibles...	Bruit, odeur et fumée....	2e
Torches résineuses (Fabrication de)...........	Odeur, danger d'incendie	2e
Tourbe (Carbonisation de la) :		
1° A vases ouverts...............	Odeur et fumée...........	1re
2° En vases clos	Odeur	3e
Tourteaux d'olives (Traitement des) par le sulfure de carbone..................................	Danger d'incendie........	1re
Tréfileries	Bruit et fumée............	3e
Triperies annexes des abattoirs...............	Odeur et altération des eaux	1re
Tueries d'animaux (Voir aussi ABATTOIRS PUBLICS).	Danger des animaux et odeur.....................	2e
Tuileries avec fours non fumivores............	Fumée.....................	3e
Tuiles métalliques (Trempage au goudron des)..	Emanat. nuisibles, danger d'incendie	2e
Tuyaux de drainage (Fabrique de).............	Fumée.....................	3e
Urate (Fabrique d') (Voir ENGRAIS [FABRICATION DES).		

DÉSIGNATION DES INDUSTRIES.	INCONVÉNIENTS.	Classes.
Vacheries dans les villes de plus de 5,000 habit.	Odeur et écoulement des urines..................	3e
Varech (Voir SOUDES DE VARECH).		
Verdet ou vert-de-gris (Fabrication du) au moyen de l'acide pyroligneux...........	Odeur.....................	3e
Vernis à l'esprit-de-vin (Fabrique de)........ ...	Odeur, danger d'incendie	2e
Vernis (Ateliers où l'on applique le) sur les cuirs, feutres, taffetas, toiles, chapeaux (Voir ces mots).		
Vernis gras (Fabrique de).....................	Id.............	1re
Vernis (Voir ARGENTURE DES GLACES).		
Verreries cristalleries et manufactures de glaces :		
1e Avec fours non fumivores..............	Fumée, danger d'incendie	2e
2o Avec fours fumivores..........	Danger d'incendie........	3e
Vessies nettoyées et débarrassées de toute substance membraneuse (Atelier pour le gonflement et le séchage des).........................	Odeur.....................	2e
Viandes (Salaison des) (Voir SALAISONS).		
Visières vernies (Fabrique de) (Voir FEUTRES ET VISIÈRES).		
Voieries (Voir BOUES ET IMMONDICES).		
Volailles (Engraissement des) (Voir ENGRAISSEMENT).		
Wagons (Construction de) (Voir MACHINES ET WAGONS).		

§ IV. — **Formalités et jurisprudence administratives concernant l'autorisation des établissements classés.**

Sans entrer dans les nombreux détails de réglementation administrative, non plus que dans ceux de jurisprudence générale, il nous suffira de résumer les points principaux qui intéressent les formalités à remplir pour les demandes de formation d'établissement relatives à chacune des classes, ainsi que les faits d'interprétation juridique concernant le fonctionnement des établissements autorisés.

1. **Demandes en autorisation.** — Voici d'abord, présentées très sommairement, les formalités exigées pour les *demandes en autorisation :*

Pour la 1re classe. — Demande sur papier timbré, accompagnée de deux plans, dont l'un des propriétés environnantes, et l'autre des dispositions intérieures adressées au préfet, qui ordonne l'affichage à la porte de toutes les mairies de toutes les communes comprises dans le rayon de 5 kilomètres. L'affichage constaté par le maire, est immédiatement suivi d'une enquête de *commodo et incommodo* avec l'avis du maire. Le sous-préfet de l'arrondissement consulte le Conseil de salubrité local et motive son opinion personnelle. Le préfet consulte le Conseil central de salubrité.

puis le Conseil de préfecture, s'il y a opposition. Il prend ensuite un arrêté d'autorisation ou de refus, sauf recours au Conseil d'État.

Pour la 2e classe. — La demande avec plans comme ci-dessus, adressée au préfet ou au sous-préfet, est renvoyée au maire, qui procède à une enquête et donne son avis. Le sous-préfet consulte le Conseil d'hygiène de l'arrondissement, exprime son avis particulier et le préfet statue, après avoir consulté le Conseil central de salubrité.

Pour la 3e classe. — La demande avec plans arrive directement au sous-préfet qui statue, après avoir consulté le Conseil d'hygiène de l'arrondissement ; en pratique, il prend aussi l'avis du maire.

L'article 3 de l'ordonnance de police du 30 novembre 1837 formule ainsi la nature des plans qui doivent être produits avec la demande d'autorisation.

« Aucune demande en autorisation d'établissements classés ne sera instruite, s'il n'y est joint un plan en double expédition, dessiné sur une échelle de cinq millimètres par mètre, et indiquant les détails de l'exploitation, c'est-à-dire la désignation des fours, fourneaux, machines ou chaudières à vapeur, foyers de toute espèce, réservoirs, ateliers, cours, puisards, etc., qui devront servir à la fabrique. Ce plan devra indiquer les tenants et aboutissants aux ateliers.

Lorsque la demande aura pour objet l'autorisation d'ouvrir un établissement compris dans la 1re classe, il devra être produit par le pétitionnaire, indépendamment du plan ci-dessus indiqué, un second plan, également en double expédition, dressé sur une échelle de vingt-cinq millimètres pour cent mètres, et qui donnera l'indication de toutes les habitations situées dans un rayon de huit cents mètres au moins. »

II. **Jurisprudence administrative.** — Voici maintenant quels sont les points principaux de *jurisprudence administrative* concernant le fonctionnement des établissements classés :

A. — Toute *modification* apportée par un industriel autorisé, aux conditions d'organisation et d'exercice de son industrie fixées par l'arrêté d'autorisation, entraînera une instruction et une autorisation nouvelles.

B. — Toute *extension* donnée à une industrie classée, ne constitue une modification que si elle dépasse les limites fixées primitivement par l'arrêté d'autorisation.

C. — Tout *déplacement* de fabrique et même toute translation intérieure d'un appareil ou d'une opération fixée par l'arrêté d'autorisation, entraîne une instruction et une autorisation nouvelles.

D. — Toute *interruption* de plus de six mois, comme toute cessation volontaire d'industrie entraîne la déchéance de l'autorisation.

E. — Les établissements affectés à un *service d'utilité publique* sont soumis au même régime que les établissements privés, à moins que leur existence n'intéresse la sûreté et la défense du territoire.

F. — En matière de salubrité et de sécurité publiques, un établissement classé ne saurait se retrancher derrière la *non rétroactivité* pour se soustraire aux dispositions et prescriptions générales et s'arroger le droit de compromettre la santé publique (C'était déjà l'opinion émise implicitement dans le rapport de l'Institut, en 1809).

Nous ne saurions mieux faire à cet égard, que de reproduire le document suivant extrait d'un rapport dû à la plume autorisée de MM. Aimé Girard et de Lavenay, et adopté dans ses conclusions par le Comité des arts et manufactures, en 1879.

Il s'agissait dans l'espèce de buanderies, dont les eaux savonneuses transformaient en égouts infects les ruisseaux et fossés voisins.........

« La première question est celle de savoir à qui incombe la preuve à faire, relativement à l'existence plus ou moins ancienne des établissements.

» La solution de cette question ne nous paraît pas douteuse. La preuve incombe évidemment aux industries. En effet, toute industrie classée est soumise, de droit, à la nécessité d'une autorisation. Du moment où cette industrie existe, l'Administration a le droit de mettre l'exploitant en demeure de justifier de son autorisation. Si l'exploitant allègue qu'il est exceptionnellement dispensé d'autorisation par l'article 11 du décret du 15 octobre 1810, c'est à lui de justifier de l'exception qu'il invoque, c'est-à-dire de prouver qu'il est dans un des cas prévus par ledit article. Il doit établir en outre, que depuis le décret de 1810, il n'a pas apporté dans son industrie des transformations ou des additions de nature à en modifier le caractère ou l'importance.

» La seconde question est de savoir quels sont les droits de l'Administration envers les industries qui ont fait, d'une façon satisfaisante, les preuves dont nous venons de parler.

» Les actes d'autorisation contiennent généralement une clause de style, aux termes de laquelle le pétitionnaire est tenu de se conformer à toutes les prescriptions que l'Administration lui imposerait ultérieurement dans l'intérêt de la sûreté ou de la salubrité publique. D'après la jurisprudence, il n'est pas même nécessaire que cette clause soit explicitement insérée dans l'acte; elle est de droit, comme la réserve au profit des tiers, et doit toujours être suppléée, si elle a été omise.

» Cette jurisprudence est fondée sur une nécessité d'ordre public, sur ce principe que les autorisations ne peuvent être accordées et sont toujours présumées n'être accordées que sous la condition de prendre toutes les précautions qu'exigent la sûreté et la salubrité publiques, enfin sur le décret même du 15 octobre 1810, qui déclare que les établissements de 3e classe, bien qu'ils soient les moins dangereux et les moins sévèrement réglementés, doivent rester soumis à la surveillance de la police.

» Le point de départ de cette jurisprudence est dans une ordonnance rendue au Contentieux le 31 mars 1819, à une époque très voisine du décret de 1810 et de l'ordonnance de 1815. Il résulte de l'ordonnance du

31 mars 1819 que, lorsque les conditions primitivement imposées sont insuffisantes pour garantir les intérêts de la salubrité publique, l'Administration a le droit, non de provoquer la révocation, qui ne pourrait être encourue que par l'inexécution des conditions imposées, mais de prescrire de nouvelles dispositions à suivre pour que les propriétés voisines soient préservées des incommodités résultant de l'exploitation.

« La jurisprudence de 1819 s'est continuée et généralisée sur les présomptions que je viens d'indiquer. Elle a toujours été impliquée, à cette seule condition que les dispositions nouvelles prescrites par l'Administration ne soient pas impossibles à exécuter ou tellement onéreuses pour l'industriel qu'elles équivalent à un retrait d'autorisation déguisé.

Si tel est le droit de l'Administration envers les établissements explicitement autorisés par des décisions spéciales, l'Administration sera-t-elle désarmée envers ceux qui sont implicitement autorisés par leur existence antérieure?

L'article 11 du décret du 15 octobre 1810, est ainsi conçu :

« Les dispositions du présent décret n'ont pas d'effet rétroactif. En conséquence, tous les établissements qui sont aujourd'hui en activité continueront à être exploités librement, sauf les dommages dont pourront être passibles les entrepreneurs de ceux qui préjudicient aux propriétés voisines ».

L'interprétation qui consisterait à tirer de cet article la double conséquence que le décret de 1810 est absolument sans application aux établissements antérieurement existants et que l'Administration ne peut prescrire aucune mesure de police à ces établissements, nous paraît excessive.

Nous considérons la disposition de l'article 11 comme une application pure et simple du principe de la non-rétroactivité de la loi. Ces mots « continueront à être exploités librement » nous semblent signifier seulement « continueront à être exploités sans qu'il soit besoin d'autorisation ». Donner au mot « librement » une portée plus absolue serait, suivant nous, en forcer le sens.

En effet, il nous paraît impossible que le législateur ait voulu accorder plus de droits aux établissements conservés seulement en faveur de leur existence antérieure de fait, qu'à ceux qui seraient pourvus à l'avenir d'une autorisation légale. Sous certains rapports, il leur en a même reconnu moins, car les établissements de première classe antérieurs à 1810 peuvent être supprimés par un décret rendu en Conseil d'Etat, à raison de leurs seuls inconvénients, tandis que les établissements autorisés, à quelque classe qu'ils appartiennent, ne peuvent être fermés que pour violation des conditions qui leur ont été imposées.

Interpréter le mot « librement » dans le sens absolu du mot ce serait reconnaître à des établissements insalubres ou dangereux le droit de tout se permettre, d'employer les procédés les plus défectueux, d'infecter l'atmosphère, de corrompre les eaux, de menacer d'incendie tout leur voisinage, de compromettre la santé publique, etc.

Or, en supposant même que la réserve des dommages-intérêts au profit des propriétaires voisins fût de nature à sauvegarder les droits privés, ce qui est douteux, les droits de la sûreté publique, de l'hygiène et de la salubrité générales demeureraient sans garantie, puisqu'on ne permettrait pas à l'Administration d'y pourvoir.

Il nous paraît donc certain, comme nous le disions tout à l'heure, que l'article 11 du décret de 1810 a seulement entendu dispenser les établissements anciens de la nécessité d'une autorisation implicite et les mettre sur la même ligne que les établissements autorisés. Le principe de la non-rétroactivité ne demandait pas davantage, et le législateur ne peut pas être présumé avoir voulu faire plus.

Nous ferons d'ailleurs ici une remarque incidente : si, comme le disait le préfet en 1869, le décret de 1810 était absolument sans application aux établissements antérieurs, la condition de ces établissements, loin d'en être meilleure, en serait pire, car alors ils retomberaient sous le pouvoir discrétionnaire de la police municipale, dont les industries dangereuses, insalubres ou incommodes n'ont été affranchies que par ce même décret de 1810. Mais la vérité est que l'article 11 de ce décret n'a excepté de ses dispositions les établissements antérieurs qu'en tant que l'application de ces dispositions aurait un caractère rétroactif et non en ce qui concerne l'avenir....

L'autorisation accordée au propriétaire d'un établissement classé a pour objet de lever l'obstacle qui s'opposait à la liberté de son industrie, sous des conditions déterminées, mais non de lui conférer des privilèges exceptionnels en dehors du droit commun. On ne voit pas à quel titre l'exploitant d'un établissement dangereux ou insalubre pourrait se permettre ce qui serait interdit à tout autre habitant, industriel, commerçant, cultivateur, propriétaire, etc.

Ainsi par exemple, lorsque l'acte d'autorisation d'un établissement insalubre ne contient pas l'interdiction d'écouler des eaux infectes sur la voie publique ou d'y déposer des résidus de fabrication, il n'est jamais venu à l'idée de personne que cette omission enlevât à l'Administration chargée de la police de la voirie le droit de protéger la voie publique.

Il ne peut en être autrement pour les cours d'eau, dont la salubrité n'intéresse pas moins l'hygiène publique. En résumé nous avons l'honneur de proposer au Comité d'émettre l'avis :

1° Que l'Administration chargée de l'exécution des règlements sur les ateliers dangereux ou insalubres a le droit de prescrire aux exploitants des buanderies en question, les mesures nécessaires « pour faire cesser l'infection des eaux sous la réserve indiquée plus haut; »

2° Que l'Administration chargée de la police des eaux a le droit de prendre envers ces mêmes industries toutes les mesures que les lois et les règlements lui donnent le droit de prendre envers tous les autres contrevenants auxdits lois et règlements sur la police des cours d'eau;

3° Que les deux Administrations pourraient se concerter pour agir en commun dans l'intérêt de la salubrité publique ».

G. — *L'autorisation temporaire* doit être admise en principe. Elle est en rapport avec les intérêts de l'industrie et ceux de la salubrité publique. Elle est surtout nécessaire pour les établissements employant des procédés nouveaux.

C'est un droit pour l'Administration et c'est un devoir pour les Conseils d'hygiène que de limiter la durée des autorisations lorsqu'il s'agit d'opérations (et cela aussi bien pour les industries anciennes que pour les nouvelles), dont les inconvénients ne pourront être bien exactement révélés que par l'expérience.

Cette question des autorisations temporaires a donné lieu à certaines controverses. Les uns pensent qu'elle peut être admise, mais limitée à certains cas spéciaux, tels que : définition insuffisante des procédés de préparation ou des produits fabriqués; introduction ou application de procédés nouveaux ; transformation ou développement d'une industrie ancienne. De fait, l'autorisation temporaire se rencontre dans l'esprit même du décret de 1810, alors qu'il est question dans les articles 12 et 13 des conditions qui pourraient amener la suppression de l'autorisation première, et la jurisprudence administrative confirmée par le Conseil d'Etat s'est, le plus souvent, prononcée en sa faveur.

En 1878, cependant, au sujet d'une conclusion formulée, dans un rapport du Conseil d'hygiène de la Gironde, favorable à l'autorisation limitée, le Comité des arts et manufactures, consulté par le Ministre du Commerce émit un avis entièrement défavorable aux autorisations temporaires. Le Conseil d'hygiène de la Gironde protesta contre cette interprétation, invoquant en faveur de sa manière de voir, qui est aussi la nôtre, des raisons fort justes, entre autres :

La difficulté d'exercer sur les industriels une surveillance effective suffisante pour qu'ils ne puissent pas se soustraire aux conditions imposées par l'arrêté d'autorisation, ce qui ne laisse entre les mains de l'autorité aucune arme susceptible de modérer leurs empiètements; l'autorisation temporaire, au contraire, les tient en éveil et les force dans leur intérêt, à exécuter rigoureusement les prescriptions imposées, seul moyen d'obtenir une nouvelle période d'exploitation.

Le Conseil d'hygiène des Bouches-du-Rhône, comme celui de la Gironde et bien d'autres, ont admis, de tous temps, les autorisations limitées, et le docteur Rampal, vice-président du Conseil d'hygiène des Bouches-du-Rhône va plus loin, en étant d'avis que toutes les autorisations, sans exception, devraient être temporaires avec une durée variable suivant la nature et l'importance de l'industrie;

H. — Un *Etablissement nouveau*, c'est-à-dire qui ne figure pas dans la nomenclature des Etablissements classés, ne peut être assimilé à un Etablissement classé que s'il y a identité parfaite entre les opérations visées dans l'industrie assimilée et les opérations énoncées dans la nomenclature.

L'autorisation accordée à un établissement nouveau par le préfet, même confirmée par le Ministre, n'est en somme qu'une autorisation temporaire, par cela même qu'elle n'est que provisoire et qu'elle ne devient définitive que par un décret de classement ;

I. — En ce qui concerne les *contraventions* aux règlements d'hygiène industrielle, la question a été jugée par la décision ministérielle suivante, en date du 2 juillet 1889, signée par autorisation :

Le Directeur du Commerce intérieur,
C. NICOLAS.

MONSIEUR LE PRÉFET,

Vous m'avez demandé de vous adresser des instructions au sujet d'une briqueterie que le propriétaire se disposerait à faire fonctionner, bien que vous lui ayez refusé, par arrêté du 4 mai dernier, l'autorisation nécessaire.

Vous désirez savoir si l'article 471 du Code pénal est applicable en l'espèce et s'il n'est pas possible, pour l'Administration, de faire éteindre les fours *manu militari*, sans jugement de l'autorité judiciaire.

Le fait d'ouvrir, sans y avoir été autorisé, un établissement classé constitue une contravention prévue et punie par l'article 471, N° 15 du Code pénal. En cas de récidive, l'article 474 est applicable. La contravention se renouvelle, d'ailleurs, autant de fois qu'il est constaté que l'exploitation continue.

De plus, un arrêt de la Cour de Cassation du 26 mars 1868 reconnait que si le Ministère public requiert la fermeture de l'établissement non autorisé, le juge doit la prononcer, à titre de réparation du dommage causé à la commodité publique et en vertu de l'article 461 du Code d'instruction criminelle. Le jugement ainsi prononcé devient exécutoire, même *manu militari*.

Au cas où le juge de paix saisi refuserait d'admettre cette jurisprudence, qui est cependant constante, vous auriez à prendre les mesures nécessaires pour que le jugement fût immédiatement déféré à la Cour de Cassation. Mais l'autorité administrative ne tient d'aucune loi le droit d'agir directement en cette circonstance et de se substituer à l'autorité judiciaire pour la répression des contraventions.

Recevez, etc. »

J. — En ce qui concerne la *spécification du délai accordé sous peine de déchéance* aux industriels munis de l'autorisation administrative pour commencer les travaux d'installation de leur établissement, ou pour reprendre les travaux, dans le cas où ils auraient été interrompus en cours d'installation ou d'exploitation, la jurisprudence a été fixée d'une manière très nette par la circulaire ministérielle suivante, en date du **14** janvier **1882** :

MONSIEUR LE PRÉFET,

L'exploitation des établissements industriels considérés comme insalubres, dangereux ou incommodes est soumise à un régime dont les bases ont été fixées par un décret du 25 octobre 1810.

En vertu du principe de la non rétroactivité des lois et règlements, les établissements installés à cette époque se sont vu maintenir leur droit d'exploitation, à la condition qu'ils ne seraient pas transportés dans un autre emplacement et qu'il n'y aurait pas une interruption de six mois dans leurs travaux. Ces conditions de déchéance ne sont donc applicables, d'après le texte même du décret, qu'aux établissements dont l'existence est antérieure à ce décret.

Néanmoins, la jurisprudence administrative en a fait une application assez fréquente à des établissements autorisés depuis 1810. Mais cette manière de procéder par interprétation ou, pour mieux dire, par extension, n'est pas à l'abri de sérieuses objections.

En vue de remédier à une situation qui pourrait créer des embarras à l'administration et léser certains intérêts, j'ai soumis la question au Conseil d'État.

Dans un avis qu'il vient de m'adresser, le Conseil d'État fait remarquer que la durée des délais nécessaires pour commencer l'installation et l'exploitation d'un établissement industriel, ou pour reprendre les travaux, dans le cas où ils seraient interrompus, en cours d'installation ou d'exploitation, dépend de la nature et de l'importance de l'établissement, et que, dès lors, on ne saurait fixer, d'une manière générale, des délais uniformes, sans s'exposer à ce que ces délais soient, suivant les cas, insuffisants ou excessifs. Il n'est pas nécessaire, d'ailleurs, ajoute le Conseil d'État, de recourir dans l'espèce à une disposition réglementaire, puisqu'il appartient aux Préfets et Sous-Préfets, lorsqu'ils autorisent la création d'un établissement classé parmi les établissements insalubres, dangereux ou incommodes, de déterminer les conditions auxquelles l'autorisation est accordée. Ils peuvent donc, dès lors, en tenant compte des circonstances spéciales à chaque affaire, fixer les délais dans lesquels le permissionnaire sera tenu, sous peine de déchéance, de commencer l'installation de son établissement ou de reprendre les travaux, dans le cas où ils seraient interrompus en cours d'installation ou d'exploitation.

En conséquence de cet avis, vous aurez donc à l'avenir, Monsieur le Préfet, à insérer dans tout arrêté d'autorisation, en matière d'établissements classés, un article spécifiant le délai accordé au permissionnaire, sous peine de déchéance, pour commencer les travaux d'installation de l'établissement ou pour reprendre les travaux dans le cas où ils auraient été interrompus en cours d'installation ou d'exploitation.

MM. les Sous-Préfets auront à prendre des dispositions semblables pour les établissements insalubres dont l'autorisation rentre dans leurs attributions.

Je vous prie de m'accuser réception de la présente circulaire.

Recevez, etc.

Le Ministre du Commerce et des Colonies,
M. ROUVIER.

K. — En ce qui concerne les *pouvoirs de l'autorité municipale à l'égard des établissements insalubres,* ces pouvoirs diffèrent suivant que l'établissement á été ou non autorisé régulièrement.

Tant que l'autorisation n'a pas été obtenue, le Maire a le droit de prendre, en vertu de l'article 97 de la loi du 5 avril 1884, ainsi conçu : « La police municipale a pour objet d'assurer le bon ordre, la sûreté et la salubrité publiques, » toutes les mesures que l'intérêt de la salubrité publique lui ferait exiger, et même de faire fermer l'établissement (arrêts de la Cour de cassation des 14 février 1833, 13 novembre 1835 et 16 avril 1884).

Mais lorsqu'il s'agit d'un établissement régulièrement autorisé, le Maire ne peut, même dans un intérêt de police, apporter des modifications aux conditions nécessaires d'action des industries qui s'y exercent, ni leur assigner un emplacement déterminé, ni aggraver les conditions imposées par l'administration supérieure (arrêts de la Cour de Cassation des 25 novembre 1853 et 1er juin 1853).

L'industriel ne saurait toutefois se prévaloir de l'autorisation qui lui a été donnée pour se dispenser de se conformer aux prescriptions générales des arrêtés municipaux pris dans un intérêt de salubrité (arrêts de la Cour de cassation des 3 février 1877 et 4 février 1881). Il a été jugé notamment qu'un teinturier ne peut, sous prétexte que son établissement est autorisé, écarter sur la voie publique les résidus de son atelier, au mépris d'un arrêté municipal (arrêt de la Cour de Cassation du 30 mars 1881). *Mais il faut que les prescriptions municipales ne modifient pas les conditions d'existence et d'exploitation de l'arrêté d'autorisation* (arrêts de la Cour de cassation, 1er août 1882 et 7 février 1863).

Le décret de 1810 n'a d'ailleurs pas soustrait la profession qu'il avait en vue de réglementer au droit commun ; car l'arrêté de la Cour de cassation, en date du 7 février 1863, établit que si l'autorité supérieure tient du décret de 1810 d'autoriser et de réglementer les établissements classés dans leur mode d'exploitation, l'autorité municipale conserve le droit de prendre les mesures nécessaires pour assurer la propreté et la salubrité des voies publiques, et d'y assujettir les propriétaires des établissements autorisés, comme tous les habitants ; « si l'usine, ajoute l'arrêté, ne relève que de l'autorité préfectorale comme établissement insalubre, elle ne laisse pas pour cela, comme habitation, d'être soumise aux prescriptions des arrêtés municipaux.

» Le Maire a même le droit d'imposer aux établissements autorisés des conditions spéciales, *quand ces conditions sont justifiées par la nécessité d'assurer la sûreté du public,* et n'ont pas pour but de réglementer l'exercice d'une industrie (Cass., Cour criminelle, 7 février 1863, § 6, 3, 1, 165, Dalloz). »

III. — **De l'inspection officielle des établissements classés.** — Cette inspection n'existe pas en France d'une façon générale, du moins en ce qui concerne la surveillance limitée aux établissements classés dans leur rapport avec la salubrité publique. Quelques départements seulement, où le nombre des établissements industriels est relativement considérable, ont organisé à cet égard un service d'inspection spéciale ; mais, il faut bien le reconnaître, si une pareille institution se justifie grandement pour des régions particulièrement industrielles, telles par exemple que les départements de la Seine et du Nord, on ne doit pas oublier que c'est là une mission qui est naturellement dévolue aux Conseils d'hygiène. Selon nous, l'inspecteur de la salubrité ne saurait être qu'une émanation de ces conseils, et l'inspection des industries classées, un rouage complémentaire destiné à faciliter leur œuvre.

C'est donc à de simples visites de ces établissements, dans le but de s'assurer si leur fonctionnement répond aux conditions d'autorisation qui leur ont été prescrites, que doit se borner le rôle de l'inspecteur départemental de la salubrité. On comprend encore qu'il soit appelé à connaître des causes d'insalubrité présentées par des industries nouvelles ou par des industries non autorisées, dont l'extension ou le développement sont devenus préjudiciables à l'hygiène publique ; mais, dans toutes ces circonstances, les résultats de son enquête, que sa compétence, il est vrai, rend nécessairement des plus complètes et des plus sérieuses, doivent être soumis aux délibérations des Conseils d'hygiène, consultés à ce sujet par les Préfets.

En matière de demandes en autorisation ou de plaintes formulées contre une industrie accusée d'insalubrité, l'Administration a le devoir de s'entourer de toutes les garanties ; et le recours à l'opinion du Conseil départemental d'hygiène et de salubrité demeure indiqué, avant tout. Dans la pratique, d'ailleurs, les choses ne se passent pas autrement.

Nous citerons seulement le document suivant :

Dans le département du Nord, l'inspection départementale de la salubrité a été créée par un arrêté préfectoral en date du 6 juin 1859. Voici l'extrait de cet arrêté qui détermine le rôle dévolu à l'inspecteur de la salubrité.

Art. 10. — L'inspecteur aura pour mission de constater si toutes les conditions imposées aux chefs des établissements industriels sont scrupuleusement remplies, de veiller au maintien des dispositions prises à cet effet, de s'assurer si elles remplissent le but que l'Administration a voulu atteindre, de proposer à l'autorité les modifications dont l'expérience aurait démontré la nécessité, d'éclairer, enfin, les industriels sur la marche à suivre pour l'exécution des mesures qui leur sont prescrites.

L'inspecteur, outre des visites spéciales toutes les fois qu'il y aura lieu, fera chaque année deux tournées générales, l'une au printemps, l'autre en automne. Il nous préviendra, quinze jours au moins à l'avance, de l'époque précise de chacune de ces tournées, en nous demandant nos instructions sur les objets qui devraient être particulièrement recommandés à son attention. A l'issue de chaque inspection, il nous adressera un rapport sur les résultats de ses vérifications.

En cas de contravention de la part d'un industriel, il nous transmettra un rapport spécial, après avoir fait sa déclaration devant le maire ou le commissaire de police qui, après avoir constaté lui-même les faits en présence de l'inspecteur, dressera immédiatement procès-verbal à la charge du contrevenant. Ce procès-verbal, dont copie nous sera adressée, sera déféré par l'autorité locale au tribunal de simple police du canton.

L'inspecteur devra, en outre, accomplir les missions spéciales qui lui seront données par nous dans l'intérêt de la salubrité publique............

Le Préfet du Nord,

VALLON.

§ V. — Aperçu sur la législation étrangère en matière d'industries insalubres, envisagées dans leur rapport avec l'hygiène du voisinage.

I. **ANGLETERRE.** — *Loi de 1802* sur le Travail dans les Manufactures, modifiée et complétée par de nombreuses additions jusqu'en 1878, époque où est promulguée la loi relative aux établissements industriels : *Factory and Worskop. Act* mai 1878. Cette loi qui est plutôt une loi de protection de l'ouvrier contre l'insalubrité et l'insécurité de l'atelier, ne réglemente guère l'hygiène industrielle dans sa nuisance extérieure

Il en est tout autrement du *Nuisance Removal Act* de 1855, qui vise l'insalubrité provoquée par les résidus industriels, et du *Rivers Pollution Act* de 1876, ou loi sur la contamination des rivières, dont la première partie traite spécialement des résidus solides, et la troisième partie des résidus liquides provenant des établissements industriels comme causes de pollution des cours d'eau.

Ces deux lois : *Rivers Pollution Act* 1876 et *Factory and Workshop Act* 1878, peuvent être considérées comme la consécration administrative des remarquables rapports d'enquête du docteur Ballard sur les causes d'insalubrité provenant des diverses manufactures et autres établissements industriels : *Reports in respect of the Inquiry as to effluvium nuisances arising in connexion with various manufacturing and other Branches of Industry,* 1875, 1876, 1877.

Il y a encore le *Public Health Act* de 1875, où dans la troisième partie, aux articles 112, 113 et 114 il est dit que les établissements insalubres sont placés sous l'autorisation des autorités urbaines locales, et rendus passibles d'amendes dans le cas d'insalubrité notoire et incriminée ; et où, dans la cinquième partie, il est traité : des dispositions générales ; — des agents de la salubrité ; — de la conduite des autorités locales — et de la définition des fonctions des inspecteurs des nuisances.

II. **ALLEMAGNE.** — *Loi sur les métiers,* promulguée pour l'Allemagne du Nord, le 21 juin 1869, modifiée, complétée et uniformisée pour tout l'Empire, par les lois industrielles de 1876 et 1878. La réglementation spéciale et la surveillance des établissements insalubres ou dangereux, se trouve tout entière dans le titre II de cette loi. On y relève la nomenclature des établissements insalubres et les formalités d'autorisation permanente ou conditionnelle auxquelles ils sont soumis.

III. **AUTRICHE-HONGRIE.** — *Loi sanitaire du 30 avril 1870*, confiant aux autorités locales le droit de veiller sur l'insalubrité de certains établissements industriels (entre autres les abattoirs et les clos d'équarrissage).

Loi de 1872 relative aux conditions d'obtention des autorisations nécessaires pour l'établissement des fabriques et des manufactures.

Loi de 1876 sur l'organisation de l'hygiène publique en Hongrie. C'est au chapitre II intitulé : « Service sanitaire des municipalités, » que l'on trouve parmi les attributions des agents sanitaires locaux, la surveillance des fabriques, des industries, des cours d'eau.

Ordonnance ministérielle de 1883, sur les établissements pouvant présenter un danger d'incendie.

Loi du 15 mars 1883 complétant la législation relative aux établissements industriels.

IV. **BELGIQUE.** — *Arrêtés du 12 novembre 1849, du 15 avril 1850 et du 25 janvier 1853* sur la réglementation des établissements insalubres et incommodes.

Arrêté royal du 29 janvier 1863 visant l'établissement et le transfert des industries insalubres ; leur division en deux classes (article 1) ; les conditions à remplir et les formalités nécessaires pour obtenir les autorisations (art. 2, 3, 4, 5, 6, 7, 8 et 10) ; — la surveillance des établissements autorisés (art. 9) ; — la pénalité en cas de contravention (art. 11, 12, 13) ; — la nomenclature des établissements classés. Les autorités communales sont chargées de la surveillance permanente des établissements autorisés (art. 14).

V. **DANEMARK.** — *Loi du 10 mars 1852* relative à quelques industries insalubres et plus particulièrement les industries travaillant la matière animale, prescrivant leur installation en dehors de Copenhague (art. 1 et 2) et l'obligation pour les industriels de se soumettre aux prescriptions jugées nécessaires par les agents sanitaires (art. 3). — *Loi du 14 février 1874* sur les précautions à prendre dans la fabrication des allumettes au phosphore rouge : le phosphore blanc étant prohibé.

VI. **ESPAGNE.** — *Loi du 24 juillet 1873* : article 9 visant la nécessité pour tout établissement industriel nouveau, de soumettre préalablement les plans d'installation à un jury mixte sanitaire composé d'ouvriers, de fabricants, de maîtres d'écoles et de médecins.

Projet de loi sur la santé publique du 20 mars 1882. — Troisième partie visant l'installation et les conditions d'emplacement des industries insalubres.

VII. **ITALIE**. — L'autorisation et la surveillance des établissements insalubres sont du ressort des autorités communales.

VIII. **RUSSIE**. — *Loi de 1882 et 1885* relatives au travail des enfants dans les industries insalubres ou dangereuses. Les plans et projets d'installation des fabriques sont soumis à des comités techniques. Les autorités locales ont le droit de prescrire et d'exiger les installations nécessitées par l'hygiène et la salubrité publique. — *Loi de 1884* créant le corps d'inspection des fabriques. Toute la Russie est divisée en 9 districts industriels comprenant 58 départements. Dans chaque district résident un inspecteur et un ou plusieurs auxiliaires.

IX. **PORTUGAL**. — *Décret du 20 octobre 1863* sur le classement des industries insalubres, incommodes ou dangereuses (trois classes) et sur l'inspection des établissements classés.

Loi du 3 décembre 1868 sur l'organisation générale de l'hygiène publique : chapitre III, art. 9 : sur les enquêtes relatives aux établissements insalubres.

X. **ROUMANIE**. — *Loi du 8 juin 1874* sur l'organisation du service sanitaire de Roumanie ; titre IX, de l'hygiène industrielle, art. 108, sur le classement des établissements industriels (trois classes) ; art. 111, sur les formalités et la jurisprudence administrative en matière d'hygiène industrielle.

XI. **SERBIE**. — *Loi du 30 mars 1884* relative à l'organisation de l'administration sanitaire et d'hygiène publique, chapitre I, § 11 : de la surveillance des fabriques, chapitre VII, § 4, id.

XII. **SUÈDE**. — *Loi du 25 septembre 1874* sur le service de la salubrité du royaume ; chapitre II, § 16. « 1° Conditions d'emplacement des industries insalubres au loin des parties les plus populaires des villes ; 2° dans les quartiers urbains ; 3° Formalités et jurisprudence en matière d'établissements industriels. § 18 et 19, concernant les porcheries, les étables et les écuries. § 20 concernant les résidus, déchets et immondices. »

XIII. **NORWÈGE**. — *Loi du 14 mars 1874*, chapitre II, § 6, sur l'écoulement des résidus industriels : § 8 sur les étables et les porcheries, etc.

XIV. **SUISSE**. — *Loi fédérale du 23 mars 1878* concernant le travail dans les fabriques ; c'est une loi de protection de l'ouvrier plutôt que du voisinage. L'article 3 vise toutefois les conditions d'autorisation pour établir, exploiter ou transformer une fabrique.

ARTICLE II. — DES CAUSES GÉNÉRALES DE NUISANCE DES INDUSTRIES CLASSÉES ET DES MOYENS A EMPLOYER POUR LES COMBATTRE.

Sous la dénomination générique de nuisance il faut entendre les préjudices portés à l'hygiène publique dans les alentours des établissements industriels, de par le fait même de leur propre fonctionnement.

La nuisance industrielle comporte des causes d'insalubrité, d'insécurité et d'incommodité.

L'INSALUBRITÉ réside le plus communément dans la souillure du milieu extérieur, par les dégagements, les encombrements ou les écoulements de matières résiduaires provenant des opérations diverses qui se pratiquent dans l'établissement.

Les *dégagements* sont le fait des résidus gazeux dont la nuisance comporte plus spécialement la souillure de l'eau, et subsidiairement celle du sol et des eaux.

Les *encombrements* sont le fait des résidus solides, dont la nuisance comporte plus spécialement la souillure des eaux et du sol, et subsidiairement celle des eaux et de l'air.

Les *écoulements* sont le fait des résidus liquides dont la nuisance comporte plus spécialement la souillure des eaux et du sol, et subsidiairement celle de l'air.

L'INSÉCURITÉ réside dans les risques d'accidents que fait courir au voisinage la présence d'appareils, engins ou matériaux susceptibles de nuire par explosion, par incendie.

Le *danger d'incendie* et le *danger d'explosion* sont, en effet, les deux seuls motifs de cet ordre, pour lesquels de nombreuses industries sont naturellement classées.

Il est toutefois une autre cause de danger beaucoup moins commune et spéciale à une certaine catégorie d'industries, c'est celle qui provient de la présence d'animaux susceptibles de renverser, attaquer ou mordre, comme cela peut arriver, par exemple, dans les abattoirs, les clos d'équarrissage ou les infirmeries d'animaux.

L'INCOMMODITÉ réside dans la production de faits préjudiciables, plus capables par eux-mêmes de donner lieu à un inconvénient proprement dit qu'à une action insalubre. Un certain nombre de dégagements sont dans ce cas, dont l'incommodité se manifeste surtout par l'*odeur* désagréable qu'ils répandent.

Le *bruit* avec ou sans ébranlement du sol et des constructions voisines est un motif sérieux d'incommodité. Dans le cas d'*ébranlement* répété et prolongé, l'incommodité peut s'accompagner d'insécurité.

Nous allons passer successivement en revue chacune de ces causes de nuisance, en présentant sous forme de considérations générales tout ce qui se rapporte à leur mode d'action et aux moyens employés pour en prévenir, ou tout au moins en atténuer les effets préjudiciables; nous réservant de revenir sur les faits d'application spéciale lorsque nous aborderons l'étude des diverses catégories dans lesquelles, suivant la nature même de la matière mise en œuvre, on peut essayer de grouper toutes les industries classées.

A. Insalubrité : la souillure du sol, de l'air et des eaux causée par les résidus industriels.

§ I. — Les encombrements résiduaires.

I. Nature des résidus encombrants. — Sous le nom d'encombrements nous entendons les *amas de résidus solides*, rebuts ou déchets des industries susceptibles ou non d'être utilisés tels quels ou transformés en d'autres produits utilisables, et dont le séjour temporaire ou permanent dans l'usine même, aux alentours de l'usine ou dans des lieux plus ou moins éloignés devient une cause d'encombrement dangereux, insalubre ou incommode, suivant la nature même du dépôt.

Les résidus encombrants sont tantôt inertes et insolubles : il agissent alors mécaniquement en portant obstacle à la circulation s'ils sont simplement abandonnés à la surface du sol ; ou bien jetés dans les cours d'eau, ils en exhaussent le fond et en troublent le régime, tels sont : « les scories de la métallurgie, les mâchefers, les poussiers, les déblais des fours à chaux, à briques ou autres ; les déchets terreux des fabriques de sucre de betterave, etc. ; tantôt ils sont composés de matières susceptibles soit de se décomposer à l'air et par suite d'occasionner des dégagements insalubres ou incommodes, comme cela arrive toujours avec les amas de déchets organiques d'origine animale ou végétale et quelquefois avec certains déchets d'origine minérale susceptibles de se décomposer à l'air ; soit de donner lieu à des produits d'égouttage et de suintement, ou bien encore de se détremper ou de se dissoudre par la pluie, en occasionnant ainsi des écoulements ou résidus liquides secondaires, fermentescibles, infects ou infectieux, s'il s'agit d'encombrements de matières organiques ; acides ou alcalins, toxiques parfois, s'il s'agit d'encombrements de matières minérales. Au simple inconvénient d'obstruction s'ajoute alors la souillure des couches superficielles du sol, et par infiltration celle de la nappe souterraine qui alimente les puits d'eau potable.

II. Moyens employés pour prévenir la nuisance des résidus encombrants. — Les moyens de prévenir les inconvénients causés par l'amoncellement des résidus solides sont :

1° Leur dépôt temporaire dans des fossés et réservoirs étanches, ou sur des aires imperméables circonscrites par des fossés protecteurs afin d'éviter les infiltrations, dans le sol et aux alentours, des eaux d'égouttage ou de lixiviation et de dilution ;

2° Leur enfouissement dans le sol et leur recouvrement soit avec une couche d'argile fortement battue, rendue ainsi impénétrable, et tenue assez inclinée pour que les eaux de pluie glissent dessus sans s'y infiltrer, soit avec une épaisse couche de terre végétale dans laquelle la végétation vient détourner, à son profit, les principes résiduaires nuisibles ;

3° Leur mise à l'abri sous des toitures protectrices qui empêchent les eaux de pluie de les laver et de former ainsi des produits liquides chargés par dissolution de principes nuisibles ;

4° Leur dissémination sur le sol en couches minces non tassées, remuées souvent, ainsi susceptibles de subir une oxydation rapide, sous l'action de l'air sec, et de se transformer, par suite, en matières inertes inattaquables par l'eau ;

5° Leur utilisation comme remblais, amendements, compost et engrais ;

6° Enfin, leur régénération industrielle, c'est-à-dire leur transformation en produits utilisés par l'industrie.

Nous ne citerons ici qu'un seul exemple de l'importance économique que l'utilisation industrielle des résidus solides encombrants sollicitée par les intérêts de l'hygiène publique peut offrir aux industriels eux-mêmes. Il s'agit des scories ou laitiers des hauts fourneaux qui, par leurs amoncellements volumineux, occupent des étendues considérables de terrains; les laitiers sont employés dans certains pays à des remblais de toute sorte, à l'empierrement des routes et au ballastage des voies ferrées ; mais ils peuvent être utilisés, au point de vue industriel, à la fabrication des dalles ou pavés, à celle des briques employées à faire les plateformes des quais d'embarquement et autres constructions, à celle du sable de laitier qui, mélangé aux chaux grasses leur communique leurs qualités hydrauliques si précieuses ; à celle de laine de laitier ou de laitier coton, employé sous forme de matelas étendus sur les chaudières et cylindres à vapeur ou de tresses enroulées autour des tubes de vapeur pour empêcher les déperditions de chaleur. Incombustible, inaltérable et poreuse, on se sert encore de cette laine de laitier comme garantie contre le feu et pour la confection de filtres chimiques. Signalons enfin l'utilisation du laitier de haut fourneau pour la fabrication du verre et des bouteilles, et pour celle de ciments artificiels.

§ II. — **Les dégagements résiduaires.**

Les dégagements industriels varient suivant les opérations et la nature des matériaux mis en œuvre. Ce sont tantôt des fumées plus ou moins chargées de gaz nuisibles produits par la combustion incomplète des combustibles employés, tantôt des gaz infects provenant de la décomposition des matières organiques ou de la réaction qui s'établit entre leurs éléments de composition sous l'action même de la chaleur; d'autres fois ce sont des vapeurs acides, des buées fumeuses chargées de particules toxiques, des produits volatils empyreumatiques, des gaz délétères, des émanations infectieuses.

Ce qui caractérise la plupart des dégagements, et ce qui est considéré comme une des principales causes de l'incommodité sinon de l'insalubrité qu'ils provoquent, ce sont les odeurs qui s'en dégagent, odeurs nauséabondes, âcres ou pénétrantes, indicatrices soit d'une fermentation putride, d'une simple décomposition partielle ou totale des matières organiques, soit de la formation de produits odorants gazeux sous l'influence de la chaleur seule ou de réactions chimiques diverses. Ces dégagements souillent l'atmosphère ambiante des usines, et deviennent une cause de dommage, direct ou indirect, pour les propriétés et les habitations voisines.

Nous prendrons plus particulièrement comme exemple dans les considérations générales qui vont suivre la production et la limite d'action des fumées : ce que nous avons à en dire, pouvant se rapporter d'ailleurs à toute autre espèce de dégagement sur lequel nous reviendrons à propos de la nuisance spéciale aux industries qui y donnent lieu, comme par exemple les dégagements d'acide chlorhydrique dans la fabrication de la soude, ceux d'acide sulfureux dans le grillage des sulfures métalliques, ceux d'acide sulfureux et de vapeurs nitreuses dans la fabrication de l'acide sulfurique, ceux d'hydrogène sulfuré dans l'exploitation des eaux du gaz de l'éclairage, dans la fabrication d'un certain nombre de produits chimiques (oxychlorure de plomb, chlorure de baryum, soude artificielle, etc.), ceux enfin de fumées propres aux fours à chaux, à plâtre, à ciment, à porcelaines, à poteries, etc.

I. De la fumée industrielle, sa nocivité. — On trouve dans la fumée et plus spécialement dans les fumées des houilles :

1° Des gaz combustibles : hydrogène, oxyde de carbone, hydrogènes proto-carboné et bicarboné ;

2° Divers autres gaz ou vapeurs : acide carbonique, azote, gaz ammoniac, acide sulfhydrique, sulfure de carbone, acide sulfureux, vapeurs d'huiles pyrogénées et vapeur d'eau ;

3° Des matières solides en suspension : suie, charbon, goudron, hydrocarbures etc., dont les proportions varient avec la nature des combustibles employés.

La fumée industrielle peut nuire de trois façons :

1° *Physiquement*, en altérant l'air respirable, en favorisant la formation de brouillards et en diminuant le degré de luminosité de l'atmosphère.

Dans certaines villes industrielles, la production constante de fumées va jusqu'à modifier les phénomènes météorologiques, en influençant les mouvements atmosphériques et portant obstacle au rayonnement du sol;

2° *Mécaniquement*, par l'apport sur le sol, sur les constructions, sur les arbres, les plantes, dans l'intérieur des habitations, etc., de particules de charbon ou de suie, de fuliginosités noires, parfois visqueuses et grasses adhérant fortement aux surfaces;

3° *Chimiquement*, par les vapeurs acides et délétères qu'elle contient et par ces mêmes particules de suie et de charbon, fumerons ou noirets, fortement imprégnés d'éléments acides, de produits pyrogénées ou d'hydrocarbures liquides qui, rabattus sur le sol avec les eaux de pluie, peuvent devenir, en outre, une cause d'altération des eaux potables.

Parmi les corps chimiques, éminemment nuisibles, que l'on rencontre dans la fumée se placent, en première ligne, l'acide sulfureux et le gaz oxyde de carbone.

L'*acide sulfureux* se rencontre toujours en plus ou moins grande proportion dans la fumée de houille. Les houilles, en effet, sont plus ou moins pyriteuses En général, les moins chargées contiennent encore quelques millièmes de soufre. En 18 mètres cubes de gaz fournis par 1 kilogr. de houille à 200°, il a été trouvé :

Oxyde de carbone	1mc 140
Acide carbonique	0 700
Acide sulfureux	0 027
	1mc 957

soit un minimum de 11 p. 100 de gaz nuisibles. M. Lejourdan, dans un très intéressant rapport sur l'établissement d'une verrerie à Marseille (1881), admet par kilogramme de houille brûlée, une moyenne de 16 mètres cubes de gaz ou de fumée à 0 degré, sous la pression de 0.76. Il a également calculé que, en raison de 15 tonnes de combustible employées journellement, fournissant 240,000 mètres cubes de fumée par jour, soit en un an 86 millions, les lignites les moins pyrifères donneraient au minimum 104 kil. d'acide sulfureux, soit annuellement 37,440 mètres cubes.

A Manchester, d'après de Freycinet, on évalue à 50,000 mètres cubes par jour, la quantité d'acide sulfureux mêlé aux fumées qui se dégagent des innombrables cheminées de cette ville industrielle.

L'*oxyde de carbone* entre toujours en fortes proportions dans les fumées de houille, même dans les appareils où la combustion est la mieux assurée par un accès d'air convenable. Ebelmen a établi que, dans un haut-fourneau, là où arrive le vent des souffleries, c'est-à-dire là où la combustion la plus complète peut s'opérer, il y a 8.11 0/0 d'acide carbonique et 16.53 0/0 d'oxyde de carbone; au gueulard, on a 7.45 0/0 d'acide carbonique et 28 0/0 d'oxyde de carbone.

Un foyer de chaudière à vapeur portant très peu d'épaisseur de combustible et laissant passer beaucoup de chaleur, dégage de grandes quantités d'oxyde de carbone ; s'il y a trop d'épaisseur de charge, il ne reproduit presque plus que de l'oxyde de carbone.

La *nocivité des fumées* réside surtout dans l'action chimique et désorganisatrice des vapeurs acides et délétères qui entrent plus ou moins dans leur composition.

Leur influence se manifeste plus particulièrement sur la végétation, qu'elles atteignent parfois dans un rayon très étendu, plus dangereux en cela que les gaz nuisibles eux-mêmes, qui livrés à leur seule diffusion dans l'atmosphère, perdent peu à peu leur puisssance destructrice, tandis que condensés dans les suies et le noir de fumée, qui se déposent sur les végétaux et s'incrustent dans leurs tissus, ces gaz produisent ainsi leur maximum de dommage.

Les vapeurs sulfureuses chlorhydriques, nitreuses, mêlées à l'air en très minimes quantités, brûlent et dessèchent la végétation.

La désorganisation des tissus organiques par les vapeurs ammoniacales, pour être d'un ordre différent, n'en est pas moins redoutable. Dans la fumée des houilles, l'action vénéneuse des hydrogènes carbonés et sulfuré vient s'ajouter aux effets corrosifs des vapeurs précédentes.

Cette *influence des fumées sur la végétation environnante* se montre de deux façons bien distinctes : la quantité de gaz nuisible peut être telle, à certains moments, qu'elle produit des altérations directes des feuilles et des stipules, altérations rendues visibles par la chute des feuilles, la dessication des bourgeons et des extrémités des plus jeunes des branches, par la coloration des épidermes et le rétrécissement des couches concentriques. D'autres fois, l'action est lente et le végétal ne la manifeste que par un dépérissement général d'autant plus marqué, que les alternatives de passage de la fumée sont plus rapprochés, et que des actions directes se produisent plus fréquemment.

La limite à laquelle les gaz de la fumée peuvent porter leur action est variable ; toutefois, d'une façon générale, on peut dire avec M. Lejourdan, que *le rayon d'influence nuisible*, dans une direction déterminée, dépend :

« 1° De la fréquence plus ou moins grande des vents qui soufflent dans cette direction ;

» 2° De la violence et de la nature de ces vents qui soufflent soit par rafales, et font balayer le sol aux fumées, soit par action lente et continue, et alors les éparpillent dans l'atmosphère ;

» 3° De la configuration et des ondulations du sol, qui peuvent amener des contre-courants, des tourbillons, des remous, des amoncellements ;

» 4° De la hauteur des cheminées en contre-haut ou en contre-bas des sols exposés, le rayon étant d'autant plus étendu et l'action moins intense que la cheminée est plus élevée au-dessus du sol environnant.

» 5° De l'état hygrométrique du ciel pendant la période des vents, les pluies amenant une nature particulière de lésion par brûlure locale de tissus ; les brouillards, les rosées, le serein agissant de même ;

» 6° De différentes circonstances météorologiques qui ne sont pas fixes, mais variables d'année en année, telles que : température moyenne de l'air qui élève la fumée par échauffement, rayonnement nocturne, pression barométrique, état hygrométrique ;

» 7° De la nature même des cultures et de leur mode d'agrégation : arbres isolés, haies, massifs serrés se protégeant ;

» 8° De l'état antérieur des actions générales d'usine : des végétaux affaiblis par une action lente deviennent chaque année plus susceptibles ; le rayon s'étend avec l'ancienneté d'existence de l'usine ;

» 9° De la continuité ou la discontinuité des passages, cause qui est évidemment variable avec les circonstances météorologiques et qui peut amener une aggravation ou une diminution du mal selon les occurences ;

» 10° De la nature même des essences végétales dont quelques-unes sont plus rustiques que les autres.

En tout cas, sous ces conditions multiples, on peut dire que le rayon d'influence oscille de 100 à 1,200 mètres, ces chiffres étant pris comme minima et maxima des observations faites autour des usines examinées. » (*Recueil des Travaux du Comité consultatif d'hygiène publique de France,* 1881).

La fumée, en assombrissant l'atmosphère, en salissant les constructions voisines, en souillant les habitations dans lesquelles elle pénètre, en altérant la végétation, est donc une cause d'incommodité sérieuse, sinon d'insalubrité, pour les habitants qui vivent dans les environs de son foyer producteur.

En dehors de l'action irritante, toute mécanique, qui est propre aux particules charbonneuses qu'elle contient, nous savons maintenant qu'il faut surtout envisager ces particules solides comme servant de véhicules à des agents ou produits plus nuisibles qu'elles mêmes, et que parmi ces produits se placent en première ligne le gaz acide sulfureux et divers composés ammoniacaux ou empyreumatiques par eux-mêmes, très diffusibles, mais qui en s'attachant aux particules pulvérulentes et aux fuliginosités, viennent porter toute leur action nuisible à l'endroit même où le noir de fumée se dépose.

II. **Des mesures prophylactiques employées contre la fumée.** — Les moyens à employer pour prévenir et combattre les inconvénients de la fumée, doivent donc viser avant tout la non production ou la destruction des matières charbonneuses qui se dégagent avec les gaz, et, comme la présence de ces matières est le résultat d'une combustion incomplète, le principe même de la fumivorité doit consister naturellement soit à rendre cette combustion plus immédiatement complète, en activant le foyer par l'arrivée d'une plus grande quantité d'air, soit en brûlant les produits déjà fournis, en ménageant, pour cela, l'introduction d'une certaine quantité d'air supplémentaire.

Avant tout, le choix d'un combustible approprié est une chose importante, puisque certains combustibles, comme les charbons maigres et le coke, fournissent peu d'hydrocarbures dans leur combustion incomplète, et par suite donnent fort peu de fumée.

Dans la pratique, l'application des moyens de fumivorité ne laisse pas que de rencontrer certaines difficultés et de donner lieu à bon nombre d'objections, malgré la simplicité apparente de la solution du problème hygiénique.

Un résumé succinct de l'historique de la question en France, en fera mieux saisir le caractère particulier.

Une ordonnance de police du 11 novembre 1854 prescrivait, pour la première fois, la destruction de la fumée : « Considérant que la fumée des usines où l'on fait usage d'appareils à vapeur donne journellement lieu à de vives réclamations; que cette fumée obscurcit l'air, pénètre dans les habitations, noircit la façade des maisons et des monuments publics et constitue une cause très grave d'incommodité et d'insalubrité pour le voisinage.....

« Ordonnons : 1° Dans le délai de six mois, à partir de la présente ordonnance, les propriétaires d'usines où l'on fait usage d'appareils à vapeur seront tenus de brûler complètement la fumée produite par les fourneaux de ces appareils, ou d'alimenter ces fourneaux avec des combustibles ne donnant pas plus de fumée que le coke ou le bois..... »

A la suite de la promulgation de cette ordonnance, la plupart des industriels s'adressèrent à l'Administration pour lui demander l'indication des moyens à employer. Le Conseil d'hygiène et de salubrité de la Seine publia à ce sujet, par l'organe de son rapporteur M. Ch. Combes, des instructions très complètes, où l'on trouve, en ce qui concerne l'origine, la production et l'accroissement de la fumée suivant les circonstances, les considérations les plus intéressantes.

« L'origine de la fumée est dans les produits volatils qui se dégagent abondamment des combustibles, tels que les diverses variétés de houille, la tourbe, le bois, lorsqu'ils sont exposés soudainement à une température élevée. Ces produits sont, en majeure partie, des carbures d'hydrogène qui sont eux-mêmes très combustibles. Mais, pour qu'ils s'enflamment, deux conditions sont nécessaires : 1° leur mélange avec l'air en proportion convenable; 2° une haute température de ce mélange. Si ces deux conditions ne sont pas réalisées dans le foyer lui-même ou dans les conduits que parcourent les produits gazeux de la combustion, les carbures d'hydrogène subissent une décomposition dont le résultat est un dépôt abondant de suie ou de charbon en particules ténues, qui sont entraînées dans le courant de gaz sortant par l'orifice de la cheminée. Lorsqu'on jette sur une grille, actuellement chargée de coke incandescent, une quantité de houille assez considérable pour la couvrir presque en totalité d'une couche de 20 à 25 centimètres d'épaisseur, les parties de houille fraîche qui se trouvent en contact avec le coke subissent une distillation rapide ; la température de l'intérieur du foyer baisse subitement en même temps que le passage de l'air à travers la grille et la charge de combustible se trouve obstruée. Aucune des deux conditions nécessaires pour l'inflammation des carbures d'hydrogène n'est réalisée ; aussi voit-on des torrents d'une fumée opaque sortir par la cheminée.

L'introduction de l'air dans de telles circonstances, par la porte du foyer ou par toute autre ouverture débouchant directement au-dessus du chargement de houille, reste sans effet parce que la température demeure insuffisante pour l'inflammation des produits gazeux. La fumée décroît graduellement d'intensité à mesure que la houille se convertit en coke par le dégagement des parties volatiles, que l'air trouve un accès plus facile et plus libre à travers le combustible aggloméré en morceaux laissant entre eux d'assez larges intervalles, et que la température s'élève de nouveau par l'effet de la combustion. Si, avant que la distillation soit complète, on agite avec un ringard le mélange de houille et de coke déposé sur la grille, on amène des portions de houille non encore carbonisée au contact des fragments de coke les plus chauds, la distillation devient plus rapide, et il y a une recrudescence de fumée.

Les foyers, dont les grilles ont assez d'étendue pour que les charges de combustible ne les recouvrent qu'en partie et en couche de faible épaisseur, donnent peu de fumée, surtout si la houille y est chargée par petites quantités à la fois, et si le chauffeur a la précaution de déposer la charge sur la partie antérieure de la grille, de telle sorte que les produits gazeux de la distillation arrivent aux carneaux en passant sur la surface du coke embrasé qui recouvre la partie postérieure et laisse toujours un passage suffisant à l'entrée de l'air. La production de fumée est considérablement accrue par les dimensions trop petites des grilles, eu égard à la quantité de combustible qui doit être brûlée en un temps donné et par une mauvaise conduite du foyer de la part des chauffeurs, qui chargent à de trop longs intervalles et par trop grandes quantités à la fois. Elle est d'autant plus abondante, toutes choses égales d'ailleurs, que l'on fait usage de combustibles contenant plus de parties volatiles, et pour ne parler que de la houille, de variétés plus grasses et plus colorantes. Les houilles sèches de quelques départements du nord et des environs de Charleroi, en Belgique, ne donnent que peu de fumée dans des foyers passablement construits et alimentés avec quelque soin. Le coke n'en donne pas du tout ; il ne s'écoule par l'orifice de la cheminée des foyers alimentés par ce combustible que des gaz inodores entraînant quelques cendres ou poussières extrêmement ténues ».

La question fut portée à nouveau devant le Conseil d'hygiène et de salubrité de la Seine en 1859 et en 1863, et le même rapporteur, M. Combes, reprenant et complétant ses rapports antérieurs conclut à ce que « tout propriétaire ou exploitant d'usine renfermant des fourneaux servant au chauffage des chaudières à vapeur ou à tout autre usage..., sera tenu de construire ou de modifier ses fourneaux de manière à faire cesser toute émission de fumée ou de cendres nuisibles aux propriétés, ou incommodes pour les habitants du voisinage. »

M. Combes établissait dans son rapport les conditions qui devaient suffire pour prévenir l'émission d'une fumée incommode : « Une bonne construction des fourneaux, des dimensions suffisantes des grilles, des carneaux et dans la section intérieure des cheminées, l'élévation des cheminées qui peuvent être rétrécies avec avantage à leur orifice supérieur, sont les conditions indispensables auxquelles il doit être satisfait dans tous les cas pour toute espèce de fourneaux, qu'ils soient appliqués au chauffage des chaudières à vapeur ou à tout autre usage. Ces conditions suffiront, en effet, souvent avec les soins d'un bon chauffeur et moyennant l'emploi de houilles maigres ou demi-grasses, pour prévenir l'émission d'une fumée incommode. Leur absence rend, au contraire, la combustion de la fumée impossible ou très difficile, même avec le secours des meilleurs appareils fumivores connus. Peut-être est-il impossible d'obtenir une combustion complète de la fumée produite par des houilles grasses et menues, même dans les fourneaux bien conduits, munis de bons appareils et placés sous la direction d'un chauffeur soigneux, mais il est incontestablement facile et même aisé d'en diminuer considérablement l'intensité. »

Comme conséquence de la délibération du Conseil d'hygiène et de salubrité de la Seine, un décret fut promulgué le 25 janvier 1865, limitant aux appareils à vapeur seuls l'application des conclusions du rapport de M. Combes.

L'article 19 de ce décret stipulait : « Le foyer des chaudières à vapeur de toute catégorie doit brûler sa fumée. »

Cet article n'a pas été conservé par suite des réclamations nombreuses des industriels qui se plaignaient de la difficulté qu'il y avait à rencontrer dans la pratique un procédé fumivore qui ne fût pas en contradition avec la production économique de la vapeur. En 1880, un décret, daté du 30 avril, abrogeait la disposition prescrivant de brûler la fumée.

Si l'intérêt de l'industriel qui vise à l'économie est ainsi sauvegardé, il en est un autre, celui de la salubrité du voisinage, qui n'en conserve pas moins tous ses droits. La responsabilité du dommage causé par la production de fumée reste tout entière à la charge de l'industriel, et, comme le déclarait la circulaire du 18 juillet 1880, les contestations auxquelles la production de la fumée peut donner lieu appartiennent exclusivement au domaine judiciaire, qu'il s'agisse d'un foyer d'appareil à vapeur ou de tout autre foyer.

Quels sont donc les moyens préventifs à employer contre la production de la fumée ?

III. Des dispositifs spéciaux pour obtenir la fumivorité. — 1° Des foyers fumivores. — *En ce qui concerne les fourneaux des appareils à vapeur*, voici, d'après M. de Freycinet, le résumé des principes à observer.

En premier lieu, *avoir une épaisseur modérée de charbon sur la grille*, de 10 à 15 centimètres au plus, de manière à faciliter l'accès de l'air à travers la charge. En d'autres termes, proportionner la quantité de gaz à brûler avec la quantité d'air disponible.

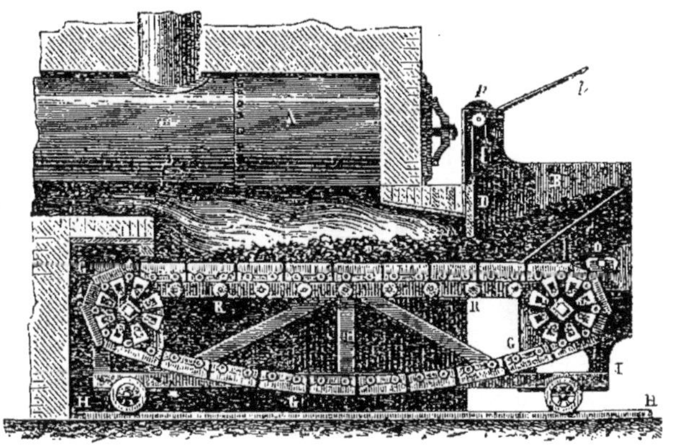

Fig. 1. — Foyer à grille mobile.

B, trémie où le combustible est introduit. — *D*, registre qui règle l'arrivée du combustible. — *l*, levier articulé en *p*, servant à manœuvrer le registre. — *O*, point où la grille sans fin reçoit le mouvement. — *G*, grille sans fin. — *I*, bâti permettant de retirer la grille pour la réparer, grâce aux rails *H H*.

En second lieu, *éviter la brusque formation d'une trop grande quantité de gaz froids*, ce qui arrive lorsque le feu est chargé irrégulièrement et qu'on le laisse tomber pour le renouveler à fond. On évite cet inconvénient en rendant le chargement uniforme (grilles mobiles du système Taillefer (fig. 1) ; ou bien en obligeant les gaz fuligineux qui succèdent au chargement à passer sur des charbons incandescents, où ils se brûlent (grilles inclinées à gradins ou à étage (fig. 2) ; foyers à chambre de distillation ou de combustion ; foyers accouplés et chargés alternativement en vue de faire brûler la fumée de l'un par les flammes de l'autre) ; ou bien encore en dirigeant le courant d'air de manière à ce que les gaz de la combustion n'aient pas à traverser les couches supérieures du combustible (foyers à flamme renversée) et que tous les produits goudronneux ou autres, résultant d'une combustion incomplète des couches supérieures viennent se brûler en traversant la couche incandescente qui repose directement sur la grille.

En troisième lieu, *introduire de l'air supplémentaire dans la zone de combustion*, soit par la porte de chargement elle-même, soit par des ouvertures situées près de l'autel (fig. 2), soit par les barreaux eux-mêmes, au fond de la grille.

Un système excellent est celui qui consiste à projeter un jet de vapeur dans le foyer. « Il est certain, dit M. Combes, que par suite de la décomposition de la vapeur au contact de la houille embrasée, de l'appel d'air déterminé par les jets de vapeur, du battage de l'air et des gaz combustibles provoqué par la projection de la vapeur et probablement par l'action de ces trois causes agissant ensemble, la flamme, si elle était fumeuse, s'éclaircit en se raccourcissant, et que la fumée disparait sous l'influence des jets de vapeur. »

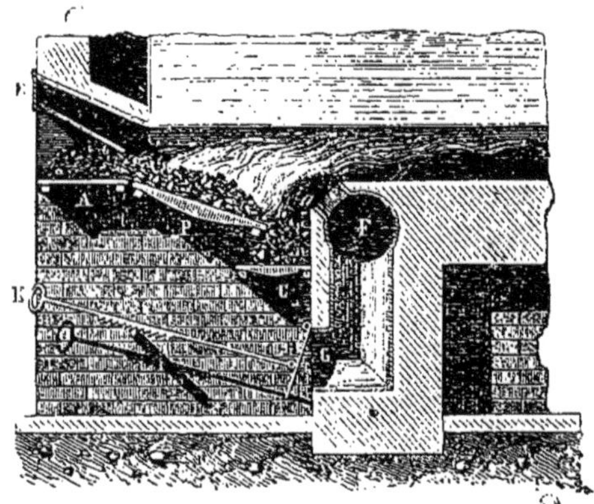

Fig. 2. — Foyer à grille à gradins et à injection d'air.

F, Ouverture par laquelle l'air débouche en-deçà du foyer. — *G*, registre permettant de doser l'air introduit. — *K*, tige actionnant ce registre. — *P*, foyer.

Malgré le grand nombre de dispositifs créés pour arriver à obtenir la fumivorité des foyers d'appareils à vapeur, il faut cependant reconnaître que les résultats sont loin d'avoir répondu aux espérances des inventeurs. Nous signalerons toutefois trois dispositions types, d'une application facile et d'une réelle efficacité : le *système Heiser*, le *fumivore Orvis* et l'*appareil Wery*.

Le système *Heiser* est basé sur ce principe fondamental que pour obtenir une combustion parfaite des produits volatils développés par la majeure partie des combustibles, il faut que l'air nécessaire à cette combustion soit amené pour être mélangé à ces produits, à la température sans laquelle la combustion n'aurait pas lieu. Généralement, en effet, lorsqu'on charge la grille de houille fraîche, il se produit dans le foyer un abaissement subit de température qui étouffe la flamme, et une fumée épaisse s'échappe de la cheminée.

C'est pour éviter ce résultat que M. W. Heiser établit, proportionnellement à l'importance du générateur et des deux côtés du foyer, plusieurs ouvraux séparés de la chambre à feu par des parois en briques réfractaires de 50 à 130 millimètres d'épaisseur. Ces ouvertures correspondent à des carneaux dans lesquels se réchauffe, préalablement, l'air nécessaire à la combustion. Puis, immédiatement derrière la grille sont placées deux cornues réfractaires introduites l'une dans l'autre, de telle sorte que les courants de flammes traversent la conduite intérieure et circulent autour de l'enveloppe. Au contraire, l'espace annulaire communique avec les carneaux latéraux et reçoit l'air qui se chauffe dans le trajet. Le produit de la combustion et l'air chaud viennent se mélanger et prendre feu à la sortie des cornues.

Le *fumivore Orvis*, représenté figure 3, se compose d'une sphère métallique creuse A au centre de laquelle se trouve une tuyère F placée devant le tuyau E qui débouche dans le foyer de combustion ; un second tube D, communiquant librement avec l'atmosphère et une conduite B, allant au dôme de vapeur de la chaudière, complètent cet appareil.

Lorsque la vapeur est admise en B, elle s'échappe par le cône d'injection F pour être projetée dans le tuyau E ; à ce moment, il se produit par la tubulure D une aspiration énergique de l'air extérieur, qui est insufflé avec la vapeur dans le foyer, de manière à augmenter la quantité des gaz combustibles et à les brûler d'une façon si complète que l'on aperçoit à peine un léger nuage blanchâtre.

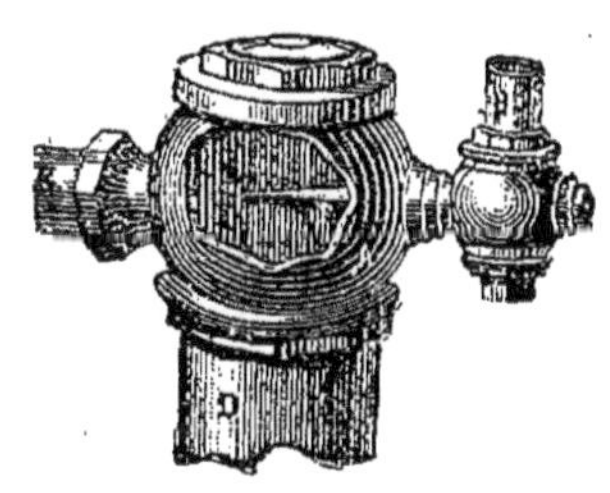

Fig. 3. — Fumivore Orvis.

Des expériences comparatives entreprises à Paris ont donné des résultats concluants, au double point de vue de l'économie du combustible et de la suppression de la fumée. L'appareil Orvis a été appliqué dans les ateliers de contruction de l'arsenal de Puteaux, à la cartoucherie de Vincennes, à la Monnaie, etc. Les fumivores Orvis se disposent systématiquement de chaque côté de la porte du foyer. Leur position et leur nombre varient d'ailleurs selon la forme et les dimensions de la grille de la chaudière. L'effet en est surtout sensible après une charge de charbon frais, au moment où l'air entrant mal dans le foyer à travers les barreaux à moitié obstrués, des torrents de fumée s'échappent par la cheminée.

M. Wery a réalisé le mélange au gaz sortant du foyer avec une certaine quantité d'air relativement froid, en faisant pénétrer cet air dans le courant du gaz chaud à la manière de l'eau d'alimentation dans le système Giffard, c'est-à-dire par un orifice circulaire de section aussi réduite que possible et proportionnée à celle de la cheminée. L'appareil consiste en un tuyau en tôle de deux à trois mètres de longueur, logé à l'intérieur de la cheminée, dont il rétrécit le passage des fumées, et formé de deux à trois parties, à la jonction desquelles sont ménagées les entrées circulaires de l'air relativement froid.

2° Des appareils gazogènes. — En dehors des fourneaux qui servent simplement au chauffage des appareils à vapeur, il en est d'autres dont les dispositions spéciales sont pour ainsi dire commandées par la nature même des opérations industrielles. Dans ces catégories se rangent :

Les fours à coke ; les fours à chaux, à plâtre, à ciment ; les fours à poteries, à briques, à porcelaine ; les fours à verres, à cristaux ; les fours à puddler, à réchauffer ; les fours des usines à gaz, etc.

Pour cette catégorie de fourneaux le meilleur système de fumivorité est celui qui porte le nom de « système Siemens ». Le principe fondamental de ce système est d'employer le combustible à l'état gazeux au moyen d'une distillation ou demi combustion préalable. Les gaz (oxyde de carbone et hydrogènes carbonés) sont ensuite amenés dans le four de fabrication et brûlés à l'aide d'une introduction d'air convenablement calculée.

Pour le docteur F. Muller, professeur au gymnase de Brandenbourg-sur-Halle, qui a publié une étude assez complète des procédés modernes de chauffage, l'idéal d'un appareil *gazogène* serait d'être formé d'une cavité tronconique, la petite base placée en bas, et remplie de coke. A la partie inférieure arriverait de l'air, soit par tirage naturel, soit mieux encore au moyen d'une soufflerie. La combustion étant commencée, tout l'acide carbonique produit se transformerait complètement en oxyde de carbone qu'on brûlerait sur place dans le four accolé au gazogène, au moyen d'une admission d'air, ou qu'on dirigerait plus loin, à des brûleurs, au moyen de conduits aussi courts que possible. Dans les gazogènes ainsi rapprochés des fours, les goudrons servent de combustible au lieu d'être un embarras, et la chaleur des gaz, au sortir des gazogènes, est utilisée, au lieu de se perdre en rayonnement extérieur.

La *forme évasée des gazogènes* a pour but d'empêcher l'acide carbonique de suivre les parois, sans venir au contact du charbon incandescent qui doit le transformer en oxyde de carbone. Selon M. Muller, le *combustible type des gazogènes* devrait être le coke : on ne doit lui préférer comme plus économiques et enrichies en gaz hydrocarburés que les houilles gazeuses non collantes, car une bonne transformation en oxyde de carbone bien complète vaut tous les hydrocarbures gazeux. D'après cet observateur encore, la manière d'obtenir le moins d'acide carbonique possible dans les gazogènes c'est de marcher au vent soufflé : la combustion est plus active, la couche de coke en ignition complète est plus épaisse et, par suite, la transformation de l'acide carbonique en oxyde de carbone est plus assurée.

Dans le *four Price* qui est employé à l'arsenal de Woolwich pour fondre l'acier, le combustible est décomposé en coke et en matières volatiles sans emprunt de chaleur au foyer même. Les gaz produits viennent directement alimenter le foyer en se mêlant au coke formé, et il en résulte, par suite du chauffage simultané des gaz et du coke, une très grande élévation de température qui rend cet appareil très précieux à la fois comme four de fusion et comme four fumivore. Nous en donnons la reproduction dans la figure 4.

Le combustible est chargé par une trémie T munie d'un obturateur à levier OL et descend par son propre poids dans un tronc de cône C évasé par en bas, qui est entouré par les chaleurs perdues du four auquel est appliqué l'appareil. Les gaz produits par cette distillation ne pouvant s'échapper à la partie supérieure, se rendent par A sur une grille où vient s'étaler par la pression des couches supérieures le coke formé : en même temps par une porte P on peut introduire un outil destiné à faciliter cette arrivée du coke. Par une combinaison ingénieuse, l'air nécessaire à la combustion passe par une caisse G entourée par les flammes perdues

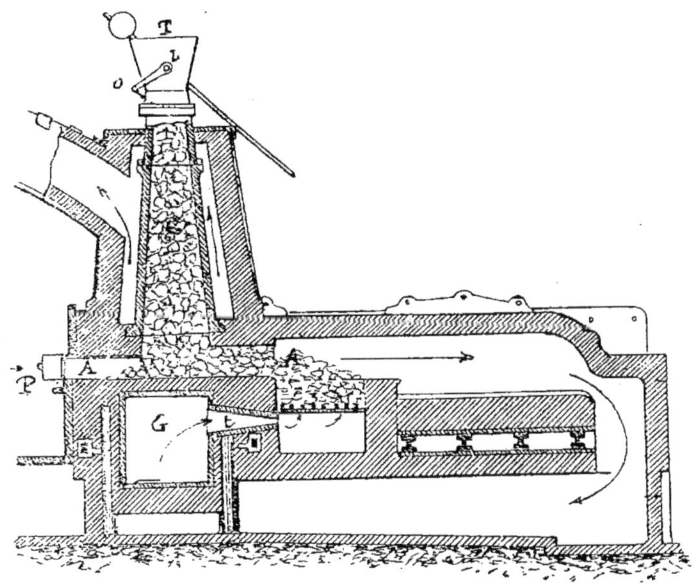

Fig. 4. — Four gazogène Price.

et vient se rendre par la tuyère t sous la grille, avec une température supérieure à 250°.

On peut, au point de vue du chauffage, diviser les appareils gazogènes en trois classes : 1° Ceux du type ordinaire où la production du coke par distillation de la houille se fait confusément et dans la même enceinte que la transformation du coke en oxyde de carbone ; 2° ceux du type Siemens perfectionné où le gaz produit par la houille et mélangé à l'oxyde de carbone vient, avant de se rendre aux chambres du générateur, réchauffer la partie du gazogène où se fait la distillation ; 3° ceux où la distillation du combustible et son agglomération à l'état de coke se font dans une enceinte séparée.

Quoi qu'il en soit, considérée au point de l'hygiène des industries, l'application du système Siemens comporte deux appareils distincts : le gazogène où s'effectue la distillation, qui est indépendant du genre d'industrie auquel le chauffage doit servir, et l'appareil où s'accomplit l'élaboration industrielle, lequel a des dispositions variables suivant la nature de cette élaboration.

La plupart des grandes usines sont en train de se transformer en adoptant avec plus ou moins de perfectionnement de détail, le système Siemens. Un de ces perfectionnements consiste à favoriser la condensation par refroidissement des produits de la distillation qui constituent à proprement parler la fumée.

Les produits qui sortent du générateur ou gazogène à une température de 500 à 600 degrés, passent par un tube en tôle ou *tuyau refroidissant* (cooling tub) dans lequel sous l'influence d'un abaissement considérable de température où la vapeur d'eau se condense, la suie se dépose ainsi que la plupart des composés ammoniacaux, les goudrons, les hydrocarbures solides et liquides, les matières empyreumatiques et autres entraînées par les gaz.

Pourtant, comme ces cooling tubs se remplissent assez vite de matières goudronneuses et autres, on est obligé de procéder de temps en temps, pour assurer la marche régulière des gaz, à des rablages et à des flambages ; à cet effet, le tube est percé de regards, trous d'hommes, foyers pour le rablage et porte des cheminées en tôle de 3 à 4 mètres de haut, par où s'échappent les gaz contenus : suies, charbons, hydrocarbures produits par le brûlage des goudrons, brûlage auquel il ne faut procéder d'ailleurs, qu'après avoir laissé échapper les gaz contenus et fait entrer suffisamment d'air pour éviter les explosions. De là, une cause de production de fumées noires agglutinantes et de vapeurs nuisibles, à laquelle, il est vrai, il peut être facile de remédier.

Dans certaines circonstances, il paraîtrait que, si, avec l'emploi d'un pareil système, les fumées qui s'échappent des grandes cheminées, sont en général assez transparentes et n'émettent que peu de fumerons, elles peuvent être, en revanche, plus chargées de gaz nuisibles résultant de la combustion plus parfaite du charbon, du soufre, de l'azote et de l'hydrogène, ainsi qu'il ressort d'un savant rapport, fait par M. Lejourdan à propos de l'établissement d'une verrerie à Marseille (Recueil des travaux du Comité consultatif d'hygiène, 1881, p. 156 et suiv.).

En résumé, comme conclusion, il faut reconnaître qu'il sera toujours possible de diminuer, dans une large proportion, la production de la fumée, soit pour le plus grand nombre des cas, en appliquant des appareils fumivores, ou en employant le système de gazogènes Siemens ; soit pour certaines industries, en établissant de hautes cheminées d'appel, et en utilisant les gaz chauds pour chauffer les chaudières, sous lesquelles on les ramène avant de les évacuer par la cheminée ; soit en employant un combustible convenable (bois, charbons maigres ou coke), en ayant soin de les placer dans des conditions de bon tirage et de parfaite combustion.

Pour ce qui concerne les dégagements spéciaux de gaz et vapeurs acides, de gaz sulfurés et carbonés, de fumées métalliques, il y aura lieu de les comprendre dans la catégorie de ceux auxquels peut être appliqué un des procédés d'amoindrissement ou de destruction que nous allons maintenant passer en revue.

Quant aux poussières en particulier : comme, en dehors des cas où elles font partie intégrante des fumées, leur dégagement intéresse surtout la salubrité de l'atelier, et leur action nuisible la santé de l'ouvrier, nous réservons les considérations spéciales qui s'y rattachent pour l'hygiène professionnelle proprement dite.

IV. **Des moyens généraux employés pour prévenir l'action préjudiciable des gaz et vapeurs résiduaires.** — D'une manière générale, la série des moyens employés pour atténuer ou faire disparaître le dommage causé dans le voisinage par les produits résiduaires qui se dégagent à l'état de gaz ou vapeur des industries classées, comprend :

1° L'isolement des fabriques, c'est-à-dire leur éloignement de tout groupe d'habitations ou de tout terrain dommageable ;

2° L'évacuation des produits gazeux dans les couches élevées de l'atmosphère ;

3° Leur condensation dans l'eau et leur neutralisation qui permet de les rendre plus ou moins utilisables ;

4° Leur dénaturation ou leur destruction par le feu.

A. *Isolement des fabriques.* — L'isolement des fabriques, c'est-à-dire leur éloignement des habitations, applicable par le décret de 1810 aux établissements compris dans la 1re classe, fut surtout motivé par les dégagements qui proviennent de la plupart de ces établissements. Le rapport demandé à l'Institut, en 1809, à la classe des sciences physiques et mathématiques et présenté par la Section de chimie, disait en effet : « Que les établissements compris dans la 1re classe ne doivent pas rester auprès des habitations, puisque les matières qu'on y travaille et les produits qu'on en retire, ou répandent une odeur désagréable qu'il est difficile de supporter et qui nuit à la salubrité, ou sont susceptibles de compromettre la sécurité publique par les accidents auxquels ils pourraient donner lieu. Ainsi, par exemple, les boyauderies dans lesquelles on rassemble les intestins des animaux pour leur faire subir différentes préparations qui les amènent à cet état particulier où ils doivent être, pour permettre qu'ensuite on les emploie à divers usages ; les fabriques de colle forte dans lesquelles on ne se sert que de débris animaux qu'on fait macérer dans l'eau jusqu'à ce qu'ils aient éprouvé une fermentation putride très avancée et qu'on croit nécessaire pour obtenir la substance qui forme la colle ; les amidonneries dans lesquelles aussi les grains, les sons, les recoupes, les griots doivent indispensablement être soumis à la fermentation putride ; les ateliers d'équarrissage et de poudrette ;

tous ces établissements et beaucoup d'autres de cette espèce, considérés sous le rapport de la salubrité, *ne peuvent et ne doivent pas, à cause de la mauvaise odeur qu'ils répandent,* être placés près des habitations. »

Si, depuis cette époque, par suite des progrès de l'industrie et l'emploi de procédés meilleurs, les dégagements odorants provoqués par certaines fabriques comprises dans la 1re classe, ont perdu, en grande partie. leur insalubrité, on a pu du moins par le déclassement permettre à ces fabriques de se rapprocher des habitations.

On ne saurait d'ailleurs fixer une limite, toujours la même, pour les établissements qui doivent être ainsi tenus éloignés des habitations, et déterminer d'une manière positive la distance qui doit les en séparer. La jurisprudence acquise à cet égard peut se résumer en ces termes : « L'éloignement d'un établissement compris dans la 1re classe peut être considéré comme suffisant quand il est démontré qu'il n'y a pour le voisinage ni danger ni insalubrité. »

Les inconvénients des dégagements et émanations odorantes s'atténuent d'ailleurs assez rapidement avec la distance des fabriques, et cette distance, variable suivant les circonstances, ne saurait dépasser certaine limite qui, en France, ne va guère au-delà de 1 kilomètre. En Angleterre, l'on exige que les établissements présentant un danger pour la salubrité ou la sécurité soient à des distances minima déterminées. Suivant de Freycinet, les enquêtes faites dans divers pays, notamment l'enquête de 1854 en Belgique et celle de 1862 dans le Royaume-Uni, n'ont pas révélé de ravages appréciables à 4 kilomètres des usines; bien avant cette distance, ils étaient fortement atténués. Pratiquement, on peut considérer que, dans la généralité des cas, pour les fabrications les plus nuisibles, les inconvénients sont très réduits à partir de 1,000 mètres et cessent à 2 kilomètres.

Ces chiffres doivent même être diminués pour une foule d'industries fort incommodes, mais dont les dégagements n'ont pas une grande portée. Dans les fonderies de suif, par exemple, où les chaudières dégagent directement leurs buées dans l'atmosphère, les odeurs sont insupportables dans le voisinage immédiat des fabriques et sont à peu près nulles à 2 ou 300 mètres.

Il résulte de ces considérations qu'aucune limite absolue ne peut être fixée, mais qu'en se plaçant à des distances plus ou moins considérables qui, en général, ne dépassent pas 2,000 mètres, les fabricants sont assurés de ne pas causer de préjudice sensible au public.

En ce qui concerne le choix d'un *emplacement pour l'installation d'une usine,* nous ne saurions mieux faire que de reproduire encore ici ce qu'en dit de Freycinet : « A défaut d'isolement, on doit rechercher certaines conditions naturelles qui peuvent atténuer considérablement les dommages. Le relief du sol est en première ligne ; il est évident par exemple que, toutes choses égales d'ailleurs, une usine placée sur un lieu élevé d'où elle domine tout le pays environnant, cause moins de préjudice qu'une usine située au milieu d'une plaine. Le plus simple raisonnement en rend compte. On peut admettre que le point où les émanations nuisibles lancées dans l'atmosphère rejoignent la surface du sol est à une distance proportionnelle à la hauteur du point où l'émission a eu lieu et que, d'autre part, les gaz arrivent au sol d'autant plus affaiblis que leur parcours dans l'atmosphère a été plus considérable. Sans donc vouloir attribuer à cette loi une rigueur mathématique qu'elle ne comporte pas, on exprime assez bien le phénomène en disant que l'insalubrité des gaz, au point où ils atteignent le sol, est en raison inverse de la hauteur du point d'émission ; et, comme au-dessous d'une certaine limite, les effets deviennent insensibles, il est vraisemblable que les dommages réels diminuent plus rapidement encore que n'augmente la hauteur du lieu où l'usine est située. Il est donc avantageux quand des considérations d'un autre ordre ne s'y opposent pas, de choisir un emplacement qui domine les propriétés des tiers au lieu d'en être dominé. »

B. *Emploi de hautes cheminées ou dégagement des résidus gazeux dans les couches élevées de l'atmosphère.* — Le dégagement des gaz et vapeurs à une hauteur convenable favorise leur entraînement rapide et leur diffusion dans les couches atmosphériques, de telle sorte que la proportion des éléments nuisibles contenus dans un même volume d'air, arrive à une certaine limite où ils cessent d'être dangereux. Loin de transporter le dommage en un point plus éloigné, et par suite de le déplacer seulement en le laissant subsister, ainsi qu'on l'avait longtemps avancé, il est incontestable que l'emploi des hautes cheminées détermine à la fois la dissémination, la séparation, la raréfaction des principes nuisibles, et par suite souvent aussi leur dénaturation et même leur destruction de par le brassage atmosphérique.

Néanmoins, lorsque la masse du dégagement est considérable, les résultats obtenus ne sont bien souvent que très imparfaits, si la hauteur d'émission n'est point proportionnelle à la quantité de produits dégagés. En pareil cas, les plus hautes cheminées ne sont pas toujours rigoureusement suffisantes pour obtenir une diffusion convenable.

Le plus généralement, la cheminée principale des usines a de 30 à 40 mètres de hauteur. Les usines où on leur voit dépasser cette hauteur sont très rares en France. Les deux plus hautes sont celle de Croix, près de Lille, dont la hauteur, du sol au couronnement, est de 105 mètres et celle des Etaings près de Rives-de-Giers, de 108 mètres. En Angleterre, les cheminées centrales de 60 à 80 mètres sont assez fréquentes, beaucoup même dépassent 100 mètres. Les trois cheminées anglaises les plus élevées sont celles de l'usine Dobson et Ballow à Barton, (112 mètres), de l'usine Tennant et Cie à Glascow, 132 mètres, et celle de l'usine Towsend à Glascow, (132 mètres), la plus haute cheminée du monde, actuellement connue.

Certaines circonstances peuvent amoindrir singulièrement les effets protecteurs des hautes cheminées; ainsi dans les villes, pour être véritablement utiles, ces cheminées doivent dépasser d'une hauteur convenable le faîte des maisons voisines, car la hauteur de celles-ci diminue d'autant l'élévation des premières au-dessus de la zone à protéger. Il faut compter aussi avec l'absence ou la direction plongeante des vents, avec les brouillards ou la pluie, qui favorisent plus ou moins le rabattement ou la condensation des éléments insalubres aux alentours de l'usine.

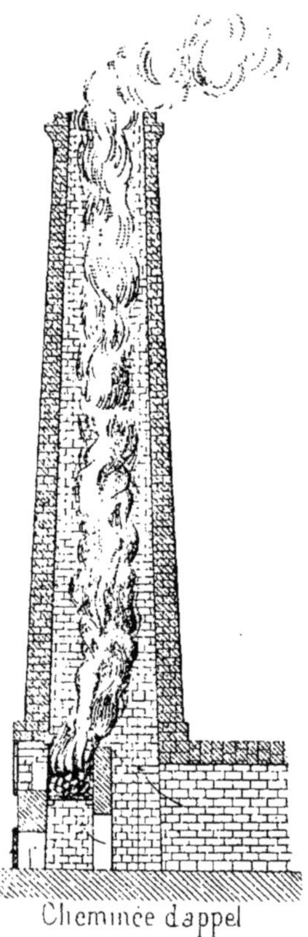

Fig. 5.

En somme, l'emploi des hautes cheminées offre de sérieux avantages en atténuant parfois dans une très large mesure les effets nuisibles des dégagements industriels, mais il ne les fait pas disparaître, surtout quand leur masse est très grande. Aussi, faut-il avoir recours à un assainissement préalable des dégagements eux-mêmes, avant de les évacuer dans l'atmosphère.

La figure 5 représente une haute cheminée avec foyer d'appel.

C. *Des appareils condensateurs des gaz résiduaires.* — Le principe de la condensation de ces produits s'applique dans la pratique industrielle selon trois modes différents correspondant à trois types d'appareils condensateurs :

1° En faisant déboucher et barbotter les gaz dans l'eau ;

2° En mettant les gaz en contact avec des surfaces humides ;

3° En injectant l'eau sous forme de pluie divisée au sein de la masse gazeuse.

Systèmes condensateurs a barbotage. — Quand les produits gazeux n'ont qu'une médiocre affinité pour l'eau, quand on ne veut pas donner aux appareils condensateurs une grande étendue, ou bien quand on veut obtenir des solutions très concentrées, on emploie de préférence les apareils du premier type.

Le grand inconvénient de ces appareils, par la nécessité où l'on se trouve de faire déboucher les gaz sous une certaine épaisseur de couche d'eau, est de donner lieu souvent à des ruptures d'équilibre entre la pression des gaz qui tendent à s'échapper au-dehors et la pression atmosphérique; de là des fuites, plus ou moins considérables à travers les joints nombreux et les fissures que présentent la plupart des appareils condensateurs. On pare à cet inconvénient, dans la pratique, en mettant le condenseur en communication avec un foyer aspirateur ou mieux avec la cheminée centrale de l'usine.

Malheureusement, la force aspiratrice peut être telle à certains moments, que, par l'excès même du tirage, la vitesse des gaz à travers la couche liquide augmentant en proportion, leur condensation n'ait pas le temps de s'effectuer.

Il n'est pas indifférent d'avoir un seul vase condensateur, ou de faire passer successivement les produits gazeux à travers plusieurs. En fractionnant ainsi la condensation, on multiplie les points de débouché et les barbotages des gaz dans les couches liquides dont les épaisseurs partielles équivalent par leur somme à l'épaisseur totale qu'on a reconnu nécessaire pour obtenir une condensation parfaite. De plus, les gaz rendus de moins en moins condensables par leur passage à travers les premiers condensateurs, rencontrent dans les derniers une couche de liquide moins saturée, et par cela même plus favorable à leur condensation.

Généralement, quand on opère avec plusieurs condensateurs, on fait marcher l'eau en sens inverse du gaz, de telle façon que le dernier condensateur ne contienne que de l'eau presque pure pendant que le premier se trouve au degré de saturation voulue.

Systèmes condensateurs a surfaces humides. — Le second système de condensation, celui où l'on met les gaz en contact avec des surfaces humides s'applique généralement dans la pratique de l'assainissement industriel sous deux formes distinctes, suivant que l'on fait circuler les gaz horizontalement ou verticalement.

Dans le premier cas, on emploie les *batteries de bonbonnes* ou *les auges* dans lesquelles le contact se produit à la surface plane des liquides absorbants; et dans le second, les *tours à cascades* où le contact est déterminé par la dissémination des gaz et du liquide à la surface des matériaux très divisés.

Les batteries de bonbonnes. — Les batteries de bonbonnes sont constituées par plusieurs rangées de bonbonnes, au nombre de 40, 60 ou au-delà, communiquant toutes les unes avec les autres par des syphons dans lesquels chemine, allant de la dernière à la première, un léger filet d'eau, tandis que de la première à la dernière, c'est-à-dire en sens inverse, les gaz à condenser arrivent dans chacune d'elles, par un tuyau qui ne plonge jamais dans la masse liquide, mais débouche le plus près possible de sa surface.

Ainsi mis en contact avec les parois humides des bonbonnes et la surface du liquide qu'ils rasent en passant, les gaz se dépouillent progressivement de leurs principes nuisibles, formant des solutions de moins en moins saturées jusqu'à la dernière où le dégagement se fait à l'état presque inerte.

Il faut éviter l'échauffement des bonbonnes par les gaz mêmes, ce qui produirait un dessèchement de leurs parois, et par suite les rendrait moins aptes à opérer la condensation, en abaissant la température des gaz par un premier passage à travers une caisse à eau ou laveur, sans que la couche que ces gaz sont obligés de traverser soit trop considérable et par suite susceptible de produire des pressions.

L'écoulement continu s'obtient dans une batterie de bonbonnes, soit en disposant les bonbonnes sur un plan incliné, soit en les réunissant par des syphons portant des tubulures latérales, soit au moyen de gros tuyaux de caoutchouc qu'on introduit en les comprimant dans les ajutages latéraux de chaque bonbonne, soit encore en laissant le liquide entrer naturellement dans chaque récipient par un orifice latéral et en sortir de même par un second orifice en regard du premier.

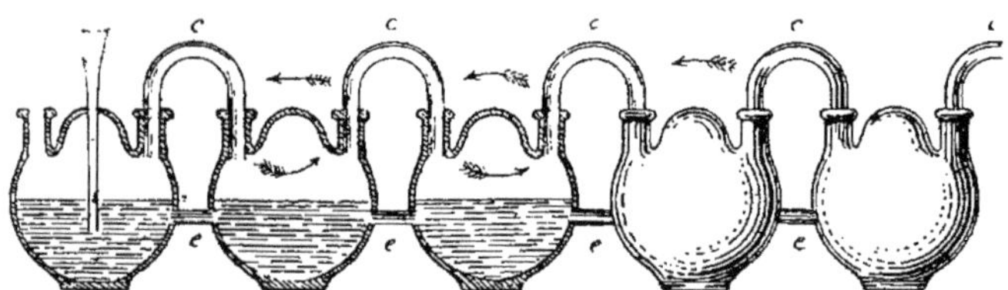

Fig. 6. — Batterie de bonbonnes condensatrices.

La figure 6 représente une série de bonbonnes condensatrices : *ccc* sont les tuyaux de communication par lesquels s'effectue le passage du courant gazeux ; *eee* ceux qui servent à l'écoulement du liquide.

Dans certaines installations, on ne fait pas arriver d'eau dans les premières bonbonnes de la série qui ne servent alors qu'à achever de refroidir les gaz chauds et à condenser les vapeurs acides.

Condensateurs à auges. — Les *auges en pierre* sont formées soit d'un grès inattaquable aux acides, soit de lave. Elles sont rarement d'une seule pièce ; le couvercle est formé par une dalle, emboitée dans une raînure pratiquée sur les faces verticales et serrée par des tirants accrochés sous la dalle de fond. La capacité des auges, et par suite leur nombre, varie avec les dimensions des dalles qu'on peut se procurer. Les gaz passent d'une auge à l'autre (figure 9) par des tuyaux en grès fixés sur les couvercles. Les liquides circulent en sens inverse du mouvement des gaz par des tubes en verre ou en grès scellés au soufre ou au goudron sur les faces verticales. Les coudes de raccordement sont en caoutchouc. Les auges sont souvent disposées en gradins.

Les tours d'absorption. — Les tours à cascades ou tours d'absorption consistent en tours en maçonnerie quadrangulaires, remplies de coke ou de fragments de briques sur lesquels tombe une pluie d'eau froide qui, en mouillant les parois des tours ainsi que ces fragments sur tous leurs côtés, forme une surface liquide de condensation, d'autant plus développée qu'elle est multipliée par les faces de chacun des fragments à travers les interstices desquels passent les gaz résiduaires.

Il y a tout avantage à employer des fragments d'un petit diamètre, aussi arrondis et uniformes que possible, pour multiplier l'étendue de la surface de condensation ; mais il faut craindre qu'une trop grande réduction de leur diamètre ne permette un rapprochement trop intime et par suite n'amène l'obstruction des interstices qui livrent passage aux gaz.

Plus les tours sont hautes, plus longtemps l'eau se trouve en contact avec les gaz et plus on obtient des solutions saturées. D'autre part, la quantité d'eau nécessaire pour humecter continuellement les surfaces d'absorption est toujours considérable, et par suite le dépouillement des gaz de leurs éléments nuisibles est mieux assuré, de sorte que si les tours sont moins favorables que les bonbonnes à l'économie industrielle, elles sont, beaucoup plus que ces dernières, favorables à l'assainissement.

Un autre avantage des tours sur les bonbonnes, c'est de pouvoir agir à la façon d'une cheminée en exerçant un tirage sur les gaz.

La hauteur de la tour détermine le plus souvent un tirage suffisant ; mais, dans les conditions défavorables, on peut se contenter de donner un peu de tirage en élevant une cheminée en poterie de quelques mètres au-dessus de la tour. Lorsque le dégagement se produit ainsi à l'air libre, on peut voir facilement si la condensation est suffisante. En effet, la tour n'émet qu'un léger panache de vapeur qui se dissout rapidement dans l'air quand il ne sort que de la vapeur d'eau, tandis que le nuage est persistant quand il s'échappe en même temps des vapeurs acides.

Quand la tour reçoit des gaz provenant de fours à reverbères, il est alors presque indispensable de la mettre en communication avec une grande cheminée de l'usine, car l'allure des foyers exige un tirage énergique. Le coke de fours, bien cuit est la matière la plus convenable pour le garnissage des tours. Lorsque les gaz ne sont pas suffisamment répartis, on est exposé à ce que ces gaz très chauds mettent le feu au coke ; aussi prend-on souvent la précaution de garnir le bas de la tour avec des briques réfractaires, bien cuites. Ces briques sont disposées par assises de façon à laisser des vides réguliers et pas trop grands.

Nous donnons ici, d'après l'Encyclopédie chimique de Fremy les figures 7 et 8 qui sont un exemple de l'installation de tours de condensation. Elles sont la reproduction d'un massif portant six tours, construit dans l'usine de M. Alhusen, près Newcastle. Chacune des tours reçoit les gaz d'une cuvette où l'on décompose 12,800 kilogr. de sel pendant 24 heures.

Dans la figure 7, *a* est la cuvette en fonte, *b* une conduite en poteries imprégnées de goudron, par laquelle le gaz chlorhydrique se rend dans l'espace vide *c*, ménagé sous la grille voutée en briques; *d d d* est la garniture de coke qui, au tiers et aux deux tiers de sa hauteur, est divisée par deux grilles en terre réfractaires *e e* qui préviennent l'écrasement des morceaux de coke. Les gaz non condensés s'échappent en haut par le tuyau de tirage *k*. *L* est un réservoir d'eau à niveau constant qui alimente le basculeur *n* servant à distribuer l'eau dans la

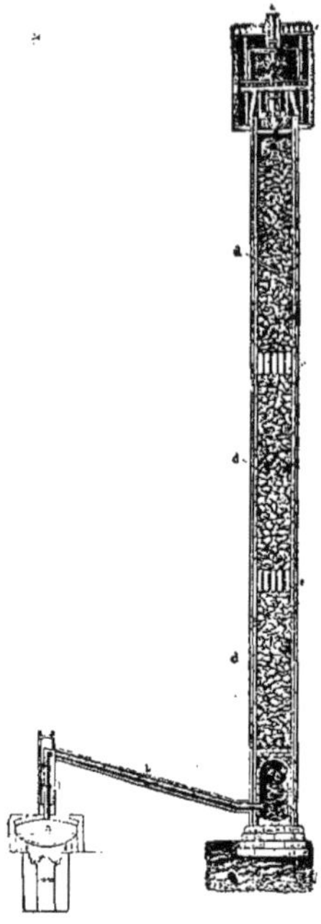

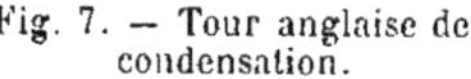

Fig. 7. — Tour anglaise de condensation.

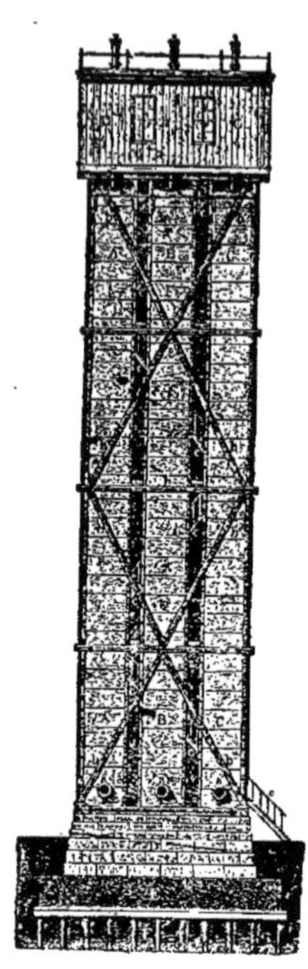

Fig. 8 — Massif de tours de condensation.

tour. Les réservoirs à eau sont abrités contre les froids de l'hiver par une chambre en planches dont le plafond forme une plateforme *o o* permettant d'examiner les gaz qui s'échappent.

Dans la figure 8, on voit l'élévation latérale de trois des tours *a b c*; les trois autres sont projetées en arrière, elles forment une série parallèle montée sur le même massif. Cette figure montre les détails de la fondation *d* établie sur un massif de béton *e* qui repose sur un gril porté par des pilotis *f*. On voit en *a a a*, les tuyaux des réfrigérants aboutissant aux tours. Toutes les tours sont reliées entre elles par une charpente extérieure *b b b*. Entre les deux séries de tours, court un escalier *c* à plusieurs volées qui mène à la chambre des réservoirs *g*.

Les tours proprement dites ont 33 m. 3 de hauteur. L'ensemble de la construction a 38 mètres. Chaque tour a une section carrée de 2 m. 4 de côté. Le massif a 8 m. 30 de largeur sur 6 m. 4 de profondeur.

Des systèmes mixtes et combinés. — Dans la pratique, on combine le plus souvent une batterie de bonbonnes ou d'auges avec les tours. En Angleterre, on emploie généralement deux tours, dont l'une *(condenser)* concentre l'acide, tandis que la seconde *(post condenser)* retient les dernières traces de vapeurs. Dans la plupart des autres pays, le système des grandes auges combinées aux tours anglaises de condensation, tend à se substituer aux batteries de bonbonnes suivies d'une petite tour.

La figure 9 est un exemple de la combinaison de grandes auges avec une tour de condensation. Il s'agit ici des vapeurs chlorhydriques dégagées dans la fabrication de la soude.

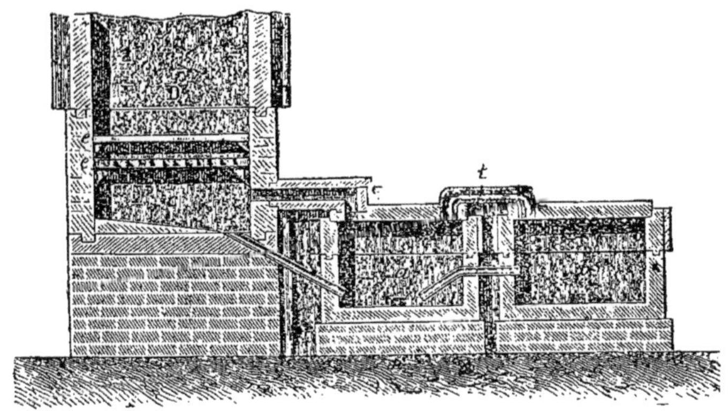

Fig. 9. — Tour de condensation combinée avec de grandes auges.

La figure 10 est un exemple de l'emploi combiné d'une batterie de bonbonnes et de la tour. Elle présente, en outre, une excellente disposition qui consiste à donner une longueur de plusieurs mètres au tuyau de dégagement T des gaz afin de les refroidir : ce tube est formé de manchons en grès Doulton, emboîtés les uns dans les autres. On évite ainsi la rupture des premières bonbonnes. Dans cet appareil condenseur employé pour la fabrication de l'acide nitrique, les vapeurs circulent ensuite dans une série de bonbonnes BBB, disposées en cascades et réunies ensemble par des arceaux en terre cuite, dans lesquelles elles se condensent; puis les dernières traces passent dans une tour en poterie P remplie de silex ou de fragments de coke arrosés par une pluie d'eau, dans laquelle l'acide hyponitrique et l'oxygène provenant de la décomposition de l'acide nitrique se recombinent presque entièrement pour régénérer l'acide, régénération qu'on facilite d'autant plus qu'on fait passer plus d'eau dans la tour. L'eau de la tour en poterie arrive dans la dernière bonbonne B^d par un entonnoir latéral et s'écoule par le trop plein, elle pénètre de même dans la bonbonne B^c et en circulant ainsi d'un bout à l'autre de la série arrive enfin à s'écouler dans une tourie I d'où on siphonne l'acide au fur et à mesure de sa production.

Systèmes condensateurs a injection d'eau. — Le *troisième mode de condensation* qui consiste à injecter de l'eau, sous forme de pluie, en sens inverse des dégagements est un excellent moyen d'assainissement. Plus l'eau injectée est lancée avec force et plus elle est divisée, mieux elle produit son effet d'assainissement soit comme dissolvant, soit comme agent de précipitation des éléments nuisibles, gazeux ou pulvérulents. Ce mode de condensation n'est point avantageux quand il s'agit d'utiliser les résidus au point de vue industriel, mais il constitue un procédé d'épuration très efficace, en présence surtout de dégagements

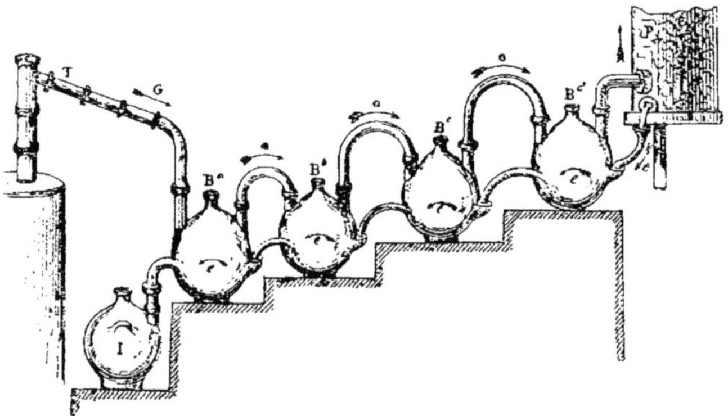

Fig. 10. — Système combiné d'une batterie de bonbonnes et d'une tour.

odorants chargés de matières organiques. Le dispositif représenté dans la figure 11 est basé sur ce principe de condensation : T est le tuyau d'évacuation des vapeurs, il est entouré en A d'une enveloppe remplie d'eau froide ; E est une pomme d'arrosoir d'où s'échappe de bas en haut un jet d'eau en pluie qui condense tous les dégagements odorants et les ramasse dans le réservoir B ; D est le tuyau par où les dégagements épurés sont conduits à la cheminée ; V est un siphon par où les eaux de condensation sont conduits à l'égout.

4° La *neutralisation* des dégagements acides ou des vapeurs ammoniacales par exemple, sera employée, avec succès le plus souvent, avant leur passage à travers les appareils d'absorption par l'eau.

Cette opération permet une épuration plus complète en même temps qu'elle est un des moyens d'utilisation les plus naturels pour ces résidus gazeux. Ainsi, les vapeurs acides neutralisées par leur passage à travers des solutions alcalines, ainsi les produits gazeux de la distillation des matières à engrais en traversant des bacs d'acide sulfurique qui retiennent les vapeurs ammoniacales, donnent lieu à la formation de composés éminemment utilisables.

5° *De la destruction par le feu des produits gazeux résiduaires.* — La combustion de ces produits a pour but leur destruction complète par le feu ou tout au moins leur dénaturation en les transformant en dégagements moins insalubres.

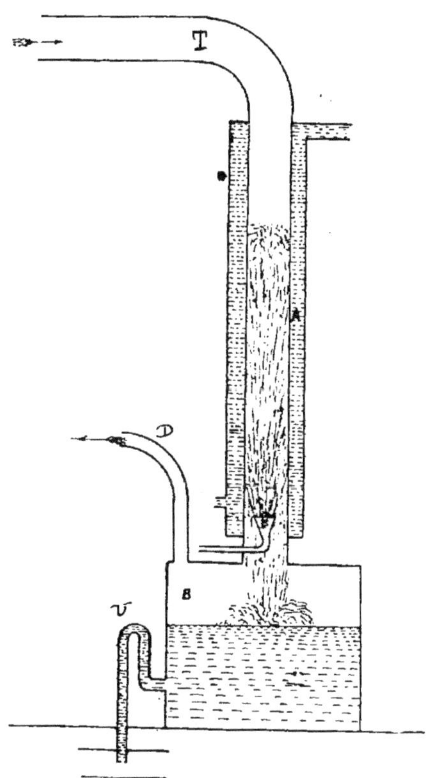

Fig. 11. — Condensateur à injection d'eau.

Ce procédé d'assainissement peut se pratiquer soit immédiatement sur les produits, à la sortie des gaz résiduaires de leurs appareils générateurs, soit médiatement, après condensation préalable ou neutralisation de ces gaz. Les dégagements à soumettre à l'action du feu peuvent être ou combustibles ou non combustibles par eux-mêmes.

Dans le cas de dégagements combustibles, rien n'est plus facile que de les envoyer directement sous les foyers où ils contribuent à leur entretien et à leur activité (voy. fig. 12) ou bien ils peuvent servir à alimenter des foyers spéciaux ou secondaires, ou encore ils peuvent être utilisés pour l'éclairage.

La règle à suivre en toutes ces circonstances est d'assurer le mélange intime de l'air et des gaz dans des proportions convenables pour une bonne combustion. Pour cela, il faut ménager autant que possible la division extrême des deux courants, le comburant (air) et le combustible (gaz résiduaires), que l'on fait se rencontrer sous un angle assez prononcé et de préférence à angle droit, de manière à faciliter leur pénétration réciproque.

On arrive à ce résultat :

Soit en faisant déboucher sur le dégagement combustible le courant d'air comburant à travers une plaque percée de petits orifices, ou réciproquement, de façon à ce que l'un des deux courants, le courant d'air généralement, crible de ses nombreux petits jets la nappe formée par l'autre ;

Soit en opérant le mélange des deux courants dans une chambre spéciale qui précède l'endroit où s'opère la combustion ;

Soit encore en noyant l'un des deux courants dans l'autre et en le faisant, pour cela, déboucher dans la masse de celui-ci par l'intermédiaire d'une série de tubes longitudinaux.

L'air doit toujours être envoyé en excès et introduit sur toute l'étendue du parcours des gaz à brûler, afin d'atteindre les parties qui auraient échappé à la combustion.

S'il s'agit de dégagements non combustibles par eux-mêmes, il y a lieu d'établir une distinction entre les produits gazeux résiduaires qui ne con-

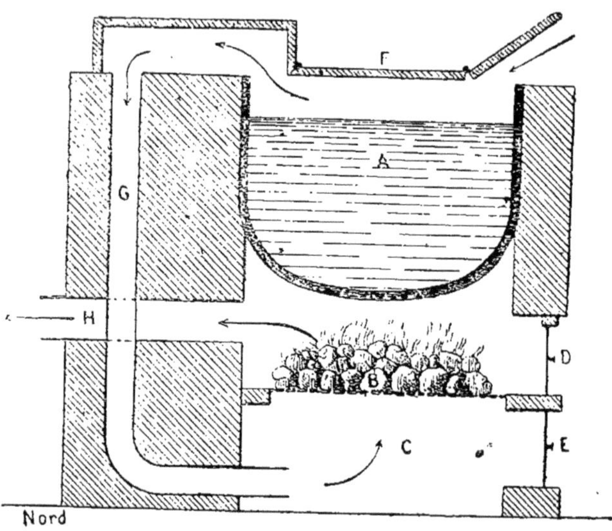

Fig. 12. — Dispositif pour la combustion de gaz résiduaires. — A, chaudière. — B, foyer incandescent. — C, cendrier. — D, porte du foyer. — E, registre du cendrier. — F, couvercle. — G, Carneau d'amenée des vapeurs et buées au-dessous de la grille. — H, tuyau d'échappement des gaz brûlés.

tiennent pas ou qui ne contiennent que fort peu d'oxygène et qui, par conséquent, pour être brûlés, ont besoin le plus généralement d'arriver en pleine zone incandescente, et les produits gazeux résiduaires où l'oxygène entre en quantité suffisante pour en permettre la combustion de par son simple mélange avec la matière combustible. En d'autres termes, il est nécessaire de faire arriver les premiers *au-dessus de la grille* des foyers, en pleine zone de combustion ; tandis qu'on se contente de diriger les seconds *au-dessous des grilles* (Voy. fig. 12).

Parmi les gaz de la première catégorie nous citerons les produits gazeux résiduaires riches en composés ammoniacaux et en acide carbonique, ou bien encore en hydrogène sulfuré. Parmi ceux de la deuxième catégorie, nous signalerons presque tous les dégagements fétides qui se produisent pendant la transformation industrielle des matières animales.

La figure 13 reproduit le schéma d'un double fourneau destiné à la destruction des gaz et vapeurs provenant d'une fabrique d'engrais chimique après leur passage à travers les tours de condensation.

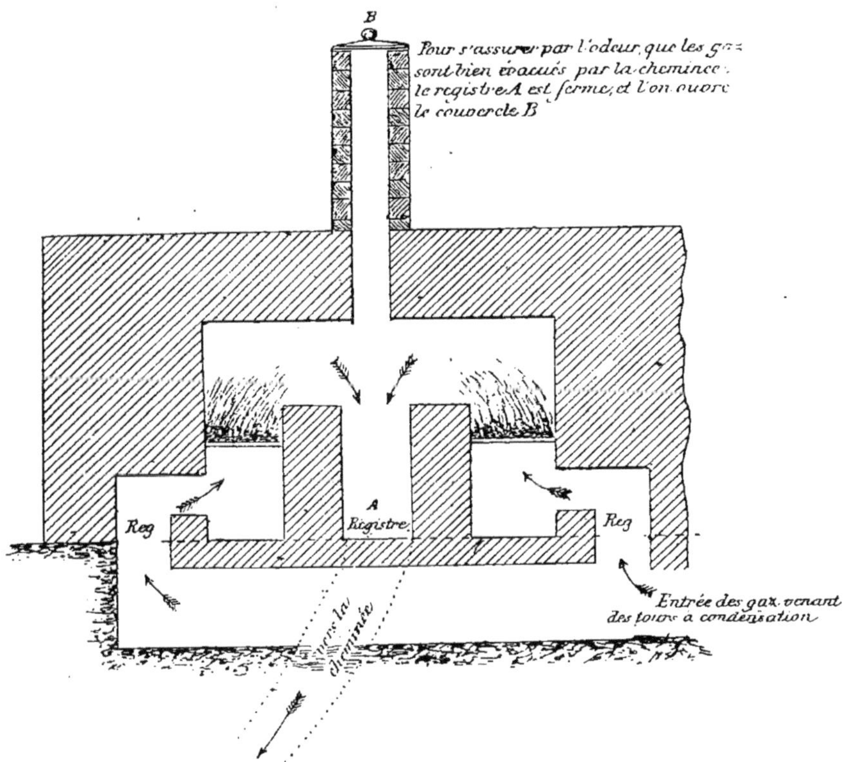

Fig. 13. — Dispositif pour la destruction des gaz résiduaires provenant d'une fabrique d'engrais, après condensation préalable — A, registre d'évacuation des gaz brûlés. — B, couvercle du regard. Le sens des flèches indique la direction des gaz résiduaires depuis leur arrivée par le registre des cendriers jusqu'à leur sortie par le registre d'évacuation vers la cheminée d'appel.

Dans la dénaturation des produits gazeux résiduaires par le feu, il est quelquefois nécessaire d'opérer une seconde et même une troisième combustion des gaz brûlés, par un second ou troisième passage à travers les grilles d'un foyer, comme cela se pratique pour certains dégagements chargés d'émanations organiques.

D'autres fois, il est prudent, en présence de l'inflammabilité ou des propriétés explosives de quelques-uns des mélanges gazeux qui constituent les dégagements à dénaturer, de diviser le courant résiduaire, ou mieux d'interposer sur son parcours une ou plusieurs toiles métalliques à mailles serrées, ou encore de lui faire traverser une cuve à eau qui isole complètement le générateur du foyer. En dernier lieu, il arrive dans la plupart des dégagements, qu'une partie des gaz qui les constituent est plus condensable que combustible, et réciproquement pour l'autre partie. Dans ce cas, il faut les soumettre d'abord à la condensation et ensuite à la dénaturation par le feu (Voy. fig. 13).

§ III. — Les écoulements résiduaires.

I. **La pollution des cours d'eau par les résidus liquides.** — Sous le nom d'écoulements résiduaires, il faut comprendre les eaux dites industrielles provenant : soit du trempage ou nettoyage des matières premières et du lavage des ateliers, — soit du traitement des matières par macération, cuisson ou action chimique, — soit encore de la décantation des masses résiduaires liquides ou de la condensation des résidus gazeux.

Toutes ces eaux : eaux de trempage et de lavage, eaux de traitement, eaux de bouillage et de macération, eaux d'épuration, de décantation ou de condensation, etc., donnent lieu, en s'écoulant hors des usines, à des amas d'eaux stagnantes ou courantes susceptibles de souiller l'air par les émanations qui s'en dégagent, le sol par les dépôts qu'elles y abandonnent, les eaux potables par leur mélange avec les nappes souterraines ou par leur déversement à air libre dans les ruisseaux et rivières.

C'est surtout la pollution des cours d'eau et des nappes souterraines qui constitue ici le danger principal des écoulements industriels. Tantôt chargés de produits acides, tels que : acides sulfureux, sulfurique, azoteux, nitrique, chlorhydrique, oxalique, picrique, etc., ces écoulements viennent se mélanger directement aux cours d'eau dont ils altèrent les qualités potables, ou bien forment avec les éléments du sol des composés chimiques plus ou moins solubles que les eaux de pluie viennent laver par la suite, se chargeant ainsi de principes nuisibles qu'elles dirigent vers la nappe souterraine. Tantôt, chargées de matières infectieuses en suspension, ces eaux industrielles laissent, par infiltration, se déposer dans les couches supérieures du sol des amas de substances organiques, qui deviennent des milieux de culture par excellence pour les agents d'infection banale ou de virulence spécifique ; ou bien encore, en se mêlant directement aux cours d'eau, y apportent des éléments de putridité, de septicémie ou d'infectiosité qui font de l'eau potable souillée par elles un agent de préparation à la réceptivité morbide, ou de véhiculation directe des germes pathogènes.

D'autres fois les principes entraînés et dissous par ces eaux sont de nature toxique, et, par leur mélange avec les eaux d'alimentation (eaux de pluie ou de rivières) peuvent donner lieu à des accidents de la plus haute gravité. C'est ce qui a lieu avec les eaux résiduaires qui proviennent du lavage et de l'égouttage de certains minerais, tels que les minerais de plomb, de cuivre ou d'arsenic. On trouve dans les divers recueils publiés sur la matière, un certain nombre d'exemples d'empoisonnement dus à cette cause. Tardieu a cité des cas d'empoisonnement par l'usage d'eau de puits souillés par les résidus arsenicaux provenant de la fabrication du vert de Schweinfurt. Un fait des plus connus est celui des intoxications causées par les eaux arsénicales de la fabrique de fuschine de Pierre-Bénite, dans les environs de Lyon. Des accidents semblables ont été signalés par J. Kœnig, Eulenberg, Kratter, etc., dans les fabriques d'Allemagne.

Une des manifestations les plus expressives de la nocuité des eaux souillées par les résidus industriels, c'est l'action funeste qu'elles exercent sur le poisson. Dans les pays industriels, les rivières se dépeuplent de plus en plus. Les poissons meurent empoisonnés dans les eaux acides et dans celles plus ou moins chargées de principes chimiques.

D'après C. Weigelt, à la dose de 0,0005 p. 1,000, l'acide sulfureux est déjà très nuisible aux poissons; les acides sulfurique et azotique, le sont à la dose de 0.001 p. 1,000; le chlorure de chaux les tuent entre 0,008 et 0,005 pour 1,000. En voici, un exemple typique :

Le 16 mai 1889, vers dix heures du matin, une digue d'un des bassins de résidus chimiques de l'usine Solvay pour la fabrication de la soude à l'ammoniaque, se rompit sur une longueur de 20 mètres environ, et une grande quantité de carbonate de chaux et de chlorure de calcium en suspension dans ce réservoir décanteur se répandit dans la Meurthe, voisine de 25 mètres seulement, avec plusieurs centaines de mètres cubes de détritus. Malgré la rapidité des mesures prises pour enrayer cet écoulement accidentel, la rivière était devenue blanchâtre, troublée, graisseuse; les poissons pâmaient et mouraient dans les eaux ainsi souillées. Dans la journée déjà, à 25 kilomètres, la dévastation est complète. Le soir même, à neuf heures, l'affluence était telle aux vannes du moulin de Tomblaine (à 12 kilomètres environ du réservoir de la Soudière), que l'eau, n'y trouvant plus passage, débordait par dessus les digues du canal de dérivation. On évalue à 2 mètres d'épaisseur sur 15 mètres de longueur la masse des poissons entassés à cet endroit seul... Des quantités considérables de poissons ont été ainsi retirés et vendus ou mangés; mais devant des cas de malaise constaté, on interdit l'enlèvement de tout poisson pour une destination autre que la voirie... Les réservoirs des négociants de Nancy où était conservée le poisson pour la vente, réservoirs qui s'alimentaient d'eau de la Meurthe, ont été complètement infectés et le poisson détruit... (Journal *La Nature*, 25 mai 1889).

Dans les eaux chargées de matières organiques d'origine animale ou végétale, les poissons meurent asphyxiés par privation d'oxygène, que la fermentation putride fait disparaître et remplace par de l'hydrogène sulfuré. Les comptes-rendus du Conseil central d'hygiène du département du Nord sont riches en exemples de dépeuplement des cours d'eau par le déversement des résidus industriels dans leur lit. En été surtout, quand les eaux sont moins abondantes, on les voit, troubles et boueuses, charrier parfois de nombreux cadavres de poissons.

On doit à Gérardin des études très intéressantes sur les rapports qui peuvent exister entre le degré de l'insalubrité des eaux et la présence dans leur sein de diverses espèces animales et végétales.

Tant que le poisson subsiste, une eau peut être suspecte, mais non impropre aux usages domestiques. L'anguille continue à vivre là où le poisson a déjà succombé ; les mollusques fuient promptement les eaux malsaines. Le *planorbis corneus* et la *bythinia impura* caractérisent les eaux déjà corrompues, impropres même à l'usage externe. Avec un degré plus avancé de décomposition, les espèces végétales disparaissent ellesmêmes, depuis le cresson, qui ne vit que dans les eaux les plus pures, jusqu'aux plantes sans chlorophylle que l'on rencontre dans les eaux infectées, en passant par la véronique, les menthes, les carex, les roseaux, qui s'accommodent d'eaux de moins en moins claires.

Certaines algues inférieures deviennent par leur présence même l'indice d'une extrême corruption de l'eau. Ainsi pour les *beggiotoa alba* que l'on trouve en masse dans les résidus fétides des féculeries sous forme de crasses blanches, visqueuses, très adhérentes.

En 1868 et 1870, la ville de Lille fut approvisionnée à la fois d'eau de source et d'eau de la nappe souterraine. L'acqueduc d'amenée des eaux recueillait celles-ci au passage, à travers une couche de silex et de gravier faisant office de filtre. Dans la zone traversée par cet acqueduc, deux grandes distilleries versaient leurs résidus liquides, l'une dans des puits perdus, l'autre sur le sol même, en irrigations. Dès 1879, on reconnut à l'eau de distribution une saveur anormale et assez étrange, sensible après la pluie seulement et coïncidant avec l'époque de la plus grande activité des opérations de la distillerie. On constata en outre dans cette eau la présence d'une beggiatoacée ; le *crénothrix polyspora* de Cohn, ou *crénothrix Kühniana*. Le public s'émut ; des mesures furent prises pour supprimer l'accès des résidus de distillerie à l'acqueduc collecteur, et il n'a plus été question depuis lors de crénothrix ni d'altération des eaux de Lille (J. Arnould).

On sait aujourd'hui que le crénothrix Kühniana ne joue point de rôle pathogénique par lui-même. On l'a rencontré dans pas mal de réservoirs ou canaux d'alimentation de grandes villes, et sa multiplication coïncide peut-être avec la décomposition des sulfates d'un sol traversé par des eaux riches en résidus organiques. Quoi qu'il en soit, la présence de ces bactériacées dans l'eau est un indice de souillure primitive ou occasionnelle, mais c'est à elles que l'on doit la réduction des produits sulfurés de la fermentation organique, et, à cet égard, peut-être joueraient-elles plutôt un rôle d'épuration que de pollution.

Nous aurons l'occasion de revenir et d'insister sur chacune de ces causes d'insalubrité des eaux résiduaires, à propos des industries spéciales que nous devons passer en revue.

II. Des moyens généraux employés pour prévenir les effets préjudiciables des eaux résiduaires industrielles. — La série des moyens employés pour prévenir la souillure du sol et des eaux dans le voisinage d'un établissement industriel d'où s'écoulent des produits résiduaires liquides, comprend : leur emmagasinement provisoire dans des récipients ou réservoirs, leur perdition dans des puisards, leur envoi aux égouts, leur déversement direct dans des cours d'eau, leur décantation et filtrage mécanique, leur épuration chimique, leur épuration par le sol ou utilisation agricole, leur régénération ou utilisation industrielle.

1° *L'emmagasinement provisoire* des eaux résiduaires soit dans des récipients mobiles susceptibles d'être enlevés et transportés au loin, soit dans des réservoirs fixes, étanches, qu'on vide périodiquement, constitue généralement une première étape dans l'utilisation agricole ou épuration par le sol des liquides résiduaires ; il nécessite, avant tout, la parfaite imperméabilité des réservoirs et un système de vidanges mettant à l'abri de toute déperdition ou dissémination de la matière pendant son transport.

2° *La perdition des résidus liquides dans des puits profonds ou puisards*, a pour but de les écouler dans les couches absorbantes du sol situées au-dessous de la nappe d'eau qui fournit l'eau potable, ou dans une nappe d'eau plus profonde et pourtant bien distincte de la première et pouvant en favoriser l'éloignement facile et continu.

Ce n'est que par une étanchéité parfaite de ces puisards dans toute la longueur de leur trajet à travers les couches supérieures du sol et à travers la nappe d'eau alimentaire qui dessert les puits voisins, que l'on peut arriver à se mettre à l'abri de la souillure du sol et des eaux potables. Cette imperméabilité n'est pour ainsi dire jamais obtenue, et le mélange des eaux résiduaires avec les eaux potables est presque toujours inévitable.

Sur quelques points de l'Allemagne, dit de Freycinet, à Dusseldorf entre autres, où l'emploi systématique des puits absorbants est généralisé, la couche absorbante est formée par un lit puissant de gravier, en relation avec le fleuve, et s'étendant sous 3 mètres de sable et 3 mètres de terre végétale ; cette couche est en même temps le réservoir des eaux potables qui alimentent les puits des maisons. Les puits alimentaires d'une part et les puits absorbants d'autre part, également maçonnés sur toute leur hauteur, pénètrent dans ce banc de gravier ; mais les puits absorbants sont poussés généralement à 3 ou 4 mètres plus bas que les puits alimentaires, afin de préserver autant que possible les eaux domestiques. On comprend, toutefois, que cette protection doit être imparfaite et que le mélange entre les deux espèces d'eau est inévitable ».

Il en résulte que le système des puits absorbants doit être proscrit d'une façon absolue, ou tout au moins n'être employé que dans des conditions spéciales de grand isolement des fabriques et d'imperméabilité des couches supérieures du sol voisin où sont creusés les puits alimentaires. Il faut également se méfier de l'évacuation des liquides résiduaires dans certaines excavations naturelles ou artificielles.

3° *L'envoi aux égouts des eaux résiduaires des usines* est un moyen qui peut être employé :

a. Pourvu que ces égouts remplissent toutes les conditions de pente, d'imperméabilité, d'aération et de chasses d'eau convenables ;

b. Pourvu qu'aucun des liquides que l'on y écoule, ne soit susceptible d'y produire des vapeurs ou buées, comme cela peut arriver quand il y est envoyé à une température élevée, ou de donner lieu à des réactions chimiques propres à engendrer des dégagements dangereux : tels que gaz infects, asphyxiants, méphitiques ou explosifs, comme cela se produit par le mélange de liquides acides avec des eaux chargées de matières excrémentielles, organiques ou salines (hydrogène sulfuré, gaz ammoniacaux, carbures d'hydrogène, etc.);

c. Pourvu que les liquides résiduaires arrivent à l'égout dans un état de dilution telle que la précipitation et la stagnation des matières solides qu'ils renferment ne soit guère possible pendant leur trajet dans l'égout ;

d. Pourvu enfin que le débouchement des égouts dans les cours d'eau se fasse assez profondément au sein des eaux courantes et à une assez grande distance du bord pour qu'il ne s'y produise ni bouillonnement, ni dégagement infects à la surface.

4° *Le déversement direct des liquides résiduaires dans les fleuves et rivières* et en général dans tout cours d'eau à débit puissant et continu situé à proximité de l'usine est le plus souvent un moyen convenable et très pratique de se mettre à l'abri des inconvénients inhérents aux résidus liquides des fabriques :

Pourvu que le trajet de l'usine au cours d'eau se fasse dans des conditions de rapidité d'écoulement et de salubrité parfaite vis-à-vis l'atmosphère et le sol ;

Que la masse résiduaire soit préalablement noyée dans un volume assez considérable d'eau véhiculaire pour que les principes nuisibles soient aussi dilués que possible ;

Que les résidus de nature différente soient assez mélangés ensemble, pour que, s'il y a lieu, ils puissent se neutraliser les uns les autres ;

Pourvu, enfin, que le débouchement dans le cours d'eau se fasse aussi loin que possible du bord, assez avant dans son lit, au fond de l'eau plutôt qu'à la surface, et toujours assez éloigné d'un barrage situé en aval, pour que le brassage de la substance résiduaire nuisible par l'eau courante se fasse dans la plus grande masse possible de liquide ; ce qui favorise son aération et par suite son assainissement spontané par l'oxydation des matières organiques résiduaires au dépens de l'oxygène de l'air et non pas aux dépens des sels contenus dans les eaux.

5° *L'épuration mécanique des eaux résiduaires.* — La décantation et le filtrage des résidus liquides des industries préalablement à leur envoi dans les cours d'eau ou à leur utilisation agricole, constituent une simple épuration mécanique qui agit par clarification, c'est-à-dire par précipitation plus ou moins complète des éléments insalubres tenus en suspension, tout en laissant subsister ceux qui sont en dissolution dans l'eau.

Elle se pratique dans des bassins de décantation ouverts ou fermés, suivant qu'on veut ménager un écoulement continu ou intermittent des liquides résiduaires.

Dans le premier cas, le liquide doit traverser le bassin d'un bout à l'autre avec un écoulement lent de façon à permettre une précipitation générale des matières en suspension, et uniforme à sa surface comme dans ses couches profondes.

On obtient ce résultat en pratiquant à la partie moyenne ou sur la totalité de la paroi du barrage de sortie un certain nombre d'orifices en forme de crible. On peut décanter dans un seul bassin ou dans plusieurs bassins successifs (Voyez fig. 20).

On emploie plus particulièrement les bassins fermés ou à écoulement intermittent : quand la production des liquides résiduaires est elle-même intermittente, quand il est nécessaire de pratiquer un brassage du liquide résiduaire de façon à favoriser la précipitation uniforme des matières en suspension, ou quand on ne peut pas donner au bassin ouvert les dimensions nécessaires pour assurer l'écoulement lent du liquide à décanter.

Le système des bassins fermés exige pour leur ouverture intermittente une manœuvre de vannes qui permette l'échappement des eaux clarifiées sans entraînement du dépôt. On y arrive, le plus généralement, soit en abaissant graduellement la vanne de haut en bas de façon que l'eau clarifiée s'échappe toujours par-dessus elle, soit encore en ménageant dans la paroi ou barrage de sortie plusieurs rangées de trous, bouchés par des chevilles que l'on enlève successivement en commençant par la rangée du haut.

On complète communément la décantation par l'installation de digues, barrages ou grillages filtrants. Quand on veut arriver à une clarification parfaite, on fait usage de filtres proprement dits, pour la construction desquels on emploie tantôt du sable, gravois et pierres poreuses, tantôt des matières de déchets telles que tannée, tontisse de laine, etc.

Les couches filtrantes sont appliquées horizontalement ou verticalement, et dans ces cas, le liquide les traverse soit de bas en haut ou de haut en bas, soit latéralement.

Dans certaines circonstances, surtout quand il s'agit de liquides résiduaires provenant du traitement des matières organiques, beaucoup de substances flottent à la surface qu'il est nécessaire d'intercepter pour éviter qu'elles ne soient entraînées avec l'eau clarifiée, ou qu'elles ne viennent obstruer les digues ou grillages. On peut utiliser pour cela, des flotteurs en bois, plongeant plus ou moins de champ, mais descendant toujours au-dessous de la couche liquide où roulent les impuretés flottantes. D'autres fois, on ne pratique des rangées de trous dans le barrage de sortie, qu'au-dessous des couches superficielles où s'accumulent ces impuretés, de telle sorte que la digue filtrante ne commençant qu'à ce niveau là, aucune de ces impuretés ne saurait être entraînée à travers elle, ou venir l'obstruer.

6° *L'épuration chimique des eaux résiduaires.* — L'épuration chimique est une opération qui a pur but : de neutraliser les substances minérales et en particulier les produits acides, qui se trouvent en dissolution dans les liquides résiduaires ; de désinfecter ces liquides en y introduisant des agents susceptibles de former des combinaisons insolubles avec les produits de la décomposition putride ; de provoquer la précipitation de ces composés insolubles ainsi que de toutes les matières impures tenues en suspension dans les liquides résiduaires.

De tous les agents épurateurs employés pour arriver à ce triple résultat : *neutralisation, désinfection et précipitation des éléments nuisibles*, la chaux est encore celui qui est le plus efficace, et par cela même celui auquel on a le plus communément recours. Ce n'est pas pourtant qu'il s'agisse de l'employer d'une manière banale, comme on le fait le plus souvent, et sans tenir compte des proportions dans lesquelles elle doit être mélangée avec les eaux résiduaires. Cette proportion doit varier, on le comprend, suivant la richesse en impuretés de ces eaux. On peut établir, comme moyenne, une proportion de deux à trois kilogrammes de chaux vive par mètre cube d'eau vannes industrielles ou d'eau d'égout chargée plus spécialement de résidus industriels.

La *chaux* destinée à l'épuration des eaux résiduaires, doit être, en général, de la chaux grasse, aussi pure que possible et de fabrication très récente.

Quand il s'agit d'épuration en grand il est bon de la fabriquer à l'usine même. Elle y est éteinte par aspersion dans une pièce spéciale, séchée puis tamisée et en cet état introduite dans des bacs ou malaxeurs en tôle, munis d'agitateurs à ailettes dans lesquels on fabrique *le lait de chaux*. Ce lait de chaux doit être fait, à peu près dans la proportion de 100 kilogrammes de chaux éteinte pour 600 litres d'eau. Ainsi fabriqué il est mélangé, en proportion convenable, avec les eaux résiduaires dans un ou plusieurs réservoirs, où l'on pratique, soit mécaniquement, soit à la main une agitation favorable à leur traitement.

Ainsi traitées, les eaux passent successivement dans plusieurs autres réservoirs dans lesquels s'effectuent leur clarification d'abord, puis leur décantation suivant les principes que nous avons énumérés plus haut.

L'emploi de la chaux comme épurateur chimique des résidus industriels chargés de matières organiques bien que d'une efficacité incontestable ne laisse pas que de prêter à certaines critiques, que l'expérience de ces dernières années a permis de formuler, non sans raison.

Déjà, en 1858, Würtz faisait remarquer qu'un excès de chaux dans le traitement d'eaux-vannes industrielles renfermant des matières organiques pouvait jouer un rôle important dans la décomposition de ces matières en favorisant la formation d'acides gras, volatils et odorants, particulièrement celle de l'acide butyrique.

En 1882, M. Rabot, de Versailles, condamnait à son tour le traitement par la chaux des eaux-vannes des distilleries et des féculeries, en insistant sur le fait avancé par Wurtz. « Cela dit-il, s'est produit partout où des vinasses (résidus des distilleries) ainsi traitées ont été déversées en quantités considérables dans les cours d'eau ; une fermentation acide ne tarde pas à se produire et les eaux, *alcalines* au départ, donnent une réaction acide et dégagent une odeur repoussante. La chaux laisse dans les vinasses environ les *deux tiers* des matières organiques qu'elles tiennent en dissolution. » (Rabot, *De l'application des eaux-vannes, des eaux de distilleries et de féculeries à la grande culture et sur les procédés d'épuration chimique de ces eaux.* — In *Revue d'Hygiène et de police sanitaire,* tome IV, 1882.)

Plus récemment, le professeur Kœnig *(Die Reinigung stadtischer kanalwasser*, in *Centralbl. f. allgem. Gesundheisflege.* VI, 1887) est revenu sur ce point : que si l'on exagère la proportion de chaux, celle-ci dissout une part des matières organiques en suspension, et l'eau en renferme en solution plus après qu'avant.

Enfin dernièrement, M. Thibault, de Lille, a confirmé par de nombreuses observations le fait contrôlé par M. Rabot. Nous trouvons, en effet, dans l'excellent rapport de M. le professeur Arnould sur « la Protection des cours d'eau et des nappes souterraines contre la pollution par les résidus industriels » le passage suivant : « Dans le département du Nord, où le lait de chaux est employé de temps presque immémorial et où le Conseil d'hygiène le prescrit un peu banalement, et non toujours à tort, comme traitement des eaux de distillerie, d'amidonnerie, de papeterie, d'abattoir, etc., une commission de ce Conseil a pu constater l'année dernière (1888) que dans une importante usine, à Bourbourg, les rigoles et bassins de décantation des vinasses de distillerie, *chaulées*, répandaient des odeurs fétides qui n'existent pas dans les usines où les vinasses sont mises à décanter sans traitement. Pour M. Thibault, d'après Würtz, l'excès de chaux favoriserait la formation d'acides gras, volatils et odorants, particulièrement celle d'acide butyrique. »

En somme, malgré ces quelques restrictions, la chaux reste l'agent épurateur par excellence et forme la base de l'épuration qualifiée à bon droit de *mécanico-chimique*. L'eau épurée par la chaux est limpide, plus ou moins désodorisée. Les propriétés microbicides de cet agent épurateur, bien mises en relief dans ces derniers temps, particulièrement par Liborius et Pfuhl (*Zeit. chrisf. Hygiène*, 1888), Richard et Chantemesse (*Revue d'Hyiène et de Police sanitaire*, 1889), expliquent l'abaissement considérable du chiffre des microbes dans les eaux traitées par la chaux, surtout quand elle est en excès. Mais, dès que la chaux est neutralisée par l'acide carbonique, les bactéries reparaissent et y pullulent rapidement. La destruction des microbes par la chaux n'en est pas moins un fait d'une très grande importance et sur lequel, selon nous, on peut rationellement s'appuyer pour affirmer la valeur hygiénique de l'opération. Il serait difficile, en effet, d'arriver à un plus beau résultat à cet égard, que celui que nous signale Arnould et qui se rapporte aux recherches entreprises sur l'épuration des eaux de l'Espierre, profondément souillées par les résidus des industriels de Tourcoing et de Roubaix. L'examen de ces eaux avant le traitement par la chaux avait démontré l'existence de 3,000,000 de germes par centimètre cube ; il n'y en avait plus que 370 après le traitement par la chaux et la décantation !

En dehors de la chaux on a préconisé l'usage des sels de fer, de manganèse, d'alumine, qu'on emploie tantôt seuls, tantôt concurremment avec la chaux.

Lorsqu'on agit sur les eaux infectées avec le *sulfate de fer*, celui-ci fixe les gaz odorants et insalubres : ammoniaque, acide sulfhydrique etc. ; si, après ce premier effet produit, l'on ajoute du lait de chaux, on obtient une sorte de collage laissant au bout de quelques heures une eau parfaitement limpide, inodore et sans saveur désagréable. La chaux décompose les dernières traces de sulfate de fer restées en dissolution et les précipite à l'état d'oxyde de fer hydraté.

On a utilisé, dans le Nord, le *chlorure de fer* obtenu en traitant les pyrites par l'acide chlorhydrique ; de même le *chlorure de manganèse*. Dans les deux cas, il faut compléter par le traitement à la chaux, afin de faire disparaître toute trace d'acide et précipiter le fer et le manganèse à l'état d'oxyde.

Le *sulfate d'alumine*, additionné seulement de la quantité de chaux nécessaire pour le rendre neutre, est préféré par quelques-uns à l'emploi unique de la chaux, parce qu'il précipiterait non seulement la matière en suspension, mais les matières dissoutes, et parce qu'on ne s'expose pas à évacuer dans les cours d'eau de la chaux non combinée à des acides.

D'autres substances, comme le *charbon pulvérisé*, la *silice hydratée*, la *magnésie* ou un de ses composés (carbonate, sulfate ou phosphate), le *chlorure de sodium*, l'*argile brûlée*, etc., ont été également quelquefois associées à la chaux. Dans certaines circonstances enfin, il s'agit de procédés tenu secrets, comme par exemple les procédés récents de Boëkner-Rothe et Hulwa, appliqués en Allemagne pour l'épuration mécanico-chimique des eaux-vannes.

L'un des grands inconvénients de l'épuration mécanico-chimique réside dans les dépôts de boue, qui deviennent une cause d'encombrement et d'obstruction des bassins et canaux d'écoulement; d'où la nécessité d'employer des *filtres-presses* qui ont pour rôle de réduire le volume des dépôts en les transformant en tourteaux pouvant être utilisés comme engrais, ou exploités.

Le traitement par la chaux constitue également le procédé général de neutralisation des résidus acides, mais il est préférable dans ce cas de remplacer la chaux par du calcaire fragmenté. L'eau résiduaire acide se neutralise alors en passant à travers les fragments de calcaire, sans entraîner de dépôts encombrants.

7° *L'épuration par le sol et l'utilisation agricole des eaux résiduaires.* — L'épuration par le sol des résidus liquides industriels était déjà recommandée par Wurtz, il y a plus de trente ans. M. de Freycinet, dans son excellent *Traité de l'assainissement industriel* (1870) en a déterminé d'une façon magistrale les conditions d'application pratique. En 1882, M. Rabot, secrétaire général du Conseil d'hygiène de Seine-et-Oise, insistait sur l'utilisation agricole des eaux-vannes des distilleries et des féculeries. Dans ces dernières années, le Conseil central d'hygiène du Nord, par l'organe de savants rapporteurs comme MM. Léon Faucher et Thibault, a nettement formulé, à plusieurs reprises, la supériorité de l'utilisation agricole des vinasses des distilleries sur leur épuration chimique, et notre collègue, M. le professeur Arnould, dans son « Rapport sur la protection des Cours d'eau » se prononce absolument en sa faveur.

D'après M. de Freycinet, le déversement des liquides industriels sur les terres, dans un but d'assainissement, peut être effectué à deux points de vue : 1° au point de vue d'utiliser les forces propres au sol, abstraction faite des végétaux qu'il peut porter; 2° au point de vue d'utiliser principalement les forces de la végétation. Dans le premier cas, l'épuration consiste en une *simple filtration mécanique* à travers un terrain léger et poreux, comme le sable, par exemple, qui produit une véritable clarification des liquides résiduaires, ou bien à travers un terrain fort et compact, comme l'argile, qui, à la condition qu'il soit drainé, se fissure et s'oppose à la stagnation des liquides à sa surface. Mais quel que soit le système qu'on emploie, dit de Freycinet, filtrage à travers un sol sableux ou épuration à travers un sol argileux, il convient de se mettre en garde contre la durée éphémère du procédé : en général le terrain s'obstrue au bout d'un certain temps par suite du dépôt accumulé des particules qui ne se décomposent pas, de sorte que, si l'on veut assurer la salubrité, on doit changer fréquemment d'emplacement.

La simple filtration à travers des terrains improductifs, bien inférieure à l'épuration par utilisation agricole, offre il est vrai l'avantage de s'appliquer à presque tous les résidus liquides. L'utilisation agricole est surtout indiquée quand il s'agit de résidus chargés de matières organiques; les plantes interviennent alors pour compléter l'œuvre de l'assainissement commencé par le terrain. Toutefois, la seule filtration mécanique par le sol ne saurait, à elle seule, justifier la supériorité que l'on doit accorder à l'épuration par le sol sur l'épuration chimique. Grâce aux perfectionnements apportés dans cette dernière, et surtout quand on peut arriver à l'utilisation industrielle des matières résiduaires elles-mêmes, on ne conçoit guère l'intérêt qu'on peut avoir à confier à certaines étendues de terrain, le plus souvent insuffisantes et susceptibles de s'arrêter bien vite dans leur œuvre d'assainissement, la neutralisation de liquides chargés de produits minéraux acides ou toxiques. Il en est tout autrement quand il s'agit d'irriguer avec des liquides résiduaires provenant d'industries où l'on traite les matières animales ou végétales, des terrains productifs, pour lesquels ces résidus deviennent de véritables engrais.

C'est dans ce cas, et en particulier en ce qui concerne les matières animales, pour les résidus liquides des abattoirs, des ateliers de lavage et de peignage de laines, etc., en ce qui concerne les matières végétales pour ceux des distilleries, féculeries, sucreries, etc., que l'utilisation agricole des résidus industriels doit être par-dessus tout préconisée et prescrite au nom des intérêts de l'hygiène. Nous reviendrons ailleurs sur la description du procédé à employer pour pratiquer l'épuration de ces résidus par le sol.

8° *L'utilisation industrielle des eaux résiduaires.* — L'utilisation industrielle des résidus des fabriques est certainement plus applicable aux eaux résiduaires qu'aux résidus solides ou gazeux. La régénération et l'exploitation de bien des substances tenues en dissolution dans ces eaux peuvent devenir assez rémunératrices pour que l'intérêt de l'industriel s'accorde ici avec les intérêts de la salubrité publique, et leur épuration s'en trouvera ainsi mieux assurée. Tels sont, comme exemples à citer : la régénération du chlorure acide de manganèse qui se trouve en grandes quantités dans les eaux résiduaires des fabriques de chlorure de chaux et de soude ; — celle des matières grasses, du carbonate de potasse et des savons contenus dans les eaux résiduaires de suintage et de peignage de laines ; — celle des nitrates destinés à former d'excellents engrais, extraits par neutralisation des eaux résiduaires chargées d'acide nitrique ; — celle du sulfate de soude provenant des eaux de lavage des résidus de la fabrication du bleu d'outremer ; — celle du soufre extrait des eaux d'égouttage et de lixiviation des marcs de soude ; — celles de l'acide nitrique, de l'acide sulfurique ou de l'acide chlorhydrique provenant des eaux de condensation des vapeurs acides; — celle de l'ammoniaque, provenant des eaux alcalines des usines à gaz ; — celle des résidus de la purification des eaux de teinture ; — celle de l'arsenic contenu dans les résidus des fabriques de fuchsine; — celle de la soude contenue dans les eaux résiduaires des papeteries; — celle des gras extraits des résidus d'amidonneries et de féculerie, utilisés pour la fabrication de certaines colles, etc., etc.

De pareilles opérations ne sont pas, il est vrai, susceptibles de généralisation; l'intérêt des industriels, l'indemnisation qu'ils sont en droit d'attendre en pareilles circonstances, entrent naturellement en ligne de compte dans l'application des procédés de régénération des résidus industriels. Ce n'en est pas moins une voie dans laquelle l'hygiène et l'économie industrielle ont tout à gagner à s'engager d'un commun accord.

B. — Incommodité.

§ IV. — **L'odeur et le bruit.**

Dans les établissements classés pour incommodité causée au voisinage, les deux causes de nuisance communément invoquées sont l'odeur et le bruit.

Commme nous l'avons déjà dit, *l'odeur* est le plus souvent sinon toujours inhérente aux dégagements et, parmi ces derniers, les émanations animales sont sans contredit les plus importantes à considérer. Ce que nous pourrions en dire à un point de vue général, trouvera naturellement sa place dans l'étude des industries où l'on travaille la matière animale soit à l'état vivant ou à l'état mort, soit non transformée on en voie de transformation industrielle (Voyez article III). Il en est de même pour les émanations provenant des matières végétales décomposées soit par la fermentation soit par la chaleur, sur lesquelles nous reviendrons en temps et lieu (Voyez article IV). Enfin les odeurs propres aux composés volatils d'origine minérale : gaz, ou produits dérivés quelconques des goudrons et des houilles, vapeurs acides ou ammoniacales etc., ne sauraient également donner lieu a des considérations générales autres qu'à celles qui ce rattachent aux dégagements particuliers qu'elles révèlent (Voyez article V).

Quant à ce qui concerne le *bruit* et aussi la *trépidation* qui peut en résulter, nous pensons, ici encore, que les considérations générales auxquelles nous pourrions nous livrer seront mieux à leur place après l'énumération des établissements spécialement classés pour cette cause d'incommodité (Voyez article V, § 4).

C. — Insécurité.

§ V. — **Le danger d'incendie et le danger d'explosion.**

Les deux causes essentielles du classement des industries pour insécurité portée au voisinage, sont le *danger d'incendie* et le danger d'explosion. Nous présenterons ici des considérations d'ordre général sur le premier de ces dangers, nous réservant de revenir plus loin sur quelques faits de réglementation spéciale à certains établissements classés pour ce motif.

Quant aux considérations afférentes au danger d'explosion, elles sont d'un ordre trop spécial pour ne pas prendre place immédiatement après l'énumération des industries où l'on travaille les explosifs et celles où l'on se sert d'appareils à vapeur. (Voyez article VI).

I. Considérations générales sur les causes du danger d'incendie et sur les précautions à prendre pour le prévenir dans les établissements industriels. — *1° Des conditions diverses qui président à l'inflammabilité des matières manipulées par les ouvriers.* — Les causes d'incendie résident dans la manipulation et l'amoncellement de matières plus ou moins inflammables. Parmi ces matières, il en est dont l'extrême inflammabilité est due à leur volatilité, c'est-à-dire à l'émission de vapeurs susceptibles de prendre feu au moindre contact d'une flamme, d'un corps en ignition ou porté au rouge. Parmi ces matières, les unes, excessivement volatiles, émettent des vapeurs inflammables à une température peu élevée, et même à froid, comme les éthers, les aldéhydes, les alcools, le sulfure de carbone ; d'autres comme certains hydrocarbures liquides (la benzine et ses dérivés, le pétrole, les essences) employés pour l'éclairage, le dégraissage etc, bien que moins volatiles ont un point d'inflammation également peu élevé. Ces substances, auxquelles on doit ajouter le phosphore, créent, par leur extrême susceptibilité à prendre feu, un danger imminent absolu.

Une autre catégorie comprend des substances variées susceptibles de prendre feu, soit immédiatement par contact avec une flamme, soit que la proximité d'un foyer développe en elle des vapeurs inflammables, comme tout ce qui est dépôt de matières grasses, de résines, d'huiles à graisser, goudron, brais, asphaltes, etc.

A cette catégorie appartiennent également toutes matières plus ou moins combustibles : comme les bois, le charbon, les étoupes et autres substances filamenteuses, le soufre, les allumettes, etc. Dans la plupart des cas, l'insouciance et la négligence sont les seules raisons de l'inflammation de ces matières, éminemment susceptibles il est vrai, mais que leur manipulation ou leur emmagasinement d'après les règles de la plus simple prudence peuvent toujours prévenir.

D'autrefois, il faut compter avec l'échauffement possible et l'inflammation spontanée de certains amas de matières éminemment oxydables à l'air comme les houilles pyriteuses, les résidus ou déchets de chiffons gras, le bois échauffé, le charbon humide, les déchets de coton gras, la sciure de bois etc.

Enfin, le danger d'incendie peut se présenter comme une conséquence de l'opération industrielle et ne se manifester que pendant le travail. Ainsi en est-il dans la fonte des graisses et suifs, dans la fabrication des vernis, dans le façonnage du celluloïd et de certains produits nitrés analogues, dans la dessication à l'étuve ou au séchoir de substances volatiles, dans la distillation des huiles minérales, dans la rectification des alcools, etc,

Il est une cause spéciale d'incendie résultant du dégagement de poussières fines impalpables qui, dans certaines industries, se mélangent à l'atmosphère du milieu intérieur et, par leur accumulation sur toutes les surfaces inclinées, forment une couche très combustible qui propage le feu partout, instantanément. Telles sont les poussières qui remplissent les meuneries, les scieries, les galeries des mines de houille, les amidonneries, les drogueries, les fabriques d'agglomérés, etc.

2° *Des précautions générales à prendre pour prévenir les incendies dans les établissements industriels.* — Les précautions à prendre pour prévenir les incendies dans les établissements industriels sont les suivantes :

Toute substance emmagasinée, susceptible d'émettre des vapeurs inflammables, doit être conservée dans des *récipients métalliques* parfaitement clos, tels que des bidons en fer étamé fermés au moyen d'un bouchon à vis, des touries en verre ou en grès revêtues d'une enveloppe en tresse de paille, des fûts en bois cerclés de fer.

Le *transvasement des liquides inflammables* doit toujours s'opérer au moyen d'une pompe fixe et étanche. L'emploi d'un siphon amorcé sera recommandé dans le cas de soutirement.

Les fûts et récipients seront disposés sur des glissières, de facon à pouvoir rapidement être isolés. Récipients vides et débris d'emballage devront être placés hors des magasins.

Toutes les réceptions, manipulations et expéditions de liquides se feront à la clarté du jour Les chantiers où l'on travaille les matières inflammables devront être éclairés avec des lampes isolées de l'intérieur par des *châssis à verres dormants*. On n'y circulera la nuit qu'avec des lampes de sûreté.

Dans ceux où existent des foyers, ces foyers seront compris dans un massif isolateur ; leurs portes et leurs cendriers seront placés en dehors, et ils seront ainsi alimentés de l'extérieur.

Les substances en dépôt seront tenues éloignées de tout appareil d'éclairage ou de chauffage. Dans les ateliers de fonte ou de distillation des matières inflammables, on devra, autant que possible, substituer le chauffage à la vapeur au chauffage à feu nu.

Le meilleur moyen de prévenir la combustion spontanée des subtances les plus susceptibles de cette action consiste à les exposer à l'air libre pour empêcher l'échauffement et à les tenir sèches.

Pour éviter l'accumulation des vapeurs ou poussières inflammables,

les ateliers et magasins seront munis d'un système complet de ventilation par appel.

Le sol sera dallé en pierres dures ou au bain de mortier hydraulique, disposé en cuvette avec pente ménagée pour l'écoulement des liquides, entouré d'un bourrelet en terre ou en maçonnerie pouvant les retenir.

Il sera bon, dans certains cas, de diviser les opérations ou les amas de matières en quartiers distincts, séparés par de longs espaces ou par des remblais de circonvallation, de façon à les isoler en cas d'incendie.

Le fractionnement de l'usine en bâtiments séparés est une disposition excellente.

Les ateliers et magasins seront reconstruits en *matériaux incombustibles*, tels que briques réfractaires, terres cuites, différentes espèces de ciment et de béton. Les pièces de bois qui seraient maintenues doivent être recouvertes de plâtre et de tôle, d'une couche de peinture d'amiante, d'une couche de béton ou d'argile délayée dans une solution de verre soluble, ou bien encore imprégnées de substances chimiques qui, en en se volatisant, produisent des gaz incombustibles eux-mêmes.

La seule protection sérieuse contre le danger d'incendie dans les industries qui y sont exposées, consiste dans l'emploi rationnel et aussi étendu que possible des constructions métalliques. Telle est l'opinion émise par le Conseil d'hygiène de la Seine en 1886. Ce Conseil n'admet l'utilité du plâtrage des bois apparents que dans les cas où les bois existent et ne peuvent être supprimés, et dans le but de retarder la propagation des incendies, ou même de les empêcher, en s'opposant au contact direct de flammes intenses, mais de courte durée, avec les charpentes en bois.

Le seul métal employé en grande quantité est le fer fondu, laminé ou forgé.

L'action du feu sur les charpentes métalliques doit être limitée par le *hourdissage plein* en maçonnerie qui empêche la circulation de l'air et des flammes. Ce hourdissage plein des combles a, de plus, l'avantage d'empêcher la toiture de voler en éclats aux premières atteintes du feu, en donnant par l'accès de l'air une énergie considérable à l'incendie.

On a imaginé plusieurs appareils pour éviter, dans les fabriques, la propagation du feu d'un atelier à l'autre, par les ouvertures des murs qui donnent passage aux transmissions. Nous signalerons entre autres le moyen de préservation imaginé par M. Schmelzer :

Cet appareil est simple et facile à établir partout ; il consiste, comme le montre la figure 14, en une plaque de fer A fixée au mur, munie d'anneaux concentriques et saillants, et fermant complètement l'ouverture pratiquée dans le mur, sauf le petit espace qui sert de passage à l'arbre-moteur B ; un seconde plaque de fer C, semblable à la première, est fixée par un coin à l'arbre-moteur B et tourne avec ce dernier. Les anneaux des deux plaques sont disposés de telle manière que ceux de l'une remplissent exactement l'autre, en ne laissant que le vide nécessaire pour empêcher tout frottement. Il est impossible qu'une flamme ou une étincelle parvienne à traverser le chemin étroit, que rendent long et compliqué les nombreux angles entre les anneaux concentriques.

Les *étuves* et les *séchoirs* seront l'objet d'une surveillance particulière. Les produits volatils provenant des objets enduits de vernis par exemple, certaines substances elles mêmes soumises à la dessiccation comme les tissus, les bois, le celluloïd entre autres, sont éminemment susceptibles de prendre feu au contact des parois ou tuyaux des appareils de chauffage. C'est pourquoi, il faut que ces étuves soient ventilées de façon à assurer le

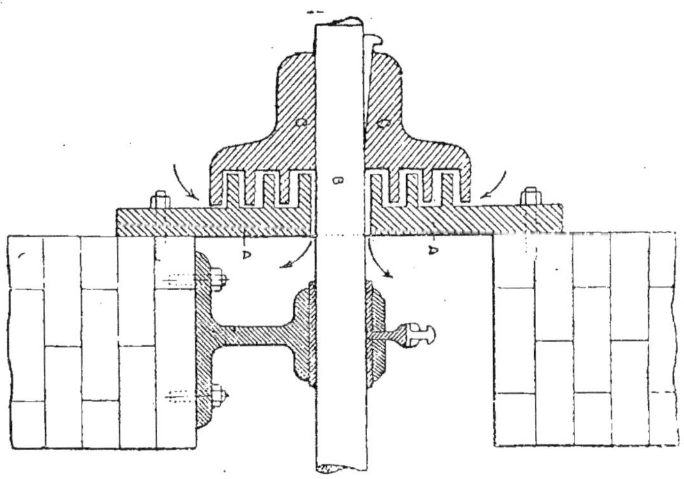

Fig. 14. — Dispositif pour empêcher un incendie de se propager d'un atelier à un autre par les ouvertures des murs donnant passage aux transmissions.

départ des vapeurs inflammables pouvant se dégager sous l'influence de la dessication, et que les parois ou les tuyaux des appareils de chauffage soient garantis au moyen de plaques métalliques placées à distance suffisante pour que leur température ne puisse devenir trop élevée. M. de Souich a conseillé d'avoir recours à la ventilation artificielle au moyen d'air modérément chauffé, comme un procédé pouvant donner une sécurité complète.

Comme moyens d'extinction des incendies et de défense, on doit toujours avoir à proximité des dépôts, des pièces d'eau suffisantes, munies des engins nécessaires à leur fonctionnement : conduits, lances, pompes ; des amas de sable ou de terre, en quantité proportionnelle aux matières emmagasinées, de façon à pouvoir recouvrir au moment du danger, les matières inflammables, ou établir des barrages pour empêcher les liquides de se répandre de tous les côtés.

Dans certains établissements on aura avantage à disposer à l'intérieur, des *jets de vapeur* qui, à un moment donné, pourraient servir à chasser l'air et à empêcher ainsi l'incendie de s'étendre (*De l'emploi de la vapeur pour éteindre les incendies*, par le docteur Dujardin ; Lille 1852). Ce moyen simple et peu coûteux est très efficace si on se trouve en présence d'ateliers bien clos, ce qui se présente dans certaines industries où l'on travaille le bois comme l'ébenisterie, les fabriques de pianos, etc. Il suffit alors de faire partir de la chaudière un tuyau qui aboutit à l'extrémité de chaque salle. Les tuyaux sont en fer, d'un diamètre de 2 à 8 centimètres selon les dimensions des locaux. Le robinet qui permet de lâcher la vapeur doit être extérieur à la salle, de façon à pouvoir le manœuvrer si l'on ne peut plus pénétrer dans celle-ci.

En ce qui concerne les incendies dans les séchoirs, on a préconisé l'emploi *d'avertisseurs électriques* fonctionnant lorsque la température de l'étuve s'élève au delà du degré fixé.

On a également conseillé l'installation de systèmes automatiques reposant sur l'emploi d'alliages fusibles et permettant l'entrée de l'eau au moment où le degré de température fixé se trouve dépassé. L'eau arrive par des conduits placés à l'intérieur de l'étuve et percés de nombreux orifices.

Un procédé excellent consiste à faire commander l'entrée de l'eau par une soupape maintenue au moyen d'une corde tendue au-dessus des matières soumises à la dessication ; dès qu'en un point de l'étuve il se produit une inflammation, la corde ne tarde pas à prendre feu et la soupape fonctionnant automatiquement permet à l'eau de pénétrer et de se répandre dans toutes les directions. Dans les grandes manufactures comme les filatures, les tissages, etc., l'emploi *d'extincteurs automatiques* est indispensable. En principe ces appareils sont raccordés à un réseau de conduits d'eau sous pression, venant d'un réservoir ou de la canalisation urbaine, et ils fonctionnent automatiquement sous la chaleur déterminée par un foyer d'incendie. Pour être efficaces, ces extincteurs doivent être répartis en plus ou moins grand nombre et à un intervalle convenable dans les salles.

Ils consistent généralement en une soupape, retenue par un alliage fusible à basse température ou mise en jeu par un liquide très volatil. Dans les deux cas, la soupape s'ouvre lors d'un excès déterminé dans la température ambiante, et les conduits déversent l'eau sous pression dans le local où se trouve le foyer d'incendie.

Parmi ces appareils nous citerons, entre autres, les appareils *Grinnels* sur le fonctionnement desquels M. Blaise fit en 1885 une intéressante communication à la Société de Médecine publique et d'Hygiène professionnelle de Paris. Cet appareil, dans sa plus simple expression, consiste en une bouche d'eau fermée par un obturateur retenu par un levier à l'aide d'un point de soudure fusible. Lorsque l'air ambiant arrive à 70°, le levier tombe et l'eau jaillit en quantité suffisante pour protéger neuf mètres cubes d'espace entre plafond et plancher. On en dispose au plafond autant qu'en comporte la surface des locaux, chacun d'eux réuni par un petit tuyau à la conduite qui amène l'eau soit d'un réservoir placé au-dessus de l'établissement, soit des conduits d'alimentation de la ville, soit d'un puits à l'aide d'une pompe foulante. Pour éviter en hiver la congélation de l'eau dans les tuyaux alimentant l'extincteur, on remplace l'eau par de l'air comprimé à une pression supérieure à celle de l'eau. Dès que l'obturateur se détache par suite de la fusion de la soudure, l'air comprimé en s'échappant, fait immédiatement appel à l'eau de la conduite d'alimentation qui vient remplacer dans les tuyaux l'air expulsé. Un système ingénieux de sonneries d'alarme se trouve actionné par l'introduction même de l'eau venant du réservoir dans le tuyautage alimentant les appareils extincteurs.

Nous reviendrons plus loin sur quelques mesures de préservation spéciales à certaines industries dont la principale cause de nuisance est le danger d'incendie.

3° Du danger spécial d'incendie soulevé par l'introduction de l'électricité dans les ateliers et des mesures de précaution qu'il nécessite.

En terminant ces considérations générales sur les causes des incendies dans les établissements industriels, et sur les principaux moyens employés pour les prévenir ou en opérer l'extinction, nous devons dire un mot des *conditions de danger* que peut offrir, à cet égard, *l'introduction de l'électricité dans les ateliers* soit comme mode d'éclairage, soit comme agent distributeur de force motrice. Voici, sur ce point, quelques données récentes dont l'intérêt n'est pas douteux. Nous les empruntons à la « *Revue Industrielle* » (1889).

« La Compagnie d'assurance mutuelle contre l'incendie des industriels de Boston vient de rédiger sur les précautions à prendre dans l'établissement des conducteurs d'électricité, une circulaire que nous croyons utile de reproduire intégralement.

« La lumière électrique, dit-elle, fut d'abord introduite antérieurement à l'année 1881 dans un petit nombre de risques assurés par nous ; dans cette même année et les six premiers mois de 1882, son usage se répandit rapidement. Dans cette période de début, jusqu'au 1er avril 1882, nous fûmes avisés de 23 incendies causés par le courant électrique dans les 61 fabriques qui seules alors l'utilisaient. Ces incendies ne furent suivis d'aucune demande d'indemnité, mais ils révélaient une situation très alarmante pour nous. Une enquête immédiate fut alors dirigée par M. Woodbury, et des règles furent adoptées pour l'établissement des appareils électriques, l'isolement des fils et les précautions contre les dangers indiqués par ces 23 sinistres. Ces règles furent immédiatement soumises à toutes les Compagnies d'éclairage électrique ou fabriques d'appareils pour lumière électrique qui faisaient partie de la Société, et elles furent acceptées à l'unanimité, en même temps que toutes les Compagnies d'assurances contre l'incendie leur donnaient leur approbation.

Depuis le 1er avril 1881, dans une période de près de 8 ans, nous n'avons reçu aucun avis d'un incendie qui pût être attribué à l'électricité dans aucun des risques couverts par nous, et naturellement aucune demande d'indemnité n'a été présentée à l'occasion des pertes imputables à cette cause.

Notre expérience justifie donc la conclusion à laquelle nous étions arrivés après les deux premières années de l'éclairage électrique, à savoir que, en prenant des précautions convenables, *ce mode d'éclairage est le plus sûr qu'on puisse employer*. L'électricité a été aussi, dans quelques usines assurées par nous, employée pour distribuer la force motrice, et elle est actuellement appliquée pour l'éclairage et la force dans plus de 600 risques couverts par les Compagnies mutuelles des fabriques.

L'attention a été dernièrement appelée sur *le danger des courants accidentels ou parasites* (wid currents) produits dans les fils qui peuvent être en service pour la lumière, la force ou les tramways dans un grand nombre de villes. Il ne paraît pas douteux que la catastrophe récente de Boston a eu pour origine le passage accidentel d'un courant de haute tension de son conducteur au fil d'une horloge électrique, par lequel le courant a été amené dans le bâtiment où le feu a pris naissance. Cet incendie peut être attribué à un défaut de précaution contre l'introduction d'un courant extérieur, et des courants du même genre peuvent être amenés de leurs propres conducteurs à d'autres fils dans toutes les villes où la lumière et la force sont largement distribuées au moyen de l'électricité, en passant sur la voie publique ou au-dessus des propriétés privées.

Pour se mettre en garde contre ces accidents, les propriétaires et directeurs d'usines assurées par nous sont prévenus de se conformer aux règles suivantes pour la protection des bâtiments. Ces règles, après avoir été rédigées par nous, ont été soumises aux hommes les plus compétents dans toutes les branches de l'industrie électrique. Voici les termes définitifs arrêtés après cet examen technique :

1. Aucun fil ou conducteur étranger, de quelque nature que ce soit, ne doit être fixé aux bâtiments assurés dans le but de conduire les courants électriques d'un point à un autre.

2. Tous les fils ou conducteurs électriques qui peuvent être demandés par l'assuré, entreront dans les bâtiments en un point voisin du poste du gardien de nuit, où ils pourront être facilement surveillés ; chacun de ces fils ou conducteurs sera muni d'un protecteur contre les courants puissants et d'un parafoudre.

3. Les protecteurs contre les courants puissants seront placés dans un local sec, accessibles à l'intérieur du bâtiment, aussi près que possible de l'entrée des fils ou conducteurs, et sans communication avec la terre : ils seront montés sur des supports incombustibles et isolés, qui seront

munis d'un récipient où tomberont les parties brûlées ou fondues des appareils.

4. Les parafoudres sur chaque fil doivent être placés entre le protecteur et la partie de l'appareillage intérieur reliée au fil. Aucun fil de terre des parafoudres ne doit être rattaché aux conduites de gaz dans les bâtiments assurés.

5. Tous les fils électriques qui peuvent entrer dans les bâtiments de l'assuré doivent être isolés, dans la partie comprise entre le fil de ligne fixé sur l'isolateur à l'extérieur du bâtiment et le protecteur placé à l'intérieur, et cet isolement doit être fait en matière imperméable à l'eau et de toute première qualité. En outre, ces fils doivent, à leur entrée, être éloignés de 75 m/m au moins de tout autre fil ou matière conductrice.

6. Si des fils ou conducteurs traversés par des courants de haute tension ou puissante (*strong*) viennent à être placés en dessus ou en dessous d'autres fils sur la propriété de l'assuré, ils devront être attachés à des poteaux si voisins l'un de l'autre et présenter entre eux un écartement vertical tel, que, s'il se produit une rupture, le bout de fil pendant entre les poteaux ne puisse venir toucher le fil immédiatement inférieur, ou bien, si l'on n'emploie pas de poteaux, les fils seront montés ou protégés par un filet, de manière à rendre impossible tout contact entre eux de fils différents.

7. Si des courants de haute et de basse tension sont employés dans le même établissement, même s'ils sont produits sur place, les fils ou conducteurs doivent être maintenus à distance et assez loin les uns des autres pour qu'il ne puisse y avoir de contact ni d'étincelle entre eux. »

II. Documents administratifs d'ordre général concernant les établissements industriels exposés au danger d'incendie. — En dehors des arrêtés et décrets concernant les établissements classés pour danger d'incendie, il n'existe en France comme documents d'ordre général que les ordonnances du Préfet de police de Paris des 24 novembre 1843, 11 décembre 1852 et 15 septembre 1875.

La plus récente de ces ordonnances est le résultat des modifications apportées successivement aux deux premières. Nous ne croyons pas qu'il y ait lieu de la reproduire ici en entier, les prescriptions qui y sont renfermées se rapportant plutôt à des faits d'ordre public que d'ordre purement industriel, tels que : la disposition commune aux foyers de chauffage et aux conduits de fumée (titre I) ; l'établissement des cheminées ou autres foyers fixes, et des poêles ou autres foyers mobiles (titre II) ; l'établissement, entretien et ramonage des conduits de fumée fixes ou mobiles (titre III); les couvertures en chaume, jonc, etc. (titre IV) ; les entrepôts, magasins et débits de matières combustibles ou inflammables, théâtres, salles de spectacle, établissements et lieux publics et particuliers (titre VI) ; l'extinction des incendies (titre VII), etc.

Le titre V seulement de cette ordonnance peut, à la rigueur, se rattacher aux faits d'ordre industriel. Il comporte, en effet, les prescriptions concernant les « fours, forges, foyers d'usines à feu, fours de boulangers et de pâtissiers, ateliers de charrons, carrossiers, menuisiers, etc. », et nous croyons devoir le reproduire ici.

Titre V de l'ordonnance préfectorale du 15 septembre 1875 concernant les incendies.

... Art. 14. — Les fours, les forges et les foyers d'usines à feu non compris dans la nomenclature des établissements classés, lesquels sont soumis à des règlements spéciaux, ne pourront être établis dans l'intérieur de Paris sans une déclaration préalable à la préfecture de police.

Le sol, le plafond et les parois des locaux où ils seront construits ne pourront être en bois apparent.

Art. 15. — L'exploitation des fournils et fours de boulangers et de pâtissiers est soumise aux prescriptions suivantes :

1° Les fournils devront être indépendants des locations et habitations voisines, et en être séparés par des murs en moellons ou en briques d'une épaisseur suffisante. Les locaux où ils seront installés seront d'un accès facile ;

2° Les fours seront isolés de toute construction et leurs tuyaux disposés ou construits comme il est dit à l'art. 7, qui est ainsi conçu : « ... Tout conduit de fumée de foyer industriel doit, autant que possible, être à l'extérieur ; mais, dans le cas contraire et si le tuyau traverse les habitations, il doit avoir des dimensions telles ou être construit de telle sorte que la chaleur produite ne puisse le détériorer ou être la cause d'une incommodité grave et de nature à altérer la santé dans les habitations.

Les conduits de fumée des fourneaux en fonte des restaurateurs, traiteurs, rôtisseurs, charcutiers, et ceux des fours de boulangers, pâtissiers, ceux des moufles, des calorifères chauffant plusieurs pièces, doivent, notamment être établis dans ces conditions » ;

3° Le bois de provision devra toujours être disposé en dehors du fournil, dans un lieu où il ne puisse présenter aucun danger d'incendie ;

4° Le bois destiné à la consommation du jour ne pourra, soit avant, soit après sa dessiccation, être laissé dans les fournils que s'il est placé dans une resserre en matériaux incombustibles, fermant hermétiquement par une porte en fer.

Les arcades situées sous les fours ne pourront être affectées à cet usage qu'autant qu'elles seront fermées également par une porte en fer, à demeure, posée en retraite à 10 centimètres de la face du four ;

5° Les escaliers desservant les fournils seront en matières incombustibles ;

6° Les soupentes et resserres et toutes autres constructions établies dans le fournil, ainsi que les supports de pannetons, les étouffoirs et coffres à braise, seront aussi en matériaux incombustibles ;

7° Les pétrins et les couches à pain seront revêtus extérieurement de tôle, quand ils se trouveront placés à moins de 2 mètres de la bouche du four ; dans le même cas, les glissoires à farine seront construites en métal avec fourreau en peau ;

8° Les tuyaux à gaz, dans les fournils, devront être en fer ou en cuivre et non en plomb.

Art. 16. — Les forges doivent être construites selon les lois et coutumes. Elles doivent, de plus, être sous une hotte. Leur tuyau doit être disposé et construit comme il est dit à l'art. 7.

Les charrons, carrossiers, menuisiers et autres ouvriers qui travaillent le bois et le fer sont tenus, s'ils exercent les deux professions dans la même maison, d'y avoir deux ateliers entièrement séparés par un mur, à moins que, entre la forge et l'endroit où l'on dépose des bois, il y ait une distance de 10 mètres au moins.

Art. 17. — Dans tous les ateliers où il y aura des fourneaux dits sorbonnes, ces fourneaux seront établis sous des hottes en matériaux incombustibles.

L'âtre sera entouré d'un mur en briques de 25 centimètres de hauteur au-dessus du foyer, et ce foyer sera disposé de manière à être clos pendant l'absence des ouvriers, par une fermeture en tôle.

Dans ces ateliers, ainsi que dans ceux qui sont mentionnés à l'article précédent, les copeaux seront enlevés chaque soir.

Jurisprudence. — Le voisinage d'un établissement industriel classé pour danger d'incendie ne saurait constituer un droit à l'indemnité pour les habitations voisines, attendu que la prévision d'un dommage matériel futur et incertain n'est pas susceptible d'un appréciation définitive. « La simple appréhension d'un péril hypothétique et incertain pouvant naître de l'exercice d'un droit ne peut autoriser un tribunal à porter atteinte à ce droit lui-même. » (Arrêt de la Cour de Paris, 1881, in journal *Le Droit)*.

ARTICLE III. — DES ÉTABLISSEMENTS CLASSÉS OU L'ON TRAVAILLE LES MATIÈRES D'ORIGINE ANIMALE.

On peut diviser les établissements où l'on travaille la matière animale en trois groupes :

Dans le premier nous comprendrons ceux où l'on traite la matière animale à l'état vivant.

Dans le second, tous ceux où l'on traite la matière animale à l'état mort mais sans lui faire subir, à proprement parler, de transformation industrielle.

Dans le troisième groupe nous rangerons toutes les industries classées où l'on travaille la matière animale plus ou moins transformée.

Tous ces établissements donnent lieu à des résidus solides ou liquides éminemment infects, par suite de la décomposition des débris ou déchets qui les constituent. L'infection de l'air par les émanations nauséabondes qui s'en dégagent, la souillure du sol par les liquides d'égouttement ou de suintage qui s'en écoulent, l'altération des eaux de surface ou de profondeur par leur mélange aux matières résiduaires ou excrémentitielles qui en proviennent, telles sont les raisons de la grande insalubrité de ces industries.

§ I. — Considérations générales sur la nature de l'insalubrité causée par les résidus d'origine animale.

Cette insalubrité est le plus souvent causée par la seule infection des matières en fermentation putride et par les dégagements odorants qui en sont la conséquence ; mais, il peut y avoir infectiosité réelle par dissémination de microrganismes pathogènes spécifiques, tels que les microbes du charbon, de la diphtérie, de la morve, de l'actinomycose ; etc.

I. Les produits de la fermentation putride des résidus d'origine animale. — Les produits de la fermentation putride sont : les alcaloïdes cadavériques ou ptomaïnes, les amines ou corps dérivés de l'ammoniaque, les acides gras volatils, certains autres produits volatils tels que l'indol et le scatol qui se forment particulièrement dans la décomposition putride des matières excrémentitielles, et en dernier lieu des substances plus simples résultant de la conversion des premières, tels que les composés gazeux de soufre, d'ammoniaque, de carbone etc.

Parmi les produits fixes de la putréfaction et les alcaloïdes, nous citerons : la *leucine*, le *glycocolle* que l'on rencontre communément dans tous les liquides putrides, la *tyrosine* provenant de la décomposition de la matière contenant de la gélatine, la *butalanine* presque toujours associée à la leucine et à la tyrosine dans la putréfaction de la fibrine ; parmi les amines : l'*ethylamine* et l'*amylamine* qui se rencontrent dans toutes les substances animales en putréfaction, la *triméthylamine* dans les urines putrides, la *méthylamine*, la *propylamine* et la *butylamine* qu'on trouve, en outre, dans les produits de la décomposition des os.

En ce qui concerne la marche plus ou moins rapide de la décompositon de la matière animale, on a observé que les diverses parties diffèrent considérablement entre elles dans leur tendance à se décomposer. Les structures plus compliquées telles que le sang, le tissu musculaire etc. subissent la putréfaction bien plus rapidement que le tissu graisseux qui, sous l'influence de l'humidité, se convertit graduellement en mélanges d'*acide palmitique* et *margarique* résistant pendant un temps très long à la décomposition.

Certaines parties, telles que cornes, ongles, cheveux, etc., bien que se rapprochant beaucoup comme structure de la gélatine qui est très prompte à se décomposer, résistent au contraire très longtemps à la décomposition.

Les acides gras volatils comprennent les acides *formique, acétique, propionique, lactique, butyrique, coproïque* et *valérianique.*

Les composés gazeux qui se produisent dans les changements putréfactifs sont, avec l'*ammoniaque* dont les amines sont des composés plus ou moins compliqués, l'hydrogène et ses composés dont le plus important est le gaz *hydrogène sulfuré ;* à côté de ce gaz, les composés gazeux d'hydrogène et de carbone forment une classse importante de produits de la décomposition putride. On rencontre ces hydrocarbures, entre autres le *gaz de marais* ($C\,H^4$) et le *gaz oléfiant* ou *éthylène,* ($C^2\,H^4$) plus spécialement, il est vrai, dans la décomposition de la matière végétale. Dans la putréfaction de la matière animale riche en phosphore, il se produit, en outre de l'*hydrogène phosphoré* et ses dérivés ou *phosphines.*

Le gaz acide carbonique est le produit ultime de la décomposition putride.

Quelquefois à côté des gaz précédents, il se forme de petites quantités de *sulfure de carbone* lorsque la matière en putréfaction est riche en soufre et en carbone comme dans les débris de poisson, par exemple.

Avec le dégagement des produits gazeux que nous venons d'énumérer, il est, sans doute, d'autres émanations odorantes provenant de l'oxidation des divers produits de la putréfaction, (entre autres des phosphines), ainsi que des dérivés ammoniacaux et de leur action réciproque.

A côté de ces gaz, dûs spécialement à la simple putréfaction animale, il existe toute une série de produits volatils extrêmement infects, quelques-uns véritablement toxiques, qui se dégagent lors de la mise en œuvre de la matière putrescible sous l'action de la chaleur et des acides, et particulièrement dans le traitement des corps gras. Parmi ces vapeurs, les vapeurs d'*acroléine*, substance qui se produit lorsqu'on chauffe fortement les graisses et suifs, sont extrêmement âcres et irritantes.

Les agents provocateurs des phénomènes de la putréfaction : bactériens ou vibrions, se rencontrent surtout à la période fétide.

Jusqu'à quel point peut-on admettre que des particules chargées de ces agents d'infection soient mélangées aux émanations qui s'exhalent de la matière putréfiée ? il est difficile de rien affirmer à cet égard. Mais la présence de ces microrganismes dangereux dans la matière liquide, dans les produits d'égouttage des débris et déchets solides, dans les eaux de lavage et de macération, peut être incontestablement une cause de danger sérieux pour le voisinage. Davaine a compté plusieurs millions de vibrioniens dans une goutte de sang putréfié, et une parcelle de cette goutte diluée au billionième, suffit encore pour produire des accidents putrides dans le sang de l'animal auquel on l'injecte.

Heureusement, hâtons-nous de le dire, que la période fétide de la putréfaction est d'autant plus courte que les produits de cette putréfaction sont plus promptement éloignés ou absorbés, et que la destruction de la matière putride est d'autant plus rapide qu'elle est plus activement soumise par son mouvement dans l'air ou dans l'eau à l'action comburante de l'oxygène.

A cette période d'état putride de la matière ne tarde pas à succéder une période d'épuration indiquée par la présence d'organismes plus élevés, à chlorophylle verte ou rouge, tels que des euglènes, des vorticelles et autres infusoires.

C'est surtout l'*euglène*, tantôt verte, tantôt rouge, qui tapisse le lit des cours d'eau infectés par des matières animales en décomposition, et dont l'abondance est proportionnelle à la quantité de matière animale que l'eau entraîne. « C'est ainsi, dit M. Gérardin, dans un excellent mémoire publié en 1875 dans les *Annales d'hygiène et de médecine légale*, que pendant le siège de Paris, l'apparition des euglènes dans la Bièvre nous a annoncé l'établissement des boucheries ennemies à Jouy-en-Josas et nous indiquait approximativement la quantité de sang qu'on y laissait écouler ».

L'altération des eaux par les débris ou liquides résiduaires provenant des établissements où l'on met en œuvre la matière animale est d'autant plus à redouter que le mouvement de la masse liquide est moins prononcé. Dans les eaux stagnantes, la putridité organique donne lieu à des dégagements de gaz infects et à la formation sur les bords d'une couche épaisse de matière grasse adipocireuse.

II. **Les conditions d'infectiosité pathogène des résidus d'origine animale.** — Bien qu'il ne faille pas, d'après ce que nous venons de dire, admettre les propriétés inévitablement pathogènes des eaux souillées par la présence de résidus uniquement putrides, il n'en est pas moins vrai que, en dehors de l'empuantissement qui éloigne, il y a aussi la question de l'impotabilité réelle qui en résulte ; et que le dégoût, les nausées, les troubles digestifs que l'usage de pareilles eaux soulève et entretient chez ceux qui en font usage ne conduisent que trop à la préparation, à la disposition des organismes à subir les atteintes des agents infectieux véritablement spécifiques.

Il n'est pas douteux que les eaux de macération, de lavage, provenant des abattoirs, des clos d'équarissage, des dépôts de cuirs verts, etc., ne puissent être infestées par des microorganismes pathogènes divers provenant des animaux abattus et ne deviennent ainsi le véhicule de germes susceptibles de se transmettre, sinon plus spécialement à l'homme, tout au moins aux animaux qui viennent s'abreuver à des eaux souillées par de pareils résidus.

Ce sont surtout les dépôts de résidus solides, débris de chairs ou autres, dont les liquides d'égouttage en imprégnant les couches superficielles du sol par des produits de la décomposition putride deviennent, tôt ou tard, un danger sérieux pour la santé publique. On a rapporté des épidémies de septicémie, de furoncles et anthrax, de fiévre muqueuse, de diphtérie occasionnées à un moment donné aussi bien par les émanations telluriques d'un terrain imprégné de matières animales en décomposition que par l'usage des eaux provenant de la nappe souterraine sous-jacente à ce terrain infecté.

Mais, plus peut être que la matière animale en putréfaction, la matière excrémentitielle proprement dite est susceptible, par son mélange aux eaux potables qu'elle vient souiller, de transmettre à l'homme des affections provenant des débris d'animaux malades. Les dépôts de fumier sont les réceptacles habituels de germes pathogènes, et les particules desséchées et remuées qui peuvent s'élever dans l'air, aussi bien que le purin qui s'en écoule et qui va souiller les eaux d'alimentation, servent de véhicule aux contages. L'origine animale d'un certain nombre de maladies, paraît être une chose possible, ne citerions-nous que les travaux sur l'origine aviaire de la diphtérie et sur le rôle des matières excrémentitielles dans la propagation de cette affection.

Le danger de transmission de maladies infectieuses provenant de viandes, peaux et déchets d'animaux malades peut se présenter sous une autre forme et s'affirmer par l'intermédiaire d'agents animés se faisant le véhicule de germes virulents infectieux, du virus charbonneux entre autres, tels que mouches, vers de terre, etc.

La salaison même ne porte pas atteinte à la virulence du germe charbonneux que renferment un très grand nombre de peaux surtout celles d'origine étrangère. Les cas de mort par le charbon contracté dans les dépôts de cuirs verts ou salés, et aussi dans leur voisinage, ne sont pas rares; et l'on en trouve relatés de très nombreux exemples dans les comptes-rendus des travaux du Conseil de salubrité de la Seine.

Les considérations qui précèdent vont nous permettre de présenter sous une forme analytique, les causes de nuisance spéciales et provenant des opérations propres à chacune des industries classées où l'on traite les matières animales, sans avoir besoin d'insister sur la nature même de l'insalubrité qui leur est inhérente. Après avoir ainsi passé en revue chacun des trois groupes dans lesquels nous les avons placées, il nous sera facile ensuite d'étudier, également dans leur ensemble, les divers moyens plus spécialement employés pour prévenir et combattre les causes de nuisance qui proviennent de ces établissements en général, sans avoir a revenir, pour chacun d'eux, sur un exposé prophylactique qui ne donnerait lieu qu'à des répétitions inutiles.

§ II. — Des établissements classés où l'on traite la matière animale à l'état vivant et de leurs causes respectives de nuisance.

I. **Les tueries d'animaux.** — ABATTOIRS PUBLICS (placés dans la 1re classe par les décrets successifs des 15 octobre 1810, 14 janvier 1815, 15 avril 1838, 31 décembre 1866 et 3 mai 1886).

Causes de nuisance. — 1° *Insalubrité. Souillure de l'air :* Émanations fétides dues à la putrescibilité des débris et déchets provenant de l'abattage des animaux, au traitement du sang, aux matières excrémentitielles et fumiers, à la macération des matières, aux buées infectes qui se dégagent de leur cuisson et de la fonte des graisses et suifs, aux fumées s'échappant des brûloirs et échaudoirs.

Souillure du sol : Imprégnation plus ou moins prononcée des couches superficielles du sol par les produits d'égouttage et de suintement des amas de déchets, débris, excréments et fumiers provenant des animaux.

Souillure des eaux : Écoulement à la surface d'eaux rousses ou sanguinolentes provenant du traitement des matières animales et du lavage des locaux, et venant se mélanger, soit à ciel ouvert à l'eau des mares, étangs, ruisseaux ou rivières, soit par infiltration souterraine à la nappe d'eau potable qui alimente les puits voisins. — Dissémination des germes infectieux par les liquides résiduaires ou excrémentitiels.

2° *Insécurité :* Chocs, contusions, chûtes pendant la conduite des animaux à l'abattoir. — Accidents consécutifs à leur évasion possible. — Danger d'incendie par les brûloirs et échaudoirs. — Danger des mouches piquantes.

3° *Incommodité :* Odeurs nauséabondes et cris d'animaux.

ABATTOIRS DE BOUCHERS. — TUERIES D'ANIMAUX (placés dans la 1re classe par les décrets successifs des 10 octobre 1810, 14 janvier 1815 et 15 avril 1838 pour les villes au-dessus de 10,000 âmes et dans la 3me classe pour celles au dessous ; placés dans la 2me classe pour toutes les villes indistinctement par les décrets des 31 décembre 1866. et 3 mai 1886).

Causes de nuisance : Les mêmes, mais à un bien moindre degré, que pour les abattoirs publics ; moins les dégagements provenant de la fonte des suifs et des brûloirs à porcs, et par suite moins aussi le danger d'incendie.

ABATTOIRS DE CHARCUTIERS. — ABATTOIRS, BRULOIRS A PORCS (même classement que pour les précédents).

Causes de nuisance : Les mêmes que pour les abattoirs de bouchers, beaucoup moindres toutefois par suite de l'utilisation plus complète des diverses parties de l'animal ; mais en plus : la fumée des brûloirs et le danger très sérieux d'incendie.

CLOS D'ÉQUARISSAGE DES ANIMAUX (placés dans la 1re classe par les décrets successifs des 10 octobre 1810, 14 janvier 1815, 31 décembre 1866 et 3 mai 1886).

Causes de nuisance : Les mêmes que pour les abattoirs publics, mais à un degré plus élevé ; émanations fétides, buées infectes et fumées des fours de dessication et de calcination ; en plus : danger d'infectiosité spécifique des résidus solides et liquides par la persistance d'agents virulents résistant à la décomposition putride.

II. Les logis d'animaux. — INFIRMERIE DE CHIENS (placées dans la 1re classe par les décrets des 31 décembre 1866 et 3 mai 1886).

Causes de nuisance. — Insalubrité : Émanations des fumiers. — Poussières de poils, exsudats et déjections. — Égouttage et écoulement de liquides excrémentitiels chargés de principes infectieux ou d'agents parasitaires. — *Insécurité* : Morsures d'animaux avec danger de transmission de maladies virulentes. — *Incommodité :* Odeur des chenils et des débris de viande servant à la nourriture des chiens ; cris.

PORCHERIES (placées dans la 1re classe, par les décrets des 15 octobre 1810 et 31 décembre 1866 ; dans la 2me classe, par les décrets des 3 mai 1886 et 19 mai 1890, sous la dénomination suivante) :

Porcheries comprenant plus de six animaux ayant cessé d'être allaités :

1° Lorsqu'elles ne sont pas l'accessoire d'un établissement agricole ;

2° Lorsque dépendant d'un établissement agricole, elles sont situées dans les agglomérations urbaines de 5,000 âmes et au-dessus.

Causes de nuisance. — Insalubrité : Emanations des fumiers. — Egouttage des récipients d'eaux grasses et des déchets de viandes d'abattoir ou de boucherie. — Écoulement et infiltration d'eaux résiduaires putréfiées ou excrémentitielles.—Possibilité de transmission de maladies virulentes ou parasitaires. — *Incommodité :* Odeur nauséabonde et cris d'animaux.

MÉNAGERIES : 1re classe (1810-1866-1886).

Causes de nuisance : Odeurs des fumiers et des cages ; cris et danger des animaux.

LAITERIES EN GRAND DANS LES VILLES (placées dans la 2e classe par les décrets du 31 décembre 1866 et du 3 mai 1886).

Causes de nuisance : Eaux de lavage et eaux provenant de la fromagerie. — Imprégnation du sol par des matières fermentescibles. — Odeur désagréable.

VACHERIES (placées dans la 3e classe par les décrets du 15 octobre 1810, du 14 janvier 1875, du 31 décembre 1866 et du 3 mai 1886, pour les villes de plus de 50,000 habitants).

Causes de nuisance : Émanations des fumiers. — Stagnation de liquides excrémentitiels. — Odeurs ammoniacales très prononcées. — Possibilité de transmission de maladies virulentes ou parasitaires.

ENGRAISSEMENT EN GRAND DES VOLAILLES : OIES, POULES, PIGEONS (placé dans la 3e classe par l'ordonnance du 31 mai 1833, et les décrets du 31 décembre 1866 et du 3 mai 1886).

Causes de nuisance. — Insalubrité : Émanations fétides provenant des excréments, des fumiers, des viandes corrompues servant à leur nourriture ou destinées à la production d'asticots. — Poussières excrémentitielles. — Écoulement d'eaux souillées de matières fermentescibles. — Possibilité de transmission de maladies virulentes, entre autres la diphtérie.

Incommodité : Cris et dégâts produits par les volailles dans le voisinage.

§ III. — Des établissements classés où l'on travaille la matière animale à l'état mort, sans la transformer industriellement, et de leurs causes respectives de nuisance.

I. Le travail des boyaux. — BOYAUDERIES (TRAVAIL DES BOYAUX FRAIS POUR TOUS USAGES) (placées dans la 1re classe par les décrets des 15 octobre 1810, 14 janvier 1815, 31 décembre 1866 et 3 mai 1886).

Causes de nuisance. — Insalubrité : Souillure de l'air par les émanations fétides provenant des cuves à macération et à fermentation, des résidus du dégraissage et du ratissage des boyaux, ainsi que des récipients à excréments et déchets et par les buées s'échappant des chaudières (pendant la fonte des débris graisseux). — Souillure du sol par imprégnation des couches superficielles par des résidus organiques éminemment fermentescibles, par stagnation et écoulement d'eaux putrides. — Souillure des eaux par mélange, soit à ciel ouvert, soit par infiltration souterraine de résidus liquides chargés de matières putrescibles, avec les eaux d'alimentation. — *Incommodité :* Odeur nauséabonde.

DÉPOTS DE BOYAUX SALÉS DESTINÉS A LA CHARCUTERIE (placés dans la 2me classe par les décrets des 7 mai 1878 et 3 mai 1886).

Causes de nuisance : Emanations et égouttage des amas de débris et de rognures. — Écoulement d'eaux de lavage.

SÉCHAGE ET GONFLEMENT DES VESSIES PRÉALABLEMENT NETTOYÉES ET DÉBARRASSÉES DE TOUTE SUBSTANCE MEMBRANEUSE (placés dans la 2me classe par les décrets des 7 mai 1878 et 3 mai 1886).

Causes de nuisance : Odeur nauséabonde. — Ecoulement d'eaux de lavage plus ou moins chargées de débris organiques.

FABRICATION DE CORDES A INSTRUMENTS DE BOYAUX (placée dans la 1re classe par les décrets de 1810, 1815, 1866 et 1886).

Causes de nuisance : Les mêmes que pour le travail des boyaux frais pendant les opérations de lavage, d'effilage et de ratissage, mais en plus : le dégagement de vapeurs acides et le danger d'incendie pendant le soufrage.

II. Le travail des tripes et abats. — TRIPERIES ANNEXES DES ABATTOIRS (placées dans la 1re classe par les décrets des 15 octobre 1810, 14 janvier 1815, 31 décembre 1866 et 31 mai 1886).

Causes de nuisance. — Insalubrité : Souillure de l'air par les émanations putrides provenant des amas de matière animale et des cuves à macération ; par buées des chaudières de cuisson ; par fumées des fours. — Souillure du sol et des eaux par le produit d'égouttage des résidus solides et l'écoulement d'eaux résiduaires putrescibles. — *Incommodité :* Odeur nauséabonde.

Échaudoirs pour la préparation des parties d'animaux propres a l'alimentation (placés dans la 1re classe par le décret du 15 octobre 1810 ; mis en 3e classe par l'ordonnance du 31 mai 1833, les décrets des 31 décembre 1866 et 3 mai 1886).

Causes de nuisance : Les mêmes, mais à un bien moindre degré que pour la préparation des tripes.

III. Le travail du sang. — Ateliers pour la séparation de l'albumine, de la fibrine, etc. (placés dans la 1re classe par les décrets des 31 décembre 1866 et 3 mai 1886).

Causes de nuisance : Souillure de l'air par les émanations provenant du sang putréfié, des étuves à dessication du serum, du caillot défibriné, des eaux résiduaires et de lavage. — Souillure du sol par imprégnation de ses couches superficielles par des résidus éminemment putrescibles. — Altération des eaux par leur mélange avec des résidus putrides. — Possibilité d'incendie.

Fabrication de l'albumine au moyen du serum frais du sang (placée dans la 3e classe par les décrets des 31 décembre 1866 et 3 mai 1886).

Causes de nuisance : Les mêmes que pour l'industrie précédente, mais à un bien moindre degré.

Dépot de sang pour la fabrication du bleu de Prusse et autres industries (placé dans la 1re classe par le décret du 15 octobre 1810, l'ordonnance royale du 9 février 1825 et les décrets des 31 décembre 1866 et 3 mai 1886).

Causes de nuisance : Émanations provenant des amas de matières emmagasinées. — Odeur désagréable.

Fabriques de poudre de sang pour la clarification des vins (placées dans la 1re classe par les décrets des 31 décembre 1866 et 3 mai 1886).

Causes de nuisance : Emanations provenant de l'atelier de dessication. — Odeur désagréable.

IV. Le travail des salaisons et des conserves animales. — Salaison et préparation des viandes (placées dans la 2e classe par le décret du 15 octobre 1810, dans la 3me classe par l'ordonnance du 14 janvier et les décrets des 31 décembre 1866 et 3 mai 1886).

Causes de nuisance : Émanations provenant des amas de matières fermentescibles (débris et rognures). – Buées des chaudières. — Fumée âcre quand on procède au fumage des viandes. — Écoulement d'eaux résiduaires provenant du lavage et de la cuisson de saumures hors d'usage. — Danger d'incendie par le fumoir. -- Humidité provoquée par les dépôts de sel. — Odeur désagréable.

Ateliers pour la salaison et le saurage des poissons (placés dans la 2e classe par les décrets des 15 octobre 1810, 9 février 1825, 31 décembre 1866 et 3 mai 1886).

Causes de nuisance : Émanations fétides provenant des amas de débris d'animaux (écailles, sang, paquet intestinal, têtes) et des paniers, tonnes ou colis ayant servi au transport des poissons. — Eaux putrides provenant du lavage des poissons et de l'atelier, des saumures et ressels. — Humidité et salpêtrage des murs. — Danger d'incendie quand on procède au fumage ou saurage des poissons. — Danger pour le consommateur quand on fait usage dans ces ateliers d'ustensiles et vases en cuivre.

Saurage des harengs (placé dans la 2e classe par le décret du 15 octobre 1810 ; descendu dans la 3e classe par les décrets des 31 décembre 1866 et 3 mai 1886).

Causes de nuisance : Eaux de lavage. — Stagnation et écoulement de saumures. — Fumée des fours de saurage. — Danger d'incendie par le fumoir. — Odeur désagréable.

Ateliers a enfumer les lards et jambons (placés dans la 2e classe par le décret de 1810 ; descendus dans la 3e classe par les décrets des 31 décembre 1866 et 3 mai 1886).

Causes de nuisance : Fumée des fours. — Emanations empyreumatiques. — Danger d'incendie.

Dépôts de salaisons liquides connues sous le nom de rogues (placés dans la 2e classe par le décret de 1810, l'ordonnance royale du 5 novembre 1826, les décrets de 1866 et 1886).

Causes de nuisance : Emanations fétides provenant de matières fermentescibles et des tonnes ou barils de dépôt.

Dépôts de poissons salés (placés dans la 2e classe par l'ordonnance royale du 14 janvier 1815, les décrets de 1866 et 1886).

Causes de nuisance : Les mêmes que pour les précédents dépôts.

Dépôts de salaisons dans les villes (placés dans la 2e classe par les décrets des 15 octobre 1810 et 14 janvier 1815 ; dans la 3e classe par les décrets des 31 décembre 1866 et 3 mai 1886).

Causes de nuisance : Emanations et écoulement d'eaux de lavage.

Fabriques de conserves de sardines (thons, anchoix) dans les villes (placées dans la 2e classe par les décrets du 19 février 1853, du 31 décembre 1866 et du 3 mai 1886).

Causes de nuisance : Emanations putrides provenant des amas de débris (têtes, ouïes, intestins). — Eaux résiduaires très putrescibles, d'égouttage, de pressage et de lavage. — Buées épaisses très odorantes provenant de la cuisson des huiles. — Danger d'incendie.

Fabrication en grand de saucissons (placée dans la 2e classe par les décrets des 31 décembre 1866 et 3 mai 1886).

Causes de nuisance : Emanations provenant des débris de chair et des dépôts d'os. — Buées des chaudières. — Fumée des fours de fumage. —

Ecoulement d'eaux de lavage putrescibles. — Odeur désagréable. — Possibilité de transmission des maladies parasitaires.

Dépôts de fromage dans les villes (placés dans la 3e classe par l'ordonnance du 14 janvier 1815, les décrets du 31 décembre 1866 et 3 mai 1886).

Causes de nuisance : Emanations fétides, surtout avec les fromages crus (Brie et autres). — Écoulement d'eaux de lavage fermentescibles.

Sécheries de morues (placées dans la 2e classe par les décrets des 31 décembre 1866 et 3 mai 1886).

Causes de nuisance : Emanations putrides provenant des amas et débris de poissons. — Ecoulement d'eaux d'égouttage et de lavage éminemment putrescibles. — Imprégnation du sol par des matières fermentescibles et altération des puits et cours d'eau voisins. — Odeur très désagréable.

V. Le traitement des graisses et suifs. — Fonte des graisses a feu nu (placée dans la 1re classe par les décrets du 15 octobre 1810, l'ordonnance royale du 31 mai 1833 et les décrets des 31 décembre 1866 et 3 mai 1886).

Causes de nuisance : Emanations fétides provenant des matières premières et des résidus. — Vapeurs pyrogénées, acides gras volatils, buées âcres, irritantes (acroléine), nauséabondes, pendant la cuisson des débris. — Stagnation et écoulement d'eaux résiduaires et de lavage très fermentescibles. — Danger d'incendie.

Traitement des graisses de cuisine (placé dans la 1re classe par les décrets des 31 janvier 1872 et 3 mai 1886).

Causes de nuisance : Les mêmes que pour la précédente industrie.

Refonte des graisses et des suifs (placée dans la 3e classe par les décrets des 31 janvier 1872 et 3 mai 1886).

Causes de nuisance : Les mêmes que pour les précédentes industries, mais à un bien moindre degré.

Fonderies de suif en branches a feu nu (placées dans la 2e classe par le décret du 15 octobre 1810, dans la 1re classe par l'ordonnance du 14 janvier 1815 et les décrets des 31 décembre 1866 et 3 mai 1886).

Causes de nuisance : Les mêmes que pour la fonte des graisses à feu nu. — Danger d'incendie très grand.

Fonderies de suif en branches au bain-marie ou a la vapeur (placées dans la 2e classe par les décrets des 15 octobre 1810, 14 janvier 1815, 31 décembre 1866 et 3 mai 1886).

Causes de nuisance : Les mêmes, mais singulièrement amoindries comme dégagements nuisibles et danger d'incendie. — Altération des cours d'eau par les liquides résiduaires acides ou alcalins, quand on immerge les suifs dans de l'eau acidulée ou alcaline.

Fonte aux acides des graisses (placée dans la 2e classe par le décret du 19 mai 1890).

Causes de nuisances : Émanations odorantes. — Vapeurs âcres (acroléine). — Altération des cours d'eau par des liquides résiduaires acides.

Fabrication des chandelles (placée dans la 2e classe par les décrets des 15 octobre 1810 et 14 janvier 1815, et dans la 3e classe par ceux des 31 décembre 1866 et 3 mai 1886).

Causes de nuisance : Émanations odorantes provenant de la fonte des suifs épurés. — Vapeur d'acroléine. — Danger d'incendie.

Fabrication du suif brun (placée dans la 1re classe par les décrets des 15 octobre 1810, 14 janvier 1815, 31 décembre 1866 et 3 mai 1886).

Causes de nuisance : Vapeurs et buées âcres (acroléine), acides et empyreumatiques. — Émanations provenant des amas de matières putrescibles. — Danger d'incendie très grand. — Bruit incommode des moulins et presses.

Fabrication de cretons (placée dans la 1re classe par le décret du 15 octobre 1810, l'ordonnance du 14 janvier 1815 et les décrets des 31 décembre 1866 et 3 mai 1886).

Causes de nuisance : Les mêmes que pour la précédente industrie.

Fabrication du suif d'os (placée dans la 1re classe par le décret du 15 octobre 1810, l'ordonnance du 14 janvier 1815, et les décrets du 31 décembre 1866 et 3 mai 1886).

Causes de nuisance : Les mêmes que pour les précédentes industries, mais avec production d'émanations putrides plus prononcées provenant des amas d'os, et écoulement d'eaux résiduaires extrêmement fermentescibles.

VI. **Travail des huiles animales.** — Fabrication d'huiles de pieds de bœuf (placée dans la 1re classe par le décret du 15 octobre 1815; maintenue dans la 1re classe par les décrets des 31 décembre 1866 et 3 mai 1886 quand les *matières employées sont en putréfaction ;* descendue dans la 2e classe quand les *matières ne sont pas putréfiées*).

Causes de nuisance : Émanations fétides des matières putrescibles. — Buées et vapeurs âcres dégagées par la cuisson. — Imprégnation du sol par les eaux d'égouttage provenant des amas de débris et des dépôts d'os. — Écoulement d'eaux de macération et de lavage.

Fabriques d'huiles de poissons (placées dans la 1re classe par le décret du 15 octobre 1810, l'ordonnance royale du 14 janvier 1815 et les décrets des 31 décembre 1866 et 3 mai 1886).

Causes de nuisance : Émanations infectes provenant des matières en fermentation. — Odeur des cuves de macération. — Buées âcres de chaudières à feu nu. — Stagnation et écoulement d'eaux putrides, de macération et de lavage. — Danger d'incendie.

Fabrication de dégras ou huile épaisse a l'usage des chamoiseurs et corroyeurs (placée dans la première classe par les décrets des 10 octobre 1810, 9 février 1825, 31 décembre 1866 et 3 mai 1886).

Causes de nuisance : Emanations infectes des matières premières (suif brun, huiles de poissons, produits du dégras des peaux chamoisées. — Buées âcres (acroléine) provenant de la fonte à feu nu. — Ecoulement d'eaux résiduaires fermentescibles. — Danger d'incendie très grand.

Extraction des huiles et autres corps gras des débris et matières animales (placée dans la 1re classe par les décrets des 31 décembre 1866 et 3 mai 1886).

Causes de nuisance : Emanations fétides provenant des amas de matières premières en fermentation. — Vapeurs âcres et buées des chaudières de cuisson. — Egouttage des résidus. — Ecoulement d'eaux putrescibles. — Danger d'incendie.

Fabrication des huiles rousses extraites des cretons et débris de graisses a haute température (placée dans la 1re classe : 15 octobre 1810, 14 janvier 1815, 31 décembre 1866, 3 mai 1886).

Causes de nuisance : Les mêmes, à un très haut degré, que celles de la fabrication du dégras.

Fabrication d'huile de Bergues (comme pour la fabrication de dégras).

VII. **Les dépôts de débris animaux.** — Dépôts de chairs et issues provenant de l'abattage des animaux (placés dans la 1re classe par les décrets des 15 octobre 1810, 31 décembre 1866 et 3 mai 1886).

Causes de nuisance : Les mêmes que pour les clos d'équarissage.

Dépôts de boyaux et pieds d'animaux abattus (de même que pour les Dépôts de chairs et débris d'animaux).

Dépôts d'os frais en grand (placés dans la 1re classe par l'ordonnance royale du 9 février 1825, les décrets du 31 décembre 1866 et 3 mai 1886).

Causes de nuisance : Emanations provenant de matières très putrescibles. — Imprégnation du sol par des produits d'égouttage infects. — Odeur très désagréable. — Mouches qu'ils attirent en grand nombre.

Dépôts d'os secs en grand (placés dans la 3me classe par les décrets du 31 janvier 1872 et 3 mai 1886).

Causes de nuisance : Les mêmes que précédemment, mais singulièrement atténuées.

Dépôts de cuirs verts et peaux fraiches (placés dans la 2me classe par les décrets des 15 octobre 1810, 37 janvier 1837, 31 décembre 1866, 3 mai 1886).

Causes de nuisance : Emanations fétides. — Liquides sanguinolents provenant du suintement des peaux fraiches. — Altération des eaux potables par l'infiltration ou l'écoulement d'eaux infectes. — Présence de mouches nombreuses en été.

Dépôts de peaux salées non séchées (placés dans la 3me classe par le décret du 3 mai 1886).

Causes de nuisance : Souillure du sol par des saumures sanguinolentes. — Émanations odorantes. — Mouches nombreuses en été.

Dépôts de peaux sèches conservées a l'aide de produits odorants (placés dans la 3me classe par le décret du 3 mai 1886).

Dépôts de boues et immondices de voiries (placés dans la 1re classe par les décrets des 9 février 1825, 31 décembre 1866 et 3 mai 1886).

Causes de nuisance : Émanations désagréables. — Écoulement de résidus infects et souillure du sol à la suite des pluies et de la fermentation putride des matières.

Lavage et séchage des éponges (placés dans la 2me classe par les décrets de 1810, 1815 et janvier 1837, descendus dans la 3me classe par les décrets de 1866 et 1886).

Causes de nuisance : Emanations fétides provenant de la putréfaction des matières animales gélatineuses des éponges. — Odeur infecte des eaux de nettoyage. — Écoulement d'eaux résiduaires chlorées.

§ IV. — Des établissements classés où l'on travaille la matière animale plus ou moins transformée et de leur nuisance spéciale.

I. Le travail de transformation industrielle des peaux et cuirs. — Tanneries : 2e classe (15 octobre 1810, 14 janvier 1815, 31 décembre 1866, 3 mai 1886).

Causes de nuisances : Emanations putrides provenant de matières animales en fermentation (raclures de peaux échauffées ; rognures provenant de l'épilage et de l'écharnage). — Amas de tannée chargés de battures ou débris. — Imprégnation du sol par des liquides infects. — Stagnation d'eaux sanguinolentes. — Altération des cours d'eau par des matières putrides et des liquides résiduaires chargés de sels nuisibles (chaux, orpiment).

Corroieries : 2me classe (1810, 1815, 1866, 1886).

Causes de nuisance : Emanations fétides provenant de la macération des cuirs, des huiles de dégras, des douves ou récipients ayant contenu du dégras, du suif ou de l'huile de poisson, des bourriers ou débris de peaux. — Imprégnation du sol par des liquides résiduaires infects. — Écoulement des eaux de trempage ou de macération. — Bruit des marteaux pilons. — Danger d'incendie.

Chamoiseries : 2me classe (1810, 1815, 1866, 1886).

Causes de nuisance : Emanations fétides provenant de la fermentation des débris, rognures et raclures de peaux, des cuves de macération, des huiles de dégras. — Écoulement d'eaux sales ou de macération. — Bruit des fouloirs à pilons. — Danger d'incendie par l'étuve.

Parcheminerіes : 2me classe (1810, 1815, 1866, 1886).

Causes de nuisance : Les mêmes que pour les corroieries et les chamoiseries.

Mégisseries (placées dans la 2e classe 15 octobre 1810, 14 janvier 1815 ; mises en 3e classe par les décrets du 31 décembre 1866 et 9 mai 1886).

Causes de nuisance : Émanations fétides provenant des peaux en macération et des amas de rognures. — Buées des cuves à dégraissage. — Altération des eaux par des liquides résiduaires chargés de matières putrescibles, ou de chaux. — Danger d'incendie.

Hongroieries (placées dans la 2me classe par les décrets des 15 octobre 1810 et 14 janvier 1815, dans la 3me classe par les décrets du 31 décembre 1866 et 3 mai 1886).

Causes de nuisance : Vapeurs âcres provenant de l'emploi du suif fondu. — Émanations fétides des peaux vertes, des amas de raclures et débris des tonnes à huile ou à graisse. — Souillure du sol et altération des eaux par des liquides résiduaires chargés de matières putrescibles ou d'alun. — Danger d'incendie.

Maroquineries (placées dans la 2me classe par les décrets de 1810 et 1815; mis en 3e classe par les décrets de 1866 et 1886).

Causes de nuisance : Émanations fétides provenant des amas de raclures. — Buées des cuves à teinture. — Souillure du sol et altération des eaux par les liquides résiduaires de lavage et de teinture. — Danger d'incendie. — Bruit des machines à maroquiner.

Planage et séchage des peaux : 2e classe (31 janvier 1872 et 3 mai 1886).

Causes de nuisance : Les mêmes, mais à un bien moindre degré que dans les industries précédentes.

Battage des cuirs : 3e classe (31 décembre 1866 et 3 mai 1886.)

Causes de nuisance : Bruit et ébranlement du sol. — Dégagement de poussières irritantes.

II. **Le travail des fourrures et pelleteries.** — Séchage des peaux de mouton : 3e classe (31 décembre 1866 et 3 mai 1886).

Causes de nuisance : Odeurs désagréables provenant du dégraissage des peaux et des débris en fermentation. — Poussières produites par le battage. — Eaux de lavage des ateliers. — Danger d'incendie par le soufroir.

Dégraissage des peaux par les huiles de pétrole et autres hydrocarbures : 1re classe (7 mai 1878 et 3 mai 1886).

Causes de nuisance : Odeur des matières grasses, extraites par volatilisation et condensation des vapeurs hydrocarburées. — Odeurs des hydrocarbures. — Danger d'incendie.

Lustrage et apprêtage des peaux : 3e classe (7 mai 1878 et 3 mai 1886).

Causes de nuisance : Émanations odorantes provenant des huiles employées et des débris de raclage des peaux. — Buées dégagées par la combustion des détritus dans les foyers des chaudières. — Poussières se dégageant des caisses à dégraisser et à battre les peaux. — Bruit des fouloirs.

Teintureries de peaux : 3me classe (31 décembre 1866 et 3 mai 1886).

Causes de nuisance : Odeur provenant de peaux non séchées et des usines destinées au foulage. — Buées des cuves à teinture et des chaudières. — Écoulement d'eaux résiduaires, infectes ou acides. — Poussières se dégageant des caisses à dégraisser. — Danger d'incendie dans le séchoir.

III. **Le travail du noir animal.** — CALCINATION DES OS D'ANIMAUX : 1re classe (15 octobre 1810, 27 janvier 1857, 31 décembre 1866 et 3 mai 1886).

Causes de nuisance : Émanations fétides provenant des dépôts d'os. — Dégagement de vapeurs ammoniacales, de gaz sulfurés et carbonés, de produits volatils empyreumatiques, de fumée infecte. — Écoulement d'eaux grasses, d'eaux de condensation, d'eaux de lavage.

DISTILLATION DES OS OU FABRICATION DU NOIR D'IVOIRE ET NOIR ANIMAL :

1° Lorsqu'on ne brûle pas les gaz : 1re classe (1810, 14 janvier 1815, 1866, 1886).

Causes de nuisance : Les mêmes que dans l'industrie précédente; en plus : le dégagement des poussières provenant du concassage et du broyage du noir avec le danger d'incendie ;

2° Lorsque les gaz sont brûlés : 2me classe (1810, 1866, 1886).

Causes de nuisance : Bien moindres.

TORRÉFACTION DES OS POUR ENGRAIS. — 1° Lorsque les gaz ne sont pas brûlés : 1re classe (1810, 1866, 1886) ; 2° lorsque les gaz sont brûlés : 2e classe (1810, 1866, 1886).

Causes de nuisance : Les mêmes que dans la calcination et la distillation des os.

REVIVIFICATION DU NOIR DES RAFFINERIES ET DES SUCRERIES : 2me classe (20 septembre 1828, 1866, 1886).

Causes de nuisance : Émanations infectes provenant de la fermentation du noir. — Dégagement de vapeurs ammoniacales et empyreumatiques, de gaz sulfurés et carbonés. — Écoulement d'eaux fermentescibles ou acides. — Danger d'incendie.

IV. **Le travail des engrais animalisés.** — FABRICATION DES ENGRAIS AU MOYEN DES MATIÈRES ANIMALES : 1re classe (15 octobre 1810, 29 février 1825, 31 décembre 1866 et 3 mai 1886).

Causes de nuisance : Émanations fétides provenant des débris de matière animale (os, rognures de peaux, résidus des abattoirs et des boyauderies, déchets de cuirs et de cornes, viandes avariées, chairs desséchées, sang, etc.). — Buées infectes se dégageant des appareils de cuisson et de traitement des matières, des étuves à dessication, des cuves et bacs à mélange. — Gaz sulfurés et carbonés. — Écoulement d'eaux vannes et de résidus liquides putrides. — Imprégnation et infection du sol par les produits résiduaires. — Altération des cours d'eaux.

FABRICATION DES SUPERPHOSPHATES DE CHAUX : 2me classe (31 janvier 1872, 1886).

Causes de nuisance : Quand la fabrication des superphosphates est le complément de la fabrication d'engrais animalisés, se reporter à cette cette industrie placée dans la 1re classe. — Quand la fabrication des superphosphates doit se faire par le simple mélange des phosphates naturels et de l'acide sulfurique, la principale cause de nuisance réside dans le dégagement de vapeurs acides, sulfureuses, nitreuses, et, en certains cas, d'acides chlorhydrique et fluorhydrique ainsi que de poussières nuisibles quand on malaxe des superphosphates avec les divers déchets organiques.

FABRICATION DE POUDRETTE : 1re classe (1810, 14 janvier 1815, 1866, 1886).

Causes de nuisance : Émanations infectes provenant des vidanges et de leurs récipients (tonnes, bassins de décantation). — Buées fétides se dégageant des appareils de distillation, des liquides décantés, des étuves à dessication, des bacs de saturation. — Écoulement d'eaux résiduaires nuisibles. — Infection du sol. — Altération des cours d'eau.

FABRICATION DES SELS AMMONIAC ET SULFATE D'AMMONIAQUE PAR L'EMPLOI DES MATIÈRES ANIMALES :

1° Comme établissement principal : 1re classe (7 mai 1878, 1886).

Causes de nuisance : Émanations infectes provenant des matières de vidanges, et en particulier pendant la saturation des vapeurs ammoniacales par l'acide sulfurique. — Gaz fétides émanant des appareils de traitement. — Vapeurs ammoniacales produites par la distillation des matières et le séchage à chaud des matières pâteuses. — Amas de résidus solides, et écoulement d'eaux vannes dégageant des odeurs putrides. — Souillure du sol. — Altération des cours d'eaux par les liquides résiduaires et de condensation ;

2° Comme annexe d'un dépôt d'engrais provenant de vidanges ou de débris d'animaux, précédemment autorisé : 2e classe (7 mai 1878 et 3 mai 1886).

DÉPOTS D'ENGRAIS DE MATIÈRES PROVENANT DE VIDANGES OU DE DÉBRIS D'ANIMAUX :

1° Non préparés ou en magasin ouvert : 1re classe (octobre 1810, 29 février 1825, 1866, 1886).

Causes de nuisance : A peu de chose près, tous les inconvénients des fabriques d'engrais;

2° Desséchés ou désinfectés, et en magasin couvert, quand la quantité excède 25,000 kilogrammes : 2me classe (1866, 1886) ; quand la quantité est inférieure à 25,000 kilogrammes : 3me classe (1866, 1886).

Causes de nuisance : Émanations infectes.

DÉPOTS DE GUANO :

1° Quand l'approvisionnement excède 25,000 kilogrammes : 1re classe (1866, 1886).

2° Pour la vente au détail : 2e classe (20 juillet 1855, 1866, 1886).

Causes de nuisance : Émanations nauséabondes.

V. Le travail des poils, crins, plumes, laines et cornes. — LA PRÉPARATION DES CRINS ET SOIES DE PORC PAR FERMENTATION : 1re classe (15 octobre 1810, 27 mai 1838, 31 décembre 1866, 3 mai 1886).

Causes de nuisance : Emanations putrides provenant du lavage, de la macération et de la fermentation des crins et soies non échaudés, des débris de chair. — Buées fétides s'échappant des chaudières à débouillage. — Ecoulement d'eaux infectes (eaux de macération et de bouillage). — Poussières nuisibles produites par le triage, battage et peignage des crins et soies. — Danger d'incendie par l'étuve et le soufroir. — Danger d'infection charbonneuse.

LA PRÉPARATION DES CRINS ET SOIES SANS FERMENTATION : 2e classe (1866, 1886).

Causes de nuisance : Buées infectes provenant des cuves à bouillage. — Poussières nuisibles et infectieuses produites par les battage, triage et peignage des crins. — Ecoulement des eaux de lavage et de bouillage. — Danger d'incendie par l'étuve. — Danger d'infection charbonneuse.

TEINTURERIE DE CRINS (Voir Teinturerie de peaux).

LE TRAVAIL DES CORNES ET FANONS POUR FABRICATION DE BALEINES DE CORSET : 3e classe (27 mai 1838, 1866, 1886).

Causes de nuisances : Emanations putrides provenant des amas de cornes brutes, des cuves de macération. — Buées fétides se dégageant des cuves à ramollissement, de cuisson et de débouillage. — Ecoulement d'eaux infectes (eaux de lavage et de cuisson). — Danger d'infection charbonneuse.

APLATISSEMENT DES CORNES ET SABOTS. — 1° avec macération : 2e classe (20 juin 1883, 3 mai 1886) ; 2° sans macération : 3e classe (20 juin 1883, 3 mai 1886).

Causes de nuisance : Emanations putrides provenant des matières premières (cornes, ergots de bœufs, sabots de chevaux) arrivant mal nettoyées des abattoirs. — Vapeurs nauséabondes se dégageant des bacs à trempage et macération. — Fumée produite par le roussissage de la corne. — Poussières nuisibles provenant du sciage des cornes sèches. — Ecoulement d'eaux infectes (eaux de trempage et de macération). — Bruit causé par les machines : toupies, presses, etc. — Danger d'infection charbonneuse.

BATTAGE, CARDAGE ET ÉPURATION DES LAINES, CRINS ET PLUMES : 3e classe (1866, 1886).

Causes de nuisance : Poussières nuisibles et duvet provenant du déballage et du battage. — Buées se dégageant du cylindre d'épuration. — Bruit incommode. — Danger d'infection charbonneuse.

LAVOIRS A LAINE : 3e classe (15 octobre 1810, 9 février 1825, 1866, 1886).

Causes de nuisances : Emanations provenant des rognures et débris. — Ecoulement d'eaux de lavage. — Buées produites par le traitement à chaud. — Altération des cours d'eau par l'entraînement de débris de chair et de laine avec les eaux de lavage. — Danger d'incendie par l'étuve.

Secretage des poils de lièvre et de lapin : 2e classe (20 septembre 1828, 31 décembre 1866, 3 mai 1886).

Causes de nuisance : Emanations odorantes provenant des magasins où sont amoncelées les peaux. — Poussières de poils pendant l'éjarrage et le coupage. — Vapeurs acides s'échappant de l'étuve. — Danger de l'emploi du nitrate acide de mercure pour le secrétage. — Danger des vapeurs nitreuses quand on prépare le nitrate de mercure dans l'atelier même.

Fabrication de chapeaux de feutre : 2e classe (1810, 1815) ; 3e classe (1866, 1886).

Causes de nuisance : Poussières de poils, souvent imprégnés de mercure, provoquées par les opérations d'arçonnage et de feutrage. — Buées provenant des cuves à foulage. — Ecoulement d'eaux résiduaires infectes. — Danger d'incendie par l'étuve. — Bruit incommode des appareils (arçonneuses, fouleuses, souffleuses).

VI. **Le travail des bougies et savons.** — Fabrication de l'acide stéarique. — 1° par saponification : 2e classe (31 décembre 1866) ; 2° par distillation : 1re classe (1866, 1886).

Causes de nuisance : Emanations putrides provenant de la fermentation des matières premières (corps gras) et des résidus de fabrication. — Buées irritantes se dégageant de la fonte des suifs et des chaudières à saponification. — Vapeurs d'acide sulfureux et d'acroléine émanant des appareils d'attaque par l'acide sulfurique. — Vapeurs et gaz odorants produits par la distillation. — Fumées âcres provoquées par la combustion dans les foyers des résidus et bois (tourteaux et douves) imprégnés de matières grasses. — Ecoulement d'eaux résiduaires infectes (eaux de lavage, eaux de traitement). — Danger d'incendie.

Fabrication de bougies et autres objets en cire et en acide stéarique : 3e classe (31 décembre 1866, 3 mai 1886).

Causes de nuisance : Vapeurs odorantes émanant des chaudières. — Danger d'incendie par les foyers et cendriers ouvrant directement dans l'intérieur de l'atelier où s'opère la fusion des matières premières.

Savonneries : 3me classe (15 octobre 1810, 14 janvier 1815, 31 décembre 1866, 3 mai 1886).

Causes de nuisance : Vapeurs empyreumatiques. — Buées nauséabondes provenant des chaudières à empâtage et à cuisson. — Emanations infectes dégagées par les résidus qui imprègnent le sol. — Ecoulement d'eaux résiduaires alcalines résultant des lessivages successifs. — Amas de résidus solides sur la voie publique pouvant infecter le sol par suintage ou dilution par les eaux de pluie. — Danger d'incendie par les séchoirs.

Extraction de la glycérine des eaux de savonneries ou de stéarinerie : 2me classe (20 juin 1883, 3 mai 1886).

Causes de nuisance : Odeur désagréable provenant de la concentration par évaporation des eaux mères. — Ecoulement des eaux de filtration ou noir animal.

DISTILLATION DE LA GLYCÉRINE : 3me classe (juin 1883, mai 1886).

Causes de nuisance : Les mêmes que dans l'industrie précédente, mais en plus : les vapeurs provenant de la distillation et danger d'incendie.

VII. **Le travail des colles et gélatines.** — FABRICATION DE LA COLLE FORTE : 1re classe (15 octobre 1810, 14 janvier 1815, 31 décembre 1866, 3 mai 1886).

Causes de nuisance : Emanations putrides provenant des amas de matières animales premières fraîches, en macération ou en fermentation (rognures de peaux, tendons, cornillois, os, etc., des voitures de transport des matières, des baquets ou autres récipients en bois, des déchets et résidus de la fabrication : marcs de colle). — Buées nauséabondes se dégageant des chaudières de cuisson. — Vapeurs acides quand on traite les colles ou matières premières par des solutions acides pour préparer de la colle liquide. — Fumées âcres quand on brûle des résidus de matière animale. — Ecoulement d'eaux résiduaires infectes (eaux de lavage et des traitements successifs). — Infection du sol par imprégnation de résidus solides et liquides. — Altération des cours d'eau. — Danger d'incendie.

FABRICATION DE LA GÉLATINE ALIMENTAIRE ET DES GÉLATINES PROVENANT DES PEAUX BLANCHES ET DES PEAUX FRAÎCHES NON TANNÉES : 3me classe (1810, 9 février 1825, 1866, 1886).

Causes de nuisance : Les mêmes que dans l'industrie précédente, mais à un bien moindre degré.

VIII. **Le travail des cocons.** — ATELIERS POUR L'EXTRACTION DES PARTIES SOYEUSES DES CHRYSALIDES : 2me classe (20 septembre 1828 ; 1re classe (21 décembre 1866, 3 mai 1886).

Causes de nuisance : Emanations putrides provenant de l'accumulation et de la décomposition des chrysalides. — Buées infectes s'échappant des bassines de purge. — Poussières provoquées par le déballage, le battage des cocons. — Ecoulement d'eaux infectes éminemment putrescibles (Eaux de préparation et de trempage) — Souillure du sol et altération des cours d'eaux par les résidus de suintement et de coulage.

TRAITEMENT DES FRISONS DE COCON : 2me classe (31 décembre 1866, 3 mai 1886).

Causes de nuisance : Buées des chaudières à dégommage. — Ecoulement d'eaux putrescibles. — Altération des cours d'eau.

FILATURE EN GRAND DES COCONS (ATELIERS EMPLOYANT SIX TOURS AU MOINS) : 2me classe (15 octobre 1810, 27 mai 1838) ; 3me classe (31 décembre 1866, 3 mai 1886).

Causes de nuisance : Les mêmes que dans les industries précédentes.

IX. La calcination des matières animales. — FABRICATION DE CYANURE DE POTASSIUM ET BLEU DE PRUSSE.

1° Par la calcination directe des matières animales avec la potasse : 1re classe (15 octobre 1810, 31 décembre 1866 et 3 mai 1886).

Causes de nuisance : Emanations putrides provenant des amas d'os, déchets et débris d'animaux ; vapeurs infectes provenant des cuves à macération et des salles à traitement des matières par la vapeur. — Buées odorantes se dégageant des chaudières à calcination. — Ecoulement d'eaux résiduaires putrescibles. — Dégagement de vapeurs ammoniacales et d'acide prussique.

2° Par l'emploi de matières préalablement calcinées en vases clos : 2me classe (31 décembre 1866 et 3 mai 1886).

Causes de nuisance : Les mêmes que précédemment, mais à un bien moindre degré.

FABRICATION DU CYANURE ROUGE DE POTASSIUM OU PRUSSIATE ROUGE DE POTASSE : 3me classe (31 décembre 1866 et 3 mai 1886.)

Causes de nuisance : Les mêmes que ci-dessus.

§ V. — Des moyens à prescrire pour prévenir et combattre les causes de nuisance provenant des diverses catégories d'établissements classés où l'on travaille les matières d'origine animale.

I. Du traitement et de l'enlèvement des résidus solides d'origine animale. — Les résidus solides provenant des établissements où l'on traite la matière animale à l'état vivant, sont constitués par les « déchets, abats ou issues des animaux » d'une part ; de l'autre par les « excréments et les fumiers. » Dans les établissements où l'on traite la matière animale morte, soit à l'état naturel, soit à l'état de transformation, les résidus solides sont constitués par des déchets et débris tels que : écharnures, raclures, rognures de peaux, de cuirs, d'intestins, de tendons ; lambeaux de chair à l'état frais ou desséchés ; têtes, ouïes, écailles de poisson ; os, graisses et suifs ; bourriers, bourres de poils, de crins, de laines ; débris de cornes et sabots ; dépôts des chaudières, des cuves et bacs à macération, des bassins de décantation ; tannées, tourteaux, marcs, matières excrémentielles.

Pour prévenir les émanations infectes auxquelles donne lieu la décomposition putride de ces résidus, le moyen le plus simple est de procéder, aussi promptement et aussi souvent que possible, à leur éloignement. Mais pendant leur séjour à l'usine ils devront être imprégnés de désinfectants et reçus dans des récipients spéciaux : tonnes, cuviers, bacs en bois ou cylindres métalliques, tous parfaitement clos, également lavés chaque fois avec des liquides antifermentescibles tels que : solutions étendues d'acide phénique, de chlorure de chaux, de pyrolignite de fer, de sulfate de fer; eau de goudron, lait de chaux. Les récipients d'évacuation : tonneaux, coches ou brouettes, seront disposés sous un hangar bien ventilé. Dans certaines circonstances, il sera bon de munir le couvercle des bacs ou réceptacles séjournant dans l'établissement d'un tube de dégagement conduisant les émanations odorantes sous un foyer spécial pour y être dénaturées.

D'autres fois, alors surtout qu'il s'agit de déchets infectieux ou virulents, on devra procéder à une destruction immédiate par l'acide sulfurique.

Leur destruction pure et simple en les faisant brûler dans le foyer de l'établissement doit être défendue, à cause des dégagements nauséabonds et empyreumatiques auxquels cette combustion donnerait lieu.

La désinfection préalable peut également être pratiquée pour les amas de déchets, débris ou abats destinés à servir de matières premières utilisables par d'autres industries. C'est ainsi que, d'une facon générale, il ne faut transporter dans les établissements qui mettent en œuvre, pour les transformer, les parties d'animaux abattus, qu'autant que ces parties auront été bien lavées, dégraissées, préparées, en un mot préalablement désinfectées, ou rendues imputrescibles (os, sang, débris de chair, etc., destinés à être transformés en engrais ; déchets, rognures, raclures de peaux pour les fabriques de colle forte, etc.). La pratique a démontré que l'imprégnation de ces déchets avec des solutions désinfectantes étendues, ne saurait, dans ces cas là, porter aucun préjudice sérieux à la qualité des produits.

II. **De l'évacuation et du traitement des résidus gazeux d'origine animale.** A. — Quand on ne travaille pas à l'air libre ou sous des hangars, un des moyens les plus simples pour assurer l'évacuation des produits gazeux de la fermentation animale, consiste à ménager une ventilation convenable dans les étables, écuries et parcs, où séjournent les animaux vivants ainsi que dans les magasins de dépôts et dans les ateliers de mise en œuvre de la matière animale à l'état mort.

Des tuyaux d'aération, judicieusement aménagés dans les combles, des *lanterneaux à lame de persienne* surmontant directement les plafonds, des *trémies d'aération* suffisamment élevées, constituent des procédés pratiques de ventilation ordinairement prescrits, et d'une efficacité incontestable quand il s'agit de bâtiments clos. Mais, la diffusion plus ou moins rapide des gaz odorants dans les couches inférieures de l'atmosphère laisse, le plus souvent, le voisinage immédiat soumis à tous leurs effets nuisibles. Pour être entraînés dans des couches atmosphériques plus élevées et s'y diffuser sans inconvénient pour la salubrité extérieure, il est nécessaire d'établir une aspiration assez forte, obtenue le plus souvent par la construction d'une cheminée de hauteur convenable et dépassant le faîte des maisons voisines dans un rayon d'au moins cinquante mètres.

Les foyers de production des gaz et vapeurs devront être surmontés de *hottes aspiratrices*, de largeur convenable, descendant très bas sur les appareils et communiquant avec la cheminée centrale. D'autres fois, on utilisera pour l'évacuation des gaz soit des *appareils propulseurs*, soit des *brûleurs* ou foyers spéciaux de tirage et d'entraînement. Le plus souvent encore, la matière animale sera traitée dans des *appareils clos*, disposés de façon que ni buée, ni vapeur, ni gaz ne se dégagent au dehors, et qu'une aspiration convenable entraîne directement tout produit nuisible dans la cheminée évacuatrice. Ces moyens cessent d'être efficaces, quand il s'agit des gaz particulièrement infects qui se dégagent dans les industries où l'on pratique la transformation de la matière animale par cuisson, par calcination, par réaction chimique et surtout par distillation. Dans ces cas, on doit avoir recours à la dénaturation par le feu des produits odorants avant de les rejeter dans l'atmosphère. Pour cela, sous l'influence du tirage provoqué par des cheminées élevées (de 30 à 50 mètres de hauteur), les produits seront dirigés vers le foyer des générateurs : soit immédiatement au-dessous dans le cendrier, soit au-dessus au niveau des flammes. Mais c'est surtout ici que la simple combustion que subissent les gaz et vapeurs infects dans leur passage à travers le foyer, n'a pas donné tous les résultats voulus. De Freycinet a cité entre autres, l'exemple d'une fonderie de suifs où toutes les vapeurs des chaudières passaient à travers un feu de coke avant de se dégager par une cheminée de 33 mètres de hauteur, sans arriver à perdre complètement leur odeur.

B. — M. Aimé Girard, membre de la Commission ministérielle de l'assainissement de Paris, a particulièrement insisté sur l'insuffisance de la simple dénaturation des gaz infects d'origine animale, par leur passage à travers les foyers des générateurs.

« Sous les foyers de générateurs, en effet, la combustion des gaz odorants est souvent incomplète. Soit que, obéissant à la rapidité trop grande du tirage, ces gaz odorants les traversent trop vite, soit que, à certains moments, l'ouverture des portes d'un foyer, en interrompant l'appel de ces gaz, ne les fasse refluer en trop grande quantité vers le foyer voisin, soit toute autre cause enfin : c'est chose certaine qu'en maintes occasions les gaz s'échappent, odorants encore, au sommet de la cheminée ; leur nocuité se trouve accrue par la hauteur même de l'appareil qui les débite. Il ne faut pas s'y tromper, ce n'est pas à l'état de gaz proprement dit que les produits volatils du traitement seront alors lancés dans l'atmosphère, c'est à l'état de vapeur globulaire, analogue à la vapeur d'eau dont les brouillards sont faits, incapable comme ces brouillards eux-mêmes de se diffuser rapidement dans l'air ambiant, et pouvant, par conséquent, être transportée à de grandes distances. »

De là, la nécessité qui s'impose de recourir à des appareils spéciaux de combustion, ou foyers de dénaturation appropriés à la nature et à la quantité des produits gazeux dégagés. Ces foyers spéciaux devront être construits de façon à assurer un contact prolongé du mélange de l'air, des gaz et des vapeurs avec des surfaces maintenues au rouge vif, comme par exemple des carneaux garnis de briquettes empilées, ainsi que cela a lieu dans les fours Siémens. Un tel procédé sera appliqué avantageusement à la fabrication du noir animal.

On peut encore, comme dans la fabrication des engrais, renvoyer les gaz infects dans un cubilot rempli de coke incandescent, assez large et construit de telle façon que la section du foyer ne permette point aux gaz de le traverser avec une vitesse trop grande pour qu'ils puissent être brûlés en entier.

Quel que soit pourtant le dispositif observé : la combustion seule, sans condensation ou neutralisation préalable des gaz nuisibles, laisse toujours plus ou moins à désirer. L'expérience a démontré, en effet, que malgré l'emploi d'un foyer spécial, il est indispensable pour assurer la dénaturation complète des gaz infects, de débarrasser ces gaz de la vapeur d'eau ou des produits volatils ammoniacaux qu'ils contiennent.

Nous n'avons pas à revenir ici sur la description des principaux appareils à condensation des gaz et des vapeurs; rappelons seulement que cette condensation s'opère en faisant circuler les résidus gazeux dans de simples réfrigérants refroidis par l'air ambiant, ou bien à travers des tours ou colonnes remplis de coke mouillé, ou bien encore dans des cylindres, canaux ou conduites dans lesquels l'eau tombant en cascades ou projetée en arrosoir sur les vapeurs, produit leur condensation immédiate et leur entrainement au dehors. Les produits seuls qui échappent à la condensation sont alors lancés ou aspirés dans les foyers spéciaux de dénaturation, où leur refroidissement préalable leur assure une combustion complète.

Le dispositif représenté dans la figure 15, est un exemple bien net de ce procédé de condensation des vapeurs. Nous l'empruntons au remarquable rapport de Ballard sur les industries insalubres en Angleterre (1878); il est appliqué dans une fabrique d'engrais chimique (hyperphosphate) à Plymouth. Il consiste en trois chambres verticales ou tours. Dans les deux dernières se trouve un massif de briques perforées B B, ou disposées en chicane. Au-dessus des tours est placé un réservoir d'eau R qui, par un système particulier de soupapes et de tiges en arrosoir *s s' s'' a a' a''*, peut être déversée en pluie dans chacune des chambres. A la partie inférieure de ces chambres, un tuyau d'évacuation des eaux condensées conduit ces eaux à l'égout, *t t' t''*. Les vapeurs infectes arrivent des mélangeurs ou appareils d'élaboration par la conduite D, pénètrent dans la première chambre d'où elles sont entraînées par la chute en pluie vers l'orifice de communication de cette première chambre avec la seconde, lequel orifice o se trouve à la partie inférieure de leur cloison de séparation.

De là, les émanations suivant le sens des flèches, traversent de bas en haut le massif de briques perforées ou en chicane, en sens inverse de la seconde douche en pluie qu'elles traversent et qui les lave. Arrivées au-dessus de la nappe en arrosoir, elles passent dans la troisième chambre par un orifice de communication *o'*, situé à la partie supérieure de la cloison qui sépare cette seconde chambre de la troisième. Descendant alors dans cette dernière chambre de condensation, suivant le sens d'une troisième douche en pluie *a''*, elles traversent de haut en bas le massif de briques qui s'y trouve et vont sortir de l'appareil condenseur par l'orifice o'', d'où elles s'échappent pour aller vers un foyer de dénaturation.

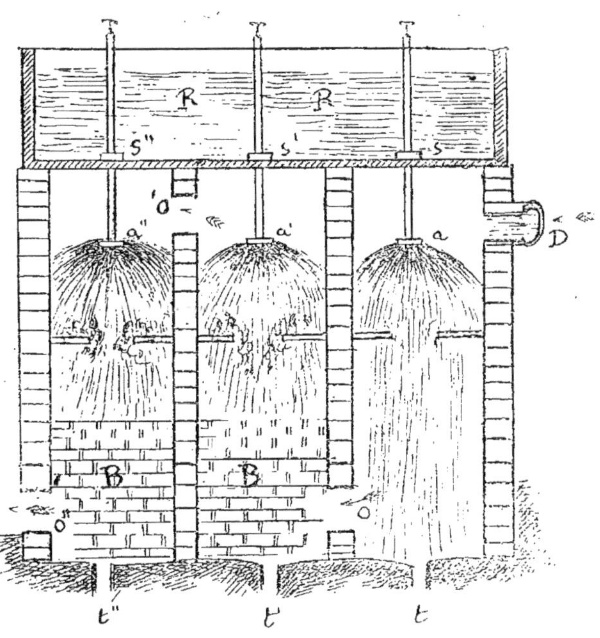

Fig. 15. — Dispositif pour la condensation des gaz odorants et vapeurs infectes — B B, massif de briques perforées ou en chicane ; — *a a' a''*, tiges terminées en pomme d'arrosoir ; — D, conduite d'amenée des gaz infects ; — *o o'*, orifices de communication des chambres de condensation ; — *o''*, orifice d'échappement des gaz vers le foyer de dénaturation ; — R, réservoir d'eau ; — S S' S'', soupapes de chute d'eau ; — *t t' t''*, tuyaux d'évacuation vers l'égout

La condensation des gaz et vapeurs par la rencontre d'une projection d'eau est certainement un des meilleurs systèmes à appliquer quand il s'agit d'émanations organiques. Il peut à lui seul, quelquefois, supprimer tout dégagement odorant et permettre l'écoulement au dehors des produits nuisibles ainsi condensés. Tel est, comme exemple à citer, celui que M. de Freycinet a cité lui-même dans son *Traité de l'assainissement industriel :* « Dans la plus vaste fabrique de bougies du Royaume-Uni, celle de M. Price, à Battersea (Londres), la fonte des suifs bruts s'opère dans de grandes cuves surmontées de couvercles plats en plomb, rivés aux parois et parfaitement hermétiques. Au milieu du couvercle, un orifice quadrangulaire de 80 centimètres de côté, pourvu d'une fermeture à eau, permet le service de la cuve. Sur le couvercle est implantée la plus courte branche d'un tube en U renversé, de 15 centimètres de diamètre, dont l'autre branche, d'environ 4m50 de longueur, descend sous le sol de l'atelier et débouche dans une conduite. Au bas du tube, un petit tuyau en communication avec une pompe foulante lance violemment de bas en haut une pluie d'eau froide à travers une pomme d'arrosoir. Les vapeurs de la cuve, au contact de cette eau très divisée, se condensent instantanément, et le liquide qui retombe, chargé de tous les miasmes, va se perdre à la Tamise. Il ne règne aucune odeur dans l'atelier ni au dehors, et cependant ces vapeurs sont de leur nature, tellement pénétrantes qu'à la moindre fuite des appareils, il faut apporter des baquets de chlorure de chaux pour rendre l'atelier supportable. » Ce dispositif est analogue à celui représenté dans la figure 11, page 69.

C.—Les *appareils clos,* dans lesquels se traitent les matières animales, ont le grand avantage de ramasser les produits gazeux et d'en assurer, par cela même, la condensation parfaite.

Telles sont : les *chaudières autoclaves* communiquant directement avec un récipient de condensation, utilisées pour la fonte des suifs à haute pression. Dans le récipient condensateur plonge le tube de dégagement des vapeurs ; le couvercle du condensateur est pourvu d'un tuyau conduisant les produits non condensés vers le foyer. Avant de s'engager dans le tuyau, ces produits non condensés peuvent encore être rabattus en partie dans le liquide du condensateur au moyen d'une pluie fine formée par une pomme d'arrosoir.

Tels sont également : 1° les *cylindres clos* où s'opère la réaction de l'acide sulfurique sur les suifs fondus, dans la fabrication des bougies, réaction qui donne lieu à un dégagement très prononcé de vapeurs âcres et odorantes, et 2° les *malaxeurs clos* où dans la fabrication d'engrais animalisés, l'on traite aussi les matières (os et phosphates naturels, marcs de colle, etc.) par l'acide sulfurique.

Tels sont encore : 3° les *appareils clos* (*cornues ou cylindres*) employés dans la fabrication du charbon d'os, dans la revivification du noir animal et dans la plupart des industries où l'on calcine les matières animales (sang, crins, plumes, poils, cornes, bourres, etc.).

Pour mieux assurer la combustion complète des gaz non condensés, il est quelquefois bon de les priver entièrement de leur eau en les faisant passer, avant leur arrivée dans le foyer, dans une chambre vide refroidie extérieurement.

Un système excellent est le *système Huyard*, appliqué à Bordeaux pour la destruction complète des exhalaisons infectes provenant de la décomposition des matières organiques. Ce système consiste à conduire les gaz au sortir des fours à carbonisation des matières animales, ou des autoclaves, ou encore des appareils de torréfaction, dans un réfrigérant spécial en forme de jeu d'orgue, où s'opère une condensation très prompte, d'où les produits condensés sont expulsés automatiquement par un siphon, tandis que les gaz infects incondensables sont projetés sur les grilles des foyers de l'usine, où ils se brûlent d'une façon complète. Cette disposition, représentée dans la figure 16, est appliquée à tous les fours à noir animal du système Huyard travaillant en France et à l'étranger, et aussi aux appareils de torréfaction des os, cornes, etc.

D. — Les appareils qui ont pour objet la dessication et la transformation des matières putrescibles (débris d'animaux, matières des vidanges, etc.) se divisent en *appareils fondés sur l'emploi de l'air*

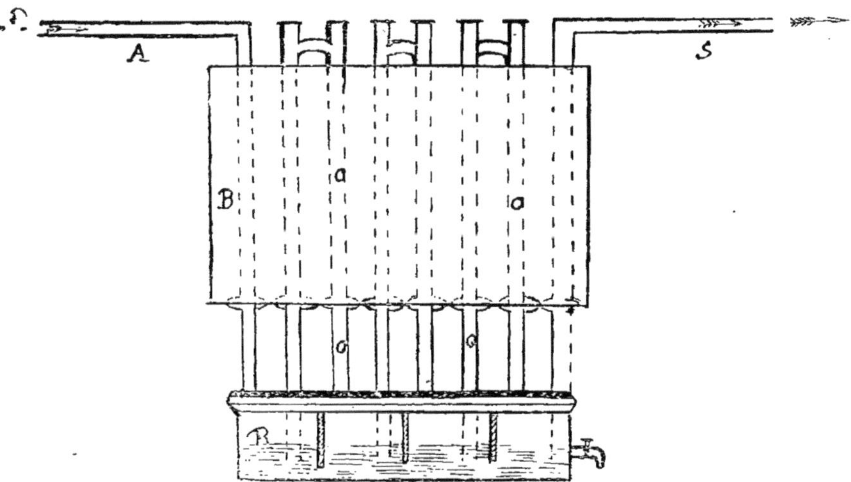

Fig. 16. — Dispositif Huyard pour la condensation et la dénaturation des gaz infects. — A, conduite d'amenée des gaz odorants ; — B, bassin de réfrigération ; — *o o o*, réfrigérant en forme de jeu d'orgue ; — R, réservoir des produits condensés ; — S, tuyaux d'évacuation des gaz non condensés vers le foyer de dénaturation.

chaud, agissant par contact, ou à travers des parois, ou simultanément des deux façons; et en *appareils fondés sur l'emploi de la vapeur.*

Les premiers, qui sont les plus nombreux, sont ceux qui offrent les inconvénients les plus grands au point de vue de l'hygiène, comme au point de vue des résultats économiques. Avec l'air chaud, en effet, il est très difficile d'établir une dessication méthodique qui n'expose pas à dépasser une limite de température égale à 225°, température à laquelle les matières sont décomposées et perdent une grande partie de leur azote; d'autre part, l'air chaud agissant par contact donne lieu à la production d'un volume énorme de gaz infects chargés de vapeur d'eau, exigeant une canalisation considérable, alors que ce volume même devient un obstacle presque insurmontable à la désinfection des gaz.

Avec les appareils fondés sur l'emploi de la vapeur, on ne rencontre aucun de ces inconvénients; on produit des engrais les plus riches possible avec le minimum des gaz infects (E. Coignet).

Les appareils à air chaud comprennent : 1° les *touraïlles ;* 2° les *fours à sole chauffée ;* 3° les *appareils à cylindre fixe et rotatif.*

1° Parmi les touraïlles nous citerons l'*appareil Mongin,* qui se compose d'une série de plateaux montés dans l'intérieur d'une tour en maçonnerie de briques et percés de trous alternativement au centre et à la circonférence. Sur chaque plateau existent des bras armés de râcloirs inclinés, fixés à un arbre vertical traversant tous les plateaux et mû extérieurement par un engrenage. La matière à dessécher est introduite à la partie supérieure; la forme de chaque râcloir est telle que son mouvement sur le plateau amène la matière vers l'ouverture de ce plateau, soit au centre, soit à la circonférence.

La matière chemine donc d'un plateau sur l'autre, alternativement du centre à la circonférence et de la circonférence au centre. Les gaz chauds venant d'un foyer accolé sont introduits à la partie inférieure de la tour et cheminent de bas en haut par les mêmes ouvertures que la matière, mais en sens inverse. La dessication est plus ou moins incomplète, suivant qu'on fait tourner l'arbre plus ou moins vite. L'inconvénient principal des touraïlles est l'encrassement considérable auquel elles sont sujettes.

2° Le principe des *fours à sole chauffée* consiste en une sole en briques ou en plaques de fonte, chauffée par des caniveaux où circulent des gaz chauds ou des eaux chaudes. Avec de l'air chaud, il n'y a pas de régularité possible dans la dessication : certaines parties de la matière sont carbonisées, d'autres se dessèchent très lentement et une grande main-d'œuvre est nécessaire pour retourner les matières sur la sole. C'est pour avoir employé des séchoirs de ce système, avec lesquels il est impossible d'avoir des chambres closes, que la Compagnie parisienne de vidanges s'est vue fermer son usine à Nanterre.

3° Les *appareils rotatifs* se composent essentiellement d'un cylindre dans lequel on verse les matières à dessécher. Les gaz chauds sont introduits par une extrémité et sortent par l'autre. Parmi les meilleurs, nous citerons l'appareil *Crechowicz* (fig. 17) qui fonctionne à la voirie de Bondy et dont nous reproduisons le schéma.

Parmi les appareils dessicateurs, fondés sur l'emploi de la vapeur, l'appareil *Firman* est également un de ceux dont la mise en pratique a donné les meilleurs résultats.

En voici la description sommaire : Un cylindre à double enveloppe de vapeur, entouré par une deuxième enveloppe d'air pour empêcher la déperdition de la chaleur, tourne sur galets autour d'un arbre creux, mobile lui-même en sens inverse. Cet arbre porte, ajustés sur lui, à l'intérieur du cylindre, des plateaux de fonte creux reliés entre eux par des tubes creux et par des racloirs. La vapeur est introduite par une des extrémités de l'arbre ; de là, par une disposition spéciale elle passe dans le cylindre, puis dans les plateaux et dans les tubes. L'eau condensée du cylindre revient par les mêmes orifices dans l'arbre qui reçoit toute l'eau condensée dans l'appareil. Elle finit par être évacuée à l'autre extrémité de l'arbre par un tuyau de purge. La matière est introduite par des portes ; elle sort sèche par les mêmes orifices. La rotation du cylindre a pour but de mieux répartir la chaleur et d'avoir toujours la tôle chauffée au maximum possible par son passage à la partie supérieure où se trouve la vapeur la plus chaude, et aussi d'augmenter l'évaporation, car la matière s'attache aux parois quand elle émerge au-dessus de la surface liquide et continue à sécher pendant la rotation jusqu'à ce que les racloirs viennent faire leur office.

Les matières sortent de l'appareil entièrement pulvérisées. Les vapeurs

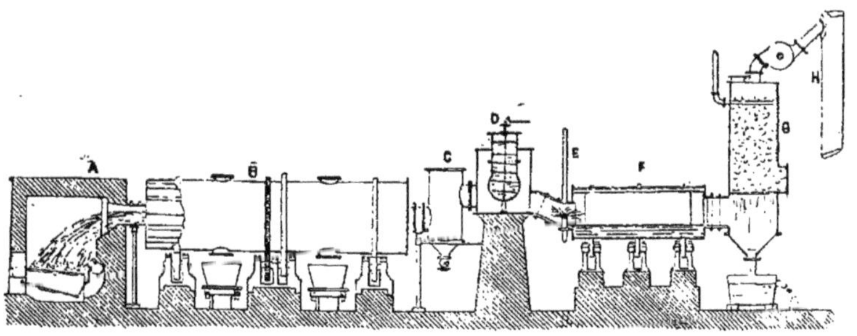

Fig. 17. — Schéma de l'appareil rotatif Crechowicz, employé à la voirie de Bondy pour la dessication des matières de vidanges. — A, foyer ; — B, four rotatif tournant sur des galets ; — C, vase de sûreté ; — D, réchauffeur ; — E, ventilateur aspirateur ; — F, condenseur rotatif ; — G. condenseur épurateur ; — H, conduite d'évacuation.

produites sont aspirées à travers un condenseur par un ventilateur qui peut même produire un vide partiel ce qui abaissant la température d'ébullition facilite l'évaporation. Le peu de gaz qui échappe à la condensation est conduit au foyer. Les gaz finissent par arriver dans l'atmosphère sans donner d'autre odeur que celle de l'acide sulfureux, mais très légère.

III. — **Du traitement des résidus liquides d'origine animale et de leur utilisation industrielle ou agricole.** — A. D'une manière générale nous le savons, tout établissement où l'on met en œuvre la matière animale est susceptible de souiller le sol et de causer l'altération des eaux par la production de résidus liquides chargés de substances organiques. Eviter l'imprégnation des couches superficielles du sol ou leur pénétration par des liquides putrescibles provenant de l'égouttage des amas de matières premières ; prévenir la pollution des cours d'eau, par l'emmagasinement, par l'enlèvement, par la dilution, par la clarification mécanique ou l'épuration chimique des eaux d'écoulement : tels sont les moyens employés pour combattre l'insalubrité extérieure inhérente à l'industrie elle-même.

En premier lieu, il faudra assurer l'imperméabilité parfaite du sol des ateliers, magasins, cours, etc., par un pavage ou dallage convenable, et ménager l'écoulement des eaux résiduaires par des pentes, rigoles ou caniveaux, vers des réservoirs, bassins ou citernes étanches destinés à les recevoir, et à en permettre le traitement ultérieur. Dans certains établissements tels que les vacheries, tueries particulières, etc., où la quantité de liquides résiduaires est peu importante, on peut évacuer ces liquides, préalablement dilués ou désinfectés, dans l'égoût voisin par des conduites souterraines constamment lavées. Les ouvertures des caniveaux et conduites d'évacuation seront munies de bouches hydrauliques ou appareils à siphon et on adaptera une grille ou tamis à mailles suffisamment serrées pour éviter l'entraînement de tout débris solide. On y fera passer constamment un courant d'eau, au besoin d'eau mélangée à un désinfectant (chlorure de chaux, sulfate de fer, lait de chaux) pour les tenir en état de propreté convenable (Boyauderies, Triperies, etc.).

Les cuves et bassins de macération ou de traitement des matières seront garnis d'un tuyau de trop plein déversant le liquide dans un caniveau d'écoulement.

Quand il s'agit d'établissements importants où la matière animale est manipulée en grand, on ne saurait permettre, en aucune façon, l'envoi direct des liquides résiduaires soit sur la voie publique, soit dans un cours d'eau.

Les puisards ou puits absorbants doivent être absolument prohibés.

Les moyens d'assainissement préalable des eaux résiduaires sont le traitement par l'épuration mécanique et le traitement par épuration chimique. Les deux opérations peuvent s'effectuer simultanément ou successivement. Le plus généralement c'est à l'épuration mécanico-chimique que l'on a recours. Ce traitement des eaux résiduaires chargées de matières animales comporte la *précipitation* de ces matières par un agent chimique et la *décantation* des eaux ainsi clarifiées. L'épuration chimique le plus communément employé est la chaux. On y associe, suivant les cas : les sels de fer (sulfate ou perchlorure) le sulfate d'alumine et le chlorure de manganèse, le charbon dont la présence dans les dépôts contribue à leurs propriétés fertilisantes comme engrais.

C'est principalement pour le traitement des eaux résiduaires provenant du travail des laines : eaux de désuintage, de lessivage, de dégraissage, etc., que l'épuration mécanico-chimique sera appliquée fort avantageusement.

Dans la plupart des établissements où l'on traite la matière animale, à l'exception de l'industrie de la laine et de la fabrication des engrais, il pourra être suffisant de ne pratiquer qu'une simple clarification dans un bassin unique, d'où les eaux préalablement désinfectées pourront être écoulées directement au dehors, et les dépôts retirés de temps en temps pour être utilisés comme engrais (Abattoirs, Boyauderies, Tanneries, etc).

Dans certains établissements (fabrication des bougies; extraction des graisses, etc.) les liquides seront recueillis dans une série de cuves ou bassins, communiquant entre eux par des siphons disposés de manière que la plus grande partie des matières grasses retenues à la surface puissent en être facilement retirées.

Nous ne saurions revenir ici sur la description technique détaillée des systèmes d'épuration employés pour le traitement des liquides résiduaires chargés de matières animales. Tout ce que nous pourrions en dire en ce qui concerne leur application, ne serait qu'une répétition inutile de l'exposé qui en a été fait dans les considérations générales sur la protection des cours d'eau et des nappes souterraines. Nous insisterons seulement sur l'utilisation agricole de ces résidus liquides (eaux résiduaires des tanneries, abattoirs, boyauderies, dépôts de peaux, etc.) qui trouve ici plus que partout ailleurs sa raison d'être.

Les dépôts animalisés chargés de sels de chaux ou de fer constituent en effet des engrais excellents, dont l'enlèvement sous forme de compost ou de tourteaux peut se pratiquer dans des conditions relativement économiques.

L'épuration chimique permet aussi d'arriver à l'utilisation industrielle de quelques-uns de ces résidus et la nécessité de l'assainissement conduit par là même à un résultat économique des plus avantageux. C'est ainsi, qu'au grand bénéfice de l'hygiène industrielle, les eaux de désuintage peuvent être exploitées pour l'extraction du carbonate de potasse qu'elles contiennent en notable quantité et pour celle de leurs matières grasses au moyen du sulfure de carbone. Il en est de même pour les eaux de dévidage de cocons, de décreusage de la soie, des fabriques de bougies, etc. Nous n'insistons pas.

B. — Le traitement des matières de vidanges dans le but d'obtenir leur transformation rapide en engrais solide et en sulfate d'ammoniaque, et d'éviter ainsi tous les inconvénients sérieux que leur exposition prolongée à l'air, dans les dépotoirs, entraîne fatalement, au point de vue de la salubrité du voisinage, a été, depuis une trentaine d'années déjà, l'objet d'un grand nombre d'études, faites surtout pour sauvegarder les intérêts de l'hygiène publique. Dès 1858, M. Lencauchez, ingénieur civil à Paris, s'occupait de la question, et il n'est que juste de résumer ici les perfectionnements qu'il proposait, en 1872, pour le traitement des matières de vidanges, dans l'exploitation de la voirie de Bondy. Ces perfectionnements résidaient dans :

1° L'*emploi du vide pour distiller* à basse température les matières de vidange, ce qui évite la production d'une grande partie des matières odorantes qui ne se forment qu'à une haute température;

2° L'*emploi des filtres-presses*, pour recueillir les matières solides sous forme de tourteaux, et en permettre la dessication rapide dans un courant de gaz chaud ;

3° L'*emploi d'appareils clos et ventilés*, pour éviter les émanations inhérentes à ces traitements, et pour permettre d'envoyer les produits incondensables à travers les grilles de foyers actifs pour les détruire.

L'*appareil Lencauchez*, se compose de deux parties distinctes ; l'une, dans laquelle les eaux-vannes sont soumises, sous pression réduite, à l'action de la vapeur, afin de faire dégager les gaz dissous et les sels ammoniacaux volatils qui sont aussitôt transformés, soit en sulfate, soit en chlorhydrate ; l'autre où les eaux-vannes, ainsi traitées, sont chauffées avec de la chaux pour mettre en liberté l'ammoniaque des sels fixes, coaguler les matières albumineuses et rendre ainsi leur dépôt ultérieur facile et rapide.

Le traitement des matières constituant ce qu'on dénomme le *tout-venant*, comporte aussi le *procédé Hannebutte et de Vauréal* qui consiste à traiter directement la matière par deux ou trois millièmes de *sulfate de zinc* et cinq millièmes de *sulfate d'alumine*, puis à laisser reposer le mélange et à décanter ensuite le liquide clair qui est envoyé à l'appareil d'extraction des produits ammoniacaux.

Le dépôt est traité une deuxième fois par une nouvelle dose de réactif, et envoyé dans des filtres presses, par des monte-jus à air comprimé. On obtient ainsi des tourteaux très consistants, faciles à sécher par simple exposition à l'air ou dans des séchoirs, et des liquides clairs qui sont réunis aux premiers.

Dans le *procédé Chevalet,* les eaux troubles et de tout venant sont épuisées méthodiquement de leurs sels volatils, traitées ensuite par la chaux pour opérer la décomposition de sels ammoniacaux fixes ; et elles ne sont rejetées qu'après une longue ébullition qui permet de les épuiser d'une façon aussi complète que possible. Nous reproduisons, fig. 18, le schéma d'un appareil Chevalet accompagné de sa légende explicative.

L'eau vanne à traiter est élevée dans le réservoir A, elle descend dans un réchauffeur B plongé dans l'eau vanne épuisée et bouillante ; puis elle monte dans la bâche C, et se rend par le tuyau c dans le brise-mouse D où elle se trouve en contact avec la vapeur sortant de la dernière chaudière E. Elle descend ensuite successivement et par intermittence dans chacune des chaudières F, G, H, I, J, en s'épuisant méthodiquement. Enfin dans la dernière, elle reçoit la quantité de chaux nécessaire à la décomposition des sels fixes, et est écoulée après épuisement dans la citerne K d'où elle est dirigée soit dans les caniveaux de dépôt, soit dans un filtre presse pour séparer les matières solides en suspension.

Les gaz vont se brûler sous un foyer. Les vapeurs sortant de la chaudière supérieure se rendent dans un bac à acide.

Les appareils Chevalet, traitant le tout-venant fonctionnent dans un grand nombre de villes en France (le Havre, Dijon, Reims, Lyon, Saint-Quentin, etc.).

Parmi les procédés de traitement des eaux-vannes ou matières de vidange, il en est un, *le procédé Bilange* appliqué à Paris pour l'exploitation de l'ancien stock de la voirie de Bondy qui nous paraît présenter de certains avantages au point de vue de l'hygiène et de l'utilisation agricole.

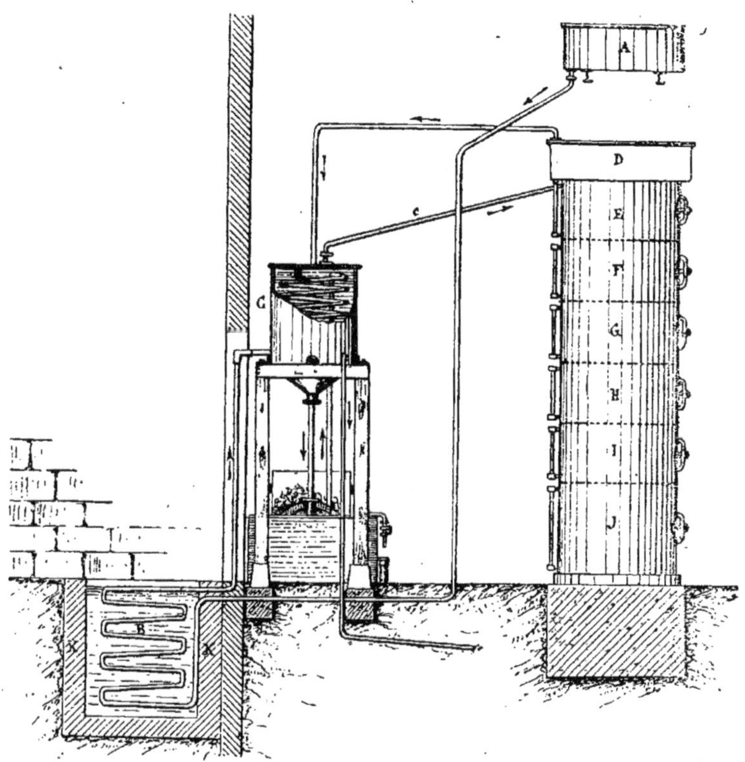

Fig. 18. — Schéma de l'appareil Chevalet employé pour le traitement des eaux vannes. — A, réservoir d'eau vanne, à traiter ; — B, réchauffeur ; — C, condenseur ; — D, Brise mousse; — E, F, G, H, I, chaudières d'épuisement ; — J, chaudière d'épuration ; K, citerne.

Ce procédé consiste : 1° dans un brassage des eaux-vannes avec un lait de chaux au dosage de 12 à 15 kilogrammes par mètre cube d'eaux-vannes ; 2° dans la décantation des eaux-vannes ainsi traitées ; 3° dans la distillation des eaux ainsi traitées ; 4° dans la réduction en tourteaux au filtre-presse des dépôts de décantation ; 5° dans la distillation des eaux de filtration. Il peut servir à traiter non-seulement les matières sèches mais aussi les matières de tout venant.

En 1889, M. Bilange vint à Bordeaux offrir son procédé à l'Administration municipale afin d'exploiter les vidanges de la ville et de faire disparaître les dépotoirs infects des environs. Le Conseil d'hygiène et de salubrité de la Gironde fut appelé à s'occuper de la question. En 1890, M. Wolf, ingénieur en chef des ponts et chaussées, délégué par le Conseil de la Gironde pour se rendre compte du fonctionnement de l'usine Bilange à Paris, a résumé ainsi les opérations qu'il a été à même d'observer.

« Le réservoir à ciel ouvert dans lequel M. Bilange venait de recevoir les matières vertes, était plein aux deux tiers; les matières solides étaient au fond, et un tuyau d'aspiration qui plongeait dans les parties liquides de la surface aspirait celles-ci qui étaient envoyées dans des bâches où elles se mélangeaient avec un lait de chaux préparé à l'avance.

Sous l'action de la chaux, les matières se divisent en un liquide blond verdâtre et un dépôt boueux représentant environ le quart de la masse totale. La partie claire, qui renferme en dissolution la plus grande partie de l'ammoniaque, est aspirée par une conduite spéciale et dirigée sur les *appareils* de *distillation*.

Avant d'y arriver, ces eaux traversent un système spécial de *réchauffeurs*, à plaques superposées et à larges ouvertures de circulation, dans lequel *un bac débourbeur* recueille les dépôts provoqués par la chaux.

Des réchauffeurs, les eaux ammoniacales passent dans un premier caisson muni d'un *pulvérisateur à palettes* animé d'un rapide mouvement de rotation. Le liquide est ainsi divisé en globules et projeté à l'état pulvérulent dans la capacité du caisson, pendant qu'un courant de vapeur en élève la température à environ 80°, afin de favoriser la réduction de l'ammoniaque en vapeurs. Les vapeurs d'ammoniaque sont ensuite entraînées vers un *appareil rectificateur* tandis que le liquide passe dans un second caisson où il est sonmis au même traitement de pulvérisation. Il y a, dans l'usine, deux groupes de quatre caissons, et chacun forme un appareil complet pouvant débiter 100 mètres cubes de matières tout venant en 24 heures.

Au sortir du quatrième caisson, les eaux ont perdu environ les 9/10 de l'ammoniaque que contenait la vidange, et ne renferment plus guère que des éléments solubles, non volatils, que M. Bilange dit être des acides organiques très infects, tels que les acides butyrique, valérianique, caproïque, etc., mélangés à de la potasse, de la soude, de la chaux, et qui, au contact de l'air et sous l'influence de l'acide carbonique, se décomposeraient rapidement. — Aussi les évacue-t-on immédiatement.

Restent les parties épaisses, que l'action de la chaux a fait déposer au début de l'opération. Elle sont traitées absolument comme l'ont été les matières de l'ancien Stock de Bondy : une conduite spéciale les refoule dans l'ancienne bâche où j'avais vu autrefois, lors de ma première visite, en 1889, arriver ces matières du Stock; là elles sont aspirées par des monte-jus, et chassées sur les *filtres-presses*, où elles sont divisées en tourteaux et en eaux filtrées renfermant de l'ammoniaque. Ces eaux vont rejoindre, à la distillation, les eaux de décantation, tandis que les boues *du bac débourbeur*, dont il a été question plus haut, vont se faire filtrer aux *filtres-presses*, avec les boues de la clarification.

En définitive, c'est l'action combinée de la chaux et de la température sous pression, qui opère la transformation des matières tout-venant dans le système Bilange.

Dans les ateliers, c'est l'odeur ammoniacale qui domine, sans être très prononcée, et vu l'extrême volatilité de ce gaz, la perception ne s'en étend pour ainsi dire pas au dehors ».

Nous citerons encore : 1° l'*appareil Paul Mallet* installé à la Tresne près de Bordeaux, pour le traitement des eaux vannes troubles et du tout venant en vue de la fabrication du sulfate d'ammoniaque. Cet appareil est composé de cinq parties principales qui sont, en suivant la marche des produits à traiter : un réchauffeur tubulaire, un analyseur tubulaire, un rectificateur à colonne, un mélangeur ou agitateur à plateaux, un débourbeur permettant la décantation des matières épuisées ; 2° l'appareil *Kuenz* mis en pratique au dépotoir de la ville de Versailles qui traite les dépôts épais de tout venant dans un mélangeur fermé, avec un réactif désinfectant composé de chlorure d'ammonium, de chlorure de fer et de phosphate acide de chaux. On obtient ainsi des eaux vannes claires et des tourteaux enrichis par du phosphate assimilable.

C. — Pour ce qui concerne le *traitement des eaux vannes claires* en vue de l'extraction des principes ammoniacaux, nous ne ferons qu'énumérer les divers procédés mis en pratique, en en faisant ressortir l'efficacité hygiénique :

Le procédé le plus ancien est dû à *Figuera*. Abandonné depuis longtemps il a servi de point de départ à des procédés de traitement plus économiques et plus avantageux au point de vue de la salubrité du voisinage.

Le *procédé Marguerite et Sourdeval* permet d'épuiser plus complètement les liquides et de traiter une plus grande quantité d'eau vanne. Dans ce procédé, on épuise les eaux vannes en appliquant à leur traitement la colonne distillatoire employée depuis longtemps pour déflegmer les liquides alcooliques. Les eaux épuisées sortent de la colonne bouillante ; on les fait circuler dans des caniveaux recouverts de plaques de fonte sur lesquels on fait sécher les matières pâteuses, provenant des bassins de dépôt. Elles abandonnent ainsi la plus grande partie de leur chaleur avant d'être envoyées à l'égout.

Les vapeurs provenant de cette dessication, composées en grande partie de vapeur mêlée à des produits infects, sont appelées dans une grande cheminée, par des ouvertures situées à l'extrémité des canaux formés par un faux plancher en bois, disposé au-dessus des produits à sécher.

Malgré ces précautions, les odeurs infectes sont bien loin d'être détruites ; la plus grande partie s'échappe par la cheminée d'appel et va s'abattre plus ou moins loin, et dans une direction différente, suivant l'intensité et le sens du vent.

Les appareils Marguerite et Sourdeval sont généralement usités autour de Paris, dans les usines de la compagnie Lesage et de la compagnie l'Urbaine : à Billancourt, Alfort, Aubervilliers, Nanterre, etc.

Le *procédé Lair* modifié par MM. Sintier et Muhé est un des meilleurs pour le traitement des eaux vannes claires. L'appareil employé comprend une colonne distillatoire, deux débourbeurs où se clarifie l'eau vanne bouillante et trouble, sortant de la colonne, avant de traverser les réchauffeurs ; deux réchauffeurs ou appareils d'échange de chaleur entre le liquide épuisé bouillant et clair et l'eau vanne froide à traiter ; — deux bacs en bois doublé de plomb, pour la saturation des vapeurs ammoniacales sortant de la colonne.

Cet appareil permet de traiter environ 50 mètres cubes d'eau vanne par 24 heures, en ne rejetant que des eaux claires et froides, et en extrayant l'ammoniaque des sels fixes. Les dépôts noirs extraits des débourbeurs étant mis en tas, s'égouttent et se dessèchent facilement en se décolorant par oxydation ; ils ne dégagent point d'odeur, et comme ils sont formés essentiellement de sels de chaux, et qu'ils renferment une très petite quantité de principes fertilisants, notamment de phosphate de chaux, ils peuvent être avantageusement employés dans les cultures voisines des usines de traitement.

Dans les divers procédés qui précèdent, les vapeurs qui se dégagent des colonnes de distillation sont dirigées dans de l'acide sulfurique à 53 degrés ou elles abandonnent leur ammoniaque à l'état de sulfate, tandis que les acides carbonique et sulfhydrique ainsi que la vapeur d'eau et les produits infects qui les accompagnent sont envoyés dans la cheminée de l'usine, ou mieux sous un foyer.

Pour supprimer ces odeurs, les gaz trop riches en acide carbonique étant incombustibles et ne se détruisant qu'avec une certaine difficulté, M. Kuenz a proposé de retenir l'acide carbonique et l'acide sulfhydrique par la chaux éteinte dans les épurateurs, ce qui rend ensuite très facile la combustion et la destruction complète des produits odorants, par leur passage à travers un foyer spécial rempli de coke incandescent et convenablement disposé. On voit ainsi combien, en fait de fabrication d'engrais, les intérêts de l'industrie marchent de pair avec ceux de l'hygiène publique.

Pour ce qui est du traitement des vidanges dans les *dépotoirs*, les opérations de décantation, de dessication, d'emmagasinement et d'irrigation restent soumises aux règles indiquées par ailleurs.

§ VI. — Législation et jurisprudence sanitaires concernant divers établissements où l'on travaille la matière animale

I. — Police sanitaire.

Ordonnance du Préfet de police en date du 14 avril 1819 (signée Anglès) concernant les boyaudiers et les fabricants de cordes à instruments.

Voici les articles de cette ordonnance concernant la salubrité publique :

. . . .

2. Les emplacements qui seront indiqués, dans les demandes, pour établir des boyauderies ou des fabriques de cordes à instruments, devront être isolés de cent mètres au moins de toute habitation (autre qu'un établissement aussi incommode) et placés, autant que possible, sur le bord d'une rivière ou d'un ru.

A défaut de cours d'eau, il y sera suppléé par un puits en état de fournir abondamment de l'eau.

Il sera joint à la demande en autorisation un plan figuré des lieux et des constructions projetées.

. . . .

4. Tout boyaudier ou fabricant de cordes à instruments, dont l'établissement est en ce moment légalement formé, sera tenu, si déjà son établissement n'en est pourvu, d'y établir sans délai un puits qui puisse fournir, en toute saison la quantité d'eau nécessaire à son établissement.

5. Il est expressément défendu d'établir aucun puisard pour recevoir les eaux de lavage et de macération.

Les puisards existants seront comblés et supprimés dans le plus court délai.

6. Il est également défendu aux boyaudiers et aux fabricants de cordes à instruments de faire écouler leurs eaux de lavage et de macération sur la voie publique, ni sur quelque portion de terrain que ce soit. En conséquence, il leur est enjoint de recevoir ces eaux dans un tonneau sur voiture, pour être versées le soir, soit à la voirie, soit dans un égoût ou dans une rivière voisine.

Sont exceptés de ces dispositions et de celles de l'article 4, les boyaudiers et fabricants de cordes à instruments dont les ateliers sont situés au bord d'une rivière ou d'un ruisseau naturel, pourvu toutefois que l'écoulement des eaux puisse y avoir lieu immédiatement, soit par les conduits souterrains, soit par des caniveaux dallés et bien cimentés, et qui puissent être constamment tenus en bon état de propreté.

7. Les tonneaux destinés à la macération des intestins seront placés sous un hangar ou dans un atelier qui sera dallé, et, s'il est possible, ouvert à tous les vents.

. . . .

Ordonnance du Préfet de police du 29 avril 1825 (signée : **Delavau**) **concernant les mesures de salubrité à observer dans les abattoirs généraux**

Cette ordonnance prescrit aux bouchers de saigner leurs bestiaux dans un baquet, d'enlever exactement chaque jour toutes leurs vidanges et de les porter dans les coches. Elle leur défend de laisser couler dans les égouts le sang ainsi que les résidus provenant de leurs abats. Elle enjoint aux tripiers de faire de même et de ne laisser couler aucune matière animale avec leurs eaux de lavage.

Ordonnance du Préfet de police du 19 décembre 1835 (**signée : Gisquet**) **concernant les établissements de charcuterie dans la Ville de Paris.**

Voici les passages de cette ordonnance concernant l'Hygiène publique :

. . . .

2. Il est défendu de faire usage, dans les établissements de charcutiers, de saloirs, pressoirs et autres ustensiles qui seraient revêtus de feuilles de plomb ou de tout autre métal. Les saloirs et pressoirs seront construits en pierre, en bois ou en grès.

3. L'usage des vases ou ustensiles de cuivre, même étamé, est expressément défendu dans tous les établissements de charcutiers. Ces vases et ustensiles seront remplacés par des vases en fonte ou en fer battu.

4. Il est défendu aux charcutiers de se servir de vases en poterie vernissée. Ces vases seront remplacés par des vases en grès, ou par toute autre poterie dont la couverte ne contient pas de substances métalliques.

5. Il est défendu aux charcutiers d'employer dans leurs salaisons et préparations de viandes, des sels de morue, de varech et de salpêtriers.

6. Les charcutiers ne pourront laisser séjourner les eaux de lavage dans les cuvettes destinées à les recevoir. Ces cuvettes devront être vidées et lavées tous les jours.

7. Il est défendu aux charcutiers de verser, avec les eaux de lavage, qu'ils devront diriger sur l'égout le plus voisin, les débris de viande ou de toute autre nature. Ces débris seront réunis et jetés chaque jour dans les tombereaux du nettoiement au moment de leur passage.

Ordonnance du Préfet de police en date du 27 février 1838 (**signée G. Delessert**) **concernant les établissements de vacheries dans Paris et les villes de 5,000 âmes.**

Voici les articles de cette ordonnance concernant la salubrité publique :

. . . .

2. Les étables seront pavées en pente ; il y aura un ruisseau pour faciliter l'écoulement des eaux.

3. Les nourrisseurs seront tenus de faire enlever les fumiers, au moins une fois par semaine, avant six heures du matin en été, et avant sept heures en hiver.

4. Le plancher haut des étables devra être plafonné ou au moins hourdé plein, au niveau des solives de manière à présenter une surface unie.

5. Les dépôts de fourrages seront séparés des étables par un mur en maçonnerie, s'ils sont placés à côté, et par un plancher recouvert d'une aire en plâtre ou d'un carrelage, s'ils sont établis immédiatement au-dessus ; dans aucun cas, il ne pourra être placé aucun foyer dans la pièce destinée aux fourrages

6. Les nourrisseurs tiendront leurs vacheries dans le plus grand état de propreté ; ils se conformeront d'ailleurs à toutes les précautions de salubrité qui leur seront prescrites par la permission dont ils devront être pourvus conformément aux règlements sur les états dangereux, insalubres ou incommodes.

7. Il est expressément défendu aux nourrisseurs de mettre de la drèche dans leurs caves, sous quelque prétexte que ce soit.

Ils ne pourront déposer la drèche que dans des trous pratiqués exprès, sous des hangars à claire-voie, et dans des lieux très éclairés.

Les trous à drèche ne pourront être employés qu'après avoir été reconnus convenables par l'administration.

Ils devront rester constamment ouverts ; la drèche pourra être recouverte de paille ou de toute autre substance propre à la conserver en bon état.

Ordonnance du Préfet de police en date du 12 avril 1841 (signée : Delessert) concernant l'ouverture et la police de l'abattoir public et commun de la commune de Belleville.

Cette ordonnance qui peut être considérée comme un modèle pour tous les cas de ce genre, mérite d'être reproduite dans tout ce qui concerne la salubrité et la sécurité de pareils établissements :

I. En ce qui concerne l'*abattage des bestiaux et des porcs* :

. . . .

3. Les bouchers peuvent abattre, à toute heure du jour et de la nuit, mais seulement dans les échaudoirs à ce destinés.

4. Il leur est défendu d'abattre des bestiaux dans la cour du travail.

5. Les porcs pourront être abattus, brûlés et habillés, à toute heure du jour et de la nuit, dans les brûloirs et échaudoirs affectés à cet usage. Ce travail ne pourra se faire ailleurs sous aucun prétexte.

Les portes des brûloirs et des échaudoirs seront fermées au moment de l'abattage, et dans tous les cas les grilles de l'abattoir devront être tenues constamment fermées ; deux seulement seront ouvertes pour le service de l'établissement.

6. Les bœufs, vaches ou taureaux, avant d'être abattus, doivent être fortement attachés à l'anneau scellé à cet effet dans chaque échaudoir.

Les bouchers seront responsables des effets de toute négligence à cet égard.

7. Les bœufs et taureaux dont l'espèce est connue pour être dangereuse ne pourront être conduits des bouveries aux échaudoirs qu'avec des entraves ou accouplés.

8. Les veaux et moutons seront saignés dans des baquets, de manière que le sang ne puisse couler dans les égouts.

9. Il est expressément défendu de laisser ouvertes les portes des échaudoirs au moment de l'abatage des bœufs.

10. Il est enjoint aux bouchers et charcutiers de laver ou faire laver exactement les échaudoirs après l'abattage et l'habillage.

11. Il est défendu de laisser séjourner dans les échaudoirs aucuns suifs, grais, dégrais, ratis, panses et boyaux, cuirs et peaux en vert ou en manchon, salés ou non salés.

12. Conformément à l'ordonnance royale du 19 mai 1839, articles 1er et 10, les bouchers et les charcutiers feront enlever les fumiers tous les deux jours.

13. Tout amas de bourres, têtes ou pieds de bœufs ou de moutons est défendu. Les bouchers seront tenus de les faire enlever au moins une fois par semaine.

14. Les bouchers et les charcutiers, quand ils en seront requis par le maire et les agents de l'autorité, devront faire gratter les murs intérieurs ou extérieurs des échaudoirs ainsi que les portes.

15. Il est défendu de déposer dans les rues et cours, les peaux et cuirs des bestiaux.

16. Les bouchers auront la faculté de recueillir le sang des animaux par eux abattus. Ils devront le recevoir et le renfermer dans des futailles bien closes ; ces futailles devront être enlevées de l'abattoir tous les jours pendant l'été, et dans le délai de trois jours pendant l'hiver.

17. Les personnes chargées de ce travail devront, pendant l'abatage, se tenir dans la cour du travail.

Il leur est défendu d'embarrasser les passages avec les futailles. Elles devront les placer dans les lieux qui leur seront indiqués par le maire ou l'un de ses agents.

Tous les jours, après le travail, les futailles pleines devront être roulées aux places qui leur seront affectées.

18. Les bouchers et les charcutiers se pourvoiront de tinets, étous, baquets, brouettes et de tous les instruments et ustensiles nécessaires à leur travail, et les entretiendront en bon état de service et de propreté.

19. Les bouchers et les charcutiers sont tenus d'avoir, dans l'abattoir, des garçons pour recevoir et soigner les bestiaux à leur arrivée.

20. Toutes les viandes et issues qui, après l'abatage et l'habillage, se trouveraient corrompues et nuisibles, ne pourront être livrées à la consommation. Elles seront enfouies ou envoyées à la ménagerie par les soins du maire ou du commissaire de police, et aux frais du propriétaire.

En cas de contestation, la vérification des viandes reconnues insalubres sera faite en présence du maire ou du commissaire de police et du propriétaire, par deux bouchers appelés comme experts.

Dans tous les cas, les pieds, peaux, cuirs et suif de l'animal qui aura fourni ces viandes et issues seront laissés aux propriétaires.

21. Il est défendu aux bouchers et charcutiers de laisser séjourner, dans les rues et cours de l'abattoir, des panses de bœufs, vaches, veaux, moutons, des boyaux de moutons ou de porcs.

Les vidanges ou autres résidus seront déposés dans les coches dallés à ce destinés et enlevés tous les jours indistinctement et sans triage.

22. Les bouchers, charcutiers, tripiers et les fondeurs sont tenus de déposer, tous les soirs, chez le concierge de l'abattoir, les clefs des greniers, échaudoirs, bergeries, écuries, fondoirs et porcheries. Le concierge les leur remettra, ou à leurs garçons, suivant les besoins.

Dans aucun cas les bouchers, charcutiers ou autres, ne pourront emporter ces clefs.

II. En ce qui concerne les *bouveries, bergeries et greniers à fourrages* :

23. Aucune voiture de fourrages ne sera reçue dans l'abattoir, si son chargement ne peut être resserré avant la nuit tombante.

24. L'entrée et la circulation dans les greniers à fourrages sont interdites depuis le coucher jusqu'au lever du soleil.

25. Il est défendu de fumer dans les bouveries, bergeries et greniers à fourrages.

26. Les corridors des greniers à fourrages et leurs escaliers devront être nettoyés au moins deux fois par semaine.

III. En ce qui concerne la *fonte des suifs* :

....

29. Conformément au huitième paragraphe de l'article 1er de l'ordonnance royale du 19 mai 1839, la fonte des suifs en branches devra être opérée par le procédé de l'acide sulfurique ou par tout autre mode qui ne puisse nuire au voisinage; autrement, c'est-à-dire en cas de plaintes fondées, la suppression du fondoir pourra être ordonnée.

30. La fonte des suifs n'aura lieu que la nuit, à partir de la fermeture du jour jusqu'au lever du soleil.

31. Les fondeurs ne pourront faire usage de lumières qu'avec des lanternes closes et à réseaux métalliques. L'usage des chandeliers bourgeois, martinets, lampes à la main, leur est formellement interdit.

32. Tous les combustibles amenés pour le service des fonderies seront rentrés aussitôt après leur arrivée.

33. Les fondeurs sont tenus de faire nettoyer et ratisser au moins deux fois par semaine, le carreau des fondoirs et les rampes et marches des escaliers qui y conduisent.

34. Les cheminées du fondoir seront ramonées une fois par mois et plus souvent s'il y a nécessité.

35. Aucune voiture chargée de suif ne pourra rester dans l'intérieur de l'abattoir. Aussitôt son chargement terminé, elle devra être conduite à sa destination.

36. Les fondeurs ou leurs garçons ne pourront, sous aucun prétexte

laisser du bois ou autres combustibles devant l'ouverture du foyer des chaudières.

37. Quand une fonte sera commencée, les garçons ne pourront quitter le fondoir.

38. Après la fonte ils devront s'assurer de l'extinction complète du feu et de la clôture de l'étouffoir. Il leur est expressément défendu de sortir du fondoir le bois en partie consumé pour l'éteindre au dehors.

39. Il leur est également défendu de laisser des fumiers aux portes des écuries. Ils devront, tous les matins avant neuf heures, les transporter aux lieux à ce destinés.

IV. En ce qui concerne les *triperies* :

40. L'atelier de cuisson des issues, etc., devra être tenu dans le plus grand état de propreté.

Il est défendu de sortir de l'abattoir des issues qui n'aient pas été cuites, ou au moins vidées et lavées.

41. Il est enjoint à l'entrepreneur de cuisson de prendre toutes les précautions nécessaires pour ne laisser couler aucune matière animale avec les eaux de lavage. Il devra en faciliter l'écoulement jusqu'aux égouts.

42. Conformément au § 9 de l'article 1er de l'ordonnance royale du 19 mai 1839, les matières intestinales, les résidus de triperie et les curures du bassin de la conduite seront enlevés tous les jours, ou désinfectés avec la poudre désinfectante,

43. Les bois et autres combustibles qui arriveront pour le service de l'entrepreneur de cuisson devront être rentrés dans la journée.

44. Les tripiers ou leurs garçons ne pourront, soit à leur entrée, soit à leur sortie de l'abattoir, refuser la visite de leurs voitures ou hottes, lorsqu'ils en seront requis.

....

46. Le concierge de l'abattoir ne laissera sortir aucune voiture ni paquet sans les visiter.

47. Il ne sera admis dans l'abattoir aucune personne étrangère au service, à moins d'une permission spéciale.

48. Il est défendu d'y amener des chiens autres que ceux des conducteurs de bestiaux. Ces chiens devront être muselés.

49. Il est défendu d'y traire les vaches sans la permission des bouchers auxquels elles appartiennent.

50. Il ne pourra être introduit de voitures dans les bouveries, si ce n'est pour enlever les animaux morts naturellement.

51. Il est défendu d'élever et entretenir, dans l'abattoir, aucun porc, pigeon, lapin, volaille, chèvre et mouton, sous tel prétexte que ce soit.

....

54. Les bouchers, charcutiers, fondeurs et tripiers ne pourront employer ni faire employer, pour le transport des marchandises, que des voitures couvertes.

55. Les conducteurs se tiendront à pied à la tête de leurs chevaux et ne pourront conduire qu'au pas.

56. Il est défendu à toutes les personnes logées dans l'abattoir de jeter ou de déposer au devant de leurs habitations aucun fumiers, immondices et eaux ménagères.

57. Il est défendu d'entrer la nuit dans les bouveries et bergeries, ou toits à porcs, avec des lumières, si elles ne sont pas renfermées dans des lanternes closes et à réseaux métalliques.

58. Il est défendu d'appliquer des chandelles allumées au mur et aux portes, intérieurement et extérieurement, et en quelque lieu que ce soit.

. . . .

61. Il est expressément défendu de coucher dans les échaudoirs, bouveries, bergeries, séchoirs et greniers. Tous les soirs, les clefs des séchoirs seront retirées et déposées chez le concierge.

Ordonnance du Préfet de police en date du 15 septembre 1842 (signée : G. Delessert) concernant les équarisseurs

Voici les articles de cette ordonnance qui concernent la salubrité publique :

. . . .

Art. 2. — Les charrettes ou voitures destinées au transport des animaux devront être construites de manière à ne laisser échapper aucun liquide, et à ne pas laisser voir ce qu'elles contiennent.

Elles seront d'ailleurs, préalablement à leur usage, soumises à la vérification des agents que nous désignerons à cet effet. Elles seront ensuites revêtues d'une estampille particulière.

Indépendamment de la plaque dont les voitures doivent être pourvues, conformément à l'art. 9 de la loi du 3 nivôse an VI, et à l'art. 34 du décret du 23 juin 1806, les équarisseurs seront tenus de faire peindre sur un endroit apparent de leurs voitures, en lettre de 6 centimètres au moins, leur nom, profession et domicile, ainsi que l'indication du siège de leur établissement.

Art. 3. — La voiture de l'équarisseur devra toujours accompagner les convois d'animaux vivants.

Art. 4. — Il est défendu de faire entrer dans Paris des animaux morts ou vivants destinés à l'équarrissage.

Art. 5. — Il est défendu d'abattre et d'équarrir les animaux dans Paris. Ces opérations ne pourront être faites hors de Paris que dans des établissements légalement autorisés.

Art. 6. — Les animaux morts enlevés dans Paris, de même que les animaux vivants destinés à l'équarrissage, ne pourront être conduits de Paris au clos d'équarrissage, que de minuit à 6 heures du matin en été et à huit heures du matin en hiver.

Art. 7. — Les chevaux morveux ou farcineux, et tous les autres animaux attaqués de maladies contagieuses, morts ou vivants, devront être conduits directement et immédiatement au clos d'équarrissage, sans qu'on puisse les faire stationner, sous aucun prétexte, dans quelque lieu que ce soit.

Art. 8. – Les équarrisseurs devront, sur la réquisition qui leur sera faite enlever immédiatement les animaux morts sur la voie publique ou chez les particuliers.

Art. 7. Les contraventions aux dispositions de la présente ordonnance seront déférées aux tribunaux compétents, sans préjudice des mesures administratives qu'il y aurait lieu de prendre suivant les cas.

....

Ordonnance du Préfet de police en date du 27 octobre 1848 (Signée : Gervais) concernant l'ouverture et la police de deux nouveaux abattoirs à porcs.

Voici les passages de cette ordonnance qui concernent la salubrité publique :

....

11. Les porcs pourront être abattus, brûlés et habillés à toute heure du jour et de la nuit, dans les brûloirs, pendoirs et autres lieux affectés ou qui pourraient l'être par la suite à ces travaux. Ils ne pourront se faire ailleurs sous aucun prétexte.

12. Les porcs devront être conduits au brûloir avec toutes les précautions nécessaires, pour qu'ils ne puissent s'échapper et vaguer dans l'établissement.

13. Le sang des porcs sera recueilli dans des poêles, vases ou baquets, en bon état de propreté, et de manière qu'il ne puisse se répandre et couler dans les ruisseaux. Le sang qui ne sera pas emporté immédiatement devra être renfermé dans des futailles exactement closes, lesquelles seront ensuite déposées dans les lieux désignés à cet effet. Ces futailles ne pourront séjourner plus de deux jours à l'abattoir.

14. Les portes des brûloirs seront fermées au moment de l'abatage des porcs. Dans tous les cas, les grilles des abattoirs devront être habituellement closes et ne s'ouvrir que pour les besoins du service...

17. Les viandes seront inspectées, après l'abatage et l'habillage. Celles qui se trouveront gâtées, corrompues ou nuisibles, seront saisies et envoyées à la ménagerie du Jardin des Plantes, par les soins de l'inspecteur de police, qui dressera procès-verbal de la saisie. Les porcs morts naturellement seront également saisis, s'il y a lieu. En tous cas, les graisses de l'animal saisi seront laissées au propriétaire.

18. Il est défendu de laisser séjourner, dans les pendoirs et ateliers de dégraissage, aucuns suifs, graisses, dégrais, ratis, panses et boyaux. Les résidus et immondices provenant du nettoyage des intestins devront être transportés aux coches, dans le plus bref délai.

19. Les lavages et grattages des intestins de porcs sont interdits dans les établissements de charcutiers. A dater de l'ouverture des abattoirs à porcs le travail de préparation des boyaux de porcs devra s'y faire exclusivement.

20. On ne pourra sous aucun prétexte, fabriquer ni engrais, ni compost dans les abattoirs.

21. Les porcheries et les latrines seront nettoyées tous les jours. Les fumiers et vidanges déposés dans les coches seront enlevés tous les jours aussi, et les coches lavés par les soins et sous la responsabilité des concessionnaires ; ils feront également nettoyer, balayer, gratter, laver et arroser toutes les parties des établissements où ces travaux seront prescrits par l'administration, dans l'intérêt de la bonne tenue, de la propreté et de la salubrité de ces établissements...

27. Il est défendu d'amener et de conserver des chiens dans les abattoirs ainsi que d'y élever et entretenir des porcs, pigeons, lapins, volailles, chèvres et moutons, sous quelque prétexte que ce soit.

28. Il est défendu à tous marchands, et à toute personne logée dans les abattoirs, de jeter ou déposer en dehors des lieux disposés pour les recevoir aucuns fumiers, immondices et eaux ménagères...

30. Les porcs saignés et les viandes ne pourront être transportés que dans des voitures closes et couvertes, de manière à soustraire complètement leur chargement à la vue du public.

. . . .

Ordonnance du Préfet de police en date du 16 mars 1858 (signée : Piétri) concernant l'exercice de la profession de boucher à Paris

L'article 2 de cette ordonnance en constitue le fond même pour ce qui concerne la salubrité publique ; le voici tout entier :

Art. 2. L'ouverture d'un étal de boucher sera subordonnée aux conditions suivantes :

Le local aura au moins 2m50 centimètres d'élévation ; 3m50 centimètres de largeur et 4 mètres de profondeur ; il sera fermé dans toute sa hauteur par une grille en fer ;

La ventilation devra y être établie au moyen d'un courant d'air transversal ;

Le sol sera entièrement dallé, avec pente en rigole et en surélevation de la voie publique ;

Les murs seront revêtus d'enduits ou de matériaux imperméables ; il ne pourra y avoir dans l'étal ni âtre, ni cheminée, ni fourneaux ; toute chambre à coucher devra en être éloignée ou séparée par des murs sans communication directe ;

A défaut de puits ou de concession d'eau pour le service de l'étal, il y sera suppléé par un réservoir de la contenance d'un demi-mètre cube qui devra être rempli tous les jours.

. . . .

Ordonnance du Préfet de police en date du 24 décembre 1881 (signée : E. Camescasse), concernant les dépôts d'engrais et immondices dans les communes rurales.

Voici les considérants et les prescriptions de cette ordonnance concernant la salubrité publique :

« Considérant qu'il est habituellement formé dans les campagnes, aux environs de Paris, un nombre considérable de dépôts d'engrais, composés de boues, d'immondices ou de débris de matières animales qui, sans constituer précisément des voiries, répandent cependant des exhalaisons infectes ;

Considérant qu'il importe de préserver les habitations et les routes de l'influence malsaine que peuvent produire de telles exhalaisons et de permettre en même temps aux cultivateurs l'emploi de ces engrais ;

Considérant qu'il y a lieu d'apporter quelques modifications aux dispositions de l'ordonnance de police du 8 novembre 1839, sur la matière !

Ordonnons ce qui suit :

ARTICLE 1er. — Aucun dépôt de boues et immondices ne pourra être établi désormais dans l'intérieur des cours, jardins ou autres enclos contigus aux habitations, dans le ressort de notre Préfecture.

ART. 2. — Les dépôts de cette nature pourront être formés *dans les champs* par les cultivateurs après *déclaration* à la Préfecture de police et avis favorable de l'autorité municipale, pourvu que leur emplacement soit à une distance d'au moins 200 mètres de toute habitation et de 100 mètres des routes et chemins.

Cette distance pourra être réduite dans les cas où les chemins ne serviraient qu'à l'agriculture.

La *déclaration* devra être écrite et remise au Maire qui la transmettra avec son avis à la Préfecture de police.

ART. 3. — Lors de l'emploi des boues et immondices à l'engrais des terres ces matières seront enfouies dans un bref délai.

ART. 4. — Sont exceptés des dispositions de la présente ordonnance, les dépôts de boues et immondices assez considérables pour former des voiries, lesquels sont soumis aux formalités prescrites pour les établissements dangereux ou insalubres de 1re classe.

II. — Jurisprudence.

En ce qui concerne les dégagements : l'*odeur*, disent MM. Porée et Livache, quand elle est simplement désagréable, ne peut ouvrir un droit à indemnité.

« Mais il y a des odeurs fétides, malsaines, des exhalaisons et des miasmes qui peuvent porter préjudice à la santé ou engendrer des épidémies ; la fermentation de certaines matières animales attire les mouches et les insectes dont les piqûres sont ensuite très dangereuses ; enfin, il y a des odeurs tellement désagréables qu'il est impossible d'admettre que l'industriel ait le droit de les imposer à ses voisins. Dans ce cas, ces odeurs sont assimilées aux odeurs malsaines. Dans toutes ces hypothèses, le droit à indemnité est ouvert ».

En pratique, il sera toujours bien difficile de faire une distinction entre l'odeur simplement désagréable mais tolérable et le moment où elle devient compromettante pour la santé. Bien entendu, la continuité, la permanence dans le dégagement des émanations nuisibles entreront en ligne de compte pour en déterminer le caractère tolérable ou excessif.

Voici, comme exemples, deux arrêts dont les considérants fixent assez bien quelques-uns des points d'interprétation en litige :

« Attendu, dit un arrêt de la Cour de Cassation (juin 1857) que quels que soient les droits de la propriété, ils ne sauraient en autoriser un usage nuisible à la propriété d'autrui ; — que celui qui établit dans son terrain, sans les précautions convenables pour en prévenir les inconvénients, des matières répandant des odeurs fétides, ne fait pas seulement usage de sa propriété, que de plus il propage et répand sur la propriété d'autrui des exhalaisons et des miasmes qui dans certains cas, peuvent n'affecter que l'odorat, qui dans d'autres pourraient être nuisibles aux récoltes et à la santé ; — qu'il suffit pour constater la faute, qu'il soit constaté que celui qui a établi sur son terrain un dépôt de matières fétides ait négligé de prendre les précautions nécessaires pour qu'il ne puisse nuire à autrui »..................................

On trouve les considérants suivants dans un arrêt de la Cour de Dijon (mars 1877) : « Considérant qu'il résulte de l'expertise que le séchage des cuirs, leur mise en suif, et le dépôt dans l'usine de 3,000 kilog. de cuirs frais exhalent des odeurs méphitiques très désagréables, perceptibles dans un rayon de 100 mètres ; — considérant que cet état de choses, se produisant dans un quartier qui n'est point industriel, dépasse la mesure de la tolérance entre voisins ; — considérant que le défendeur soutient en vain que, suivant les experts, cet air putride ne présente aucun danger pour ceux qui le respirent ; — considérant que le dépôt de matières animales en fermentation doit nécessairement, à certaines époques de l'année, attirer des insectes dont la présence peut être un danger pour le voisinage... »

Ce dernier exemple d'appréciation judiciaire de la nuisance des émanations putrides nous paraît répondre exactement aux données de la pratique et de l'expérience.

ARTICLE IV. - DES ÉTABLISSEMENTS CLASSÉS OU L'ON TRAVAILLE LES MATIÈRES D'ORIGINE VÉGÉTALE.

Les établissements classés où l'on travaille la matière végétale, comprennent :

1° La fabrication des alcools ;
2° La fabrication du sucre ;
3° La fabrication des fécules ;

4° La fabrication de la bière ;
5° La fabrication des textiles ;
6° La fabrication du papier ;
7° La fabrication des huiles végétales ;
8° La fabrication des essences, résines et goudrons végétaux ;
9° La fabrication du tabac ;
10° La fabrication des conserves végétales ;
11° La torréfaction, carbonisation et calcination de la matière végétale ou des résidus de sa transformation industrielle ;
12° Le blanchissage des tissus et linges.

La seule énumération des causes de nuisance spéciales à chacune de ces industries, suffira pour se rendre un compte exact de la nature du dommage qu'il peut en résulter pour le voisinage : émanations, gaz, buées ou vapeurs, poussières, odeur, danger d'incendie, etc.

Peu d'entre elles sauraient prêter à des considérations nouvelles. Il n'en est pas de même de l'altération des cours d'eau par les liquides résiduaires provenant de certains de ces établissements. Aussi, est-ce là le point important sur lequel nous aurons à insister, en traitant des moyens à employer pour prévenir cette cause d'insalubrité.

§ 1.— De la nuisance spéciale aux divers groupes des établissements classés où l'on travaille la matière végétale.

I. **La fabrication des alcools.** — DISTILLERIES D'ALCOOLS, AUTRES QUE LE VIN, SANS TRAVAIL DE RECTIFICATION (placées dans la 2me classe, les 15 octobre 1810 et 14 janvier 1815 ; dans la 3me classe, les 31 décembre 1866 et 13 mai 1886).

Causes de nuisance : Vapeurs alcooliques. — Emanations provenant de la fermentation et du traitement des moûts et vinasses. — Danger d'incendie. — Altération des eaux par les liquides résiduaires provenant du lavage, de l'acidulage, de la macération des matières premières, de l'égouttage des récipients, des résidus de la distillation (vinasses). — Dépôts encombrants.

DISTILLERIES AGRICOLES DES ALCOOLS (placées dans la 2me classe, les 15 octobre 1810 et 14 janvier 1815 ; dans la 3me classe, les 31 décembre 1866 et 3 mai 1886).

Causes de nuisance : Les mêmes que précédemment, à un bien moindre degré.

DISTILLERIES EN GÉNÉRAL (EAU-DE-VIE, GENIÈVRE, KIRSCH, ABSINTHE ET AUTRES LIQUEURS ALCOOLIQUES) (placées dans la 2me classe par les décrets du 10 octobre 1810 et 9 février 1825 ; mises en 3me classe par les décrets du 31 décembre 1866 et 3 mai 1886).

Causes de nuisance : Odeur. — Danger d'incendie. — Ecoulements d'eaux résiduaires plus ou moins chargées de matières organiques.

RECTIFICATION DE L'ALCOOL (placée dans la 2me classe, les 31 décembre 1866 et 3 mai 1886).

Cette industrie a pour objet d'extraire des phlegmes ou alcools mauvais goût, l'alcool bon goût propre à la consommation et à la fabrication des liqueurs.

Causes de nuisance : Danger d'incendie surtout.

II. **La fabrication des fécules.** — AMIDONNERIES. — 1° PAR FERMENTATION (placées dans la 1re classe les 15 octobre 1810, 14 janvier 1815, 31 décembre 1866 et 3 mai 1886).

Causes de nuisance : Emanations infectes provenant de la décomposition putride des débris organiques. — Altération des eaux par l'écoulement de liquides résiduaires éminemment fermentescibles (eaux de lavage et de tamisage de la pulpe ; eaux de décantation chargées de gluten soluble).

2° PAR SÉPARATION DU GLUTEN SANS FERMENTATION (placées dans la 2me classe par l'arrêté du 6 mai 1849 et les décrets des 31 décembre 1866 et 3 mai 1886).

Causes de nuisance : Beaucoup moindres que précédemment. — Eaux résiduaires contenant plus ou moins de matières organiques (eaux de malaxation, de tamisage).

FÉCULERIES (placées dans la 3me classe, les 15 janvier 1815, 9 février 1825, 31 décembre 1866 et 3 mai 1886).

Causes de nuisance : Odeurs infectes et écoulement d'eaux résiduaires fermentescibles (eaux de lavage des tubercules ; eaux de tamisage et de décantation de la pulpe).

DÉPÔTS DE PULPES DE POMMES DE TERRE (placés dans la 3me classe, le 31 décembre 1866).

Cause de nuisance : Odeur. — Souillure du sol et des eaux.

III. **La fabrication de la bière.** — BRASSERIES (placées dans la 3me classe, les 14 octobre 1810, 31 décembre 1866 et 3 mai 1886).

Causes de nuisance : Buées d'odeur pénétrante et incommode. — Fumée abondante. — Emanations infectes provenant de la décomposition putride de débris organiques. — Souillure du sol par des résidus fermentescibles. — Altération des eaux par les liquides résiduaires provenant du lavage des grains, des chaudières, des ustensiles et des ateliers.

MALTERIES (placées dans la 3me classe le 3 mai 1886).

Causes de nuisance : Altération des eaux.

DISTILLATION DE BOUILLONS DE BIÈRE (voir *Distilleries).*

IV. **La fabrication du sucre.** — DÉPÔTS DE PULPES DE BETTERAVES

HUMIDES DESTINÉES A LA VENTE (placés dans la 3me classe, par décret du 22 avril 1879).

Causes de nuisance : Odeur et émanations.

RAFFINERIES ET FABRIQUES DE SUCRE (placées dans la 2me classe, les 15 octobre 1810, 14 janvier 1815, 27 janvier 1837, 31 décembre 1866 et 3 mai 1886).

Causes de nuisance : Dégagement de gaz carbonés, d'acide carbonique pendant la carbonatation du jus ; de gaz ammoniac au moment de la défécation ; d'hydrogène sulfuré, d'oxyde de carbone. — Emanations infectes provenant des matières organiques en décomposition putride, de la régénération du noir animal, des résidus solides et liquides qui imprègnent les ateliers. — Souillure du sol et altération des eaux par des liquides résiduaires fermentescibles (eaux limoneuses, eaux acides, eaux ammoniacales, eaux chargées de matières organiques).

RAPERIES ANNEXÉES AUX FABRIQUES DE SUCRE (placées dans la 3me classe, le 26 janvier 1892).

Causes de nuisance : Les mêmes que pour les raffineries.

GLUCOSERIES. — FABRIQUES DE SIROP DE FÉCULE ET DE GLUCOSE (placées dans la 2me classe, le 9 février 1825 ; dans la 3me classe, les 31 décembre 1866 et 3 mai 1886).

Causes de nuisance : Fumée épaisse. — Buées se dégageant des chaudières à concentration. — Emanations des drèches et dépôts provenant de la défécation. — Ecoulement d'eaux résiduaires fermentescibles (eaux de lavage, de cuisson, de régénération du noir).

FABRICATION DE BOULES AU GLUCOSE CARAMELISÉ POUR USAGE CULINAIRE (placée dans la 3me classe, les 7 mai 1878 et 3 mai 1886).

Causes de nuisance : Buées s'échappant des chaudières à saccharification et des cuves à évaporation. — Gaz carbonique. — Résidus fermentescibles.

V. **La fabrication des textiles.** — ROUISSAGE EN GRAND DU CHANVRE ET DU LIN PAR LEUR SÉJOUR DANS L'EAU (placé dans la 1re classe, les 15 octobre 1810, 14 janvier 1815, 5 novembre 1826, 31 décembre 1866 et 3 mai 1886).

Causes de nuisance : Emanations fétides provenant de la fermentation putride du chanvre et du lin. — Corruption des eaux par la macération et la décomposition de matières organiques, surtout dans le rouissage à l'eau dormante. — Ecoulement de liquides résiduaires fermentescibles dans le rouissage industriel.

ROUISSAGE EN GRAND DU CHANVRE ET DU LIN PAR L'ACTION DES ACIDES, DE L'EAU CHAUDE ET DE LA VAPEUR (placé dans la 2me classe, les 31 décembre 1866 et 3 mai 1886).

Causes de nuisance : Emanations fétides provenant de la décomposition putride du chanvre et du lin dans les bacs ou cuves à fermentation. —

Odeur infecte dégagée pendant la dessication des gerbes. — Formation et écoulement d'eaux acides et corrompues, éminemment fermentescibles.

Teillage et peignage de lin, de chanvre et de jute en grand (placés dans la 2me classe, les 27 janvier 1837, 27 décembre 1856, 31 décembre 1866 et 3 mai 1886).

Causes de nuisance : Poussières nombreuses produites par les machines (piqueuses, teilleuses et peigneuses). — Bruit incommode. — Danger d'incendie par le chauffage et l'éclairage des ateliers. — Risque d'accidents pendant le fonctionnement des machines (engrenages, pointes et dents, courroies de transmission, etc.).

Lavage et séchage en grand des déchets des filatures de lin, de chanvre et de jute (placés dans la 3me classe, les 12 avril 1833, 31 décembre 1866; dans la 2me classe, les 31 janvier 1872 et 3 mai 1886).

Causes de nuisance : Emanations infectes provenant de la décomposition putride des matières organiques. — Ecoulement de matières résiduaires fermentescibles. — Altération des eaux.

VI. **Le travail des chiffons et du papier.** — Dépôts de chiffons (placés dans la 1re classe, le 15 octobre 1810; dans la 2me classe, les 14 janvier 1815, 31 décembre 1866 et 3 mai 1886).

Causes de nuisance : Odeur désagréable. — Dégagement de poussières infectes et infectieuses.

Fabriques de papier (placées dans la 2me classe, les 15 octobre 1810 et 14 janvier 1815; dans la 3me classe, les 31 décembre 1866 et 3 mai 1886).

Causes de nuisance : Poussières, parfois infectieuses, produites par le triage, le découpage et le bluttage des chiffons. — Gaz irritants (vapeurs de chlore) dégagés pendant les opérations de blanchîment. — Buées des chaudières. — Fumée des fours à évaporation. — Ecoulement de liquides résiduaires chargés de matières organiques : eaux des piles; eaux alcalines (eaux de lessivage et de traitement des lessives), parfois toxiques (emploi de substances colorantes) ou acides (résidus de la fabrication du chlore). — Danger d'incendie.

Fabrication des tabatières en carton (placée dans la 2me classe, le 14 janvier 1815; dans la 3me classe, les 31 décembre 1866 et 3 mai 1886).

Causes de nuisance : Les mêmes que pour l'industrie précédente.

Incinération des lessives alcalines des papeteries (placée dans la 2me classe, les 7 mai 1878 et 3 mai 1886).

Causes de nuisance : Fumée, odeur et émanations nuisibles.

Cartonneries (placées dans la 2me classe, le 14 janvier 1815 ; dans la 3me classe, les 31 décembre 1866 et 3 mai 1886).

Causes de nuisance : Emanations infectes provenant de la macération des débris de papier et de chiffons. — Ecoulement d'eaux résiduaires fermentescibles (eaux de détrempage, de pressage, de macération). — Danger d'incendie par le séchoir.

Préparation de pate a papier au moyen de la paille, bois et autres matières combustibles (placée dans la 3me classe, le 31 décembre 1866 ; dans la 2me classe le 3 mai 1886).

Causes de nuisance : Altération des eaux par des liquides résiduaires fortement chargés de matières alcalines et organiques. — Fumées des fours à évaporation de lessives. — Buées des chaudières à cuire la paille. — Emanations infectes provenant de la corruption des résidus.

Fabrication de cellulose ou pate de bois par les sulfites et les bisulfites alcalins (placée dans la 2me classe par analogie avec la précédente).

Causes de nuisance : Dégagement de vapeurs sulfureuses et écoulement de lessives acides.

VII. **La fabrication des huiles végétales.** — Huileries ou moulins a huile (placés dans la 3me classe, les 14 janvier 1815, 31 décembre 1866 et 3 mai 1886).

Causes de nuisance : Buées des chaudières à évaporation. – Odeurs désagréables. — Fumée épaisse, surtout quand on brûle les tourteaux.— Liquides résiduaires fermentescibles. — Bruit incommode des presses.— Danger d'incendie.

Epuration des huiles (placée dans la 2me classe, le 14 janvier 1815 ; dans la 3me classe, les 31 décembre 1866 et 3 mai 1886).

Causes de nuisance : Emanations des cuves à épuration. — Odeurs désagréables. — Ecoulement d'eaux résiduaires abondantes, surtout lorsqu'on saponifie l'huile des résidus de l'épuration. — Bués infectes lorsqu'on brûle les résidus d'épuration.

Cuisson ou mélange a chaud des huiles. — 1° En vases ouverts (placée dans la 1re classe, les 31 mai 1833, 31 décembre 1866 et 3 mai 1886).

Causes de nuisance : Buées âcres et nauséabondes pendant la cuisson. — Vapeurs nitreuses quand on traite par l'acide nitrique. — Danger d'incendie.

2° En vases clos (placée dans la 3me classe les 31 décembre 1866 et 3 mai 1886).

Causes de nuisance : Dégagement de gaz incommodes. — Danger d'incendie.

Fabrication et emploi des huiles oxydées par exposition a l'air. — 1° Avec cuisson préalable (placée dans la 1re classe, le 3 mai 1886) ; 2° sans cuisson (placée dans la 2me classe, le 3 mai 1886).

Causes de nuisance : Emanations infectes. — Danger d'incendie.

Fabrication des huiles de recences (placée dans la 2me classe, les 31 janvier 1872 et 3 mai 1886).

Causes de nuisance : Emanations et buées odorantes s'échappant des chaudières d'évaporation. — Ecoulement d'eaux résiduaires fermentescibles (eaux de lavage, de décantation et autres).

Traitement des tourteaux d'olives par le sulfure de carbone (placé dans la 1re classe, les 31 décembre 1866 et 3 mai 1886).

Causes de nuisance : Danger d'incendie (*Voyez Sulfure de carbone*).

VIII. La fabrication des conserves végétales. — Ateliers de fabrication de la choucroute (placés dans la 3me classe, les 20 juin 1883 et 3 mai 1886).

Causes de nuisance : Odeur pénétrante, nauséeuse, provenant de la fermentation du choux. — Imprégnation du sol par des résidus infects. — Ecoulement d'eaux résiduaires fermentescibles et nauséabondes.

Dessication des oignons dans les villes (placée dans la 2me classe, les 31 décembre 1866 et 3 mai 1886).

Causes de nuisance : Odeur pénétrante, incommode.

Confiserie des olives (placée dans la 3me classe, les 31 décembre 1866 et 3 mai 1886).

Causes de nuisance : Ecoulement de liquides résiduaires fermentescibles (eaux de lavage, de macération). — Altération des eaux.

IX. La fabrication des essences, résines et goudrons végétaux. — Fabrication des huiles essentielles végétales (huiles de résine) (distillation en grand) (placée dans la 1re classe, les 15 octobre 1810, 14 janvier 1815, 31 décembre 1866 et 3 mai 1886).

Causes de nuisance : Odeurs désagréables. — Emanations de vapeurs toxiques. — Ecoulement d'eaux résiduaires. — Danger d'incendie.

Travail en grand pour la fonte et l'épuration des résines, galipots et arcansons (résine de pin, brai sec) (placé dans la 1re classe, les 9 février 1825, 31 décembre 1866 et 3 mai 1886).

Causes de nuisance : Fumée épaisse, âcre. — Dégagement de carbures volatils extrêmement odorants provenant de la distillation du brai sec.— Buées des chaudières. — Danger d'incendie.

Distillation et travail en grand de la térébenthine (placée dans la 1re classe en 1810, 1815, 1866 et 1886).

Causes de nuisance : Comme pour les industries précédentes.

Usines spéciales pour l'élaboration des goudrons d'origines diverses (placées dans la 1re classe, les 14 janvier 1815, 9 février 1825, 31 décembre 1866 et 3 mai 1886).

Causes de nuisance : Production de fumée âcre. — Dégagement de produits volatils empyreumatiques ; de gaz sulfurés et carbonés. — Ecoulement d'eaux résiduaires ammoniacales et sulfureuses. — Danger d'incendie.

Elaboration des goudrons et brais végétaux (placée dans la 1re classe, les 9 février 1825, 31 décembre 1866 et 3 mai 1886)

Causes de nuisance : Les mêmes que pour l'industrie précédente.

X. **La fabrication du tabac.** — MANUFACTURE DE TABACS (placée dans la 2me classe, les 15 octobre 1810, 14 janvier 1815, 31 décembre 1866 et 3 mai 1886).

Causes de nuisance : Emanations désagréables. — Odeur fatigante. — Dégagement de produits volatils, âcres. — Production de poussières irritantes. – Ecoulement d'eaux résiduaires fermentescibles. — Danger d'incendie.

INCINÉRATION DES CÔTES DE TABAC (placée dans la 1re classe, les 14 janvier 1815, 31 décembre 1866 et 3 mai 1886).

Causes de nuisance : Production de fumée âcre et de vapeurs empyreumatiques, pénétrantes, s'étendant plus ou moins au loin et rendant l'atmosphère irrespirable.

XI. **La torréfaction, carbonisation et calcination des matières végétales.** — CARBONISATION DU BOIS. — 1° A l'air libre dans les établiesements permanents et autre part qu'en forêt :(placée dans la 2me classe, les 20 septembre 1828, 31 décembre 1866 et 3 mai 1886).

Causes de nuisance : Dégagement de fumée, de produits volatils empyreumatiques, de gaz carbonés (acide carbonique, oxyde de carbone). — Danger d'incendie.

2° En vase clos avec dégagement dans l'air des produits gazeux de la distillation :(placée dans la 2me classe, les 31 décembre 1866 et 3 mai 1886).

Causes de nuisance : Odeur et fumée.

3° En vase clos mais avec combustion des produits de la distillation : (placée dans la 3me classe, le 31 décembre 1886).

CHANTIERS DE BOIS A BRULER DANS LES VILLES (placés dans la 3me classe, les 4 février 1825, 31 décembre 1866 et 3 mai 1886).

Causes de nuisance : Emanations nuisibles. — Danger d'incendie.

FABRICATION DE L'AMIDON GRILLÉ (placée dans la 3me classe, les 20 juin 1883 et 3 mai 1886).

Causes de nuisance : Odeur et fumée.

TORRÉFACTION EN GRAND DU CAFÉ (placée dans la 3me classe, les 11 février 1862, 31 décembre 1866 et 3 mai 1886).

Causes de nuisance : Production de fumée épaisse, incommode. — Dégagement d'odeurs pénétrantes. — Danger d'incendie.

TORRÉFACTION EN GRAND DE LA CHICORÉE (placée dans la 3me classe, le 3 mai 1886).

Causes de nuisance : Fumées abondantes, âcres, s'échappant du brûloir. — Danger d'incendie.

COMBUSTION EN GRAND DES PLANTES MARINES DANS LES ÉTABLISSEMENTS PERMANENTS (placée dans la 1re classe, les 27 mai 1837, 31 décembre 1866 et 3 mai 1886).

Causes de nuisance : Emanations infectes provenant de la dessication. Production de fumée épaisse, âcre. — Dégagement de gaz irritants (brôme, iode, acide sulfureux) nuisibles à la végétation nuisible. — Danger d'incendie.

Séchage des lies de vin (placé dans la 2me classe, les 7 mai 1878 et 3 mai 1886).

Causes de nuisance : Emanations odorantes provenant des chaudières à évaporation. — Dégagement de fumée quand on sèche dans un four.

Incinération des lies de vin. — 1° Avec dégagement de la fumée au dehors : (placée dans la 1re classe les 7 mai 1878 et 3 mai 1886).

Causes de nuisance : Fumées épaisses et vapeurs et empyreumatiques.

2° Avec combustion ou condensation des fumées : (placée dans la 3me classe, les 7 mai 1878 et 3 mai 1886).

Calcination des résidus de mélasse pour la fabrication de la potasse (placée dans la 1re classe, le 19 février 1853 ; dans la 2me classe, les 31 décembre 1866 et 3 mai 1886).

Causes de nuisance : Emanations infectes provenant de la décomposition des matières. — Vapeurs et gaz odorants produits par l'évaporation et la calcination des vinasses. — Dépôts de résidus organiques fermentescibles.

Cendres gravelées. — 1° Avec dégagement de la fumée au dehors : (placées dans la 1re classe, les 14 janvier 1815, 31 décembre 1866 et 3 mai 1886).

Causes de nuisance : Vapeurs empyreumatiques. — Fumée âcre, infecte, nuisible à la végétation, provenant de la combustion de la lie du vin.

2° Avec combustion et condensation des fumées : (placées dans la 2me classe en 1815, 1866 et 1886).

Incinération de la tannée humide (placée dans la 2me classe, les 7 mai 1878 et 3 mai 1886).

Causes de nuisance : Fumée. — Odeur fétide. — Dégagement de gaz ammoniacaux. — Danger d'incendie.

Incinération des lignites (placée dans la 1re classe, les 31 décembre 1866 et 3 mai 1886).

Causes de nuisance : Production de fumée épaisse. — Dégagement de gaz et produits volatils âcres, irritants, empyreumatiques (gaz ammoniacaux, pyroligneux).

Carbonisation de la tourbe a vases ouverts (placée dans la 1re classe, les 14 janvier 1815, 31 décembre 1866 et 3 mai 1886).

Causes de nuisance : Production de fumée épaisse. — Emanations ammoniacales, empyreumatiques.

Carbonisation de la tourbe en vases clos (placée dans la 1re classe, le 15 octobre 1810 ; dans la 2me classe, les 14 janvier 1815, 31 décembre 1866 et 3 mai 1886).

Causes de nuisance : Odeurs. — Ecoulement d'eaux ammoniacales.

XII. **Le blanchissage des tissus et linges.** — BUANDERIES (placées dans la 2me classe, le 5 novembre 1826; dans la 3me classe, les 31 décembre 1866 et 3 mai 1886).

Causes de nuisance : Dégagement de buées pénétrantes et entretenant l'humidité dans les constructions voisines. — Altération des eaux par des liquides résiduaires infects ou infectieux.

BLANCHISSERIE DES DÉCHETS DE COTON ET COTON GRAS (placée dans la 3me classe, les 31 décembre 1866 et 3 mai 1886).

Causes de nuisance : Buées odorantes et incommodes se dégageant des chaudières. — Eaux résiduaires fermentescibles.

§ 2. — Des moyens à prescrire pour prévenir et combattre les causes de nuisance provenant des diverses catégories d'établissements où l'on travaille la matière végétale.

I. **Du traitement des encombrements résiduaires d'origine végétale.** — Nous n'avons que peu de considérations particulières à présenter en ce qui concerne le traitement des résidus solides, ou encombrements, provenant des industries où l'on travaille la matière végétale. Leur emmagasinement et leur transport, en cas d'utilisation agricole ou industrielle, devront se faire dans des réservoirs ou récipients toujours clos et parfaitement étanches.

On fera ainsi pour les drèches et vinasses destinées à la nourriture du bétail, dans les distilleries de grains ou de betteraves; ainsi, également, pour les résidus solides des féculeries, des raffineries et glucoseries, qu'on ne doit jamais laisser séjourner dans l'usine; ainsi encore pour les dépôts de pulpes, etc.

L'utilisation de la plupart de ces résidus, sous forme de tourteaux, obvie d'ailleurs par elle-même aux inconvénients qui leur sont inhérents.

II. **Du traitement des dégagements résiduaires d'origine végétale.** — En ce qui concerne les dégagements auxquels donnent lieu un grand nombre de ces industries : vapeurs, gaz, buées, fumées ou poussières, il en est peu qui nécessitent des considérations spéciales en dehors des moyens d'application générale que nous avons énumérés tout au long, tels que : élévation convenable de la cheminée de l'usine; occlusion des chaudières; installation de hottes au-dessus des appareils et des fourneaux d'évaporation ou d'incinération; isolement des fours; aspiration, condensation et combustion des produits résiduaires gazeux.

Les détails dans lesquels nous sommes entré à propos des industries où l'on travaille la matière animale nous dispenseront de revenir sur ce sujet.

Parmi les adaptations spéciales des moyens employés pour la destruction des gaz insalubres, et en particulier des produits de la combustion des matières organiques, il est un appareil brûleur que M. Rabot, de Versailles, a fait construire, il y a déjà plusieurs années (1873), à la papeterie d'Essonnes, pour prévenir les inconvénients causés par l'évaporation des lessives alcalines, mais dont les principes, avec quelques modifications dans la construction des types, peuvent s'appliquer à toutes les fabriques où se dégagent des produits gazeux de nature organique.

Nous croyons utile de reproduire ici, à cause de leur importance générale, les considérations suivantes, empruntées à M. Rabot lui-même :

« Les expériences que nous avons faites sur les produits de la combustion des matières organiques nous avaient fait voir que les gaz les plus odorants et les plus désagréables ne peuvent être absorbés par condensation dans l'eau. L'eau n'absorbe, en effet, que les gaz ou vapeurs condensables, et qui, en général, se condenseraient par refroidissement ; ce sont surtout les composés à types moléculaires fixes et bien définis : Tels sont les acides, l'ammoniaque et quelques-uns de ses dérivés, amylamine, méthylamine, etc...

» Chaque fois que la combustion donne lieu à des hydrocarbures à molécule plus condensée, hydrogènes carbonés, hydrures de carbone, dans la composition desquels le phosphore, le soufre, le sélénium peuvent intervenir, on a des dégagements très odorants, infects, tout à fait incoërcibles par les condensateurs qui, dans ce cas, retiennent seulement des traces de goudrons et de matières bitumineuses.

» Les gaz non combustibles par eux-mêmes ou les mélanges gazeux qui en contiennent ne peuvent être détruits par leur simple passage dans un foyer, à quelque température que ce soit : ils doivent être toujours envoyés dans une chambre spéciale que nous appellerons *chambre de combustion*, dont les dimensions doivent être calculées d'après la dimension des foyers et la quantité de gaz produits.

» Ces gaz, lors même qu'ils contiennent de l'oxygène, ne sont pas suffisamment oxygénés pour brûler seuls l'hydrogène et le carbone dominant dans leur composition ; ils constituent donc un combustible auquel il faut donner le comburant.

» Pour les détruire complètement et les transformer en composés exempts d'odeur désagréable ou insalubre, il faut les mélanger aussi intimement que possible avec de l'oxygène en excès, c'est-à-dire avec de l'air.

» Dans le parcours qu'ils auront à faire avant d'arriver à la chambre de combustion, ils doivent donc rencontrer des prises d'air agissant autant que possible de manière à briser le courant de gaz pour s'y mélanger complètement.

» Il est indispensable de connaître :

» 1° La quantité approximative de gaz produits dans un temps donné;

» 2° La composition de ces gaz, c'est-à-dire leur richesse en hydrogène et en carbone ;

» 3° La vitesse du courant de gaz.

» Ce sont les éléments du problème qui sont nécessaires pour calculer l'apport d'air dans la zone de combustion.

» Partant de ces données, on a fait construire à la papeterie d'Essonnes, dans les ateliers de revivification de la soude, un appareil dans lequel les gaz, à l'issue de la deuxième sole, vont circuler à la partie supérieure des chambres à salin, et passent ensuite dans un carneau central pour se rendre de là dans le carneau d'évaporation proprement dit, et enfin dans le conduit de la cheminée.

» Ce dernier peut passer sous tout l'ensemble du four qu'il isole ainsi et préserve de la fraîcheur du sol ; on utilise ce carneau pour la combustion des salins. Le carneau central parcouru par les gaz est parsemé de colonnes de briques réfractaires, disposées en quinconce ou en chicanes, de manière à briser et diviser le courant de gaz pour le mélanger avec l'air en excès et assurer la combustion complète des composés hydrogénés et carburés de la fumée (voir fig. 19, E. E.)

» L'excès d'air nécessaire pour assurer cette combustion, d'où résulte la fumivorité et l'absence d'odeur, est introduit par les portes en fonte du foyer qui sont à cet effet criblées de trous de dix à douze millimètres de diamètre.

» Le carneau fumivore et les briques réfractaires qui y sont disséminées par groupes, se trouvent maintenus à la température rouge, par le fait même du passage de la fumée chaude sortant des fours et des chambres d'incinération (fig. 19, F. F.)

» La combustion des gaz pour laquelle la température rouge est indispensable se produit ainsi sans aucune dépense de combustible auxiliaire par le seul fait du mélange intime des gaz et de l'air, en proportion voulue, dans un milieu qui n'abaisse pas leur température et ne peut que la régulariser.

» Ces dispositions ont pour effet de détruire la fumée en même temps que l'odeur désagréable et insalubre qui se dégage de la cheminée du four Porion ordinaire et autres. Elles peuvent s'appliquer à toutes les industries qui, par l'action du feu sur les matières organiques, produisent des masses de gaz insalubres. La destruction des gaz dans la chambre de combustion est due bien moins à la température des gaz eux-mêmes qu'à celle qui se produit par leur combinaison avec l'oxygène de l'air ».

On trouve dans le rapport du docteur Ballard, publié en 1878, sur les causes de nuisance des industries où l'on travaille la matière végétale, la description d'un appareil brûleur analogue, adapté par M. Davis, de Manchester, au four Porion utilisé pour l'évaporation des lessives et celle des liquides provenant des chaudières d'ébullition des chiffons et de la paille.

III. **Du traitement des écoulements résiduaires d'origine végétale.** — Si nous n'avons eu guère de considérations nouvelles et spéciales à faire intervenir en ce qui concerne les encombrements et dégagements résiduaires provenant des établissements où l'on travaille la matière végétale, il n'en sera pas de même pour les écoulements résiduaires qui proviennent de quelques-uns de ces groupes industriels.

Ici, au contraire, on se trouve en présence de faits d'autant plus intéressants qu'on les cite, le plus souvent, comme des exemples de pollution des cours d'eau par les industries insalubres. Tel est le cas des amidonneries, distilleries, féculeries, raffineries, etc.

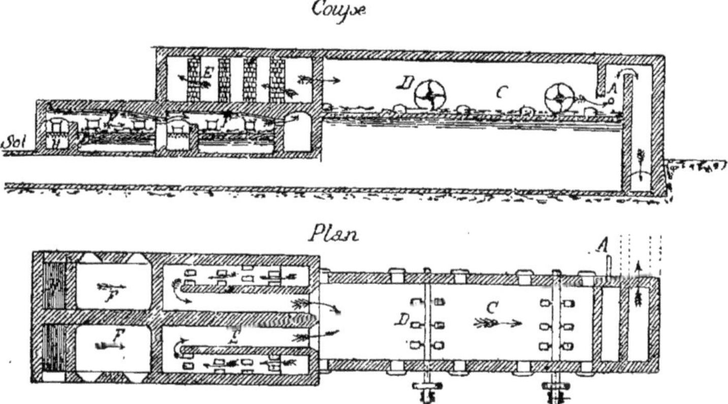

Fig. 19. — Schéma du dispositif employé à la papeterie d'Essonnes pour la destruction des gaz insalubres provenant de la revivification de la soude. — E, chambre de combustion avec colonnes de briques disposées en chicanes ; — F, carneau fumivore ; — H, foyer ; — C. carneau d'évaporation des lessives ; — D, agitateur a palettes ; — A, cheminée d'évacuation.

1° *Les résidus liquides des distilleries ou vinasses; leur traitement par épuration mécanique, chimique ou agricole.* — Depuis le remarquable rapport de Wurst jusqu'aux travaux les plus récents du Conseil central de salubrité du Nord, la question de l'infection des eaux par les *résidus des distilleries ou vinasses* a servi de thème, pour ainsi dire, à toutes les études sur la matière.

Une des principales causes d'infection des cours d'eaux par les vinasses, c'est la formation de produits sulfurés : sulfures ou sulfhydrates, avec dégagement de gaz sulfhydrique dû à la décomposition des sulfates contenus dans ces vinasses, ou contenus naturellement dans les cours d'eau où ces dernières sont versées, par les matières organiques résiduaires. Or, le procédé de saccharification des jus de betteraves par l'emploi de l'acide sulfurique donne lieu à la formation d'une quantité notable de sulfate de chaux lorsque, après la fermentation, les vinasses sont neutralisées par cette base. Les émanations d'acide sulfhydrique sont parfois, dans ce cas, tellement abondantes, que les bateaux qui naviguent sur les cours d'eau souillés par ces vinasses noircissent dans un court espace de temps, par suite de la formation de sulfure de plomb à leur surface. D'autre part, le gaz sulfhydrique répandu en partie dans l'atmosphère noircit les métaux tels que le cuivre, l'argent, l'étain, etc., en les sulfurant, et devient ainsi pour certaines industries riveraines une cause de sérieux préjudice. Si les vinasses non neutralisées s'écoulent dans les rivières, l'acide qu'elles renferment tue les poissons ; ou bien les carbonates de chaux, que l'eau de ces rivières contient, les neutralisent en partie, mais en donnant lieu à leur tour à la formation de sulfate de chaux qui, plus tard, sera transformé en sulfhydrate.

Le traitement des betteraves par l'acide sulfurique est donc une opération des plus fâcheuses au point de vue de l'hygiène. C'est pour cette raison que l'on a prescrit la substitution, pour la fermentation du jus, de l'acide chlorhydrique à l'acide sulfurique. Cependant, l'emploi de cet acide, outre qu'il a des inconvénients pour le distillateur, parce qu'il attaque les appareils distillatoires, particulièrement les soudures, ne prévient pas le développement des sulfures, si les eaux dans lesquelles se versent les vinasses renferment elles-mêmes des sulfates.

En somme, le déversement de ces vinasses dans un cours d'eau ne saurait être autorisé sans leur neutralisation préalable d'une part, et de l'autre sans que le débit du cours d'eau soit assez considérable et suffisamment rapide pour entraîner et diluer immédiatement les résidus organiques que l'on y jette. Dans le Nord, un arrêté préfectoral ne tolère le déversement des vinasses dans un cours d'eau que lorsque, en multipliant par 500 les quantités de vinasses déversées, l'ensemble de ces produits pour toutes les fabriques situées sur un même cours d'eau ne donne pas un chiffre supérieur à son débit moyen.

Nous ne reviendrons pas sur les principes de l'*épuration mécanico-chimique* telle qu'elle est généralement prescrite et pratiquée dans le département du Nord. On n'a qu'à se reporter aux considérations générales déjà développées par nous.

En ce qui concerne le nombre et la disposition des bassins d'épuration, on établit ordinairement deux séries parallèles de bassins de façon que pendant que l'une d'elles fonctionne, l'autre, mise en chômage, puisse être curée à fond et les produits de curage immédiatement transportés sur les terres comme engrais afin d'éviter toute fermentation des matières déposées (Voy. fig. 20).

D'une façon générale, les premiers bassins de chaque série doivent communiquer avec les seconds au moyen d'un déversoir de superficie établi sur la crête parfaitement horizontale du mur de séparation. Un semblable déversoir doit être établi sur le mur d'aval des seconds bassins. En amont de chaque déversoir et à une distance de dix centimètres, on placera de champ, sur toute la largeur des bassins, une pièce de bois ou madrier de vingt centimètres de hauteur, plongeant de moitié dans l'eau, afin d'arrêter les écumes et les corps flottants. Dans le mur de séparation des bassins de chaque série, on établira une ouverture dont le radier sera à 70 ou 80 centimètres en contre-haut du fond, afin de pouvoir déverser alternativement dans un bassin curé, l'eau surnageant le dépôt dans le bassin continu en fonction.

Quoi qu'il en soit, ainsi que l'avait fort judicieusement établi M. Wurtz, le système de bassins prescrit par l'autorité et généralement mis en usage pour la clarification des vinasses par la chaux, laisse quelque peu à désirer au point de vue des résultats obtenus. L'accumulation des premiers dépôts dans ces bassins ne laisse point le temps aux eaux nouvelles de précipiter les matières solides qu'elles tiennent en suspension ; ces eaux ne font alors que s'étaler et couler en nappe à la surface des dépôts déjà formés, et la clarification devient, sinon impossible, du moins très incomplète.

MM. Gaillet et Huet, ingénieurs à Lille, ont cherché à obvier à cet inconvénient au moyen d'un système de *colonnes de décantation* terminé par un filtre-presse.

Les colonnes de décantation sont à double tube ; le liquide à décanter arrive par le haut dans le tube central et descend jusqu'à la partie inférieure où une sorte d'entonnoir brise le courant et retient les matières en suspension. Le liquide remonte entre les deux enveloppes tubulaires et vient se déverser lentement à la partie supérieure de la colonne ; il sort généralement limpide et peut sans inconvénient être déversé dans un cours d'eau un peu rapide, car il a perdu environ les deux tiers, 60 à 70 pour 100, de la matière organique qu'il contenait.

Les matières précipitées, restées dans le bas des colonnes de décantation, sont tirées au moyen d'un conduit spécial de dégagement et amenées dans le filtre-presse, d'où elles sortent comprimées à l'état de terre humide.

Le principe de l'*épuration chimique* dans ce système qui a pu être considéré par le Conseil central d'hygiène du Nord, comme le meilleur des procédés connus, consiste à additionner les vinasses, à la sortie des colonnes à distiller, de *perchlorure de fer* en proportion convenable, en agitant automatiquement toute la masse liquide, puis à ajouter à cette masse un *lait de chaux* convenablement préparé. Il se forme alors un précipité de sesquioxyde de fer qui entraîne une grande partie des matières organiques et qui peut fournir, par simple agglomération, un engrais suffisamment riche en azote et en acide phosphorique, pour être employé utilement par la culture.

D'après M. Léon Faucher (*Rapport sur les travaux du Conseil central de salubrité du Nord,* t. XLIV, p. 65), s'il s'agit de vinasses de betteraves, le traitement n'exige pas plus de 1 kg. de perchlorure de fer et 4 à 5 kg. de chaux par mètre cube de vinasses ; il est donc largement rémunérateur pour l'industriel ; mais avec les vinasses de maïs, il faut aller jusqu'à 3 kg. de perchlorure de fer et 14 kg. de chaux par mètre cube de vinasses, pour obtenir une précipitation et une clarification suffisantes, ce qui est loin de rendre l'épuration rémunératrice. De plus, les engrais de vinasses, ainsi surchargés en chaux et en oxyde de fer, perdent, pour la culture, une partie notable de leur valeur. Ce sont là autant de motifs qui font que l'épuration n'est presque toujours pratiquée que d'une façon plus ou moins incomplète par les industriels, au grand détriment de la salubrité des cours d'eau dans lesquels les vinasses sont versées.

Si l'on songe, toutefois, que même complète, l'épuration chimique, par ce procédé regardé comme le meilleur, laisse, dans les vinasses, la moitié au moins des matières fixes et organiques, ainsi que le montre l'analyse suivante, faite par M. Thibaut, inspecteur de la salubrité à Lille, sur des échantillons de vinasses de maïs, avant et après traitement,

VINASSES DE MAÏS.	Avant traitement.	Après traitement.
Matières fixes	2.850 °/₀	1.918 °/₀
— organiques et volatiles	2.510	1.4595
— minérales	0.340	0.4685
Azote évalué en matières albuminoïdes	0.2928	0.1246
Alcalinite évaluée en chaux	»	0.06124

on comprendra aisément comment on en est arrivé, dans le département du Nord, à préférer l'épuration des vinasses par le sol à leur épuration par les agents chimiques.

Rappelons ici, que c'est surtout dans le traitement par la chaux des vinasses des distilleries, que l'on a été amené à reconnaître combien, en pareil cas, un excès de chaux, loin d'être favorable au but qu'on se propose, peut au contraire provoquer la fermentation butyrique et donner lieu à des dégagements infects appartenant aux acides gras de cette série.

L'*épuration agricole* des résidus liquides des distilleries et des sucreries est le procédé généralement recommandé aujourd'hui, par le Conseil central d'hygiène du Nord, à moins que des circonstances particulières ne l'amènent à accepter l'épuration chimique.

Comme exemple des conditions dans lesquelles on doit pratiquer l'irrigation des terres destinées à l'épuration des vinasses, nous reproduirons les instructions que nous trouvons formulées, à ce sujet, dans un très remarquable rapport de M. Léon Faucher, sur la pollution des eaux des canaux de la Deûle et de Seelin, par les déversements considérables de vinasses brutes, provenant d'une distillerie de grains. L'industriel demandait à être autorisé à employer une partie de ses vinasses à la fertilisation des terrains de la rive gauche de la Deûle, et à conduire l'excédent dans la Deûle par un tuyau qui déboucherait en aval du canal de Seelin.

Les conclusions du rapport de M. Faucher, qui déterminent à la fois les moyens de procéder à l'irrigation des terres par les vinasses brutes, et d'écouler à la rivière les vinasses épurées, peuvent servir de modèles du genre, c'est pour cela que nous les reproduisons ici.

« L'industriel, dit le rapport, sera autorisé à faire passer ses vinasses sur la rive gauche de la Deûle au moyen d'un double siphon, l'un pour l'écoulement des vinasses brutes, l'autre pour l'écoulement des vinasses épurées par le perchlorure de fer et le lait de chaux (Procédé Gaillet et Huet).

« Le siphon des vinasses brutes débouchera, sur les terres, à 5 mètres au moins du chemin de halage, dans une bouche de distribution avec bonde obturatrice à vis (Modèle des irrigations de Gennevilliers); à partir de cette bouche, les vinasses brutes seront conduites sur les terres à irriguer, soit par conduites en grès ou poteries, soit par tuyaux en bois en fonte, fixes ou mobiles, au choix de l'intéressé; aux points d'irrigation, le terrain sera disposé en raies et billons, de manière à assurer aux vinasses un écoulement régulier ; les billons seront faits à la charrue billonneuse et auront au plus 30 centimètres de largeur, ils seront distants de 80 centimètres au moins ; les raies auront au moins 50 centimètres de largeur et une profondeur égale ; les billons seront isolés des raies dès qu'ils auront été remplis par les vinasses et ne seront remplis à nouveau qu'après s'être complètement asséchés par évaporation et par infiltration dans le sol ; en aucun cas, les vinasses ne pourront déborder des billons, de manière à couvrir, en totalité, la surface de la terre qui les sépare ; dans la partie où les terres à irriguer sont bordées par la rigole de dessèchement des marais de la haute Deûle, les raies ou billons ne pourront s'approcher à une distance inférieure à 15 mètres de ladite rigole, et à une distance inférieure à 5 mètres de tout fossé communiquant avec la même rigole.

« Dans cette même partie, il sera établi à 15 mètres parallèlement à la rive droite de la rigole principale de dessèchement et à 5 mètres des fossés en communication avec ladite rigole, une digue en terre fortement pilonnée présentant 30 centimètres au moins de hauteur, servant de digue préservatrice contre tout débordement accidentel des raies et billons ; si les eaux de la rigole venaient à être altérées dans une mesure quelconque, du fait des irrigations par les vinasses, la digue devra être complétée par un corroyage en argile, établi de façon à rendre cette digue absolument imperméable. Il pourra également être prescrit à l'intéressé de faire en avant de la digue un fossé de préservation corroyé en argile et absolument étanche, d'une largeur suffisante pour recueillir tout excédent d'irrigation. En cas de contamination dûment constatée des eaux de la rigole, l'Administration pourra mettre fin aux irrigations en exigeant la fermeture immédiate de la bouche de distribution.

« Quant au siphon des vinasses épurées, il débouchera sur les terres, également à 5 mètres au moins du chemin de halage, par une bouche de distribution semblable à celle des vinasses brutes; à partir de ce point, les vinasses épurées seront amenées parallèlement au chemin de halage par conduites en grès ou poteries ou par tuyaux en bois ou fonte ; la conduite aboutira dans un puits maçonné et cimenté pourvu à la partie supérieure d'un regard mobile permettant de prendre à toute heure un échantillon des vinasses en circulation ; cette conduite traversera ensuite le chemin de halage en un point fixé par le service de la navigation et débouchera dans une tête d'aqueduc dont le radier sera de 15 centimètres en contre-haut du plan de navigation.

« Ces vinasses ne pourront être écoulées dans la Deûle que si elles sont parfaitement claires et alcalines ; l'intéressé sera autorisé, s'il le demande, à déverser sur ses propres terres et sur les terres des propriétaires voisins, après entente avec ces derniers, les vinasses épurées et non fermentées ». (Rapport sur les travaux du Conseil central de salubrité du département du Nord, tom. XLIV, p. 77, 1886).

2° *Les résidus liquides des amidonneries et brasseries.* — Ce que nous venons de dire pour le traitement des eaux résiduaires des distilleries s'applique, en tous points, aux résidus liquides des amidonneries et féculeries, brasseries, sucreries, raffineries.

En ce qui concerne les eaux résiduaires des amidonneries, ce sont surtout les eaux qui proviennent de la fermentation des farines et qui contiennent le gluten rendu soluble (eaux sûres, eaux de décantation), qui donnent lieu à la décomposition putride et à des dégagements infects. Il en est de même pour les premières eaux de décantation dans le procédé de fabrication de l'amidon par malaxation ou par séparation du gluten sans fermentation ; de même aussi pour les eaux de trempage fortement chargées de matières organiques (de 15 à 20 gr. par litre) et, par suite, éminemment fermentescibles surtout lorsqu'elles sont mélangées avec les drèches, déterminant alors des fermentations lactique et butyrique dont l'odeur est particulièrement désagréable. Les drèches ne doivent pas être conservées à l'état humide, ce qui les rend très fermentescibles, mais immédiatement pressées, égoûtées et séchées pour être livrées à l'état sec à l'agriculture.

Les autres eaux, eaux de lavage ou de tamisage, beaucoup moins chargées en matières organiques (de 1 à 2 gr. de matières organiques par litre) doivent cependant subir le même traitement d'épuration chimique (chaux et perchlorure de fer).

Mais bien qu'épurés, les résidus liquides des amidonneries n'en restent pas moins riches en matières organiques en dissolution ainsi, que le démontre l'analyse suivante de M. Thibaut.

Eaux épurées d'amidonneries, pour 1,000 parties :

Matières minérales..........	1,20
Matières organiques solubles.................	1,40
Total, matières fixes.... ...	2,60

C'est pourquoi l'épuration agricole s'impose encore ici, comme le complément nécessaire du traitement chimique.

Il en est de même pour les *eaux résiduaires des brasseries* et *malteries.*

3° *Les résidus liquides des fabriques et raffineries de sucres.* — En ce qui concerne les *eaux résiduaires des sucreries, raffineries* et *glucoseries,* il y aurait à distinguer, sans doute, entre les eaux limoneuses provenant du lavage des betteraves, et les autres eaux résiduaires éminemment fermentescibles telles que : les eaux de lavage des sacs ayant servi à l'expression de la pulpe des betteraves, les eaux de lavage du noir animal, les eaux de lavage des chaudières à défécation, les eaux surtout provenant des diffuseurs. L'emploi, en sucrerie, de la diffusion donne en effet des eaux résiduaires particulièrement mauvaises. C'est ainsi que dans le Nord, pendant la campagne sucrière de 1889-1890, la Deûle, l'Escaut, la Scarpe et leurs affluents ont subi une contamination inconnue jusqu'à ce jour.

Mais si on peut, après décantation épuratrice complète, autoriser l'écoulement direct des eaux limoneuses dans un cours d'eau, il n'en saurait être de même avec les autres eaux de fabrique dont l'utilisation agricole se recommande absolument. D'ailleurs, la richesse en matières organiques de toutes ces eaux, les range dans la catégorie de celles qu'une simple clarification ou précipitation par la chaux n'empêche pas de se corrompre.

4° *Les résidus liquides des papeteries. Disposition des bassins de décantation à la papeterie d'Essonnes.* — Un des exemples les plus probants de la valeur de l'épuration mécanico-chimique, avec un système d'application bien entendu est celui qui nous est offert par la *papeterie* d'Essonnes pour le traitement de ses eaux résiduaires. Nous en empruntons la description à M. Aubry-Vitet, ingénieur de la papeterie (Voy. fig. 20).

Le système matériel employé à la papeterie d'Essonnes se compose de deux parties, correspondant à deux phases bien distinctes des opérations.

1° Une série de bassins, parfaitement étanches, destinés à la décantation proprement dite des eaux sales : Fig. 20, B. B.

2° Une série de bassins à fond perméable, construite parallèlement à la première, sur un plan inférieur, et destinée à l'égouttage des boues provenant de la décantation : Fig. 20, H. A.

Voici la marche des opérations :

Les eaux sales de l'usine sont réunies dans un canal unique de $0^m,50$ à $0^m,60$ de largeur. Le long de ce petit canal, et le surplombant, est disposée une série de cuviers circulaires. Ces cuviers contiennent de l'eau de chaux, dont la propriété bien connue est d'assurer la précipitation des matières organiques, et qui, expérience faite, a paru atteindre ce but à moins de frais, et peut-être plus promptement, que le sulfate d'alumine. Ils sont munis d'agitateurs, qui maintiennent le lait de chaux constamment en suspension, et de robinets jaugés, qui permettent de l'introduire régulièrement, en assez faible proportion (de 200 à 250 grammes de chaux par mètre cube d'eau), dans le courant d'eau sale qui passe au pied de la batterie de cuviers. Quelques remous, provoqués dans le conduit par de petits obstacles artificiels, opèrent immédiatement le mélange parfait de l'alcali avec les eaux sales. Il est important de noter qu'aussitôt additionnées ainsi de lait de chaux, ces eaux perdent presque complètement toute odeur et n'offrent plus le moindre danger d'exhalaisons nuisibles.

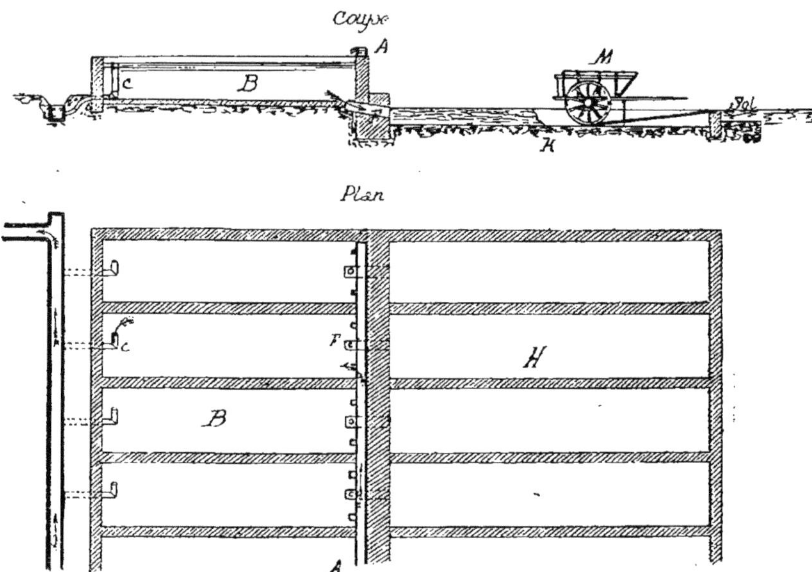

Fig. 20. — Schéma du dispositif employé à la papeterie d'Essonnes pour le traitement des eaux résiduaires par épuration chimique et décantation. — A A, conduite d'arrivée des eaux résiduaires ; — B B, bassins de décantation ; — C C, tuyaux décanteurs ; — F F, soupapes d'écoulement de la boue liquide ; — H, bassin d'égouttage ; — K, couche perméable et filtrante de mâchefer : — M, wagonnet d'enlèvement des boues égouttées.

Après un court trajet dans le conduit, les eaux, ainsi préparées, viennent se distribuer dans une dizaine de bassins, — les bassins de décantation, B. B., disposés côte à côte dans le sens de la largeur, et mesurant chacun 20 mètres de long, 6 mètres de large et $0^{m},50$ de profondeur. Chacun de ces bassins suffit à la décantation d'un milier de mètres cubes par jour. L'eau entre constamment, dans chaque bassin, par l'une des extrémités A, et en sort en déversoir par l'autre extrémité. Dans ces conditions, la vitesse d'écoulement de l'eau dans le bassin est imperceptible, — elle atteint à peine *un millimètre* par seconde, — et la précipitation s'opère aussi bien que si l'eau était complètement dormante.

On constate, à la sortie, que l'eau est tout à fait clarifiée. Ainsi un trajet de 20 mètres de longueur, qui, à raison de $0^{m},001$ de vitesse par seconde, représente à peu près six jours de séjour dans le bassin, suffit à débarrasser l'eau de toutes les matières en suspension.

Peu à peu, on voit se dessiner dans la profondeur du bassin un talus de boue, qui, au bout d'une semaine, affleure la surface de l'eau à l'entrée du bassin et, à la sortie, commence à peine à couvrir le fond. Dès lors, ce bassin a produit son plein effet. Si l'on continuait à le faire fonctionner, il est évident que l'eau qui sortirait contiendrait encore de la boue en suspension, puisque déjà l'extrémité du fond commence à se salir. Il faut donc dans ce bassin arrêter l'opération. On ferme la vanne d'introduction de l'eau sale, on vide ce qui reste d'eau claire dans le bassin à l'aide d'un tuyau décanteur à bascule d'un fonctionnement très simple, cc, et l'on met ainsi à nu le talus de boue provenant de la précipitation.

Le fond du bassin offre une pente légère en sens contraire de la marche de l'eau. A l'extrémité de cette pente est ménagée une large soupape F qu'on lève et par laquelle on fait aisément passer la boue, très liquide encore, dans un bassin inférieur, le bassin d'égouttage H, de même contenance que le premier, et disposé de telle sorte que la surface supérieure est un peu au dessous du fond du bassin de décantation.

Inutile d'ajouter qu'aussitôt la boue écoulée dans ce second bassin, on remet en fonction le bassin supérieur.

Les murs latéraux du bassin d'égouttage sont en maçonnerie étanche; mais, à la différence du premier, le fond en est rendu aussi perméable que possible. On le compose à cet effet d'une couche de mâchefer K parfaitement drainée par une série de tuyaux qui débouchent dans un collecteur. Le rôle de ce fond perméable, ainsi construit, est capital dans l'opération. En effet, la difficulté de sécher les boues assez complètement pour les pouvoir enlever régulièrement et à bon marché a toujours été la pierre d'achoppement de tous les essais de purification des eaux par dépôt.

Or, la boue liquide qui s'est étalée d'elle-même sur le fond perméable ne salit pas le mâchefer : elle en reste parfaitement isolée; tandis qu'à l'extrémité des drains, l'eau d'égouttage coule absolument claire. Si l'on suit le progrès de la dessiccation, on voit au bout de deux ou trois jours, suivant le temps, la boue se fendre d'abord sur quelques points, puis successivement dans toute l'étendue du bassin. Au bout d'une semaine, elle a acquis assez de consistance pour se découper à la pelle. On fait alors entrer dans le bassin un tombereau ou wagonnet M dont les roues glissent sur une double file de rails plats, posés sur le mâchefer; en quelques heures, le bassin égoutteur est vide et prêt à recevoir immédiatement une nouvelle charge. Il ne faut pas oublier, en effet, nous insistons sur ce point, que dans cette opération d'égouttage, la boue ne se mélange nullement avec le mâchefer, qui forme filtre : il y a entre les deux isolement complet, et le mâchefer, au bout de dix opérations, est aussi propre que le premier jour.

Les boues égouttées, chargées dans les wagonnets à l'état de grosses mottes, sont transportées à peu de distance dans un chantier découvert où elles achèvent de se sécher à l'air, sans répandre d'ailleurs autour d'elles la moindre odeur. Elles contenaient en poids environ 75 pour 100 d'eau à la sortie du bassin : elles n'en contiennent plus que 15 à 20 pour 100 au bout de deux ou trois mois d'exposition. Rien de plus simple que cette opération, rien aussi de moins encombrant. Tout le système effectivement : bassins de décantation, bassins d'égouttage, chantier découvert, chemins de circulation, occupe une superficie qui ne dépasse pas deux hectares pour arriver à la purification de 10,000 mètres cubes d'eau par vingt-quatre heures ».

§ III. — Police sanitaire et jurisprudence.

Voici les principaux documents administratifs concernant la salubrité publique, relatifs à quelques-unes des industries où l'on travaille la matière végétale.

Arrêté du préfet du Nord du 5 juillet 1855 (Distilleries. — Concentration des vinasses).

. . . .

II. Conditions d'autorisation pour les distilleries de jus de betteraves.

Article premier. — Substituer pour la fermentation du jus de betteraves, l'acide hydrochlorique à l'acide sulfurique.

Art. 2. Après la fermentation et avant la distillation, neutraliser les vinasses en les filtrant de bas en haut, au moyen d'une cuve remplie de carbonate de chaux. Cette cuve, de 2 mètres de diamètre au minimum sur 2 mètres de hauteur, sera remplie de carbonate concassé en fragments de la grosseur d'une noix, et maintenue constamment en cet état par l'addition de carbonate calcaire au fur et à mesure de la dissolution de cette matière. Le jus introduit par le fond, sortira par une série de trop-pleins supérieurs établis au même niveau tout à l'entour de la cuve.

Art. 3. — Après la distillation, amener les vinasses bouillantes, immédiatement dans une série de bassins d'épuration géminés, séparés les uns des autres par des déversoirs de superficie. Les murs et les fonds de ces bassins seront en bonne maçonnerie. Le premier bassin servira principalement à combiner la vinasse bouillante avec de la chaux vive en poudre qui devra y être jetée d'intervalle en intervalle, à raison de 2 kilogrammes par hectolitre de vinasse. Ce bassin aura 10 mètres de longueur sur 3 mètres de largeur au moins, et 1m,30 de profondeur. La matière qu'il renfermera sera maintenue en un état continuel d'agitation, soit par un moyen mécanique, soit par l'effort d'un homme armé d'un ringard. Le bassin n° 2 présentera une superficie de 100 mètres carrés et une profondeur de 1m,19. Il servira au dépôt des matières solides, ainsi que le bassin n° 3 de même superficie et de 90 centimètres de profondeur.

Art 4. — Chacune des deux séries de bassins ci-dessus prescrite servira à recevoir alternativement les vinasses de la distillerie, tandis que l'autre, mise en chômage sera curée à vif fond. Ce nettoiement sera opéré au moins tous les cinq jours ou plus souvent si l'activité de la fabrique l'exige. En aucun cas, la couche des dépôts ne pourra excéder 80 centimètres dans le bassin n° 3, et 1 mètre dans les deux autres bassins Le produit du curage ne pourra séjourner dans l'intérieur de la fabrique ; il sera immédiatement transporté sur les terres comme engrais.

Art. 5. — Les eaux provenant du lavage des betteraves, des sacs, etc., etc., pénétreront directement dans le bassin n° 2, celles de réfrigération, de condensation, etc., s'écouleront dans le canal de fuite à l'aval du dernier bassin.

Art. 6. — Les déversoirs de superficie établis à l'aval de chaque bassin seront surmontés d'une pierre de taille dont la crête supérieure sera parfaitement horizontale ; une planche en chêne de 24 centimètres de largeur, plongeant de 12 centimètres dans l'eau, sera placée de champ, à 50 centimètres en avant de chaque déversoir, sur toute sa longueur et sans interruption, afin d'arrêter tous les corps solides plus légers que l'eau.

Art. 7. — L'établissement sera pavé en pierres dures rejointoyées à la chaux hydraulique.

Art. 8 — Le magasin à alcool sera voûté et séparé des autres parties de l'usine par des murs pleins en briques.

Art. 9. — L'atelier de distillation, séparé par un mur de la chambre à recevoir l'alcool, sera, ainsi que les autres parties de l'usine, pavé en pierres dures cimentées à la chaux hydraulique. Toutes les pièces de bois seront recouvertes d'une épaisse couche de mortier, des tuyaux d'appel seront placés à la partie supérieure, afin de faciliter la circulation de l'air chargé de vapeurs alcooliques.

Art. 10. — L'éclairage de l'atelier de distillation et de la chambre à recevoir l'alcool aura lieu au moyen de lampes placées dehors et séparées de l'intérieur par des châssis dormants ; on ne pourra pénétrer le soir dans ces locaux ainsi que dans les magasins à alcool, qu'avec des lampes de sûreté.

Art. 11. — Un jet de vapeur, partant des générateurs et présentant un robinet placé à l'extérieur sera introduit dans l'atelier de distillation, pour, le cas échéant, éteindre le feu par l'expansion de la vapeur.

Art. 12. — Le permissionnaire ne pourra fabriquer de la potasse ni distiller d'autres matières que le jus de betteraves, sans y avoir été préalablement autorisé.

Art. 13. — L'administration se réserve, en outre, le droit de prescrire en tout temps les autres mesures de précaution et dispositions qu'elle jugerait utiles dans l'intérêt de la sûreté et de la salubrité publiques, et de révoquer la présente permission en cas d'inexécution de l'une des conditions qui précèdent, lesquelles sont toutes de rigueur.

. . . .

Arrêté du préfet du Nord du 5 décembre 1864 concernant la réglementation des Brasseries.

Article premier — Les brasseries en exploitation dans la ville de Lille et dans les territoires qui en dépendent devront ainsi que celles qui pourront y être établies à l'avenir, se conformer aux dispositions suivantes :

1° Les foyers de toutes les chaudières seront mis en communication, par des carneaux horizontaux, avec une grande cheminée en maçonnerie, de 30 mètres de hauteur et de $1^m,20$ de diamètre intérieur à la base qui servira d'issue unique à la fumée de l'établissement.

Le carneau horizontal établissant la communication entre la cheminée et le foyer le plus proche de celle-ci ne pourra avoir moins de 10 mètres de longueur ; dans le cas où cette distance ne pourra pas être observée, on suppléera à cette condition par la construction d'une chambre close de 5 mètres cubes de capacité au moins, placée entre les foyers et la cheminée, établissant la communication entre eux et dans laquelle passeront les fumées avant de s'engager dans la cheminée ;

2° L'atelier des chaudières, contenant l'eau et la bière en ébullition n'aura point d'ouverture dans les murs latéraux ; il se terminera supérieurement par une cheminée d'appel, qui donnera seule issue aux buées provenant de l'ébullition. Cette cheminée s'élèvera de 2 mètres au moins au-dessus des toits voisins, dans un rayon de 30 mètres ;

3° La chambre contenant la touraille n'aura point d'ouverture dans les murs latéraux ; elle se terminera supérieurement par une cheminée d'appel qui donnera seule issue aux gaz et vapeurs provenant de la touraille ; cette cheminée dominera de 2 mètres les toits voisins, dans un rayon de 30 mètres ;

4° Les eaux provenant du mouillage des grains, du lavage des chaudières, tonneaux, ustensiles, ateliers, seront reçues dans un bassin en maçonnerie, bien cimenté et étanche, de 10 mètres cubes de capacité au moins ; elles y seront brassées avec 2 kilogrammes de chaux vive amenée à l'état de lait par mètre cube de liquide et abandonnées au repos jusqu'à ce que les matières insolubles se soient séparées par précipitation. Dans un des murs du bassin, on ouvrira une ouverture verticale de 20 centimètres de large qui sera fermée par un madrier de chêne fixe ; ce madrier sera percé de 10 centimètres en 10 centimètres d'ouvertures circulaires qui seront fermées par des chevilles de bois. C'est par ces orifices, successivement ouverts de haut en bas au-dessus du dépôt que les eaux clarifiées seront décantées et versées, non sur la voie publique, mais dans des aqueducs communiquant avec les égouts publics. Les matières déposées seront enlevées fréquemment et charriées dans la campagne.

Les drèches seront enlevées chaque jour ;

5° Les murs mitoyens seront protégés par des contre-murs contre le voisinage des chaudières, bacs, carneaux, foyers et cheminées de manière à les préserver de toute atteinte incommode provenant de la chaleur ou de l'humidité ;

6° Le pavage des divers ateliers sera fait en pierres dures, rejointoyées au ciment hydraulique, avec pente convenable pour l'écoulement des eaux.

. . . .

ARTICLE V. — DES ÉTABLISSEMENTS CLASSÉS OU L'ON TRAVAILLE LES MATIÈRES D'ORIGINE MINÉRALE

§ 1er. — Les établissements classés à dégagement de fumées nuisibles

I. Les établissements ou l'on emploie les fours.

A. — *Nomenclature de ces établissements avec leurs causes respectives de nuisance.*

I. **La fabrication de briques, poteries et céramiques.** — Briqueteries avec fours fumivores (placées dans la 2e classe le 14 janvier 1815 ; dans la 3e classe les 31 décembre 1866 et 3 mai 1885).

Causes de nuisance : Dégagement de fumée abondante, épaisse, souvent sulfureuse quand on emploie la houille pour le chaûffage des fours. — Dommage porté à la végétation et aux cultures, à l'époque des récoltes, par la chaleur et les gaz qui se dégagent des briqueteries en plein air.

Briqueteries flamandes (placées dans la 2e classe le 3 mai 1886).

Causes de nuisance : Les mêmes que dans les précédents établissements, avec cette différence qu'ici le dommage n'a point de caractère permanent ; il cesse avec l'épuisement du terrain qu'on exploite ; d'où le nom de briqueteries volantes qu'on leur donne en Flandre.

Fabriques de faïence (Poëliers, poëles et fourneaux en faïence et terre cuite) :

1° Avec fours non fumivores (placées dans la 2e classe les 14 janvier 1815, 31 décembre 1866 et 3 mai 1886).

Causes de nuisance : Comme ci-dessus.

2° Avec fours fumivores, la nuisance étant accidentelle (placée dans la 3e classe les 31 décembre 1866 et 3 mai 1886).

Fabrication des pipes a fumer :

1° Avec fours non fumivores (placée dans la 2e classe les 14 janvier 1815, 31 décembre 1866 et 3 mai 1886) :

2° Avec fours fumivores (placée dans la 3e classe les 31 décembre 1866 et 3 mai 1886).

Causes de nuisance : Comme ci-dessus. — Poussières irritantes provoquées par le broyage du silex.

Fabrication de la porcelaine :

1° Avec fours non fumivores (placée dans la 2e classe en 1815, 1866 et 1886) ;

2° Avec fours fumivores (placée dans la 3e classe en 1866 et 1886).

Causes de nuisance : Comme ci-dessus.

Fabrication de poteries de terre avec fours non fumivores (placée dans la 2e classe le 14 janvier 1815 ; dans la 3e classe les 31 décembre 1866 et 3 mai 1886).

Causes de nuisance : Comme ci-dessus.

Fours a pouzzolane artificielle (placés dans la 3e classe les 31 décembre 1866 et 3 mai 1886).

Causes de nuisance : Comme ci-dessus.

Tuileries avec fours non fumivores (placées dans la 2e classe le 14 janvier 1815 ; dans la 3e classe les 31 décembre 1866 et 3 mai 1886).

Causes de nuisance : Comme ci-dessus.

Fabriques de tuyaux de drainage (placées dans la 3e classe les 7 mai 1878 et 3 mai 1886).

Causes de nuisance : Comme ci-dessus.

II. **La fabrication des émaux et du verre.** — Fabrication des émaux avec fours non fumivores (placée dans la 1re classe le 14 janvier 1815 ; mis en 3e classe par les décrets des 20 septembre 1828, 31 décembre 1866 et 3 mai 1886).

Causes de nuisance : Fumée des fours et moufles. — Bruit des pileries. — Poussières provenant du broyage, souvent toxiques par les sels de plomb entrant dans la composition de l'émail. — Danger d'incendie.

Application de l'émail sur les métaux (placée daus la 3e classe les 31 décembre 1866 et 3 mai 1886).

Causes de nuisance : Fumée et vapeurs toxiques.

Fabrication de terres émaillées :

1° Avec fours non fumivores (placée dans la 2e classe les 31 décembre 1866 et 3 mai 1886) ;

2° Avec fours fumivores (placée dans la 3e classe les 31 décembre 1866 et 3 mai 1886).

Causes de nuisance (Continues dans le premier cas, accidentelles dans le second) : Fumée. — Danger d'incendie. — Vapeurs toxiques.

Verreries, cristalleries et manufactures de glaces :

1° Avec fours non fumivores (placées dans la 1re classe le 14 janvier 1815 ; dans la 2e classe les 31 décembre 1866 et 3 mai 1886) :

2° Avec fours fumivores (placées dans la 3e classe les 31 décembre 1866 et 3 mai 1886).

Causes de nuisance : Fumée des fours de fusion et de recuisson. — Émanations arsénicales provenant de l'emploi de l'acide arsénieux pour faciliter la fusion du verre. — Vapeurs et dégagements toxiques dans les cristalleries par l'emploi des sels de plomb. — Émanations mercurielles dans les ateliers d'étamage. — Danger d'incendie.

III. La cuisson des pierres et cailloux. — Les fours pour la calcination des cailloux (placés dans la 2e classe le 5 novembre 1826 ; dans la 3e classe les 31 décembre 1866 et 3 mai 1886).

Causes de nuisance : Fumée. — Buées sulfureuses quand on emploie la houille.

Les fours a chaux :

1° Permanents (placés dans la 1re classe le 15 octobre 1810 ; dans la 2e classe les 29 juillet 1818, 31 décembre 1866 et 3 mai 1886) ;

2° Ne travaillant pas plus d'un mois par an (placés dans la 3e classe en (1815, 1866, 1886).

Causes de nuisance : Fumée et buées parfois chargées de produits empyreumatiques et de gaz sulfureux. — Dommage porté à la végétation voisine. — Danger d'asphyxie pour les imprudents qui viennent se chauffer près de ces fours. — Poussières.

Les fours a platre :

1° Permanents (placés dans la 2e classe en 1815, 1866, 1886) ;

2° Ne travaillant pas plus d'un mois (placés dans la 3e classe en 1815, 1866 et 1886).

Causes de nuisance : Fumée des fours et poussières dégagées dans la pulvérisation du plâtre.

Les fours a ciment :

1° Permanents (placés dans la 2e classe les 31 janvier 1872 et 3 mai 1886) ;

2° Ne travaillant pas plus d'un mois (placés dans la 3e classe les 31 janvier 1872 et 3 mai 1886).

Causes de nuisance : Comme pour les fours à chaux.

Fabrication du coke :

1° En plein air ou en fours non fumivores (placée dans la 1re classe les 31 décembre 1866 et 3 mai 1886).

Causes de nuisance : Fumée et buées empyreumatiques plus ou moins chargées de gaz sulfureux. — Poussières irritantes dommageables pour la végétation voisine.

2° En fours fumivores (placée dans la 2e classe les 31 décembre 1866 et 3 mai 1886).

Causes de nuisance : Comme ci-dessus mais à un bien moindre degré.

Fabrication des crayons de graphite pour éclairage électrique : (placée dans la 2e classe le 3 mai 1886).

Causes de nuisance : Bruit et ébranlement causés par les broyeurs. — Poussières se dégageant des malaxeurs. — Fumée provenant des fours à moufles de cuisson.

IV. **Fusion des métaux.** — BRULERIES EN GRAND DANS LES VILLES DES GALONS ET TISSUS D'OR ET D'ARGENT (placées dans la 2e classe les 14 janvier 1815, 31 décembre 1866 et 3 mai 1886).

Causes de nuisance : Fumée et vapeurs odorantes. — Émanations métalliques.

HAUTS FOURNEAUX (placés dans la 1re classe le 14 janvier 1815 ; dans la 2e classe les 31 décembre 1866 et 3 mai 1886).

Causes de nuisance : Fumée abondante plus ou moins chargée de gaz carbonés et de produits pyrogénés. — Dégagement de poussières. — Bruit des marteaux-pilons et des machines soufflantes. — Ebranlement du sol. — Danger d'incendie.

FABRICATION DE L'ACIER (placée dans la 2e classe le 14 janvier 1815 ; dans la 3e classe les 31 décembre 1866 et 3 mai 1886).

Causes de nuisance : Fumée ; vapeurs et poussières irritantes.

FONDERIES EN DEUXIÈME FUSION (placées dans la 3e classe les 31 décembre 1866 et 3 mai 1886).

Causes de nuisance : Fumée et buées des fours à fusion. — Danger d'incendie.

FONDERIES DE CUIVRE, LAITON ET BRONZE (placées dans la 2e classe le 15 octobre 1810 ; dans la 3e classe les 31 décembre 1866 et 3 mai 1886).

Causes de nuisance : Fumées et buées métalliques provenant des fours de fusion. — Production de poussières irritantes se dégageant pendant le moulage. — Danger d'incendie.

FABRICATION DU FER BLANC (placée dans la 3e classe les 14 janvier 1815, 31 décembre 1866 et 3 mai 1886).

Causes de nuisance : Buée et fumée âcres se dégageant des fours à dessécher, des fours de fusion et des cuves à trempage. — Odeurs empyreumatiques provenant de la fonte des suifs et graisses employés dans l'opération.

FABRICATION DE BLANC DE ZINC PAR LA COMBUSTION DU MÉTAL (placée dans la 3e classe les 31 décembre 1866 et 3 mai 1886).

Causes de nuisance : Dégagement de fumées et buées chargées de poussières métalliques.

B. — Considérations sur l'insalubrité particulière à certains fours industriels.

Nous n'avons que peu de chose à ajouter aux considérations générales déjà développées, en ce qui concerne l'action nuisible de la fumée sur le voisinage et les moyens d'en atténuer les effets.

Les gaz des fours à briques, à chaux, à ciment etc. peuvent agir sur la végétation soit par leur composition chimique, soit par leur température élevée.

1° Les fours à poterie. — Les fours employés dans les tuileries et briqueteries sont de plusieurs espèces. Ceux pour la cuisson des carrelages ou des tuiles sont le plus communément établis dans des bâtiments spéciaux et consistent en maçonneries permanentes qui sont de véritables fours à réverbères. On utilise dans ce genre de fours, des charbons gras qui développent des fumées très épaisses et en grande quantité; ces appareils sont munis de grandes cheminées.

Pour la cuisson des briques, on emploie plus spécialement, des fours dont l'enveloppe, en maçonnerie, est également permanente et qui

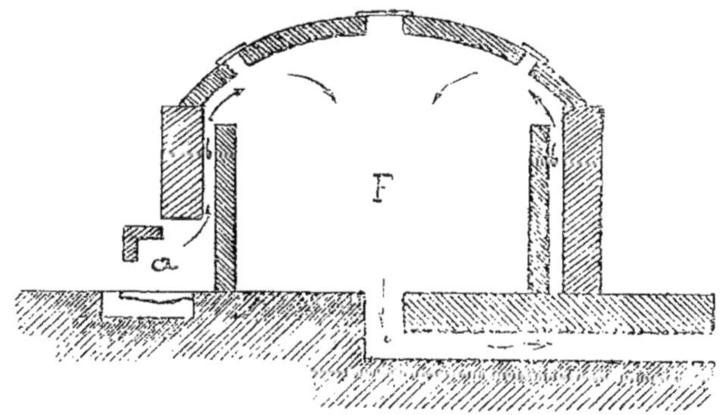

Fig. 21. — Four à briques permanent et à voûte.

servent indéfiniment aux opérations successives de la cuisson. La figure 21 est une représentation schématique d'un four à briques permanent et à voûte, tel qu'il est usité en Angleterre dans le Staffordshire. Nous l'empruntons au « Rapport de Ballard sur les établissements insalubres en Angleterre (1877-1878) ». *a*, est le foyer ; F, l'intérieur du four ; *b b*, un espace circulaire par où passent les gaz chauds. Ces gaz, ainsi que l'indiquent les flèches, arrivent au four *c*, par en haut ; le traversent de haut en bas et sont évacués vers une cheminée d'appel.

Les fours permanents ne sont pas toujours munis de voûte et de cheminées, et brûlent souvent des houilles grasses.

Mais, il est d'autres fours en plein air qui n'ont aucune enveloppe : c'est le parement extérieur du massif des briques soumises à la cuisson qui forme la clôture ; les vapeurs et les gaz s'échappent par la partie supérieure du massif. Cette enveloppe éphémère qui est partie intégrante de l'ensemble soumis à la cuisson, est détruite tout d'abord ou au fur et à mesure de l'enlèvement des briques intérieures qui sont livrées pour les travaux. Ces espèces de fours sont ceux qu'on utilise presque sans exception dans le département du Nord et qui constituent ce qu'on appelle les « *briqueteries flamandes.* »

Ils ont cet avantage qu'on n'y emploie pas de charbons gras, mais qu'on y brûle des houilles maigres qui ne donnent presque pas de fumée ; mais ces houilles maigres contenant une forte proportion de pyrites, dégagent pendant leur combustion une grande quantité de gaz sulfureux préjudiciables aux céréales au moment de leur floraison.

La chaleur des gaz dégagés peut dessécher sinon brûler les feuilles des arbres les plus rapprochés ; mais à ce point de vue, le dommage causé n'est pas très sérieux, bien qu'il soit arrivé plus d'une fois, dans le Nord par exemple, que la proximité des fours à briques ait été une cause d'arrêt dans la floraison des houblonnières et par suite de stérilité.

Aussi, le Conseil central de salubrité du Nord a-t-il l'habitude de prescrire d'entourer les fours de toiles ou paillassons, ou autres obstacles isolateurs suffisamment élevés pour faire office de cheminée et porter plus haut, pour les disséminer dans l'atmosphère, les émanations sulfureuses et les vapeurs chaudes nuisibles. D'autre part, on a coutume d'interdire de placer les fours à briques non fumivores à moins de cent mètres des habitations, ainsi que la mise des feux pendant le mois de juin, époque de la floraison des blés.

Il en est de même pour le mois de mai, si les briqueteries se trouvent à proximité de prairies, d'arbres fruitiers, de houblonnières.

Dans le midi de la France on prescrit le chômage des fours à briques du mois d'août aux vendanges.

Le Conseil de salubrité de la Seine impose en général les conditions suivantes dans le but d'atténuer les inconvénients des briqueteries à fours à reverbères ou briqueteries permanentes :

1° Donner à la cheminée, au moins 10 mètres de hauteur, s'il n'est brulé que du coke ou tout autre combustible ne produisant ni fumée, ni odeur. — Si un autre combustible est employé, surélever la cheminée des fours jusqu'à 20 mètres, ou plus suivant les cas.

2° Construire les fours à 30 mètres au moins de la rue et les isoler de toute construction combustible ;

3° Interdire de détourner les gaz des fours et de les laisser se dégager dans les séchoirs ;

4° Interdire de faire usage pour la fabrication des briques, de sables ou de scories grasses provenant des fonderies.

2° **Fours à porcelaine.**—Les fours à porcelaine dégagent également beaucoup de fumée pendant les premières heures de feu ; mais c'est surtout lorsqu'on se sert de houille comme combustible. Avec le bois il y a beaucoup moins de produits carbonés, et grâce à la disposition des fours et à la technique généralement employée aujourd'hui, le dégagement de la fumée n'est plus un inconvénient notable. Nous reproduisons, dans la figure 22, la coupe d'un four à porcelaine tel qu'il est usité à Limoges.

A est le laboratoire de cuisson de la porcelaine ou de 2° cuisson. — B, est le laboratoire de dégourdi ou de 1re cuisson. — H, l'alandier ou foyer.

Au début de la cuisson la fumée s'échappe par l'ouverture d, et

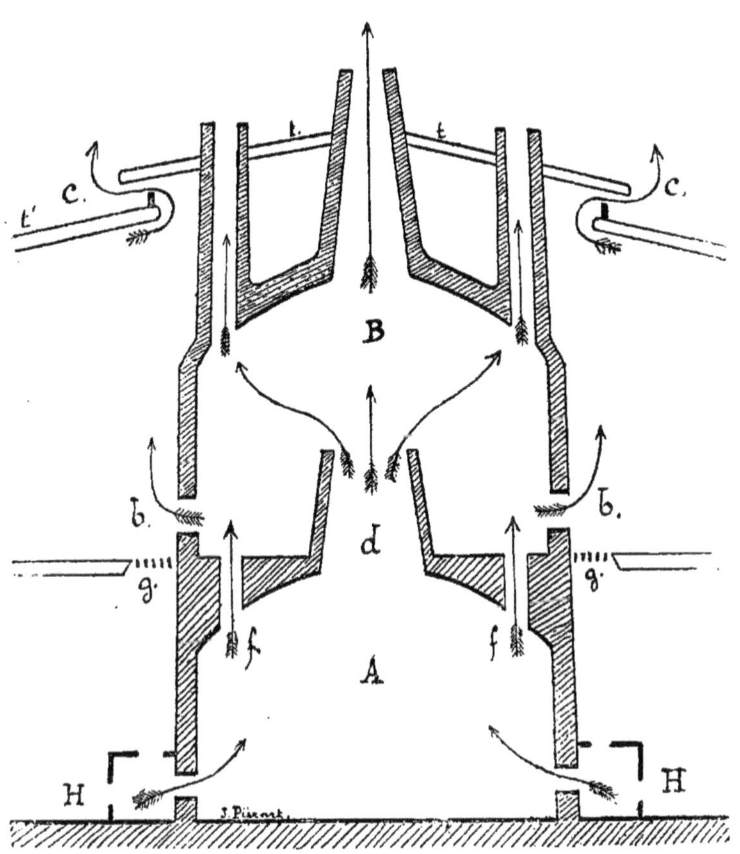

Fig. 22. — Four à porcelaine.

passe dans le second laboratoire par la cheminée centrale *d*, et les petits ouvreaux *f*. Le tirage, peu important à ce moment, permet à la fumée de s'échapper par les ouvertures du régistre *b*, mais elle se répand très peu étant attirée au dehors par l'ouverture *c*, existant entre les deux toitures.

3° **Fours à ciment.** — Les fours à ciment donnent lieu à des dégagements fortement odorants et très incommodes, alors surtout qu'on fait usage de terres ou argiles de nature limoneuse.

4° **Fours à chaux et à plâtre.** — Les fours à chaux et à plâtre ont donné lieu, depuis longtemps, à des plaintes plus ou moins justifiées en ce qui concerne leur influence fâcheuse par action chimique sur les raisins des vignes situées dans leur voisinage et sur le goût désagréable qui en résulte pour le vin. En Bourgogne, les fours à chaux chôment pendant la floraison et les deux ou trois mois qui suivent. Les vins altérés par le goût dit de four à chaux, ont tous, suivant M. Ferrand de Lyon, un arrière goût de fumée ou de suie plus ou moins prononcé et d'autant plus sensible que les ceps qui les ont produits sont plus

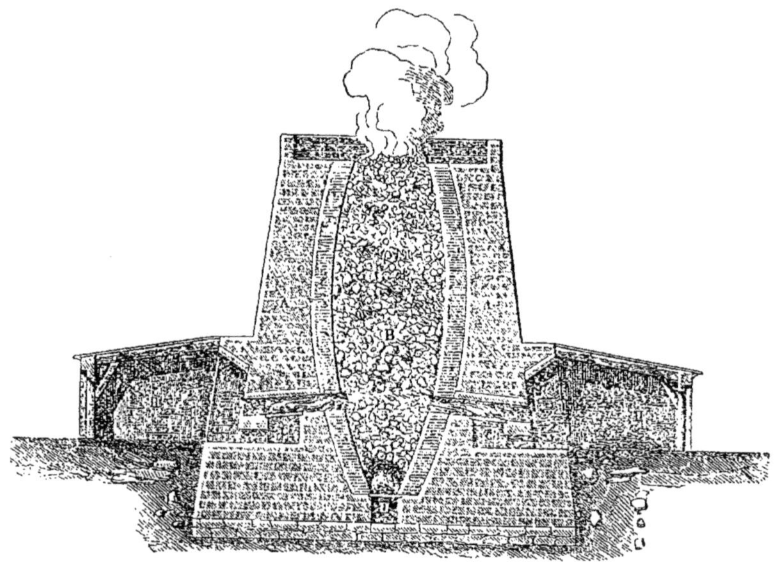

Fig. 23. — Four à chaux : A A, massif en maçonnerie ; — B, four ; — c c', chauffes avec grilles et cendriers ; — D, foyer avec grille pour le défournement de la chaux.

rapprochés des fours. Cette influence fâcheuse plus évidente dans les vins purs que dans les vins mélangés, est encore manifeste chez les vins des vignes situées surtout dans la direction habituelle des vents à 6 ou 800 mètres des fours. M. Delcominète de Nancy a fait à ce sujet des recherches spéciales (1879) : « La fumée des fours à chaux, dit-il, construits à proximité d'une vigne nuit à la récolte ; elle dépose sur le raisin des matières empyreumatiques provenant de la combustion lente de la houille et susceptibles de se dissoudre dans le vin, d'autant mieux que l'alcool, résultat de la fermentation, augmente son pouvoir dissolvant. » Les matières empyreumatiques produites par les calcaires calcinés, dit à son tour M. Husson, de Toul (1880), s'unissant aux substances goudronneuses dégagées par la houille, forment une sorte d'empois qui se fixe sur les grains de raisin au moment de la maturité, si le vent vient à abattre les fumées sur la vigne. La nature de la pierre influerait sur l'odeur de la fumée des fours à chaux et par conséquent sur celle qui est communiquée aux vins.

Les moyens à employer pour prévenir de pareils inconvénients consistent généralement dans l'application de ces deux principes de fumivorité : activer la combustion par une bonne conduite du feu et faire dégager la fumée à une hauteur convenable. La forme des fours en leur permettant de réaliser un bon tirage, joue ici un grand rôle. Tels sont les *fours à ciment Demarle*; les *fours à chaux Simonneau* (voy. fig. 23), et *Biderman*; les *fours à briques Plottier* cités par de Freycinet et Poincaré dans leur ouvrage; les *fours à briques du système Hoffmann*, si employé dans le Nord. Tels sont les *fours à puddler de Johnson* dans lesquels les gaz sont ramenés dans la chaudière, d'où un tuyau commun les amène dans une cheminée d'appel. Une prise d'air, de dimension calculée existe à un demi-mètre du four sur le tuyau de sortie, et un registre placé à l'entrée de la chambre ménagée sous la chaudière, permet de régler à volonté le tirage et la combustion des gaz. Tels sont encore les *fours à céramique de Doulton*, dans lesquels l'air arrive à travers une cloison en briques réfractaires placée sur la voûte de chaque foyer. L'air est ainsi porté à une haute température avant de rencontrer les gaz de la houille avec lesquels il se mélange et qu'il brûle complètement.

5° **Les hauts-fourneaux.** — Il se dégage des hauts-fourneaux une quantité considérable de gaz, les uns combustibles comme l'oxyde de carbone et les hydrogènes carbonés, les autres inertes comme l'acide carbonique et l'azote, d'autres plus ou moins délétères comme le cyanogène, l'ammoniaque et le sulfhydrate d'ammoniaque qui se produisent lorsqu'on charge avec de la houille. Dans bien des endroits, on allume encore les gaz au moment de leur sortie du gueulard, et on les laisse brûler le temps convenable ; ce qui donne lieu à pas mal de fumée.

Aujourd'hui, dans beaucoup d'usines métallurgiques, on utilise le pouvoir calorifique de ces gaz en l'employant à l'alimentation des générateurs de vapeur qui font aller les souffleries.

On peut aller plus loin et par la régénération des gaz des hauts-fourneaux arriver à rendre tout à fait indépendante de ces hauts-fourneaux la fusion du minerai et des métaux. Le gaz régénéré est l'acide carbonique transformé en oxyde de carbone au contact du carbone incandescent. C'est cet oxyde de carbone dont on utilise le grand pouvoir calorifique pour la production des hautes température nécessaires à la fusion de l'acier sur sôle. Ce procédé de régénération qui est dû à M. Ehrenwerth pourrait s'appliquer à tous les cas de combustion incomplète où le combustible est employé à l'état gazeux.

La figure 24 représente le gazogène où se fait la régénération de l'acide carbonique des gaz du haut-fourneau.

Par les tuyaux T arrivent les gaz, et par les tuyères *t* on insuffle de l'air. Le premier effet produit est de transformer en acide carbonique l'oxyde de carbone restant dans les gaz ; mais plus haut la transformation inverse a lieu, et grâce à l'excès d'air, il sort par le tube G un gaz dépourvu

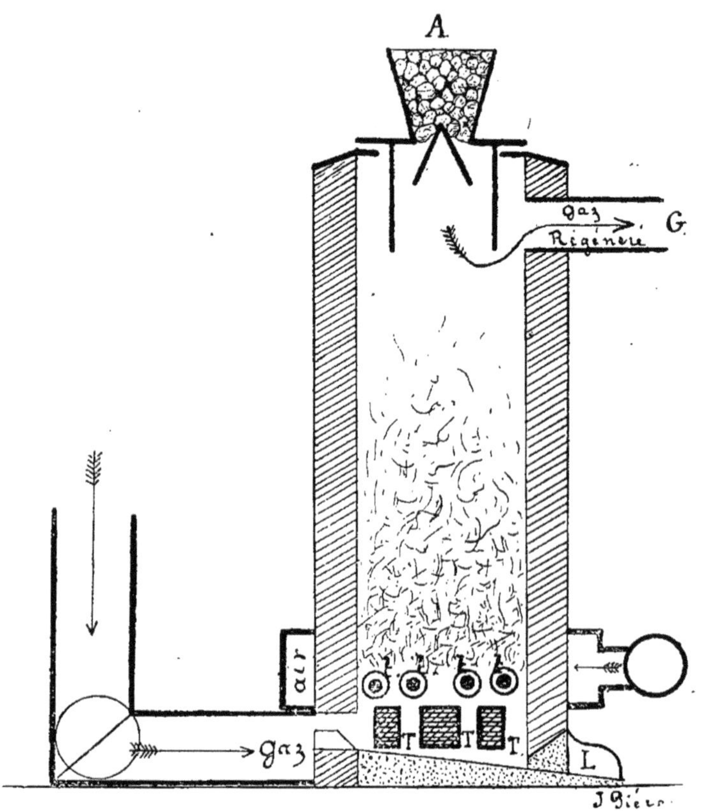

Fig. 24. — Gazogène pour la régénération des gaz des hauts-fourneaux : A, trémie de chargement ; *t t t*, tuyères à air ; — T T T, tuyères à gaz ; — L, trou de coulée des scories.

pratiquement d'acide carbonique. Le refroidissement du gazogène est combattu par la transformation en oxyde de carbone d'une partie du combustible chargé par le trémie A.

La question de la régénération de l'oxyde de carbone par décomposition de l'acide carbonique au contact du carbone incandescent, trouve son application dans beaucoup de cas de combustion incomplète et même complète, dans lesquels le combustible est employé à l'état gazeux.

C. — *Jurisprudence.*

La fumée des usines, chargée de poussières charbonneuses, est un inconvénient ordinaire des villes industrielles. Mais à quel degré d'intensité ce dégagement de fumée peut-il devenir une cause d'indemnité pour les voisins? S'il est difficile, disent MM. Porée et Livache, de déterminer d'une façon exacte pour le bruit, à quel degré d'intensité on peut admettre qu'il trouble le repos du voisin, pour la fumée au contraire, il n'y a qu'une simple constatation à faire. Si la fumée ne pénètre qu'exceptionnellement chez le voisin, si les poussières qui s'en détachent tombent dans des cours ou sur des objets dont elles n'altèrent pas la pureté ou la valeur, on peut dire qu'il y a là un inconvénient tolérable. Dans le cas contraire on dira avec raison que l'inconvénient excède les obligations ordinaires du voisinage. Enfin, pour la fumée, plus que pour tout autre inconvénient, le milieu dans lequel elle se produira devra être pris en grande considération.

Un arrêt de la Cour de Limoges, confirmé par la Cour de Cassation (14 juillet 1875), après avoir constaté que la fumée de la houille provenant d'une fabrique de porcelaine déposait sur la cire soumise à l'air libre pour être blanchie, des fumées chargées de poussières, concluait en ces termes :

« Considérant qu'il ne s'agit point dans l'espèce d'un de ces inconvénients ou d'une simple incommodité de la nature de celles qu'impose le voisinage dans une ville industrielle comme celle de Limoges, *mais bien d'un préjudice certain, très réel et qui peut être apprécié chaque jour.....* »

« Attendu, dit encore un arrêt de la cour de Bruxelles (juillet 1869), cité également par MM. Porée et Livache, qu'il est suffisamment établi par les documents que l'usine des appelants en projetant sur la propriété des intimés une fumée épaisse et des noirets qui envahissent les cours et jardins, s'attachent aux arbres, fruits et autres objets, et pénètrent dans l'intérieur des habitations, cause à ces propriétés par ces graves incommodités, *excédant la tolérance du voisinage*, des dommages sérieux et matériels pour lesquels il est dû réparation ; qu'en même temps elles diminuent et altèrent la jouissance et l'agrément des immeubles...... »

Les décisions qui précèdent permettent de se rendre compte des limites dans lesquelles on peut se renfermer quand il s'agit de tolérance due à l'industrie dans une localité éminemment industrielle. Le dégagement continu de fumées épaisses et abondantes peut rendre les maisons voisines inutilisables pour certaines industries. C'est ainsi, font observer MM. Porée et Livache, qu'à Saint-Etienne, où la fabrication des rubans se fait par des ouvrières travaillant en chambres, les propriétaires sont en lutte constante avec les usines et le chemin de fer dont les machines envoient sur les métiers des poussières qui altèrent la pureté des rubans.

II. — LES ÉTABLISSEMENTS CLASSÉS A DÉGAGEMENT DE FUMÉES ET VAPEURS EMPYREUMATIQUES (GOUDRONNEUSES, BITUMINEUSES ET AUTRES).

1° *Nomenclature de ces établissements avec leurs causes respectives de nuisance.*

FABRICATION DE L'ACIDE OXALIQUE PAR LA SCIURE DE BOIS ET LA POTASSE (placée dans la 3e classe le 31 décembre 1866 et 3 mai 1886).

Causes de nuisance : Buées âcres provenant des plaques à chauffage. — Eaux résiduaires acides.

FABRICATION DE L'ACIDE PYROLIGNEUX : 1° Quand les produits gazeux ne sont pas brûlés (placée dans la 1re classe, par le décret du 14 janvier 1815 ; dans la 2e classe par les décrets du 31 décembre 1866 et 3 mai 1886);

2° Quand les produits gazeux sont brûles (placée dans la 2e classe le 14 janvier 1815 ; dans la 3e classe les 31 décembre 1886 et 3 mai 1886.)

Causes de nuisance : Vapeurs âcres provenant de la distillation du bois, des appareils à rectification et à torréfaction. Liquide résiduaire empyreumatique.

PURIFICATION DE L'ACIDE PYROLIGNEUX (placée dans la 2e classe les 31 décembre 1866 et 3 mai 1866 ; dans la 2e classe les 31 décembre 1866 et 3 mai 1886).

Causes de nuisance : Buées et vapeurs provenant des fourneaux de calcination. — Dépôts goudronneux et eaux résiduaires odorantes.

FABRICATION DU VERDET OU VERT DE GRIS AU MOYEN DE L'ACIDE PYROLIGNEUX (placée dans la 3e classe le 3 mai 1886).

Cause de nuisance : Les mêmes que précédemment.

FABRICATION DE L'ALIZARINE ARTIFICIELLE AU MOYEN DE L'ANTHRACÈNE (placée dans la 2e classe le 3 mai 1886).

Causes de nuisance : Dégagement de buées et vapeurs provenant de la purification de l'anthracène commercial. — Gaz acides dans le traitement de l'anthraquinone par les acides. — Écoulement d'eaux résiduaires acides. — Danger d'incendie.

FABRICATION DES ENCRES D'IMPRIMERIE :

1° Avec cuisson d'huile à feu nu (placée dans la 1re classe les 14 janvier 1815, 31 décembre 1866 et 3 mai 1886).

2° Sans cuisson d'huile à feu nu (placée dans la 1re classe le 14 juin 1815 ; dans la 2e classe le 3 mai 1886).

Causes de nuisance : Emanations âcres provenant des chaudières à cuisson des huiles et à fonte des résines. — Fumée des fours à calciner le noir. — Danger d'incendie.

TRAITEMENT DES GOUDRONS DANS LES USINES A GAZ OU ILS SE PRODUISENT (placé dans la 1re classe le 9 février 1826; dans la 2e classe les 31 décembre 1866 et 3 mai 1886).

Causes de nuisance : Emanations odorantes provenant des appareils à distillation. — Danger d'incendie.

DÉPOTS DE GOUDRONS ET MATIÈRES BITUMEUSES FLUIDES (placés dans la 2e classe le 31 décembre 1886).

Causes de nuisance : Emanations odorantes provenant des barriques et citernes. — Dangers d'incendie.

MOULAGE DES BOUGIES DE PARAFFINE ET AUTRES D'ORIGINE MINÉRALE (placé dans la 3e classe les 31 décembre 1866 et 3 mai 1886).

Causes de nuisance : Vapeurs âcres provenant de la coulerie des bougies. — Buées odorantes des chaudières. — Danger d'incendie.

INJECTION DES BOIS A L'AIDE DES HUILES LOURDES CRÉOSOTÉES : Ateliers opérant en grand et d'une manière permanente (placée dans la 2e classe les 31 janvier 1872 et 3 mai 1886).

Causes de nuisance : Emanations odorantes. — Danger d'incendie.

FABRICATION DE LA CIRE A CACHETER (placée dans la 2e classe le 14 janvier 1815; dans la 3e classe les31 décembre 1866 et 3 mai 1886).

Causes de nuisance : Emanations odorantes provenant de la fonte des résines. — Danger d'incendie.

FABRICATION DES AGGLOMÉRÉS OU BRIQUETTES DE HOUILLE AU BRAI GRAS (placée dans la 2e classe les 31 décembre 1886 et 3 mai 1886).

Causes de nuisance : Emanations bitumineuses. — Dégagement de poussières incommodes, irritantes, provenant des appareils broyeurs. — Danger d'incendie par l'emmagasinage du brai.

FABRICATION DES AGGLOMÉRÉS OU BRIQUETTES DE HOUILLE AU BRAI SEC (placée dans la 3e classe les 31 décembre 1866 et 3 mai 1886).

Causes de nuisance : Les mêmes, mais à un bien moindre degré.

TRAVAIL DES ASPHALTES ET BITUMES A FEU NU (placé dans la 2e classe les 21 mai 1833, 31 décembre 1866 et 3 mai 1886).

Causes de nuisance : Fumée des fours à distillation. — Buées se dégageant des chaudières; émanations bitumineuses des magasins et ateliers. — Danger d'incendie. — Poussières provenant du broyage et du concassage de l'asphalte en pierre.

DÉPOT DES ASPHALTES, BITUMES, BRAIS ET MATIÈRES BITUMINEUSES (placés dans la 3e classe les 31 décembre 1866 et 3 mai 1886).

Causes de nuisance : Odeur se dégageant des magasins. — Danger d'incendie.

FABRICATION DU NOIR MINÉRAL PAR LE BROYAGE DES RÉSIDUS DE LA DISTILLATION DES SCHISTES BITUMINEUX (placée dans la 2e classe le 31 mai 1833; dans la 3e classe les 31 décembre 1866 et 3 mai 1886).

Causes de nuisance : Emanations bitumineuses. — Poussières irritantes.

FABRICATION DU NOIR DE FUMÉE PAR LA DISTILLATION DE LA HOUILLE, DES GOUDRONS, BITUMES, etc. (placée dans la 2e classe les 15 octobre 1810, 14 janvier 1815, 31 décembre 1866 et 3 mai 1886).

Causes de nuisance : Emanations résineuses et goudronneuses. — Poussières irritantes. — Danger d'incendie.

FABRICATION DES BACHES IMPERMÉABLES :

1° Avec cuisson des huiles (placé dans la 1re classe les 31 décembre 1866 et 3 mai 1886).

Causes de nuisance : Emanations âcres irritantes. — Vapeurs nitreuses. — Manipulation de substances toxiques (Litharge). — Danger d'incendie.

2° Sans cuisson des huiles (placée dans la 2e classe les 31 décembre 1886 et 3 mai 1886).

Causes de nuisance : Danger d'incendie. — Mauvaises odeurs.

FABRICATION DU FEUTRE GOUDRONNÉ (placée dans la 2e classe les 21 mai 1833, 31 décembre 1866 et 3 mai 1886).

Causes de nuisance : Emanations odorantes provenant de la goudronneuse. — Fumées dégagées par les foyers où on brûle les rognures et débris imprégnés de goudron. — Danger d'incendie.

FABRIQUES DE TOILES GRASSES POUR EMBALLAGE, TISSUS, CORDES GOUDRONNÉES, PAPIERS GOUDRONNÉS, CARTONS ET TUYAUX BITUMÉS :

1° Par travail à chaud (placées dans la 2e classe les 31 décembre 1866 et 3 mai 1886).

2° Par le travail à froid (placées dans la 3e classe les 31 décembre 1866 et 3 mai 1886).

Causes de nuisance : Emanations odorantes très prononcées. Danger d'incendie dans le travail à chaud, quand les matières grasses et goudronneuses sont emmagasinées dans l'usine et que les enduits résineux ne sont pas préparés hors de l'établissement.

TREMPAGE AU GOUDRON DES TOILES MÉTALLIQUES (placé dans la 2e classe les 7 mai 1878 et 3 mai 1886).

Causes de nuisance : Emanations odorantes provenant des chaudières et des bacs. — Danger d'incendie.

FABRIQUES DE VERNIS. (Voir Industries classées pour danger d'incendie).

2° De quelques appareils employés pour la condensation des résidus gazeux empyreumatiques. — Les établissements à production de fumées et de vapeurs empyreumatiques comportent surtout comme moyen d'assainissement industriel, la condensation et la combustion des produits dégagés. Comme exemples d'appareils employés pour la condensation des produits gazeux, nous citerons ici : l'*appareil pour la distillation du bois dans la fabrication de l'acide pyroligneux*, et l'*appareil anglais de Heywood pour la condensation des gaz dans la fabrication des vernis.*

a. Fabrication de l'acide pyroligneux. — Les conditions de préservation spécialement inhérentes à la fabrication de l'acide pyroligneux sont les suivantes :

1° Toutes les opérations de dessication préliminaire et de première distillation des résidus de bois employés, doivent se faire en vases clos, avec les dispositions nécessaires pour conduire à la cheminée les buées de la dessication et pour brûler sous les foyers les produits gazeux ou volatils échappés à la condensation dans les distillations.

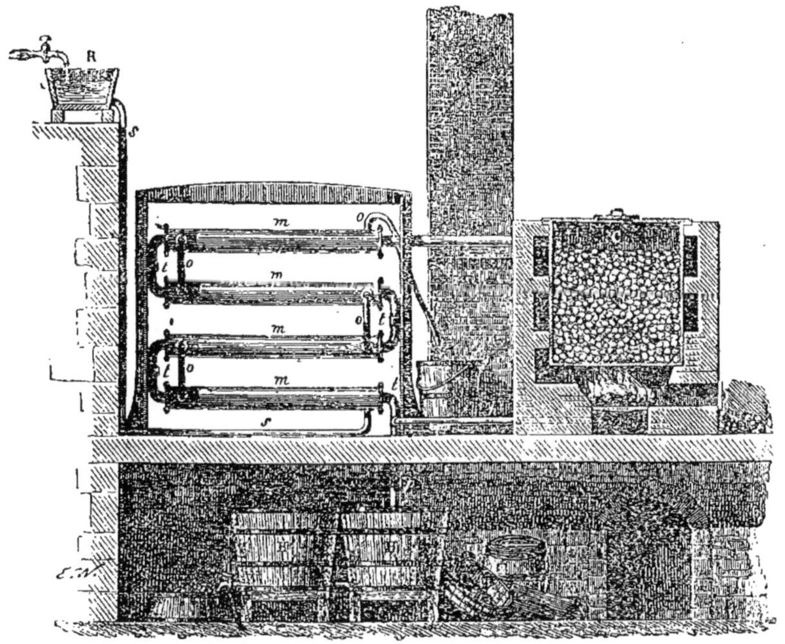

Fig. 25. — Appareil pour la condensation et la combustion des produits volatils dans la distillation du bois.

2° On doit placer dans un local isolé les appareils de distillation de l'acide pyroligneux et de rectification de l'alcool méthylique, les foyers de ces appareils s'ouvrant en dehors si la distillation ne s'opère pas à la vapeur.

3° Les bacs d'évaporation dans lesquels se feront des concentrations de produits seront munis de hottes aspiratrices, et en cas de purification complète de l'acide, toutes les opérations de torréfaction seront effectuées dans des appareils disposés de manière à diriger sous les foyers, les produits gazeux. (Voyez fig. 25).

Le bois en bûchettes est placé dans la caisse en fonte C qui repose dans un fourneau à grille. Le conduit *t* amène les produits de la distillation dans le réfrigérant, qui se compose de quatre tuyaux horizontaux, réunis par les tuyaux *ttt* enveloppés de manchons en tôle *mmm*, dans lesquels circule de l'eau froide. Celle-ci, fournie par le réservoir R, arrive par le tube *ss* dans le manchon inférieur, puis dans les supérieurs par les tubes *oo*, et s'échappe échauffée par le tube *o'*. Les liquides condensés tombent par le conduit *p* dans le réservoir H. Le conduit *h* mène les produits purement gazeux et inflammables sous le foyer, de telle sorte qu'une fois la distillation en train, il n'y a plus besoin d'autre combustible.

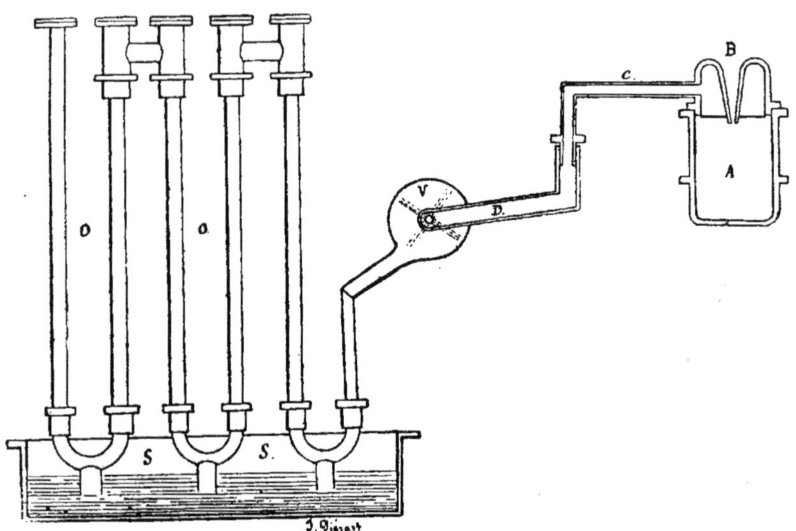

Fig. 26. — Dispositif condensateur en jeu d'orgue des vapeurs empyreumatiques qui se dégagent dans la fabrication des vernis gras : A, chaudière de cuisson des matières grasses et résineuses ; — B, couvercle mobile permettant l'agitation du récipient muni d'un conduit de dégagement C, qu'on lutte à un tuyau communiquant avec la chambre du ventilateur V lequel rejette les vapeurs résineuses dans le jeu d'orgue condensateur O O, pour en amener la condensation sous forme de liquide dans le bassin S S.

b. Fabrication des vernis gras. — La fig. 26 représente le dispositif anglais employé dans la fabrication des vernis gras, pour condenser les buées et vapeurs empyreumatiques à odeur pénétrante et nauséabonde qui se dégagent de la chaudière de cuisson. Ce dispositif emprunté au rapport du docteur Ballard, comprend un ventilateur d'aspiration qui amène les vapeurs dans un réfrigérant fermé par une série de tubes disposés en jeu d'orgue. Cet appareil est analogue au condensateur Huyard dont la fig. 15 reproduit le schéma.

III. — Les établissements classés pour dégagement de fumées et buées toxiques.

A. — 1° **Le travail du phosphore** (Voir Industries classées pour danger d'incendie).

2° **Le travail du sulfure de carbone** (Voir Industries classées pour danger d'incendie).

3° **Le travail du mercure.**

Dorure et argenture sur métaux (placées dans la 3e classe les 15 octobre 1816, 31 décembre 1866 et 3 mai 1886).

Causes de nuisance : Vapeurs nitreuses provenant du dérochage des objets à dorer et de la préparation du nitrate acide de mercure. Vapeurs toxiques provenant de la vaporisation du mercure amalgamé. — Eaux résiduaires, acides et toxiques.

Étamage des glaces (placé dans la 3e classe les 14 janvier 1815, 31 décembre 1866 et 3 mai 1886).

Causes de nuisance : Extrême volatisation du mercure.

Fabrication du fulminate de mercure (Voir Industries classées pour danger d'explosion).

Boutonniers et autres emboutisseurs de métaux par moyens mécaniques (placés dans la 3e classe les 15 octobre 1810, 31 décembre 1866 et mai 1886).

Causes de nuisance : Les mêmes que dans la dorure sur métaux pour les ouvriers doreurs de boutons. — Bruit incommode.

Fabrication du sulfate de mercure (Voir Industries à dégagement de vapeurs sulfureuses).

Fabrication du protochlorure d'étain ou sel d'étain (placée dans la 2e classe les 14 janvier 1815, 31 décembre 1866 et 3 mai 1886).

Causes de nuisance : Émanations mercurielles provenant de la distillation de l'amalgame d'étain avec le calomel.

Secretage des poils de lièvre et de lapin (voir le Travail des crins, plumes, poils etc., dans les industries où l'on travaille la matière animale).

Fabrication de chapeaux de feutre (voir : les Industries où l'on travaille la matière animale.

4° **Le travail du plomb**. — Fonte et laminage du plomb (placés dans la 2e classe le 14 janvier 1815 ; dans la 3e classe le 31 décembre 1866).

Causes de nuisance : Buées toxiques provenant des chaudières à fusion.

Fabrication de la céruse ou blanc de plomb (placée dans la 2e classe le 14 janvier 1815 ; dans la 3e classe les 31 décembre 1866 et 3 mai 1886).

Causes de nuisance : Buées toxiques provenant des chaudières à fusion. — Poussières toxiques produites par les diverses opérations d'épluchage, broyage, bluttage, etc.

FABRICATION DE LA LITHARGE (placée dans la 2e classe le 14 janvier 1815; dans la 3e classe les 31 décembre 1866 et 3 mai 1886).

Causes de nuisance : Buées toxiques provenant des creusets de fusion et de la coulée dans les vases. — Poussières toxiques.

FABRICATION DU MASSICOT (placée dans la 1re classe le 14 janvier 1815 ; dans la 3e classe les 31 décembre 1886 et 3 mai 1886).

Causes de nuisance : Buées et poussières toxiques.

FABRICATION DU MINIUM (placée dans la 1er classe le 14 janvier 1815 ; dans la 3e classe le 31 décembre 1886).

Causes de nuisance : Buées toxiques provenant des fours à fusion et des fourneaux à oxydation. — Poussières toxiques produites par les diverses opérations de broyage, blutage, embarillage, etc.

TRAITEMENT DES CENDRES D'ORFÈVRE PAR LE PLOMB (placé dans la 1re classe le 14 janvier 1815 ; dans la 3e classe les 31 décembre 1866 et 3 mai 1886).

Causes de nuisance : Fumées métalliques provenant du fourneau à coupellation.

B. — Les fumées métalliques qui se dégagent des fonderies chargées de particules plus ou moins pesantes, qui par cela même se déposent assez promptement, n'exercent pas leur action très loin des fours de fusion.

Les inconvénients sérieux de ces fumées, et en particulier des fumées chargées de particules de plomb, résident dans leur entraînement et leur dissolution par les eaux de pluie ou du voisinage et dans le danger qui peut en résulter par l'altération des eaux potables.

Le moyen à employer contre le dégagement de ces fumées métalliques consiste à les condenser dans une chambre spéciale, divisée par des cloisons en plusieurs compartiments dans lesquels les fumées, obligées de circuler alternativement de bas en haut, se débarrassent presque entièrement de leurs particules métalliques, avant d'être dirigées au dehors.

§ II. — Les établissements classés à production et dégagement de résidus acides.

I. NOMENCLATURE DE CES ÉTABLISSEMENTS AVEC LEURS CAUSES RESPECTIVES DE NUISANCE.

1° **Les Fabriques à dégagement de résidus nitreux** : FABRICATION DE L'ACIDE ARSÉNIQUE AU MOYEN DE L'ACIDE ARSÉNIEUX ET DE L'ACIDE

AZOTIQUE : (Placée par les décrets du 31 décembre 1886 et 3 mai 1886, dans la 1re classe, quand les produits nitreux ne sont pas absorbés et dans la 2e classe, quand ils sont absorbés).

Causes de nuisance : Vapeurs acides se dégageant des cuves et cornues. — Écoulement d'eaux acidulées.

FABRICATION DE L'ACIDE NITRIQUE (EAU FORTE) (placée dans la 2e classe le 9 février 1815 ; dans la 3e classe les 31 décembre 1866 et 3 mai 1886).

Causes de nuisance : Vapeurs acides se dégageant des bonbonnes et appareils de distillation. — Ecoulement d'eaux acidulées.

FABRICATION DE L'ACIDE OXALIQUE PAR L'ACIDE NITRIQUE :

1° Sans destruction de gaz nuisibles (placée dans la 1re classe les 31 décembre 1886 et 3 mai 1886) ;

2° Avec destruction des gaz nuisibles (placée dans la 2e classe les 31 décembre 1886 et 3 mai 1886).

Causes de nuisance : Vapeurs acides se dégageant des bonbonnes et appareils de distillation. — Écoulement d'eaux acidulées.

FABRICATION DE L'ACIDE PICRIQUE (PAR RÉACTION DE L'ACIDE NITRIQUE SUR LES HUILES DE HOUILLE ET SUR D'AUTRES SUBSTANCES).

1° Quand les gaz nuisibles ne sont pas brûlés (placée dans la 1re classe les 31 décembre 1886 et 3 mai 1886) ;

2° Avec destruction des gaz nuisibles (placée dans la 3e classe les 31 décembre 1866 et 3 mai 1886).

Causes de nuisance : Vapeurs acides se dégageant de la chaudière et des appareils mal lutés. — Ecoulement d'eaux acidulées. — Danger d'incendie.

FABRICATION DE L'ARSÉNIATE DE POTASSE AU MOYEN DU SALPÊTRE :

1° Quand les vapeurs ne sont pas absorbées (placée dans la 1re classe les 31 décembre 1886 et 3 mai 1886) ;

2° Quand les vapeurs sont absorbées (placée dans la 2e classe les 31 décembre 1886 et 3 mai 1886).

Causes de nuisance : Vapeurs acides se dégageant des creusets à calcination.

DÉROCHAGE DU CUIVRE PAR LES ACIDES (placé dans la 2e classe le 20 septembre 1828, dans la 3e classe les 31 décembre 1866 et 3 mai 1886).

Causes de nuisance : Vapeurs acides se dégageant des cuves. — Écoulement d'eaux cuivreuses.

FABRICATION DE LA MUREXIDE EN VASES CLOS PAR LA RÉACTION DE L'ACIDE AZOTIQUE ET DE L'ACIDE URIQUE DU GUANO (placée dans la 2e classe les 31 décembre 1866 et 3 mai 1886).

Causes de nuisance : Vapeurs acides se dégageant des cuves. — Écoulement d'eaux résiduaires acides et fermentescibles.

FABRICATION DE NITRATES MÉTALLIQUES PAR L'ACTION DIRECTE DE L'ACIDE :

1° Lorsque les vapeurs ne sont pas condensées (placée dans la 1re classe les 31 décembre 1866, 20 juin 1883 et 3 mai 1886) ;

2° Lorsque les vapeurs sont absorbées ou condensées (placée dans la 2e classe les 31 décembre 1866, 20 juin 1883 et 3 mai 1886).

Causes de nuisance : Vapeurs acides se dégageant des cuves. — Écoulement d'eaux acidulées.

FABRICATION DE LA NITRO-BENZINE, ANILINE ET MATIÈRES DÉRIVANT DE LA BENZINE (placée dans la 2e classe les 31 décembre 1866 et 3 mai 1886).

Causes de nuisance : vapeurs acides se dégageant des appareils distillatoires. — Emanations hydro-carbonées. — Ecoulement d'eaux résiduaires acidulées. — Danger d'incendie.

FABRICATIONS DU CELLULOÏDE ET PRODUITS NITRÉS ANALOGUES (placée dans la 1re classe les 26 juin 1881 et 3 mai 1886). — Voyez Industries classées pour danger d'incendie et d'explosion.

Causes de nuisance : Vapeurs acides se dégageant des cuves et bacs où se confectionne la pyroxyline ou cellulose nitrite.

FABRIQUE DE COLLODION (placée dans la 1re classe les 7 mai 1878 et 3 mai 1886). Voyez Industries classées pour danger d'explosion.

FABRIQUES DE NITRATE DE METHYLE (placée dans la 1re classe les 7 mai 1878 et 3 mai 1886). Voyez Industries classées pour danger d'explosion.

FABRICATION DU SULFATE DE PEROXYDE DE FER PAR LE SULFATE DE FER ET L'ACIDE NITRIQUE (nitro-sulfate de fer) (placée dans la 3e classe les 31 décembre 1866 et 3 mai 1886).

Causes de nuisance : Vapeurs acides se dégageant des cuves.

FABRICATION DE LA BARYTE CAUSTIQUE PAR DÉCOMPOSITION DU NITRATE :

1° Si les vapeurs ne sont ni condensées, ni détruites (placée dans la 1re classe les 20 juin 1883 et 3 mai 1886) ;

2° Si les vapeurs sont condensées ou détruites (placée dans la 2e classe les 20 juin 1883 et 3 mai 1886).

Causes de nuisance : Vapeurs acides se dégageant des cuves. — Ecoulement d'eaux acides.

TRAITEMENT DES BAINS ET BOUES PROVENANT DU DÉROCHAGE DES MÉTAUX :

1° Si les vapeurs ne sont pas condensées (placé dans la 1re classe les 20 juin 1883 et 3 mai 1886);

2° Si les vapeurs sont condensées (placé dans la 2e classe les 20 juin 1883 et 3 mai 1886).

Causes de nuisance : Vapeurs acides se dégageant des cuves. — Ecoulement de résidus liquides acidulés.

FABRIQUE DE ROUGE DE PRUSSE ET D'ANGLETERRE (placée dans la 1re classe les 14 janvier 1815, 5 novembre 1826, 31 décembre 1866 et 3 mai 1886).

Causes de nuisance : Vapeurs nitreuses dans le traitement de sulfate de fer (couperose verte) par l'acide nitrique pour peroxyder la base. — Eaux résiduaires acides. — Vapeurs sulfuriques dans le procédé de calcination du sulfate de protoxyde de fer.

FABRICATION DU CHROMATE DE POTASSE (placée dans la 2e classe le 31 mai 1883 ; dans la 3e classe les 31 décembre 1866 et 3 mai 1886).

Causes de nuisance : Vapeurs nitreuses se dégageant des fours à mélange du minerai de chrome avec le salpêtre. — Buées et poussières chromeuses escharrotiques. — Eaux résiduaires acides.

FABRICATION DE MATIÈRES COLORANTES AU MOYEN DE L'ANILINE ET DE LA NITRO-BENZINE (placée dans la 3e classe les 21 mars 1874, 7 mai 1878 et 3 mai 1886).

Causes de nuisance : Vapeurs nitreuses se dégageant des cornues à distillation. — Ecoulement d'eaux résiduaires acides.

FABRIQUES DE PLATINE (placées dans la 2e classe les 20 juin 1883 et 3 mai 1886).

Causes de nuisance : Vapeurs acides provenant du traitement du minerai par l'eau régale. — Vapeurs de chlorhydrate d'ammoniaque provenant du traitement du chloroplatinate d'ammoniaque par la chaleur.

2° Les Fabriques à dégagement de résidus chloreux et chlorurés. — PRODUCTION DE L'ACIDE CHLORHYDRIQUE PAR DÉCOMPOSITION DES CHLORURES DE MAGNÉSIUM, ALUMINIUM ET AUTRES :

1° Quand l'acide n'est pas condensé (placée dans la 1re classe les 31 décembre 1866 et 3 mai 1886) ;

2° Quand l'acide est condensé (placée dans la 2e classe les 14 janvier 1815, 31 décembre 1866 et 3 mai 1886).

Causes de nuisance : Vapeurs acides se dégageant des creusets et des cylindres. — Écoulement d'eaux résiduaires acidulées.

DÉCOLORATION DU SULFATE DE BARYTE AU MOYEN DE L'ACIDE CHLORYDRIQUE A VASES OUVERTS (placée dans la 2e classe les 31 décembre 1866 et 3 mai 1886).

Causes de nuisance : Vapeurs acides et eaux résiduaires acidulées.

BLANCHIMENT DES FILS, DES TOILES ET DE LA PATE A PAPIER PAR LE CHLORE (placé dans la 2e classe les 15 janvier 1815, 15 novembre 1826, 31 décembre 1866 et 3 mai 1886).

Causes de nuisance : Buées irritantes et vapeurs acides se dégageant des cuves et chambres. — Eaux résiduaires acides. — Résidus solides chlorurés.

BLANCHIMENT DES FILS ET TISSUS DE LIN, DE CHANVRE ET DE COTON PAR LES CHLORURES (Hypochlorites alcalins) (placé dans la 3e classe les 15 novembre 1826, 31 décembre 1866 et 3 mai 1886).

Causes de nuisance : Buées et vapeurs acides se dégageant des cuves et bacs. — Eaux résiduaires alcalines ou acides. — Résidus solides chlorurés.

FABRICATION DES CHLORURES ALCALINS (eau de javelle) (placée dans la 1re classe le 9 février 1825 ; mis en 2e classe par décret des 26 août 1865, 31 décembre 1866 et 3 mai 1886).

Causes de nuisance : Vapeurs acides se dégageant des chambres et cylindres, des cuves et bonbonnes.

Fabrication des chlorures de soufre (placée dans la 1re classe les 26 février 1881 et 3 mai 1886).

Causes de nuisance : Vapeurs irritantes se dégageant des cylindres. — Résidus liquides odorants. — Résidus solides encombrants.

Fabrication de perchlorure de fer par dissolution de peroxyde de fer (placée dans la 3e classe les 31 décembre 1866 et 3 mai 1886).

Causes de nuisance : Vapeurs acides se dégageant des cuves.

Fabrication du perchlorure d'étain ou sel d'étain par l'acide chlorhydrique (placée dans la 2e classe les 31 décembre 1866 et 3 mai 1886).

Causes de nuisance : Vapeurs acides se dégageant des chaudières.

Fabrication du sulfate de soude par la décomposition du sel marin par l'acide sulfurique :

1° Sans condensation de l'acide chlorhydrique (placée dans la 1re classe les 14 janvier 1815, 31 décembre 1866 et 3 mai 1886) ;

2° Avec condensation complète de l'acide chlorhydrique (placée dans la 2e classe les 14 janvier 1815, 31 décembre 1866 et 3 mai 1886).

Causes de nuisance : Vapeurs acides se dégageant des fours. — Eaux résiduaires acides. — Résidus solides encombrants se décomposant au contact de l'air et de l'humidité, et donnant lieu à des dégagements nuisibles (produits sulfurés).

Traitement des chiffons par la vapeur de l'acide chlorhydrique :

1° Quand l'acide n'est pas condensé (placé dans la 1re classe les 7 mai 1878 et 3 mai 1886) ;

2° Quand l'acide est condensé (placé dans la 3e classe les 7 mai 1878 et 3 mai 1886).

Causes de nuisance : Danger d'infection par des chiffons contaminés. — Dégagement de vapeurs acides. — Eaux résiduaires acidulées.

Fabrication du chlore (placée dans la 2e classe les 14 janvier 1815, 9 février 1825, 31 décembre 1866 et 3 mai 1886).

Causes de nuisance : Émanations chloreuses se dégageant des cuves. — Écoulement de résidus alcalins et chlorurés.

Fabrication du chlorure de chaux en grand (placée dans la 1re classe le 31 mai 1833 ; mis en 2e classe les 31 décembre 1866 et 3 mai 1886).

Causes de nuisance : Poussières caustiques et buées irritantes. — Vapeurs chlorurées se dégageant des chambres. — Liquides résiduaires acides. — Résidus solides encombrants de chaux et de chlorure de manganèse.

Fabrication du chlorure de chaux dans les ateliers fabriquant au plus 300 kilogr. par jour (placée dans la 2e classe le 31 mai 1833 ; mis en 3e classe par les décrets du 31 décembre 1866 et 3 mai 1886).

Causes de nuisance : Les mêmes que précédemment, mais très amoindries.

Epaillage des laines et draps par la voie humide (placé dans la 3e classe le 3 mai 1886).

Causes de nuisance : Vapeurs acides provenant de la désagrégation par l'acide chlorhydrique des matières végétales contenues dans les laines et draps. — Danger d'incendie par les étuves.

FABRICATION DE L'ACIDE SALICYLIQUE AU MOYEN DE L'ACIDE PHÉNIQUE (placée dans la 3e classe le 3 mai 1886).

Causes de nuisance : Vapeurs phéniquées abondantes provenant de la saturation de l'acide phénique par la soude et de l'acide qui s'écoule de l'étuve à dessication ; Vapeurs chlorhydriques provenant du traitement du salicylate de soude par l'acide chlorhydrique. — Écoulement d'eaux résiduaires très acides.

3° **Les fabriques à dégagement de résidus sulfureux.** — FABRICATION DE L'ACIDE SULFURIQUE PAR COMBUSTION DU SOUFRE ET DES PYRITES (placée dans la 1re classe les 14 octobre 1810, 15 janvier 1815, 31 décembre 1866 et 3 mai 1886).

Causes de nuisance : Gaz sulfureux et nitreux se dégageant des chambres de plomb. — Vapeurs d'acide sulfureux provenant des fours à pyrites. — Eaux résiduaires acides.

FABRICATION DE L'ACIDE SULFURIQUE DE NORDHAUSEN PAR LA DÉCOMPOSITION DU SULFATE DE FER (placée dans la 3e classe le 31 décembre 1866 ; mise en 1re classe par les décrets du 26 février 1881 et 3 mai 1886).

Causes de nuisance : Vapeurs sulfureuses se dégageant des creusets. — Résidus acides.

AFFINAGE DE L'OR ET DE L'ARGENT PAR LES ACIDES (placé dans la 1re classe les 9 février 1825, 31 décembre 1866 et 3 mai 1886).

Causes de nuisance : Dégagement de gaz sulfureux s'échappant des chaudières. — Bruit incommode des machines à broyage et à extraction.

DÉROCHAGE DU FER (placé dans la 3e classe les 7 mai 1878 et 3 mai 1886).

Causes de nuisance : Vapeurs acides se dégageant des cuves ou bacs. — Eaux résiduaires acidulées (acides sulfurique et chlorhydrique).

GRILLAGE DES MINERAIS SULFUREUX :

1° Quand les gaz ne sont pas condensés (placé dans la 1re classe les 15 octobre 1816, 14 janvier 1815, 31 décembre 1866 et 3 mai 1886).

Causes de nuisance : Fumées et gaz se dégageant des fours, irritants, acides, parfois toxiques quand le minerai est arsenifère.

2° Quand les gaz sont condensés et que le minerai ne renferme pas d'arsenic (placé dans la 2e classe le 19 mai 1890).

FABRICATION DU SULFURE D'ARSENIC A LA CONDITION QUE LES VAPEURS SOIENT CONDENSÉES (placée dans la 2e classe les 7 mai 1878 et 3 mai 1886).

Causes de nuisance : Odeurs et émanations acides. — Buées et poussières toxiques.

FABRICATION DU SULFATE DE SODIUM (placé dans la 2e classe les 7 mai 1882 et 3 mai 1886).

Causes de nuisance : Odeurs et vapeurs acides. — Fumée et buées caustiques.

Blanchiment des fils et tissus de laine et de soie par l'acide sulfureux (placé dans la 2e classe les 5 novembre 1826, 31 décembre 1866 et 3 mai 1886).

Causes de nuisance : Buées et vapeurs acides se dégageant des chambres. — Danger d'incendie.

Blanchiment des fils et tissus de laine et de soie par l'acide sulfureux en dissolution dans l'eau (placé dans la 3e classe les 7 mai 1878 et 3 mai 1886).

Causes de nuisance : Émanations acides se dégageant des cuves. — Écoulement d'eaux résiduaires acidulées. — Danger d'incendie.

Appareil de réfrigération par l'acide sulfureux (placé dans la 2e classe les 7 mai 1878 et 3 mai 1886).

Causes de nuisance : Dégagement de gaz acides.

Exploitation des marcs ou charrées de soude en vue d'en extraire le soufre, soit libre, soit combiné (placée dans la 1re classe les 20 juin 1883 et 3 mai 1886).

Causes de nuisance : Émanations sulfureuses et sulfurées se dégageant des appareils.

Dépôts de résidus provenant du lavage des soudes brutes (placés dans la 1re classe les 7 mai 1878 et 3 mai 1886).

Causes de nuisance : Émanations sulfureuses et sulfurées provenant de la décomposition de ces dépôts sous l'action de l'air et de l'humidité.

Fusion ou distillation du soufre (placée dans la 1re classe le 14 janvier 1815 ; dans la 2e classe les 9 février 1825, 31 décembre 1866 et 3 mai 1886).

Causes de nuisance : Émanations sulfureuses et vapeurs acides se dégageant des cornues. — Danger d'incendie.

Fabrication du sulfate de cuivre au moyen du grillage des pyrites (placée dans la 1re classe les 15 octobre 1810, 14 janvier 1815, 31 décembre 1866 et 3 mai 1886).

Causes de nuisance : Fumées épaisses et vapeurs d'acide sulfureux se dégageant des fours.

Fabrication de sulfate de fer, d'alumine et alun par le lavage des terres pyriteuses et alumineuses grillées (placée dans la 3e classe les 15 octobre 1810, 14 janvier 1815, 31 décembre 1866 et 3 mai 1886).

Causes de nuisance : Fumée et buées acides d'évaporation. — Vapeurs sulfureuses. — Altération des eaux par écoulement de résidus liquides acidulés.

Fabrication du sulfate de mercure :

1° Quand les vapeurs ne sont pas absorbées (placée dans la 1re classe les 31 décembre 1866 et 3 mai 1886) ;

2° Quand les vapeurs sont absorbées (placée dans la 2e classe les 31 décembre 1866 et 3 mai 1886).

Causes de nuisance : Émanations sulfureuses. — Vapeurs et buées toxiques. — Poussières mercurielles.

Galvanisation du fer (placée dans la 3e classe le 7 mai 1878).

Causes de nuisance : Fumée des fours. — Vapeurs acides. — Eaux résiduaires acidulées.

Fabrication du bleu d'outre-mer :

1° Lorsque les gaz ne sont pas condensés (placée dans la 1re classe les 13 août 1879 et 3 mai 1886);

2° Lorsque les gaz sont condensés (placée dans la 2e classe en 1879 et 1886).

Causes de nuisance : Poussières irritantes se dégageant pendant le broyage au sec. — Abondantes vapeurs sulfureuses provenant des fours à calcination et du grillage des minerais. — Gaz sulfurés. — Écoulement de liquides résiduaires acides. — Résidus solides encombrants.

Grillage des terres pyriteuses et alumineuses (placé dans la 1re classe les 31 décembre 1866 et 3 mai 1886).

Causes de nuisance : Les mêmes que pour le grillage des minerais sulfureux.

Teintureries (placées dans la 2e classe le 14 janvier 1815 ; dans la 3e classe les 31 décembre 1866 et 3 mai 1886).

Causes de nuisance : Émanations odorantes et vapeurs acides se dégageant des chaudières, cuves et bacs. — Buées abondantes et dégagement de vapeurs hydrocarbonées (benzine et autres) dans les ateliers de teinturiers-dégraisseurs. — Altération des eaux par écoulement de liquides résiduaires acides chargés de produits colorants et de dépôts boueux.

II. Considérations sur la nuisance spéciale des résidus acides.

A. **Dégagements nitreux** — En ce qui concerne les vapeurs nitreuses, nous n'avons rien de particulier à ajouter à ce que nous avons dit dans nos considérations générales sur les moyens à employer pour prévenir la nocivité des dégagements gazeux. L'emploi de hottes aspiratrices et de cheminées élevées, la condensation par l'eau des vapeurs émises, leur absorption dans des tourelles ou des bonbonnes, leur neutralisation par les alcalis (solutions de soude) et enfin leur utilisation industrielle pour la fabrication de l'acide sulfurique réussissent le plus généralement à prévenir tout dégagement extérieur nuisible.

L'appareil communément employé aujourd'hui pour régénérer les produits nitreux qui, dans une simple tour de Gay-Lussac, peuvent échapper à la condensation porte le nom de *Tour de Glover*. Il est basé sur ce principe que si, en même temps que les vapeurs nitreuses, on fait passer dans le condenseur une quantité convenable d'acide sulfureux : au lieu d'acide hyponitrique très instable et ne restant que difficilement en solution dans l'acide sulfurique, il n'y aura que de l'acide nitreux parfaitement absorbable par l'acide sulfurique.

En pareil cas, la dénitrification de l'acide est aussi complète que possible, et l'on redoute si peu la perte des produits nitreux dans la Tour de Glover que dans certaines usines, on y envoie directement l'acide nitrique, tandis que dans d'autres, on y dirige les gaz sulfureux des fours, chargés des produits nitreux provenant de la décomposition du nitrate de soute par l'acide sulfurique.

La Tour de Glover remplit ainsi quatre fonctions : 1° elle dénitrifie l'acide du condenseur ; 2° elle refroidit les gaz des fours ; 3° elle concentre toute la production des chambres ; 4° enfin, elle envoie aux chambres la vapeur dégagée par la concentration, en déchargeant d'autant les générateurs de l'usine.

Dans la fabrication de l'acide azotique, on obtient la condensation continue des produits gazeux qui se dégagent des cornues où l'on traite par l'acide sulfurique les nitrâtes de potasse ou de soude, au moyen de la disposition suivante. Les vapeurs d'acide nitrique traversent d'abord une batterie de touries chauffées au bain de sable par la chaleur perdue du four de décomposition. On peut interrompre à volonté le chauffage par l'emploi d'un régistre. Une tourie contient de l'eau tiède pour alimenter cette première batterie. Les vapeurs non condensées arrivent dans une deuxième, puis une troisième batterie non chauffée, où elles se mélangent avec de l'air aspiré à travers un serpentin de verre fixé à la première bonbonne ; de cette façon, les vapeurs rutilantes s'oxydent et regénèrent de l'acide nitrique dont les dernières traces sont absorbées dans une tour arrosée d'eau et qui alimente les deux batteries supérieures. Les vases communiquent par des siphons toujours amorcés. On règle le passage du liquide de la troisième série dans la seconde au moyen d'un siphon dont l'extrémité plonge dans une petite cloche que l'on soulève on abaisse à volonté.

B. **Dégagements sulfureux**. — Les principales sources de dégagement des vapeurs sulfureuses sont le raffinage du soufre, la fabrication de l'acide sulfurique par le grillage du soufre, le grillage des minerais ou pyrites métalliques, la fabrication du bleu d'outre-mer etc.

Le gaz sulfureux agit sur le voisinage de la façon la plus désastreuse. En Sicile, tout aux alentours des meules en ignition où se pratique l'extraction du soufre, le pays offre un aspect désolé dû aux effets destructeurs des vapeurs sulfureuses sur la végétation. D'après Schrœder (communication au Congrès des naturalistes à Baden-Baden 1879) de toutes les vapeurs ordinaires d'usines, l'acide sulfureux serait même l'agent le plus nuisible. La lumière, la chaleur et l'humidité, favorisent singulièrement son action destructive sur les plantes. En examinant les feuilles des arbres placées entre le soleil et l'œil, on aperçoit, au début, des parties distinctes, isolées, moins transparentes, plus ou moins bien délimitées. Quand l'action de l'acide sulfureux est bien prononcée, ces parties transparentes se dessèchent de plus en plus, forment sur la feuille des taches d'un vert mat et prennent une teinte variant du brun au brun rouge, bien distincte du reste qui est encore vert. Ces taches brunes sont irrégulièrement distribuées, toujours nettement dessinées et dans certaines espèces forestières comme le chêne, le hêtre rouge, entourées d'une bordure étroite jaune translucide. Chez les conifères, on observe d'abord une coloration d'un vert mat au bout des aiguilles, puis celui-ci devient jaune pâle et enfin se colore en brun rouge intense, faisant un contraste des plus nets avec la base verte, sans transition.

D'après Schrœder, l'acide sulfureux est absorbé par les feuilles et transformé dans les tissus en acide sulfurique, même quand il n'y en a qu'un millionnième dans l'eau. Les différents végétaux n'absorbent pas dans le même temps la même quantité d'acide sulfureux, toutes choses égales d'ailleurs ; à surface égale de feuilles, les arbres feuillus en fixent plus que les conifères. Mais cette différence dans le pouvoir absorbant ne présente aucune relation avec la capacité de résistance qu'opposent les différentes plantes à une action prolongée des gaz. Les conifères, bien qu'absorbant moins d'acide, sont beaucoup plus sensibles. La capacité de résistance d'une espèce repose bien plutôt sur la puissance de reproduction, et sur la susceptibilité de ses feuilles. Le chêne résiste mieux que beaucoup d'arbres feuillus à cause de la vigueur de ses pousses ; après lui, viennent l'érable et le frêne, puis l'aulne, le peuplier, le tilleul, puis le bouleau et enfin le hêtre rouge qui est le plus sensible. Parmi les conifères, le pin sylvestre est le plus résistant ; viennent ensuite le pin ordinaire, puis le sapin qui dépérit très vite. Les plantes agricoles sont moins susceptibles que les arbres.

Avec les données précédentes, il est possible de faire certaines expertises en tenant compte des altérations naturelles des feuilles. Il ne suffira pas d'observer la végétation dans le bout du champ ou du bois faisant l'objet d'une plainte, mais aussi dans la région environnante. Si des vapeurs acides (et ce que nous disons ici pour l'acide sulfureux peut se rapporter à l'action nuisible de l'acide chlorhydrique et des vapeurs nitreuses) ont réellement causé des dommages, toutes les plantes doivent l'indiquer, d'après l'échelle de sensibilité de leurs feuilles et leur capacité de résistance connue. L'analyse chimique corroborera les soupçons provoqués par l'aspect des feuilles, en dénotant dans celles-ci la présence d'une très grande proportion d'acide sulfurique.

Schrœder en 1880, a dressé une carte des parties ravagées par les vapeurs des usines métallurgiques dans les forêts de l'Oberharz, au voisinage des usines de Clausthal, de Lauthensal et d'Alteneau, qui travaillent principalement la galène du Harz contenant 12,5 p. 100 de soufre en moyenne. Presque tout ce soufre est perdu dans l'atmosphère à l'état d'acide sulfureux.

Il a constaté autour de chaque usine une zone où les arbres sont complètement grillés. A cette zone dévastée en succède une où sont les parties de terre les plus ravagées ; quelques arbres sont morts ou ont perdu la majeure partie de leur feuillage ; les aiguilles de pin sont blêmes, rouges au bout ; l'écorce des branches est noire et tombe. Dans les zones suivantes, on reconnaît nettement l'action des vapeurs acides à l'aspect maladif des aiguilles : pourtant la végétation n'est plus arrêtée ; enfin vient une zone où les ravages sont douteux et une où ils sont nuls. Or l'analyse chimique a partout décelé le taux le plus élevé d'acide sulfurique dans le voisinage immédiat des usines (la teneur moyenne y était de 0,691 pour 100), et le taux le plus bas dans la partie où ne se répandent pas les vapeurs. Dans la seconde zone, le taux oscille entre 0,3 et 0,5 pour 100 ; dans la zone suivante entre 0,25 et 0,21. Ce n'est que dans les parties non atteintes par les vapeurs qu'on trouve des proportions inférieures. Si bien que Schrœder a été amené à considérer comme taux normal dans les aiguilles des pins de l'Oberharz la proportion moyenne de 0,162 d'acide sulfurique pour 100.

Dans la fabrication de l'acide sulfurique on évite que le dégagement d'acide sulfureux à la sortie des chambres de plomb soit trop considérable, en réglant l'admission de l'air. Avec un système de fours qui permet cette modification, on arrive ainsi à ne plus perdre en moyenne dans l'atmosphère qu'une proportion de 6 à 7 pour 100 de soufre, au lieu de 25 à 30 pour 100, comme cela avait lieu avec les premiers fours employés.

Le grillage des sulfures métalliques est certainement l'opération industrielle qui cause le plus de ravages dans une localité. La condensation des vapeurs acides dans l'eau est un moyen de protection de l'atmosphère souvent employé. A Lille, où les fabriques de bleu d'Outremer versent dans l'atmosphère une telle quantité d'acide sulfureux que l'on y a constaté jusqu'à 2 centimètres cubes de ce gaz par mètre cube d'air, on a cherché à en obtenir l'absorption en pulvérisant de l'eau sur le passage de la fumée et du gaz des fours de calcination, au-dessus d'un lait de chaux qui aurait neutralisé les eaux acides de condensation ; or, il est arrivé que l'eau abattait le charbon, la fumée, mais laissait passer le gaz sulfureux.

Mais un procédé d'absorption qui a reçu les applications les plus nombreuses, c'est l'utilisation des vapeurs d'acide sulfureux aux chambres de plomb. C'est en Saxe, dont un assez grand nombre de localités ont été dévastées par l'acide sulfureux que ce procédé a pris naissance. La totalité du soufre provenant du grillage du minerai est amené dans des chambres de plomb où il est converti en acide sulfurique.

Un troisième procédé d'absorption consiste à amener l'acide sulfureux en contact avec des oxydes métalliques qu'il transforme en sulfates. L'absorption est complète, et l'assainissement ne laisse rien à désirer.

C. **Dégagements chloreux.** — De tous les dégagements acides, ceux des vapeurs d'acide chlorhydrique sont certainement les plus importants au point de vue des considérations particulières d'hygiène publique auxquelles ils ont donné lieu.

Parmi les industries a dégagements chlorhydriques, il n'en est aucune qui présente plus d'intérêt que celle de la fabrication du sulfate de soude par la décomposition du sel marin par l'acide sulfurique : c'est la base de la fabrication de la soude et par suite de celle de la plupart des produits chimiques.

Pour l'Angleterre, la France et la Belgique réunies, M. de Freycinet évaluait, en 1870, la quantité de sel marin décomposé par an à 500.000 tonnes environ et le volume de gaz acide dégagé à plus de 150 millions de mètres cubes ; et si l'on songe à l'énorme proportion de gaz chlorhydrique non condensé qui s'échappe ainsi dans l'atmosphère, on se rend compte du grave dommage que les fabriques de soude causent à la salubrité publique.

Dès 1856, la Belgique, à la suite d'une enquête sur les fabriques de produits chimiques imposait aux fabriquants l'emploi de fours à moufle plus favorables à la condensation des gaz acides que les fours à réverbère. En 1864, à la suite d'une enquête sur « les vapeurs nuisibles » les fabriques de soude du Royaume-Uni étaient soumises à l'*alkali act*, sous l'empire duquel elles devaient réaliser tant de progrès (1).

Avant cette époque, en effet, il se perdait dans l'atmosphère voisine des fabriques près de 20 pour 100 de l'acide extrait du sel marin, et dans certains districts près de 40 pour 100. En se rapportant à la production annuelle d'alors, Angus Smith a calculé que plus de dix-neuf millions de mètres cubes d'acide chlorhydrique gazeux venaient tous les ans infecter l'atmosphère.

En vertu de sa grande affinité pour l'eau, l'acide chlorhydrique forme dans l'air en s'échappant une espèce de brouillard parfaitement visible à l'œil, qui, par suite de sa densité, s'incline fortement et tend à gagner le sol à une assez faible distance du centre de dégagement. Suivant A. Smith, dans une atmosphère saturée d'humidité, un mélange de trois

(1) L'ordonnance de 1864, connue sous le nom de « *Lord Derby's Alcali Act* » porte que les fabricants de sulfate de soude devront condenser au moins 95 pour 100 de l'acide chlorhydrique dégagé dans leur fabrication en laissant d'ailleurs aux industries le choix des moyens. On reconnut bientôt que le degré de concentration des gaz acides exerce une grande influence sur les dégâts qu'il cause. Une fabrique qui dégage une tonne d'acide chlorydrique dilué de façon qu'il y en ait 10 grammes par mètre cube, exerce plus de ravages qu'une autre qui en dégage 10 de façon qu'il n'y en ait qu'un gramme par mètre cube. Les plantes souffrent d'autant plus que les acides qui les atteignent sont plus concentrés, et sous ce rapport, peu importe la quantité totale d'acide qui les environne. Cette raison a déterminé une modification de législation, et en 1874 un nouvel *Act* a prescrit qu'il ne devait y avoir que 1/5 de gramme d'acide chlorhydrique par pied cube de gaz, soit 6 gr. 454 par mètre cube, ou trois dix millionnièmes en volume.

parties d'acide chlorhydrique et de 100,000 parties d'air suffit pour donner un nuage visible et d'une odeur appréciable.

Il résulte de là que les fabriques de soude sont toujours plus ou moins entourées de nuages formés par ces vapeurs acides qui se déposent de préférence dans la direction du vent régnant, mais avec une très grande lenteur.

Braconnot et Simonin ont constaté que dans les environs de l'usine de Dieuze, en France, jusqu'à une distance variable de 200 à 1000 mètres, la rosée contient des chlorures métalliques qui proviennent du depôt de vapeurs d'acide chlorhydrique ; l'odeur de cet acide est encore appréciable à une distance de plusieurs kilomètres.

Schubarth dit que la puissance destructive des vapeurs acides s'exerce sur une circonférence dont le diamètre est au moins de 600 mètres et peut s'élever jusqu'à 2,000 mètres. Elle est naturellement plus énergique dans le sens de la direction des vents régnants. Le même observateur a constaté, lors de l'enquête faite en Belgique, que pour les usines de la province de Namur : Risle, Floresse, Moustier et Auvelais, il se perdait à peu près la moitié du poids de l'acide produit par la décomposition du sel marin, soit par vingt-quatre heures dans l'atmosphère voisine de ces usines, 2396 mètres cubes de gaz chlorhydrique dégagé.

L'action de ces vapeurs est des plus nuisibles pour la végétation ; la situation des vents régnants se trouve souvent indiquée d'une manière très nette par une ligne d'arbres noircis et complètement desséchés. Ce sont les plantes à feuilles qui souffrent le plus de ces vapeurs ; l'effet nuisible est moins à redouter pour les céréales. Mais cette action destructive ne s'exerce pas seulement sur les végétaux : toutes les parties métalliques des usines, les appareils en fer, les serrures, les ferrures des fenêtres, les clous, les chéneaux de toits, etc., sont attaqués très énergiquement ; les murs des bâtiments eux-mêmes n'échappent pas complètement à cette action corrosive ; le linge est vite brûlé et se réduit en lambeaux.

Pour prévenir les dommages causés au voisinage par le gaz chlorhydrique, on a d'abord songé à le faire écouler dans les couches les plus élevées de l'atmosphère, pour qu'il s'y étendît par diffusion en arrivant à un état de dilution extrême. On en vint ainsi à construire des cheminées d'une hauteur considérable, comme celles des usines de Muspratt, à Newton, qui n'a pas moins de 128 mètres, et de Tennant, à Glasgow, qui atteint 133 mètres. Mais avec ces hautes cheminées, il arrive parfois qu'au lieu de se perdre dans l'air, les vapeurs chlorhydriques continuent à former un brouillard épais qui finit par venir se déposer sur le sol ; seulement le dépôt favorisé par la chute des pluies a lieu à une distance considérable du pied de la cheminée.

Aussi, est-ce uniquement à la condensation de ces vapeurs acides qu'il faut avoir recours. Celles qui se dégagent des moufles sont plus froides et plus concentrées que celles des fours à reverbères, parce qu'elles ne sont pas mélangées avec les produits de la combustion ; c'est là une condition favorable à la condensation et par suite un des avantages des fours à moufles. Malheureusement avec ces fours on est exposé à ce que des fuites se produisant soit dans la voûte, soit dans la sole, des vapeurs acides se rendent alors dans la cheminée sans traverser les appareils de condensation.

Toutefois, l'emploi des fours chauffés par des gazogènes a permis, depuis quelques années, de supprimer cet inconvénient en établissant un excès de pression dans les canaux.

En ce qui concerne le dégagement extérieur d'acide chlorhydrique dans la fabrication de la soude, l'hygiène semble avoir tout à gagner dans la substitution du procédé moderne, dit à l'ammoniaque au procédé ancien ou de Leblanc, dit à l'acide sulfurique. Le conseil central d'hygiène de Nancy a particulièrement insisté sur les avantages de ce procédé au point de vue de la salubrité. En effet, selon le professeur Poincaré, l'atmosphère des environs de l'usine n'est point altérée ; la végétation n'éprouve aucune modification ; les vapeurs ammoniacales entraînées par les gaz à la sortie des absorbeurs, sont conduites à travers deux tours de condensation, l'une froide et arrosée par de l'eau, la seconde échauffée et alimentée par un petit filet d'acide sulfurique étendu. Le sulfate d'ammoniaque ainsi récupéré est distillé avec de la chaux, et l'ammoniaque rentre dans la circulation.

Le principal inconvénient proviendrait de l'écoulement d'eaux résiduaires chlorurées et de l'encombrement du sol voisin par les résidus de chlorure de calcium. L'utilisation de ces résidus, c'est-à-dire leur transformation en acide chlorhydrique et en silicates et aluminates de calcium, ainsi que cela se pratique dans l'usine Solvay à Nancy, en affirmant la supériorité de ce procédé sur le système Leblanc au point de vue de l'hygiène, ne lui laisserait rien à envier sous le rapport du rendement industriel (Voir Industries à dégagement de vapeurs ammoniacales).

III. — De quelques prescriptions administratives et de quelques procédés spéciaux de traitement des résidus acides pouvant être offerts en exemples.

Les industries à dégagement de vapeurs acides sont également celles qui donnent lieu à des liquides résiduaires acides, que ces derniers soient formés par les eaux de condensation elles-mêmes non utilisées, ou qu'ils soient constitués directement par les eaux de fabrication.

Quand la quantité de ces eaux résiduaires est assez considérable pour qu'il paraisse avantageux d'en utiliser l'acide perdu, la régénération de la substance acide utilisable contenue dans les résidus, devient le meilleur moyen de prophylaxie industrielle.

Le traitement par la chaux est, dans ce cas, le procédé le plus avantageux. C'est ainsi par exemple que l'on traite en Angleterre les eaux résiduaires provenant de la fabrication du chlorure de chaux, eaux tellement chargées de chlorure de manganèse acide, que l'on a évalué la perte d'acide chlorhydrique à la moitié de tout celui qui est produit. Le peroxyde de manganèse récupéré sert de nouveau à produire du chlore.

Un tel procédé peut être employé utilement pour les eaux résiduaires des blanchisseries ou des teintureries, des fabriques de produits chimiques, etc.

Quand on ne vise pas à l'utilisation des acides perdus, il est préférable de remplacer la chaux par du calcaire, lequel est moins coûteux. De plus, avec le calcaire, la réaction est moins brusque et moins effervescente, et l'encrassement des conduites ou réservoirs est moins à craindre qu'avec la chaux qui adhère contre les parois et forme des amas d'obstruction dans les canaux étroits. Tous ces inconvénients sont évités en faisant circuler le liquide résiduaire à neutraliser, à travers les morceaux de calcaire.

1° Du traitement des eaux résiduaires provenant des teintureries. — Parmi les établissements industriels de ce groupe, dont la cause principale de nuisance est l'altération des eaux par les liquides résiduaires qui s'en écoulent, nous devons signaler les *teintureries* comme ayant été l'objet de prescriptions spéciales au point de vue du dommage qu'elles causent au voisinage.

Dans le département du Nord, où les établissements de ce genre sont assez répandus, un arrêté préfectoral en date du 10 avril 1864, pris sur la demande du Conseil central d'hygiène, règle d'une façon très méthodique et très complète les prescriptions à prendre selon la catégorie de teintureries à laquelle on a affaire. Les moyens de traitement des liquides résiduaires que cet arrêté détermine, peuvent être offerts comme des exemples d'épuration mécanico-chimique. C'est pourquoi nous le reproduisons *in extenso*.

Il divise les teintureries en trois catégories, la première comprenant les teintureries de fils ou de toile au moyen de l'indigo ; la deuxième comprenant les teintureries en couleurs diverses où l'on ne dispose que d'un terrain restreint, quel que soit d'ailleurs l'importance de l'établissement ; la troisième enfin comprenant les teintureries en couleurs diverses où l'on dispose d'un très vaste terrain et où l'on peut opérer la purification des eaux colorées, mélangées aux eaux de rinçage, de débouillissage et autres eaux industrielles.

Voici les conditions que le Conseil d'hygiène, conformément à l'arrêté préfectoral, a l'habitude de prescrire pour les catégories, sauf quelques rectifications nécessitées par des circonstances particulières.

En ce qui touche les teintureries de la première catégorie, c'est-à-dire les teintureries de toiles ou de fils au moyen de l'indigo.

On construira trois bassins en maçonnerie N° 1, N° 2 et N° 3.

Les bassins N° 1 et N° 2 auront les mêmes dimensions, ils seront établis au même niveau et ils seront contigus, mais complètement isolés. Chacun d'eux aura un mètre de profondeur et présentera une capacité suffisante pour contenir le produit des bains usés pendant plusieurs jours de travail.

Le bassin N° 3, de capacité inférieure à celle des deux précédents, sera placé contre eux, de manière que son axe se trouve le prolongement de celui de leur côté mitoyen et son fond sera établi à cinquante centimètres (0^m 50) en contre bas du leur. Par cette disposition, il pourra communiquer avec chacun d'eux et recevra leurs résidus au moyen de vannes de fond.

Ces vannes de fond établies dans les bassins N° 1 et N° 2 seront exclusivement destinées au versement des résidus dans le bassin N° 3 ; l'écoulement des eaux clarifiées aura lieu au dehors soit par décantation, soit par d'autres vannes fonctionnant de haut en bas, soit simplement par des trous de cinq centimètres (0^m05) de diamètre pratiqué à quinze (0^m 15) de distance verticale les uns des autres, à travers un madrier en chêne scellé dans une des parois. Les trous seront bouchés par des chevilles de bois.

Les liquides provenant de bains usés seront versés dans le bassin N° 1, au fond duquel les matières insolubles se déposeront après quelque temps de repos du liquide. L'eau claire surnageant, contenant encore un peu d'indigo, pourra être décantée pour monter de nouvelles cuves, et le dépôt boueux sera, après cette opération, versé dans le bassin N° 3 par l'ouverture de la vanne du fond. Si l'on renonce à faire emploi des eaux clarifiées par dépôt, il faudra, avant leur départ du bassin, les traiter avec un lait de chaux en quantité suffisante pour les décolorer complètement et les rendre fortement alcalines ; on les laissera reposer quelque temps après ce mélange et on ne les décantera que lorsquelles seront éclaircies. Le dépôt boueux sera dans tous les cas versé dans le bassin N° 3, où il prendra une consistance assez solide pour pouvoir être enlevé à la bêche et transporté dans les champs.

Quant aux eaux de rincage et autres eaux de l'usine, elles seront recueillies dans le bassin N° 2, où on les traitera par un lait de chaux, comme il vient d'être dit pour les bains usés. Ces eaux, rendues ainsi parfaitement claires et fortement alcalines pour éviter les décompositions ultérieures, seront décantées et leurs résidus boueux se rendront ensuite par la vanne de fond dans le bassin N° 3, comme ceux provenant du bassin N° 1.

En ce qui touche les teintureries de la 2e catégorie, c'est-à-dire les teintureries en couleurs diverses où l'on ne dispose que d'un terrain restreint.

On construira trois bassins N° 1, N° 2 et N° 3.

Le bassin N° 1 sera contigu aux deux autres ; il aura un mètre (1^m) de profondeur et présentera une capacité suffisante pour contenir le produit des bains usés pendant deux journées au moins de travail.

Le bassin N° 2, de dimensions beaucoup plus restreintes, est destiné à recevoir et à filtrer les eaux éclaircies à leur sortie du bassin N° 1 ; son fond sera établi à quatre-vingts centimètres (0^m 80) en contre-bas de celui de ce dernier bassin. Il aura un mètre (1^m) de profondeur.

Le bassin N° 3, destiné à recevoir les résidus du bassin N° 1, présentera la même superficie que lui, mais son fond sera établi à un mètre (1^m) plus bas et sa hauteur sera portée à un mètre cinquante centimètres (1^m 50). La communication entre les bassins N° 1 et N° 3 aura lieu à l'aide d'une vanne de fond.

Les liquides provenant des bains usés, à l'exclusion des eaux de débouillissage seront reçues dans le bassin N° 1, où il subiront un triple traitement ; ils seront d'abord mélangés, par agitation, avec un kilogramme de chaux vive, à l'état de lait, par mètre cube de leur volume ; on ajoutera à ce premier mélange et d'après le même dosage, du sulfate de fer, en continuant de mouvoir fortement la masse ; on complétera le traitement par l'addition d'un hectogramme de chaux vive, à l'état de lait, par mètre cube de mélange que l'on rendra parfaitement intime et homogène avant de le laisser reposer.

Après douze heures de repos, on décantera les eaux clarifiées au moyen d'une planche verticale scellée dans la paroi, dans le prolongement de l'axe du bassin N° 2 et percée sur toute sa hauteur de trous que l'on ouvrira successivement en procédant de haut en bas. Ces trous déboucheront tous dans une conduite verticale plongeant jusqu'au fond du bassin N° 2, qui sera rempli sur toute sa hauteur de bois de campêche râpé et épuisé. Les eaux de décantation seront forcées ainsi de traverser par siphonnement cette matière filtrante qui achèvera de les purifier ; au sortir du bassin N° 2, elles seront dirigées dans les fossés ou canaux publics

Le dépôt boueux qui restera au fond du bassin N° 1, après le départ des eaux claires, sera versé dans le bassin N° 3 par la vanne de fond ménagée à cet effet. Il s'y condensera et sera ensuite extrait pour être répandu sur les champs.

Les eaux de débouillissage seront traitées par une quantité suffisante de chaux vive, à l'état de lait, dans un bassin spécial destiné à leur clarification. Les eaux de rinçage, quand elles seront colorées, seront traitées de la même manière et dans le même bassin avant d'être déversées au dehors. Les liquides éclaircis seront décantés et les marcs ou dépôts seront exportés sur les champs.

Le dosage de chaux et de sulfate de fer indiqués ci-dessus, ne sont pas absolus ; mais il suffira, dans tous les cas, de quelques essais faciles pour les déterminer, de manière à obtenir une décoloration parfaite et le degré d'alcalinité prescrit.

En ce qui touche les teintureries de la 3e catégorie, c'est-à-dire les teintureries en couleurs diverses disposant d'un vaste terrain où l'on peut opérer la purification des eaux colorées mélangées aux eaux de rinçage, de débouillissage et aux autres eaux industrielles.

On établira des bassins en terre ayant au moins un mètre cinquante centimètres (1^m 50) à deux mètres (2^m) de profondeur et présentant une très grande surface, de manière à faciliter les dépôts par l'anéantissement de la vitesse du courant. Le dernier de ces bassins à l'aval sera fermé et terminé par un déversoir de superficie par lequel toutes les eaux de l'usine devront s'écouler. Ce déversoir sera construit en maçonnerie complètement étanche et terminé dans sa partie supérieure par un couronnement parfaitement horizontal, en pierres de taille ou en ciment. Il aura la longueur nécessaire pour que l'épaisseur de la lame d'eau déversante ne dépasse pas quatre millimètres (0^m004) quel que soit d'ailleurs le volume à débiter.

Les eaux de l'usine, à la sortie de l'atelier, et aussi loin que possible des bassins épurateurs, se mélangeront à un courant de lait de chaux que l'on entretiendra d'une manière continue dans le canal de fuite et qui sera composé de manière qu'un kilogramme au moins de chaux vive soit employé par mètre cube de liquide.

Les bassins seront constamment entretenus par des curages fréquents dans un grand état de propreté et sur leurs dimensions primitives.

2° Du traitement des résidus solides provenant de certaines industries à dégagements acides, et en particulier des fabriques de soude artificielle. — La plupart des industries dont il s'agit et qui peuvent être confondus sous la rubrique commune de *fabriques de produits chimiques,* donnent lieu à des résidus solides plus ou moins encombrants, qui, abandonnés à eux-mêmes en amas ou jetés dans les cours d'eau, donnent au sol ou aux vases des propriétés dangereuses. Lavés et dilués par les eaux de pluie, ces résidus chimiques vont altérer ou empoisonner la nappe souterraine et les eaux potables, ou bien provoquent, mélangés aux matières organiques, des dégagements de gaz nuisibles.

Tels sont les résidus arsenifères des fabriques de fuchsine et d'aniline, les résidus de chlorure de manganèse des fabriques du chlore, les résidus de chlorures de calcium, de sodium, de magnésium, de chaux. D'après Kœnig, l'eau qui renferme plus de 1 gramme de chlorure de sodium ou de calcium par litre est impropre à l'irrigation.

Tels sont encore tous les résidus de lessivage dans la fabrication du sel de chrome, dans celle de la soude et des sels de soude, de la potasse et des sels de potasse ; tels sont les résidus de la combustion des pyrites grillées, etc.

La régénération de ces produits, c'est-à-dire leur utilisation industrielle, constitue le meilleur moyen de prophylaxie, et c'est par lui, il n'en faut pas douter, que disparaitront tous les inconvénients inhérents à ces résidus chimiques. Malheureusement, les procédés employés ne sont pas toujours rémunérateurs et ne tardent pas à être abandonnés par les industriels. C'est ce qui est arrivé, ou à peu près, avec les *marcs de soude,* résidus de la fabrication de la soude artificielle par le procédé Leblanc. Jusqu'à ces derniers temps, les tentatives faites, dans l'intérêt de la salubrité, pour retirer le soufre de ces résidus, n'ont point répondu d'une façon très satisfaisante à l'attente des industriels. Cependant cette question des marcs ou résidus de soude est des plus importantes au point de vue de la salubrité publique.

Ces marcs ou charrées de soude sont composés en grande partie de polysulfure de calcium, de sulfates, chlorures et carbonates alcalins ou alcalino-terreux. On trouve dans les compte-rendus des travaux du Conseil central du Nord plusieurs intéressants rapports sur les inconvénients graves que la présence de ces résidus sur le sol cause au voisinage en infectant l'atmosphère par des dégagements d'acide sulfhydrique et en souillant les eaux par des écoulement de produits sulfureux.

Depuis de nombreuses années ces dépôts considérables de charrées de soude servent à combler les parties marécageuses voisines des usines qui les rejettent. Il y a des endroits où des canaux se trouvent creusés dans les charrées mêmes, et pour peu que les eaux qui baignent ces charrées contiennent des matières organiques, le contact des produits sulfureux avec ces matières donne lieu à une production notable d'hydrogène sulfuré qui se dégage au moindre mouvement de l'eau et dont l'odeur infecte et l'action sur la peinture, la vaisselle de cuivre et les couverts rendent inhabitables les maisons voisines.

C'est surtout lorsque ces dépôts de charrées sont faits dans des terrains humides ou noyés, ou bien lorsqu'ils sont fortement mouillés par les pluies, qu'il se forme des dégagements d'acide sulfhydrique ; mais lorsque ces dépôts sont faits sur le sol en couches minces exposées à l'air sec, les sulfures qu'ils contiennent sont rapidement oxydés et se transforment en un mélange inerte de carbonate et de sulfate de chaux inattaquable par l'air et par l'eau.

Dans une importante communication faite au Congrès international d'hygiène de Paris en 1889, M. Thibaut, inspecteur général de la salubrité dans le département du Nord, est venu exposer un procédé de régénération des marcs de soude inventé par la Société des produits chimiques du Nord et qui fonctionnerait depuis plusieurs années sans donner lieu à aucun inconvénient pour les cours d'eau et le voisinage.

Voici, d'après M. Thibaut, la description des opérations, actuellement pratiquées à Deûlemont (Nord) pour extraire le soufre des charrées :

« Les charrées sont amenées à Deûlemont dans des bateaux complètement étanches et sont déposées dans des tranchées ouvertes à cet effet, puis recouvertes de terre végétale. Les eaux pluviales, lessivant les charrées, s'écoulent chargées de sulfures, sulfhydrates, polysulfures hyposulfites et sulfates dans des rigoles qui les amènent dans un réservoir. Là, elles sont pompées, puis envoyées dans une sorte de bâtiment de graduation composé de vieux paniers posés les uns sur les autres. Les eaux passent à travers cette colonne un certain nombre de fois, deux fois habituellement, jusqu'à ce qu'elles soient arrivées à un degré d'oxydation convenable.

A ce moment, les eaux jaunes sont reprises et envoyées à l'aide d'une pompe dans une cuve où elles sont traitées par l'acide sulfurique. La réaction terminée, on ouvre un robinet qui se trouve à la partie inférieure de la cuve, et le lait de soufre s'écoule dans une série de bassins où il se décante. On enlève le soufre déposé à la bêche et on le jette sur le sol où il achève de se sécher. Ce soufre n'est pas pur, il contient environ 20 à 30 0/0 de sulfate de chaux et sert principalement au soufrage de la vigne.

Quant aux eaux qui contiennent, après leur neutralisation, environ deux grammes de sulfate de soude par litre, elles vont directement au canal. Nous pensons, ajoute M. Thibaut, qu'il n'y a rien à craindre pour la salubrité des eaux de la Basse-Deûle, car le sulfate de soude présente une grande résistance à la réduction ; des expériences personnelles me l'ont démontré d'une façon évidente. Le problème relatif au traitement des charrées de soude semble donc résolu en principe, et il n'est pas douteux que, dans l'avenir, des modifications heureuses du procédé actuellement exploité ne viennent rendre rémunérateur l'extraction du soufre des charrées, qui, actuellement, n'est peut-être que légèrement compensateur » (1).

Ainsi donc, la possibilité de prévenir les inconvénients inhérents aux amas de charrées de soude paraît être aujourd'hui un fait acquis à l'hygiène. A l'avenir, les industriels pourront à leur gré se mettre à l'abri de ces inconvénients soit en cherchant à extraire le soufre des charrées par voie d'oxydation et de décomposition de ces charrées, soit en facilitant leur oxydation rapide à l'air par une disposition convenable sur le sol en couches minces, dans des conditions déterminées.

Quant aux dépôts anciens ayant servi de remblais et devenus un foyer d'infection des cours d'eau voisins par la formation d'eaux jaunes sulfurées sous l'influence des eaux pluviales ils pourront être rendus inoffensifs en appliquant les prescriptions suivantes formulées par le conseil central d'hygiène du Nord.

1° Les propriétaires des terrains sur lesquels se trouvent les dépôts de charrées de soude, sont astreints à isoler ces dépôts de toutes eaux courantes, ainsi que des eaux pluviales au moyen d'une couche de terre argileuse fort bien pilonnée, *d'au moins deux mètres d'épaisseur.*

Ce corroi sera régulièrement entretenu de manière à ne présenter jamais ni lacunes, ni fissures.

2° Les mêmes propriétaires devront empêcher que les eaux qui sont chargées de principes sulfurés en passant dans les dépôts de charrées, puissent communiquer directement ou indirectement avec les cours d'eau voisins.

A cet effet, ils entoureront les terrains de *tranchées maintenues*

(1) Thibaut, *Des charrées de soude et de leur influence sur les cours d'eau, etc.* C, in compte-rendu du Congrès international d'Hygiène et de Démographie à Paris, 1889.

étanches par un bon corroi d'argile où les dites eaux devront se maintenir sans déversement possible ;

Ils devront également pourvoir en temps utile, à l'enlèvement des dites eaux jaunes, et à leur épuration, par des moyens appropriés, de manière qu'il ne soit rejeté dans les courants voisins que des eaux claires, alcalines, inodores et ne contenant plus de principes sulfurés.

Les figures 27 et 28 empruntées au travail de M. Thibaut permettent de se rendre compte du rôle protecteur des corrois d'argile, quand il s'agit de marcs ou résidus chimiques, ayant servi de remblais ou enfouis dans le sol et susceptibles de donner lieu sous l'influence des eaux

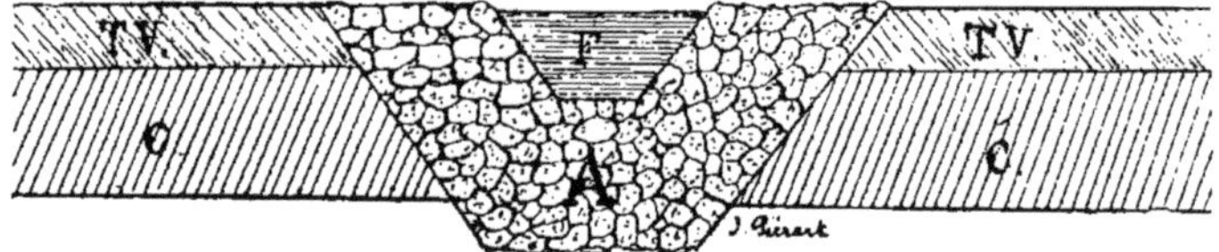

Fig. 27. — A, corroi d'argile ; — F, fossé ; — T, V, terre végétale ; — C C, dépôts de charrées de soude.

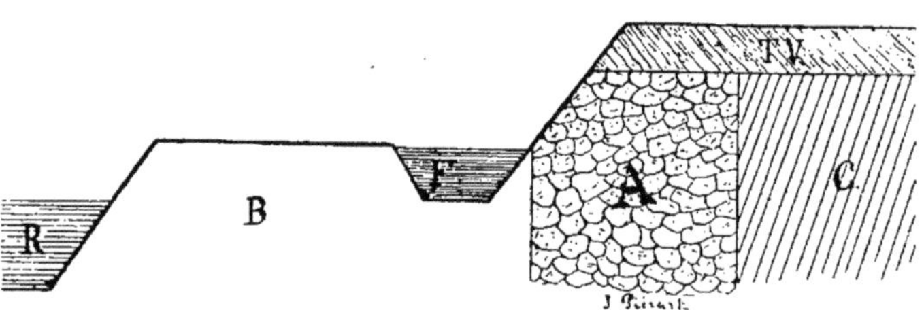

Fig. 28. — A, corroi d'argile ; — B, berge ; — R, rivière ; — F, fossé ; — T V, terre végétale ; — C, dépôts de charrées de soude.

pluviales à des eaux résiduaires chargées de principes nuisibles. Ce qui a été fait pour les charrées de soude peut en effet, se généraliser et être appliqué à tous les résidus analogues.

IV. — *Jurisprudence.*

En ce qui concerne le dégagement de gaz acides, pouvant endommager la végétation voisine et détruire les récoltes, il est incontestable qu'il peut y avoir là, suivant les circonstances et surtout suivant la continuité du préjudice, matière à droit à indemnité pour les voisins.

« Attendu, dit un arrêt de la cour de Liège (juin 1868) cité par MM. Porée et Livache, que les vapeurs et les gaz provenant de la fabrique de produits chimiques du sieur X..., ont détruit des arbres ; que des émanations fétides et nuisibles se répandent avec plus ou moins d'intensité d'après la direction des vents sur l'ensemble de l'intimé et qu'elles en altèrent une partie ; qu'ainsi le voisinage de l'usine est pour la susdite propriété une cause d'incommodité réelle et de *dommage permanent* qui en diminue sa valeur en raison de sa destination... »

En ce qui concerne l'altération des cours d'eau, par les résidus liquides des usines, il résulte des faits de jurisprudence connus que tout industriel a le droit d'exploiter les eaux de ses sources ou les eaux courantes dont il est riverain, à la condition de ne pas les rendre corrompues aux fonds inférieurs qui viennent après le sien, et par eaux corrompues il faut entendre celles qui sont de nature à détruire le poisson, à porter obstacle à la végétation et celles qui sont rendues impropres aux usages alimentaires. Un arrêt de la cour de Rouen au sujet des résidus liquides d'une teinturerie, distingue entre les eaux de teinture et de lavage des pièces contenant des matières teinctoriales qui étant des eaux corrompues ne doivent pas être envoyées sur les fonds inférieurs et les eaux de simple lessivage et de curandage, dont l'usage peut être permis parce qu'elles n'ont pour résultat que de troubler l'eau momentanément.

§ III. — Les établissements classés à dégagement de vapeurs ammoniacales.

I. — Nomenclature de ces établissements avec leurs causes respectives de nuisance.

Fabrication en grand de l'ammoniaque par la décomposition des sels ammoniacaux (placée dans la 3e classe les 31 mai, 1833, 31 décembre 1866 et 3 mai 1886).

Causes de nuisance : Dégagement de gaz très irritant et de vapeur d'eau ammoniacale par les joints des appareils mal clos (chaudières et tubes). — Odeur forte et pénétrante.

Appareil de réfrigération a ammoniaque (placé dans la 3e classe les 31 décembre 1886 et 3 mai 1886).

Causes de nuisance : Odeur et émanations irritantes se dégageant des appareils mal lutés.

Fabrication de la cochenille ammoniacale (placée dans la 3e classe les 31 décembre 1866 et 3 mai 1886.

Causes de nuisance : Abondant dégagement de gaz ammoniac provenant des appareils de concentration.

Fabrication de l'orseille a vases ouverts (placée dans la 2e classe les 14 janvier 1815 et 16 mai 1849 ; dans la 1re classe les 31 décembre 1866 et 3 mai 1886).

Causes de nuisances : Poussières nuisibles par le criblage et le bluttage de l'orseille moulue. — Vapeurs et odeurs ammoniacales se dégageant des citernes et des récipients. — Liquides résiduaires de macération infects. — Danger d'incendie.

FABRICATION DE L'ORSEILLE EN VASES CLOS ET EMPLOYANT DE L'AMMONIAQUE A L'EXCLUSION DE L'URINE (placée dans la 3e classe les 31 décembre 1866 et 3 mai 1886).

Causes de nuisance : Buées et vapeurs irritantes se dégageant des appareils mal lutés. — Eaux résiduaires infectes et alcalines.

FABRICATION SPÉCIALE DE SEL AMMONIAC EXTRAIT DES EAUX D'ÉPURATION DU GAZ (placée dans la 1re classe le20 septembre 1828 ; mise en 2e classe les 31 décembre 1866 et 3 mai 1886).

Causes de nuisance : Odeur et dégagement de gaz irritant — Eaux résiduaires alcalines. — Résidus solides.

II. — DES MOYENS SPÉCIAUX A EMPLOYER CONTRE LE DÉGAGEMENT DES VAPEURS AMMONIACALES.

Nous n'avons que peu de chose à dire sur les moyens spéciaux à employer pour prévenir le dégagement au dehors des vapeurs ammoniacales, dans les diverses fabrications industrielles qui précèdent.

Il faut avant tout opérer dans des appareils complètement clos : appareil de distillation, appareil de dissolution du gaz ammoniac, appareil de saturation des acides ; tous les gaz non condensés seront brûlés sous la grille des foyers avant d'être évacués, les chaudières et cuvées surmontées de hottes aspiratoires, et les ateliers bien ventilés.

L'emploi des *appareils Solvay* et Cie ou appareils horizontaux pour la distillation des eaux ammoniacales est des plus appréciable, autant au point de vue de l'Hygiène que de l'économie industrielle. D'une part, la condensation des gaz et vapeurs qui se dégagent par la distillation est rendue aussi complète que possible ; de l'autre, la substitution de la chaleur à la chaux dans la caustification des eaux ammoniacales et celle de la soude à la chaux pour décomposer les sels fixes de ces eaux qu'on ne peut recueillir par une simple distillation, assurent une production minima de résidus solides et liquides.

Nous représentons fig. 29, le schéma d'un appareil distillatoire horizontal, méthodique et continu de M. E. Solvay, pour le traitement des eaux brutes de l'épuration du gaz.

Cet appareil représenté en coupe verticale, se compose d'une longue chaudière horizontale en tôle A, engagée partiellement dans un fourneau chauffé par un foyer F. Cette chaudière est divisée en un certain nombre de compartiments b, b, b, par des cloisons rivées c, c. Chacun d'eux renferme un vase t, qui est en communication avec la chambre suivante par un ajutage, de sorte que le liquide peut passer d'un compartiment quelconque dans le vase t du compartiment qui le précède immédiatement.

D'autre part, les vapeurs produites dans une des chambres viennent barboter dans le vase t de la chambre suivante par les ajutages D, E.

La chaudière étant remplie d'eau ammoniacale jusqu'au niveau normal, déterminé par la position du siphon de sortie S, le liquide à traiter qui a été préalablement chauffé dans le vase H, peut entrer d'une façon continue par le tuyau G et arriver dans le premier vase. Les

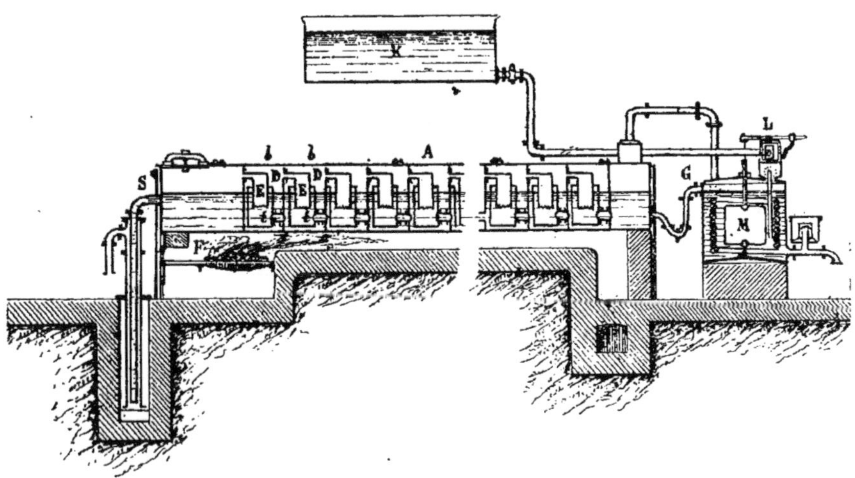

Fig. 29. — Appareil Solvay pour le traitement des eaux brutes de l'épuration du gaz.

vapeurs dégagées par l'ébullition dans chacun des compartiments se dégagent par les ajutages D dans les vases intérieurs, en projetant du liquide hors de ceux-ci. Le liquide ainsi projeté passe donc d'un compartiment dans celui qui le suit immédiatement, en se rapprochant du foyer ; il en résulte que les vapeurs circulent en sens inverse du liquide, en l'épuisant méthodiquement, et que c'est le dégagement seul des vapeurs qui produit le mouvement. Le liquide complètement épuisé, s'écoule finalement par le siphon S du premier compartiment situé au-dessous du foyer, après les avoir traversés tous, tandis que les vapeurs enrichies en produits ammoniacaux sortent par l'extrémité opposée de l'appareil pour se rendre dans un serpentin réfrigérant contenu dans le bac H. Ces vapeurs sont refroidies et condensées dans ce réfrigérant en réchauffant les eaux brutes à traiter avant leur introduction dans la chaudière.

Nous signalons également comme appareils permettant de concentrer les eaux ammoniacales du gaz d'éclairage les *appareils H. Kuentz et Gruneberg*.

§ IV. — **Les Établissements classés, à production de bruit et ébranlement avec ou sans dégagement de poussières et de fumées.**

I. Nomenclature de ces établissements avec leurs causes respectives de nuisance.

Battage des fils de laine, bourres, etc. (Voir Industries travaillant la matière animale transformée.

Battage des tapis en grand (placé dans la 2e classe les 21 mai 1862, 31 décembre 1866 et 3 mai 1886).

Causes de nuisance : Bruit des appareils et machines à battage. — Ébranlement des murs mitoyens. — Dégagement de poussières irritantes et infectieuses.

Batteurs d'or et d'argent (placés dans la 3e classe les 14 janvier 1815, 31 décembre 1866 et 3 mai 1886).

Causes de nuisance : Bruit et ébranlement du sol et des murs mitoyens.

Battoirs a écorces dans les villes : 2e classe (20 septembre 1828). — 3e classe (31 décembre 1866, 3 mai 1886).

Pileries mécaniques des drogues (placées dans la 3e classe les 31 décembre 1866 et 31 mai 1886).

Causes de nuisance : Bruit et ébranlement causés par le choc des pilons.

Ateliers de chaudronnerie et serrurerie employant des marteaux a main, dans les villes et centres de population de 2,000 ames et au-dessus :

1° Ayant de 4 à 10 étaux ou enclumes, ou de 8 à 20 ouvriers (placés dans la 3e classe les 7 mai 1878 et 3 mai 1886) ;

2° Ayant plus de 10 étaux ou enclumes, ou plus de 20 ouvriers : (placés dans la 2e classe les 7 mai 1878 et 3 mai 1886).

Forges et chaudronneries de grosses œuvres employant des marteaux mécaniques (placées dans la 2e classe les 5 novembre 1826, 31 décembre 1866 et 3 mai 1886).

Causes de nuisance : Fumée des fourneaux et des cheminées. — Bruit et ébranlement du sol et des murs mitoyens par le choc des machines mécaniques.

Boutonniers et autres emboutisseurs de métaux par moyens mécaniques (placés dans la 3e classe les 15 octobre 1810, 31 décembre 1866 et 3 mai 1886).

Causes de nuisance : Bruit des machines à emboutissage. — Ecoulement d'eaux putrides dans les ateliers où l'on emploie des os. — Vapeurs mercurielles quand on fait la drenne des boutons métalliques.

Ateliers de construction de machines et wagons (placés dans la 2e classe les 31 décembre 1866 et 3 mai 1886).

Causes de nuisance : Fumée des fourneaux et des cheminées. — Bruit des ventilateurs des forges. — Bruit et ébranlement produits par les martinets.

Fabriques de miroirs métalliques et autres ateliers employant des moutons :

1° Où l'on emploie des marteaux ne pesant pas plus de 25 kilogr. et n'ayant que 1 mètre au plus de longueur de chute (placées dans la 3e classe les 7 mai 1878 et 3 mai 1886) ;

2° Où l'on emploie des marteaux ne pesant pas plus de 25 kilogr. et ayant plus de 1 mètre de longueur de chute (placées dans la 2e classe les 7 mai 1878 et 3 mai 1886) ;

3° Où l'on emploie des marteaux d'un poids supérieur à 25 kilogr., quelle que soit la longueur de chute (placées dans la 2e classe les 7 mai 1878 et 3 mai 1886).

Causes de nuisanee : Bruit et ébranlement du sol et des constructions mitoyennes par le choc des marteaux pilons.

Bocards a minerais ou a crasses (placés dans la 3e classe les 31 janvier 1872 et 3 mai 1886).

Causes de nuisance : Bruit assourdissant des machines à pilons. — Ebranlement du sol et poussières irritantes.

Moulins a tan (placés dans la 3e classe les 31 décembre 1866 et 3 mai 1886).

Causes de nuisance : Bruit et poussières irritantes par le fonctionnement des appareils.

Tonnelleries en grand opérant sur des futs imprégnés de matières grasses et putrescibles (placées dans la 2e classe les 31 décembre 1866 et 3 mai 1886).

Causes de nuisance : Bruit des marteaux.— Odeurs infectes. — Fumée âcre.

Tréfilerie (placée dans la 3e classe les 20 septembre 1828, 31 décembre 1866 et 3 mai 1886).

Causes de nuisance : Bruit des machines. — Fumée des fours.

Moulins a broyer le platre, la chaux, les cailloux et les pouzzolanes (placés dans la 2e classe le 9 février 1825 ; dans la 3e classe les (31 décembre 1866 et 3 mai 1886).

Causes de nuisance : Bruit et poussières par le fonctionnement des appareils.

Le lavage des minerais. — Lavoirs a houille (placés dans la 3e classe les 31 décembre 1866 et 3 mai 1886).

Causes de nuisance : Bruit et altération des cours d'eau.

Lavoirs a minerais en communication avec des cours d'eau (placés dans la 3e classe les 31 janvier 1872 et 3 mai 1886).

Causes de nuisance : Altération des eaux.

Ateliers pour l'extraction et le lavage des phosphates de chaux (placés dans la 3e classe les 7 mai 1878 et 3 mai 1886).

Causes de nuisance : Altération des eaux.

II. Considérations générales sur le bruit et la trépidation causés par certains établissements classés et des moyens employés pour en atténuer les inconvénients de voisinage.

A. — Le bruit de nature industrielle : bruit des appareils en marche, bruit des générateurs à vapeur, des machines à battre ou à broyer, des ventilateurs de forges, des marteaux à main ou mécaniques, etc., bruit des serrureries et chaudronneries, bruit des tonnelleries, des moulins, des ateliers de construction de machines, etc., est une cause sérieuse d'incommodité, alors surtout que la tranquillité habituelle du voisinage et du quartier forment avec le caractère bruyant de l'industrie un contraste frappant. Il est bien évident qu'un hôpital, un hospice, un établissement d'instruction, collège ou école, auront plus à souffrir du bruit et supporteront beaucoup moins le voisinage d'un atelier bruyant qu'une habitation privée.

Le bruit seul non accompagné de trépidation trouve souvent, il est vrai, dans l'accoutumance qu'on en peut avoir, une cause d'atténuation de sa propre incommodité ; mais bien des fois, au contraire, c'est dans sa continuité que réside le principal inconvénient.

Les règlements de police prescrivent, avec raison, la cessation pendant la nuit de tout travail bruyant.

Pendant le jour, il est possible quand il s'agit de l'établissement d'une industrie bruyante dans un quartier non industriel, de prescrire un certain nombre de mesures qui en atténuent grandement l'incommodité.

On atteindra presque toujours ce but en prescrivant d'opérer le travail dans un atelier fermé, muni de doubles parois et de doubles portes ; de plus, les forges et appareils seront placés au centre ou isolés des murs mitoyens par une distance convenable. Quand le bruit s'accompagne de trépidation du sol sous l'action de lourds marteaux, la sécurité du voisinage peut être compromise.

Cet ébranlement souterrain, qui, dans certaines circonstances, devient intolérable pour les personnes malades et à constitution irritable, a des effets plus nuisibles que le bruit incessant, objet de plaintes et d'oppositions nombreuses, mais souvent exagérées. L'emploi de marteaux-pilons est aujourd'hui, il le faut reconnaître, la cause de réclamations fondées de la part des habitants qui avoisinent ces établissements industriels et celle qui nécessite l'enquête la plus sérieuse et la surveillance la plus rigoureuse, quand il s'agit, pour l'administrateur, d'en autoriser ou d'en maintenir l'exercice.

La puissance de ces formidables engins mécaniques est telle que, lorsque l'enclume repose sur un sol compacte, tel que l'argile, par exemple, le choc se communique de proche en proche et occasionne, même à une distance assez considérable, une trépidation des plus violentes. Chose remarquable, les ouvriers qui travaillent auprès n'en ressentent aucun effet nuisible ; il nous suffira de dire que, quelle que soit l'énormité de son poids, le marteau-pilon offre la plus grande sécurité, parce qu'il peut être arrêté instantanément, à tous les points de sa course, et cela par un jeune apprenti auquel on ne demande que de l'intelligence et du sérieux. A la distance à laquelle les ouvriers se trouvent, le coup est sec et n'a rien de pénible. De l'eau placée dans un verre, à 4 mètres du marteau-pilon, n'éprouve même aucune oscillation.

Mais il n'en est plus ainsi dans les habitations contiguës aux ateliers. Nous ne saurions mieux faire que de citer ici le passage suivant, extrait d'un rapport fort intéressant de M. Lecadre, vice-président du Conseil d'hygiène publique et de salubrité du Havre, et ayant trait au sujet qui nous occupe : « Dans ces habitations, toutes les fois que, mû par la vapeur, le marteau s'appesantissait lourdement sur l'enclume, les instruments de cuisine et les objets d'étagères éprouvaient une sorte de tremblement ; les balanciers des pendules précipitaient leur mouvement, pour s'arrêter lorsque la cause venait à cesser. Un des assistants nous assurait que le crayon ou la plume tombaient de la main de celui qui écrivait. On ressentait, comme je le mentionnais en sortant de cette séance d'examen, encore tout ému de ce qui était arrivé, on ressentait, dis-je, provenant du sol et par la plante des pieds, un choc profond et sourd qui imprimait une secousse très pénible à toute l'économie, précipitait le mouvement de la circulation, et jetait dans une sorte de trouble et d'effroi involontaire.

» Ce que nous ressentions nous fit reconnaître qu'il n'y avait rien d'outré dans l'exaspération dans laquelle entraient, à chaque coup de marteau, une demoiselle et un négociant du voisinage, et le besoin involontaire de pleurer qu'éprouvait une autre dame. En s'éloignant à une assez grande distance de l'usine, le choc devenait moins violent et plus supportable, mais on le ressentait encore à plus de 80 mètres de distance... ».

On ne saurait méconnaître que de pareils inconvénients reposent sur les mauvaises conditions des assises de l'enclume sur le sol sous-jacent. Ce sont ces assises qui doivent amortir le choc du marteau et l'isoler, autant que possible, du terrain voisin. On a conseillé pour cela la construction de massifs énormes servant de base inébranlable au marteau mécanique, et l'on cherche à remédier à l'ébranlement du voisinage, en creusant tout autour de ces massifs des tranchées de 1 mètre environ de profondeur sur 50 centimètres de largeur, remplies de matières meubles telles que sciure de bois, sable pulvérulent, etc. Un pareil système ne répond pas d'une manière absolue au but que l'on se propose, et l'ébranlement du sol est encore énorme.

On a cherché à former un sol factice et absorbant le bruit, fait de paillassons, de sable, de moulée de bois, de scories de charbon de terre, de plaques de liège, etc., mais, au bout d'un temps variable suivant la nature du terrain et l'épaisseur du sol isolant artificiellement créé, les paillassons pourrissent, le sable se tasse, les scories de charbon sont écrasées, les lièges sont broyés, et l'ensemble de ces diverses matières entrant en communication avec les couches des terrains voisins les inconvénients des assises compactes se trouvent plus ou moins reproduits.

La pratique et l'expérience ont démontré que le meilleur système consiste à établir l'enclume sur des massifs élastiques décomposant et éparpillant à la fois le choc du marteau-pilon ; et l'on peut arriver à ce résultat soit en faisant reposer l'enclume sur un échafaudage de nombreuses pièces de bois se croisant dans tous les sens et s'élevant en forme de cône, soit en interposant, entre les enclumes des pilons et les bâtis qui les supportent, des rondelles de caoutchouc d'une épaisseur convenable, ou bien encore des ressorts en acier dans le genre de ceux des wagons des chemins de fer, et d'une résistance suffisante.

Nous citerons comme exemple, le système Borriglione dont on trouve la description dans le « Rapport général sur les travaux du Conseil d'hygiène et de salubrité de la Seine (1872-1877), par M. Bezançon ».

« Dans les dispositions adoptées par M. Borriglione dans sa fabrique d'essieux, la chabotte du marteau-pilon porte sur un coussin de jonc, de feutre ou de caoutchouc, lequel est fixé à une plate-forme boulonnée sur des longrines parallèles de bois ou de métal dont le nombre et la grosseur varient suivant l'importance du marteau. Chaque extrémité des longrines est appuyée à son tour sur une longrine transversale, boulonnée sur un siège reposant lui-même sur un massif en maçonnerie d'un volume suffisant. On consolide les longrines au moyen de traversines de construction ou disposition quelconque, en nombre variable, placées au-dessous des premières et dont les extrémités porteraient également sur des sièges. De plus, les murs de soutènement supportent le plancher sur lequel marchent les ouvriers préposés à la machine, et le maintiennent indépendant des longrines mobiles ».

Dans une communication à la Société des Ingénieurs civils, M. G. Anthoni apprécie ainsi les conditions de l'interposition du caoutchouc dans les fondations de machines.

« Le caoutchouc simplement interposé entre le sol et l'outil à isoler donne de bons résultats parce que l'isolement est complet, mais on peut rarement l'utiliser ainsi parce qu'il n'y a pas de stabilité et qu'il peut se produire des mouvements gênants pour le service ou même dangereux ; de plus, dans les outils à choc, l'effet utile est diminué.

» Si, pour éviter ces inconvénients, on relie par des boulons la pièce à isoler, les vibrations passent par ces boulons et l'isolement est détruit. De plus, si on serre le caoutchouc pour donner de la stabilité, il n'y a plus de souplesse, et si, d'autre part, on ne le serre pas, pour laisser au caoutchouc toute son élasticité, on n'obtient pas la stabilité en vue de laquelle on avait employé le boulon d'attache.

Les insuccès peuvent venir aussi du mauvais emploi du caoutchouc : car, pour résoudre un problème d'isolement il y a lieu d'étudier les conditions que doivent remplir les blocs au point de vue de leur qualité, de leur forme, de leur surface et de leur épaisseur ».

Pour laisser au caoutchouc toute son élasticité et donner à l'ensemble isolé toute la stabilité nécessaire, M. Anthoni a recours à l'augmentation de masse du système à isoler.

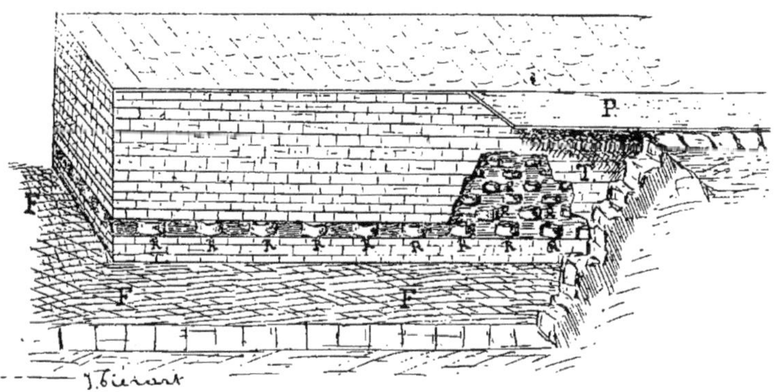

Fig. 30. — Dispositif de fondation élastique pour prévenir l'ébranlement du sol par les machines.

La figure 30 montre le dispositif adopté dans une usine où les vibrations des machines gênaient considérablement les voisins.

On a creusé une grande fosse parallélipipédique F F dont le fond a été garni d'un plancher et d'une feuille de tôle, sur laquelle on a distribué un certain nombre de rondelles *r r r* en caoutchouc, constituant un isolement élastique. Sur ces rondelles, on a placé une seconde tôle rivée à un plancher rendant la tôle indéformable. C'est sur ce plancher qu'est bâtie la fondation.

La tranchée T est recouverte par une planche P ou tôle formant bordure, tout en permettant les mouvements du massif dans le sens horizontal s'il s'agit d'un moteur à vapeur, ou dans le sens vertical si la suspension élastique est appliquée à un marteau-pilon ou à une pompe.

En ce qui concerne les considérations de prophylaxie relatives au dégagement des poussières auquel donnent lieu la plupart des industries qui emploient des appareils batteurs et broyeurs, nous renvoyons le lecteur à l'article spécial consacré à l'étude des poussières industrielles (Voir chapitre II, article I, § 2).

B. **Jurisprudence.** — Le bruit, disent MM. Porée et Livache, peut être accidentel ou continu. S'il est accidentel, il n'ouvrira pas de droit à indemnité ; à moins que par sa violence, il n'ait occasionné des détériorations matérielles ou troublé la santé des tiers.

La continuité, au contraire, sera souvent la cause déterminante du préjudice causé par le bruit. Le voisin ne pourra pas réclamer pour avoir été privé de sommeil pendant une ou plusieurs nuits ; le droit à indemnité s'ouvrira pour lui quand le bruit aura été constaté pendant un temps prolongé. Il en sera de même du dommage causé aux bâtiments. L'ébranlement d'une maison produit par le bruit ne sera pas une cause de dommage, si le bruit a duré peu de temps, car, dans ce cas, les vibrations et les trépidations n'auront pas pu compromettre la solidité des constructions. Mais des trépidations fréquentes, continues, pour peu qu'elles aient une certaine intensité, pour peu que le bruit soit, en un mot, excessif et non simplement tolérable, produiront infailliblement des dégradations.

« Attendu, dit un jugement de Saint-Etienne, confirmé par la Cour de Lyon (arrêt du 28 février 1858), qu'il s'agit d'apprécier, en fait, si, dans l'espèce, des bruits des martinets de l'usine du sieur X, il résulte, pour les maisons voisines de chacun des demandeurs, des tremblements, des vibrations, un bruit intolérable et conséquemment, un préjudice réel, ou si, au contraire, il n'en résulte qu'une simple incommodité, inséparable de tout établissement de fabrication, dans une ville essentiellement industrielle comme R. de G... ; attendu qu'il résulte que, dans les maisons indiquées, le bruit des machines est *désagréable, mais pas assez fort pour empêcher les habitants de se livrer à une occupation même intellectuelle* et qu'il ne cause *aucun ébranlement aux gros murs*, qu'enfin, il n'est pas plus incommode que le passage dans la rue d'une voiture fortement chargée ; attendu qu'en somme, il ne résulte qu'une incommodité inhérente à l'habitation d'une ville presque exclusivement consacrée à l'exercice d'une multitude d'industries bruyantes et qui ne doit sa prospérité et le prix élevé de ses locations qu'à l'existence de ces mêmes industries et à l'affluence des ouvriers qui recherchent leur voisinage...... ».

« Considérant, dit un arrêt de la Cour de cassation (mars 1873), que dans les villes industrielles la destination de certains quartiers à l'établissement des usines qui les enrichissent imposent entre voisins l'obligation plus étroite de supporter certains inconvénients qui sont les conséquences nécessaires de la destination même de ces quartiers. — Considérant que ces principes sont plus particulièrement applicables lorsque la partie qui réclame est venue se fixer dans lesdits quartiers, alors qu'ils étaient déjà consacrés à l'exploitation de diverses industries, etc. »

Ainsi, un bruit incommode n'est pas suffisant pour ouvrir le droit à indemnité, il faut encore, pour constituer le dommage, que l'incommodité ait une gravité suffisante ; et encore dans l'appréciation à porter sur ce point, les tribunaux tiennent compte du milieu dans lequel s'exploite l'établissement.

ARTICLE VI. — DES INDUSTRIES CLASSÉES POUR CAUSE DE DANGER D'INCENDIE OU D'EXPLOSION.

§ I.—Les établissements classés dont la principale cause de nuisance est le danger d'incendie.

I. NOMENCLATURE DE CES ÉTABLISSEMENTS AVEC LEURS CAUSES RESPECTIVES DE NUISANCE

1° Le travail des éthers et des hydro carbures. — FABRICATION DE L'ALDÉHYDE (placée dans la 1re classe les 31 décembre 1866 et 3 mai 1886).

Causes de nuisance : Extrême inflammabilité du produit.

APPAREIL DE RÉFRIGÉRATION A ÉTHER OU AUTRES LIQUIDES VOLATILS ET COMBUSTIBLES (placé dans la 3e classe les 31 décembre 1866 et 3 mai 1886).

FABRICATION DE L'ÉTHER (placée dans la 1re classe les 27 janvier 1837, 31 décembre 1866 et 3 mai 1886).

Causes de nuisance : Extrême inflammabilité du produit.

DÉPOTS D'ÉTHER :

1° Si la quantité emmagasinée est, même temporairement, de 1,000 litres ou plus (placés dans la 1re classe les 27 janvier 1837, 31 janvier 1872 et 3 mai 1886) ;

2° Si la quantité supérieure à 100 litres n'atteint pas 1,000 litres (placés dans la 2e classe le 31 janvier 1872).

FABRICATION ET DISTILLATION EN GRAND DES HUILES DE PÉTROLE, DE SCHISTE ET DE GOUDRON, ESSENCES ET AUTRES HYDROCARBURES EMPLOYÉS POUR L'ÉCLAIRAGE, LE CHAUFFAGE, LA FABRICATION DES COULEURS ET VERNIS, LE DÉGRAISSAGE DES ÉTOFFES ET AUTRES USAGES (placées dans la 1re classe les 18 avril 1865, 31 décembre 1866 et 3 mai 1886).

DÉPÔTS D'HUILE DE PÉTROLE, DE SCHISTE ET DE GOUDRON, ESSENCES ET AUTRES HYDROCARBURES, ETC. :

1° Substances très inflammables, c'est-à-dire émettant des vapeurs susceptibles de prendre feu (au contact d'une allumette enflammée) à une température de moins de 35°; si la quantité emmagasinée est, même temporairement, de 1,050 litres et plus (placés dans la 1re classe les 9 février 1825, 18 avril 1865, 31 décembre 1866, 19 mai 1873 et 3 mai 1886);

2° Substances moins inflammables, c'est-à-dire n'émettant de vapeurs susceptibles de prendre feu (au contact d'une allumette enflammée), qu'à une température de 35° et au-dessus; si la quantité emmagasinée est temporairement de 10,500 litres et plus (placés dans la 1re classe le 9 février 1825, et 3 mai 1886); si la quantité emmagasinée, supérieure à 1,050 litres n'atteint pas 10,500 litres (placés dans la 2e classe les 9 février 1825 et 3 mai 1886).

Causes de nuisance : Emanations odorantes et extrême inflammabilité des produits volatils qui se dégagent des appareils et récipients.

Dépots de liquides pour éclairage au moyen de l'alcool et des huiles essentielles (placés dans la 2e classe les 31 décembre 1866 et 3 mai 1886).

Dégraissage des peaux, étoffes et déchets de laine par les huiles de pétrole et autres hydrocarbures (benzine, etc.) (placé dans la 1re classe les 7 mai 1878 et 3 mai 1886).

Causes de nuisance : Odeur. – Inflammabilité de l'essence minérale à l'état liquide.

Fabrication de sinapismes a l'aide des hydrocarbures :

1° Avec distillation (placée dans la 1re classe les 7 mai 1878 et 3 mai 1886);

2° Sans distillation (placée dans la 2e classe les 7 mai 1878 et 3 mai 1886).

Cours de nuisance : Emanations âcres, irritantes. – Inflammabilité des vapeurs provenant de la distillation et de la volatilisation des hydrocarbures.

La fabrication du gaz d'éclairage et de chauffage :

1° Pour l'usage public (placée dans la 2e classe les 20 août 1824, 9 février 1867 et 3 mai 1886).

Causes de nuisance : Emanations odorantes et fumée. — Ecoulement d'eaux résiduaires ammoniacales. — Inflammabilité des produits de la distillation et du traitement des résidus goudronneux;

2° Pour l'usage particulier (placée dans la 3e classe les 27 janvier 1846, 9 février 1867 et 3 mai 1886).

Causes de nuisance : Les mêmes que précédemment, à un moindre degré.

Gazomètres pour l'usage particulier non attenant aux usines de fabrication (placés dans la 3e classe le 9 février 1867).

Causes de nuisance : Odeur. — Danger d'incendie pour l'intérieur des habitations.

Fabrication d'engrais et insecticides a base de goudron ou de ré-

SIDUS D'ÉPURATION DU GAZ : à l'air libre (placée dans la 1re classe le 19 mai 1890).

Causes de nuisance : Emanations. — Buées âcres. — Grande inflammabilité des produits.

En vase clos (dans la 2e classe le 19 mai 1890).

Causes de nuisance : Les mêmes atténuées.

2° Le travail du sulfure de carbone. — FABRICATION DU SULFURE DE CARBONE (placée dans la 1re classe les 31 décembre 1866 et 3 mai 1886).

Causes de nuisance : Emanations irritantes et toxiques (sulfureuses, sulfurées et sulfo-carbonées) se dégageant des cornues et des touries. — Grande infammabilité des gaz et vapeurs condensés qui se produisent dans l'intérieur des appareils.

DÉPOTS DE SULFURE DE CARBONE : classés suivant le régime des huiles de pétrole (voir précédemment).

MANUFACTURES DANS LESQUELLES ON EMPLOIE EN GRAND LE SULFURE DE CARBONE (placées dans la 1re classe le 31 décembre 1866 et 3 mai 1886).

Causes de nuisance : Emanations toxiques se dégageant des cuves à traitement des matières. — Epuration des corps gras, etc. — Grande inflammabilité des produits volatils.

LE TRAVAIL DU CAOUTCHOUC AVEC EMPLOI D'HUILES ESSENTIELLES OU DE SULFURE DE CARBONE (placé dans la 2e classe le 31 décembre 1866 et 3 mai 1886).

Causes de nuisance : Emanations toxiques se dégageant des terrines à trempage et des tables à vulcanisation (vapeurs sulfo-carbonées ou térébentinées). — Grande inflammabilité des produits volatils.

APPLICATION DES ENDUITS DU CAOUTCHOUC (placée dans la 2e classe le 31 décembre 1866 et 3 mai 1886).

Causes de nuisance : Extrême inflammabilité des essences employées et des matières fabriquées.

FABRICATION DES CAOUTCHOUCS FACTICES OU CAOUTCHOUCS DES HUILES A FROID (placée dans la 2e classe le 19 mai 1890).

Causes de nuisance : Odeurs désagréables des huiles employées.

FABRICATION DE CAOUTCHOUCS FACTICES OU CAOUTCHOUCS DES HUILES A CHAUD (placée dans la 1re classe le 19 mai 1890).

Causes de nuisance : Odeur et danger d'incendie.

3° Le travail du phosphore. — FABRICATION DU PHOSPHORE (placée dans la 1re classe les 6 novembre 1826, 31 décembre 1866 et 3 mai 1886).

Causes de nuisance : Buées des chaudières à mélange. — Extrême inflammabilité de la substance à l'air libre.

FABRICATION DES ALLUMETTES CHIMIQUES (placée dans la 1re classe les 7 mai 1878 et 3 mai 1886).

Causes de nuisance : Emanations toxiques. — Inflammations des produits fabriqués.

Dépôts d'allumettes chimiques :

1° En quantité au-dessus de 25 mètres cubes (placés dans la 2e classe les 7 mai 1878 et 3 mai 1886) :

2° De 5 à 25 mètres cubes (dans la 3e classe en 1878 et 1886).

4° **Le travail des vernis.** — Fabriques de vernis gras (placées dans 1re classe les 15 octobre 1810, 14 janvier 1815, 31 décembre 1866 et 3 mai 1886).

Causes de nuisance : Emanations odorantes, âcres, irritantes provenant des chaudières de cuisson des huiles. — Vapeurs térébenthinées. — Grande inflammabilité des produits employés.

Fabriques de vernis a l'esprit de vin (placées dans la 2e classe les 31 mai 1833, 31 décembre 1866 et 3 mai 1886).

Causes de nuisance : Grande inflammabilité des matières manipulées et des produits volatils se dégageant des chaudières.

Argenture des glaces avec application des vernis aux hydrocarbures (placée dans la 2e classe les 7 mai 1878 et 3 mai 1886).

Causes de nuisance : Emanations odorantes de benzine. — Eaux résiduaires acides. — Inflammabilité des vapeurs de benzine ou autres.

Gravure chimique sur verre avec application de vernis aux hydrocarbures (placée dans la 2e classe le 3 mai 1886).

Causes de nuisance : Grande inflammabilité des produits manipulés et des vapeurs qui s'en dégagent.

Fabrication de cuirs vernis (placée dans la 1re classe les 15 octobre 1810, 14 janvier 1815, 31 décembre 1866 et 3 mai 1886).

Causes de nuisance : Inflammabilité très grande des matières en fusion et des matières fabriquées pendant le séchage dans les étuves.

Fabrication de feutres et visières vernis (placée dans la 1re classe les 5 novembre 1826, 31 décembre 1866 et 3 mai 1886..

Causes de nuisance : Les mêmes que précédemment.

Fabrication de taffetas et toiles vernis ou cirés (placée dans la 1re classe les 15 octobre 1810, 14 janvier 1815, 31 décembre 1866 et 3 mai 1886).

Causes de nuisance : Les mêmes que les précédentes industries.

Fabriques de toiles peintes (placées dans la 3e classe les 9 février 1825, 31 décembre 1866 et 3 mai 1886).

Causes de nuisance : Les mêmes que précédemment. – Ecoulement d'eaux résiduaires infectes.

Tôles et métaux vernis (placés dans la 2e classe le 9 février 1825 ; dans la 3e classe les 31 décembre 1866 et 3 mai 1886).

Causes de nuisance : Extrême inflammabilité des enduits à essence.

Fabrication de chapeaux de soie ou autres au moyen d'un vernis (placée dans la 2e classe les 27 janvier 1837, 31 décembre 1866 et 3 mai 1886).

Causes de nuisance : Emanations se dégageant des ateliers où l'on applique les résines à chaud. — Buées des cuves à teinture. — Grande inflammabilité des produits.

5° **Le travail du bois et autres substances d'origine végétale inflammable.** — SCIERIES MÉCANIQUES ET ÉTABLISSEMENTS OU L'ON TRAVAILLE LE BOIS A L'AIDE DE MACHINES A VAPEUR OU A FEU (placés dans la 3e classe les 26 février 1881 et 3 mai 1886).

Causes de nuisance : Danger d'incendie et bruit. — Dégagement de poussières inflammables.

LA FABRICATION DES OUATES (placée dans la 3e classe les 31 décembre 1866 et 3 mai 1886.

Causes de nuisance : Danger d'incendie. — Dégagement de poussières inflammables et irritantes. — Ecoulement d'eaux résiduaires fermentescibles.

LA TRANSFORMATION EN ÉTOUPES DES CORDAGES HORS DE SERVICE, GOUDRONNÉS OU NON (placée dans la 3e classe les 27 mars 1874, 7 mai 1878 et 3 mai 1886)

Causes de nuisance : Danger d'incendie et dégagement de poussières inflammables et irritantes.

DÉPÔT EN GRAND DANS LES VILLES DE DÉCHETS DE MATIÈRES FILAMENTEUSES (placé dans la 3e classe les 22 février 1866 et 3 mai 1886).

Causes de nuisance : Dégagement de filaments et poussières très inflammables. — Danger d'incendie.

USINES POUR LA TRITURATION DU LIÈGE (placées dans la 2e classe le 26 janvier 1892).

Causes de nuisance : Inflammabilité de la poussière de liège produite pendant les opérations du concassage, broyage et blutage.

ATELIERS DE FAÇONNAGE DU CELLULOÏD ET PRODUITS NITRÉS ANALOGUES (OPALINE, LITHOXYLE, etc.) (placés dans la 2e classe les 26 février 1881 et 3 mai 1886). — La fabrication est placée dans la 1re classe (Voyez Industries à dégagement de vapeurs nitreuses).

Causes de nuisance : Grande inflammabilité de la matière façonnée et des vapeurs provenant de sa décomposition. — Danger d'inflammation du celluloïd pendant les opérations de découpage et polissage.

DÉPÔTS ET MAGASINS DE VENTE DU CELLULOÏD ET PRODUITS NITRÉS ANALOGUES :

1° Dépôts et magasins de vente en gros de produits travaillés (placés dans la 3e classe le 19 mai 1890);

2° Dépôts et magasins de vente renfermant les produits bruts. — Quand l'approvisionnement en produits de cette nature ne dépasse pas 800 kil. (placés dans la 3e classe le 19 mai 1890). — Quand l'approvisionnement dépasse 800 kil. ; dans la 2e classe le 19 mai 1890).

Causes de nuisance : Les mêmes que précédemment, à un bien moindre degré.

II. POLICE SANITAIRE ET DOCUMENTS ADMINISTRATIFS SPÉCIAUX A CERTAINS GROUPES D'INDUSTRIES CLASSÉES POUR DANGER D'INCENDIE.

Sans revenir sur les mesures générales à prescrire contre le danger d'incendie dans les usines, nous résumerons ici pour quelques-unes d'entre elles certaines des conditions essentielles qui doivent présider au système de préservation à établir et pouvant répondre aux indications diverses soulevées par la plupart des établissements plus spécialement classés pour cette cause de danger. Chacun des groupes d'industries que nous venons d'énumérer nous offrira un exemple à citer.

1° Des Usines et Entrepôts à pétrole. - Les conditions essentielles que nous considérons comme la base même du système de préservation à prescrire dans de semblables usines sont :

1° L'*isolement* de tous les récipients, réservoirs ou dépotoirs à huiles ou à essences ainsi que des appareils brûleurs, au moyen de talus ou remblais de circonvallation, quand la nature du terrain ne permet pas de creuser des cuvettes au centre desquelles doivent être placés ces réservoirs ; ces talus protecteurs ou remblais sont destinés à former bassin ou cunette et à limiter, en cas de fuite, la dispersion des liquides inflammables.

2° L'enfouissement dans une canalisation spéciale protectrice de tout le tuyautage servant à la circulation du pétrole ou des essences. Si la canalisation souterraine trouve un obstacle dans la nature du terrain, on doit enfermer les tuyaux conducteurs dans des caniveaux en maçonnerie.

3° La ventilation parfaite des ateliers et magasins de dépôt, cette venventilation mettant obstacle à l'accumulation, en certains points, des vapeurs inflammables, et susceptibles de former avec l'air stagnant des mélanges explosifs.

L'industrie des hydrocarbures, en ce qui concerne la surveillance sanitaire, est soumise à un *régime spécial* que nous n'avons pas présenté dans nos considérations générales sur le danger d'incendie dans les établissements classés. Il s'agit de la *réglementation particulière aux dépôts et à la vente des hydrocarbures ; huiles de pétrole et de schiste*, etc.

Un décret spécial du 19 mai 1873, modifié depuis en partie par les décrets successifs des 12 juillet 1884 et 20 mars 1885, précise d'une façon très complète les précautions à prendre dans tous les cas de manipulation et d'emmagasinage de ces substances. Nous donnerons seulement les articles de ce décret qui résument les différentes mesures de préservation à prendre.

Décret concernant les huiles de pétrole et de schiste, essences et autres hydrocarbures.

Article 1er. — Le pétrole et ses dérivés, les huiles de schiste et de goudron, les essences et autres hydrocarbures liquides pour l'éclairage et le chauffage, la fabrication des couleurs et vernis, le dégraissage des étoffes, ou tout autre emploi, sont distingués en deux catégories, suivant leur degré d'inflammabilité.

La première catégorie comprend les substances très inflammables, c'est-à-dire celles qui émettent, à une température inférieure à 35 degrés du thermomètre centigrade, des vapeurs susceptibles de prendre feu au contact d'une allumette enflammée.

La seconde catégorie comprend les substances moins inflammables ; c'est-à-dire celles qui n'émettent pas de vapeurs susceptibles de ne prendre feu au contact d'une allumette enflammée qu'à une température égale ou supérieure à 35 degrés.

Un arrêté du Ministre de l'Agriculture et du Commerce déterminera, sur l'avis du Comité consultatif des arts et manufactures, le mode d'expérience par lequel sera constaté le degré d'inflammabilité des liquides à classer dans chaque catégorie.

Art. 2. — Les usines pour le traitement de ces substances, les entrepôts et magasins de vente en gros, et les dépôts pour la vente au détail ne peuvent être établis et exploités que sous les conditions prescrites par le présent décret.

SECTION PREMIÈRE. — Des usines.

Art. 3. — Les usines pour la fabrication, la distillation et le travail en grand des substances désignées à l'article premier demeurent rangées dans la première classe des établissements dangereux, insalubres ou incommodes, régis par le décret du 15 octobre 1810 et par l'ordonnance du 14 janvier 1815.

SECTION II. — Des entrepôts et magasins de vente en gros.

Art. 4. — Les entrepôts ou magasins de substances désignés à l'article premier, dans lesquels ces substances ne doivent subir aucune manipulation qu'un simple lavage à l'eau froide et des transvasements, sont rangés dans la première, la deuxième ou la troisième classe des établissements dangereux, insalubres ou incommodes, suivant les quantités de liquides qu'ils sont destinés contenir, savoir :

Dans la première classe, s'ils doivent en contenir de 1,500 à 3,000 litres de liquides de la première catégorie ;

Dans la deuxième classe, s'ils doivent en contenir de 1,500 à 3,000 litres ;

Dans la 3e classe, s'ils doivent en contenir plus de 300, mais pas plus de 1,500 litres.

Lorsque les entrepôts ou magasins doivent contenir des substances de de la deuxième catégorie, 5 litres de celle-ci sont comptés pour 1 litre de la première.

Lorsque les entrepôts ou magasins contiennent, en outre, des approvisionnements de matières combustibles, et notamment de liquides inflammables, tels que l'alcool, l'éther, le sulfure de carbone, etc., non régis par le présent décret, ces substances sont comptées dans l'approvisionnement total des substances dangereuses et assimilées à celles de la première ou de la seconde catégorie, suivant qu'elles émettent ou non, à la température de 35 degrés centigrades, des vapeurs susceptibles de prendre feu au contact d'une allumette enflammée.

Art. 5. — Les entrepôts ou magasins de la première et de la deuxième classe, qui renferment des substances de la première catégorie, soit exclusivement, soit jointes à des substances de seconde catégorie, sont assujettis aux règles suivantes ;

1° Le magasin sera établi dans une enceinte close par des murs en maçonnerie de 2m,50 de hauteur au moins ayant sur la voie publique une seule entrée, qui doit être garnie d'une porte pleine, solidement ferrée et fermant à clef.

Cette porte d'entrée sera fermée depuis la chute du jour jusqu'au matin. La clef en sera déposée, durant cet intervalle, entre les mains de l'exploitant du magasin ou d'un gardien délégué par lui. Durant le jour, l'entrée et la sortie des ouvriers et charretiers seront surveillées par un préposé.

2° L'enceinte ne devra renfermer d'autre logement habité pendant la nuit que celui qui pourra être établi pour un portier-gardien et sa famille.

Cette habitation elle-même aura son entrée particulière et sera séparée du reste de l'enceinte par un mur de 1m20 de hauteur au moins, sans aucune ouverture.

3° La plus petite distance de l'enceinte aux maisons d'habitation et bâtiments quelconques appartenant à des tiers ne pourra être de moins de 50 mètres pour les magasins de la première classe, et de 4 mètres pour ceux de la deuxième.

4° Les appareils fixes ou les réservoirs contenant les liquides auront leurs parois à une distance de 50 mètres au moins de la face intérieure du mur d'enceinte, et seront disposés de manière à pouvoir être toujours facilement inspectés et surveillés.

5° Le sol du magasin sera dallé, carrelé et bétonné, avec pentes et rigoles disposées de manière à amener les liquides, qui seraient répandus accidentellement, dans une ou plusieurs citernes étanches ayant ensemble une capacité suffisante pour contenir la totalité des liquides emmagasinés, et maintenues toujours en état de service.

Si le sol du magasin est en contre-bas du sol environnant, ou s'il est protégé par un terrassement ou massif continu sans aucune ouverture, la cuvette ainsi formée tiendra lieu jusqu'à concurrence de sa capacité, des citernes prescrites au paragraphe précédent.

6° Le magasin pourra être à découvert en plein air ; s'il est enfermé dans un bâtiment ou hangar il sera construit en matériaux incombustibles, non surmonté d'étages, bien éclairé par la lumière du jour et *largement ventilé* avec des ouvertures ménagées dans la toiture.

7° Les liquides emmagasinés seront contenus soit dans des récipients en métal munis de couvercles mobiles, soit dans des fûts en bois cerclés de fer.

Le transvasement des liquides de la première catégorie d'un récipient dans un autre, situé à un niveau plus élevé, se fera toujours au moyen d'une pompe fixe et étanche.

Les fûts vides, ainsi que les débris d'emballage, seront placés hors du magasin.

8° Toutes les réceptions, manipulations et expéditions de liquides seront faites à la clarté du jour. Durant la nuit, l'entrée dans le magasin est absolument interdite.

Il est également interdit d'y allumer ou d'y apporter du feu, des lumières ou des allumettes, et d'y fumer. Cette interdiction sera écrite en caractères très apparents sur le parement extérieur du mur, du côté de la porte d'entrée.

9° Une quantité de sable ou de terre, proportionnée à l'importance des approvisionnements, sera conservée à proximité du magasin pour servir à éteindre un commencement d'incendie s'il venait à se déclarer

Les préfets peuvent imposer, en outre, les conditions qui seraient exigées dans des cas spéciaux, par l'intérêt de la sécurité publique. Dans ce cas, les arrêtés d'autorisation doivent être soumis à l'approbation du Ministre de l'Agriculture et du Commerce, qui statue sur l'avis du Comité consultatif des arts et manufactures.

Les ARTICLES 6, 7 et 8 du décret concernent les conditions d'autorisation et les règles administratives auxquelles les intéressés doivent se conformer :

ART. 6.— Les préfets peuvent autoriser des entrepôts ou magasins établis et exploités dans des conditions différentes de celles déterminées par l'art. 5, lorsque ces conditions présentent des garanties au moins équivalentes pour la sécurité publique. Dans ce cas, les arrêtés d'autorisation, avant d'être délivrés, doivent être soumis à l'approbation du Ministre de l'Agriculture et du Commerce, qui statue sur l'avis du Comité consultatif des arts et manufactures.

ART. 7 — Les conditions d'établissements des entrepôts ou magasins rangés dans la 3e classe seront réglées par les arrêtés d'autorisation.

Il en est de même des entrepôts ou magasins dans lesquels les liquides inflammables ne subissent ni transvasement ni manipulation d'aucune sorte ou qui ne contiennent que des substances de la deuxième catégorie.

Les exploitants de ces entrepôts ou magasins devront en outre se conformer aux prescriptions indiquées dans les numéros 7, 8 et 9 de l'article 5 du présent décret.

ART 8. — Les entrepôts ou magasins dont l'approvisionnement total ne dépasse pas 300 litres de liquides de la première catégorie, ou une quantité équivalente de liquides de l'une et de l'autre catégorie peuvent être établis sans autorisation préalable.

Toutefois le propriétaire est tenu d'adresser au maire de la commune où est situé son établissement et au sous-préfet de l'arrondissement une déclaration contenant la désignation précise du local affecté au magasin. Ce magasin sera isolé de toute maison d'habitation ou de tout bâtiment contenant des matières combustibles, parfaitement ventilé et constamment fermé à clef. Le sol sera c eusé en forme de cuvette et entouré d'un bourrelet en terre ou en maçonnerie, pouvant retenir les liquides en cas de fuite.

Après cette déclaration, l'entrepositaire peut exploiter son magasin, à la charge d'observer les prescriptions indiquées dans les numéros 7, 8 et 9 de l'article 5 du présent décret

Les ARTICLES 9, 10, 11, 12, 13 ET 14 précisent les mesures de précaution à prendre par *les vendeurs au détail* des liquides des deux catégories :

ART. 9. — Tout débitant des substances désignées à l'article 1er du décret du 19 mai 1873 est tenu d'adresser au maire de la commune et au sous-préfet de l'arrondissement une déclaration contenant :

1° La désignation précise du local constituant le débit et de l'emplacement qui sera affecté dans sa boutique aux récipients des liquides inflammables ;

2° Les procédés de conservation et de livraison desdits liquides ;

3° La nature précise des divers liquides conservés dans le débit ;

4° Les quantités de chacun de ces liquides auxquelles il entend limiter son approvisionnement.

Dans le cas où le débit passerait en d'autres mains, la déclaration doit être renouvelée par le nouveau débitant.

Après cette déclaration, le débitant peut exploiter son commerce, à la charge par lui de se conformer aux prescriptions contenues dans les articles suivants.

ART. 10. — Les liquides de la première catégorie, c'est-à-dire ceux qui émettent des vapeurs inflammables au-dessous de 350, sont transportés et conservés chez le détaillant, sans aucun transvasement lors de la réception, dans des récipients portatifs, étanches, en forte tôle de fer étamée, ayant leurs fonds solidement assemblés avec le corps cylindrique au moyen de cornières extérieures, munis de deux ouvertures au plus fermées par des robinets ou des bouchons hermétiques.

Ces récipients ont une capacité de 60 litres au plus. Ils portent, solidement fixée, en caractères très lisibles, l'inscription sur fond rouge : *Essence inflammable.*

Ils ne peuvent, en aucun cas, être déposés dans une cave ; ils doivent être installés dans un point bien éclairé par la lumière du jour.

Ils sont solidement établis sur des supports en fonte ou en fer, dans des conditions telles que leur fond puisse être inspecté, et dans un emplacement spécial séparé de celui des autres marchandises.

Il est établi au-dessous des robinets ou appareils de débit des cuvettes en tôle étamée destinées à recevoir les liquides qui viendraient à s'échapper pendant la livraison. Une cuvette ne reçoit qu'une seule catégorie de liquide. Ce liquide ne doit pas y séjourner, mais il est, au fur et à mesure, recueilli automatiquement dans un bidon étanche.

Les parois et la base des emplacements où se trouvent placés les récipients doivent, au voisinage immédiat de ces récipients, être protégées contre les infiltrations de liquides par une couverture en métal, tel que fer étamé, étain ou plomb, ou par tout autre revêtement imperméable.

En vue d'éteindre un commencement d'incendie, chaque détaillant est tenu de conserver hors de la portée des égouttures, et cependant à proximité des récipients, en un lieu d'un abord facile, autant de kilogrammes de sable, en sacs de 10 kilogrammes chacun, que les récipients affectés aux liquides de la première catégorie pourront recevoir de litres, sans que le poids total du sable ainsi conservé puisse être inférieur à 100 kilogrammes.

Les liquides de la première catégorie ne pouvent être livrés aux consommateurs que dans des vases étanches. Le remplissage de ces vases doit se faire soit directement sous le récipient, sans interposition d'entonnoir ou d'ajustage mobile, soit par l'intermédiaire de vases distributeurs fixes adoptés au récipient.

Ces vases distributeurs, ainsi que les tuyaux, ajutages et robinets qui les joignent au récipient, sont étanches et construits en métal étamé ou en étain. Ils pourront être en verre, à la condition qu'ils seront étanches et protégés contre les chocs par des armatures métalliques.

Un même vase distributeur ne peut être affecté au débit de liquides différents.

Les liquides de la première catégorie ne peuvent être transvasés qu'à la clarté du jour.

La livraison au consommateur est interdite à la lumière artificielle à moins que le détaillant ne conserve et ne débite les liquides dans des bidons ou burettes en métal, de manière à éviter tout transvasement au moment de la vente. Ces bidons, d'une capacité de cinq litres au plus, seront rangés dans des boîtes ou casiers à rebords, garnis intérieurement de feuilles de tôle étamée formant cuvette étanche.

Art. 11. — Les liquides de la seconde catégorie, c'est-à-dire ceux qui n'émettent de vapeurs inflammables qu'à 35° et au-dessus sont conservés chez le détaillant dans des récipients étanches, en tôle étamée soigneusement clos et solidement établis.

Ces récipients ont une capacité de 350 litres au plus ; ils portent l'inscription, sur fond blanc : *Huile minérale.*

Art. 12. - L'approvisionnement du débit ne devra jamais excéder 300 litres de liquides de la première catégorie ou une quantité équivalente de liquides de l'une et de l'autre catégorie.

Art. 13. — Les liquides inflammables non régis par le présent décret, qui peuvent se trouver dans le local du débit, sont comptés dans l'approvisionnement total des substances dangereuses, et assimilées à celles de la première catégorie, s'ils émettent à la température de 35 degrés des vapeurs susceptibles de prendre feu au contact d'une allumette enflammée. L'essence de térébenthine est comptée comme substance de la première catégorie.

Art. 14. — Les dispositions précédentes relatives aux dépôts pour la vente au détail ne peuvent être supplées par des dispositions équivalentes qu'en vertu d'une autorisation spéciale, délivrée par le préfet sur l'avis du conseil d'hygiène et de salubrité du département, et fixant les conditions imposées au débitant dans l'intérêt de la sécurité publique.

En ce qui touche spécialement les récipients fixes dans lesquels certains détaillants logeraient les liquides de la première catégorie, l'usage n'en peut être autorisé par les préfets qu'aux conditions suivantes

Le détaillant justifiera qu'il a la disposition d'une cour ou de tout autre espace en plein air assez vaste pour que les opérations du dépotage puissent y être exécutées sans danger.

Les récipients fixes, dont la capacité totale ne devra pas excéder 300 litres, seront faits de tôle forte, étamés à l'intérieur et absolument étanches.

Ils ne pourront être établis que dans un local distinct de la boutique du détaillant, parfaitement aéré, convenablement éclairé par la lumière du jour. Ils devront être placés sur un chassis métallique à la hauteur de 1 mètre au moins au-dessus du sol et à 50 centimètres au moins des murs du local, de telle sorte que la surveillance de chaque récipient demeure facile. Au-dessous sera disposée une caisse métallique destinée à recevoir les égouttures.

Chaque récipient portera en caractère très lisible sur fond rouge les mots : *Essence inflammable,* ainsi que l'indication de sa capacité. Il sera muni, à la partie supérieure, d'un tuyau de sûreté s'ouvrant à l'extérieur.

Il est rigoureusement interdit de fumer, d'allumer ou d'apporter du feu, des lumières ou des allumettes dans le local où se trouvent les récipients fixes.

Il est interdit également d'y procéder au dépotage des fûts ou bidons et au remplissage des récipients.

Ces opérations devront avoir lieu du dehors au moyen d'une pompe fixe et étanche établie en plein air, reliée aux récipients par une canalisation métallique continue et directement soudée à leurs parois. Une canalisation semblable conduira à l'appareil ou robinet de débit sous lequel doit avoir lieu directement l'emplissage des bidons ou burettes des consommateurs.

Les extrémités de l'une et de l'autre canalisation seront établies à distance convenable de tout appareil d'éclairage et de tout foyer

Les opérations de dépotage et de remplissage du récipient ainsi que le transvasement des essences pour le débit ne pourront avoir lieu qu'à la clarté du jour.

Les livraisons au consommateur ne pourront avoir lieu à la lumière artificielle que dans les conditions indiquées à l'article 10.

L'administration, dans le cas où elle croira devoir autoriser l'usage des récipients fixes, se réserve le droit de prescrire en outre toutes autres conditions qui seraient reconnues nécessaires pour sauvegarder la sureté publiqve.

Il sera rendu compte au Ministre du Commerce des autorisations données en vertu du présent article.

Les ARTICLES 15, 16, 17 ET 18 concernent certaines dispositions générales :

« ART. 15. — Les entrepôts ou magasins de vente en gros et les dépôts pour la vente au détail, qui ont été précédemment autorisés ou déclarés, conformément aux règlements en vigueur, peuvent être maintenus dans les conditions qui ont été fixées par ces règlements ou par les arrêtés spéciaux d'autorisation. L'exploitant ne peut y apporter aucune modification qu'à la charge de se conformer aux prescriptions du présent décret et, suivant les cas, d'obtenir une nouvelle autorisation ou de faire une déclaration nouvelle, comme il est dit aux articles ci-dessus.

» Art. 16. — En cas d'inobservation des conditions d'installation fixées par le présent décret, ou par les arrêtés spéciaux d'autorisation, les entrepôts ou magasins de vente en gros peuvent être fermés et la vente au détail peut être interdite, sans préjudice des peines encourues pour contravention aux règlements de police.

» Art. 17. — Le transport des substances désignées à l'article 1er doit être fait exclusivement dans des vases en métal, étanches et cerclés de fer.

Art. 18. — Les attributions conférées aux Préfets, aux Sous-Préfets et aux Maires par le présent décret sont exercées par le préfet de police dans l'étendue de son ressort ».

2 Usines à gaz d'éclairage. — Décret du 9 février 1867, concernant les usines et ateliers de fabrication du gaz d'éclairage :

Article premier. — Les usines et ateliers de fabrication du gaz d'éclairage et de chauffage pour l'usage public, et les gazomètres qui en dépendent, sont soumis aux conditions ci-après :

Art. 2 — Les usines sont fermées par un mur d'enceinte ou une clôture solide en bois, de 3 mètres de hauteur au moins. Les ateliers de fabrication et les gazomètres sont à la distance de 38 mètres au moins des maisons d'habitation voisines.

Art. 3. — Les ateliers de distillation et tous les bâtiments y attenant seront construits et couverts en matériaux incombustibles.

Art. 4. — La ventilation desdits ateliers doit être assurée par des ouvertures suffisamment larges et nombreuses, ménagées dans les parois latérales et à la partie supérieure du toit.

Art. 5. — Les appareils de condensation sont établis en plein air, ou dans des bâtiments dont la ventilation est assurée comme celle des ateliers de distillation.

Art. 6. — Les appareils d'épuration sont placés vers le centre de l'usine, en plein air ou dans les bâtiments dont la ventilation est assurée comme celle des ateliers de distillation et de condensation.

Art. 7. — Les eaux ammoniacales et les goudrons produits par la distillation, qu'on n'enlèverait pas immédiatement, seront recueillis dans des citernes exactement closes et qui devront être parfaitement étanches.

Art. 8. — L'épuration sera pratiquée et conduite avec les soins et précautions nécessaires pour qu'aucune odeur incommode ne se répande hors l'enceinte de l'usine. La chaux ou les laits de chaux, s'il en est fait usage, seront enlevés chaque jour, dans des vases ou tombereaux fermant hermétiquement, et transportés dans une voirie ou dans un local désigné par l'autorité municipale.

Art. 9. — Les eaux de condensation peuvent être traitées dans l'usine elle-même pour en extraire les sels ammoniacaux qu'elles contiennent, à la condition que les ateliers soient établis vers la partie centrale de l'usine et qu'il n'en sorte aucune exhalaison nuisible ou incommode pour les habitants du voisinage, et que l'écoulement des eaux perdues soit assuré sans inconvénient pour le voisinage.

Art. 10. — Les goudrons ne pourront être brûlés dans des cendriers et dans les fourneaux qu'autant qu'il n'en résultera, à l'extérieur, ni fumée ni odeur.

Art. 11. — Les bassins dans lesquels plongent les gazomètres seront complètement étanches ; ils seront construits en pierres ou briques à bain de mortier hydraulique, en tôle ou en fonte.

Les gazomètres seront établis à l'air libre ; la cloche de chacun d'eux sera maintenue entre des guides fixes solidement établis, de manière que, dans son mouvement, son axe ne s'écarte pas de la verticale. La course ascendante en sera limitée, de telle sorte que, lorsque la cloche atteindra cette limite, son bord inférieur soit encore au niveau inférieur de 0m 30 au moins au bord du bassin ou cuve.

La force élastique du gaz dans l'intérieur du gazomètre sera toujours maintenue au-dessus de la pression atmosphérique. Elle sera indiquée par un manomètre très apparent.

Art. 13. — Les usines et appareils mentionnés ci-dessus pourront, en outre, être assujettis aux mesures de précaution et dispositions qui seraient reconnues utiles dans l'intérêt de la sûreté et de la salubrité publiqus, et qui seraient déterminées par un règlement d'administration publique.

Art. 14. — Les usines et ateliers régis par le présent décret seront soumis à l'inspection de l'autorité municipale, chargée de veiller à ce que les conditions prescrites soient observées.

3° **Fabriques de sulfure de carbone.** — Les principes qui doivent présider au système de préservation à établir dans ces fabriques sont :

1° La condensation continue sous l'eau fraîche des vapeurs de sulfure de carbone, aussi bien pendant les opérations de distillation et de rectification du produit que pendant sa conservation ;

2° L'entraînement immédiat sous l'eau après avoir été aspirés préalablement aussitôt leur dégagement, des gaz et vapeurs qui sortent des cornues au moment de leur débouchage et de leur rechange ;

3° L'envoi dans un foyer spécial ou dans dans un brûleur, des gaz et vapeurs qui s'échappent des condensateurs. Pour éviter les détonations qui pourraient être la conséquence, par suite d'un défaut de pression, de l'introduction d'un peu d'air avec refoulement de la flamme à l'intérieur des tubes, on placera à l'extrémité de ces tubes de la paille de fer souvent renouvelée, en guise de toile métallique, ou bien encore on munira les tubes de conduite d'une cloche de sûreté en métal avec fermeture hydraulique, cloche qui se soulève en cas de refoulement brusque et prévient les accidents ;

4° Le mélange des eaux résiduaires chaudes ou froides susceptibles de donner lieu par l'évaporation à des dégagements odorants, avec une quantité suffisante d'eau pure de façon à maintenir, tout en l'atténuant, la dilution des produits volatils, et à assurer l'éloignement continu des résidus liquides.

4° **Fabriques de vernis à l'alcool.** — Les conditions spéciales à prescrire en vue du danger d'incendie sont les suivantes :

1° La parfaite imperméabilité du sol des ateliers de fabrication ;

2° L'établissement du générateur à vapeur dans un local séparé de l'atelier de dissolution par un mur en maçonnerie sans ouverture de communication directe ;

3° La précaution de ne conserver dans l'atelier de dissolution aucun approvisionnement d'alcool, de vernis ou de gommes ;

4° La construction d'un seuil de 10 à 15 centimètres dans les ateliers de dissolution ou de filtration et leur séparation des autres magasins ou ateliers par des murs ou cloisons en maçonnerie.

5° **Scieries mécaniques.** — FORMULAIRE ADOPTÉ PAR LE CONSEIL D'HYGIÈNE ET DE SALUBRITÉ DE LA SEINE CONCERNANT LES CONDITIONS GÉNÉRALES A IMPOSER AUX SCIERIES MÉCANIQUES (1) :

1° L'établissement sera entièrement clos de murs ayant au moins la hauteur indiquée dans l'article 663 du Code civil (2). Les parois en bois qui seraient élevées au-dessus de ces murs, dans les constructions mitoyennes, seront revêtues d'enduits en plâtre, de manière à ne laisser aucun bois apparent. Dans certains cas, l'administration pourra prescrire la clôture en murs de maçonnerie dans toute la hauteur de l'atelier.

2° La machine motrice, sa chaudière et ses accessoires seront entièrement séparés de l'atelier et du dépôt des bois.

Il en sera de même des forges fixes ou portatives qui pourraient être employées dans l'établissement.

La cloison du compartiment spécial où ces appareils seront renfermés sera en maçonnerie, sur 1m30 de hauteur au moins ; cette cloison pourra être vitrée sur le reste de la hauteur.

3° L'apport du combustible nécessaire à l'alimentation du foyer se fera autant que possible, par une ouverture communiquant directement avec l'extérieur de l'atelier.

(1) A raison même du nombre et de la généralité de ces conditions, d'une part, et de la très grande inégalité d'importance des établissements d'autre part, il doit demeurer entendu que ce formulaire n'est qu'un cadre qui se prête, soit à l'introduction de conditions spéciales, soit surtout à la suppression de toutes celles de ces conditions qui ne sont applicables qu'à de très grands établissements.

(2) ART. 663. — Chacun peut contraindre son voisin, dans les villes et faubourgs, à contribuer aux constructions et réparations de la clôture faisant séparation de leurs maisons, cours et jardins assis ès dites villes et faubourgs : la hauteur de la clôture sera fixée suivant les règlements particuliers ou les usages constants et reconnus ; et, à défaut d'usage et de règlement, tout mur de séparation entre voisins, qui sera construit ou rétabli à l'avenir, doit avoir au moins 32 décimètres (dix pieds) de hauteur, compris le chaperon, dans les villes de 50,000 âmes et au-dessus, et 26 décimètres (huit pieds) dans les autres.

4° Le foyer et la cheminée de la machine seront disposés de manière à ne pas laisser échapper à l'extérieur les étincelles et les escarbilles provenant de la combustion.

Le tuyau de la cheminée sera élevé au moins jusqu'à la hauteur des souches des cheminées les plus hautes, dans un rayon de cinquante mètres.

L'emploi des copeaux et de la sciure comme combustible pourra être introduit lorsqu'il sera reconnu qu'il en peut résulter des inconvénients pour les habitations voisines.

5° Les tuyaux de cheminée maçonnés ou en tôle seront établis de façon à pouvoir être ramonés facilement.

Conformément aux prescriptions de l'ordonnance de police du 15 septembre 1875 (art. 11), il est défendu de faire usage du feu pour nettoyer les tuyaux de fumée, quel que soit leur mode de construction.

Les tuyaux en tôle seront toujours placés à 0m50 au moins de tous bois.

6° Les transmissions de mouvement, les machines outils, les fondations de leurs supports seront partout isolées de murs mitoyens et placées à une distance telle qu'il n'en résulte aucune trépidation nuisible aux voisins.

7° Dans le cas où la puissance des outils à façonner le bois donnerait lieu à un bruit incommode pour les habitations voisines l'atelier serait constamment fermé, et muni seulement dans le haut, de châssis mobiles pour la ventilation.

8° Un ou plusieurs réservoirs d'eau d'une contenance proportionnée à l'étendue et à l'importance de l'établissement, seront placés dans la partie la plus élevée des bâtiments. Ils seront tenus constamment pleins pour parer aux dangers d'incendie, et munis à leur base d'un tuyau flexible terminé par un pas de vis de 40 millimètres de diamètre (pas de vis adopté par les sapeurs-pompiers).

Ces réservoirs seront, autant que possible, alimentés par une concession de la ville, et la colonne montante destinée à assurer le service sera elle-même munie d'un robinet à raccord au pas de vis indiqué au paragraphe précédent.

On pourra prescrire un jeu de tuyaux flexibles d'un développement suffisant pour projeter, en cas de besoin, de l'eau sous pression dans toute l'étendue des surfaces susceptibles d'offrir des aliments à l'incendie.

9° Les piles de bois d'approvisionnement ou de déchet seront placées à deux mètres au moins de tout mur mitoyen.

Elles seront toujours rangées de manière à ne causer aucune gêne à la circulation dans les diverses parties de l'établissement.

10° Les copeaux et la sciure seront balayés soigneusement tous les soirs et emmagasinés dans un espace clos de toutes parts en matériaux incombustibles.

11° L'éclairage au pétrole est absolument interdit.

12° Il sera défendu de fumer dans l'établissement et d'y entrer avec une lumière qui ne serait pas portée dans une lanterne.

Dans le cas où certaines installations ou machines seraient jugées dangereuses pour la sécurité des ouvriers, il pourrait être prescrit telle mesure qu'il conviendra pour faire disparaître les dangers.

13° Dans les établissement placés au voisinage d'habitations, le travail mécanique ne commencera pas avant 4 heures du matin en été, ni avant 5 heures en hiver. Il cessera au plus tard à 9 heures du soir. (Ordonnance de police du 6 novembre 1862).

6° **Établissement des appareils de lumière électrique** *(Instructions générales pour l')*. — Ces instructions ont été publiées par le syndicat professionnel des industries électriques, dans le but d'éviter toute chance d'incendie et les accidents auxquels ils peuvent donner lieu. Ces règles s'appliquent au genre d'installation le plus répandu jusqu'à ce jour, c'est-à-dire aux courants continus de six cents volts environ et aux courants alternatifs de deux-cent cinquante volts.

ARTICLE PREMIER. — *Machines*. — Les machines dynamo-électriques ne doivent pas être installées dans les locaux où peuvent pénétrer soit des substances explosives, soit des poussières inflammables Ces locaux sont réputés dangereux

Elles doivent être tenues dans le plus grand état de propreté.

L'interposition d'une couche isolante de bois entre la machine et son massif de fondation est une bonne précaution. Il est convenable que le massif soit assez élevé pour que le collecteur et les balais soient bien à portée de la main.

On doit prendre toutes les dispositions générales nécessaires pour qu'aucun objet métallique ne puisse mettre en contact les pôles opposés de la machine. Il est recommandé notamment de ne pas se servir pour le graissage, de burettes en fer.

ART. 2. — *Tableaux de distribution*. — Dans le cas où l'installation comporte des tableaux de distribution, les conducteurs réunissant les machines aux tableaux de distribution doivent être isolés et les tableaux écartés des murs ou cloisons en maçonnerie, par une couche d'air de 8 centimètres au moins. Les attaches des câbles et fils conducteurs doivent, autant que possible, être apparentes sur la face des tableaux. Il est interdit de placer ces tableaux dans les locaux dits dangereux (ARTICLE 1er).

On doit prendre aussi les dispositions générales nécessaires pour qu'aucun objet métallique ne puisse mettre les conducteurs en court circuit.

ART. 3. — *Conducteurs en plein air*. — Les fils employés en plein air peuvent être nus. Dans ce cas, ils seront placés sur isolateurs en porcelaine ou autre substance équivalente comme isolement et attachés à ces isolateurs. Ils seront écartés le plus possible des masses métalliques telles que gouttières, tuyaux de descente, etc. S'ils passent nécessairement à moins de 10 centimères de ces masses, ils doivent en être séparés par un isolant convenable.

L'entrée dans les bâtiments des fils venant de l'extérieur se fera de bas en haut, de manière à éviter la pénétration de l'eau de pluie le long du fil.

Les fils nus seront placés hors d'atteinte et disposés de manière que les fils d'aller et retour du courant ne puissent être mis en contact accidentellement.

ART. 3. — *Conducteurs intérieurs*. — 1° Locaux ordinaires.

A l'intérieur des maisons d'habitations, les fils nus sont proscrits d'une manière absolue.

Ils le sont également dans tous les locaux dangereux (Article 1er).

Dans tous les autres cas où leur emploi peut être admis, on se conformera aux prescriptions de l'article 3.

Les fils isolés peuvent être apparents ou logés dans les bois rainés.

Les fils isolés apparents seront écartés des murs et rigidement fixés sur des taquets en bois ou autre matière isolante. Exception, toutefois, peut être faite dans les étages des maisons d'habitation où les murs et les maisons d'habitation où les murs et les cloisons sont suffisamment secs ; là, les fils pourront être fixés directement sur les murs.

De même, ils pourront être fixés directement sur toutes les pièces apparentes de bois faisant partie des clôtures à l'intérieur des locaux très secs.

Tous les conducteurs dans lesquels circulera un courant de plus de 10 ampères seront fixés de telle sorte que le fil d'aller et celui de retour ne puissent jamais venir en contact.

Les conducteurs parcourus par un courant de moins de 10 ampères pourront être placés côte à côte, à la condition qu'ils soient bien isolés.

Art. 5. — *Conducteurs logés dans les bois rainés.* — L'emploi des bois rainés est proscrit dans les locaux humides.

Si les murs et cloisons sont assez secs pour que l'installation puisse être faite en plaçant les conducteurs dans des bois rainés refermés par un couvercle, leur écartement pourra être quelconque.

Toutefois, on ne devra jamais placer les fils d'aller et retour dans la même rainure.

Les bois rainés sont recommandés comme protection mécanique des conducteurs, beaucoup plus que comme protection électrique.

Art. 6. — *Locaux humides.* — Dans les locaux humides, soit naturellement, soit par nécessité de métier, les conducteurs sont placés sur isolateurs et rigidement tendus de façon qu'il ne puisse y avoir contact ni entre les fils ni entre les fils et les murs.

Toutefois, on pourra appliquer directement sur les murs les conducteurs sous plomb, sans limite d'écartement entre eux.

Art. 7. — *Traversée des murs et des planchers.* — A la traversée des murs et des planchers, les fils doivent toujours être isolés et leur isolement mécaniquement protégé.

Il en est de même partout où les fils sont exposés à être détériorés par le frottement ou toute autre cause destructive.

Art. 8. — *Conducteurs doubles.* — Des conducteurs doubles renfermant les deux fils sous même enveloppe peuvent être employés dans tous les cas, mais l'isolement électrique dés deux âmes doit être parfaitement assuré, ainsi que leur écartement.

Art. 9. — *Retour par la terre ou les masses métalliques.* — L'usage de la terre des conduites d'eau ou de gaz et des charpentes métalliques comme conducteurs de retour est interdit.

Art. 10. — *Echauffement des conducteurs.* — Dans chacune des sections du circuit, le diamètre des fils doit être en rapport avec l'intensité des courants, de telle sorte qu'il ne puisse se produire en aucun point du circuit un échauffement dangereux pour l'isolement du conducteur ou les objets environnants.

Les raccords directs de fil à fil et les raccords indirects, par l'intermédiaire des coupe-circuits ou commutateurs doivent être également établis de façon à ne pas introduire dans le circuit de partie faible au point de vue mécanique ou présentant une résistance électrique dangereuse.

Art. 11. — *Interrupteurs et commutateurs.* — Des interrupteurs permettant de couper le circuit dans les principales parties de l'installation doivent être installés auprès de la machine et sur les principaux branchements.

Quand la rupture du courant peut donner lieu à un arc dangereux, il est nécessaire qu'un point d'arrêt existe à chaque position de repos, et que les pièces de contact soient fixées sur une matière incombustible, telle que marbre, ardoise, etc.

Il est interdit de placer les interrupteurs ou commutateurs dans les locaux définis dangereux (art 1er).

Art. 12. — *Coupe-circuits.* — A partir de la machine et à tous les points de branchement, on doit interposer des fils fusibles ou coupe-circuits automatiques sur chacun des deux conducteurs du circuit, lorsque ces conducteurs sont parcourus par un courant de plus de dix ampères.

Pour des courants plus faibles, les coupe-circuits peuvent n'être interposés que sur un seul des deux conducteurs ; mais dans une installation, ils doivent être tous sur le même conducteur, soit d'aller, soit de retour.

Si plusieurs lampes sont groupées ensemble sur un même lustre, les circuits doivent être subdivisés de telle sorte que nul branchement ne soit parcouru par plus de 10 ampères et chaque conducteur de branchement sera pourvu d'un coupe-circuit.

Les coupe-circuits porteront une indication apparente du nombre d'ampères normal qui doit les traverser. Ils seront disposés de telle sorte que le métal fondu ne puisse pas être projeté au dehors.

Art. 13. — *Supports de lampes.* — Les supports de lampes, s'ils sont métalliques, seront isolés électriquement des fils et pièces parcourus par le courant. De plus, si on utilise, pour fixer les douilles des lampes, des appareils à gaz, les douilles seront isolées elles-mêmes de ces appareils.

On ne doit utiliser les appareils à gaz que si les dispositions nécessaires ont été prises pour que le gaz n'ait plus aucun accès dans les conduits desservant ces appareils.

Art. 14. — *Lampes à arc.* — Les lampes à arc ne doivent pas être installées dans les locaux qui renferment des substances explosives. S'il existe des poussières inflammables, ou si des matières inflammables sont placées sous des lampes en arc, celles-ci doivent être renfermées dans des lanternes complètement fermées, mais dont le dessous peut être en toile métallique.

Partout ailleurs, il est nécessaire de prendre des précautions telles que les parcelles de charbon incandescent qui peuvent tomber des lampes soient recueillies par un cendrier.

Art. 15. — *Lampes à incandescence.* Les lampes à incandescence qui seraient placées dans les locaux définis dangereux (Article 1er), doivent être enfermées dans une lanterne ou dans une double ampoule, et la jonction, entre la ligne et la lampe, se faire à l'intérieur de cette ampoule.

Le renouvellement des lampes dans ces lanternes ne peut s'effectuer que lorsque le courant est interrompu dans le circuit qui les alimente.

ART. 16. — *Prescriptions générales.* — Il est spécialement recommandé de faire usage d'appareils qui permettent de se rendre compte, d'une manière périodique ou continue, de l'état d'isolement des circuits et de faire rechercher et réparer tout défaut dès qu'il vient à se manifester.

ART. 17. — *Réparations.* — Il est aussi recommandé aux propriétaires d'installations d'éclairage électrique, de ne recourir qu'à des spécialistes expérimentés pour effectuer toutes les modifications ou réparations qui pourraient être nécessaires dans les conducteurs et appareils, dans leur installation.

7° De la combustion spontanée des enveloppes en paille, foin ou varech servant d'emballage aux touries et bonbonnes en verres ou en grès contenant de l'acide nitrique. — En 1886, le *Moniteur scientifique* du docteur Quesneville appelait l'attention sur les dangers d'incendie qui résultent du mode d'emballage de l'acide nitrique dans des touries en verre ou en grès, entourées d'une enveloppe en paille ou en osier pour les protéger contre les chocs pendant le transport. M. Haas produisait à ce sujet de nombreuses expériences desquelles il résulte : 1° que l'on peut provoquer l'*autocombustion de la paille* allant jusqu'à l'inflammation vive, avec un acide à 32° Baumé ; 2° que, pour le *foin*, le degré de l'acide peut être abaissé à 29° Baumé.

Par conséquent, tous les acides nitriques transportés avec le système d'emballage généralement usité, offrent des dangers plus ou moins grands. Dans le cas de rupture accidentelle d'une tourie ou d'un flacon, l'acide contenu imprègne la paille ou le foin, et si les conditions atmosphériques de température et de sécheresse sont favorables, la matière organique peut finir par prendre feu, que l'acide soit à 48° 5 ou ne marque que 32° et même 28°. Le danger est d'autant plus grand que l'acide est plus concentré, mais il n'est pas absolument écarté avec un acide ordinaire.

Le préfet de police ayant saisi le Conseil d'hygiène et de salubrité de la Seine de la question, M. Schutzenberger, chargé de l'étudier, considérant que la cause principale du danger d'autocombustion réside dans l'emploi de matières organiques divisées telles que paille, foin, varechs, copeaux de bois, etc., qui servent à entourer les touries ou les bouteilles et flacons, soit dans des paniers en osier, soit dans des caisses, reconnut nécessaire de prescrire l'usage de substances moins altérables et moins propres à s'enflammer spontanément à la suite d'un contact prolongé avec l'acide nitrique. Selon lui, comme il est difficile, en pratique, de proscrire l'emploi de la paille, foin ou varech, on pourrait aisément, et sans trop de frais, rendre ces substances et les produits similaires moins altérables. Il suffisait pour cela de les imprégner, au préalable, de solutions convenablement concentrées de certains sels, notamment de sulfates solubles sur lesquels l'acide nitrique n'exerce pas d'action chimique tels que le sulfate de soude, de magnésie, de zinc, de fer, etc.

Ainsi modifiés, la paille et le foin subiraient bien encore l'oxydation sous l'influence de l'acide azotique, mais l'inflammation proprement dite serait empêchée ou très notablement en outre.

Rien n'empêcherait, en outre, de prescrire également par mesure de prudence, l'imprégnation préalable avec de pareilles solutions des planches servant à la construction des caisses destinées à recevoir les touries d'acide nitrique.

8° **De la combustion instantanée dans les usines de trituration du liège.** — Les déchets de liège sont employés dans un nombre toujours croissant de fabrications industrielles. Une des plus importantes est celle du *linoléum*. Dans cette fabrication les déchets sont broyés en vases clos sous des meules horizontales en silex, passés au blutoir et la matière amenée à l'état de poudre très fine est malaxée avec un mélange d'huile cuite, de litharge et de blanc de Meudon puis étendue en couches d'épaisseurs variables sur des toiles sans fin et séchée à l'étuve. La marine se sert de linoléum pour revêtir les cloisons intérieures de ses cuirassés. Une autre fabrication est celle de peintures à base de liège employées principalement pour les murailles en fer des navires qu'on revêt de glu marine ou de minium saupoudré de liège concassé et qu'on peint ensuite avec plusieurs couches de blanc de zinc.

D'autres fabriques travaillent les déchets de liège pour en faire des agglomérés dont les applications s'étendent chaque jour de plus en plus.

Moulé en briquettes, en plaques, en demi-cylindres, le liège aggloméré est employé au hourdissage des planchers en fer et en bois, à la construction de cloisons légères, au revêtement des combles, des mansardes, des toitures de filatures et des ateliers de tissage, des caves et chais à vin, des caves de brasserie, des glacières, des silos, des massifs et enveloppes de chaudières à vapeur et de calorifères, des conduits d'eau chaude et de vapeur, etc., etc. (1).

Le liège aggloméré au plâtre ou au mortier hydraulique jouit de qualités précieuses. Il est d'une très grande légèreté, très mauvais conducteur de la chaleur et du son, difficilement inflammable, et même ininflammable lorsqu'il est aggloméré avec des substances spéciales ; imputrescible et imperméable aggloméré avec du brai ou du goudron.

Comme la poudre de lycopode, la farine et le poussier de charbon, la poudre impalpable de liège ou *subérine* destinée à la préparation des explosifs est susceptible de former avec l'air un mélange détonant et de devenir ainsi une cause d'incendie. Très ténue, très légère à l'état de folle poussière, elle se produit surtout pendant les opérations de concassage, de broyage et de blutage, toutes opérations qui, pour cela,

(1) Rapport au Conseil d'hygiène publique et de salubrité de la Seine sur la question de classement de la *Trituration du liège*, par H. Bunel, 1890.

doivent rigoureusement se faire en vases clos. Elle se produit également pendant les opérations de façonnage. Aussi doit-on munir d'aspirateurs puissants, les scies à découper, les meules à polir, les cylindres, etc. La ventilation empêchera ainsi la formation d'amas stagnants, susceptibles de former des mélanges extrêmement inflammables.

Mais le fait intéressant qu'il nous faut mettre en saillie, et qui pourrait bien se rapporter d'ailleurs à l'explication rationnelle de la plupart des combustions instantanées, observées en dehors de tout contact avec un corps enflammé dans les minoteries, les scieries, les drogueries, les fabriques de noir et d'agglomérés partout ou des opérations de concassage, broyage ou blutage donnent lieu à la production de folles poussières : c'est le rôle que joue, ici, l'échauffement des meules ou autres machines outils employées pour la trituration ou le façonnage.

Dans une explosion survenue en 1890 dans un moulin situé au Muy (Var) et destiné à la trituration des déchets de liège, accident qui coûta la vie à cinq personnes, la cause déterminante fut attribuée avec juste raison à l'échauffement du liège dans les meules. Plus d'une fois, d'ailleurs, on avait observé des commencements d'incendie dus à la production d'étincelles dégagées par le frottement des meules, et mettant le feu aux poussières du tambour, pour de là gagner instantanément celles du blutoir.

Les précautions à prendre en pareilles circonstances consistent : 1° à munir tous les appareils de ventilateurs puissants aspirant la folle poussière et la dirigeant dans des chambres de dépôt ; 2° à modérer la vitesse des meules et autres machines-outils afin d'éviter leur échauffement ; 3° à ne faire usage pour l'éclairage que de lampes à incandescence ; 4° à ne pas laisser accumuler la poussière sur les murs et les charpentes que l'on nettoiera fréquemment dans ce but ; 5° à établir enfin des postes d'eau ou une canalisation avec lances et jets tout prêts à être dirigés sur les parties échauffées des appareils.

§ II. — Les établissements classés dont la principale cause de nuisance est le danger d'explosion

A. La fabrication des explosifs.

1. — Nomenclature de ces établissements avec leurs causes respectives de nuisance

Fabrication des amorces fulminantes (placée dans la 1re classe les 25 juin 1863, 31 décembre 1866, 30 octobre 1872 et 3 mai 1886).

Causes de nuisance : Extrême explosibilité des fulminates employés.

— Dégagement de vapeurs irritantes et toxiques pendant la préparation du fulminate de mercure. — Insalubrité des résidus, déchets de fabrication et eaux de lavage du fulminate. — Danger d'incendie par les séchoirs.

FABRICATION DES AMORCES FULMINANTES POUR PISTOLETS D'ENFANTS (placée dans la 2e classe le 31 janvier 1872).

Causes de nuisance : les mêmes que ci-dessus.

FABRICATION DES PIÈCES D'ARTIFICES (placée dans la 1re classe les15 octobre 1810, 14 janvier 1815, 31 décembre 1886 et 3 mai 1886).

Causes de nuisance : Grande inflammabilité et explosibilité des matières employées (poudre, pulvérin, mélanges pour feux de couleur, etc.). — Danger d'incendie.

FABRIQUES DE COLLODION (placées dans la 1re classe les 21 janvier 1874, 7 mai 1878 et 3 mai 1886).

Causes de nuisance : Dégagement de vapeurs nitreuses pendant la préparation du coton poudre. — Extrême explosibilité du coton poudre. — Grande inflammabilité des mélanges d'alcool et d'éther employés et de leurs vapeurs.

FABRIQUES ET DÉPÔTS DE DYNAMITE (placés sous régime spécial par les décrets du 24 août 1875 et 28 octobre 1882).

FABRICATION D'ÉTOUPILLES AVEC MATIÈRES EXPLOSIBLES (placée dans la 1re classe les 25 juin 1833, 31 décembre 1886 et 3 mai 1886).

Causes de nuisance : les mêmes que dans la fabrication des amorces fulminantes.

FABRICATION DU FULMINATE DE MERCURE (placée dans la 1re classe les 31 décembre 1866 et 3 mai 1886).

Causes de nuisance : les mêmes que ci-dessus.

FABRICATION DES MÈCHES DE SURETÉ POUR MINEURS : 1° Quand la quantité manipulée ou conservée dépasse 100 kilogrammes de poudre ordinaire (placée dans la 1re classe le 3 mai 1886) ;

2° Quand la quantité manipulée ou conservée est inférieure à 100 kilog. de poudre ordinaire (placée dans la 2e classe le 3 mai 1886).

FABRIQUES DE NITRATE DE METHYLE (placées dans la 1re classe les 7 mai 1878 et 3 mai 1886).

Causes de nuisance : Dégagement de vapeurs nitreuses pendant le traitement des matières premières par l'acide nitrique. — Extrême inflammabilité du produit obtenu.

FABRICATION DE POUDRES ET MATIÈRES FULMINANTES (placée dans la 1re classe les 25 juin 1823, 27 janvier 1837, 31 décembre 1866 et 3 mai 1886).

Causes de nuisance : Grande inflammabilité et explosibilité des produits fabriqués. — Insécurité des déchets et balayures abandonnés sur la voie publique. — Danger d'incendie par les séchoirs et les foyers.

FABRICATION DE CARTOUCHES DE POUDRE DE MINE COMPRIMÉE (placée dans la 1re classe le 19 mai 1890).

Fabriques et dépôts de cartouches de guerre destinée a l'exportation (placées dans la 1re classe le 5 mai 1888).

Causes de nuisance : Comme l'industrie ci-dessus.

II. — Considérations sur les causes des accidents auxquels expose la fabrication des explosifs.

L'industrie des explosifs peut être considérée comme une menace pour la sécurité publique : 1° au moment de la fabrication des explosifs ; 2° durant leur transport par terre ou par eau ; 3° pendant leur emmagasinement sous forme de dépôts ; 4° lors de leur emploi.

C'est de leur fabrication et de leur emmagasinement au point de vue du danger que les explosifs font courir au voisinage que nous avons surtout à nous occuper ici. A cet égard, le monopole qu'à longtemps exercé l'Etat sur la fabrication et la vente de ces produits dangereux est une garantie incontestable ; mais, depuis longtemps déjà, les besoins du commerce et de l'industrie ont conduit à une tolérance vis-à-vis la fabrication et l'emploi des explosifs par l'industrie privée, contre laquelle on ne saurait trop protester au nom des intérêts de la sécurité publique.

Il est vrai que l'on peut accuser les règlements par trop restrictifs de pousser à la dissimulation des substances explosives et à tous les dangers de la conservation clandestine ; mais la meilleure sauvegarde serait dans une règlementation générale définitive garantissant tous les intérêts privés et généraux, telle que la commission spéciale des explosifs nommée par le Ministre du Commerce, le 20 mars 1880, l'avait élaborée et présentée en 1882 et dont la sanction et la promulgation sont encore attendues.

C'est au travail si complet de cette Commission que nous emprunterons tout ce qui concerne les accidents de fabrication et les moyens de les prévenir.

1° **Classification des explosifs.** — Les produits explosifs sont classés d'après le projet de la commission pour le Règlement général sur les explosifs en cinq catégories qui sont : *a*, les poudres nitratées ; *b*, les poudres nitrées détonantes ; *c*, les poudres chloratées ; *d*, les poudres fulminantes ; *e*, les munitions et artifices.

a. Les *poudres nitratées* comprennent tous les mélanges d'azotates à bases minérale, avec des substances quelconques, qui sont susceptibles de faire explosion par inflammation ou par choc, sans pouvoir cependant donner éventuellement une détonation analogue à celle que produit la dynamite ou le coton-poudre sous l'influence d'une amorce fulminante. Ce sont d'abord toutes les *poudres noires ordinaires* (mélange ternaire de charbon, soufre et azotate), destinées soit au tir des armes de toute espèce, soit aux usages des mines, soit à la confection d'artifices ou de munitions quelconques ; et, en second lieu, toutes les *autres poudres nitratées*, notamment les produits explosifs suivants : les mélanges binaires d'un azotate avec le soufre et le charbon, — la poudre de mine de Schwarz (azotate de potasse et de soude en proportions variables, charbon et soufre), — la poudre de mine de Küpp et de Budenberg (salpêtre, soufre et charbon avec nitrate de soude et de potasse), — la poudre Davey (azotate de soude, soufre et farine, son ou amidon), — le pyronome de Detret (azotate de soude, soufre et tannée), — la poudre Espir (azotate de soude, soufre et sciure de bois), — la pudrolithe (azotate de potasse, de soude et de baryte, soufre, charbon, tan et sciure de bois).

b. Les *poudres nitrées* se divisent : 1° en *produits nitrés liquides*, tels que la nitro-glycérine et le nitrate de méthyle ; — 2° en *produits à base de nitro-glycérine* ou *dynamites*. Ce sont les dynamites à base inerte siliceuse (dynamites de Vonges, dynamites Nobel, dynamites Ibos) ; les dynamites à base active connues sous des noms divers : le lithofracteur, la dualine, les poudres dites d'Hercule et de Vulcain, la Sébastine (1er type), la Mataziette, la Pantopile, la dynamite Cavalier, la dinamagnite ou nitromagnite, la dynamite Nobel n° 0, la Forcite, la Bellite, la Tonite, la Forcite gélatine, la Gelignite, etc. — 3° en *explosifs à base de nitro-cellulose* qui sont : les cotons-poudres ou fulmi-cotons et les autres pyroxiles tels que : le papier-poudre, le fulmi-paille, le fulmi-son, l'amidon-poudre ou pyroxam, la poudre Schultze ou fulmi-bois ; — 4° en *dynamite à bases pyroxilées ou mélangées de nitro-glycérine et de nitro-cellulose* : dynamite gomme ou gélatine explosive Nobel, la dynamite-paille ou paléine, la dynamite-son, la méganite ; — 5° en *composés nitrés autres que les précédents* : la nitromannite, l'acide picrique, les picrates et les poudres picratées dites poudres de Fontaine, poudres Designolles, poudre Brugère, la roburite (mélange de naptaline nitrée et de chlorate de potasse), la romite, la sécurite, la mélinite.

c. Les *poudres chloratées* se divisent en : *Produits à base active ou inerte autre qu'un produit pyroxylé*, tels que : les poudres dites poudres blanches d'Augendre et de Polh (mélange de sucre et de chlorate et prussiate de potasse), la poudre Horsley (1er type) (chlorate de potasse et tan), la poudre Ehrardt (chlorate de potasse, salpêtre et tan), la poudre Kellow et Short (chlorate de potasse, salpêtre, tan, sciure de bois et soufre), la poudre Sanlaville (chlorate de potasse et son) — et en *poudres chloratées à base pyroxilée* comme la poudre de Horsley (2e type), la poudre Brain, le coton-poudre chloraté.

d. Les *poudres fulminantes* comprennent tous les produits explosifs spécialement dangereux, ne pouvant être habituellement employés qu'en quantités minimes, soit par suite de leur facilité d'explosion par inflammation directe ou par choc, soit à cause de leur grande instabilité. Telles sont, dans une première division : les *poudres fulminantes destinées au chargement des capsules* pour armes portatives : fulminate de mercure, d'argent et fulminate Gaupillat (mélange formé de chlorate de potasse, de ferrocyanure et de sulfo-cyanure de plomb) ; — dans une seconde division : les poudres formées d'un mélange de chlorate et de phosphore, de chlorate et de soufre, de chlorate et d'un sulfure, poudres auxquelles se rattachent *la plupart des compositions employées pour la confection des amorces pour jouets d'enfants ;* et dans une troisième division, tous les *produits instables et éminemment dangereux*, tels que : le chlorure et l'iodure d'azote, l'or et l'argent fulminants ammoniacaux, l'azotate et les autres sels de Diazobenzol.

e. Les *munitions proprement dites* comprennent tous les engins qui peuvent être obtenus en renfermant les produits explosifs qui précèdent dans des récipients disposés de façon à constituer des charges pour bouches à feu, projectiles ou mines. Elles se divisent en *artifices de production et de communication du feu :* capsules, amorces et étoupilles à percussion ou à friction pour l'usage des armes portatives ou des bouches à feu, ou pour l'inflammation et la transmission du feu à des charges explosives ou à des artifices quelconques ; amorces et étoupilles électriques pour les mêmes usages : fusées et mécanismes percutants pour projectiles creux ; mèches de communication et cordeaux porte-feux pour les mines ; — en *artifices détonateurs* qui diffèrent des capsules ordinaires en ce que l'explosion de l'un d'eux peut se transmettre aux détonateurs voisins ; — en *artifices incendiaires, de rupture et de sauvetage* employés pour les usages militaires, les mines ou les opérations de sauvetage, tels que fusées de guerre, fusées porte-amorces, projectiles incendiaires et éclairants, signaux de brume détonants et éclairants, pétards pour chemins de fer, torpilles.

Les *artifices proprement dits de signaux et de joie* comprennent tous les engins autres que les précédents destinés à produire des effets pyrotechniques. Telles sont les compositions pour torches, feux de bengale, les artifices confectionnés avec ces compositions et les pièces d'artifices, tels que : pétards, pois fulminants, marrons, gerbes ou fusées fixes, serpenteaux, étoiles, chandelles romaines, fusées volantes, soleils et pièces montées.

Sous le nom de : *munitions ou artifices de sûreté* on distingue les produits dont la charge est assez faible et l'enveloppe assez résistante pour que l'explosion fortuite de l'un d'entre eux ne se communique pas aux produits semblables placés en contact avec lui.

2° Les accidents de fabrication des explosifs. — Nous allons maintenant passer successivement en revue les accidents qui se produisent dans la fabrication des divers produits explosifs.

a. Accidents de fabrication des poudres nitratées. — La fabrication de ces poudres comprend les opérations de trituration, de mélange et de compression qui ont pour objet la formation de la galette ; les opérations de formation du grain, les opérations de séchage, de lissage et d'époussetage, celles enfin d'embarrillage et d'empaquetage.

La TRITURATION s'effectue à l'aide de pilons, de meules ou de tonnes. Les modes de procéder varient suivant qu'on triture en même temps ou séparément le charbon, le soufre et le salpêtre; suivant encore qu'on triture une seule substance au pilon, et les autres à la meule ou à la tonne; ou bien encore qu'on procède à des triturations binaires ou ternaires dans des tonnes (salpêtre et charbon, soufre et charbon).

Les *accidents de trituration* peuvent être le résultat soit de l'inflammation d'une des substances employées (le charbon fraîchement préparé est sujet à l'inflammation spontanée; le soufre trituré seul empâte la tonne et s'enflamme assez rapidement), soit de l'explosion de quelques parties du mélange durci par le battage et fortement adhérent au fond des mortiers.

Comme exemples d'accidents arrivés par les pilons, citons l'explosion de la poudrerie de Vonges (5 ouvriers tués) et celle de la poudrerie de Saint-Chamas en 1862 (2 tués et 3 blessés) arrivées toutes les deux pendant l'opération du rechange.

Le MÉLANGE ET LA COMPRESSION OU GALETTAGE s'opèrent soit ensemble, soit séparément par voie humide ou par voie sèche; dans le premier cas, le mélange et galettage se font par les pilons ou par les meules; dans le second cas, le mélange s'opère soit par les tonnes, soit par les meules, soit successivement par les deux genres d'appareils, le galettage se pratique ensuite avec des presses (presse à vis, presse hydraulique, presse à cylindres ou laminoirs), la matière étant disposée au fond d'une caisse en métal.

Les *accidents de mélange et de compression* sont en général le résultat soit de chocs, de frottements et d'échauffements provoqués, soit par suite de la détérioration du matériel et des cassures et grippements qui en sont la conséquence.

Comme exemples d'accidents arrivés dans les ateliers de mélange et de compression, citons : l'explosion de la poudrerie de Saint-Jean-d'Angély, en 1818 (9 tués); celle de Pont-de-Bois en 1863 (6 tués, 1 blessé).

Le SÉCHAGE se fait à l'air libre ou dans des ateliers spéciaux comme pour l'essorage ou séchage préalable à l'opération de LISSAGU qui se pratique dans une tonne tournante, soit artificiellement par de l'air chauffé directement ou mieux par l'air chauffé au moyen de la vapeur d'eau ou de l'eau chaude.

Les *accidents de lissage* sont le résultat d'échauffements provoqués par une trop grande vitesse dans la rotation des tonnes.

Les *accidents de séchage* sont dus soit à des imprudences par proximité des foyers, ou par approche d'un corps en ignition, soit par des frottements ou chocs du matériel traîné sur le sol.

Comme exemples d'accidents arrivés dans les sècheries, citons : l'explosion de la poudrerie de Saint-Médard en 1869 (1 tué, 2 blessés), celle de la poudrerie de Weteren (Belgique) en 1880 (11 tués).

Le GRENAGE ou formation du grain se fait dans des appareils dits grenoirs, tels que le grenoir mécanique ou à retour principalement employé en France pour les poudres fines, la tonne-grenoir employée pour diverses poudres de mine, les grenoirs à cylindres plus particulièrement usités en Angleterre et en Amérique.

Les *accidents de grenage* sont communément dus à des chocs de la matière contre les parois de l'appareil, le plus souvent à la suite d'arrêts brusques de ce dernier.

Comme exemples d'accidents ayant débuté dans le grenoir on peut citer : l'explosion de la poudrerie de Toulouse en 1816, où il y eut 16 personnes de tuées, l'explosion de Colmar en 1822 (22 personnes tuées ou blessées), une autre explosion de la poudrerie de Toulouse en 1840 (11 tués) ; l'explosion de la poudrerie d'Esquerdes en 1858 (8 tués), celle de la poudrerie du Ripault en 1882, etc.

En traitant des dangers de la fabrication des poudres nitratées en général, nous devons mentionner particulièrement leurs causes par la fabrication des produits picratés. L'acide picrique est en effet un composé d'acide nitrique, et, de plus, la plupart de ces produits sont un mélange de picrate de potasse et d'azotates (azotate de potasse, azotate d'ammoniaque). La fabrication de ces poudres comprend : le touillage à l'humide, la trituration sous les meules, le galettage, l'essorage, le concassage de la galette, le grenage et enfin le lissage, le séchage et l'époussetage.

Les accidents de fabrication sont dus à la dessication de la matière et dans cet état à son extrême sensibilité au choc et contact d'un corps en ignition.

Il n'existe pas d'étude statistique bien complète des accidents produits par ces explosifs. La commission des explosifs nommée en 1880, par le Ministre du commerce, s'est trouvée aux prises avec de très grandes difficultés dans la recherche des documents précis à ce sujet. Nous citerons les suivants relevés par cette Commission.

En France, d'après le *Journal des explosions,* tenu par le service des poudres et salpêtres, les seuls accidents relevés de 1803 à 1873, se classent de la manière suivante :

41 incendies se sont déclarés dans les matières ou dans les mélanges pulvérulents préparés pour la fabrication de la poudre ; 47 explosions ont eu lieu dans les usines à pilons et s'échelonnent de 1804 à 1860 ; 71 explosions se sont produites dans les usines à meules de 1824 à 1870 ; 443 explosions ont eu lieu dans les usines à tonnes de 1814 à 1869 ; enfin, 11 explosions ont eu lieu dans les greniers mécaniques, 2 dans les sècheries artificielles et 4 dans des bâtiments divers.

Dans son ouvrage sur la fabrication de la poudre à canon, le capitaine

Smith signale 29 grands accidents survenus dans les poudreries de l'Etat en Angleterre, ou de l'industrie, dans la période comprise entre le mois de mai 1850 et le mois de juin 1870 ; ce nombre ne comprend pas les petits accidents qui se produisent fréquemment dans les usines à meules. Sur ces 29 accidents, 7 se sont produits dans les usines à presses et un seul d'entre eux a entraîné 39 décès ; 11 se sont produits dans les greniers et ont causé 49 décès ; 4 sont survenus dans les ateliers de lissage ou d'époussetage et ont causé 15 décès.

Le colonel Majendie, inspecteur des explosifs, a relevé de 1875 à 1881 pour une période de six années le nombre suivant d'accidents arrivés avec les poudres nitratées de la première catégorie, *sans distinction de fabrication, conservation, trans- port ou emploi ;* les accidents survenus dans l'emploi des explosifs étant, de beaucoup les plus nombreux, ainsi que nous le verrons.

En 1875, 8 accidents ayant fourni 8 tués et 7 blessés ; — en 1876, 36 accidents (14 tués et 14 blessés) ; — en 1877, 37 accidents (11 tués et 18 blessés) ; — en 1878, 53 accidents (23 tués, 41 blessés) ; – en 1879, 37 accidents (8 tués, 38 blessés) ; — en 1880, 51 accidents (22 tués et 34 blessés). — En tout, 218 accidents avec 89 tués et 152 blessés.

Il est à remarquer que si les chiffres précédents vont en croissant, d'année en année, ce n'est pas que les accidents aillent réellement en augmentant, mais seulement que les renseignements obtenus sont de plus en plus complets. D'après l'inspecteur des explosifs dans les opérations surveillées, c'est-à-dire la fabrication, la conservation et le transport, le nombre des accidents tend au contraire à diminuer. Voici, *en ce qui concerne la fabrication seule*, les chiffres des années successives : 1878, 1879, 1880, qui le prouvent : 20 accidents (5 tués, 6 blessés) ; — 19 accidents (5 tués, 12 blessés) ; — 16 accidents (6 blessés).

b. Accidents de fabrication des poudres nitrées. — La fabrication de ces poudres comprend : 1° les opérations de nitrification ; 2° les opérations d'incorporation de la dynamite.

La NITRIFICATION s'effectue en trempant la matière première (coton, sciure de bois, fibres ligneuses, son, papier végétal, glycérine, etc.), dans un mélange d'acide sulfurique et d'acide nitrique.

Après le trempage, viennent le turbinage ou essorage à la turbine pour dépouiller la matière de son excès d'acide, le lavage de la matière, le déchiquetage et la réduction en pâte, le lavage et l'essorage de la pâte et enfin le moulage.

Les *accidents de nitrification* sont le résultat de l'échauffement et de la décomposition rapide des matières en réaction dans les appareils.

LE TRAVAIL D'INCORPORATION de la dynamite consiste à mélanger des substances poreuses avec la nitro-glycérine que ces matières absorbent et rendent ainsi plus maniable.

Quand ces absorbants ne concourent en rien à la déflagration et subsistent comme résidu plus ou moins modifié après l'explosion (tels : la silice, la brique pulvérisée, la craie, les cendres de houille, de Boghead, le *kieselguhr* d'Unterlass (Hanovre), constituée par des débris pulvérulents de feldspaths décomposés, etc.), on a les dynamites dites à *base inerte.*

Quand la matière absorbante déflagre elle-même (tels : le charbon, la poudre ordinaire et ses dérivés, et les divers pyroxiles), on a les dynamites à *base active.*

Le travail d'incorporation s'effectue après pulvérisation, tamisage et séchage de la matière absorbante, en pétrissant le mélange soit à la main, qu'on préserve par des gants de l'action toxique de la nitro-glycérine, soit par un simple tonillage à la spatule.

Les *accidents d'incorporation de la dynamite* sont le résultat soit d'un défaut de siccité de l'absorbant, soit de la présence dans la matière absorbante de corps étrangers qui, par action mécanique ou chimique, peuvent provoquer une explosion, ou bien encore de l'exsudation extérieure d'un excès de nitro-glycérine et des taches qu'elle forme ainsi sur les tables, les instruments et les planchers.

La fabrication de la dynamite a donné lieu dans le principe à des accidents assez fréquents. Ainsi : six fabriques ont sauté dans la seule année 1870 et les causes de ces explosions ne sont qu'imparfaitement connues. Dans la statistique des accidents, produits par les poudres nitrées, relevée par le colonel Majendie en Angleterre de 1875 à 1880 inclus, le nombre des accidents est de 115, ayant fourni 75 tués et 138 blessés ; mais le chiffre des accidents qui revient à la fabrication paraît relativement très faible. Ainsi de 1878 à 1880 inclus, le chiffre des accidents de fabrication des poudres nitrées est de 11 seulement avec 2 blessés.

Comme exemple d'accident arrivé en France, nous citerons la violente explosion qui s'est produite en décembre 1878, dans la fabrique de dynamite d'Ablon, près Saint Sauveur, provoquée dans l'opération de nitrification par une décomposition subite des matières. Il y eut 1 tué et 1 blessé.

c. Accidents de fabrication des poudres chloratées. — La fabrication de ces poudres comprend les opérations de dissolution ou d'humectation, de mélange, de séchage et de grenage.

Les accidents auxquels elles peuvent donner lieu sont le résultat, soit de chocs ou frottements de corps durs sur la matière détonante, soit de l'action des rayons solaires arrivant sur elle à travers les vitres.

La poudre Fontaine, qui est un composé de picrate de potasse et de chlorate de potasse, présente des dangers de manipulation très grands par suite de son extrême sensibilité au choc.

d. Accidents de fabrication des fulminates et poudres fulminates. — La fabrication des fulminates comprend la dissolution à chaud du mercure ou argent dans l'acide nitrique et l'alcool, le filtrage, le lavage et le séchage précipité.

Les *accidents de préparation des fulminates* sont le résultat du dégagement de vapeurs extrêmement délétères (byoxide d'azote, acide carbonique, éthers nitrique et acétique, mercure), ou du dessèchement sur le sol de petites parcelles de la matière entraînée par les eaux de lavage et détonant sous l'action du moindre frottement.

A la fabrication du *fulminate* se rattache celle des mélanges du fulminate avec l'azotate ou le chlorate de potasse, préparation, généralement employée pour la fabrication des amorces au fulminate.

La préparation des fulminates de mercure mêlé d'azotate et mêlé de chlorate comprend le broyage des matières, le grenage, le séchage et le tamisage.

Les accidents de préparation de ces mélanges fulminants extrêmement sensibles sont le résultat de l'humectation insuffisante du mélange, de chutes, chocs, écrasements ou frottements de petites parcelles desséchées.

C'est au frottement d'un corps dur sur une parcelle de fulminate séché, qu'est due l'explosion qui a eu lieu en 1868 dans l'atelier de tamisage et de séchage de la fabrique des rues Chevaleret et Watt, à Paris. C'est aussi dans le séchoir que se sont produites les explosions des fabriques Gevelot en 1872 et Gaupillat, 1875, etc.

La fabrication des autres poudres fulminantes au chlorate et phosphore, chlorate et soufre, etc., *communément employées pour la confection des amorces pour jouets d'enfants*, comprend les opérations de mélange et de dessication. Les accidents auxquels elle peut donner lieu sont, comme pour les poudres chloratées, le résultat de chocs, frottements et élévation de température.

C'est au choc de petits plâtras tombant sur le mélange desséché qu'est due l'explosion arrivée dans la fabrique d'amorces en papier, pour jouets d'enfants, de la rue des Amelets, à Paris, en 1872. Nous signalons cette cause comme assez fréquente dans les ateliers couverts.

e. Accidents de fabrication des munitions et artifices. — Nous arrivons maintenant aux accidents de fabrication des munitions et artifices. Cette catégorie d'accidents se rattache plus ou moins, par ses causes, aux diverses catégories d'accidents de fabrication que nous venons de passer en revue. Ainsi, par exemple, les accidents de confection d'amorces fulminantes se relient intimement aux accidents de fabrication des fulminates et poudres fulminantes ; c'est pourquoi nous en parlerons ici.

Dans les fabriques d'amorces fulminantes, les préparations employées pour la confection des amorces pour jouets d'enfants, du fulminate et celle des poudres fulminantes peuvent être considérées comme des premiers temps de la fabrication industrielle. La confection des amorces comprend : l'embouteillage de la poudre fulminante, la préparation ou découpage de la capsule de l'amorce ou capsule, le chargement de la capsule, l'empaquetage.

Les accidents de fabrication des amorces ou capsules fulminantes sont dus soit à des imprudences dans le transvasement et embouteillage de la poudre, soit à des chocs fortuits et à des frottements dans le découpage de l'amorce chargée, et lorsqu'il s'agit de capsules, dans leur chargement et dans leur transmission sous la presse, soit à la chute sur le sol du pulvérin rejeté accidentellement de la capsule.

Dans la statistique des accidents produits par les poudres fulminantes relevée par le colonel Majendie, en Angleterre, de 1875 à 1880, le nombre de ces accidents est de 70 ayant fourni 10 tués et 36 blessés ; mais contrairement à ce que nous avons remarqué pour les poudres nitrées, les seuls accidents de fabrication seraient ici de beaucoup les plus fréquents et les plus sérieux. Ainsi de 1878 à 1880 inclus, le nombre de ces accidents a été de 43, avec 5 tués et 17 blessés.

La confection des amorces et capsules avec des produits explosifs autres que les fulminates, tels que les produits nitrés, chloratés, picratés, participe des causes d'accidents que nous avons signalés dans la fabrication de ces produits. Nous n'insisterons donc pas sur ce point : tout le danger de ces préparations étant dû à leur extrême sensibilité au choc et au frottement.

Parmi les accidents de fabrication de pareils engins, nous signalerons la terrible explosion arrivée à Paulliles en janvier 1882. Cette explosion qui s'est produite dans l'atelier de la fabrication de cartouches à la dynamite a causé la mort de 19 personnes.

Il nous reste à parler de la confection des munitions et artifices, tels que cartouches, mèches et étoupilles, fusées, feux, etc., avec des compositions à inflammation plus difficile et à combustion plus lentes.

Nous ne saurions toutefois entrer dans les détails de toutes ces fabrications qui constituent, à proprement parler, l'art de la pyrotechnie ; il nous suffira de dire que les dangers qui peuvent en résulter, dépendent de la non complète purification des matières employées ou d'imprudence dans la compression ou battage de la composition, dans le défaut d'isolement suffisant des diverses opérations de préparation, de chargement, de remplissage ou d'empaquetage des pièces d'artifices, etc. De 1875 à 1880 inclus, le colonel Majendie a relevé en Angleterre 27 accidents ayant fourni 8 tués et 14 blessés dus à des artifices et produits divers. De 1878 à 1880, les seuls accidents de fabrication ont été de 9 avec 6 blessés.

Il eut été intéressant d'établir une comparaison entre le nombre et le degré de gravité des accidents suivant la nature des agents explosifs qui les ont occasionnés. Il ne nous a pas été possible de formuler à cet égard des conclusions précises ; toutefois on peut, en utilisant les chiffres relevés par Majendie, arriver à certaines données plus ou moins approximatives.

Voici le tableau sur lequel nous nous sommes basé.

Accidents d'explosion relevés en Angleterre par le colonel Majendie pendant une période de 6 années, 1875-1880.

ANNÉES	POUDRES NITRATÉES			POUDRES NITRÉES.			POUDRES FULMINANTES			ARTIFICES ET PRODUITS DIVERS			TOTAUX		
	Nombre d'accidents.	Tués.	blessés.	Nombre d'accidents.	Tués.	blessés.	Nombre d'accidents.	Tués.	blessés.	Nombre d'accidents.	Tués.	blessés.	Nombre d'accidents.	Tués.	blessés.
1875...	8	11	7	2	1	3	11	»	»	1	3	3	11	15	13
1876...	32	14	14	12	29	23	4	2	»	11	5	2	59	50	39
1877 ..	37	11	18	18	11	12	16	3	5	1	»	1	66	25	46
1878...	53	23	41	34	14	40	13	3	9	4	»	2	104	40	92
1879...	37	8	38	28	10	32	13	2	10	3	»	3	81	20	83
1880...	51	22	34	21	10	30	30	»	12	7	»	3	109	32	67
TOTAUX GÉNÉRAUX.	218	89	152	115	75	138	70	10	36	14	8	14	430	182	340

Il résulterait du tableau qui précède que dans l'échelle de gravité des accidents produits par explosions, les poudres nitrées viennent en premier lieu, puis après elles les poudres nitratées, les artifices et divers, et enfin les poudres fulminantes, tant en ce qui concerne le champ d'extension de la cause vulnérante que de la nature des traumatismes. Voici d'ailleurs le percentage comparatif.

Sur 100 explosions, combien d'accidents de personnes :

Par poudres nitrées............	185, soit	65 tués. 120 blessés.
Par poudres nitratées..........	110 »	41 tués. 69 blessés.
Par artifices et divers...........	81 »	29 tués. 52 blessés.
Par poudres fulminantes.........	66 »	15 tués. 51 blessés.

3° **Considérations sur le caractère des lésions traumatiques produites par les explosifs.** — *a.* Les lésions traumatiques produites par les explosifs consistent en délabrements considérables : tantôt ce sont de véritables morcellements des parties atteintes, parfois même une totale réduction du corps en lambeaux, comme cela a été observé particulièrement dans les explosions de la place de la Sorbonne (1869) (picrate de potasse), et de la rue Bérenger (1878) (amorces au fulminate de mercure) ; d'autres fois, ce sont des broiements des muscles avec fracture comminutive des os et pénétration réciproque des fragments : les parties molles sont remplies d'esquilles ou de corps étrangers provenant d'objets mis en éclats par l'explosion. Les téguments sont tantôt dilacérés, couverts de plaies pénétrantes nombreuses, le plus généralement petites, à bords déchiquetés et mâchés, tantôt comme criblés de petits pertuis se prolongeant en fissures dans les tissus sous-cutanés, qui sont parfois, sous une peau en apparence intacte, réduits en véritable bouillie. Cette sorte de piqueté traumatique de la peau est dû à la pénétration des grains de silice qui entrent dans la composition de la dynamite, au sable, aux petits caillous, à de petits éclats levés par la poussée expansive des gaz produits par la déflagration. Un fait bien mis en lumière par E. Rochard (1), c'est l'absence de brûlures que l'on constate le plus communément dans les lésions produites par la dynamite et le fulmi coton ; les vêtements sont dilacérés, émiettés, les membres arrachés, avant que le jet de flamme ait eu le temps de comburer les tissus. Les plaies sont saignantes, vermeilles, et si parfois elles sont entourées d'un cercle noirâtre, ce n'est que l'effet de la contusion. Moins douloureuses que celles que cause une explosion de poudre, elles sont parfois longues à guérir à cause de l'attrition profonde des tissus, mais à cause même de cette absence de brûlures, elles sont moins susceptibles de laisser après elles des cicatrices larges adhérentes et des difformités incurables dues à la rétraction du tissu cicatriciel.

Dans les blessures produites par les explosions de poudre noire, on observe au contraire tous les degrés de la brûlure le plus souvent aggravée par la combustion des vêtements : les cheveux, les sourcils sont calcinés; la peau est noire, parcheminée se détachant parfois en lambeaux. Dans les explosions de dynamite, au contraire, la peau, les cheveux sont comme poudrés à blanc par la silice. Dans l'explosion de la plupart des substances que nous avons passé en revue, l'action propulsive est due à l'effort d'expansion des gaz émis par la déflagration et la poussée se ferait surtout dans le sens circulaire et horizontal prenant son point d'appui sur elle-même et agissant dans un plan limité (E. Rochard).

Les phénomènes cérébraux : commotion cérébrale, perte de connaissance, le retentissement général sur l'organisme alors qu'il n'y a pas eu de lésion directe du cerveau seraient beaucoup moins prononcées qu'avec l'action des gros projectiles mus par la poudre à canon. Toutefois on rencontre souvent un état de stupeur, de sidération nerveuse plus ou moins prolongé même chez des personnes dont les lésions traumatiques extérieures sont insignifiantes; c'est ce qui a été observé par Péan chez les victimes de l'attentat des anarchistes contre le restaurant Véry. Lors de l'explosion de la poudrière de Paulilles (1882) due à la dynamite, qui coûta la vie à 19 personnes et détruisit tout dans un rayon de deux cents mètres, Challan de Belval a attribué la mort immédiate à un foudroie-

(1) *Des blessures causées par les substances explosibles d'invention moderne*. Thèse de Paris, 1880, par Eugène Rochard.

ment dû à l'énorme déplacement de l'atmosphère, à une sorte de tassement subit, de compression instantanée. Chez quelques ouvriers voisins du point d'explosion, il a trouvé un engourdissement général, très passager du reste, de l'oppression avec bourdonnement et douleurs d'oreille plus rarement.

M. Eugène Rochard a appelé encore l'attention sur une lésion oculaire, beaucoup moins grave le plus souvent qu'elle ne l'est en apparence ; c'est une conjonctivite traumatique causée par l'expansion des gaz souvent chargés de matières siliceuses.

b. Il est une catégorie d'accidents par explosion que nous devons signaler comme ayant un caractère professionnel assez marqué et comme donnant lieu à des considérations de prophylaxie pratique susceptibles d'être généralisées.

Il s'agit des *accidents par explosion survenant dans les laboratoires de produits chimiques*. Ici, parmi les lésions traumatiques consécutives à l'explosion accidentelle, on doit citer en premier lieu, les lésions de l'œil et la perte de l'organe. Combien pourrions-nous citer de faits même forts récents, comme exemples ! Nous nous contenterons seulement des données générales suivantes :

Le plus communément, c'est lorsqu'on opère à feu nu ou qu'on mélange dans un ballon de verre les substances capables de faire explosion que celle-ci arrive. Parmi ces substances nous citerons : le bioxyde d'azote, le chlorure d'azote, le proto-chlorure de phosphore, l'acétate de chlore, l'iodure d'azote, l'antimoniure de potassium, le fulminate d'argent, etc.

La plupart des accidents de laboratoire peuvent être prévenus par de simples mesures de prudence consistant à recouvrir de toile métallique le creuzet ou matras qui renferme les substances explosives ; à envelopper les ballons d'un linge épais, humide ou sec suivant la nature des corps sur lesquels on opère ; à protéger le visage à l'aide d'un masque en treillis métallique, etc.

Tout récemment on a appelé l'attention sur les dangers que peuvent présenter certaines préparations pharmaceutiques qui mettent en présence des substances susceptibles de donner naissance, par double décomposition à un produit explosif. Ce sont en général les substances oxydantes telles que les azotates, les chlorates, le permanganate de potasse qu'il faudra bien se garder d'associer avec la glycérine ou des corps facilement réducteurs.

III. — Prophylaxie des accidents de fabrication des explosifs

D'après le projet de la Commission des explosifs, la prophylaxie des accidents de fabrication comprend d'une part des règles générales concernant la disposition des locaux, le service des ateliers et le personnel, et d'autre part, des dispositions spéciales à certaines opérations ou fabrications.

A. Les locaux qui constituent toute fabrique d'explosifs doivent être combinés de façon à éviter autant que possible les agglomérations d'ouvriers dans les mêmes bâtiments. On doit éviter également de procéder dans un même local, à des opérations dangereuses différentes ou à un nombre trop considérable d'opérations similaires.

Les appareils qui effectuent mécaniquement des opérations de ce genre, sur des quantités de produits explosifs assez considérables pour

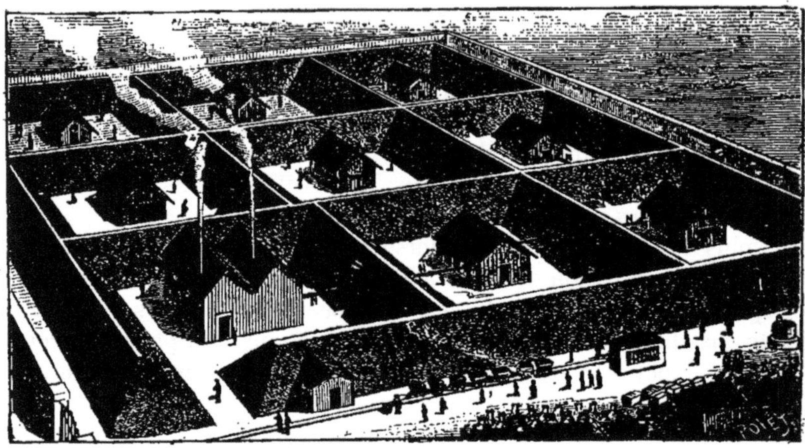

Fig. 31. — Vue à vol d'oiseau des ateliers de fabrication de nitro-glycérine à l'usine de Cerigio (Italie), d'après le journal *La Nature*. — Séparation des ateliers par des bastions intermédiaires destinés à limiter les effets d'une explosion locale, mais permettant la communication entre les compartiments pour que le service n'en souffre point.

pouvoir produire des dégâts sérieux en cas d'explosion, doivent toujours être placés isolément dans des locaux séparés.

Les bâtiments seront disposés par groupes d'opérations similaires et de telle façon qu'un accident arrivant à l'un d'eux n'en provoque pas de nouveaux dans les bâtiments environnants. A cet effet, on doit les espacer convenablement (à 25 mètres l'un de l'autre s'il appartiennent à un même groupe, à 50 mètres au moins s'il appartiennent à des groupes différents), et les orienter en profitant des obstacles naturels que peuvent offrir les localités tels que touffes d'aches, plis de terrain. S'il n'existe pas d'obstacles de ce genre, on doit créer des plantations ou élever des parapets en terre ou des murs résistants entre les batiments, comme cela est représenté dans la figure 31.

Les ateliers de préparation et de manipulation des produits explosifs ne pourront être élevés de plus d'un étage au-dessus du rez-de-chaussée, et seront construits de façon à éviter tout danger d'incendie et toute chance de projections dangereuses en cas d'explosion, soit qu'on les établisse entièrement en matériaux légers, soit au contraire qu'on les constitue sur certaines faces, en maçonneries solides susceptibles de résister à l'explosion, en complétant les parois au moyen de panneaux légers et incombustibles destinés à céder facilement sous l'effort des gaz.

Tout bâtiment dangereux qui peut recevoir une quantité d'explosifs suffisante pour provoquer, en cas d'explosion, une destruction des murs ou de la toiture et des projections extérieures, doit être entouré d'une forte levée ou *merlon en terre*, atteignant en hauteur le somnet de la toiture à moins qu'il ne se trouve dans un enfoncement de terrain de profondeur équivalente. Le commencement du merlon doit avoir au moins 1 mètre de largeur ; les talus seront gazonnés et leur pied doit être placé à 1 mètre au moins du mur extérieur du bâtiment.

Les locaux consacrés à l'emmagasinage des produits manufacturés devront, au-dessus d'une certaine contenance (1,000 kilogr. de poudre) être établis dans une enceinte spéciale, en dehors de la fabrique proprement dite et séparés entre eux par des distances respectives en rapport avec leur grandeur.

Dans les bâtiments où se préparent les produits explosifs à l'état sec, le sol doit être recouvert d'un plancher en bois sans interstices. Si ce plancher n'est pas monté sans emploi de pointes, comme les plancher posés sur bitume, les pointes qui le maintiennent doivent être en cuivre et leur tête sera noyée et recouverte de mastic.

En tout cas, il ne doit entrer, dans la composition du plancher, aucune pièce apparente en métal ou en pierre, à moins qu'il ne puisse être recouvert de prélarts ou de tapis en caoutchouc ou autre substance souple analogue permettant un nettoyage facile. Dans ce cas, le sol peut être dallé ou recouvert d'une aire de composition plastique, dépourvue de grains siliceux.

Si les produits explosifs préparés sont susceptibles d'exsuder à l'état liquide, le sol doit être recouvert de matières absorbantes étendues sur des prélarts de façon à pouvoir être facilement renouvelées.

Les abords des bâtiments seront entourés d'une clôture apparente, et dans tous les chemins qui y aboutissent, des plaques indicatrices, de couleur rouge, feront connaître la nature de l'établissement et l'interdiction d'y entrer.

Tous les ateliers doivent être tenus avec ordre et propreté. A la fin de chaque jour de travail, on devra balayer soigneusement et enlever les résidus de matières explosives et les déchets qui pourraient s'y trouver mélangés. Les vases ayant servi à contenir des produits explosifs doivent être vidés et nettoyés à la fin de chaque journée.

Les tables, bancs, étagères et agencements quelconques seront disposés de façon à faciliter les manipulations et l'enlèvement des résidus. Ils ne doivent pas présenter de parties métalliques apparentes qui puissent venir en contact avec la poudre dans les manipulations.

La surveillance de chaque atelier sera confiée à une personne expérimentée.

On doit éviter d'employer pour la préparation des produits explosifs des ustensiles ou des machines susceptibles de produire des chocs ou d'engendrer des frottements dangereux et qui soient composés de matières dures pouvant donner lieu à la production d'étincelles. Le fer et l'acier doivent être écartés, autant que possible, de la confection des appareils et des outils ; toute pièce en métal et étrangère aux opérations doit être interdite, et l'on doit également éviter l'emploi de vases fragiles, en verre ou en poterie, pour recevoir les produits explosifs.

Les matières susceptibles de s'enflammer (charbon de bois, étoupe, coton imprégné d'huile) ne doivent pas séjourner dans les bâtiments et celles qu'on est obligé d'employer pour l'entretien des machines seront déposées, avec les plus grandes précautions, dans des récipients incombustibles.

Le chauffage des bâtiments se fera au moyen de l'eau ou de la vapeur d'eau et les foyers seront placés en dehors des merlons qui les protègent. De même, l'éclairage sera assuré au moyen de fanaux placés à l'extérieur et projetant de la lumière à travers de doubles glaces.

Les matières explosibles fabriquées seront enlevées sans retard des ateliers, avec toutes les précautions convenables.

Les ouvriers ne fumeront pas ; ils feront usage de vêtements de dessus en laine ou en tissus rendus incombustibles et de chaussures à semelles souples, sans clous ni pointes métalliques.

Des réservoirs d'eau, et si possible, des bassins doivent être ménagés à proximité de tous les ateliers dangereux ainsi que des conduites d'eau extérieures munies d'une prise d'eau à robinet, avec une manche en cuir de longueur convenable terminée par une lance à incendie toujours prête à fonctionner. Des bassins, des baquets, des bailles pleines d'eau seront toujours tenues à proximité des ouvriers afin qu'ils puissent y jeter les objets qui viendraient à s'enflammer et s'y plonger eux-mêmes en cas d'accident.

B. Pour ce qui concerne les dispositions spéciales à certaines opérations, la connaissance que nous avons maintenant des causes occasionnelles des accidents de fabrication nous permettra de les résumer très brièvement.

Ainsi, dans la fabrication des poudres nitratées on préviendra les accidents de trituration, de mélange et de compression en mettant en mouvement les appareils au moyen d'organes mécaniques commandés de l'extérieur et disposés de telle sorte que les ouvriers chargés de la surveillance soient placés habituellement à l'abri d'une explosion éventuelle.

Il n'y aura, autant que possible, qu'un seul appareil dans une seule pièce ; on évitera l'introduction sur la piste des meules, de corps durs ou siliceux susceptibles de produire des chocs, et l'on tiendra à proximité, des bassins remplis d'eau de façon à noyer facilement les matières en cas d'échauffement.

Dans la fabrication des poudres nitrées, on préviendra les accidents de nitrification et d'incorporation de la dynamite en prenant soin de toujours avoir en réserve des quantités suffisantes d'eau froide ou de glace de façon à noyer rapidement le mélange dès que l'élévation de la température peut faire craindre une explosion.

Les résidus seront soigneusement recueillis, et les eaux de lavage ne pourront être évacuées sans avoir été préalablement neutralisées et débarrassées des traces de liquides explosifs qu'elles peuvent contenir.

Dans la préparation de la dynamite, les matières absorbantes seront séchées avec soin avant leur emploi, purifiées et débarrassées de tout corps étranger pouvant chimiquement ou mécaniquement provoquer une explosion. On évitera dans l'incorporation de la nitro-glycérine tout excès d'absorption capable de produire de l'exsudation de cette substance ; le sol, les planchers de l'atelier, les tables et tous les instruments souillés de nitro-glycérine seront soigneusement lessivés au moins une fois par semaine.

Dans la fabrication des poudres chloratées, des poudres et amorces fulminantes, les bâtiments, de petites dimensions, n'ayant qu'un rez-de-chaussée, construits en matériaux légers incombustibles seront absolument isolés les uns des autres.

On évitera tout frottement, tout choc, toute chute accidentelle de corps durs sur les produits détonants.

On veillera avec un soin spécial à préserver les produits préparés de l'atteinte des rayons solaires passant à travers les vitres.

Les ouvriers seront tenus à l'abri des vapeurs toxiques pendant la préparation du fulminate de mercure au moyen de hottes et de cheminées d'entraînement. Ils seront isolés les uns des autres et protégés par des écrans ou boucliers métalliques, de force et de dimension suffisante pour les mettre à l'abri de l'explosion des quantités manipulées.

Dans la fabrication des munitions et des artifices, les moyens de prévention des accidents se trouvent naturellement indiqués par les dispositions générales ou spéciales que nous venons de passer en revue.

IV. Législation, jurisprudence et réglementation administrative concernant les explosifs.

A. **Législation.**—*Loi du 13 fructidor an V (30 août 1797)*, réservant à l'État seul le monopole de l'exploitation des poudres et salpêtres et réglant les conditions d'autorisation de ces produits.

Décret impérial du 23 pluviôse an XIII (12 février 1805), interdisant la vente des poudres de guerre.

Décret impérial du 24 août 1812, chargeant la régie des droits réunis de la recherche des poudres fabriquées hors des poudrières du Gouvernement.

Ordonnance royale du 25 juin 1823, relative à la fabrication et au débit des poudres détonantes et fulminantes.

Loi du 24 mai 1824, sur les détenteurs d'armes ou de munitions de guerre.

Ordonnance royale du 30 octobre 1836, portant règlement sur les fabriques de fulminate de mercure, amorces fulminanes et autres matières dans la préparation desquelles entre le fulminate de mercure.

Ordonnance de police du 21 mai 1838, concernant la conservation, la vente et le transport des capsules et autres préparations détonantes et fulminantes.

Arrêté de police du 18 juillet 1839, concernant les dépôts de poudre de mine pour le service des carrières.

Loi du 18 juin 1870, sur le transport des marchandises dangereuses par eau et par voie de terre autres que les chemins de fer.

Arrêté ministériel du 1er décembre 1874, concernant le transport des matières dangereuses par chemin de fer.

Loi du 8 mars 1875, relative à la poudre dynamite (promulguée au *Journal officiel* le 8 avril 1875).

Décret du 31 juillet 1875, prescrivant les mesures à prendre pour le transport par eau des marchandises dangereuses.

Décret du 24 août 1875, portant règlement d'administration publique pour l'exécution de la loi du 8 mars 1875, relative à la dynamite.

Décret du 28 octobre 1882, complétant les mesures prescrites par la loi et les règlements antérieurs concernant la conservation, la vente et le transport de la dynamite.

Ordonnance de police du 16 juin 1883, concernant la vente de la poudre au bois pyroxylé.

La reproduction textuelle des décrets relatifs à la dynamite est la seule qu'il nous paraisse indispensable de donner ici.

Décret réglementaire du 24 aout 1875 relatif à la dynamite.

LE PRÉSIDENT DE LA RÉPUBLIQUE FRANÇAISE

Vu les rapports des ministres de l'Agriculture et du Commerce, de l'Intérieur, des Travaux publics et de la Guerre ;

Vu les décrets antérieurs du... etc., etc.

DÉCRÈTE :

ART. 1er. — La demande en autorisation d'établir, en vertu de l'article 1er de la loi du 8 mars 1875, une fabrique de dynamite ou de tout autre explosif à base de nitro-glycérine, est adressée au préfet du département.

Elle est adressée au préfet de police pour le ressort de sa préfecture.

Art. 2. — La demande est accompagnée d'un plan des lieux à l'échelle d'un cinq-millième, indiquant :

1° La position exacte de l'emplacement où la fabrique doit être établie, par rapport aux habitations, routes et chemins, dans un rayon de 2 kilomètres.

2° La position des bâtiments et ateliers les uns par rapport aux autres ;

3° Le détail des distributions intérieures de chaque local ;

4° Les levées en terre, murs, plantations et autres moyens de défense destinés à protéger les ouvriers contre les accidents provenant des explosions des matières.

Le pétitionnaire doit faire connaître dans sa demande :

La nature des matières et le maximum des quantités qui seront entreposées ou simultanément manipulées dans la fabrique ;

Le nombre maximum d'ouvriers qui peuvent être employés ;

La nature, le nombre et la contenance des appareils servant à la fabrication ;

Le régime de la fabrication en ce qui concerne les jours et heures de travail.

Art. 3. — Après la clôture de l'instruction, qui est faite conformément aux lois et règlements sur les établissements dangereux, insalubres et incommodes de 1re classe, le préfet transmet le dossier avec son avis motivé au ministre de l'Agriculture et du Commerce.

Art. 4. — Le ministre de l'Agriculture et du Commerce prend l'avis des ministres de l'Intérieur, des Finances et de la Guerre.

Le dossier est ensuite soumis au Comité des arts et manufactures, qui donne son avis.

Enfin il est statué, par décret du Président de la République, sur le rapport de tous les ministres qui sont intervenus dans l'instruction.

Le décret d'autorisation fixe les mesures spéciales à observer et les conditions particulières à remplir.

Une ampliation de ce décret est adressée par le ministre de l'Agriculture et du Commerce aux ministres de l'Intérieur, des Finances et de la Guerre.

Art. 5. — Une ampliation du même décret est délivrée par le préfet au permissionnaire, sur la production du récépissé constatant la réalisation de son cautionnement.

Dans le cas où, pour quelque chose que ce soit, le cautionnement réalisé vient à être réduit ou absorbé, les opérations de la fabrique doivent être immédiatement suspendues et ne peuvent être reprises que lorsque le cautionnement a été reconstitué.

Art. 6. — Lorsque la fabrique est construite, et avant qu'elle puisse fonctionner, le préfet, sur l'avis qui lui est donné par le permissionnaire, fait procéder, par un ingénieur des mines ou des ponts et chaussées que désigne le Ministre des Travaux Publics, à la vérification contradictoire de toutes les parties de la construction, à l'effet de constater si elles sont conformes aux conditions du décret d'autorisation.

Procès-verbal est dressé de l'opération.

Sur le vu de ce procès verbal, le préfet autorise, s'il y a lieu, la mise en activité de la fabrication.

Art. 7. — Les produits de la fabrication sont, au fur et à mesure de leur achèvement, placés dans des magasins spéciaux entièrement séparés des ateliers.

Art. 8. — Le fabricant est tenu de justifier, à toute réquisition du préfet, de ses délégués et agents de l'administration des contributions indirectes, de l'emploi donné aux produits de la fabrication ; à cet effet, il tient un registre coté et paraphé par le maire, sur lequel sont inscrites jour par jour, de suite et sans aucun blanc, les quantités fabriquées et les quantités sorties, avec les noms, qualités et demeures des personnes auxquelles elles ont été livrées.

Art. 9. — Les employés des contributions indirectes procéderont périodiquement à des inventaires des restes en magasin.

Le fabricant est tenu de fournir la main-d'œuvre, ainsi que les balances, poids et ustensiles nécessaires aux vérifications.

Le règlement de l'impôt dû pour les quantités livrées à l'intérieur ou manquantes s'opère aux époques fixées par l'Administration des contributions indirectes, et le montant du décompte est immédiatement exigible.

Art. 10. — Dans aucun cas, sauf l'exception stipulée à l'article 11, le transport de la dynamite ne peut s'opérer qu'en vertu d'acquits à caution délivrés par le service des contributions indirectes et contenant l'engagement de payer, par kilogramme de dynamite, une amende dont le taux est réglé par le Ministre des finances, sans pouvoir excéder 2 francs, en cas de non-rapport de l'expédition dûment déchargée dans les délais réglementaires.

Outre la soumission, l'expéditeur doit fournir au buraliste, pour être mises à la souche de l'acquit, et suivant le cas, les pièces ci-après, savoir :

Lorsque les livraisons sont destinées à des marchands de dynamite dûment autorisés, une demande rédigée par le destinataire et revêtue du visa du directeur ou du sous-directeur des contributions indirectes de la circonscription ;

Lorsque les livraisons sont destinées à des consommateurs de l'intérieur, les demandes de ces consommateurs, revêtues du certificat de l'autorité locale ;

Lorsque la dynamite est destinée à l'exportation, une déclaration de l'exportateur indiquant notamment le pays de destination ; cette déclaration est soumise au visa du commissaire de la marine du port d'embarquement, si l'exportation a lieu par mer, ou le Préfet du département où réside l'exportateur, si l'exportation a lieu par terre.

Art. 11. — La circulation des quantités inférieures à 2 kilogrammes, qui sont prises dans les débits par les consommateurs, est régularisée au moyen de simples factures que le débitant délivre lui-même en les détachant d'un registre timbré fourni par la régie ; il est fait, dans ce cas, application des règlements en vigueur pour les livraisons de poudres de mine par les débitants au moyen de factures.

Art. 12. — Lorsque l'Administration juge nécessaire d'organiser une surveillance permanente dans les fabriques, les fabricants sont tenus, sur sa demande, de fournir dans les dépendances de l'usine ou tout à proximité un local convenable pour le logement d'au moins deux employés.

Dans le même cas, les fabricants doivent fournir aux agents de la régie, à l'intérieur des usines, un local propre à servir de bureau.

Ce local, d'au moins 20 mètres carrés, doit être pourvu de tables, de chaises, d'un poêle ou d'une cheminée et d'une armoire fermant à clef.

En toute hypothèse, le fabricant doit, au commencement de chaque année, souscrire l'engagement de rembourser tous les frais de surveillance.

Ces frais, qui représentent la dépense réellement effectuée par la régie, sont réglés à la fin de chaque année par le Ministre des finances. Ils deviennent exigibles à l'expiration du mois, à dater de la notification qui en est faite au fabricant de la décision du Ministre.

Art. 13. — Il est interdit à tous fabricants ou marchands de mettre en vente des produits qui, par suite de la nature ou de la proportion des matières employées, seraient susceptibles de détoner spontanément.

Il est également interdit de mettre en vente des dynamites présentant extérieurement des traces quelconque d'altération ou de décomposition. Chaque cartouche de dynamite porte sur son enveloppe une marque de fabrique et l'indication de l'année et du mois de sa fabrication.

Les préfets peuvent désigner des ingénieurs ou autres hommes de l'art pour s'assurer de l'état des matières dans les fabriques, les dépôts et les débits, et pour faire procéder, s'il y a lieu, à leur destruction, aux frais des détenteurs, sans que les fabricants ou marchands puissent de ce chef réclamer aucune indemnité.

Art. 14. — La dynamite ne peut circuler ou être mise en vente que renfermée dans des cartouches recouvertes de papier ou de parchemin, non amorcées et dépourvues de tout moyen d'ignition. Ces cartouches doivent être emballées dans une première enveloppe bien étanche de carton, de bois, de zinc ou de caoutchouc, à parois non résistantes.

Les vides sont exactement remplis au moyen de sable fin ou de sciure de bois. Le tout est renfermé dans une caisse ou dans un baril en bois consolidé exclusivement au moyen de cerceaux et de chevilles en bois et pourvu de poignées non métalliques.

Chaque caisse ou baril ne peut renfermer un poids net de dynamite excédant 25 kilogrammes.

Les emballages porteront sur toutes leurs faces, en caractères très lisibles, les mots : *dynamite, matière explosible.*

Chaque cartouche sera revêtue d'une étiquette semblable.

Art. 15. — Indépendamment des mesures prescrites par le précédent article, le transport de la dynamite sur les chemins de fer ne peut avoir lieu que conformément aux règlements spéciaux arrêtés par le Ministre des travaux publics.

Le transport de la dynamite sur les rivières, les canaux et les routes de terre s'opère conformément aux règlements en vigueur pour le transport des poudres et des matières dangereuses.

Art. 16. — Les dépôts et débits de dynamite sont distingués en trois catégories, suivant la quantité qu'ils sont destinés à recevoir, ainsi qu'il suit :

La première catégorie comprend ceux qui contiennent plus de 50 kilog. de dynamite.

La seconde, ceux qui en contiennent de 5 à 50 kilogrammes.

La troisième, ceux qui en contiennent moins de 5 kilogrammes.

La conservation de toute quantité de dynamite est assimilée à un dépôt.

Toute demande en autorisation de dépôt ou de débit de dynamite est soumise aux formalités d'instructions prescrites par les règlements pour les établissements dangereux, insalubres et incommodes de première, de deuxième ou de troisième classe, suivant la catégorie à laquelle le dépôt ou le débit doit appartenir.

Il est statué sur la demande dans les formes et suivant les conditions réglées par les articles 1 à 5 ci-dessus pour les fabriques de dynamite.

Toutefois, dans le plan des lieux qu'aux termes du premier paragraphe de l'article 2 ci-dessus, il doit joindre à sa demande, le pétitionnaire pourra se borner à indiquer la position de l'emplacement où les dépôts et débits de dynamite doivent être établis par rapport aux habitations, routes et chemins, dans un rayon de 500 mètres seulement, s'il s'agit de dépôts ou de débits compris dans la deuxième catégorie, et de 200 mètres, s'il s'agit de dépôts ou de débits rentrant dans la troisième catégorie.

Le décret d'autorisation fixera les mesures spéciales à observer et les conditions particulières à remplir pour l'installation et l'exploitation des dépôts ou débits.

Art. 17. — Les débitants de toute catégorie doivent, comme les fabricants, tenir un registre d'entrée et de sortie des matières existantes dans leurs magasins ou vendus ; ce registre doit contenir toutes les indications prescrites à l'article 8 ci-dessus.

Les débitants peuvent vendre des cartouches au détail, mais il leur est interdit de les ouvrir et de les fractionner.

Il peuvent vendre également les amorces et autres moyens d'inflammation des cartouches, mais il doivent les tenir renfermés dans les locaux entièrement séparés de ceux où les cartouches sont déposées.

Art. 18. — Les demandes en autorisation d'importer de la dynamite sont adressées au Préfet du département dans lequel réside le destinataire, et au Préfet de police, pour le ressort de sa préfecture.

Elles font connaître :

1° Les noms, prénoms et domicile de l'expéditeur ;

2° Le lieu de provenance de la dynamite ;

3° La quantité à importer ;

4° Le point ou les points de la frontière par lesquels l'importation aura lieu ;

5° Le lieu de destination et les nom, prénoms, domicile et profession du destinataire.

La demande est instruite et il est statué dans les mêmes termes et suivant les mêmes règles que pour les dépôts et débits de dynamite.

Le décret qui autorise, s'il y a lieu, l'importation, désigne les points par lesquels elle doit s'opérer et les bureaux de douane chargés de la vérification.

La dynamite importée est soumise, dans tous les cas, aux mêmes conditions que la dynamite fabriquée à l'intérieur.

Les frais de toute nature que peuvent occasionner à l'État l'introduction en France et le transport de la dynamite, tels que les frais d'escorte, de vérification et tous autres relatifs au contrôle et à la surveillance, sont à la charge de l'expéditeur, du transporteur ou du destinataire pour le compte duquel ils auront été effectués. Ils seront réglés, dans chaque cas, par le Ministre des finances.

Art. 19. — La dynamite importée ne peut circuler à l'intérieur que sous le plomb et en vertu d'un acquit à caution de la douane, après acquittement préalable des droits fixés par la loi ; elle ne peut être cédée ou vendue à des tiers par le destinataire que si celui-ci est régulièrement autorisé en qualité de débitant.

Art. 20. — Les fabricants, débitants et dépositaires de dynamite sont tenus de donner en tout temps le libre accès de leurs fabriques, débits et dépôts aux agents des contributions indirectes et à tous autres fonctionnaires ou agents désignés par le Préfet.

Art. 21. — La fabrication de la nitro-glycérine, dans les cas prévus par l'article 6 de la loi du 8 mars 1875, ne peut avoir lieu qu'en vertu d'une autorisation délivrée dans les mêmes termes et après les mêmes formalités d'instruction que pour les fabriques de dynamite telles qu'elles sont réglées par le présent décret.

Le décret d'autorisation stipule le délai à l'expiration duquel la fabrication doit cesser ; il règle, en outre, les conditions à observer par le permissionnaire pour la constatation et la perception de l'impôt par les agents des contributions indirectes, ainsi que la nature du contrôle à exercer par les ingénieurs de l'État pour la reconnaissance des travaux effectués.

Art. 22. — Les Ministres de l'agriculture et du commerce, des finances, des travaux publics, de la guerre et de l'intérieur sont chargés, chacun en ce qui le concerne, de l'exécution du présent décret qui sera inséré au *Bulletin des lois*.

Décret complémentaire du 28 octobre 1882 sur la dynamite.

Le Président de la République française,

Vu la loi du 8 mars 1875 et le décret réglementaire du 24 août suivant, sur la dynamite ;

Considérant qu'il y a lieu, dans l'intérêt de la sécurité publique, de compléter les mesures prescrites par la loi et les règlements sus-visés concernant la conservation, la vente et le transport de la dynamite,

Décrète :

Article premier. — Toute personne qui voudra faire usage de dynamite ou de tout autre explosif à base de nitro-glycérine devra, au préalable, adresser au préfet du département où se trouve le dépôt une déclaration écrite, visée par le maire de sa commune ou, à Paris, par le commissaire de police de son quartier.

Art. 2. — L'intéressé indiquera dans cette déclaration :

1° Ses nom, prénoms, domicile et profession ;

2° La quantité de dynamite qu'il désir acheter ;

3° L'usage qu'il se propose de faire de la dynamite, ainsi que le lieu précis où elle doit être employée et la date de cet emploi ;

4° L'endroit où il la déposera jusqu'au moment de l'emploi ;

Art. 3. — Récépissé de cette déclaration sera notifié à l'intéressé. Avis en sera donné, sans délai, à l'ingénieur en chef des mines chargé du service des mines, ou, à défaut, à l'ingénieur en chef du service ordinaire des ponts et chaussées du département.

Art. 4. — Les débitants autorisés ne délivreront de la dynamite, quelle que soit la quantité, que sur la production du récépissé de la déclaration à la préfecture. Ce récépissé sera visé par le débitant et renvoyé par lui, dans les vingt-quatre heures de la livraison, au préfet.

Art. 5. — La dynamite détenue par un particulier ne peut être conservée, en attendant son emploi, que pendant huit jours au plus, à dater de sa réception, à moins d'une autorisation accordée dans les formes prévues par le décret du 24 août 1875 (art. 16).

Art. 6. — En cas d'autorisation, la dynamite sera emmagasinée dans un local fermé à clef. Les entrées et les sorties de dynamite seront inscrites sur un carnet. Les chiffres des entrées seront la reproduction exacte des acquits-à-caution.

Art. 7. — Les dépôts ne devront jamais contenir, en même temps que la dynamite, des poudres fulminantes, c'est-à-dire susceptibles de provoquer, par choc ou inflammation directe, une explosion.

Art. 8. — Le signataire de la déclaration prescrite par l'article 1er ci-dessus est tenu de rendre compte de l'emploi qu'il aura fait de la dynamite, huit jours au plus après la réception.

Le bulletin qu'il adressera à cet effet au préfet mentionnera la date et le lieu de l'emploi.

L'administration pourra toujours contrôler sur place ses opérations.

Art. 9. — Les cartouches-amorces seront, dans les chantiers où il est fait usage de dynamite, confiées à la garde d'un contre-maître qui ne les remettra aux ouvriers qu'au moment de l'emploi.

Art. 10. — Un exemplaire du présent décret sera remis à chaque déclarant en même temps que le récépissé officiel de sa déclaration.

Art. 11. — Les personnes qui auront importé de la dynamite seront tenues, outre les formalités auxquelles elles sont actuellement soumises, de faire une déclaration au préfet du département lors de la réception, et de remplir toutes les obligations du présent décret.

Art. 12. — Les contraventions aux dispositions qui précèdent seront constatées par des procès-verbaux, déférées aux tribunaux compétents et punies des peines portées par l'article 8 de la loi du 8 mars 1875.

Art. 13. — Sera puni des mêmes peines tout individu porteur ou détenteur de dynamite en dehors des conditions prévues au présent décret.

Art. 14. — Dans la huitaine de la promulgation du présent décret, tout détenteur non débitant de dynamite ou de matières explosibles à base de nitroglycérine sera tenu d'en faire la déclaration au préfet du département de sa résidence, sous les peines indiquées à l'art. 12

Art. 15. — Les Ministres de l'intérieur et des cultes, des finances, de la guerre, des travaux publics et du commerce, sont chargés, chacun en ce qui le concerne, de l'exécution du présent décret.

Fait à Paris, le 28 octobre 1882.

B. **Jurisprudence.** — Comme le danger d'incendie, le danger d'explosion, en ce qui concerne le dommage causé au voisinage, rentre dans la catégorie des dommages éventuels, c'est-à-dire des dommages futurs et incertains et par suite, l'action en dommages et intérêts n'est pas recevable (Laurent. Traité de droit civil).

C. **Réglementation générale des explosifs.** — En *Angleterre,* il y a toute une organisation des explosifs régie par la loi du 14 juin 1874 « *Explosion acts* », dont la base fondamentale est la constitution d'un service spécial chargé de l'inspection des explosifs.

En *Autriche,* une ordonnance du 27 juillet 1877, concernant la fabrication et la vente des matières explosives a prévu la création d'agents spéciaux de contrôle et de surveillance.

En *Belgique,* il y a une loi du 15 octobre 1881 sur les dépôts, débits et transport de la poudre à tirer, des dynamites et autres substances explosives, une des premières mesures d'application de cette loi a été l'organisation d'une inspection des explosifs.

En *France,* ainsi que nous l'avons dit, il n'existe pas de réglementation générale des explosifs. A la suite de la catastrophe arrivée en 1878, rue Berger à Paris, chez un négociant autorisé par tolérance, à conserver dans son magasin cinq cents paquets d'amorces fulminantes, et dans laquelle il y eut quatorze personnes blessées et vingt-huit autres plus ou moins grièvement blessées, le Conseil d'hygiène et de salubrité de la Seine adressa au préfet de la Seine deux rapports de MM. Peligot et Schultzenberger, accompagnés d'un *projet d'ordonnance concernant les matières détonantes explosives ou inflammables.*

Ce projet qui vise spécialement les dépôts de ces substances mérite d'être reproduit ici comme document utile à consulter.

Nous Préfet de police,

Vu : 1° La loi des 16-24 août 1790 ; 2° l'arrêté du Gouvernement du 12 messidor an VIII ; 3° celui du 3 brumaire an IX ; 4° la loi du 13 fructidor an V et l'ordonnance de police du 3 février 1821, concernant la vente et le débit de la poudre ; 5° l'ordonnance de police du 3 février 1821, concernant la vente et le débit de la poudre ; 6° l'ordonnance royale du 25 juin 1823 ; la loi du 24 mai 1834 ; la loi du 7 juin 1850.

Ordonnons ce qui suit :

Titre Premier.

Article 1er. — Il est interdit d'établir dans les lieux habités et à proximité des habitations, des dépôts de toute substance solide, liquide ou gazeuse, susceptible de produire une détonation ou une explosion par le choc, la friction, le feu, l'électricité ou tout autre moyen.

Art. 2. — Sont exceptés de cette prohibition les dépôts de matières détonantes explosives et inflammables suivantes, savoir : 1° poudre de chasse ou de tir en boites métalliques fermées ; 2° cartouches chargées ; 3° cartouches non chargées avec douilles amorcées ; 4° amorces diverses pour fusils, pour révolvers et pour douilles ; cartouches Flobert ; 5° Pièces d'artifice chargées à la poudre et flammes du Bengale.

Art. 3. — Les dépôts des matières désignées à l'article 2 pourront être autorisés dans les lieux habités ou dans leur voisinage ; ils seront soumis à des conditions variant suivant leur importance et selon qu'ils seront affectés à la vente au détail ou à la vente en gros. Les arrêtés d'autorisation détermineront les conditions spéciales qui pourront être prescrites pour chacun de ces dépôts.

Titre II. — *Dépôts pour la vente au détail.*

Art. 4. — L'approvisionnement des dépôts affectés à la vente au détail sera déterminé dans chaque arrêté d'autorisation. Il sera dans tous les cas limité aux quantités suivantes :

1° Poudre de chasse ou de tir en boites métalliques fermées.	25 kil.
2° Cartouches chargées....	10.000 cart.
3° Etuis pour cartouches vides et amorces................	200.000 —
4° Amorces diverses pour fusils, pour révolvers et pour douilles ; amorces et cartouches Flobert.	400.000 —
5° Pièces d'artifice chargées au pulvérin et à la poudre... .	200 kil.
6° Flammes du Bengale à la gomme laque...............	25 —

Art. 5. — Toutes les fois que l'approvisionnement du dépôt autorisé pour la vente au détail de poudre, de cartouches chargées ou de pièces d'artifice dépassera la maximum indiqué à l'article 4, l'excédent sera déposé dans un local spécial isolé du débit.

Art. 6. — *Le local servant de réserve* sera fermé à clef, d'un accès facile, uniquement éclairé par la lumière du jour et muni d'un plancher en bois.

Il sera consacré exclusivement au dépôt des matières formant la réserve de l'approvisionnement.

Il sera éloigné de tout foyer et, dans aucun cas, on n'y entrera avec du feu ou de la lumière.

Art. 7. — Le local servant au débit ne devra renfermer aucune autre matière inflammable, solide ou liquide.

Il ne pourra être éclairé que par la lumière du gaz courant ou de l'huile végétale, à l'exclusion de l'huile minérale.

A défaut de bouche de chaleur avec foyer en dehors, il ne pourra être chauffé que par un foyer dont la face sera constamment fermée par une toile métallique. Les matières explosives seront placées dans une armoire éloignée des appareils ou conduits à gaz, ou des lampes, à une distance qui sera déterminée dans chaque arrêté d'autorisation, suivant la configuration des lieux.

La vente des substances détonantes, explosives et inflammables ne sera faite que de jour.

Art. 8. — Dans le local affecté au débit, aussi bien que dans le magasin de réserve, chaque article spécial, poudre de chasse, cartouches chargées, douilles amorcées, etc., sera placé séparément dans une caisse en chêne assemblée solidement avec couvercle mobile, sans charnière en fer ni ferrure.

Les caisses devront toujours être renfermées dans une armoire fermant à clef et placées de façon à être enlevées facilement en cas d'incendie.

Art. 9. — Chaque article ne pourra être reçu en dépôt et être vendu autrement que mis en boîte, savoir :

La poudre de chasse en boites métalliques dans l'état où elle est livrée par l'Administration des Contributions indirectes.

Les amorces, les douilles amorcées, les cartouches chargées, en boites de métal ou de fort carton qui ne pourront être divisées par la vente.

Titre III. — *Dépôts pour la vente en gros.*

Art. 10. — Les dépôts pour la vente en gros des matières détonantes, explosibles et inflammables énumérées dans l'article 2, pourront être autorisés dans le voisinage des habitations, mais dans des magasins isolés, non surmontés d'étage. Toutefois, les dépôts actuellement existant pourront être conservés, s'ils sont jugés, après examen, remplir les conditions indispensables à la sécurité.

Art. 11. — L'approvisionnement des dépôts autorisés pour la vente en gros des amorces et des étuis pour les cartouches vides et amorcées, pourra être dix fois plus considérable que celui des dépôts pour la vente au détail.

Les explosifs seront reçus et conservés dans ces dépôts, comme il est dit aux articles 8 et 9.

Titre IV. — *Vente des pièces d'artifice.*

Art. 12. — Les artificiers seuls pourront être autorisés à vendre des pièces d'artifice et des flammes de Bengale, à moins d'autorisation spéciale, aucun autre commerce ne pourra être fait dans le local où ces pièces seront conservées.

Art. 13. — La vente et le dépôt des pièces d'artifice sont soumis aux mêmes conditions que la vente et le dépôt des autres matières explosives et inflammables.

Toutefois, les pièces qui, à cause de leur volume, ne pourraient pas être renfermées dans des caisses réglementaires, seront disposées avec ordre contre le mur, dans le local affecté à l'emmagasinage de la réserve.

Titre V. — *Dispositions générales.*

Art. 14. — Toute personne qui voudra former un dépôt de substances détonantes, explosives et inflammables dans le ressort de la préfecture de police, devra se pourvoir préalablement d'une autorisation au Préfet de police.

Art. 15. — Dans les dépôts pour la vente au détail, dans les magasins de réserve, et dans les dépôts pour la vente en gros, il est interdit de faire aucun essai d'arme à feu.

Il est également interdit d'y amorcer ou charger des cartouches sans une autorisation spéciale.

Art. 16. — Les infractions aux dispositions de la présente ordonnance donneront lieu à la saisie des explosifs et à des procès-verbaux qui nous seront adressés pour être transmis aux tribunaux compétents.

Art. 17. — La présente ordonnance sera publiée et affichée.

Les sous-préfets des arrondissements de Saint-Denis et de Sceaux, le directeur des contributions indirectes du département de la Seine, les maires des communes du ressort de la préfecture de police, le colonel de la garde républicaine, le commandant de la gendarmerie de la Seine, les commissaires de police, le chef de la police municipale, les officiers de paix et autres préposés de la préfecture de police sont chargés, chacun en ce qui le concerne, d'en assurer l'exécution.

. . . .

Suit la nomenclature des matières détonantes explosibles ou inflammables que nous avons énumérées plus haut.

Le projet d'ordonnance ci-dessus fut transmis au ministre du Commerce, mais ne fut pas mis à exécution, le Gouvernement ayant décidé de le renvoyer à la Commission nommée par lui pour élaborer un projet de loi destinée à réglementer les explosifs en général.

Les choses en sont encore là aujourd'hui.

B. — LES APPAREILS GÉNÉRATEURS DE VAPEUR.

I. Considérations sur les causes, la nature et la gravité des accidents causés par explosion dans l'emploi des appareils générateurs à vapeur. — A. En 1884, dans un travail consciencieux communiqué à la Société d'Hygiène de Bordeaux, M. Ducos, ingénieur de l'Association des propriétaires d'appareils à vapeur pour le Sud-ouest de la France, a présenté un des premiers, sur les accidents causés par les explosions des chaudières à vapeur, une étude fort intéressante, à laquelle nous aurons à nous rapporter plus d'une fois.

Les lois et décrets qui régissent l'emploi des appareils à vapeur depuis leur origine se rattachent de la façon la plus intime aux accidents d'explosion auxquels ces appareils sont particulièrement exposés.

Depuis l'arrêté de 1810 jusqu'au décret du 22 mai 1843, les appareils à vapeur, classés d'abord au nombre des établissements insalubres, furent l'objet de 13 Ordonnances royales ou instructions ministérielles. La marche progressive de leur emploi exigeait en effet de fréquentes modifications dans les règlements. Ces modifications furent introduites, pour la plupart, sous l'impression d'accidents qui avaient coûté la vie à un très grand nombre de personnes.

L'ordonnance royale du 22 mai 1843 réunit dans un texte unique, avec l'addition des prescriptions nouvelles, tous les règlements antérieurs.

Cette ordonnance qui a régi l'emploi des appareils à vapeur jusqu'en 1865, soumettait les industriels qui en faisaient usage à une réglementation des plus sévères.

La surveillance administrative était de tous les instants ; l'installation des appareils ne pouvait se faire qu'après de nombreuses formalités ; toutes les pièces qui les composaient étaient soumises au contrôle et à l'épreuve ; les épaisseurs à donner aux métaux qui entraient dans leur construction, étaient fixées obligatoirement. Pour le fer, l'acier et le cuivre, l'épreuve était du triple de la pression à laquelle la vapeur devait fonctionner dans l'appareil ; pour la fonte elle atteignait jusqu'au quintuple.

On comprend que sous l'empire d'une pareille réglementation, la responsabilité de l'industriel en cas d'accidents devint à peu près nulle.

Ces mesures rigoureuses, sur l'efficacité desquelles on pourrait faire aujourd'hui bien des réserves, avaient quelque raison d'être à une époque où l'on n'avait encore qu'une expérience bien imparfaite de l'emploi de la vapeur et où l'on ne trouvait pour conduire ces appareils qu'un personnel inhabile. Inutile d'ajouter qu'elles constituaient une entrave sérieuse à l'essor de l'industrie en général, et en particulier au progrès de la construction même de ces appareils.

Ces considérations amenèrent l'Administration à tempérer ses rigueurs ; et la loi du 23 janvier 1865 modifia complètement, dans cette pensée, la législation précédente.

Affranchissant presque complètement les industriels de la tutelle administrative, elle ne leur imposa d'autre contrôle que celui de l'épreuve hydraulique des chaudières avant leur sortie des ateliers du constructeur. Elle prescrivit un certain nombre d'appareils de sûreté et ne laissa aux ingénieurs de l'État qu'une surveillance générale.

Mais si le rôle de l'Administration s'éclipsait, en revanche, la responsabilité de l'industriel était complètement engagée.

Cette loi a été en vigueur jusqu'au 30 mai 1880, époque à laquelle un nouveau décret a été rendu. Ce décret, qui ne modifie pas sensiblement l'esprit général de la loi de 1865, en diffère cependant par un retour à des mesures plus sévères ; c'est ainsi qu'il prescrit l'épreuve hydraulique décennale des chaudières à vapeur, et qu'il fait à l'industrie une obligation de faire visiter intérieurement ses chaudières.

Les extraits suivants du rapport du Ministre de l'Instruction publique, M. Varroy, au Président de la République, déterminent bien les points nouveaux qui caractérisent le décret de 1880 : « Le renouvellement de l'épreuve réglementaire, dit le Ministre, pourra ne pas être exigé avant la période décennale, lorsque des renseignements authentiques sur l'époque et les résultats de la dernière visite intérieure et extérieure d'une chaudière constitueront des présomptions suffisantes en faveur de son bon état et les ingénieurs des mines seront autorisés à considérer, à cette époque, comme probants les certificats délivrés aux membres des associations de propriétaires d'appareils à vapeur par celles de ces associations que le Ministre aura désignées.

Ces associations, en effet, employant et rémunérant un personnel spécial ont en vue d'assurer le meilleur fonctionnement possible des appareils, notamment en procédant à des visites intérieures et extérieures des générateurs à vapeur, en les examinant au double point de vue de la sécurité et de la réalisation d'économies de combustible.

La plus importante innovation du nouveau règlement est, sans contredit, l'assujettissement des récipients de vapeur d'une certaine capacité à quelques mesures de sureté. Omis dans l'ordonnance de 1843, ils avaient été assimilés aux générateurs en vertu d'une circulaire ministérielle de 1845, puis volontairement omis encore dans le décret de 1865. De nombreux accidents sont venus démontrer la nécessité de subordonner l'emploi de ces appareils à l'exécution de certaines prescriptions. En conséquence, la Commission centrale des machines à vapeur et le Conseil d'État ont été d'avis que les récipients d'un volume supérieur à 100 litres fussent soumis à l'épreuve officielle, munis dans certains cas d'une soupape de sûreté et assujettis à la déclaration.

Il serait important d'examiner l'influence que ces divers règlements ont pu avoir sur le nombre d'explosions.

Malheureusement, les statistiques sont bien incomplètes dans la première et la seconde période, c'est-à-dire jusqu'en 1843 et depuis 1843 jusqu'en 1865.

Pendant la troisième période, de 1865 à 1880, c'est-à-dire dans un intervalle de seize ans, on peut, au contraire, faire un relevé statistique très intéressant mais tristement instructif.

Il résulte de ce relevé que sur les 393 causes d'explosions signalées :

23 p. 100 sont dues à des conditions défectueuses d'établissement (vices de construction, d'installation, ou défauts des matières). Les explosions qui en ont été la conséquence auraient pu être évitées par des visites intérieures régulières ;

60 p. 100 sont dues à la négligence ou à l'incapacité des agents des industriels ou à des défauts que l'inspection régulière aurait permis de découvrir ;

3 p. 100 sont dues à des causes fortuites ;

Enfin 8 p. 100 sont dues à des causes inexpliquées.

Si l'on prend la période de 1868 à 1878, en établissant les deux divisions de :

1° Conditions défectueuses d'entretien ;

2° Mauvais emploi des appareils ;

On obtient, pour une période de dix ans, le relevé suivant :

CAUSES DES ACCIDENTS.

	Nombre.	Tués.	Blessés.
Defauts de construction qui auraient pu être découverts par l'inspection avant la mise en feu ou après réparation	42	32	60
Défauts que l'inspection régulière et périodique aurait seule permis de découvrir (Corrosions intérieures et extérieures, fentes, etc.)	53	98	125
Défauts qui auraient pu être évités par le soin des surveillants, tels que : appareils de sûreté en mauvais état, manque d'eau, excès de pression, dépôts, incrustations, etc	84	86	83
Causes inconnues	16	18	15
	195	233	283

De ces chiffres on peut tirer les conclusions suivantes :

1° 95 explosions ou 48.75 p. 100 auraient pu être évitées par des visites minutieuses faites régulièrement ;

2° 84 explosions où 43 p. 100 auraient été évitées en partie par une surveillance plus active des agents de l'industriel et par une meilleure tenue des différents appareils de sûreté exigés par les règlements ;

3° Enfin, 16 explosions où 8.25 p. 100 seulement sont restées inexpliquées.

Il est intéressant de comparer au point de vue des accidents, les statistiques anglaise et française. Le relevé suivant est tiré des rapports de M. Marten, ingénieur en chef du *Midland steam boilers And Assurance Company* et comprend également une période de dix années.

CAUSES DES ACCIDENTS.

	Nombre	Décès.	Blessés.
Défauts de construction qui auraient pu être découverts par l'inspection avant la mise en feu ou après réparation	242	283	437
Défauts que l'inspection régulière périodique aurait seule permis de découvrir : corrosions, fentes, etc	180	227	469
Défauts qui auraient pu être évités par le soin des surveillants, tels que : appareils de sûreté en mauvais état, manque d'eau, excès de pression, dépôts, incrustations, etc	197	242	350
Causes extérieures	4	3	3
Causes indéterminées	19	9	14
	642	764	1273

Ces explosions peuvent, de même, être classées suivant leurs causes, de la façon suivante :

1° 422 explosions ou 65,7 p. 100 ne pouvaient être évitées que par des visites intérieures régulières ;

2° 197 explosions, ou 30,7 p. 100 auraient été en partie évitées si la surveillance des agents de l'industriel avait été plus effective, et si principalement, les appareils de sûreté avaient été en bon état de fonctionnement ;

3° 4 explosions ou 0,62 p. 100 sont dues à des causes fortuites ;

4° 19 explosions ou 3,9 p. 100 sont seules restées inexpliquées.

De la comparaison de ces deux relevés entre eux il résulte, qu'en France, le chiffre des victimes par explosion est légèrement inférieur à celui que l'on constate en Angleterre. Ainsi, par 100 accidents d'explosion, il y a eu en France, pendant une période de dix ans, 264 victimes, soit 119 tués et 145 blessés ; pendant la même période de temps en Angleterre, 100 accidents d'explosion fournissent 376 victimes, soit 119 tués et 198 blessés.

D'autre part, le nombre brut des explosions est plus considérable en Angleterre qu'en France ; mais si l'on rapporte ce nombre à celui des chaudières en activité, on trouve que la France est, comparativement à l'Angleterre, dans un état d'infériorité regrettable.

En effet pendant la période de dix ans, sur laquelle M. Ducos a établi les tableaux précédents, le nombre moyen des chaudières en activité a été, en France, de 49,000.

Soit environ : 1 explosion par 1,500 chaudières et par an.

Pendant une période d'égale durée, le nombre moyen des chaudières en activité a été, en Angleterre, d'environ 130,000.

Soit : 1 explosion par 2,000 chaudières.

On a donc en France, 33 p. 100 d'explosions de plus qu'en Angleterre.

Un fait important qui ressort également des tableaux qui précèdent, c'est la large part qu'il faut faire à la surveillance des appareils et des hommes chargés de les conduire dans la recherche des moyens propres à éviter les accidents.

En France 8 pour 100, et en Angleterre 4 pour 100 des explosions seulement, restent inexpliquées.

En 1889, M. O. Keller, ingénieur en chef des mines a presenté au Congrès international des accidents de travail, un relevé des accidents d'explosions survenus en France. Ce relevé comprend pour une période de 8 années, de 1880 à 1887 inclus : 253 accidents d'explosion ayant occasionné 658 victimes soit 252 tués et 406 blessés.

Ces chiffres sembleraient au premier abord indiquer une aggravation marquée, à la fois dans le nombre des accidents et dans celui des victimes par accident ; mais si l'on rapporte le nombre moyen annuel des accidents : 31,6 pendant cette période de huit années, au nombre moyen annuel de chaudières en activité qui est de 85,927, on trouve 1 explosion par 2,718 chaudières et par an ; ce qui, comparativement à la période de dix années relevée par M. Ducos (1868 à 1878) où il y aurait eu 1 explosion par 1,500 chaudières et par an, démontre une diminution de près du double.

Un pareil résultat est dû incontestablement à l'application du décret de 1880.

A. *Des principales industries où l'on relève des accidents d'explosion par les appareils à vapeur.* — La gravité des accidents causés par les explosions des appareils à vapeur peut se démontrer à la fois par le percentage des tués et blessés et par le rapport du chiffre des tués à celui des blessés sur cent accidents de personnes.

Les relevés fournis chaque année par les *Annales des mines* nous ont permis d'établir les proportions suivantes :

Dans une première période décennale (1865-1876) on compte 254 explosions de générateurs à vapeur ayant donné lieu à 701 accidents de personnes, dont 327 tués et 374 blessés ; soit, sur l'ensemble des industries qui ont fourni ce chiffre d'observations, 276 accidents de personnes par 100 explosions, avec une proportion moyenne de 46 tués sur les 100 accidents de personnes.

Si nous établissons le pourcentage par groupes d'industries, on trouve que :

Dans les *forges et ateliers de constructions mécaniques :* 100 explosions auraient causé 586 accidents de personnes avec 37 p. 100 de tués ;

Dans les *raffineries et sucreries* : 100 explosions causeraient 352 accidents de personnes avec 56 p. 100 de tués ;

Dans les *huileries :* 350 accidents de personnes avec 36 p. 100 de tués ;

Dans les *papeteries et cartonneries :* 300 accidents de personnes avec 46 p. 100 de tués ;

Dans les *filatures et industries textiles :* 226 accidents de personnes avec 70 p. 100 ;

Dans les *distilleries :* 119 accidents de personnes avec 77 p. 100 de tués ;

Dans un dernier groupe comprenant les autres industries diverses : 230 accidents de personnes avec 39 p. 100 de tués.

Il ressort de ce premier relevé décennal que ce ne sont pas toujours les industries où un accident d'explosion occasionne, en moyenne, le plus d'accidents de personnes que le chiffre des tués est le plus élevé. Ainsi, en ce qui concerne la gravité des lésions produites, les distilleries viendraient en tête, puis les filatures et industries textiles, ensuite les raffineries et sucreries.

Dans une seconde période décennale (1889-1890) les relevés fournis par les *Annales des mines*, nous donnent 357 explosions de générateurs ayant causé 625 accidents de personnes avec 333 tués et 292 blessés, soit sur l'ensemble des industries : par 100 explosions une moyenne de 206 accidents de personnes avec 51 p. 100 de tués.

En ce qui concerne le percentage par groupe d'industries, on a le tableau suivant :

Forges et ateliers de construction	pour 100 explosions,	515	accidents de personnes	avec 50 0/0	de tués
Filatures et industries textiles,	—	257	—	67 0/0	—
Raffineries et sucreries,	—	175	—	57 0/0	—
Teintureries et apprêts,	—	127	—	52 0/0	—
Distilleries et brasseries,	—	152	—	45 0/0	—
Papeteries et cartonneries	—	127	—	39 0/0	—
Divers,	—	91	—	54 0/0	—

Les filatures et industries textiles avec les raffineries et sucreries occupent encore la tête, par la gravité des accidents de personnes que l'on y constate.

D'une facon générale, dans cette seconde période décennale, si le nombre des accidents de personnes par explosion a sensiblement diminué, la proportion de tués s'est au contraire quelque peu élevée. Il est bien certain que pour expliquer la diversité dans le chiffre des accidents de personnes et dans la proportion des tués, il faut se rapporter aux conditions qui sont spéciales au milieu industriel lui-même.

Ce qui paraît un fait établi : c'est que ce sont les ateliers de constructions mécaniques et les forges de grosses œuvres qui donnent lieu au plus grand nombre d'accidents de personnes pour un même nombre d'explosions. Nous citerons comme exemple, l'explosion survenue dans les forges de Marnaval (Haute-Marne) d'une chaudière verticale chauffée par les flammes perdues de trois fours à pudler. La chaudière avait été pourtant éprouvée en 1882 ; l'accident eut lieu le 31 mars 1883 : elle s'est divisée, à partir de 2m20 de la base, en plusieurs morceaux qui ont été lancés dans toutes les directions ; il y eut 30 morts et 61 blessés dont 12 seulement assez légèrement. La toiture et la charpente furent emportées ou disloquées sur environ 900 mètres carrés de surface. Un autre accident analogue quant à la cause (chaudière chauffée par les flammes perdues de plusieurs fours à pudler), le courant de flammes venant attaquer la tôle nue de la chaudière, eut lieu le 8 novembre 1884 aux forges d'Eurville, également dans la Haute-Marne ; il y eut 22 morts et 33 blessés, dont 27 très grièvement.

Certaines habitudes propres au mode de fonctionnement de quelques industries, peuvent être incriminées avec juste raison. Ainsi en est-il pour les *sucreries*. Ce que nous allons en dire, est d'ailleurs susceptible de se généraliser aux autres.

En présence des fréquentes explosions survenues dans les sucreries, souvent avec des conséquences désastreuses, une enquête spéciale fut provoquée en 1878 par l'Administration, et M. Luyt, ingénieur en chef des mines, en relevant les rapports fournis par les ingénieurs enquêteurs, arriva aux conclusions suivantes :

« En dehors des causes d'usure et d'accident qui affectent la généralité des appareils à vapeur, les chaudières des fabriques de sucre sont, de plus, soumises à des actions spéciales dont la détermination offre un intérêt tout particulier au point de vue des conditions de travail auxquelles le personnel des sucreries se trouve soumis.

D'abord, le nombre insuffisant des chaudières les expose à un chauffage beaucoup trop énergique, à chaque campagne, alors surtout que l'exigence d'un travail rapide et continu ne permet pas de les entretenir convenablement et que les réparations ne se font qu'à la dernière extrémité.

En outre, le renouvellement du personnel à chaque campagne n'est point favorable à une surveillance sérieuse, telle qu'elle le serait de la part de chauffeurs employés en permanence ; alors surtout que pendant les chômages prolongés, les chaudières sont éminemment susceptibles de s'oxyder et de se détériorer.

A côté de ces faits d'observation générale, il y a certaines causes qu'il faut faire intervenir, telles que l'introduction des sirops qui, en permettant de surchauffer le métal, donne lieu à des fuites, et le mélange qu'on fait trop souvent dans l'alimentation des chaudières des eaux calcaires avec les eaux grasses provenant de la condensation des vapeurs. Enoncer ici la cause du mal, c'est en déduire le remède. »

La gravité des accidents d'explosion s'explique par la nature des lésions produites. Ce sont, en général, des traumatismes multiples de la tête, du tronc ou des membres, causés soit directement par la projection d'éclats de la chaudière ou de la machine, soit indirectement par celle de fragments de charpente ou d'objets brisés et transportés par la violence de l'explosion.

Mais à côté de ces traumatismes, presqu'aussi nombreuses et souvent beaucoup plus graves, se placent les brûlures par échappement de la vapeur, brûlures atroces souvent, parfois rapidement mortelles. C'est dans ces circonstances que l'on est appelé à observer ces cas de brûlures internes par respiration de la vapeur, accident dont la gravité échappe parfois au premier abord, mais qui ne tarde pas à amener la mort par altération profonde des muqueuses respiratoires et asphyxie consécutive.

Sur les 701 accidents de personnes relevés pendant la période de 1864 à 1876, 344 fois, c'est-à-dire 49 fois sur cent, c'est à des brûlures que l'on a eu affaire.

Dans la seconde période (1880-1890), la proportion de brûlures observée est un peu plus faible : 207 brûlures sur les 625 accidents de personnes qui sont relevés, soit les 33 0/0. Dans le chiffre total des tués pendant ces deux périodes, soit 660 tués, la part de mortalité qui revient aux brûlures est de 43 0/0 ; mais si l'on retranche les accidents survenus dans les forges et ateliers de construction où les traumatismes forment, ainsi que nous l'avons vu, une proportion considérable, et si l'on ne considère la mortalité par explosion des chaudières que dans les autres industries, on trouve alors que la part qui revient aux brûlures dans cette mortalité est de 58 à 60 0/0 et même d'avantage.

Il est un accident professionnel auquel le chauffeur mécanicien qui alimente la chaudière peut être exposé et qu'il nous paraît utile de signaler ici.

Des traumatismes graves des yeux peuvent être la conséquence de la rupture des tubes indicateurs des niveaux d'eau dans les chaudières. Pour rendre inoffensifs les éclats de verre qui sont projetés en pareille circonstance sur le visage du chauffeur pendant qu'il charge la grille ou qu'il circule devant la chaudière, il est indispensable d'entourer le tube d'un treillage métallique ou d'une enveloppe en tôle munie sur le devant d'une glace épaisse permettant de voir le niveau de l'eau dans l'indicateur.

II. **Les moyens de prévenir les accidents d'explosion des appareils à vapeur.** — Le défaut de surveillance des appareil à vapeurs, l'inexpérience, la négligence et l'imprudence des hommes appelés à les conduire telles sont donc les raisons de la production d'accidents qui le plus souvent pourraient être prévenus, étant donnée la connaissance exacte des causes qui les déterminent généralement. Ces causes peuvent se diviser en deux grandes catégories :

1° Défauts des tôles, soit originels, soit accidentels ;

2° Excès de pression.

La première catégorie comprend :

Ce qu'on appelle : une *paille*, *dédoublure* ou *dédoublement* qui est une partie de tôle imparfaitement soudée ;

Une *fente*, *cassure* ou *gerçure* produite le plus souvent par la dilatation inégale des parties du générateur sous l'influence d'une marche forcée de l'appareil ;

Une *corrosion* qui est l'affaiblissement partiel des tôles produit par un agent chimique ou l'eau à l'intérieur ou à l'extérieur. Une cause de corrosion extérieure, importante à connaître réside dans l'action destructive toute spéciale provenant des produits sulfureux contenus dans les gaz de la combustion de houilles pyriteuses ;

Une *bosse, ampoule, coup de feu* ou *poche* produite par le surchauffage d'une partie de la tôle.

L'excès de pression peut être le résultat, soit :

De la surcharge des soupapes de sûreté ou de leur mauvais fonctionnement ;

Du manque d'eau suivie d'alimentation intempestive, ayant pour effet de donner à l'eau un état particulier appelé état sphéroïdal, que prennent les liquides dans les vases métalliques incandescents ;

De l'obstruction partielle d'une partie de la chaudière et de l'accroissement de pression dû à la pompe alimentaire.

Les deux premières causes ont donné lieu fréquemment à des explosions; elles résultent presque toujours de la négligence, de l'imprudence ou de l'incapacité des chauffeurs.

Les *appareils de sûreté* prescrits par la loi ont précisément pour but de prévenir les accidents de ce genre.

Il résulte de tout ce qui précède que le plus sûr moyen de prévenir les explosions des chaudières à vapeur consiste d'un côté dans la visite intérieure des générateurs faite par des personnes exercées à découvrir les nombreux défauts que nous avons énumérés, d'autre part dans le recrutement d'un personnel intelligent et attentif pour la conduite de ces appareils.

Le but des institutions connues sous le nom « *d'Associations des propriétaires d'appareil à vapeur* est de préserver justement les industriels associés de toute chance d'explosion de leurs appareils en entretenant un personnel d'ingénieurs et d'inspecteurs spécialement chargés de leur surveillance. C'est grâce à de pareilles Associations que l'on compte en Angleterre un bien moins grand nombre d'explosions qu'en France. Les statistiques anglaises montrent en effet que parmi les appareils surveillés la proportion de ces accidents est réduite à 70 pour 100 explosion survenant dans les circonstances ordinaires.

En France, d'après M. Compère, ingénieur directeur de l'Association parisienne, il existait au 1er mai 1889, 10 Associations, comptant 3,382 membres et possédant 13,271 chaudières, c'est-à-dire un septième environ du chiffre moyen annuel des chaudières en activité pendant la période de douze années (1879-1889).

Or, sur 443 accidents relevés de 1877 à 1887, 18, soit 3,83 pour 100 seulement se rattachent à des associations, alors que proportionnellement elles devaient en présenter le septième c'est-àdire 63, soit 14 pour 100 environ.

III. Législation française et règlementation administrative concernant les appareils générateurs de vapeur. — Le titre premier du décret du 1er mai 1880 qui concerne les mesures de sûreté relatives aux chaudières placées à demeure et le titre II qui s'occupe de l'établissement de ces chaudières et se rattache à la sécurité publique par les conditions d'emplacement et d'isolement qui y sont indiquées suivant l'importance de l'appareil à vapeur, sont les seuls que nous croyons devoir reproduire en entier. Il n'en sera pas de même des autres titres du décret où il est traité des chaudières locomobiles, des chaudières des machines locomotives, des récipients et de diverses dispositions générales d'ordre purement administratif.

Décret du 1er Mai 1880 relatif aux appareils à vapeur autres que ceux qui sont placés à bord des bateaux (promulgué le 2 mai 1880).

TITRE PREMIER. — *Mesures de sûreté relatives aux chaudières placées à demeure*

ART. 2 — Aucune chaudière neuve ne peut être mise en service qu'après avoir subi l'épreuve réglementaire ci-après définie. Cette épreuve doit être faite chez le constructeur et sur sa demande.

Toute chaudière venant de l'étranger est éprouvée avant sa mise en service, sur le point du territoire français désigné par le destinataire dans sa demande.

ART. 3. — Le renouvellement de l'épreuve peut être exigé de celui qui fait usage d'une chaudière :

1° Lorsque la chaudière ayant déjà servi, est l'objet d'une nouvelle installation ;

2° Lorsqu'elle a subi une réparation notable ;

3° Lorsqu'elle est remise en service après un chômage prolongé ;

A cet effet, l'intéressé devra informer l'ingénieur des mines de ces diverses circonstances. En particulier, si l'épreuve exige la démolition du massif du fourneau ou l'enlèvement de l'enveloppe de la chaudière et un chômage plus ou moins prolongé, cette épreuve pourra ne point être exigée, lorsque des renseignements authentiques sur l'époque et les résultats de la dernière visite, intérieure et extérieure, constitueront une présomption suffisante en faveur du bon état de la chaudière. Pourront être notamment considérés comme renseignements probants les certificats délivrés aux membres des Associations de propriétaires d'appareils à vapeur par celles de ces associations que le Ministre aura désignées.

Le renouvellement de l'épreuve est exigible également lorsque, à raison des conditions dans lesquelles une chaudière fonctionne, il y a lieu, pour l'ingénieur des mines, d'en suspecter la solidité.

Dans tous les cas, lorsque celui qui fait usage d'une chaudière contestera la nécessité d'une nouvelle épreuve, il sera, après une instruction où celui-ci sera entendu, statué par le préfet.

En aucun cas, l'intervalle entre deux épreuves consécutives n'est supérieur à dix années. Avant l'expiration de ce délai, celui qui fait usage d'une chaudière à vapeur doit lui-même demander le renouvellement de l'épreuve.

ART. 4. — L'épreuve consiste à soumettre la chaudière à une pression hydraulique supérieure à la pression effective qui ne doit point être dépassée dans le service. Cette pression d'épreuve sera maintenue pendant le temps nécessaire à l'examen de la chaudière, dont toutes les parties doivent être visitées.

La surcharge d'épreuve par centimètre carré est égale à la pression effective, sans jamais être inférieure à un demi-kilogramme ni supérieur à 6 kilogrammes.

L'épreuve est faite sous la direction de l'ingénieur des mines et en sa présence, ou, en cas d'empêchement, en présence du garde-mines opérant d'après ses instructions.

Elle n'est pas exigée pour l'ensemble d'une chaudière dont les diverses parties, éprouvées séparément, ne doivent être réunies que par des tuyaux placés sur tout leur parcours en dehors du foyer et des conduits de flamme, et dont les joints peuvent être facilement démontés.

Le chef de l'établissement où se fait l'épreuve fournit la main-d'œuvre et les appareils nécessaires à l'opération.

Art. 5. — Après qu'une chaudière ou partie de chaudière a été éprouvée avec succès il y est apposé un timbre, indiquant, en kilogrammes par centimètres carrés, la pression effective que la vapeur ne doit pas dépasser.

Les timbres sont poinçonnés et reçoivent trois nombres indiquant le jour, le mois et l'année de l'épreuve.

Un de ces timbres est placé de manière à être toujours apparent après la mise en place de la chaudière.

Art. 6. — Chaque chaudière est munie de deux soupapes de sûreté, chargées de manière à laisser la vapeur s'écouler dès que sa pression effective atteint la limite maximum indiquée par le timbre réglementaire.

L'orifice de chacune des soupapes doit suffire à maintenir, celle-ci étant au besoin convenablement déchargée ou soulevée et quelle que soit l'activité du feu, la vapeur dans la chaudière à un degré de pression qui n'excède pour aucun cas la limite ci-dessus.

Le constructeur est libre de répartir, s'il le préfère, la section totale d'écoulement nécessaire des deux soupapes réglementaires entre un plus grand nombre de soupapes.

Art. 7. — Toute chaudière est munie d'un manométre en bon état placé en vue du chauffeur et gradué de manière à indiquer en kilogrammes la pression effective de la vapeur dans la chaudière.

Une marque très apparente indique sur l'échelle du manomètre la limite que la pression effective ne doit point dépasser.

La chaudière est munie d'un ajutage terminé par une bride de 4 centimètres ($0^{m}04$) de diamètre et cinq millimètres ($0^{m}005$) d'épaisseur disposée pour recevoir le manomètre vérificateur.

Art. 8. — Chaque chaudière est munie d'un appareil de retenue, soupape ou clapet, fonctionnant automatiquement et placé au point d'insertion du tuyau d'alimentation qui lui est propre.

Art. 9. — Chaque chaudière est munie d'une soupape ou d'un robinet d'arrêt de vapeur, placé, autant que possible à l'origine du tuyau de conduite de vapeur, sur la chaudière même.

Art. 10. — Toute paroi en contact par une de ses faces avec la flamme doit être baignée par l'eau sur sa face opposée.

Le niveau de l'eau doit être maintenu, dans chaque chaudière, à une hauteur de marche telle qu'il soit, en toute circonstance, à six centimètres ($0^{m}06$) au moins au-dessus du plan pour lequel la condition précédente cesserait d'être remplie. La position limite sera indiquée, d'une manière très apparente, au voisinage du tube de niveau mentionné à l'article suivant :

Les prescriptions énoncées au présent article ne s'appliquent point :

1° Aux surchauffeurs de vapeur distincts de la chaudière ;

2° A des surfaces relativement peu étendues et placées de manière à ne jamais rougir, même lorsque le feu est poussé à son maximum d'activité, telles que les tubes ou parties de cheminée qui traversent le réservoir de vapeur, en envoyant directement à la cheminée principale les produits de la combustion.

Art. 11. — Chaque chaudière est munie de deux appareils indicateurs du niveau de l'eau, indépendants l'un de l'autre, et placés en vue de l'ouvrier chargé de l'alimentation.

L'un de ces deux indicateurs est un tube en verre, disposé de manière à pouvoir être facilement nettoyé et remplacé au besoin.

Pour les chaudières verticales de grande hauteur, le tube en verre est remplacé par un appareil disposé de manière à reporter en vue de l'ouvrier chargé de l'alimentation l'indication du niveau de l'eau dans la chaudière.

Titre II. — *Établissement des chaudières à vapeur placées à demeure.*

Art. 12. — Toute chaudière à vapeur destinée à être employée à demeure ne peut être mise en service qu'après une déclaration adressée, par celui qui fait usage du générateur, au préfet du département. Cette déclaration est enregistrée à sa date. Il en est donné acte. Elle est communiquée sans délai à l'ingénieur en chef des mines.

Art. 13. — La déclaration fait connaître avec précision :

1° Le nom et le domicile du vendeur de la chaudière ou l'origine de celle-ci ;

2° La commune et le lieu où elle est établie ;

3° La forme, la capacité et la surface de chauffe ;

4° le numéro du timbre réglementaire ;

5° Un numéro distinctif de la chaudière, si l'établissement en possède plusieurs ;

6° Enfin le genre d'industrie et l'usage auquel elle est destinée.

Art. 14. — Les chaudières sont divisées en trois catégories.

Cette classification est basée sur le produit de la multiplication du nombre exprimant en mètres cubes la capacité totale de la chaudière (avec ses bouilleurs et ses réchauffeurs alimentaires, mais sans y comprendre les surchauffeurs de vapeur) par le nombre exprimant, en degrés centigrades, l'excès de la température de l'eau correspondant à la pression indiquée par le timbre réglementaire sur la température de 100 degrés, conformément à la table annexée au présent décret.

Si plusieurs chaudières doivent fonctionner ensemble dans un même emplacement, et si elles ont entre elles une communication quelconque, directe ou indirecte, on prend pour former le produit, comme il vient d'être dit, la somme des capacités de ces chaudières.

Les chaudières sont de première catégorie quand le produit est plus grand que 200 ; de la deuxième, quand le produit n'excède pas 200, mais surpasse 50 ; de la troisième, si le produit n'excède pas 50.

Art. 15. — Les chaudières comprises dans la première catégorie doivent être établies en dehors de toute maison d'habitation et de tout atelier surmonté d'étages. N'est pas considérée comme un étage au-dessus de l'emplacement d'une chaudière, une construction dans laquelle ne se fait aucun travail nécessitant la présence d'un personnel à poste fixe.

ART. 16. — Il est interdit de placer une chaudière de première catégorie à moins de trois mètres (3m) d'une maison d'habitation

Lorsqu'une chaudière de première catégorie est placée à moins de dix mètres (10m) d'une maison d'habitation, elle en est séparée par un mur de défense.

Ce mur, en bonne et solide maçonnerie, est construit de manière à défiler la maison par rapport à tout point de la chaudière distant de moins de dix mètres (10m), sans toutefois que sa hauteur dépasse de un mètre (1m) la partie la plus élevée de la chaudière. Son épaisseur est égale au tiers au moins de sa hauteur, sans que cette épaisseur puisse être inférieure à un mètre (1m) en couronne. Il est séparé du mur de la maison voisine par un intervalle libre de trente centimètres (0m 30) de largeur au moins.

L'établissement d'une chaudière de première catégorie à la distance de dix mètres (10m) ou plus d'une maison d'habitation n'est assujetti à aucune condition particulière.

Les distances de trois mètres (3m, et de dix mètres (10m), fixées ci-dessus, sont réduites respectivement à un mètre cinquante centimètres (1m 50) et à cinq mètres (5m), lorsque la chaudière est enterrée de façon que la partie supérieure de ladite chaudière se trouve à un mètre (1m) en contre-bas du sol, du côté de la maison voisine.

ART. 17. — Les chaudières comprises dans la deuxième catégorie peuvent être placées dans l'intérieur de tout atelier, pourvu que l'atelier ne fasse pas partie d'une maison d'habitation.

Les foyers sont séparés des murs des maisons voisines par un intervalle libre de cinquante centimètres (0m 50) au moins.

ART. 19. — Les conditions d'emplacement prescrites pour les chaudières à demeure, par les précédents articles ne sont pas applicables aux chaudières pour l'établissement desquelles il aura été satisfait au décret du 25 janvier 1865, antérieurement à la promulgation du présent règlement.

ART. 20. — Si, postérieurement à l'établissement d'une chaudière, un terrain contigu vient à être affecté à la construction d'une maison d'habitation, celui qui fait usage de la chaudière devra se conformer aux mesures prescrites par les art. 16, 17 et 18 comme si la maison eût été construite avant l'établissement de la chaudière.

ART. 21. - Indépendamment des mesures générales de sûreté prescrites par les articles 12 et 13, les chaudières à vapeur fonctionnant dans l'intérieur des mines sont soumises aux conditions que pourra prescrire le préfet, suivant les cas et sur le rapport de l'ingénieur des mines.

IV. Aperçu sur la législation étrangère concernant la surveillance des appareils générateurs de vapeur.

1° ALLEMAGNE. — *Ordonnance du 21 juin 1869*, concernant l'obligation de l'autorisation préalable ;

Arrêté du 29 mai 1871, constituant un véritable règlement sur la matière et visant : l'emploi de la fonte et du laiton autorisé seulement pour des tubes d'un faible diamètre ; — le maintien du niveau d'eau à une distance de 10 centimètres pour les chaudières à terre et de 15 à 25 centimètres pour les chaudières de bateau entre le plan d'eau et la partie en contact avec la flamme ; — l'existence d'un indicateur, à l'extérieur, du niveau minimum ; — l'emploi de soupapes de sûreté et d'un manomètre ; — la nécessité de l'épreuve hydraulique préalable, faite au double de la pression de marche.

Loi du 3 mai 1872, sur les visites périodiques auxquelles les chaudières doivent être soumises de la part d'inspecteurs techniques : visites extérieures tous les deux ans au moins, et visites intérieures tous les six ans.

Règlement de police du 12 juin 1878, comportant le renouvellement de l'épreuve hydraulique après chaque réparation notable de la chaudière.

L'inspection officielle des chaudières à vapeur est régie : dans le GRAND DUCHÉ DE BADE, par la loi du 22 janvier 1874 et l'ordonnance du 14 mars 1874 applicable également à la BAVIÈRE ;

dans la SAXE, par l'ordonnance du 6 juillet 1871 ;

dans le WURTEMBERG, par l'arrêté ministériel du 14 décembre 1871, dans l'ALSACE-LORRAINE, par l'ordonnance impériale du 3 novembre 1884.

2° AUTRICHE. — *Ordonnance du 20 décembre 1859* comportant l'autorisation préalable pour les installations des chaudières à vapeur.

Loi du 7 juillet 1871 sur la réglementation des chaudières comportant les épreuves préalables et les inspections périodiques ;

Ordonnance du 1er octobre 1875 comportant : l'exclusion de la fonte et du laiton dans la construction des chaudières, sauf (en ce qui concerne le laiton) pour les tubes d'un diamètre égal ou inférieur à 10 centimètres ; — la présence d'appareils de sûreté : soupapes de sûreté, manomètres, indicateurs d'eau dont un tube de verre, clapet de retenue d'eau pour l'alimentation ; — l'indication à l'extérieur du niveau d'eau minimum établi dans les chaudières, fixé à 10 centimètres au-dessus des carneaux.

3° HONGRIE. — *Ordonnance du 11 février 1854*, comportant : l'obligation d'une autorisation préalable pour l'établissement des chaudières à vapeur ; — l'interdiction des chaudières et des tubes bouilleurs en fonte ; — la détermination de l'épaisseur des parois des générateurs et du diamètre des soupapes au moyen de formules réglementaires ; — l'obligation de deux soupapes d'un manomètre et d'un tube de verre ; — la prescription d'une épreuve hydraulique au double de la pression de marche, renouvelable en cas de modification notable ; — la fixation du niveau minimum à 104 millimètres au-dessus des surfaces exposées au feu dans les locomotives, à 156 ou 208 millimètres dans les autres chaudières ; — l'interdiction d'employer des chauffeurs et mécaniciens non pourvus de certificats de capacité ; — l'organisation d'inspections officielles périodiques, la répression des contraventions par le Code pénal.

4° BELGIQUE. — *Arrêté royal du 21 mai 1884* comportant : l'autorisation administrative après enquête, — l'obligation de munir toute chaudière de deux soupapes à siège plat, avec surface annulaire de contact d'une largeur limitée au vingtième du diamètre et au maximum à quatre millimètres, d'un manomètre, de deux indicateurs de niveau dont un tube en verre ou une boîte à face transparente, d'un appareil d'alarme, d'un appareil d'alimentation muni d'un clapet de retenue d'eau et, dans le cas des chaudières à foyer intérieur, d'un boulon fusible, — l'indication à l'extérieur du niveau d'eau à 10 centimètres au-dessus du point le plus élevé des carneaux, — l'interdiction de la fonte, sauf exceptions, — l'obligation d'une épreuve hydraulique des générateurs, à une pression égale à une fois et demie la pression maximum sous laquelle ils doivent fonctionner, — l'obligation de nettoyages fréquents par des ouvriers offrant des garanties d'expérience et de sobriété, — des inspections compétentes au moins une fois par an et avant la remise au feu, si les générateurs ont chômé plus de huit mois.

5° Danemarck. — *Loi du 24 mars 1874* réglant les conditions d'installation et de surveillance des chaudières à vapeur, et complétée par l'*ordonnance du 1er décembre 1880* comportant : l'interdiction de la fonte et du laiton sur les parties de la surface de chauffe dont le diamètre excède 105 millimètres, — l'obligation de pourvoir chaque chaudière d'un indicateur de niveau d'eau accompagné de trois robinets de jauge, d'un appareil d'alimentation avec clapet de retenue, d'une ou deux soupapes de sûreté suivant la surface de chauffe, d'un manomètre, — des épreuves hydrauliques à une pression dépassant des deux tiers la pression de marche ; — la fixation des amendes encourues en cas de contravention. L'inspection consiste en visites extérieures annuelles et en des visites complètes, triennales, avec ou sans renouvellement d'épreuves.

6° Grande-Bretagne. — *Loi du 14 août 1871*, comportant un service de contrôle pour les chaudières des chemins de fer.

Lois des 10 août 1872 et 16 septembre 1877 comportant des mesures de police pour les chaudières des mines : manomètre, indicateur de niveau d'eau, soupape de sûreté.

Loi du 10 août 1854 sur la marine marchande, soumettant à une réglementation très minutieuse les chaudières des bateaux destinés au transport des voyageurs.

7° Italie. — Les chaudières à vapeur employées dans les chemins de fer (*règlement de police du 31 octobre 1871*) et dans la navigation (*arrêté ministériel du 21 juin 1877*) sont seules l'objet d'une réglementation d'ensemble. Les chaudières employées dans l'industrie jouissent d'une liberté complète, sauf en Toscane.

8° Pays-Bas. — *Loi du 28 mai 1869* comportant : l'autorisation préalable qui n'est accordée qu'après épreuve hydraulique et inspection des appareils de sûreté, — des inspections officielles et des pénalités en cas de contravention, — la prescription de deux soupapes de sûreté, d'un manomètre, d'un tube de verre, de deux robinets de jauge, d'un indicateur extérieur du point le plus élevé des carneaux et du niveau d'eau maintenu au dessus de ce point à 10 ou 18 centimètres suivant les cas, — l'interdiction de la fonte, etc.

9° Portugal. — *Décret du 30 juin 1884* reproduisant, à peu de chose près, le règlement français du 30 avril 1880.

10° Suède. — *Loi du 12 février 1864* réglementant seulement les chaudières des bateaux à vapeur, prescrivant une épreuve hydraulique, l'emploi d'une soupape de sûreté, d'un manomètre, de deux robinets de jauge, d'un indicateur marquant la hauteur moyenne de l'eau dans la chaudière, et des inspections annuelles.

11° Norwège. — *Loi du 4 juin 1866* sur la réglementation des bateaux à voyageurs, comportant une inspection annuelle, l'emploi d'appareils de sûreté, et l'obligation de soumettre les chaudières à une épreuve hydraulique dépassant de 50 p. 100 la pression de régime.

12° Suisse. — Il n'y a pas de loi fédérale réglementant les chaudières à vapeur.

Six cantons seulement possèdent des règlements spéciaux, ce sont : *Zurich* (8 septembre 1877) *Thurgovie* (21 janvier 1881), *Saint-Gall* (23 février 1889); tous les trois se bornent à soumettre les appareils à vapeur à la surveillance de la police.

Glaris (21 avril 1869) exige l'autorisation préalable et prescrit un certain nombre de conditions concernant l'emplacement, les soupapes de sûreté, les épreuves hydrauliques, etc.

Neufchâtel (3 décembre 1869) exige l'autorisation préalable, la surcharge d'épreuve par eux, des visites bi-annuelles, etc.

Bâle-ville (20 mars 1880) reproduit dans sa réglementation la réglementation allemande et y ajoute l'obligation de deux visites annuelles, l'une intérieure, l'autre extérieure.

13° États Unis d'Amérique. — Il n'y a pas de législation fédérale réglementant les chaudières fixes ou mobiles fonctionnant à terre; chaque État reste maître de régler la question comme il l'entend, de sorte que, dans les uns, le système de la liberté complète a prévalu, tandis que dans d'autres certaines mesures ont été rendues obligatoires (1).

(1) Olry (A.), *Réglementation et inspection des mines, minières, carrières, chemins de fer et appareils à vapeur ;* Paris, 1889.

CHAPITRE II

L'HYGIÈNE INDUSTRIELLE CONSIDÉRÉE AU POINT DE VUE DU MILIEU PROFESSIONNEL.

ARTICLE 1er. — LA SALUBRITÉ DE L'ATELIER

L'atmosphère intérieure des ateliers peut être souillée :

Soit par les dégagements de gaz, vapeurs ou buées provenant des cuves et récipients où s'opèrent le mélange et la combinaison à froid ou à chaud de produits chimiques réagissant les uns sur les autres, — des fours ou chaudières où se pratiquent la fusion des substances minérales et métalliques, — des appareils où s'effectuent la dessication, la fermentation, la torréfaction ou la distillation des matières le plus spécialement de nature organique;

Soit par les poussières abondantes qui s'échappent des appareils malaxeurs, broyeurs, batteurs, tamiseurs, blutteurs, poussières qui se produisent, en un mot, pendant les diverses manipulations des substances que l'on réduit en poudre, soit par celles qui se détachent d'objets et matériaux en voie de façonnement, sous l'action du martelage, du sciage, rabotage, tournage, ébarbage, grattage, polissage, saupoudrage, etc.

Ces dégagements intérieurs de gaz, vapeurs ou poussières soumettent plus ou moins directement les ouvriers à des influences nocives, parfois passagères, rapides et intenses, le plus souvent lentes et continues; donnant lieu dans l'un et l'autre cas à des affections morbides remarquables par le caractère professionnel qu'elles revêtent généralement.

Nous passerons successivement en revue : 1° les affections morbides produites chez les ouvriers par les poussières qui se dégagent autour d'eux pendant leur travail professionnel; 2° celles qui sont provoquées par les vapeurs ou gaz nuisibles qui se mélangent plus ou moins à l'atmosphère qu'ils respirent ; 3° les différentes mesures de préservation mises en usage, suivant le cas, pour assainir le milieu et protéger le travailleur.

§ I. — Les principes généraux de l'assainissement des ateliers

I. DE LA VENTILATION DES ATELIERS. — **1° Principes de ventilation générale.** — Avant toute chose, cependant, l'assainissement de l'atelier réclame l'application de certaines mesures générales, de certains procédés ou appareils d'utilisation commune dont la description une fois faite nous rendra plus facile l'étude des systèmes particuliers que, suivant les industries, nous aurons à faire connaître. Et d'abord, en principe général, un atelier bien ventilé est un atelier naturellement protégé contre la plus grande partie des causes d'insalubrité qu'il renferme.

Il est un exemple classique, celui que le général Morin a communiqué à l'Académie des sciences en 1869, qui mérite d'être reproduit en tête de ces considérations d'hygiène industrielle.

» Dans le courant de 1868, M. Fournet, de Lisieux, fit établir un système de ventilation pour assainir un vaste atelier de tissage qu'il possède à Orival, dans lequel sont réunis dans une même salle quatre cents ouvriers et quatre cents métiers éclairés par quatre cents becs de gaz.

Cet atelier à rez-de-chaussée, a 61 mètres de longueur, 35 mètres de largeur et sa hauteur sous entraits n'est que 3m 3.

« La surface du plancher est de 2,062 mètres carrés, ce qui correspond à un peu plus de 5 mètres carrés par ouvrier. La capacité totale de l'atelier est de 6,000 mètres cubes environ, ce qui n'alloue que 15 mètres d'espace cubique à chaque ouvrier.

» Le grand nombre des ouvriers, la nécessité de maintenir les chaînes des toiles dans un état convenable d'humidité, l'influence des produits de la combustion des gaz, l'absence de ventilation rendaient l'atelier d'Orival tellement insalubre, que le nombre des ouvriers indisposés ou malades dans la partie centrale la plus éloignée des portes, y était habituellement de trente à quarante (soit près du 1/10 en moyenne), sur lesquels une douzaine en moyenne étaient obligés de suspendre tout travail et de garder la chambre.

» Les ouvriers valides, souvent incommodés l'été par la chaleur, l'hiver par les émanations du gaz, étaient obligés de sortir pour respirer l'air pur, et beaucoup d'entre eux éprouvaient un malaise qui leur enlevait l'appétit, la vigueur ; la production de l'atelier s'en ressentait. Telles étaient les conditions fâcheuses auxquelles M. Fournet regardait comme un devoir de porter remède, sans se préoccuper des sacrifices à faire pour y parvenir. Les travaux, commencés en juin, n'ont été terminés qu'en août 1868.

» Dès les premiers jours du fonctionnement de la ventilation, l'amélioration dans l'état de l'air de cette salle, précédemment infectée d'odeurs nauséabondes qui causaient aux ouvriers un malaise indéfinissable et leur enlevait une partie de leur énergie, devint immédiatement sensible ; mais j'ai voulu attendre qu'un intervalle de temps suffisant se fut écoulé pour permettre d'en apprécier les conséquences avec certitude.

« Il y a maintenant près de dix mois que la ventilation fonctionne régulièrement. Les rapports mensuels du médecin et du sous-directeur de l'établissement constatent que le nombre des malades a considérablement diminué, et il n'en manque plus au travail que trois ou quatre par jour au lieu des trente ou quarante qui manquaient avant l'établissement de la ventilation.

« Une autre preuve aussi caractérisque de l'amélioration de la santé des ouvriers, a été fournie par le service de la boulangerie établie dans l'usine de M. Fournet. L'administration de cette boulangerie, surprise d'avoir à constater un accroissement notable dans la consommation, en a fourni l'état suivant au chef de l'établissement :

Dernier trimestre de 1867. Atelier non ventilé	15.656 kil.
— 1868. Atelier ventilé...........	20.014
Différence en plus..	4.358 kil.

Ces résultats n'ont pas besoin de commentaires, on voit par cet exemple, quelle salutaire influence peut exercer sur la santé des nombreux ouvriers de certains ateliers un renouvellement abondant d'air ».

Ce n'est point ici le lieu de s'étendre sur les conditions générales de viciation de l'air des milieux confinés, non plus que sur les données physiologiques qui peuvent servir de base à la solution du problème qui a pour objet le renouvellement d'air nécessaire à la salubrité des locaux habités et encombrés. Le chiffre moyen de 60 mètres cubes d'air neuf par individu et par heure à introduire dans les ateliers, est celui qu'à donné le général Morin dans la dernière édition de son « Manuel de chauffage et de ventilation » et c'est celui auquel nous nous rallions en principe.

L'air vicié se portant généralement au plafond, l'introduction de l'air neuf par le plancher et dans le voisinage des travailleurs aurait le double avantage de favoriser le mouvement d'ascension et de renouvellement de l'atmosphère intérieure, en même temps que de placer les personnes en contact plus ou moins immédiat avec de l'air pur ; mais une pareille règle, théoriquement excellente, souffre un certain nombre de contradictions dans la pratique, alors surtout que l'on a affaire à des agents de souillure tels que poussières ou autres que leur pesanteur ramène toujours plus ou moins vers le sol.

La ventilation naturelle, en effet, n'a pas ici la première place, et c'est communément à la ventilation artificielle que l'on doit avoir recours pour assainir les ateliers. A ce point de vue, nous n'avons pas à revenir sur les systèmes de ventilation par aspiration, car en traitant du rôle des hautes cheminées dans l'évacuation et la dissémination extérieure des dégagements industriels, de celui des hottes de dégagement, de celui encore des systèmes d'appel par entraînement d'air, par chute d'eau, par injection de vapeur adaptés aux tuyaux d'évacuation des atmosphères

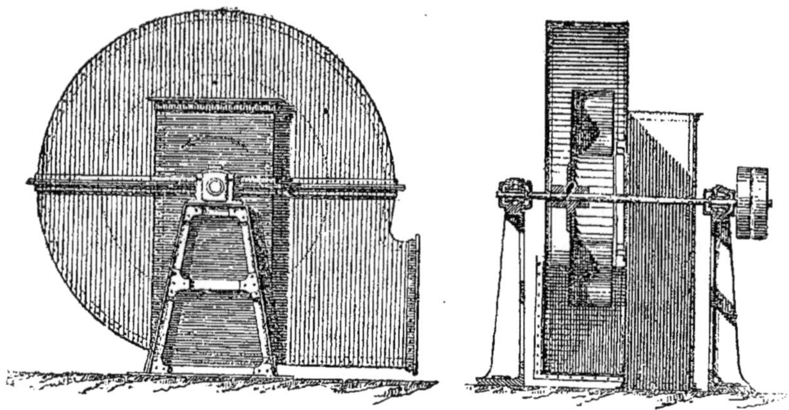

Fig. 32. — Ventilateur centrifuge simple.

viciés, nous avons dit, à peu près, tout ce qu'il y avait à en dire en ce qui concerne leur application à l'hygiène industrielle.

2° De la ventilation mécanique des ateliers. — Il n'en est pas de même en ce qui concerne la *ventilation mécanique*. Les ventilateurs mécaniques jouent sans contredit, le rôle le plus important dans les divers procédés d'assainissement des ateliers, surtout dans leur application directe aux opérations qui donnent lieu à des dégagements nuisibles. Aussi, croyons-nous devoir décrire ici, quelques-uns de ces ventilateurs.

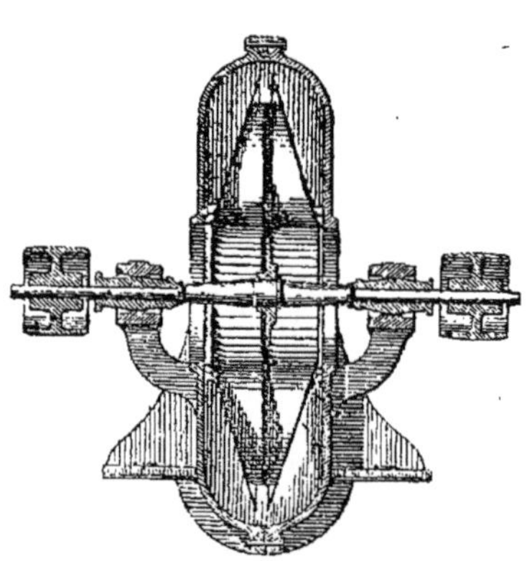

Fig. 33. — Système à ailettes.

Les plus généralement utilisés sont ceux *à force centrifuge* qui ont une ouverture au centre pour l'entrée de l'air et une ouverture à la circonférence pour l'expulsion de l'air refoulé par la force centrifuge. C'est le physicien français Désaguliers qui en est l'inventeur (1734) ; Combes, ingénieur en chef des mines les perfectionna en 1838 ; en 1841, E. Dollfus les étudia expérimentalement et en posa d'une façon magistrale les règles de construction.

Les ventilateurs centrifuges se divisent en *ventilateurs centrifuges simples* parmi lesquels nous citerons les ventilateurs Désaguliers, Robinet, Combes, Letoret, Dollfus, Bourdon, Lacolonge, Rittinger, Lloyd, Gwyne, Mazeline, Schiele, Sulzer, Bouhey, Wazon, Ser, Farcot, d'Anthonay, etc., qui sont tous des ventilateurs à ailettes ; et en *ventilateurs centrifuges multiples*, dont le type est le « ventilateur double de Perrigault » qui se compose de deux ventilateurs simples disposés de telle façon que le produit de l'insufflation du premier vient alimenter le second qui agit alors sur de l'air comprimé et qui augmente à son tour cette compression dans une profondeur considérable.

Le mouvement de rotation qui met en fonctionnement l'arbre du ventilateur sur lequel rayonnent les ailettes, lui est communiqué par un système de courroies sans fin, actionné par un moteur spécial ou par la machine de l'usine.

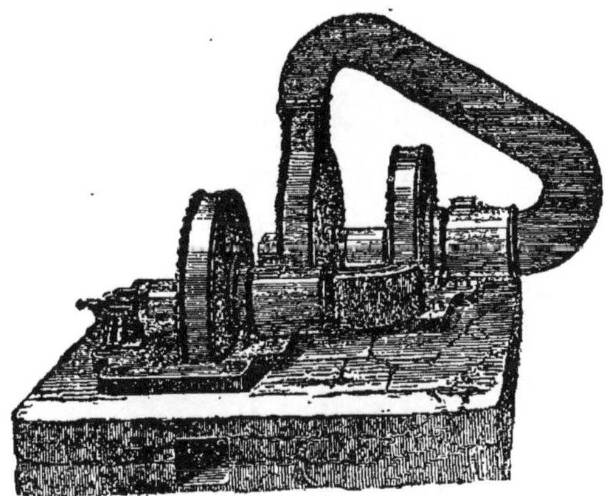

Fig. 34. — Ventilateur triple, système Perrigault.

La plupart des ventilateurs simples sont employés à basse pression pour l'assainissement des industries : ateliers, filatures, blanchisseries, teintureries, tanneries, fabriques de papiers peints, etc., et sont le plus généralement revêtus d'enveloppes en tôle (voyez fig. 32 et 33).

Ainsi que nous le verrons plus loin, ils s'adaptent le plus souvent aussi sur le parcours des conduits d'évacuation d'une atmosphère chargée de poussières ou de gaz nuisibles, pour de là les refouler dans des réceptacles spéciaux.

Les *ventilateurs à moyenne ou à haute pression* sont communément indiqués dans les fabriques de produits chimiques, les fabriques d'engrais, les hauts fourneaux, les fonderies, les mines, les aiguiseries, etc.

Parmi ces ventilateurs, sur lesquels nous aurons d'ailleurs à revenir quand nous traiterons du travail souterrain dans les mines, nous devons placer au premier rang les ventilateurs du système Ser. D'après MM. Geneste et Herscher, dont la compétence comme ingénieurs sanitaires est universellement reconnue, le système Ser est celui qui remplit au plus haut degré toutes les conditions exigées d'un appareil de ce genre; avec cet avantage inestimable de pouvoir se plier, par la seule modification de quelques détails de formes et de construction, à toutes les exigences que l'on peut rencontrer dans les industries les plus diverses, étant susceptible de donner à volonté de faibles pressions avec un grand volume d'air, ce qui est le cas général des applications à la ventilation des édifices, des mines, des navires, etc., ou bien des pressions moyennes exigées pour certaines industries : forges, cubilots etc. ou enfin de hautes pressions comme par exemple dans les hauts fourneaux.

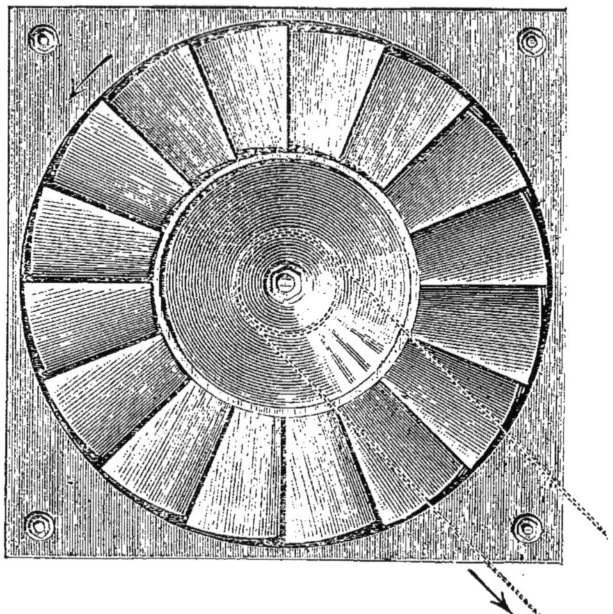

Fig. 35. — Ventilateur hélicoïdal, système Geneste et Herscher.

« Ajoutons, disent MM. Geneste et Herscher, et c'est là un point bien important, que le rendement exceptionnel de ce système rend son emploi essentiellement économique et que, par la même raison, le volume occupé pour un même résultat obtenu, est notablement inférieur à celui des appareils similaires ; ce qui dans beaucoup de cas est très précieux ».

Les ventilateurs centrifuges multiples ou conjugés sont généralement placés en dehors des ateliers.

Nous donnons ici la figure d'un ventilateur triple, système *Perrigault*, qui est employé pour la ventilation des meules à la manufacture d'armes de Saint-Etienne (voir fig. 34).

Il existe aussi des ventilateurs quadruple, sextuple et même octuple du même système. Ce sont là de puissantes machines susceptibles de nombreuses applications et qui présentent encore l'avantage d'être aussi peu coûteuses d'acquisition et d'entretien qu'elles sont simples dans leur construction.

A côté des ventilateurs centrifuges, nous devons signaler les *ventilateurs hélicoïdaux* dont Sochet, ingénieur de la marine au port de Toulon, en 1834, eut le premier l'idée et qu'il proposa d'appliquer à la ventilation des navires. L'idée fut reprise par Motte ingénieur belge, en 1840, qui l'appliqua à la ventilation des mines. Nous citerons les ventilateurs à hélice de Pasquet, Lesoinne, Guérin, Howorth, Durenne, Wazon et en particulier le ventilateur hélicoïdal système *Geneste, Herscher et Somasco*. Cet appareil représenté figure 35, d'une construction simple et solide, trouve son emploi toutes les fois qu'il faut déplacer de grandes quantités d'air à de faibles pressions.

II. — Du refroidissement artificiel et de l'humidification de l'air des ateliers. — On a été amené dans un certain nombre d'industries, plus spécialement dans les industries textiles, à se préoccuper d'obtenir le rafraîchissement des ateliers pendant l'été. Les excès de température en effet, dans les filatures, les tissages, dans les établissements de préparation de la soie, ne se prêtent guère à la manipulation de la matière qui devient rebelle à l'action des machines, non plus qu'au rendement de travail des ouvriers fatigués par la chaleur.

Le refroidissement artificiel de l'air s'obtient soit en projetant sur son parcours ou dans l'atmosphère de l'atelier des jets d'eau pulvérisée, — soit en humidifiant l'air nouveau et en le faisant pour cela passer par des chambres dites d'humidification ; — soit en lui faisant traverser une couche d'eau rafraîchissante ; — soit enfin en le faisant circuler, avant son arrivée à l'atelier, dans des conduits de réfrigération.

Dans certaines industries textiles, avons-nous dit, l'humidification de l'air est nécessitée par la nature même de la fabrication. Au point de vue commercial, il y a une différence de production en quantité et en qualité de marchandises fabriquées, qui peut varier de 10 à 15 0/0 suivant l'état hygrométrique et la température de l'air renfermé dans les salles de filature. Dans la plupart des anciennes filatures, on a cherché la solution relative aux nécessités de la fabrication en humidifiant l'air des salles au moyen d'une série de jets de vapeurs lancés à la température de 100 degrés. Ce procédé admissible encore en hiver, où il est utilisé en même temps comme moyen de chauffage, devient intolérable en été pour les ouvriers, et souvent nuisible aux métiers sur les parties métalliques desquels la vapeur se condense.

Une excellente application du système d'humidification de l'air d'un atelier par l'eau pulvérisée est celle qu'en ont faite MM. Geneste et Herscher dans les *ateliers de tissage* de MM. Roy frères à Paris.

Le procédé d'humidification de l'air qu'ils ont employé peut varier suivant la saison. En été, l'air aspiré à l'extérieur du bâtiment par un ventilateur hélicoïdal traverse un jet d'eau, divisé en gouttelettes, au contact desquelles il s'humidifie. En hiver, l'air appelé par le même appareil s'échauffe d'abord par son passage sur les parois d'un poële à

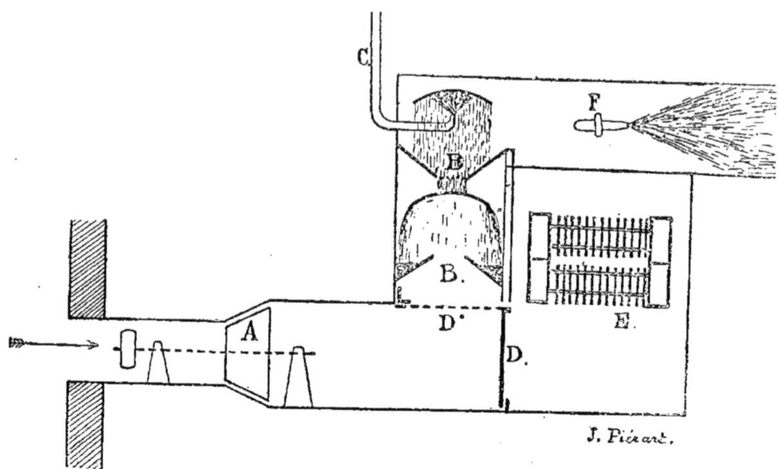

Fig. 36. — Dispositif pour humidification de l'air appliqué dans un atelier de tissage par MM. Geneste et Herscher.

vapeur, il est humidifié ensuite à l'aide d'un jet de vapeur qui lui cède en outre sa chaleur latente de vaporisation. La figure 36 indique la disposition adoptée.

En A est figuré le ventilateur hélicoïdal actionné par courroie entraînée par un moteur à vapeur. En B se trouvent les chicanes qui

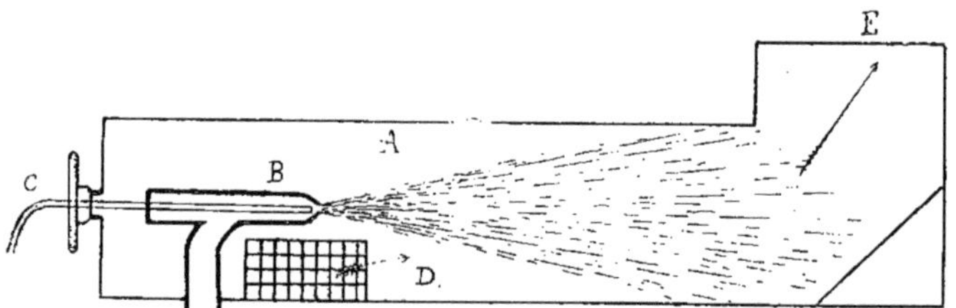

Fig. 37. — Dispositif pour rafraîchir l'air de ventilation d'un atelier de retorderie.

obligent le jet d'eau amené par la conduite C à se pulvériser. La cloison D mobile autour d'une charnière peut occuper aussi la position D'. Dans ce dernier cas, l'air est appelé au contact du poële E et il est humidifié par la vapeur fournie par l'injecteur F.

Voici un autre exemple basé sur la pulvérisation de l'eau par un jet d'air comprimé ; il a été appliqué également par MM. Geneste et Herscher pour le rafraîchissement et le renouvellement de l'air dans une *retorderie* à Dornach (Alsace).

Pour obtenir ce double résultat on a disposé (fig. 37) dans un certain nombre de gaines A, établies aux points convenables de la manufacture, un injecteur d'air comprimé B dans lequel un tuyau de petit diamètre C lance de l'eau. La dépression produite dans la gaine par la projection de ce mélange d'air et d'eau pulvérisée provoque l'entraînement de l'air atmosphérique appelé à travers l'orifice D. Ce dernier, après s'être mélangé et rafraîchi au contact de l'air injecté est entraîné en E dans l'enceinte à ventiler.

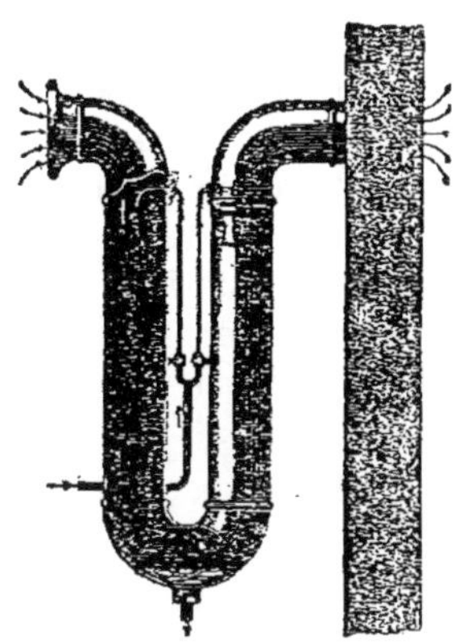
Fig. 38 — Ventilateur à air humide de Pedrazzeti.

Le principe économique de la ventilation mécanique des ateliers par l'air humidifié consiste à ne pas employer de ventilateurs de trop petite dimension aux dépens d'une grande perte de puissance motrice.

Un appareil ingénieux, d'humidification de l'air, est le ventilateur à air humide de Pedrazzeti. Il consiste en un tuyau recourbé en forme de siphon, dont l'une des extrémités aspire, au moyen d'un jet d'eau pulvérisé, l'air extérieur qui est refoulé à l'autre extrémité (V. figure 38). — L'ajutage est alimenté par une conduite d'eau en charge qui se bifurque de façon à desservir les deux branches du siphon, il est fermé par une sorte de poire percée de trois trous de direction convergente dont les jets se pulvérisent à leur rencontre. L'eau en excès s'écoule par un petit tuyau établi à la partie inférieure de la courbure de l'appareil.

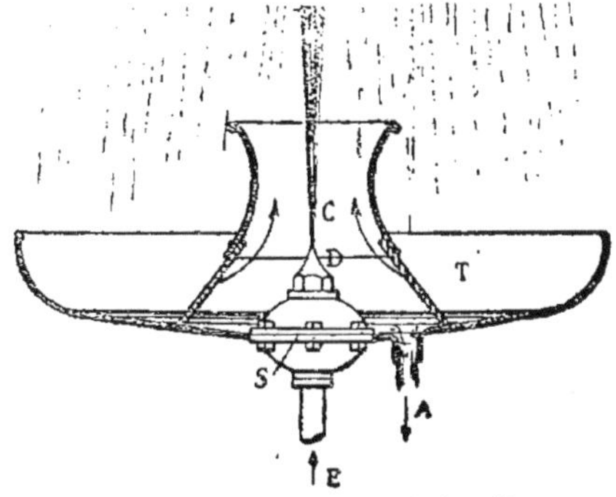

Fig. 39. — Humecteur d'air à jet d'eau, système Hœrting.

Un autre appareil est l'*humecteur d'air à jet d'eau*, du système Kœrting frères. Ces constructeurs ont cherché à obtenir l'humidification de l'air dans de vastes locaux en employant non pas un seul appareil de grand débit, mais plusieurs petits humecteurs répartis dans ces locaux. Cet appareil consiste en une tuyère pulvérisatrice D communiquant avec une conduite d'eau sous pression E et pourvue intérieurement d'un tamis S facile à visiter et à nettoyer. Grâce à la forme en spirale qu'affecte l'intérieur de la tuyère, l'eau se trouve divisée en une pluie très fine, moins compacte au centre qu'à la circonférence du cône formé par sa projection dans l'atmosphère de l'atelier. (Voyez fig. 39).

Cette division du liquide pulvérisé présente de réels avantages, car les gouttelettes de l'intérieur du cône étant les plus ténues, sont absorbées par l'air de la salle, tandis que les gouttes relativement lourdes se trouvant à la périphérie du jet, sont projetées verticalement sous l'action de l'air envoyé par la tuyère concentrique C : puis ces dernières retombent dans le bassin T, fixé à la partie inférieure du pulvérisateur et pourvu d'un tuyau d'écoulement A, conduisant à un récipient de retour d'eau à la pompe d'injection. Il convient d'ajouter que l'emploi d'une tuyère à air, comme accessoire de l'humecteur, permet d'établir à l'intérieur du nuage de pluie un courant d'air énergique qui favorise l'absorption de l'eau et la répartition de l'air humide dans l'atmosphère du local.

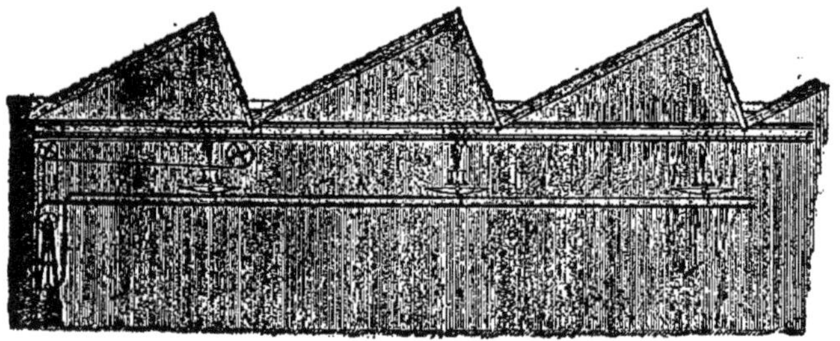

Fig. 40. — Dispositif Kœrting pour rafraîchir et humecter l'atmosphère d'un atelier.

Le montage et la manœuvre de ces appareils ne présentent aucune difficulté. On les répartit à égale distance sur une conduite d'eau sous pression, installée comme les tuyaux de chauffage à la vapeur et on les dispose de telle sorte que la pluie d'eau soit dirigée vers le plafond (fig. 40).

M. A. Petit, filateur de laine à Fourmies, a inventé un appareil humecteur d'air qui est appliqué dans plusieurs usines et dont les résultats paraissent très satisfaisants. L'humecteur se compose d'un cylindre perméable formé d'une carcasse en toile métallique servant elle-même d'appui à une seconde enveloppe en tricot. A l'intérieur du cylindre se trouve un arbre vertical E tournant à grande vitesse. Cet arbre est muni de deux jeux d'ailettes placés : les ailettes inférieures B inclinées à 45 degrés, sont destinées à aspirer l'air sec, ainsi que le montre la fig. 41, les ailettes supérieures C, inclinées à 10 degrés, ont pour but de rompre le courant et de faciliter le mélange intime de cet air avec de l'eau pulvérisée.

Au-dessus des ailettes C se trouve une brosse métallique hélicoïdale D montée sur l'axe A.

L'eau arrive à la partie supérieure du cylindre par un robinet B dont on peut régler le débit à volonté, suivant le degré d'humidité qu'on veut obtenir. Cette eau tombe sur la brosse, qui, par sa rotation rapide la pulvérise. Il se fait ainsi un mélange très intime d'air et d'eau, et ce mélange s'échappe par la partie supérieure du cylindre, et surtout par sa surface latérale qui est perméable.

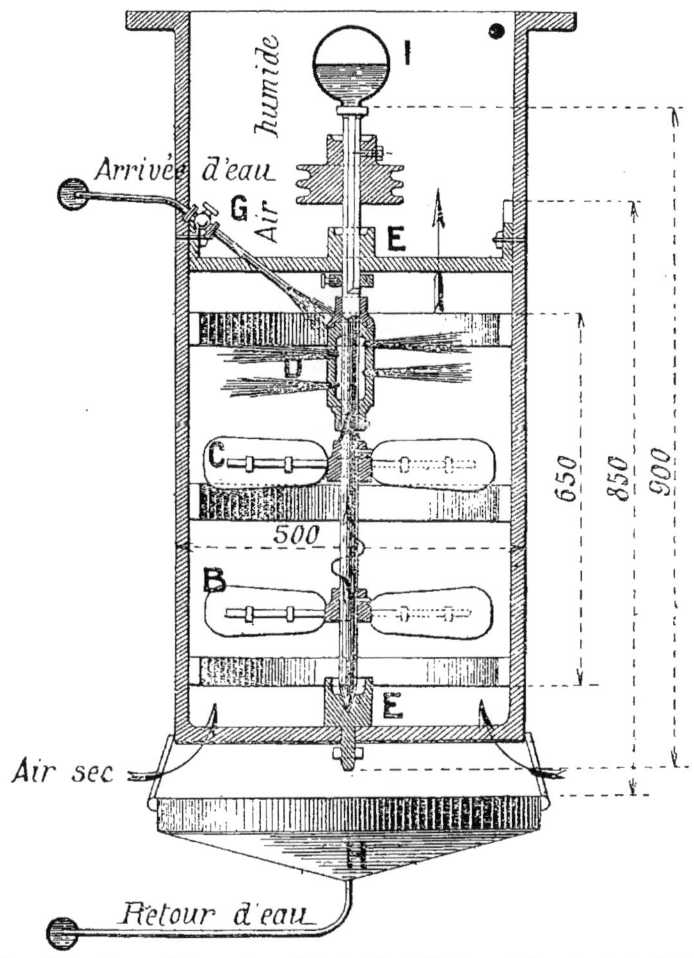

Fig. 41. — Appareil humecteur d'air de M. Petit (Association des Industriels).

A la partie inférieure, un bassin-réservoir H reçoit et évacue l'excédent d'eau.

Cet appareil destiné, en principe, aux ateliers de filature et de tissage, peut s'appliquer dans toutes les salles où séjournent un grand nombre de personnes. En prévision d'un encombrement temporaire, l'inventeur a complété son appareil par l'adjonction d'un godet I, placé sur le haut de l'arbre qui est percé, à cet effet, d'un canal débouchant transversalement au-dessus de la brosse. Dans ce godet on introduit de l'eau additionnée d'un liquide antiseptique.

L'appareil peut se fixer à volonté, selon les circonstances, à un mur, un plafond, une colonne. Un simple câble de 10 à 12 millimètres suffit pour actionner quatre ou cinq appareils. Chacun d'eux produit 1,400 à 1,500 mètres cubes d'air par heure et l'atmosphère de la salle est renouvelée deux fois par heure environ.

On a cherché depuis longtemps d'autres procédés d'humidification basés sur le contact de l'air avec des grandes surfaces d'eaux froides ou chaudes suivant la saison.

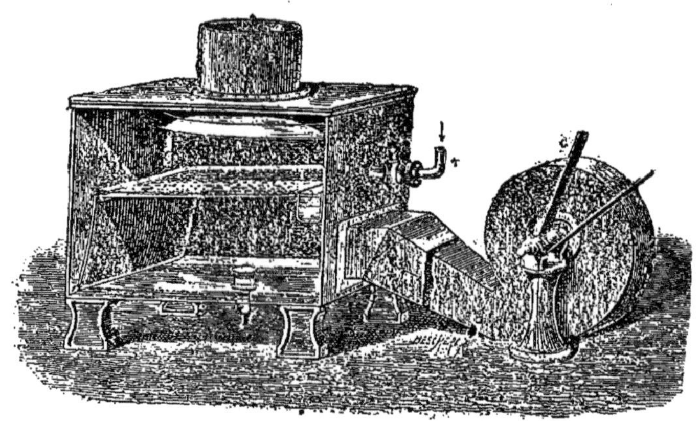

Fig. 42. — Rafraichisseur Garlandat-Nezereaux.

Comme chambre d'humidification de l'air aspiré et refoulé par le ventilateur, nous citerons le procédé des *chambres à fascines ou à claies* superposées, avec chutes d'eaux successives formant une série de cascades ayant pour objet de faire circuler l'air en contact avec de grandes surfaces d'eau très divisées.

Comme exemple d'appareil de ventilation dans lequel l'air neuf est forcé de passer à travers une nappe liquide, nous citerons le « rafraichisseur d'air Garlandat-Nezereaux » (fig. 42).

Cet appareil fort simple se compose d'une caisse rectangulaire divisée horizontalement en deux compartiments par une plaque métallique un peu inclinée et percée d'une infinité de petits trous.

A la partie supérieure de la plaque P, et longeant son bord le plus relevé est ménagée une rigole, recevant par le tuyau T un courant d'eau fraîche qui se répand, en couche uniforme, sur toute la surface de la plaque, descend sur son bord incliné, où elle tombe dans une rigole d'écoulement qui aboutit elle-même dans un tuyau de sortie *t*. L'air appelé de l'extérieur, et envoyé dans le compartiment inférieur de la caisse par un ventilateur V, que fait mouvoir la courroie de transmission C, tend à passer à travers la plaque et à soulever la couche d'eau qui la surmonte, si bien qu'il fait échec à la tendance du liquide à passer par les trous. Divisé lui-même par ces orifices, il arrive au contact de l'eau, en filets très déliés qui, traversant par un fractionnement considérable la nappe aqueuse superposée, lui abandonnent leur chaleur ; il se trouve ainsi rafraîchi et lavé, ramené, en définitive, à une température égale, ou à peu près, à celle du liquide traversé, incessamment renouvelé. Le ventilateur continuant de fonctionner et de faire passer de nouvelles quantités d'air, du compartiment inférieur dans le supérieur, celui-ci se dégorge, par un conduit de sortie E auquel on peut adopter, selon les besoins et les directions désirées, des manchons ou des tuyaux distributeurs appropriés.

M. E. Deny, de la Société industrielle de Mulhouse, a préconisé le système suivant d'humidification de l'air qu'il considère comme un des plus avantageux et des plus efficace :

S'il s'agit d'ateliers ventilés, l'air de ventilation doit passer dans des caves remplies de briques, destinées à absorber surtout pendant les abaissements de température de nuit, un certain nombre de calories négatives, et au travers desquelles l'air de ventilation circule préalablement à son arrivée dans les ateliers. S'il s'agit d'ateliers non ventilés, le rafraîchissement de l'air est basé sur l'emploi de glace alimentant un frigorifère à circulation d'eau dans des tuyaux à ailettes.

Le plus généralement, il est possible de fusionner les deux procédés de réfrigération : il suffit de faire passer l'air de ventilation par le massif de briques et de disposer au dedans ou au dehors de l'enceinte à rafraîchir un frigorifère dont l'action s'ajouterait à la première et en formerait le complément en cas d'insuffisance.

Un pareil système entraîne une consommation de glace relativement considérable pour un atelier de quelque importance. Il est donc nécessaire : ou d'établir, à proximité de l'usine, des glacières qu'on approvisionne en hiver ou de recourir à l'emploi des machines à glace. L'intervention des machines paraît plus rationnelle alors qu'on dispose déjà de vapeur et de force motrice.

III. — CHAUFFAGE ET ÉCLAIRAGE DES ATELIERS.

1° Du chauffage des ateliers. — Nous n'avons pas à insister ici sur la description des divers appareils de chauffage qui peuvent être appliqués dans l'intérieur des habitations ou des établissements publics. Les ateliers d'usines participent à la fois des uns et des autres ; et, à cet égard, nous ne saurions établir de règles fixes. Toutefois, nous ferons ressortir les avantages particuliers que comporte, en pareil cas, le chauffage à la vapeur.

Le chauffage à la vapeur est appliqué en effet, dans une foule d'usines et d'atelier. Sa rapidité d'action, la commodité de son emploi et la sécurité que présente ce mode de chauffage contre les incendies le désignent naturellement au choix des industriels, surtout de ceux qui emploient des générateurs à vapeur pour le service de leurs usines. Le seul reproche qu'on puisse lui faire : c'est d'amener une perte notable de combustible par le rejet, sans utilisation, de la vapeur et de l'eau chaude qui ont traversé les appareils de chauffage. Cet inconvénient peut être grandement diminué par l'emploi de purgeurs automatiques en ce qui concerne la vapeur et celui de la pompe « Menesson » pour la restitution à la chaudière de l'eau chaude, ou même bouillante, évacuée par les purgeurs.

2° De l'éclairage des ateliers. — L'éclairage des ateliers est une question qui a bien son importance, étant donné le grand nombre d'industries où le travail fonctionnel des yeux exige un certain effort d'accommodation de la part des ouvriers. C'est surtout pour les jeunes apprentis que le surmenage de l'œil provoqué par un éclairage défectueux, peut conduire à des troubles usuels graves, tels que le décollement de la rétine et la myopie progressive. Pourtant, sans en exagérer les effets, il est bien évident qu'il y a lieu de se préoccuper d'une bonne disposition de la lumière dans les ateliers où les ouvriers se livrent à des travaux de précision. A cet égard, les principes qui président à l'éclairage dans les écoles sont ceux-là même qui doivent être appliqués pour les ateliers.

Les fenêtres doivent être assez élevées pour que la lumière plonge pour ainsi dire au fond de l'atelier et atteigne les établis les plus reculés, avec une intensité à peu près égale à celle que recueillent les établis les plus voisins des ouvertures. Ce qui est vrai pour l'école, dit Emile Trélat, l'est encore pour l'atelier, et la solution du problème de l'éclairage est la même pour les deux : il faut que la lumière tombe de haut, de façon que le regard de l'œil qui travaille ne reçoive pas la lumière.

Un autre point qui paraît fixé du reste, c'est la valeur de l'orientation septentrionale à donner à l'éclairage des ateliers. Cette orientation est celle que l'on semble rechercher de plus en plus avec juste raison car « la clarté, qui vient du nord est la plus reposante ; elle ne présente pas les variations diverses de la lumière qui pénètre par le levant ou par le couchant, ni l'intensité de celle qui vient du sud. »

En ce qui concerne l'éclairage artificiel, nous ne saurions entrer ici dans les considérations générales que soulève la comparaison des divers systèmes employés. Deux modes d'éclairage artificiel se partagent aujourd'hui les milieux industriels ce sont : le gaz et la lumière électrique. L'avenir est sans doute à cette dernière qui, avec les lampes à incandescence, présente les avantages suivants : nul éclat éblouissant — facilité d'obtenir des intensités modérées, — faible proportion de rayons chimiques — lumière légèrement orangée favorable au fonctionnement de l'œil — pas de vacillement, fixité parfaite ; — pas de dégagement de chaleur – enfin installation commode et économique — (Voir chap. I, article VI, les Instructions générales pour l'établissement des appareils de lumière électrique).

Le gaz, toutefois, ne présente aucun inconvénient pour la vue lorsqu'on fait usage de becs circulaires munis de cheminées en verre, à la condition d'employer des régulateurs qui maintiennent à la flamme une hauteur constante et assurent une uniformité d'éclairement que l'on doit absolument rechercher. Les inconvénients que l'on peut, à juste titre, reprocher à l'éclairage au gaz, à savoir le développement d'une quantité notable de chaleur et l'action nuisible de l'acide carbonique, sont d'ailleurs possibles à éviter : d'une part en mettant les flammes assez loin des ouvriers pour empêcher l'action du rayonnement direct, et d'autre part en ventilant convenablement la salle de manière à s'opposer à l'élévation de la température générale et à entraîner les produits de la combustion, au fur et à mesure de leur production.

§ II. — Les poussières des ateliers. — De leur action nuisible spéciale sur la santé des ouvriers et des moyens prophylactiques employés contre elles.

I. — Des nosoconioses ou affections professionnelles causées par les poussières.

A. Considérations générales. — L'étude des maladies produites par l'action des poussières constitue une des parties les plus intéressantes de la pathologie et de l'hygiène professionnelles. C'est à ces maladies que j'ai donné le nom générique de *Nosoconioses* (de νοσος, maladie, et κονις, poussière).

Les poussières nuisent à l'organisme : soit qu'elles se déposent et séjournent sur les téguments ; soit qu'elles pénètrent dans les voies pulmonaires avec l'air inspiré ; soit qu'elles viennent à être entraînées dans les voies digestives avec les aliments ou pendant les mouvements de déglutition. De là, cette division des affections qu'elles provoquent en dermatoconioses, pneumonoconioses et entéroconioses.

1° *Les dermatoconioses.* — Les *dermatoconioses* forment le groupe des dermatites professionnelles qui se produisent pendant le « travail au sec. » Nous reviendrons plus tard sur le groupe des dermatites occasionnées par le travail à l'humide.

Toute éruption cutanée due à l'action des poussières est donc une dermatoconiose. Les altérations que le dépôt de ces poussières produit sur les muqueuses qui tapissent l'orifice des cavités naturelles, doivent être rangées dans la même catégorie.

A la surface de la peau, les poussières se déposent sur les parties découvertes et s'arrêtent de préférence au niveau des points où les saillies, les plis articulaires, les rides, les poils, les retiennent. Sur la face, elles s'accumulent plus particulièrement à la limite des cheveux, de la barbe, dans les rides du front, sur le rebord glandulo-ciliaire des paupières, dans le conduit auditif, à l'orifice des narines; au cou, dans les plis naturels, à la partie limitée par les vêtements. Elles agissent aussi sur les régions du corps couvertes, lorsque, par suite de la malpropreté de l'individu, elles en arrivent à former des crasses, adhérentes à la peau, en se mélangeant aux produits de sécrétion et de desquamation cutanées.

Chez l'homme, on les trouve souvent amassées au niveau de la ceinture du pantalon, dans les plis de l'aine, et sur les parties génitales où elles sont portées communément par les attouchements répétés des doigts qui en sont souillés.

Chez la femme, le port des jarretières favorise l'accumulation des poussières au niveau de ces liens constricteurs.

A l'orifice des cavités naturelles, les irrégularités de la région, les anfractuosités et les culs-de-sac qui en résultent, l'humidité des surfaces muqueuses, la présence des poils (cils ou vibrisses) qui arrêtent les poussières, sont une cause de stagnation de celles-ci, et, par suite, des lésions provoquées par leur contact.

Tantôt les poussières agissent par simple action mécanique, obstruant les conduits excréteurs des glandes, ou bien pénétrant dans ces conduits, qu'elles irritent et altèrent quand elles ne sont pas susceptibles d'être absorbées; tantôt elles s'introduisent dans la peau sous forme de petites aiguilles; d'autres fois, à cause de leurs propriétés caustiques, elles donnent lieu à de véritables ulcérations.

Suivant la forme qu'elles revêtent, on peut diviser les dermatoconioses en : Dermatoconioses érythémateuse, papuleuse, vésiculeuse ou eczémateuse, furonculeuse, pustuleuse, ulcéreuse.

La forme *érythémateuse* indique généralement l'action purement mécanique et superficielle de poussières inertes, insolubles, sans propriétés irritantes spéciales.

La forme *papuleuse* est la plus répandue; elle reconnaît pour cause l'action de poussières variées, agissant tantôt par simple irritation superficielle du derme, tantôt par pénétration de fines particules plus ou moins acérées, s'accompagnant, en ce cas, de démangeaisons très vives. Les papules sont souvent excoriées; il y a alors de la chaleur et de la cuisson, et le caractère lichénoïde fait place à l'apparence eczémateuse.

La forme *eczémateuse* est due le plus souvent au contact de poussières salines, le plus généralement solubles, plus ou moins friables, ou de poussières humides, imprégnées de produits irritants, et formant avec la sueur des crasses adhérentes qui s'accumulent dans les dépressions, les plis et les sillons de la peau.

La forme *furonculeuse* est la conséquence de la pénétration dans les orifices et conduits des glandes sébacées de corpuscules de nature irritante ou de poussières imprégnées de produits empyreumatiques. Elle se remarque plus particulièrement à la région du dos, sur les épaules, sous la forme d'acné ou d'ecthyma, dans le creux axillaires (abcès tubéreux), sur les rebords des paupières (blépharite glandulo-ciliaire), dans le conduit auditif (otite furonculeuse).

La forme *pustuleuse* est due le plus souvent à l'action spécifique, infectieuse, de certaines poussières de nature organique, généralement d'origine animale ; d'autres fois à l'action destructive de certaines poussières de nature saline ou chargées de principes âcres.

La forme *ulcéreuse* est occasionnée presque toujours par des poussières caustiques.

Une des expressions les plus remarquables de cette forme ulcéreuse est celle qui constitue la « *rhinite perforante* ». Cette affection est caractérisée par une inflammation chronique de la muqueuse nasale et par l'ulcération de la cloison du nez, pouvant aller jusqu'à la perforation.

Cette perforation a pour lieu d'élection le point du cartilage de la cloison qui correspond à la dépression du sillon nasal. Elle est le résultat du dépôt de poussières caustiques, retenues à cet endroit par les poils de l'orifice, l'humidité de la muqueuse, et le rétrécissement infundibuliforme du passage de l'air inspiré, dû à la saillie du cornet inférieur.

2° *Les pneumonoconioses.* — Sous le nom de *pneumonoconioses*, il faut comprendre les altérations des poumons dues à la pénétration des poussières dans leur parenchyme. C'est Zenker qui s'est servi le premier de ce nom. Malgré les obstacles successifs accumulés sur le parcours des voies aériennes, obstacles fournis par la présence de poils à l'orifice des narines, par les sinuosités des fosses nasales, par le coude formé par les cavités nasale et buccale, par l'humidité des parois du nez et du pharynx, par les mouvements de l'épiglotte et celui des cils vibratiles de l'épithelium qui tapisse les conduits respiratoires ; malgré tous ces obstacles dont l'action protectrice s'émousse à la longue, les poussières finissent par envahir les petites bronches et par pénétrer dans le parenchyme pulmonaire.

Sans vouloir insister sur le mécanisme de cette pénétration, disons que les diverses théories émises à cet égard, se complètent les unes les autres. Il est bien certain que dans quelques cas, il y a dilacération (Berard et Mialhe) ; dans d'autres, résorption des tissus sur lesquels agissent les poussières (Ch. Robin) et dans d'autres encore, simple écartement de ces tissus (Crocq). Quoiqu'il en soit, il est reconnu aujourd'hui que ce sont les vaisseaux lymphatiques qui servent de voie de transport à ces poussières, et c'est à leur charroi par les leucocythes dans le courant lymphatique, qu'elles doivent de gagner les points les plus reculés de l'organe qu'elles ont pénétré (Meinel, Ins, Ruppert, Charcot, etc.) Leur présence et leur accumulation dans le poumon, sous forme de noyaux, d'amas infarctueux, a pour double conséquence une diminution dans le champ de l'hématose et une irritation plus ou moins prononcée du parenchyme pulmonaire en contact immédiat avec ces amas ; d'où épaisissement des parois alvéolaires, hypergénèse des cellules, en un mot sclérose interstitielle des poumons plus ou moins étendue.

Cette *forme scléreuse* de la pneunomonoconiose doit être considérée comme la plus caractéristique de l'influence professionnelle, celle dans laquelle agit seule l'action propre des poussières, sans que les prédispositions individuelles ou les conditions de misère physiologique interviennent pour en modifier la physionomie.

La *forme ulcéreuse* est due au travail d'élimination qui, à un moment donné, s'opère dans les poumons autour de ces amas de poussière ; il se crée alors des sortes de cavités analogues aux cavernes de la tuberculose pulmonaire ; ce qui justifie en partie le nom de phtisie professionnelle donné à cette forme de la pneumonoconiose. C'est dans ce dernier cas que le rôle des prédispositions constitutionnelles est très marqué.

Un point sur lequel cependant il convient d'appeler l'attention, est celui qui se rapporte à la concomitance des lésions véritablement tuberculeuses avec celles qui reviennent à l'affection professionnelle ; ces dernières favorisant singulièrement le développement des premières soit au point de vue de la déchéance constitutionnelle, en limitant le champ de l'hématose et en troublant ainsi la nutrition générale, soit au point de vue de la doctrine parasitaire en ouvrant à l'infectieux spécifique, de larges voies de pénétration. Il existe, toutefois, des expériences qui démontrent que les infarctus tuberculeux sont loin de se développer spécialement dans les parties du poumon où s'accumulent, au contraire, les particules pulvérulentes. (Voyez chap. III, article III, § 2 : La tuberculose pulmonaire d'origine professionnelle).

Dans les pneumonoconioses, on peut considérer trois variétés typiques bien étudiées jusqu'ici : d'une part, la *chalicose* ou pneumonoconiose par poussières pierreuses et la *sidérose* ou pneumonoconiose par poussières métalliques dont la forme ordinaire est la sclérose pulmonaire, et, d'autre part, *l'anthracose* ou pneumonoconiose par poussières charbonneuses, qui se manifeste le plus souvent sous la forme ulcéreuse.

Il faut distinguer des pneumonoconioses vraies, le catarrhe chronique avec emphysème consécutif, dû à l'action des poussières sur les muqueuses des bronches. L'irritation causée par ces poussières peut aller jusqu'à l'ulcération et, par suite des efforts constants de l'expectoration, il se produit souvent de la bronchectasie, mais il n'y a pas de pénétration des poussières dans le parenchyme pulmonaire. C'est à cette affection que j'ai donné le nom de *bronchorrhée professionnelle* (1875). Elle s'observe surtout avec les poussières végétales peu dures, simples, qui adhèrent fortement aux muqueuses, mais qui n'ont aucune force de pénétration.

Nous reviendrons sur la symptomatologie de chacune de ces affections pulmonaires à propos des professions chez lesquelles on rencontre leur type spécial.

3° *Enteroconioses*. Nous comprenons sous ce nom les altérations des muqueuses digestives causées par la pénétration et l'incrustation dans ces muqueuses des poussières absorbées. C'est Lancereaux qui, le premier, a appelé l'attention sur de pareilles lésions, au sujet de l'anthracose intestinale, si fréquente chez les houilleurs.

Mais, ici encore il faut distinguer l'entéroconiose vraie par action mécanique des poussières de l'entéroconiose mixte, dans laquelle l'irritation produite par les poussières se trouve singulièrement favorisée par les conditions générales déplorables se rapportant à la fois à la profession et à l'organisme individuel, et de l'entéroconiose infectieuse due à des poussières virulentes spécifiques.

Nous allons maintenant présenter dans une étude d'ensemble les rapports qui existent entre l'origine et la nature des diverses poussières, le genre de travail des ouvriers qui s'y trouvent exposés et les caractères particuliers de la maladie professionnelle qu'elles occasionnent.

Au point de vue de leur origine, les poussières se divisent en : poussières d'origine minérale, poussières d'origine végétale, poussières d'origine animale.

B. **Des poussières minérales. — Des professions où les ouvriers s'y trouvent exposés et du caractère particulier des nosoconioses qu'elles occasionnent.** — Les poussières minérales se divisent en : poussières dures, pierreuses ou métalliques, insolubles, le plus grand nombre indifférentes, mais quelques unes toxiques ; et en poussières dures, salines, plus ou moins solubles elles mêmes ou susceptibles de le devenir une fois ayant pénétré dans l'organisme, le plus généralement toxiques.

Voici sous forme de tableau synoptique l'énumération des diverses poussières d'origine minérale, mises en regard des catégories variées d'ouvriers qui ressortissent à leur influence professionnelle.

1° Poussières pierreuses.

Indifférentes.	Silice, grès et quartz.	Tailleurs de pierres meulières. Remouleurs. Aiguiseurs. Retailleurs. Retoucheurs et Riffleurs de meules. Empointeurs d'aiguilles. Ponceurs de glaces. Mouleurs en métaux. Ponceurs de plaques métalliques. Peigneurs de lin et de chanvre ou Séranciers. Carriers. Terrassiers. Cantonniers. Tailleurs de pierres. Broyeurs de cailloux. Ouvriers en en ciment.
	Argile..........	Briquetiers. Tuiliers. Faïenciers. Parcelainiers. (Brossage des pièces). Potiers (retoucheurs et useurs de grains).
	Ardoise.........	Ardoisiers. Couvreurs. (Découpeurs et raboteurs d'ardoises).
	Calcaire........	Ouvriers des carrières. Marbriers Sculpteurs Ornemanistes. Nacriers (travail des coquilles).
	Plâtre..........	Broyeurs et Tamiseurs de plâtre. Stuqueurs. Maçons. Lustreurs et Apprêteurs de peaux et de crins (opérations du dégraissage et du battage) Brossiers.
	Soufre.........	Ouviers employés à l'extraction du soufre. Tritureurs et Bluteurs de soufre, Soufreurs de vignes et des végétaux malades.
	Emeri..........	Dégrossisseurs de glaces. Ponceurs de nacres, d'agates, de camées, d'acier. Ponceurs de métaux (dérochage à sec).
	Verre..........	Diamanteuses de fleurs. Fabricants de papier de verre.

2° Poussières métalliques.

Indifférentes.	Fer.............	Tailleurs de limes. Aiguiseurs. Fabricants d'aiguilles (silice et fer). Affûteurs. Serruriers. Couteliers. Ajusteurs. Fondeurs. Forgerons.
	Cuivre..........	Fondeurs de cuivre et de bronze. Limeurs de cuivre. Polisseurs à sec. Taraudeurs. Tourneurs. Ciseleurs. Scieurs. Planeurs de cuivre. Polisseurs de ressorts de montres.
	Zinc............	Ficeleurs. Téfileurs. Marteleurs de fils galvanisés.
Toxiques.	Laiton.........	Horlogers. Epingliers (Empointeurs d'épingles). Bronzeurs (poussières de laiton). Fabricants de tarlatanes imprimées (poussières de cuivre appelée Brocard, cuivre frisé ou diamant).
	Plomb....	Lapidaires (taillage et polissage des pierres fines et camées avec une roue en plomb). Tisserands (usure des poids en plomb). Potiers d'étain. Tailleurs de lime (usure de l'enclume en plomb). Ajusteurs (usure des lamelles de plomb sur lesquelles on appuie les pièces délicates), Plombiers. Marteleurs et Lamineurs de plomb (roulage et pliage des feuilles de plomb).
	Métal d'imprimerie...	Compositeurs (poussière des casses).

3° Poussières salines.

Sels de fer indifférents.	Oxydes de fer...	Miroitiers. Polisseurs de glaces. Ponceurs et Décapeurs de tôle avec le rouge d'Angleterre. (Dérochage à sec des plaques métalliques).

Sels de plomb (toxiques).	Cristal Silicate double de potasse et de plomb).	Broyeurs et Tamiseurs de cristal pour émail. Emailleurs (opération du saupoudrage). Tailleurs de cristal.
	Céruse.........	Cérusiers. Dentellières. Satineurs de papiers peints et de cartes glacées. Dessinateurs sur drap.
	Minium	Fabricants de minium. Saupoudreurs et émailleurs de céramiques.
	Litharge.........	Fabricants et Ponceurs de cuirs vernis.
	Acétate de plomb.	Satineurs de papiers moirés.
	Chromate de plomb	Fabricants de chromate de plomb. Fabricants et tisseurs de mèches à briquets. Tisserands.
	Oxychlorure de plomb.	Fabricants d'oxychlorure.
Sels d'arsenic (toxiques).	Sulfures d'arsenic.	Ouvriers employés à l'extraction des minerais. Teinturiers en cuirs. Corroyeurs. Potiers.
	Arsénites et arséniates.	Fabricants et broyeurs de couleurs arsenicales (vert de Scheele et de Schweinfurt). Fabricants de papiers peints. Fleuristes. Feuillagistes. Fabricants d'abat-jour. Couturières Ouvriers en étoffes arsenicales.
	Acide arsénieux.	Chapeliers. Mégissiers. Empailleurs. Verriers. Ouvriers des hauts fourneaux.
	Arséniures.... .	Tréfileurs de zinc (poussières de zinc impur).
Sels de cuivre (toxiques).	Acétate de cuivre ou verdet.	Fabricants de Verdet (râclage des plaques. Embarillage).
	Oxyde et carbonate de cuivre.	Chaudronniers. (Décapage et nettoyage des vieux cuivres. Grattage et martelage). Fondeurs en cuivre. (Travail des retoucheurs et ébarbeurs).
Sels de zinc. (toxiques).	Oxyde et carbonate de zinc.	Fabricants. (Embarillage du blanc de zinc). Tordeurs de fils galvanisés. Ficeleurs de bouteilles de Champagne. Tonneliers.
	Chlorure de zinc..	Décapeurs de zinc.
Chaux	Chaux	Lustreurs. Apprêteurs de peau. Batteurs de laine chaulée. Chaufourniers. Chauleurs de grains.
Sels de chrome (Caustiques).	Bichromate de potasse.	Ouvriers chromateurs.

a. Le type de la pneumonoconiose que l'on rencontre chez les ouvriers exposés à l'inhalation des poussières dures d'origine minérale est « *la chalicose*.

Les expressions les plus complètes de cette affection s'observent en effet dans les maladies dites : « phtisie ou asthme des *aiguiseurs*, des *fabricants d'aiguilles*, des *couteliers*, des *tailleurs de pierres meulières*, des *potiers*, des *teilleurs de lin et de chanvre*, des *plâtriers*, des *ardoisiers* des *ponceurs de métaux* etc. »

Le nom de phtisie est ici des plus impropre, car c'est à une pneumonie chronique interstitielle, véritable sclérose du poumon que l'on a affaire ; et lorsque, par suite de l'élimination plus ou moins complète de certains des nodules d'induration qui parsèment et marbrent le parenchyme de l'organe, il se forme des excavations ou cavernes, on constate que ces pertes de substance sont des plus irrégulières et le plus souvent traversées par des trabécules de tissu fibreux.

Les auteurs qui ont écrit sur cette pneumonoconiose : aussi bien ceux qui l'ont étudié chez les aiguiseurs, les couteliers les fabricants d'armes tels que Holland (1843), Hall (1857), Greenhow (1865) Canedy (1887) en Angleterre, Desayre (1856) en France, Jordan (1864) en Allemagne ; que ceux qui l'ont observée chez les tailleurs de pierre meulière, les maçons, les plâtriers, les potiers, les ardoisiers, etc., tels que Peacock (1860), Greenhow (1864), Beveridge (1876), Ardlige (1876-1887) en Angleterre ; Durwell, Beltz (1862), Feltz (1865), Duchêne et Michel (1882) en France ; Eulenberg 1863), Riegel (1875), Meinel 1876), Wildbrand (1876) en Allemagne, s'accordent pour différencier la maladie professionnelle de la phtisie tuberculeuse.

Presque tous regardent cette dernière comme une complication possible de la première, mais c'est alors plutôt le fait de la déchéance physique et de la souffrance générale de l'organisme et sans doute de la réceptivité plus grande à la contagion spécifique que de l'inhalation des poussières.

La cavernulation pulmonaire est d'ailleurs très rare dans la chalicose, car l'induration pulmonaire devient elle-même un obstacle à la pénétration ultérieure de germes tuberculeux. L'état fibreux du parenchyme de l'organe dû à l'hypergénèse par irritation du tissu conjonctif interalvéolaire, ne se prête guère au développement du processus tuberculeux et les excavations que l'on y rencontre à la période ultime sont le plus souvent la conséquence de la gangrène déterminée par la compression que la gangue conjonctive interstitielle exerce sur les vaisseaux capillaires.

Les recherches de Riegel (1875) ont démontré qu'à l'état normal et à un âge avancé (69 ans), les cendres provenant de l'incinération des poumons contiennent environ les 16 pour 100 de leur poids en silice ; or, dans la chalicose des tailleurs de pierre, Riegel a trouvé une proportion de silice variant de 37 à 58 0/0 du poids des cendres, et Meinel, après lui, 45 0/0. Dans la chalicose des potiers, Ardlige a trouvé les nodules d'induration pulmonaire presque entièrement composés de silice, d'oxyde de fer, de sels alcalins et d'allumine. Cette dernière substance caractérise la poussière argileuse.

Les symptômes primordiaux de la chalicose sont la toux et la dyspnée. Cette dernière s'accuse de plus en plus et devient le symptôme prédominant à mesure que les ganglions bronchiques s'hypertrophient, que les poumons s'encombrent et s'imperméabilisent, et que la dilatation du cœur droit qui est la conséquence de l'obstacle apporté à la circulation pulmonaire s'affirme.

L'irritation chronique des bronches s'accuse aussi le plus souvent par une expectoration abondante, avec tous les signes de la bronchiectasie ; d'autres fois c'est l'anhélation propre aux emphysémateux que l'on observe ; mais jamais il n'y a les sueurs profuses, ni la fièvre hectique que l'on rencontre chez les véritables tuberculeux.

Ardlige (1887) qui a donné un diagnostic différentiel très complet entre l'asthme professionnel des potiers et la phthisie pulmonaire insiste ici sur l'état emphysémateux des bords antérieurs des poumons, sur l'absence des lésions laryngiennes, sur la non existence de craquements pulmonaires, sur les troubles cardiaques consécutifs à la sclérose pulmonaire, enfin sur l'aspect général du malade qui est plutôt celui d'un asthmatique que d'un tuberculeux.

Tout ce qui concerne la pneumonoconiose des ouvriers qui manient les oxydes de fer sous forme de poussière métallique, affection à laquelle Zenker a donné improprement le nom de « *sidérose pulmonaire*, » offre la plus grande analogie avec ce que nous venons de dire de la chalicose. Le parenchyme des poumons est remarquable ici par la teinte granulée d'un rouge brique qui est due à la coloration du sel de fer. Gorup-Besanez a trouvé de 20 à 25 grammes d'oxyde rouge de fer dans les poumons d'une ouvrière qui saupoudrait des papiers de tenture avec du rouge d'Angleterre, soit 8 grammes par 500 grammes de parenchyme pulmonaire. Merkel a rencontré dans les poumons de *polisseurs* et *décapeurs de plaques de métaux* avec le colcothar environ de 4 à 5 grammes de poussière métallique par 500 grammes de parenchyme.

La sidérose pulmonaire véritable, celle qui peut être regardée comme la conséquence de l'inhalation de particules métalliques, est toujours plus ou moins mixte ; c'est-à-dire que les lésions sont alors le fait du mélange de poussières pierreuses et de poussières métalliques. La terminaison ulcéreuse est ici plus fréquente, la particule métallique ayant une action plus irritante, plus dilacérante, que la simple particule pierreuse. C'est pour cela que la pneumonoconiose des *aiguiseurs*, des fabricants d'armes, des couteliers est plus grave que la simple chalicose des *tailleurs de pierre*, et des *potiers*, des *polisseurs à sec de métaux*, des *tourneurs et limeurs de cuivre*, des *épingliers*, etc.

A part ce qui a été constaté avec les poussières d'oxydes de fer et celles de silicate de plomb (cristal), l'inhalation de poussières dures, constituées par des composés salins toxiques ne développe guère la pneumonoconiose professionnelle. On ne la rencontre que très rarement chez les ouvriers exposés aux poussières dégagées pendant la manipulation des composés de plomb, de zinc, de cuivre et d'arsenic. Introduites à l'état insoluble dans les voies gastro-intestinales, la plupart de ces poussières deviennent solubles sous l'action des produits de secrétions acides, et conduisent, par suite de leur absorption, à l'empoisonnement professionnel.

Quant à la pénétration de ces mêmes poussières dans les voies pulmonaires, elle n'est pas favorable à cet empoisonnement, soit qu'elles viennent à être rejetées plus ou moins rapidement avec les secrétions bronchiques, soit que s'accumulant sous forme d'infarctus dans le parenchyme pulmonaire, la sclérose interstitielle qu'elles provoquent autour d'elles par irritation mécanique, s'oppose à leur absorption et par suite à leur action toxique.

Il peut arriver cependant que des poussières de cette nature occasionnent dans les poumons un véritable processus de dégénérescence et de destruction, soit qu'elles aient des propriétés particulièrement irritantes, soit que les phénomènes de nécrobiose pulmonaire qu'elles déterminent dépendent plus spécialement du délabrement de la constitution de l'ouvrier, soit encore que les lésions qu'elles provoquent ouvrent elles-mêmes la porte aux agents infectieux spécifiques.

Chez les mineurs employés à l'extraction des minerais arsenifères, on a signalé des pneumonies rapidement purulentes, en même temps que des lésions ulcéreuses du côté de la peau et des muqueuses.

W. Hesse (1878), qui a observé chez les *mineurs* de *Schneeberg*, en Saxe, qui extraient un minerai de cobalt, de nickel et de bismuth, a appelé l'attention sur une affection chronique du poumon que les habitants de la localité connaissaient sous le nom de « cancer du poumon » et qui aurait donné un chiffre de décès annuel égal à 3 ou 4 pour cent ouvriers. Hesse invoque comme cause de cette affection, les mauvaises conditions d'hygiène privée et de travail de la population des mines. Jusqu'à quel point cependant ne devrait-on pas admettre ici l'action de l'arsenic qui entre dans la composition du minerai de cobalt ?

Dans ces dernières années, on a appelé l'attention sur des épidémies de pneumonie grave observées chez les *ouvriers employés à la pulvérisation des scories provenant de la déphosphoration de l'acier*. Cette poussière de scories est très riche en phosphate de chaux, de fer, de manganèse et contient aussi du fer et de la chaux vive. Des épidémies observées à Middlesbrough (Ballard 1888), à Nantes (Ollive (1888), en Lorraine (Gillot), semblent démontrer que les poussières paraissent agir ici comme cause initiatrice locale, les accidents d'infection étant la conséquence de la pénétration d'agent spécifiques dont la virulence est accrue par les conditions de saison et de mauvaise hygiène des ouvriers.

b. La forme de dermatoconiose que l'on rencontre le plus communément avec les poussières pierreuses ou métalliques, c'est l'hérythème professionnel (*érythème des terrassiers*, des *tailleurs de pierre*, des *potiers*), puis vient la forme papuleuse (*lichen des tritureurs et blutteurs de soufre*, des *bronzeurs*, des *fondeurs*, etc.), la forme eczémateuse est plus rare, on l'observe principalement avec les poussières calcaires (*Eczéma des platriers*, *des maçons*, *des nacriers*, *des cimentiers*, etc.)

Avec les poussières salines, les dermatoconioses offrent un caractère professionnel bien tranché : la forme papuleuse (*lichen des émailleurs, des satineurs de papiers peints*), la forme vésiculeuse (*eczéma des corroyeurs, des teinturiers, des verriers, etc.*) et surtout la forme ulcéro-pustuleuse qui caractérise les lésions cutanées dues à l'action très irritante ou caustique de la chaux, des sels d'arsenic, de chrome, de cuivre et de zinc. Nous signalerons les *dermatites pustuleuse* et *ulcéro-pustuleuse des ouvriers en papiers peints, des peaussiers et des lustreurs de peaux, des fabricants de fleurs et de feuillages artificiels, des appréteurs d'étoffes, des teinturiers en plumes, des chaufourniers, des ouvriers chromateurs, des braseurs de vieux cuivre, etc.*

Quant à la *rhinite perforante*, elle a été observée spécialement chez les *ouvriers exposés aux poussières arsenicales* (Rollet, Hillairet), chez les ouvriers employés à la fabrication du *bichromate de potasse* (Delpech), chez les ouvriers *éjarreurs de poils*, dans la fabrication des chapeaux de feutre, chez les ouvriers *décapeurs de zinc* (Layet), les ouvriers *soudeurs de boîtes de conserves* (Ferwood), les *chaufourniers* et les *braseurs de tuyaux de cuivre* (Layet) et les *ouvriers en ciment* (Fourleston).

c. Comme entéroconiose, je citerai les coliques des ouvriers *ébarbeurs et polisseurs de cuivre, de bronze*, celles des *fondeurs*, des *nacriers*, des ouvriers employés à *l'extraction du soufre*, affection qui est due à l'irritation produite par les poussières ingérées sur la muqueuse intestinale.

Brockmann a observé chez les *ouvriers des mines du Harz*, en Allemagne, une altération profonde des voies bucco-gastro-intestinales, à laquelle il a donné le nom de « stomacace », caractérisée par la présence sur la muqueuse de points ecchymotiques occasionnés sans doute par l'action purement mécanique des poussières ingérées, mais singulièrement facilitée par la déchéance de l'organisme.

D'après Bernutz, chez les ouvriers *porcelainiers*, dans l'opération du tournassage, qui consiste à égaliser avec une lame tranchante les pièces en biscuit placées sur le tour, l'attitude fatigante et inclinée du corps jointe à la pénétration de poussières aigues dans les voies digestives provoquerait parfois des lésions de l'estomac suivies d'hémathémèse, simulant l'ulcère stomacal.

C. Des poussières végétales. — Des professions où les ouvriers s'y trouvent exposés et du caractère des nosoconioses qu'elles occasionnent. — Ces poussières sont naturellement indifférentes, mais peuvent être toxiques ou infectieuses par les matières dont elles se font le véhicule. Elles se divisent en poussières charbonneuses, poussières celluleuses, poussières ligneuses et poussières filamenteuses.

1° Poussières charbonneuses.

Charbon de bois.....	Charbonniers, Mouleurs en fonte, en cuivre.
Lignite.............	Incinéreurs.
Houille.............	Houilleurs. Fabricants de coke. Ouvriers chargeurs et déchargeurs (bateaux et wagons). Ouvriers employés à la fabrication des agglomérés. Chauffeurs. Forgerons. Gaziers.
Suie...............	Fumistes. Ramoneurs. Ouvriers des hauts fourneaux.
Noir minéral.........	Broyeurs de bitume.
Noir animal.........	Ouvriers employés à la fabrication (bluttage et pelletage).
Fumée des appareils d'éclairage et des foyers de combustion	Mineurs. Ouvriers des tubes à air comprimé. (Anthracose naturelle des travailleurs nocturnes dans un espace confiné). Carbonisation de la tourbe.

2° Poussières celluleuses.

Amidon............. Fécule............... Farine.............	Amidonniers. Féculiers. Mouleurs en cuivre (substitution de la fécule au poussier). Coiffeurs. Boulangers. Meuniers. Fariniers. Pâtissiers Forts de la Halle.
Tabac...............	Ouvriers des manufactures de tabac à priser.
Sucre...............	Ouvriers des raffineries.

3° Poussières ligneuses.

Tan................	Broyeurs d'écorce de tan.
Sciure de bois.......	Menuisiers. Scieurs de long. Ouvriers des scieries. Ebénistes. Fabricants d'allumettes. Fabricants de crayons. Charrons. Tourneurs sur bois.
Poudres médicamenteuses.	Broyeurs et concasseurs de racines et d'écorces médicinales. Droguistes.
Lin. Chanvre.........	Teilleurs et Peigneurs. Cardeurs. Cordiers. Ouvriers des filatures. Fabricants d'étoupes.
Pailles. Balles et Glumelles.	Vanneurs et Batteurs en granges. Déchargeurs de navires. Jaugeurs et Mesureurs de blé.

4° Poussières filamenteuses.

Coton,.............	Batteurs. Cardeurs. Ouvriers des filatures.
Poils végétaux......	Equarrisseurs de platane. Fabricants de cordes d'alfa.
Ouate...............	Ouvriers des fabriques. Effilocheurs.
Déchets de vieux linges	Chiffonniers. Trieurs de chiffons des papeteries.

a. — On rencontre chez les ouvriers exposés à la pénétration des poussières végétales dans les voies respiratoires deux sortes de pneumoconiose : l'une l'*anthracose pulmonaire* qui constitue un des types les mieux marqués de la maladie professionnelle, s'observe chez tous les ouvriers soumis à l'action des poussières charbonneuses et particulièrement chez les *houilleurs ;* l'autre, qui est une *chalicose mixte* des plus graves, se rencontre chez les ouvriers *teilleurs, peigneurs* ou *cardeurs de lin et de chanvre* exposés à la fois à l'inhalation des poussières végétales ligneuses qui se détachent de la plante textile, des poussières pierreuses qui la souillent et des' poussières métalliques provenant du débourrage et de l'aiguisage des peignes et cardes.

Nous n'insisterons pas sur cette dernière que l'on peut ranger, à cause de sa gravité, à côté de la *chalico-sidérose pulmonaire des aiguiseurs* et des *empointeurs d'aiguilles*.

La pneumonoconiose anthracosique est connue depuis longtemps sous le nom de catarrhe noir des bronches, « phtisie noire, crachement noir (black spitt, black pthisis des Anglais), encombrement charbonneux des poumons (Riembaud), asthme, emphysème des houilleurs (Wilson, Van den Broeck, Kuborn), maladie des mouleurs en cuivre (Tardieu), phtisie charbonneuse (Robert), etc. Si, en réalité, aujourd'hui, soit par suite des améliorations hygiéniques apportées dans les conditions du milieu et du travail professionnel, soit par suite d'une sorte de sélection opérée chez les ouvriers par l'exclusion des valétudinaires, des femmes et des enfants des rudes travaux des mines, on n'observe plus guère les formes graves et les symptômes ultimes de la pneumonoconiose ulcéreuse caractérisant la véritable consomption pulmonaire, la maladie professionnelle n'en reste pas moins très commune chez les houilleurs.

Les complications tuberculeuses sont peut-être plus rares dans la pneumonoconiose anthracosique que dans les autres pneumonoconioses; et certains observateurs en constatant cette rareté de la tuberculose pulmonaire dans les mines de houille (Riembault, Kuborn, Crocq) ne seraient pas éloignés de croire à une action antiseptique et à cet égard, jusqu'à un certain point, protectrice de la part des poussières et des émanations de la houille.

Quoiqu'il en soit l'autonomie de l'anthracose pulmonaire comme affection professionnelle ne saurait être contestée. Les poussières charbonneuses, en pénétrant dans le poumon y produisent un véritable encombrement formant çà et là des amas plus ou moins circonscrits, entourés de portions de tissu pulmonaire sclérosées, conséquence de l'irritation interstitielle causée par la présence de ces dépôts charbonneux. Le plus souvent, l'encombrement charbonneux des poumons vient affirmer les symptômes de catarrhe bronchique, d'asthme et d'emphysème supplémentaire, par l'obstacle qu'il apporte à la fonction respiratoire en rétrécissant le champ de l'hématose, d'où les efforts d'expuition avec rejet de mucosités noires, la dyspnée, l'oppression, les accès d'étouffement; d'autres fois il y a des signes de pneumonie fibrineuse aiguë ou chronique, de pleurésie avec adhérences partielles; d'autres fois encore de pneumonie ulcéreuse avec symptômes de phtisie dus au ramollissement et à la désagrégation des amas charbonneux et à leur élimination par nécrobiose pulmonaire. L'influence du froid, de l'humidité, celle de la fatigue et de la déchéance de l'organisme interviennent dans la détermination de chacune de ces expressions morbides que revêt l'état anthracosique des houilleurs.

La nature du charbon joue un rôle important dans cette détermination. Les poussières de charbon sec, dures et aiguës, agissent comme les poussières pierreuses ; les houilles humides et grasses sont, à cet égard, beaucoup moins dangereuses que les houilles maigres et sèches.

Avec les poussières végétales purement celluleuses ou filamenteuses, la lésion professionnelle des voies respiratoires prend un autre caractère. Il n'y a pas de pneumonie proprement dite, scléreuse ou ulcéreuse ; c'est sur les bronches seules que ces poussières agissent directement, sans qu'il y ait pénétration dans le parenchyme pulmonaire. Leur configuration, en effet, n'entraîne aucune érosion, aucune dilacération des tissus ; seulement, par leur présence et leur accumulation dans les voies respiratoires, elles excitent la secrétion de la muqueuse sur laquelle elles s'agglutinent et provoquent ainsi, pour leur expulsion, des efforts plus ou moins répétés, plus ou moins violents suivant le degré d'accoutumance des organes. La cause persistant : les secrétions s'exagèrent, les parois bronchiques perdent de leur élasticité et les conduits se dilatent ; de là, une affection caractérisée par une expectoration abondante de mucosités visqueuses, des accès fréquents de toux, de l'anhélation, de la fatigue respiratoire.

On comprend qu'à la longue, les troubles fonctionnels puissent conduire à l'amaigrissement, à la consomption. Il n'y a pas cependant de lésions pulmonaires proprement dites : la muqueuse des bronches est injectée, tomenteuse ; d'autres fois elle est pâle, épaissie, ramollie, rarement ulcérée. Il y a de la dilatation bronchiale, et le plus souvent un état emphysémateux du poumon, très prononcé, provoqué par la violence de l'expiration sollicitée par l'adhérence des poussières.

C'est à cette affection que j'ai donné le nom de *broncorrhée professionnelle*, dans mon *Hygiène des professions et des industries*, publiée en 1875. Elle se rencontre plus particulièrement chez les *ouvriers des fabriques de coton*, chez les *ouvriers des filatures* et des *fabriques de drap*. C'est à elle que se rapportent les symptômes de la maladie dite des *cotoniers*, des *fabricants de ouate*, à laquelle on a donné les noms de phtisie cotonneuse (Coetsen) et de *Byssinose*.

b. Les formes de dermatoconiose que l'on observe le plus communément chez les ouvriers exposés aux poussières végétales sont la forme érythémateuse (*Erythème des charbonniers*, des *mouleurs en fonte*, des *chauffeurs*, etc.) ; la forme furonculeuse (*acné professionnelle* des *forgerons* ; *furonculose* des *houilleurs*, des *ouvriers des caissons à air comprimé*, y compris la blépharite glandulo-ciliaire et l'otite furonculeuse ; la forme pustuleuse chez les *houilleurs*, les *ouvriers* des *fabriques d'agglomérés*, des *usines à gaz*, les *ouvriers* des *hauts fourneaux*, les *chiffonniers* ; la forme papuleuse (*lichen professionnel* des *broyeurs d'écorce*, des *fabricants d'étoupes*, des *droguistes*, des *teilleurs et peigneurs de chanvre*, des *amidonniers*, des *ouvriers qui manipulent la vanille*, des *fabricants de cordes d'alfa*, des *équarrisseurs de platane*, etc.) ; la forme ulcéreuse (*dermatite* des *broyeurs de bitume*, des *ouvriers employés à la fabrication des agglomérés*, des *ramoneurs*, des *ouvriers employés à la carbonisation de la tourbe, etc*).

c. L'entéroconiose professionnelle se rencontre chez les *charbonniers, houilleurs, fondeurs*, etc., sous la forme d'angine et de pharyngite glanduleuse, affections fréquentes chez eux, comme chez tous les ouvriers exposés aux poussières. L'expression typique de cette affection est, ici, l'*anthracose intestinale*. Chez les ouvriers exposés aux simples poussières celluleuses, il y a le plus souvent de l'angine érythémateuse. Il peut arriver que les fibres végétales ligneuses ou filamenteuses triturées, agglutinées dans les intestins, forment de petits corps étrangers, qui deviennent une cause d'irritation, tant qu'ils ne sont pas rejetés au dehors. On rencontre de ces corps dans les excréments des *teilleurs, peigneurs* et *fileurs de chanvre*.

D. Des poussières organiques d'origine animale. — Des professions où les ouvriers s'y trouvent exposés et du caractère particulier des nosoconioses qu'elles occasionnent. — 1° Les poussières d'origine et de nature animale se divisent en deux groupes. Dans le premier groupe, nous rangeons toutes les poussières organiques indifférentes par nature, mais pouvant être toxiques ou infectieuses par les matières dont elles se font le véhicule. Dans le second, se trouvent les poussières organisées, constituées par des moisisures ou des microbes spécifiques. L'inhalation des poussières microbiennes appartient à la classe des infections spécifiques d'origine professionnelle (voyez les Maladies infectieuses d'origine professionnelle, chapitre III, article III, § 3).

Poussières organiques.

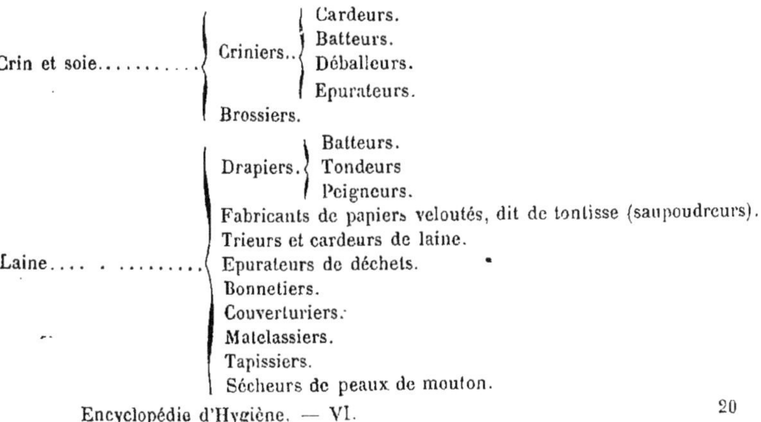

Crin et soie	Criniers	Cardeurs.
		Batteurs.
		Déballeurs.
		Epurateurs.
	Brossiers.	
Laine	Drapiers	Batteurs.
		Tondeurs
		Peigneurs.
	Fabricants de papiers veloutés, dit de tontisse (saupoudreurs).	
	Trieurs et cardeurs de laine.	
	Epurateurs de déchets.	
	Bonnetiers.	
	Couverturiers.	
	Matelassiers.	
	Tapissiers.	
	Sécheurs de peaux de mouton.	

Cuirs	Cordonniers. Corroyeurs. Gantiers. Selliers. Bourreliers.
Poils	Fabricants de chapeaux de feutre. Fourreurs et Pelletiers. Coiffeurs.
Plumes	Plumassiers. Epurateurs de plumes et de duvet (battage et cardage).
Os	Fabricants de boutons et Tabletcurs. Bouchers. Broyeurs d'os sec.
Cornes	Tourneurs en corne. Broyeurs de cornes.
Soie	Batteurs de bourre de soie. Dévideuses de cocons altérés. Cardeurs de bourre de soie.
Excrémentitielles	Fabricants de poudrette et Chargeurs de guano.

a. Les affections broncho-pulmonaires d'origine professionnelle prennent ici un caractère particulier, suivant les propriétés toxiques ou infectieuses qui viennent s'ajouter aux propriétés irritantes d'ordre purement mécanique que possèdent les poussières organiques. Chez les ouvriers *brossiers* et *criniers* par exemple, chez les *broyeurs d'os* et *cornes sèches,* chez les *fabricants de poudrette*, l'inhalation de particules pulvérulentes, presque toujours dures, aigües ou dilacérentes, prédispose à la bronchite chronique ou à la bronchorrhée professionnelle. La pneumoconiose proprement dite se rencontre rarement ici, bien que la pneumonie chronique ait été signalée comme assez commune.

D'autre part, le catarrhe bronchique professionnel est fréquent chez tous les ouvriers soumis à l'action des poussières de laine, de duvet, de poils, de soie. Mais lorsque ces poussières se dégagent d'objets teints avec des couleurs toxiques (plomb, arsenic, dérivés de l'aniline, etc.), elles deviennent à l'instar des poussières végétales (poussières de coton ou autres), une cause sérieuse d'intoxication professionnelle. C'est un sujet sur lequel nous reviendrons dans un autre chapitre (Voy. Intoxications professionnelles, chap. III).

De même, lorsque ces poussières se dégagent d'objets souillés et infectieux : crins, peaux d'animaux morts de maladie infectieuse, plumes provenant d'objets de literie contaminés, etc., elles deviennent une cause d'infection professionnelle.

b. Les dermatoconioses sont assez fréquentes chez les ouvriers soumis à l'action des poussières d'origine animale. Ce sont les formes érythémateuse, furonculeuse, auxquelles l'on a le plus souvent affaire. La forme ulcéreuse est la conséquence des couleurs nuisibles et de mordants dont ces poussières sont quelquefois imprégnées. D'autres fois, c'est à l'action des poussières minérales souvent caustiques, dont on se sert pour l'épuration de quelques unes des substances en question, que les accidents sont dus.

La forme pustuleuse est la caractéristique des propriétés infectieuses de la poussière souillée.

Enfin on rencontre souvent ici des dermatites professionnelles qui ne sont pas à proprement parler dépendantes de l'action nuisible des poussières dégagées, mais bien des conditions de manipulation des objets eux-mêmes. C'est ainsi que le travail à l'humide de la soie, des cuirs, des plumes, des cornes, etc., comme d'ailleurs le travail à l'humide du lin et du chanvre, occasionnent des dermatites professionnelles auxquelles nous consacrerons un paragraphe particulier (Voir Travail à l'humide, chap. II, article III).

E. **Des poussières organisées et des Coniomycoses.** — Nous arrivons à une catégorie de poussières dont l'action spéciale sur l'organisme a surtout été étudiée chez certains groupes professionnels. Il s'agit de poussières organisées, autrement dit de poussières constituées par des moisissures. C'est sous le nom de *coniomycose professionnelle* qu'il faut comprendre l'ensemble des symptômes qui caractérisent le genre d'affection morbide que ces moisissures occasionnent.

Ces moisissures sont de deux sortes : les unes se développent sur les végétaux humides, les autres proviennent de grains altérés. Les *batteurs*, les *vanneurs*, les *jaugeurs de blé*, les *engrangeurs de fourrages*, sont parfois exposés à des accidents provoqués par la poussière qui se dégage du grain affecté soit de carie dont le champignon est l'*ustilago caries*, soit de charbon (*ustilago carbo*), ou des tiges de feuilles atteintes de rouille (*uredo pucinia*, *accidium graminis*).

La poussière de céréale altérée, ainsi chargée de ces champignons, est très irritante ; elle provoque du coryza, de l'angine, une éruption cutanée accompagnée souvent de courbature générale, de fièvre et de symptômes catarrhaux. Grosjean de Montmirail a signalé des accidents nerveux : céphalalgie, vertiges et dyspepsie, chez des ouvriers qui battaient à la mécanique du blé carié et qui recevaient, en plein sur eux, la paille battue et les poussières refoulées hors du van.

Mais les moisissures qui nous intéressent par leur généralisation et qui ont donné lieu à des observations assez nombreuses, en ce qui concerne leur influence sur l'homme, sont les *Aspergillus* : A. glaucus (vert), A. flavus (brun), A. fumigatus (verdâtre), A. niger (noir), A. albus (blanc), A. ochraceus (ocre); les *Eurotium* : E. glaucus (bleu ou jaune verdâtre), E. repens (blanc d'abord, puis vert sombre), de la famille des Périsporiacées, et un grand nombre de Mucorinées.

L'expérimentation et l'observation ont démontré que les aspergillus, plus particulièrement, peuvent déterminer des affections graves chez les animaux et chez l'homme. Ainsi, il est établi que les spores de ces moisissures introduites dans les voies respiratoires s'y développent et provoquent par fructification, des angines, bronchites et pneumonies spéciales (pharyngomycose, bronchomycose, pneumomycose).

Il est une profession qui, depuis longtemps, a fourni, à cet égard, des faits d'observation bien intéressants. C'est celle de *cannissiers*, où les ouvriers travaillent le roseau, soit comme vanniers, soit comme fabricants de claies, de treillis, soit encore comme confectionneurs de plafonds en cannes.

Les *vanniers* sont les ouvriers qui tressent et travaillent les tiges flexibles pour fabriquer des corbeilles, des paniers divers, claies, treillis, etc. C'est l'osier ou le jonc qui, le plus communément, est utilisé pour la confection de ces objets.

Sous le nom de *cannissiers* on désigne dans le Midi, et particulièrement en Provence, des ouvriers vanniers qui se servent du roseau ou canne *(arundo donax)* dans la fabrication des claies et des lambris destinés à servir de revêtement aux plafonds. Ces roseaux, avant d'être façonnés, sont dépouillés et brisés au maillet suivant la longueur. Le travail de façonnage ne donne lieu qu'à des accidents peu sérieux tels que écorchures, piqûres, irritation légère de la paume de la main et des doigts. Il n'en est pas de même du dépouillement des roseaux qui, dans certaines circonstances, expose les ouvriers à une affection spéciale et caractérisée par des phénomènes d'éruption cutanée et d'irritation des muqueuses oculaire, nasale, buccale et bronchique.

Cette affection, déjà signalée par Chaptal en 1790, a été fort bien décrite pour la première fois par Favre, de Montpellier, en 1840, chez les *ratisseurs de roseaux secs*, dont les feuilles étaient chargées de moisissures blanchâtres.

En 1845, Michel, de Barbantane (Bouches-du-Rhône) observe la maladie chez des personnes appelées à manier des cannes de Provence, abandonnées depuis longtemps à l'intempérie des saisons et couvertes d'une moisissure noire. Les symptômes constatés furent : de la fièvre, une inflammation de la face et des parties génitales accompagnée chez quelques-unes de toux, de dyspnée et de troubles gastro-intestinaux.

Plus tard, Maurin, de Marseille (1859) décrivit sous le nom de *dermatose des vanniers* des accidents causés par la moisissure blanche qui envahit les feuilles des roseaux entassés après leur coupe dans un endroit humide, obscur et peu ventilé. Ces accidents consistèrent en un exanthème érythémateux ou vésiculeux sur les parties de la peau découvertes, vésiculo-pustuleux sur les muqueuses et sur les parties génitales, accompagné de suintement séreux ou séro-purulent, muqueux ou mucopurulent suivant la partie atteinte et donnant lieu, sur les bourses surtout, à des exulcérations qui se recouvrent d'une croûte jaunâtre.

Plus récemment, la même affection a été observée et décrite par Baltus et Gerbaut (1885). Les accidents signalés sont les suivants : démangeaisons douloureuses dans les yeux, le nez et la gorge, érythème et gonflement de la face, éruption dans l'intervalle des doigts, à la ceinture et aux parties génitales, d'une multitude de petites pustules acuminées, à sommet brillant, semées sur un fond rouge douloureux ; conjonctivite et toux légère.

Cette maladie dite des *roseaux* ou des *cannissiers* n'est point rare en Provence ; je l'ai observée moi-même dans le Var ; elle a été décrite en Espagne plusieurs fois. Elle offre la plus grande analogie par ses symptômes avec la dermatoconiose spéciale provoquée par la poussière des végétaux moisis : paille, foin, feuilles, tiges, poussière composée de mycelium et de spores, le plus souvent âcre et irritante et paraissant douée quelquefois de propriétés véritablement infectieuses. Les *botteleurs*, les *engrangeurs de foin*, les *tresseurs de paille*, les *fabricants de chaises paillées* ou de *capuchons pour bouteilles* ont été successivement signalés comme susceptibles de présenter les mêmes accidents éruptifs, plus ou moins accompagnés de réaction fébrile (éruptions vésiculo-pustuleuses, rhinite ulcéreuse avec ou sans épistaxis, angine et embarras gastrique).

Bien que la plupart des observateurs ait accusé telle ou telle moisissure, il n'est pas douteux que toutes sont susceptibles de donner lieu a des accidents, et que l'on peut rencontrer sur les tiges et sur les feuilles des roseaux : des *Mucorinées*, comme le *mucor mucedo*, le *rhyzopus nigricans,* aussi bien que des *Périsporiacées* comme l'*aspergillus glaucus,* le *penicilium glaucum* et l'*érysiphe*.

Baltus avait d'abord accusé la moisissure verdâtre très abondante sur les roseaux qu'il avait examinés, mais il s'est rangé à l'opinion du professeur P.-E. Planchon qui croit que les accidents étaient dus à la moisissure blanchâtre à laquelle il donne le nom de *sporotrichum dermatodes*.

F. **Des ophtalmoconioses.** — En dernier lieu, il est un groupe d'affections oculaires d'origine professionnelle qui sont causées par les poussières et sur lesquelles il est utile d'appeler l'attention. Ce groupe est celui des *ophtalmoconioses*.

Les lésions produites sur l'œil par les matières pulvérulentes diffèrent en gravité suivant l'origine de ces matières, suivant l'irrégularité, la grosseur de leurs particules, suivant enfin qu'elles sont susceptibles d'une action purement mécanique et irritante comme les poussières pierreuses, ou bien d'une action chimique, escharrotique ou caustique, comme les poussières salines, ou bien encore d'une action destructive d'ordre nécrobiosique, comme les poussières organiques ou organisées.

La blépharite glandulo-ciliaire d'origine professionnelle, ou *blépharoconiose*, se présente tantôt sous sa forme simple, caractérisée par une rougeur plus ou moins limitée du rebord palpébral, avec un ou plusieurs petits nodules de nature furonculeuse, hypertrophique ou kystique, siégeant dans les glandules mêmes, comme cela se rencontre chez tous les ouvriers exposés à l'action des poussières simplement irritantes ; tantôt sous la forme ulcéreuse, avec de petites croûtes siégeant indifféremment au niveau des cils ou dans leurs intervalles, comme on l'observe chez les ouvriers exposés à l'action des poussières caustiques : arsenicales, chromiques, alcalines diverses, etc. ; tantôt sous une forme spéciale : la *blépharite cicatriculaire*, caractérisée par la présence de petites cicatrices dues à des brûlures produites par des paillettes incandescentes, comme on le constate chez les ouvriers *forgerons*, *serruriers*, *fondeurs*, etc.

La conjonctivite causée par le dépôt de poussières sur l'œil est tantôt simplement hyperhémique avec les poussières fines et indifférentes ; tantôt catarrhale ou granuleux, avec les poussières grosssières ou douées de certaines propriétés irritantes comme cela s'observe chez les *ouvriers qui manipulent le soufre*, les *chaufourniers*, les *plâtriers ;* ou hyperplasique suivant la continuité d'action des poussières nuisibles (*ptérygion des maçons*, des *plâtriers*, des *tailleurs de pierres*, des *marbriers*, des *plafonneurs*, etc.).

Les particules pulvérulentes, par leur volume, par leurs aspérités et surtout par leur force de projection peuvent causer un véritable traumatisme de l'œil. Ce traumatisme varie en gravité suivant les tissus atteints, suivant la nature et les propriétés des poussières ou des particules formant corps étranger.

Les poussières végétales produisent des ophtalmoconioses d'une ténacité et même d'une gravité qui au premier abord étonnent. C'est que, par leur forme irrégulière, leurs propriétés adhérentes, leur facilité de pénétration et de séjour dans les moindres replis de la muqueuse, dans les pertuis des conduits lacrymaux ou glandulo-sébacés des rebords ciliaires, les particules végétales masquent, pour ainsi dire, sous une apparence de tolérance dont il faut se méfier, une continuité d'action dangereuse.

Les blépharoconioses des *scieurs de long*, des *tourneurs sur bois*, des *jaugeurs de blé*, des *droguistes*, des *broyeurs d'écorces médicinales*, des *ouvriers des filatures de lin ou de chanvre*, etc., sont particulièrement rebelles. Il en est de même avec certaines poussières d'origine animale, comme cela se rencontre chez les *criniers*, les *brossiers*, les *pelletiers*, les *plumassiers*, etc.

Le traumatisme de l'œil par les fragments de nature minérale (pierreux ou métalliques), n'est le plus communément accompagnée que d'un simple travail inflammatoire favorisant l'élimination du corps étranger enclavé à la surface. Il n'en est pas toujours de même avec les particules ou corps étrangers de nature organique (fragments de végétaux, d'épines, barbes d'épi, d'avoine, brin de paille, graines fourragères, esquilles d'os, fragments de poils, de crins, etc.) Ces corps étrangers se gonflent par imbibition des liquides de l'œil, se décomposent facilement et peuvent amener le développement de produits septiques virulents. Souvent, ils abandonnent dans la plaie qu'ils ont produit, des débris infectieux ou bien ils y entraînent du dehors, des micro-organismes, qu'ils inoculent. De là, des phénomènes de nécrobiose des tissus de l'œil, qui caractérisent certaines de ces affections oculaires professionnelles, entre autres la « *kératite des moissonneurs* », causée par la pénétration de barbes d'épi dans la cornée et suivie plus ou moins rapidement d'ulcération perforante et d'hypopion. Il en est de même de la « *kératite des équarrisseurs d'arbres*, de la *kératite des huîtreurs*, des *nacriers* (Layet), des *dévaseurs* (Layet), des *débourreurs de cocons altérés, etc.* ». Dans tous les cas, l'action destructrice est due aux agents infectieux microbiens mêlés au limon qui souillent les coquilles, à la vase, à la bourre de cocon, etc.

Il en est de même encore de la *kératite des scieurs d'os*, la pénétration de la poussière d'os dans l'œil pouvant être des plus dangereuse.

Les poussières provenant de grains cariés, de fourrages rouillés, de végétaux moisis, sont également très pernicieuses. Leber ayant observé une kératite à hypopion chez un « *batteur de blé*, reconnut sous le microscope, que la membrane recouvrant l'ulcère de la cornée était entièrement composée de spores et de filaments de l'aspergillus glaucus, champignon de la moisissure de la paille humide.

Les ophtalmoconioses des « *cannissiers*, des *tresseurs de paille*, des *vanneurs de grains*, des *botteleurs de foin* », ne sont pas rares. Il faudra compter dans tous ces cas avec la présence possible de moisissures sur la matière végétale ayant été soumise à l'humidité, ou dans le grain altéré.

II. DES MOYENS PRÉSERVATEURS DES POUSSIÈRES INDUSTRIELLES.

A. Des appareils d'aspiration et d'évacuation des poussières. — 1° *Des dispositifs généraux.* — La ventilation appliquée, dans les ateliers à dégagement de poussières, doit avoir pour but, non pas seulement l'évacuation d'un air vicié et son renouvellement par de l'air neuf, mais encore et surtout l'expulsion immédiate des poussières nuisibles. A la ventilation naturelle par les fenêtres, lanterneaux, tuyaux, ventouses d'aération, etc., qui peut paraître suffisante lorsqu'il s'agit de l'évacuation de certaines émanations, de certains gaz ou vapeurs plus ou moins mélangés à l'air intérieur, on doit ajouter ici le principe de ventilation par chasses d'air, réalisé le plus généralement par des systèmes et appareils spéciaux.

Il ne s'agit pas de faire pénétrer dans un atelier à poussières des trombes d'air nouveau dont le résultat est le plus souvent de remettre en mouvement des amas poussiéreux déposés dans les coins et recoins, sans arriver à les expulser complètement ; il ne s'agit pas non plus d'établir des orifices d'évacuation à une certaine hauteur dans l'atelier, le poids des poussières les retenant le plus communément dans les couches d'air les plus rapprochées du sol, alors même qu'elles sont soulevées par les courants de ventilation.

Il faut, avant tout, limiter le champ d'expansion de ces poussières en adoptant au point même où elles se produisent, des enveloppes collectrices dont le fond communique avec des conduits de refoulement ou d'aspiration.

Tantôt, sous forme de capuchons placés au dessus de l'établi ou de l'engin de travail producteur de la poussière, ces enveloppes constitueront de véritables hottes aspiratrices, et l'évacuation aura lieu de bas en haut ; tantôt sous forme de chemises à ouverture supérieure, l'aspiration se fera de haut en bas ; tantôt enfin, sous forme d'armatures entièrement closes, l'aspiration se fera indifféremment, soit de bas en haut, soit de haut en bas.

Non seulement en procédant ainsi, on empêche la dissémination des poussières dans l'atmosphère de l'atelier, mais c'est le meilleur moyen de mettre directement l'ouvrier à l'abri de leur action nuisible.

L'aspiration de bas en haut ou *par ascensum* réussit surtout avec les poussières ténues et légères ; l'aspiration de haut en bas ou *per descensum* est, au contraire, la seule qui doive être appliquée avec les poussières lourdes.

L'aspiration peut être obtenue soit par une cheminée d'appel alimentée par un foyer spécial ou préférablement par la cheminée des appareils à vapeur employés dans l'usine, soit par des ventilateurs mécaniques.

Ces ventilateurs à force centrifuge sont placés le plus communément sur le parcours des conduites d'évacuation des poussières, quelquefois à leur extrémité.

Dans certaines circonstances, lorsque le dégagement des poussières est peu considérable, que ces poussières sont fines et légères, la ventilation peut s'effectuer sans l'intermédiaire d'enveloppes protectrices par des orifices d'appel conduisant dans des conduits d'évacuation et placés dans le voisinage immédiat des appareils producteurs de poussières, tandis qu'à l'autre extrémité de l'atelier, un ventilateur mécanique agit en introduisant l'air nouveau.

D'autres fois encore, alors qu'il s'agit surtout de poussières folles, éminemment nuisibles à l'air, le ventilateur mécanique peut être disposé entre le plafond de l'atelier et le comble, de façon à aspirer l'air directement en haut et à le lancer au dessus de la toiture.

Enfin, tous les systèmes de ventilation peuvent être employés à la fois, et concourir soit simultanément, soit alternativement à l'épuration de l'atmosphère de l'atelier, suivant les conditions de travail et de saison.

Ainsi, en été, les fenêtres étant grandement ouvertes, toutes les baies naturelles fonctionnant à la fois, la simple aspiration voisine des appareils pourra suffire, alors qu'en hiver, il sera nécessaire de revêtir ces derniers d'enveloppes closes, communiquant avec les canaux d'évacuation.

Le dispositif général représenté dans la figure 43, appliqué par MM. Geneste et Hescher dans un atelier de trituration de matières siliceuses est un bon exemple de ventilation mécanique par appel agissant d'un bout à l'autre de l'atelier, spécialement au niveau des couches d'air inférieures les plus chargées de poussières, et voisines du point où celles-ci se dégagent.

Au bas de la paroi AB est établie une gaine horizontale C correspondant à ses deux extrémités à deux cheminées A D. On ménage sur cette gaine, au niveau de la zone où les poussières dans l'atelier sont le plus compactes, une série d'orifices par où l'air pur vient se déverser

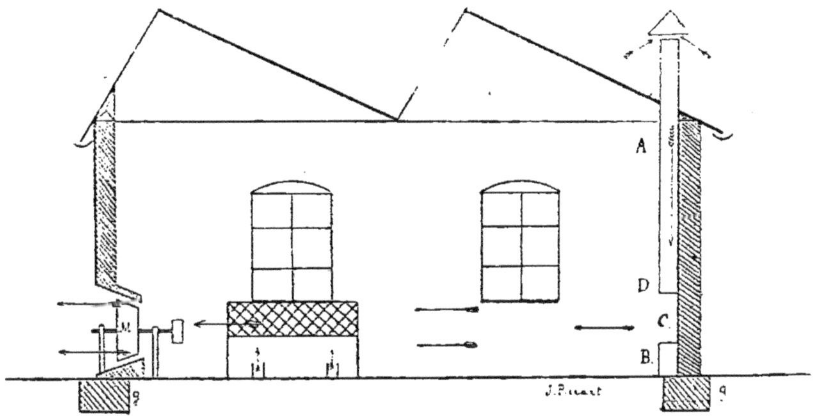

Fig. 43. — Dispositif de ventilation mécanique par appel appliqué dans un atelier de trituration de matières siliceuses (Geneste et Herscher).

dans l'atelier sous l'appel d'un ventilateur hélicoïdal M. Après avoir traversé le ventilateur, l'air souillé et les poussières sont rejetées dans une cour extérieure.

Quel que soit, néanmoins, l'efficacité du moyen employé pour rejeter purement et simplement au dehors les poussières d'un atelier, il n'arrive que trop souvent que celles-ci sont reprises par les vents extérieurs et réintroduites par les fenêtres ouvertes.

Un dispositif nécessaire, complémentaire de l'évacuation des poussières consiste à recueillir celles-ci dans des récipients collecteurs ou dans des chambres de dépôt extérieures à l'atelier, dans lesquels l'air aspiré se débarrasse d'elles avant d'être rejeté dans l'atmosphère du dehors.

Tantôt ces chambres sont assez vastes ou assez multipliées pour que l'air arrivant par le carneau d'évacuation y diminue suffisamment de vitesse et que les poussières qu'il entraine se déposent rien que par le fait de leur pesanteur ; tantôt, on interpose sur le parcours d'évacuation des compartiments disposés en chicane (fig. 48) de façon à multiplier les surfaces de contact avec les poussières, ou bien séparés par des tissus poreux ou des treillis métalliques qui ne se laissent pas traverser par elles.

D'autres fois encore, l'on provoque et l'on facilite le dépôt des poussières entraînées dans le courant d'aspiration, en donnant aux tuyaux d'évacuation, une direction irrégulière coudée ou à changement brusque, de façon que l'air seul, obéissant au changement de direction, soit rejeté au dehors.

D'autres fois, enfin, on ménage en un point de ce parcours, une chute d'eau sous forme de pluie qui rabat la plus grande partie des débris et particules solides entraînés par l'aspiration ; ou bien encore, on peut utiliser les appareils à vapeur dont on dispose, et dégager sur le parcours des poussières ou dans la chambre de dépôt des jets de vapeur pour les humecter et en hâter la précipitation.

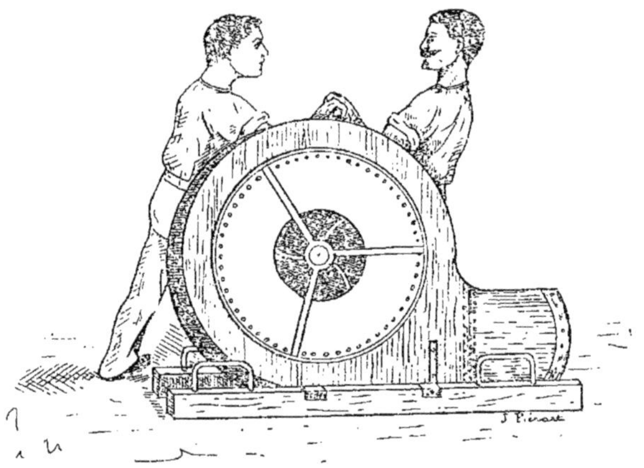

Fig. 44. — Aspirateur de poussières.

Ces considérations générales une fois établies, il nous paraît utile d'en montrer certaines de leurs applications spéciales aux divers groupes des industries à poussières, en prenant pour exemples quelques-uns des appareils inventés pour répondre aux indications variées du problème hygiénique.

2° *De quelques dispositifs spéciaux.* — Dans les *ateliers où l'on travaille le bois,* les poussières qui se dégagent, sous forme de fines sciures, sont non seulement incommodes pour les ouvriers mais deviennent, ainsi que nous le savons déjà, une cause de danger d'incendie. Quel que soit le moyen employé pour prévenir l'accumulation de ces sciures dans les ateliers, ceux-ci en restent toujours plus ou moins encombrés. On prévient cet inconvénient en installant des aspirateurs mécaniques qui entraînent les poussières et les copeaux dans une chambre spéciale; mais le plus souvent les folles poussières sortent avec l'air sous pression, se répandent dans l'atmosphère, et finalement s'abattent sur toutes les constructions environnantes.

a. Pour remédier à cela, M. Ransome a inventé un appareil ingénieux dit « cyclone » dont l'application peut se généraliser avantageusement

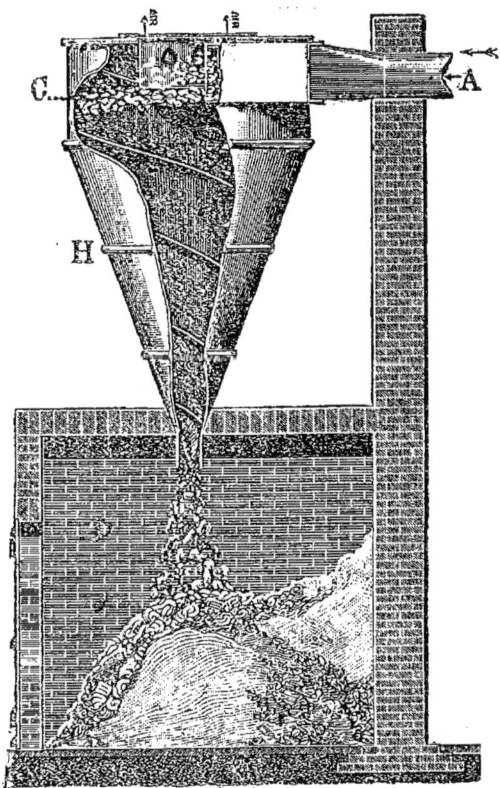

Fig. 45. — Collecteur de poussières (système Rausome).

à la collection de toutes les folles poussières provenant du travail des grains, des laines, des plumes, des cotons, etc. Voici la description de ce collecteur de poussières :

Un aspirateur mécanique (V. fig. 44) attire les résidus pulvérulents par une série de conduits provenant des différentes machines-outils, et les envoie dans le collecteur pour se rendre de là dans une chambre fermée. Son fonctionnement est basé sur le principe de la pompe centrifuge ; l'aspiration se produit par un conduit cylindrique fixé au centre de l'appareil suivant l'axe, et le refoulement se fait par un conduit latéral semblable au premier. Les ailettes et la boîte circulaire sont faites en tôles d'acier rivées, assez solides pour ne pas être brisées par l'entrée d'un morceau de bois ou d'une substance dure. L'axe de la roue à ailettes tourne dans deux paliers autograisseurs boulonnés sur le bâti. La poulie qui sert à transmettre le mouvement est placée entre ces deux paliers.

Le collecteur de poussières représenté dans la figure 45 a pour but d'annuler la vitesse de l'air chargé de poussières et de permettre ainsi à ces dernières, de tomber dans la chambre de dépôt sous l'impulsion de leur propre poids. Ce collecteur se compose d'une courte boîte cylindrique C et d'un cône renversé en fer galvanisé H, dont l'ouverture inférieure aboutit à la chambre de dépôt D. Cette sorte d'entonnoir porte intérieurement, comme le montre la figure 45, une bande métallique enroulée en hélice depuis sa base jusqu'au sommet.

Le conduit de l'aspirateur des poussières A débouche dans la partie

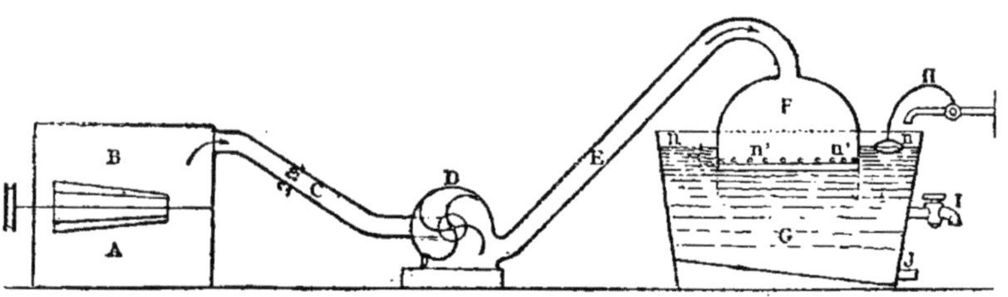

Fig. 46. — Recueil-poussières (système Jouanny).

cylindrique, où se trouve une large ouverture pour la sortie de l'air, tandis qu'un cylindre vertical O, enveloppant cette ouverture, empêche le courant de s'échapper au dehors et le force à suivre le chemin hélicoïdal de l'entonnoir.

b. Parmi les poussières qui incommodent le plus les ouvriers, nous devons signaler les poussières métalliques qui servent au saupoudrage des étoffes ou des papiers de tenture, les poussières filamenteuses, les diverses poudres colorées parfois avec des couleurs nuisibles, employées dans la fabrication des papiers peints, des fleurs artificielles, etc.

Un dispositif protecteur qui, ici, mérite d'être recommandé, est celui inventé et appliqué dans ses ateliers par M. Jouanny, fabricant de papiers peints. Le *recueil-poussières* (fig. 46), système Jouanny, consiste en une cloche hémisphérique en tôle F, fixée dans la partie supérieure d'une cuve pleine d'eau G et d'un diamètre à peu près moitié plus grand. Au sommet de la cloche aboutit un large tuyau E, destiné à amener l'air chargé de poussières et poussé par un ventilateur D. A trois centimètres au-dessus de son bord inférieur qui est maintenu dans un plan bien horizontal, la paroi de la cloche est percée d'une couronne de trous ronds *n'n'* de six millimètres de diamètre, espacés de trois centimètres. Un tuyau, avec robinet à floteur H, amène de l'eau dans la cuve et y maintient le niveau *n n* à quelques centimètres au-dessus de la couronne de trous. Un robinet I, posé à mi-hauteur dans la paroi, permet d'écouler une partie de l'eau ; enfin une bonde de vidange J, est placée près du fond de la cuve, qui a une inclinaison convenable pour faciliter l'évacuation complète des dépôts qui s'y accumulent. Le local ou l'emplacement B A, (chambre de tamisage, établi de saupoudrage, enveloppes protectrices, etc.), dans lequel se produit la poussière est mis en communication par un conduit C, de section convenable, avec l'œil d'un ventilateur dont l'orifice de sortie communique par un autre conduit, avec le tuyau du sommet de la cloche.

Dès que le ventilateur est mis en mouvement, la pression de l'air fait baisser le niveau de l'eau à l'intérieur de la cloche jusqu'à la couronne de trous tandis qu'il s'élève tout autour de la cuve. L'air s'échappe alors par toutes ces issues, en se divisant en petites bulles qui crèvent contre la paroi extérieure de la cloche ; les poussières mouillées et immergées dans le liquide restent dans la cuve et tombent au fond ou surnagent, suivant leur densité.

Pour que l'appareil fonctionne bien, il faut que pendant la marche du ventilateur, le niveau de la cuve se maintienne à 4 centimètres environ au dessus de la couronne de trous, ce qui est facile à obtenir en réglant le flotteur du robinet. Des expériences entreprises, dans le but de contrôler les diverses applications du recueil-poussières Jouanny ont donné lieu à des résultats fort intéressants à connaître, en ce sens qu'ils fournissent des indicatious précieuses, suivant la nature des poussières qu'il s'agit de retenir. En opérant successivement sur de la fécule, sur des poudres diversement colorées, sur du mica, sur du plâtre et sur de la poudre de bronze, on constata que toutes ces poussières étaient bien retenues par l'eau de la cuve, sans qu'on put en apercevoir aucune parcelle qui s'échappât dans l'air.

Il n'en fut pas de même avec le noir de fumée, avec de la tontisse de drap et enfin avec des poils coupés servant à la fabrication des papiers veloutés. Ces substances pulvérulentes ou filamenteuses, difficiles à mouiller, échappèrent partiellement à l'action de l'appareil fonctionnant dans l'eau. On versa alors dans la cuve une certaine quantité d'huile minérale qui forma une couche de quelques centimètres au dessus de l'eau et on mit le ventilateur en mouvement. Des poussières qui, précédemment, échappaient à l'eau seule, furent complètement retenues par la couche d'huile.

c. Un collecteur de poussières très employé aux Etats-Unis, et plus spécialement, dans « les fabriques de blanc de céruse, dans les poudreries, les moulins à plâtre, les usines pour la réduction des minerais », est le *séparateur Prinz* (fig. 47). Cet appareil se compose d'un cylindre de

1m 50 centimètres de diamètre et de 75 centimètres de longueur, partagé en un grand nombre de compartiments rayonnants et indépendants dont les parois sont formées d'une étoffe de flanelle. Ce cylindre est contenu dans une enveloppe semi-cylindrique, qui communique par sa partie rectangulaire avec la caisse dans laquelle arrive l'air à débarrasser de ses poussières. De plus, chacune de ses extrémités est réunie par un orifice central avec un couloir où un ventilateur fait le vide. Il y a aussi deux ventilateurs pour produire à travers les étoffes de flanelle un courant d'air qui dépose sur elle ses poussières. Le cylindre tourne seulement de quelques centimètres à la fois, puis s'arrête pendant 15 ou 20 secondes pour permettre à un marteau de frapper un à un, tous les compartiments

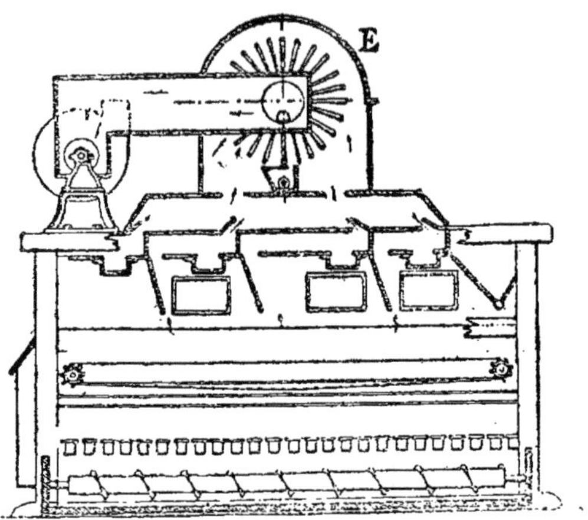

Fig. 47. — Collecteur de poussières (système Prinz).

dont il se compose. Le choc s'exerce toujours sur celui qui se trouve dans la verticale et au dessous de l'axe. La poussière se détache et tombe au fond d'une culotte où une vis sans fin la conduit soit au dehors, soit dans un autre appareil pour y être traitée. En même temps que s'effectue le choc du marteau, le compartiment frappé vient se placer sous une petite coquille centrale communiquant avec l'extérieur. L'air pur du dehors est ainsi appelé dans ce compartiment par l'action des ventilateurs et chemine en sens inverse de l'air chargé d'impuretés. Il traverse la flanelle de dedans en dehors et en chasse les poussières que le choc n'avait pas réussi à faire tomber. Ce qui se passe pour un des compartiments du cylindre, s'accomplit à tour de rôle pour tous les autres. Le séparateur Prinz est en général placé dans une annexe de l'usine principale, et il est relié avec la machine opératrice où se produisent les poussières, par des conduits en bois ou en métal aussi étanches que possible.

d. Un groupe d'industries où la production de poussières est des plus dangereuses pour les ouvriers, est celui où l'on emploie « les meules à aiguiser » pour effiler, polir ou empointer les instruments tranchants ou piquants, armes de toute espèce, couteaux, outils, aiguilles, épingles en acier, etc. C'est surtout dans « l'aiguisage à sec » que les ouvriers se trouvent directement exposés à un dégagement abondant de poussières des plus nuisibles, à la fois pierreuses et métalliques, provenant de l'usure simultanée de l'outil et de la meule. Le danger est beaucoup moins grand avec *l'emploi de meules humides.*

Le tableau suivant dressé par Holland, est intéressant à connaître. On peut y comparer la durée de la vie probable chez les diverses catégories d'aiguiseurs travaillant au sec ou à l'humide, à celle de la population totale en Angleterre.

VIE PROBABLE.

AGE ACTUEL	DES AIGUISEURS					DES AIGUILLEURS	DE LA POPULATION	
	A SEC	SEC ET HUMIDE			HUMIDE		En Angleterre et pays de Galles.	Dans les contrées agricoles.
	Fourchettes.	Canifs.	Rasoirs.	Ciseaux.	Scies.			
20	28.73	32.73	31.88	38.53	48.68	31.17	54.97	57
25	32.85	36.22	34.84	40.39	49.33	33.87	57.62	59.71
30	36.01	39.67	38.09	42.82	50.50	36.77	60.66	62.28
35	39.21	43.88	41.53	45.53	51.97	39.90	62.55	64.66
40	42.44	46.45	45.21	48.53	53.77	43.25	64.90	66.76
45	45.71	49.79	48.73	51.80	55.88	46.82	67.16	68.68
50	»	53.09	53,25	55.36	58.30	»	69.36	70.45
55	»	56.34	57.60	59.20	61.04	»	71.60	72.25
60	»	»	63.19	63.31	63.09	»	74.96	74.29
65	»	»	»	»	67.46	»	76.49	76.58
70		»	»	»	»	»	79.62	79 24

C'est en Angleterre que les premiers « *appareils protecteurs des poussières, appliqués aux meules d'aiguisage* » furent inventés et mis en usage. Le plus ancien de ces appareils est celui de Prior, qui consistait en une espèce de soufflet mû par le pied de l'ouvrier ou par le moteur qui fait tourner la meule, et dont le vent, chassé à travers un tube percé de fentes longitudinales embrassant la meule, produisait un courant assez fort pour entraîner les poussières.

Un autre appareil fondé sur le même principe, fut construit en 1816 par Thomas Roberts. Enfin, Abraham inventa, en 1822, un appareil simple qui avait le double avantage d'entraîner la poussière de grès et de préserver les ouvriers des particules fines d'acier qui se dégagent pendant l'aiguisage des pièces. C'est à l'aide de barreaux aimantés qu'il arrêtait les poussières qui échappaient à la ventilation. Les ventilateurs qui aspirent l'air par un trou pratiqué au dessous de la meule, comme celui dont on se sert à la fabrique d'armes de Châtellerault, et empêchent les poussières de s'élever, sont de beaucoup préférables : toute la moitié antérieure de la meule est prise dans une enveloppe en fer blanc qui communique avec un fort ventilateur à vannes, et ne laisse échapper aucune poussière. Mais il n'est aucun moyen de préservation qui vaille celui qu'a imaginé et employé avec succès Pastor, fabricant à Borcette, près d'Aix-la-Chapelle et qui consiste à faire de la meule elle-même un ventilateur qui entraîne les particules de grès et d'acier. Cette meule est revêtue d'une enveloppe en tôle qui ne laisse qu'un étroit passage pour les aiguilles, et qui porte, en un autre endroit, une plaque de verre à travers laquelle l'ouvrier suit les progrès du travail.

La chambre vide comprise entre la meule et l'enveloppe est en communication avec un tuyau aboutissant à une cheminée, et dans laquelle l'eau se précipite avec violence, entraînant la poussière silieuse et métallique.

Comme modèle du genre, nous citerons les installations faites par MM. Goldenberg et Cie dans leur usine au Zornhoff, près Saverne et qui ont été récompensées par l'Académie des sciences en 1871. (Prix des arts insalubres).

La ventilation est basée sur le principe de l'aspirateur en usage à Châtellerault : les meules sont montées dans des fossés maçonnés et aussi étroits que possible, ayant une pente très forte vers un égoût longitudinal qui reçoit les eaux provenant de l'aiguisage et dans lequel sont entraînées les boues formées par l'usure des meules et des outils aiguisés.

Parallèlement à cet égout, on a ménagé un second canal à fleur de sol et parfaitement clos, de 0^{m} 50 de hauteur, sur une largeur égale, et qui communique avec la fosse de chaque meule par une ouverture de 0^{m} 25 de section. Ce canal peut, lorsque les dimensions de l'atelier l'exigent, être placé au-dessus de l'égoût servant à l'écoulement des eaux. L'une des extrémités de ce conduit qui forme le canal de ventilation vient déboucher à l'extrémité de l'atelier, et son orifice s'arrondit de manière à correspondre au diamètre du ventilateur, dont l'un des côtés devra s'appliquer aussi hermétiquement que possible à l'orifice de ce conduit.

Chaque fosse de meule est munie de deux vannes à clapet, dont l'une ferme sa communication avec le fossé d'écoulement des eaux, et dont l'autre l'isole du canal de ventilation... On comprend aisément que si on obstrue les ouvertures existant sur le derrière et le côté des meules, et que l'on fasse agir ainsi cet appel d'air le plus près possible du point où appuie la barre d'acier avec laquelle on tourne, toutes les molécules détachées par l'outil seront entraînées du côté de l'appel. L'action du ventilateur sera en outre aidée de la force centrifuge de la meule, qui cherche déjà à entraîner ces molécules.

MM. Goldenberg ont adopté, pour les meules sèches, une enveloppe pourvue de parties mobiles qui permettent de la rétrécir au fur et à mesure de l'usure de la meule, en sorte que l'ouverture ménagée pour le travail de l'ouvrier conserve toujours une section à peu près uniforme.

La partie des poussières aspirées qui reste déposée dans le canal de ventilation ou dans la fosse est enlevée de temps en temps.

A Saint-Étienne, on a cherché à pratiquer *la ventilation des meules par injection d'air ;* l'appareil de compression est un ventilateur triple du système Perrigault, dont le rendement atteint jusqu'à 60 0/0 à 1,800 tours par minute (voyez fig. 34). Le principe consiste à ouvrir l'aspirateur, et en même temps l'air est appelé et entraîné par tous les vides qui existent entre les contours de la bâche et de la meule.

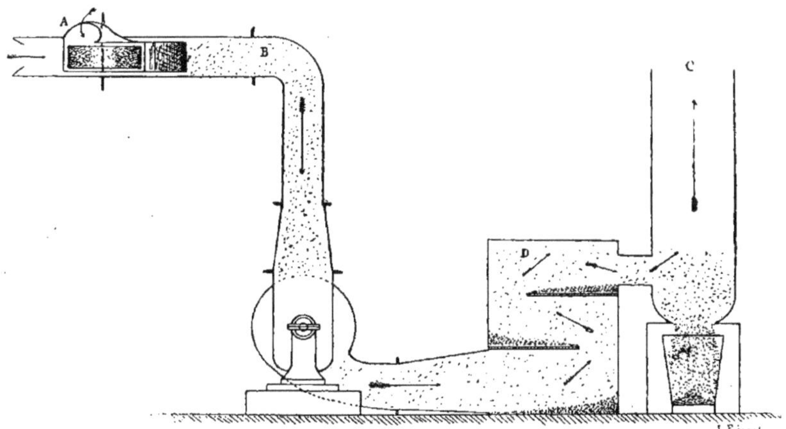

Fig. 48. — Dispositif pour aspiration des poussières, appliqué au travail des meules, avec chambre de dépôt à cloisons en chicanes D.

Le dispositif représenté schématiquement dans la figure 48 a été appliqué par MM. Geneste et Herscher dans un grand atelier de constructions mécaniques.

Pour pouvoir aspirer les poussières produites par le dégrossissage ou le polissage des pièces métalliques sur les meules en émeri, on a entouré ces dernières d'une enveloppe en tôle A débouchant dans une conduite B où l'on a déterminé artificiellement une grande dépression ; et, pour que celle-ci soit aussi efficace que possible, on a le soin de se servir de la meule du côté où, par l'action de la force centrifuge, les poussières sont projetées dans l'intérieur de la gaîne. Ainsi que la figure 48 l'indique, l'aspiration est obtenue à l'aide d'un ventilateur à grand pouvoir déprimant, tel que le système Ser. Au sortir du ventilateur, les poussières sont refoulées par le même appareil dans une chambre d'assez grandes dimensions D, où par suite de la détente de l'air et des cloisons formant chicanes qui s'y trouvent, elles se déposent presque en totalité. Le peu qu'il en reste est recueilli au bas d'une cheminée verticale C, par où l'air ayant véhiculé ces poussières est rejeté dans l'atmosphère.

e. — Une opération industrielle, commune à bien des industries, que l'on peut regarder comme une de celles qui soumettent le plus les ouvriers à l'action nuisible des poussières, c'est le *travail des tours employés au polissage à sec*, au brossage, au grattage, à l'ébarbage des objets moulés ou façonnés, tels que les pièces de verrerie, de poterie, faïence, porcelaine ou autres. Un dispositif excellent consiste à entourer chaque tour d'une caisse protectrice, au fond de laquelle s'ouvre un tuyau d'aspi-

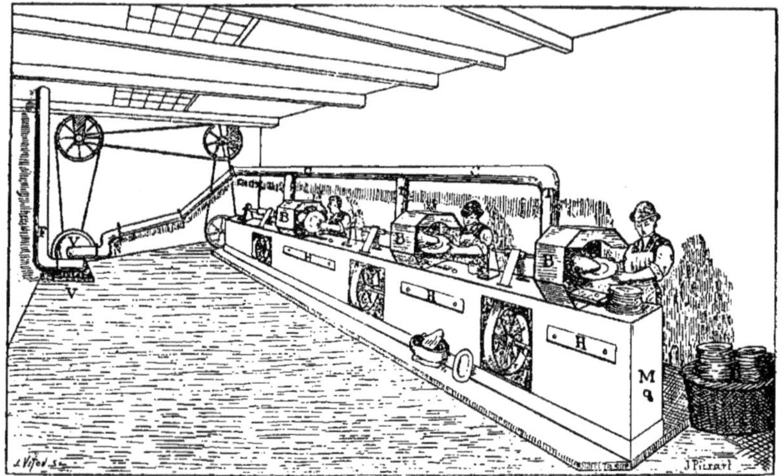

Fig. 49. — Dispositif pour l'aspiration des poussières appliqué au travail des tours à céramique, avec collecteur commun.

ration qui conduit les poussières dans un collecteur commun sur le parcours duquel est placé un ventilateur mécanique.

La figure 49 représente assez bien une installation de ce genre appliquée au polissage des pièces céramiques. Une série d'outils sont disposés de distance en distance, à intervalles convenables, sur une table de travail commune. Devant chaque ouvrier, une brosse conique tourne à l'intérieur d'une boîte octogonale dont le fond communique par un tuyau ascendant T avec la conduite C qui aboutit au ventilateur V. Ce ventilateur tourne à la vitesse de 2,000 tours par minute. L'ouvrier appuie l'objet à nettoyer contre la brosse. Les particules les plus légères sont entraînées par le tuyau T dans la conduite C, d'où elles sont aspirées et refoulées par le ventilateur dans le tuyau vertical F et de là dans une chambre de dépôt et traitées à l'humide, tandis que les parties les plus lourdes tombent par les ouvertures o o o dans les tiroirs H H ménagés sous l'établi M.

Voici un autre exemple d'aspiration directe des poussières produites par le polissage au tour, communiqué en 1883 par MM. Blaise et H. Napias à la Société d'hygiène professionnelle de Paris. Il s'agit dans l'espèce de lames de bois coupées à la scie et destinées à la confection des éventails. Les tours sont composés de cylindres à axe horizontal, recouverts de papier de verre. Des femmes et des jeunes filles sont employées au travail du polissage. L'ouvrière présente d'une main la pièce à polir, sur le cylindre, et presse de l'autre main sur une touche mobile destinée à assurer le contact avec le papier de verre, puis elle attire vivement à elle la lame d'éventail. L'usure du bois sur le papier de verre produit le polissage; mais, en même temps un nuage de poussière est projeté a la figure de l'ouvrière, poussière mixte composée de parcelles de bois et de particules de verre ou d'émeri provenant du cylindre polisseur. C'est dans la *fabrique d'éventails en bois* de MM. Boitel et Giron, à Méru (Oise), que MM. Blaise et Napias ont observé ce mode d'installation, représenté dans la fig. 50. Les cylindres polisseurs sont disposés, en une même ligne, sur un tambour longitudinal ou boîte fermée servant de chambre à poussières, chacun d'eux enveloppé en arrière et sur les côtés d'une caisse protectrice. Cette caisse est en communication avec le tambour commun d'où part un tuyau d'aspiration, sur le parcours duquel fonctionne un ventilateur à ailettes animé d'une vitesse suffisante pour aspirer les poussières et les rejeter au dehors (fig. 50).

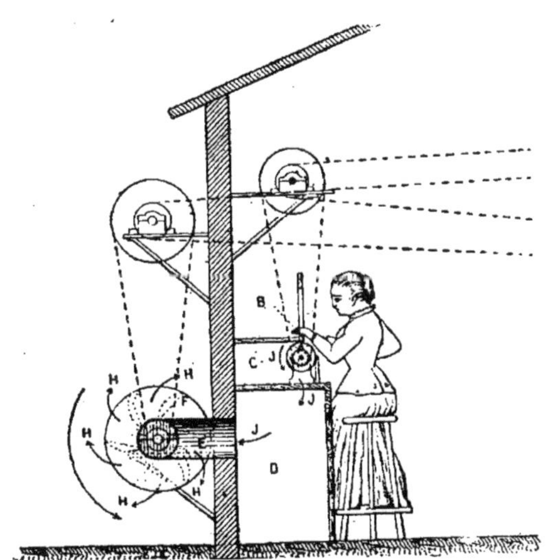

Fig. 50. — Dispositif pour aspiration de poussières dans une fabrique d'éventails en bois.

Dans le même travail, MM. Blaise et Napias ont décrit également un système de protection des poussières appliqué dans la filature de lin, chanvre et jute de M. Saint, à Flixecourt (Somme), destiné à empêcher les poussières dégagées pendant le cardage de se répandre dans l'atmosphère de l'atelier. Les cardes consistent généralement en brosses métalliques disposées sur des cylindres à axes horizontaux (cylindres débourreurs) mus d'un mouvement inverse, dont les dents en se croisant prennent les tiges végétales à l'état brut, et les rendent à l'état de fibres parallèles, fines et flexibles, absolument comme dans l'opération du peignage.

C'est d'ailleurs toujours le même principe qui a présidé à l'évacuation des poussières : chaque carde composée des cylindres débourreurs est enveloppée d'une chemise métallique descendant jusqu'au sol ; une ouverture à la partie postérieure de cette enveloppe fait communiquer, par le bas, la carde avec un tambour. Dans ce tambour ou chambre de collectionnement des poussières, arrivent toutes les poussières produites

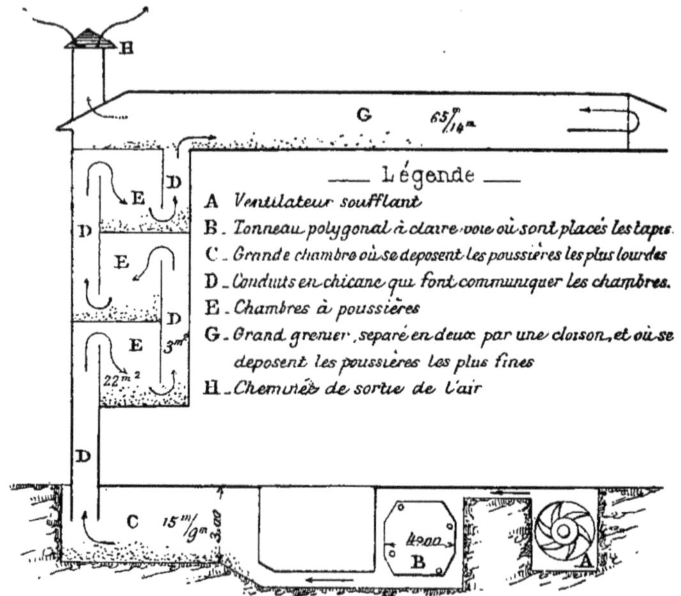

Fig. 51. — Dispositif appliqué aux Grands Magasins du Louvre pour l'aspiration des poussières provenant du battage des tapis (Association des industriels de France).

par les cylindres débourreurs. De là, elles sont aspirées par un ventilateur à ailettes et projetées dans un conduit collecteur, d'où elles peuvent être expulsées directement au dehors par une cheminée permettant de les brûler au besoin, ou conduites dans une chambre spéciale où elles sont noyées.

f. — Une opération qui donne lieu à un dégagement considérable de poussières, douées parfois de qualités nuisibles au plus haut degré, c'est le « battage des tapis ». Voici un dispositif des plus intéressants utilisé aux magasins du Louvre pour la ventilation des poussières dans l'atelier de battage des tapis. C'est après avoir employé sans beaucoup de succès le système de grandes toiles arrosées d'eau pour arrêter les poussières, que l'ingénieur de l'établissement songea à appliquer le principe des grandes sections et des changements brusques de vitesse. A cet égard, le dispositif adopté peut être offert comme modèle lorsqu'on dispose d'un espace suffisant pour l'appliquer. L'appareil dans lequel se fait le battage des tapis est un tonneau polygonal en bois à claire voie, de 4 mètres de diamètre sur 2m50 environ de largeur. Il est animé d'un mouvement de rotation peu rapide, de sorte que les tapis sont constamment soulevés et retombent sur les lattes de la claire-voie, à travers laquelle sortent les poussières.

Ce tonneau est enfermé dans une chambre close, que l'on a faite en verre dans ce cas particulier, pour permettre la surveillance de l'opération. Un puissant ventilateur soufflant lance de l'air dans cette chambre placée au sous-sol, et les poussières sont entraînées par un conduit souterrain et viennent déboucher dans une grande chambre de 15 mètres de long sur 9 mètres de large et 3 mètres de haut, également en sous-sol, et où se déposent les poussières les plus lourdes. Les autres s'élèvent, par des cheminées de 3 mètres carrés de section disposées en chicanes, dans des chambres superposées, occupant les divers étages et de 22 mètres de section. Les poussières s'y déposent progressivement. Elles débouchent enfin dans un faux grenier de 65 mètres de long sur 14 mètres de large, et une cloisòn médiane les oblige à parcourir deux fois la longueur de ce faux grenier avant de s'échapper enfin par une cheminée de sortie. Dans ce faux grenier se dépose une poussière excessivement fine et ténue presque impalpable et c'est presque exclusivement de l'air qui débouche par la cheminée de sortie.

Au chemin de fer dü Nord, on a installé une machine à battre et à brosser les tapis et les coussins des wagons, dans une chambre vitrée de 3 mètres de longueur, 1m95 de largeur et 2m17 de hauteur, qui met les ouvriers à l'abri de la poussière, tout en leur permettant d'observer le travail accompli par les batteurs. Au fur et à mesure de sa production, la poussière est enlevée par un aspirateur installé au dehors.

g. — « A l'Exposition des moyens de prévenir les accidents », qui a eu lieu à Berlin en 1889, un certain nombre d'industriels avaient exposé plusieurs systèmes pour protéger les ouvriers contre les poussières. La plupart étaient basés sur le principe du tamisage ou filtrage de l'air chargé de matières pulvérulentes à travers un tissu, feutre, toile ou treillis métallique tendu sur le parcours d'évacuation.

L'emploi des *filtres à air*, pour arrêter les poussières industrielles semble en effet être communément adopté en Allemagne. On en munit le plus généralement les collecteurs de poussières ou chambres de dépôt ; ce sont, le plus souvent, de longs tubes ou cylindres garnis de matière filtrante, à parois flexibles, susceptibles de se tendre ou s'affaisser, ou encore de se replier à la façon d'un soufflet d'accordéon, de telle sorte que rien que par le fait des mouvements alternatifs d'allongement ou de raccourcissement qu'on leur imprime, on puisse en opérer le nettoyage. Bien entendu, le jeu d'un aspirateur est d'ordinaire annexé à celui de ces filtres.

L'emploi de toiles mouillées ou de nappes d'écheveaux de chanvre humide, sur lesquelles l'air chargé de poussières vient se dépouiller de celles-ci, paraît également assez répandu en Allemagne. Tantôt, ces toiles forment les parois elles-mêmes du conduit d'aspiration qui laissent passer l'air et retiennent les poussières; tantôt, elles sont disposées d'une façon spéciale dans l'intérieur d'un vaste récipient où l'on insuffle l'air chargé de poussières, comme dans le « *collecteur Kreis* », de Hambourg. La forme des surfaces filtrantes varie d'ailleurs suivant les industries et la nature des appareils producteurs de poussières. Un dispositif excellent, que l'on rencontre dans l'*appareil Nagel et Kaemp*, qui s'applique surtout aux fabriques de ciment et de porcelaine, consiste à faire venir le courant d'air en sens contraire de l'insufflation des poussières de façon à empêcher celles-ci de s'accumuler sur les feutres, et à faciliter leur enlèvement.

Nous croyons devoir faire connaître ici, d'après le compte-rendu de l'Exposition de Berlin que le docteur Albrecht a publié dans le *Gesundheits ingénieur* (1889), un ingénieux appareil préservateur des poussières, dont le dispositif, suivant le professeur Arnould, de Lille, pourrait être avantageusement applicable à l'embarillage de la céruse en poudre, l'un des temps les plus dangereux de cette industrie (voyez : les Intoxications industrielles, chapitre III).

« Dans le but de protéger les ouvriers occupés à renfermer le ciment dans des barils contre la poussière qui se dégage abondamment de cette opération, la fabrique de ciment de Portland, de Stettin, dit M. Albrecht, a établi dans son usine de Züllchow, un dispositif particulier qui est représenté dans la figure 52. La poussière se produit surtout lorsque le ciment passe par la spirale A, en se rendant de la meule dans le réservoir B. L'air de ce réservoir chargé de poussières de ciment est aspiré par le tuyau C au moyen d'un ventilateur d'appel D et conduit dans la chambre à filtrer E. L'air, en traversant ce filtre, y dépose sur les parois intérieures toutes les poussières qu'il entraînait avec lui. Environ deux fois par jour, pendant le repos de l'aspirateur, on détache ces poussières des parois du filtre, en frappant contre elles avec de longues perches ; on les reçoit dans un récipient et on les reporte au moulin.

Le réservoir B une fois rempli, on procède à l'embarrillage du ciment. On ouvre pour cela la soupape F, le ciment tombe dans le cylindre mesureur G dont la capacité est approximativement égale à celle des barillets. La soupape F refermée, on place un barillet vide sur le plan à roulettes H qui doit lui imprimer les secousses nécessaires au tassement du ciment. On ouvre la soupape J et le ciment passe lentement du cylindre mesureur dans le baril où il se tasse fortement. L'air chargé de poussières qui se dégage du baril, tout le temps de son chargement, est aspiré par le tuyau L en communication avec le tuyau d'appel C desservi par l'aspirateur D. De plus, pour mieux préserver de tout mélange avec la pous-

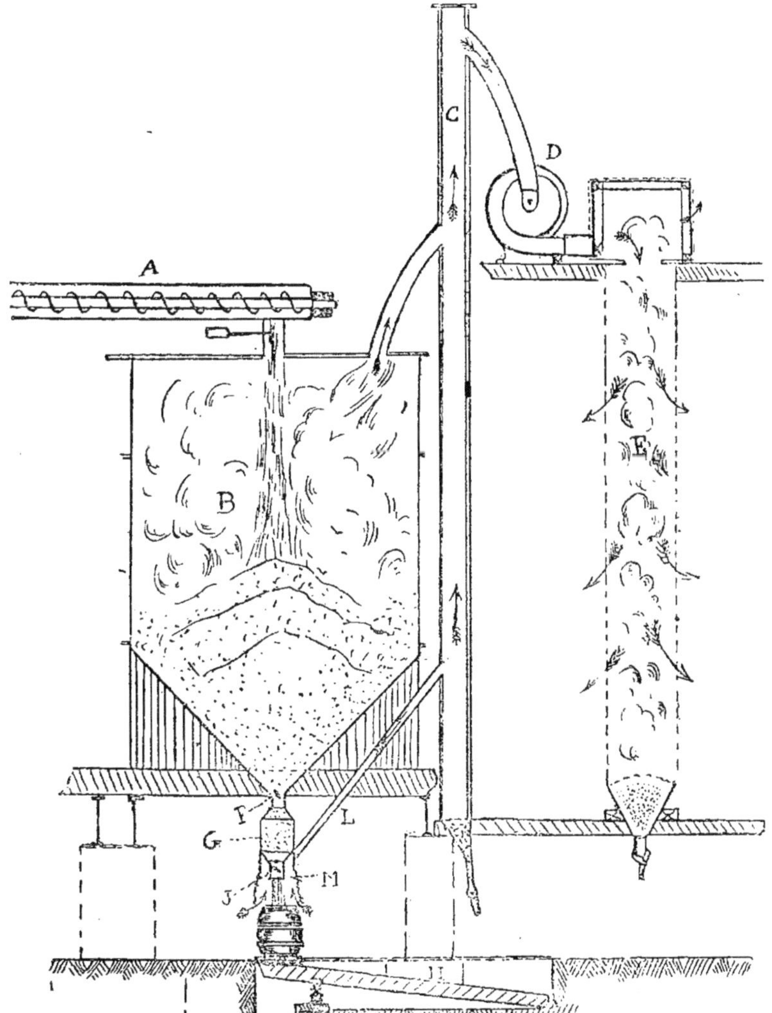

Fig. 52. — Dispositif préservateur des poussières employé dans une fabrique de ciment de Portland.

sière, l'air dans lequel l'ouvrier respire, le cylindre mesureur est muni d'un entonnoir M à la partie supérieure duquel débouche le tuyau d'aspiration L et dont l'ouverture inférieure garnie d'un cercle de fer, enveloppe à peu près exactement l'orifice du baril, mais de telle sorte que l'on puisse encore en surveiller le remplissage. Cette disposition permet d'agir par appel sur l'air pur qui se trouve aux alentours du baril. Le barillet, une fois plein, l'ouvrier ferme la soupape J, remplit de nouveau le cylindre mesureur et l'opération recommence. L'air qui passe au-dessus et se charge de poussières, est amené dans la chambre filtre E.

B. Des appareils clos. — Nous devons dire un mot maintenant d'un système de protection qui procède de la préservation des poussières par enveloppement des appareils mais qui se rapproche des moyens de protection individuelle que nous allons étudier, par ce fait que l'ouvrier peut y introduire les mains et s'y livrer à son travail professionnel, le corps et le visage restant au dehors, à l'abri de tout dégagement nuisible. Il s'agit de ce qu'on a appelé *appareils clos*, *hottes*, *châssis* ou *cages vitrées*.

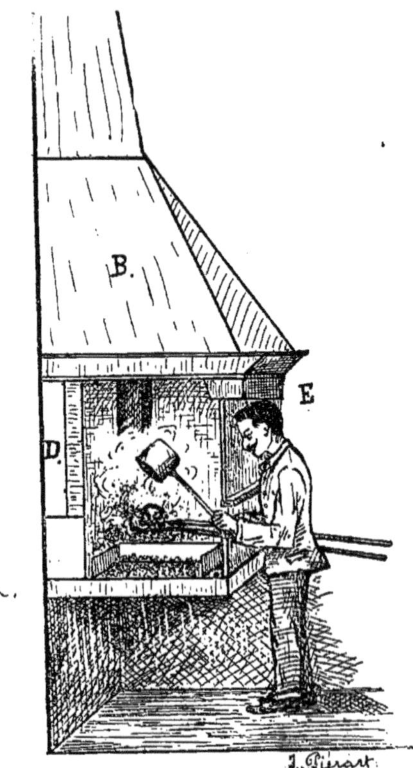

Fig. 53. — Chassis vitré avec hotte pour préserver des poussières et dégagements nuisibles dans l'émaillage à chaud.

Ce sont des caisses à travers les parois desquelles l'on peut voir, par des regards ou carreaux de verre soigneusement mastiqués et lutés. L'ouvrier introduit ses bras par des trous circulaires ou vasistas, munis de bourrelets et de portes mobiles s'ouvrant sur charnière que l'on ferme quand les bras sont retirés.

De pareils châssis peuvent être employés avec fruit dans toutes les opérations de saupoudrage ou de tamisage des poussières que l'ouvrier est appelé à faire de lui-même directement ; par exemple, dans l'émaillage à chaud des pièces de verre, de métal ou autres, dans le diamantage des fleurs artificielles, etc. Tel est, entre autres, l'appareil cité par de Freycinet et employé chez Engler et Krauss, à Paris, pour l'émaillage des supports de fils télégraphiques. La cheminée est vitrée en avant et en arrière à la hauteur de la table qui supporte les objets à émailler ; dans le châssis vitré d'avant est ménagée une ouverture suffisante pour que l'ouvrier puisse introduire le crochet rouge au feu et le couvrir de poudre. La poussière qui tombe du tamis ainsi que les vapeurs produites par la fusion de l'émail sont emportées dans la cheminée d'aspiration. (Voyez fig. 53).

Tels sont encore les *tamis à doubles parois* employés dans les fabriques de produits chimiques et drogueries pour le tamisage des substances pulvérulentes dangereuses.

C. **Des respirateurs ou masques préservateurs des poussières.** — Les moyens de protection que nous venons de passer en revue, bien que d'une efficacité incontestable et d'une application générale plus pratique que ne le comportent ceux qu'il nous reste à signaler, ne s'adressent à l'ouvrier toutefois que plus ou moins indirectement. Les respirateurs ou masques préservateurs s'appliquent sur les ouvriers eux-mêmes, et ont pour objectif leur protection individuelle. On peut les considérer comme le complément des systèmes applicables aux ateliers et aux appareils.

De tout temps, les ouvriers se sont servis instinctivement d'un lambeau d'étoffe, d'un simple mouchoir ou d'une touffe de chanvre pour se préserver des poussières tenues en suspension dans l'atmosphère ambiante.

Gosse (de Genève), le premier, eut l'idée de faire un *masque* préservateur garantissant, à la fois, la bouche et le nez. Ce masque, qui n'était autre qu'une simple éponge, était destiné à préserver les *ouvriers chapeliers secréteurs* de la poussière mercurielle qui se dégage pendant le secrétage et l'éjarrage des peaux employées dans la chapellerie. Gosse fils, reprenant l'idée de son père, confectionna un masque composé de tranches d'éponge superposées et cousues ensemble, dans lesquelles il enchâssa une paire de lunette. Ce masque, humecté d'eau, était en principe un excellent préservateur, mais il avait l'inconvénient de se nettoyer difficilement une fois chargé de poussières ; et de plus, il donnait lieu à une chaleur insupportable pour les ouvriers.

L'éponge fut bientôt remplacée par un morceau de laine, d'étoffe plucheuse ou de mousseline, par une simple lamelle de ouate, ou par une toile métallique à mailles très serrées, appliqués en forme de masque sur le visage.

Il semble démontré par l'expérience que la simplicité est ici un avantage précieux, à tous les points de vue ; un appareil compliqué fut-il des plus efficaces, n'a guère ne chance d'être accepté par les intéressés eux-mêmes.

a. — Un simple *voile de batiste* rabattu sur le visage, tel est le moyen protecteur qui, employé en Angleterre dans une fabrique d'oxychlorure de plomb aurait, d'après M. de Freycinet, au dire du fabricant lui-même, singulièrement amélioré la situation sanitaire de ses ouvriers.

Le masque préservateur que M. Mercier, constructeur de machines à bras, à la Ferté-sous-Jouarre, soumit en 1879 à l'examen du Conseil de salubrité de la Seine paraît justifier, à cet égard, les éloges que Delpech a cru devoir en faire. Inventé pour préserver les *ouvriers fabricants et rhabilleurs de meules*, des poussières de silex qui se produisent en abondance pendant leur travail, il consiste en un voile porté sur un bâti formé par un léger tube en caoutchouc passé sur un fil de fer, de façon à prendre la forme du visage sur lequel il se moule. Ce voile se pose sur le nez à peu près comme la traverse des lunettes, se colle sur le contour des narines et des joues et s'accroche derrière l'oreille. Le bâti vient ensuite embrasser le menton, dont il prend exactement la forme. Le voile, sans flotter, n'est cependant pas tendu; ce qui fait que la poussière ne le traverse pas. L'étoffe qui le constitue est un tissu très fin de soie jaune semblable aux chemises de cylindres des bluttoirs ; elle se lave à volonté, lorsqu'elle est obstruée par la poussière. Le docteur Durwell, de Guebviller (Alsace) qui a observé chez les *tailleurs de pierres meulières*, avait déjà préconisé, depuis longtemps (1860), un masque préservateur dont l'efficacité est incontestable. Ce masque se compose de lunettes auxquelles est fixé un ressort d'horlogerie qui vient s'appliquer, de chaque côté, au-dessus des pommettes ; à ce ressort est suspendu un morceau de mousseline formant un trapèze à base supérieure. Des quatre angles de ce carré de linge partent quatre rubans ; les deux supérieurs se rendent directement des commissures de la bouche derrière la tête, les deux inférieurs s'entre-croisent sous le menton, et sont, comme les précédents, liés derrière la tête. Ce masque une fois fixé, l'ouvrier peut à volonté se découvrir ou se voiler la bouche, en remontant le cadre sans dénouer les cordons.

b. — L'emploi de la *toile métallique à mailles étroites*, comme masque préservateur des poussières, devait naturellement s'imposer à l'esprit. Le nombre des respirateurs basés sur cet emploi est assez considérable ; depuis le simple treillis protecteur placé sur le visage, maintenu seulement sur le front par la pression de la coiffure (casquette ou chapeau) comme cela est en usage chez les *cantonniers* et *casseurs de cailloux* jusqu'aux appareils plus perfectionnés, composé de plusieurs lames métalliques, entre lesquelles on place deux couches de substance filtrante.

Un des plus simples et des plus efficaces est le *respirateur Jeffreys*, employé en Angleterre dans certaines fabriques de verre pendant les opérations du broyage des matières premières, de la pulvérisation de l'émeri et du mélange des poudres. Ce respirateur est composé de deux toiles métalliques, en argent plaqué, ne s'altérant pas à l'usage.

Le *masque d'Eulenberg* est composé d'une simple charpente en fil métallique, recouverte d'une toile à tamis à fines mailles, qui s'applique sur la bouche et le nez des ouvriers.

c. — Avec les masques à double grillage, on a été conduit à compléter l'action préservatrice du treillis, par l'installation d'une couche intermédiaire de tissu poreux, éponge, étoupe, étoffe plucheuse ou ouate entre les deux toiles métalliques.

Le *masque Camus*, depuis longtemps en usage dans certaines fabriques de sels de plomb (céruse, acétate de plomb) est formé d'une *éponge* serrée entre deux toiles métalliques qui s'appliquent sur la moitié inférieure du visage de l'ouvrier. Cet appareil doit être savonné tous les jours. Comme le respirateur primitif de Gosse, il a le grave inconvénient d'être très échauffant et de forcer les ouvriers à le soulever fréquemment pour respirer de l'air frais ; ce qui multiplie les attouchements aux pourtours des orifices naso-buccaux avec les doigts souillés de la poussière dangereuse ou toxique.

Le *respirateur Lœb*, assez employé en Allemagne, qui a figuré avec avantage à l'Exposition d'hygiène de Berlin en 1882, et à l'Exposition générale allemande pour la protection contre les accidents en 1889, est formé d'une enveloppe protectrice métallique placée devant la bouche et le nez de l'ouvrier, et se termine antérieurement par un double grillage métallique renfermant une éponge humide qui arrête la poussière. Ici, l'éponge ne recouvre pas entièrement la partie du visage munie du masque et de plus, elle en est à une certaine distance, ce qui rend l'appareil beaucoup moins échauffant.

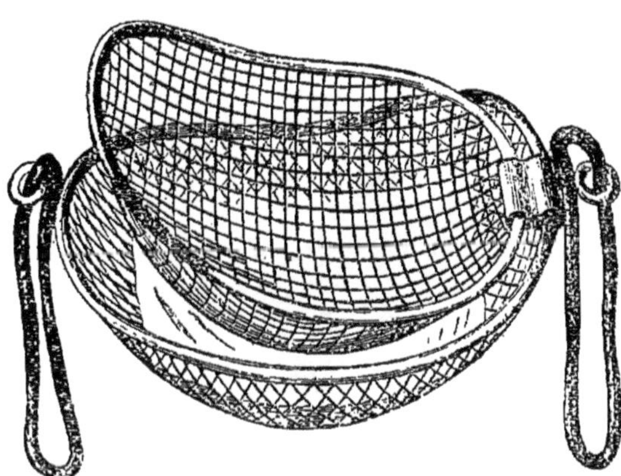

Fig. 54. — Masque préservateur des poussières à double treillis métallique avec étoffe plucheuse intercalaire.

Le *masque Grell*, qui figurait à côté du précédent est du même genre.

d. — L'application d'une étoffe de laine ou autre *étoffe plucheuse* sur le treillis métallique ou son interposition entre les deux grillages, constituent un procédé assez efficace, et ne donnant pas lieu à un très grand échauffement, si l'on prend soin surtout de l'humecter préalablement. Le mouillage de la couche filtrante a pour effet de rafraîchir l'air inspiré, en même temps qu'il permet aux poussières de s'y attacher plus facilement.

Le dispositif le plus simple est celui que nous reproduisons dans la figure 54.

Un dispositif plus compliqué, mais qui offre l'avantage d'avoir, le premier, fait pressentir l'utilité qu'il y avait à séparer les deux courants d'inspiration et d'expiration, de façon à éviter l'échauffement de la chambre filtrante par l'air expiré, est celui qui avait été mis en usage dans ses ateliers par Paris, fabricant d'émaux à Bercy, dans le *respirateur Paris* (fig. 55). La partie *o o*, qui s'applique sur la face, est en gutta-percha, de façon à pouvoir se mouler exactement sur le bas du visage, et à contourner seulement le nez et la bouche en passant sous le menton. Le pourtour d'application, sur lequel est adaptée une flanelle épaisse, est maintenu contre les parties qu'il enserre à l'aide d'une bretelle élastique E E, passant derrière la tête.

A ce masque, qui a la forme d'une calotte, est surajoutée une sorte de cage divisée en deux compartiments. Dans l'un, arrive l'air inspiré au

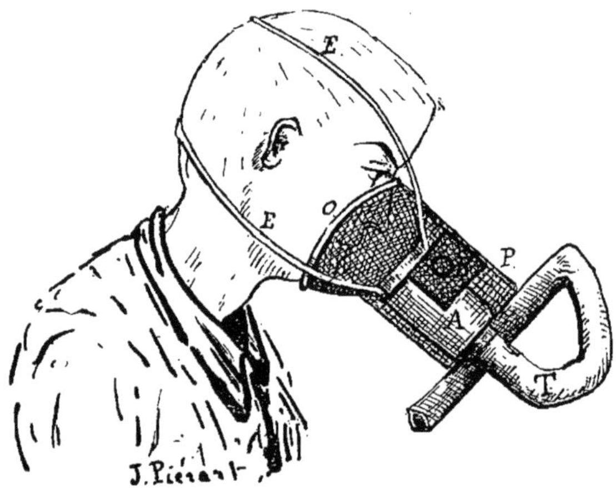

Fig. 55. — Masque préservateur de Paris auquel est adaptée une tubulure d'aspiration communiquant avec l'air extérieur.

moyen d'une soupape d'aspiration A s'ouvrant de dehors en dedans, et par l'autre sort l'air expiré au moyen d'une soupape B, s'ouvrant de dedans en dehors. On enveloppe le tout d'un tissu plucheux P, qu'on mouille avant de se servir de l'appareil. Lorsque les ouvriers travaillent dans un milieu étroit, où il leur est difficile de se mouvoir, on peut adapter à la chambre d'aspiration un tube de caoutchouc T, qui va puiser l'air à l'extérieur. Ainsi conformé, ce masque peut être rangé dans la catégorie des appareils respiratoires employés contre les vapeurs délétères et les gaz méphitiques.

e. — La *ouate* est un filtre excellent pour les poussières ; aussi a-t-on pensé plus d'une fois à l'utiliser.

M. Guéneau de Mussy avait fait fabriquer pour mettre les *infirmiers* à l'abri des poussières des salles d'hôpital, pendant le balayage, un masque préservateur formé d'un cadre en fil de laiton assez fort, ayant en son milieu un treillage de fil fin de cuivre à larges mailles, sur laquelle on plaçait une lamelle de ouate, maintenue en place par quelques traverses de fil de laiton très espacées.

Un respirateur des mieux conçus au point de vue de sa légèreté et de son application sur le visage, est l'appareil connu sous le nom de *muselière du Dr Raynal O'Connor*. Cet appareil, construit par Collin, se compose de deux masques simples en tissu métallique très fin et nickelés, s'emboitant l'un dans l'autre, s'ouvrant sur charnière et pouvant se fermer au moyen d'un petit ressort. Le masque a la forme conique, il s'adapte facilement sur la bouche et le nez et est bordé sur tout son pourtour par un caoutchouc, pour ne pas blesser les parties molles sur lesquelles il repose. Cet appareil (figure 56), est maintenu en place par deux rubans élastiques qu'on place derrière les oreilles ; la filtration de l'air se fait au moyen d'une couche de ouate placée entre les deux treillis et qui peut se changer à volonté.

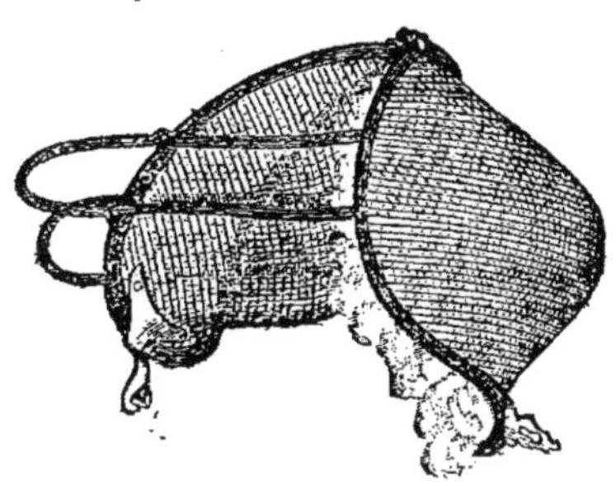

Fig. 56. — Masque préservateur dit Muselière, du Docteur O'Connor.

Le *respirateur Wolff* (fig. 57), est également un respirateur à ouate ; mais ici, la lame de ouate est doublée par une gaze ou mousseline, et la monture est en cuir. Il se compose, en effet, de deux plaques de cuir souple, ayant la forme d'un masque destiné à récouvrir la partie inférieure de la face. Deux ouvertures pratiquées dans ces plaques de cuir au niveau de la bouche et des narines sont fermées par de la gaze à mailles fines. Une lame d'ouate est introduite entre les deux feuilles de cuir maintenues ensemble au moyen de deux boutons. Deux lacets cousus à droite et à gauche de l'appareil permettent de l'attacher derrière la tête. Tous les jours, la lame de ouate est renouvelée, la gaze extérieure secouée et lavée. Cette dernière peut être remplacée avec avantage par un léger tamis métallique. Cet appareil a été employé avec efficacité, dans la fabrique de porcelaines et faiences artistiques de la maison Hariland et Cie à Auteuil, particulièrement dans l'atelier de chromo-céramique, où les dessins sont façonnés par saupoudrage.

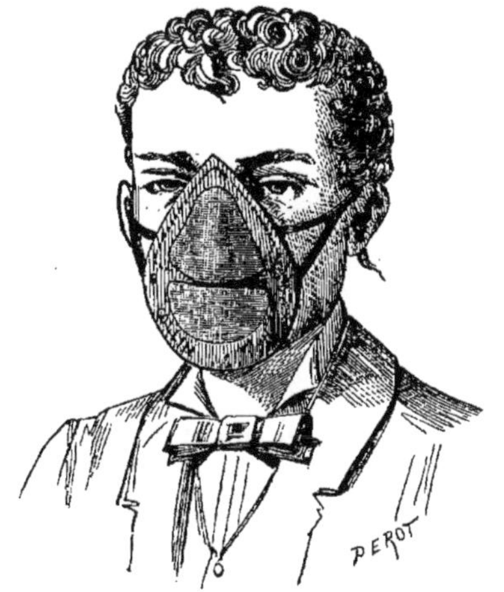

Fig. 57. — Masque respirateur Wolff.

En Allemagne, figuraient à l'exposition d'hygiène de Berlin en 1882, basés sur le même principe, le *respirateur ouaté de Lewald*, de Breslau, et le *respirateur de Helwig*, de Halle. Ce dernier respirateur se composerait, d'après Boërner, d'une charpente en fil métallique, forte et flexible à la fois, enveloppant le nez et la bouche et revêtue extérieurement de gaze en crin de cheval, laquelle à son tour est recouverte d'une légère étoffe de laine. Sur cette étoffe, on applique, suivant les cas, une couche plus ou moins épaisse de ouate que l'on maintient à l'aide des liens fixateurs du respirateur. L'accès de l'air ambiant est ainsi réduit à son minimum.

f. — Le principe d'une *chambre à air* ménagée entre le visage et la couche filtrante, de façon à s'opposer à l'échauffement du masque, a été posé par moi en 1878, dans la description d'un respirateur à poussières adressée au Rapporteur de la cinquième question concernant l'hygiène professionnelle, au Congrès international d'hygiène de Paris.

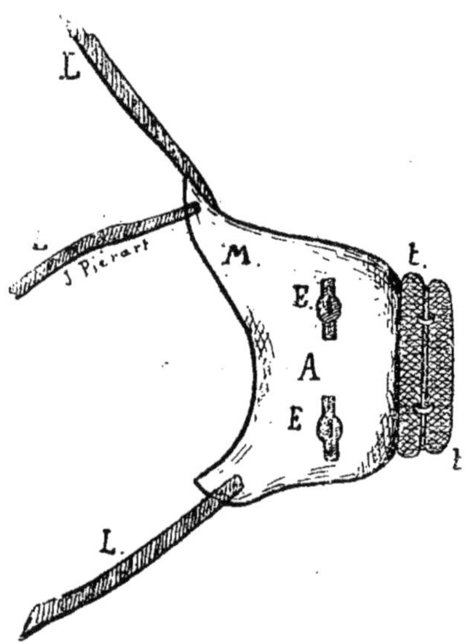

Fig. 58. — Masque à double compartiment du Docteur Layet.

A. *Respirateur A. Layet*. — Ce respirateur (fig. 58), se compose de deux chambres ; l'une, la chambre à air A, immédiatement appliquée sur le visage, en embrasse la région naso-mentonnière, et est formée par une très fine lame métallique M ; l'autre, la chambre filtrante placée en avant de la chambre à air, est composée de deux treillis métalliques à plus larges mailles t t', l'un fixe, formant la paroi plane antérieure de la chambre à air, l'autre convexe, mobile autour d'une charnière venant se fermer sur la première, en laissant entre elles un intervalle destiné à recevoir la couche de substance filtrante (ouate ou bourre de laine), que l'on peut ainsi humecter ou renouveler facilement. Entre cette couche filtrante qui, dans les autres masques s'échauffe si rapidement sous l'influence de l'air expiré et le visage, existe donc un espace vide limité sur tout son pourtour par une paroi métallique pleine sur laquelle de chaque côté, on peut ménager pour la sortie de l'air expiré, de petites ouvertures munies de soupapes E. E., s'ouvrant de dedans en dehors, comme les petites anches en caoutchouc employées dans les appareils respiratoires Denayrouse. Il en résulte que cet air expiré ne venant plus échauffer la couche filtrante, l'ouvrier se trouve avoir devant ses voies respiratoires une couche d'air en mouvement et relativement fraîche.

B. *Respirateur Henrot.* — Le masque de Henrot, de Reims (fig. 59), est basé également sur le principe des deux chambres : chambre filtrante et chambre à air. Il se compose : 1° d'une boîte ou premier compartiment en toile métallique B, rempli de ouate pure ou bien imprégnée d'un liquide neutralisateur ou antiseptique. Le couvercle de cette boîte s'enlève facilement pour permettre le remplacement de la ouate aussi souvent qu'il est nécessaire ; 2° d'un cornet demi-sphérique à parois métalliques minces (c'était primitivement de l'aluminium avantageusement remplacé par une simple lame de tôle dont l'ouverture, bordée par une feuille de caoutchouc s'applique hermétiquement sur le nez et la bouche). Ce compartiment, ou chambre à air, est muni d'un orifice G de sortie de l'air expiré, fermé primitivement par une soupape en caoutchouc, actuellement avec une boule de sureau o, qui remonte dans une petite cheminée de sortie, sous l'impulsion de l'air expiré, et retombe en fermant l'orifice au moment de l'inspiration.

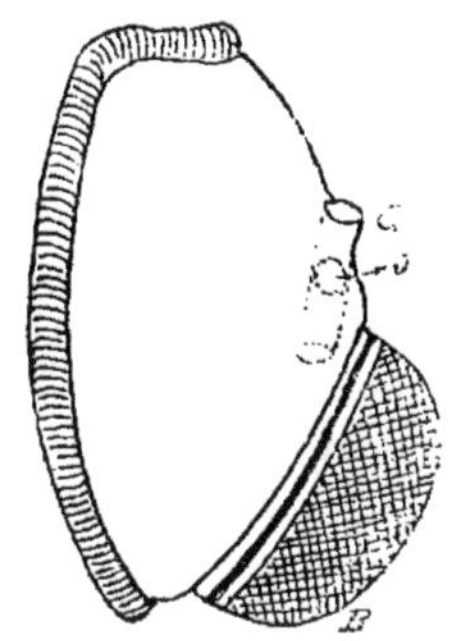

Fig. 59. — Respirateur du Docteur Henrot.

Cet appareil est maintenu sur la figure par un cordonnet et deux petites boucles d'attache fixées sur la tôle.

C. *Masque de MM. Appert frères.* — Ce masque (fig. 60), employé dans la cristallerie de Clichy, paraît conçu également d'après le principe des deux chambres. Il se compose d'une enveloppe en zinc qui recouvre la bouche et le nez et s'attache derrière la tête au moyen de deux cordonnets en cuir. Un bourrelet de caoutchouc permet d'appliquer exactement ce masque sur le visage. Au devant de la bouche, il porte un cylindre à section elliptique, fermé intérieurement par une toile métallique fixe, et extérieurement par un couvercle mobile à toile métallique. Entre ces deux toiles dont la distance est de 4 centimètres, se trouve une éponge humide, qui laisse passer l'air nécessaire à la respiration, mais arrête les poussières.

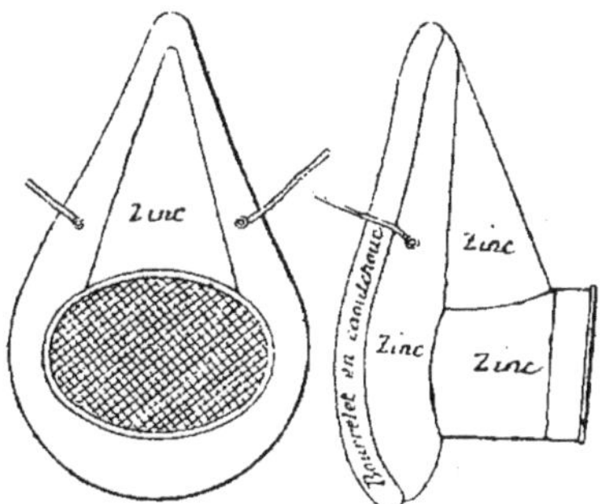

Fig. 60. — Masque de MM. Appert.

De temps en temps, on enlève le couvercle extérieur ; on retire l'éponge ; on la lave pour la débarrasser des poussières qui y sont fixées et on la remet en place.

g. — Un masque préservateur, assez ingénieusement imaginé, dans lequel son inventeur a placé une véritable *chambre d'immersion des poussières,* c'est l'*appareil Poirel*, dit *absorbant hydraulique*, expérimenté sur des *ouvriers tailleurs de pierres* meulières à la Ferté-sous-Jouarre.

Cet appareil (fig. 61), se compose essentiellement d'un masque supportant un petit réservoir d'eau, à travers lequel se fait l'aspiration, et surmonté d'une soupape par laquelle se fait l'expiration. Les poussières les plus ténues sont absorbées par la mince nappe liquide que l'air est obligé de traverser ; l'eau est renouvelée toutes les deux heures en moyenne, et on la voit alors fortement chargée de matières étrangères.

Le respirateur Poirel a été essayé dans quelques autres industries à poussières, entre autres dans les papeteries, pour les opérations de triage et de nettoyage des chiffons ; mais les ouvriers ne s'en sont pas montrés très partisans, à cause du poids et de la gêne qui en résultait pour eux.

h. — En définitive, dans l'énumération qui précède, nous n'avons passé en revue les divers systèmes de respirateurs à poussières proposés jusqu'à ce jour, que pour montrer combien il reste encore à faire dans cette voie, au point de vue pratique. Toutefois, nous pouvons dire, dès à présent, qu'un bon respirateur à poussières doit être léger, facile à nettoyer, à humecter et surtout mis à l'abri de tout échauffement trop grand. Or, on peut obtenir la légèreté avec les toiles métalliques, la facilité de nettoyage, de renouvellement ou d'humectation de la couche filtrante avec l'emploi des doubles treillis, et l'absence d'échauffement du masque avec l'emploi de doubles compartiments.

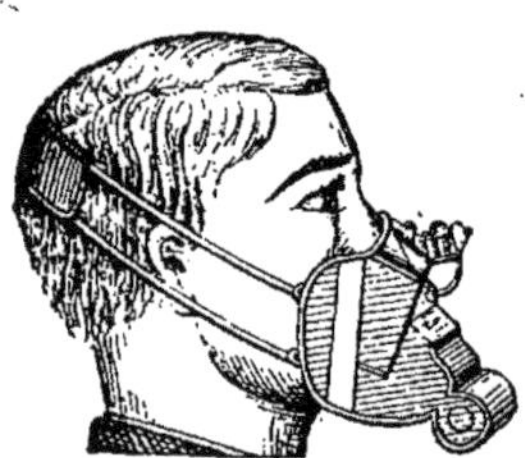

Fig. 61. — Masque dit absorbant hydraulique de Poirel.

§ III. — Des gaz et vapeurs qui se dégagent dans les ateliers. — De leur action nuisible spéciale sur la santé des ouvriers et des moyens employés pour les en préserver.

Nous aurons surtout en vue, dans ce paragraphe, les gaz et vapeurs dont les propriétés éminemment *irritantes* constituent un danger immédiat pour l'ouvrier qui s'expose à les respirer en plus ou moins grande abondance, mais dont l'action nuisible sur l'économie ne s'en manifeste pas moins à la longue, alors même qu'on ne les respire que mêlés en faible proportion à l'atmosphère des ateliers. Nous étudierons donc successivement au point de vue pathogénique, toutes les vapeurs acides (nitreuses, chloreuses, sulfureuses, etc.), et les vapeurs ammoniacales ; renvoyant aux articles où il sera traité des « intoxications industrielles » et des « méphitismes professionnels », tout ce qui se rapporte aux autres gaz et vapeurs nuisibles.

I. DES VAPEURS ACIDES ET DE LEUR ACTION SUR LA SANTÉ DES OUVRIERS.

A. **Des vapeurs nitreuses.** — *a.* — Le *bioxyde d'azote* est un gaz instable, se transformant rapidement en présence de l'oxygène de l'air en acide hypoazotique. Son dégagement précède toujours, pour ainsi dire, la formation des vapeurs nitreuses. C'est là un point qui offre un intérêt tout particulier, en ce sens qu'il est possible que dans les milieux où l'on se trouve à même de respirer ces vapeurs, on respire peut-être aussi un peu de bioxyde d'azote à l'état naissant. Or, les expériences de Hoppe-Seyler ont montré que ce dernier gaz forme avec l'hémoglobine du sang un composé encore plus stable que celui qui est le résultat de la combinaison de l'hémoglobine avec l'oxyde de carbone ; le bioxyde d'azote fait ce que ne peut faire l'oxygène : il chasse l'oxyde de carbone des globules et prend sa place.

Nysten, qui a injecté du bioxyde d'azote dans les veines des chiens, a constaté que la mort arrivait plus ou moins rapidement selon la quantité injectée, et toujours précédée par les symptômes suivants : toux, dyspnée, plaintes, pouls petit, faiblesse des membres, refroidissement prononcé.

b. — Eulenberg, de Cologne, a cherché à déterminer expérimentalement l'action des vapeurs d'*acide hyponitrique*. Il a pris ses observations sur des chats et des lapins renfermés dans une caisse où il faisait arriver des vapeurs nitreuses. Voici ce que l'on constate en pareil cas : Au bout de quelques minutes, l'animal éprouve une vive irritation sur la muqueuse nasale, il se frotte le museau avec ses pattes ; la salive est sécrétée avec abondance et s'écoule au dehors ; peu d'instants après, il se manifeste de l'agitation ; la respiration devient irrégulière, anxieuse, l'animal pousse des plaintes, sa voix est altérée, sourde, profonde ; puis il est pris de tremblement, de convulsions, il tombe sur le côté ; l'état asphyxique se déclare et la mort arrive dans un espace qui varie de 3 à 20 minutes, suivant l'abondance des vapeurs, l'âge et la force de l'animal.

A l'autopsie, on trouve les méninges hyperémiées ; la surface du cerveau est rouge ou rouge brun. Les poumons exhalent l'odeur des vapeurs nitreuses. Le parenchyme pulmonaire, gorgé de sang, ramolli, pulpeux, est d'une couleur chocolat ou rouge brun. Le cœur droit est rempli d'un sang fluide également de couleur chocolat. Il y a évidemment là toutes les lésions de l'asphyxie ; mais peut-être y a-t-il aussi une altération particulière du sang, ce que semblerait indiquer sa coloration particulière.

Chez l'homme, les accidents provoqués par la respiration de vapeurs nitreuses, ont été assez souvent observés pour que nous puissions en retracer un tableau exact. Quand l'action n'a été que passagère, il y a surtout un sentiment de constriction à la gorge, avec toux, dyspnée, douleurs très vives à la poitrine, auxquelles se joignent parfois de l'ardeur à l'estomac et des coliques. Ces symptômes peuvent durer quelques jours et se dissiper. Mais si l'action a été plus prolongée, il se manifeste tous les signes d'une violente irritation des bronches. Au bout d'un certain temps, l'oppression augmente, l'anxiété est extrême, le malade suffoque, les yeux deviennent saillants, les lèvres sont cyanosées, les extrémités se refroidissent ; il y a parfois des vomissements avec sensation de resserrement à l'épigastre. Il survient souvent aussi un léger délire, des mouvements convulsifs ; et après des accès répétés de suffocation de plus en plus intenses, le malade succombe avec sa pleine connaissance.

Les symptômes revêtent un caractère différent, quand le sujet est exposé habituellement à des vapeurs nitreuses peu abondantes. Il se produit alors des affections chroniques des voies broncho-pulmonaires avec toux continuelle, expectoration abondante, dyspnée au moindre effort accompagnée parfois de cyanose et de vertiges. Eulenberg a observé ces symptômes chez un individu *employé dans un bureau de télégraphie*, où l'on se servait d'une forte batterie alimentée par l'acide nitrique.

En résumé, le gaz hypoazotique agit d'abord localement en irritant la muqueuse respiratoire. En second lieu, le gaz absorbé agit sur le sang en enlevant l'oxygène aux globules du sang et en rendant ce liquide impropre à l'hématose. Bley (1830), qui a eu, un des premiers, l'occasion de faire l'autopsie d'un ouvrier ayant succombé aux suites d'une inhalation de vapeurs nitreuses, admettait déjà qu'il peut y avoir primitivement une altération du sang, qui agit ensuite sur le cœur en déterminant de l'asystolie.

Poincaré (1886), a plongé des animaux dans une atmosphère nitreuse et confirmé les observations d'Eulenberg.

Il est à remarquer que les circonstances dans lesquelles des vapeurs de gaz hypoazotique viennent se mêler à l'atmosphère ambiante, dépendent toutes, ou presque toutes, de conditions industrielles. Ainsi, des vapeurs nitreuses très abondantes se dégagent dans la *préparation en grand de l'acide arsénique*, lorsqu'on chauffe ensemble de l'acide arsénieux avec de l'acide azotique. Il en est de même de la *préparation de l'arséniate de soude* par la méthode ordinaire, c'est-à-dire en faisant fondre de l'acide arsénieux avec du nitrate de soude et de la soude caustique.

Il n'est pas de fabrication qui expose davantage les ouvriers aux effets funestes de ces vapeurs que la *préparation de la nitro-benzine*, alors que la benzine et l'acide azotique sont soumis à l'ébullition.

Il en est de même dans diverses industries chimiques, lorsque l'on force l'acide azotique à céder de son oxygène à un autre corps. Telle est la *fabrication de l'acide sulfurique* ; Tardieu a cité les cas de plusieurs ouvriers intoxiqués en nettoyant, dans une fabrique d'acide sulfurique, une chambre de plomb remplie de vapeurs nitreuses. Telles sont aussi *les fabrications des acides oxalique et picrique.*

Dans les *fabriques de raffineries de sucre,* l'atelier de la cuisson du jus de betteraves peut, dans certaines circonstances, offrir à l'analyse une proportion de vapeurs nitreuses assez grande pour incommoder fortement les ouvriers. C'est lorsque le jus renferme de l'azotate d'ammoniaque, que cela a lieu. Or, c'est un cas encore assez fréquent, car c'est l'une des causes les plus actives de la coloration des masses cuites et de la formation de la mélasse dans les périodes de la cuisson.

Dans la *fabrication des perles en verre*, il est une opération qui expose singulièrement les ouvriers au dégagement de vapeurs nitreuses, c'est celle qui a pour but de retirer de la partie centrale des perles la portion de tige de cuivre qui y est restée enchâssée, en les plongeant dans un bain d'acide nitrique qui dissout le métal en donnant lieu à une abondante production de vapeurs acides.

Il est encore toute une série d'opérations industrielles qui mettent les ouvriers en présence d'une atmosphère chargée de vapeurs nitreuses ; par exemple, dans l'*industrie de la bijouterie et de l'orfèvrerie*, l'opération du dérochage, décapage ou ravivage qui a pour but de donner aux bijoux de cuivre que l'on prépare pour la dorure un poli et une couleur plus claire qui se rapproche de celle de l'or ; ce que l'on obtient en passant le cuivre à l'acide nitrique. Les *damasquineurs* de canons de fusil, de lames d'épée et divers instruments tranchants sont exposés aux mêmes inconvénients.

Dans l'*industrie des chapeaux de feutre*, la préparation du nitrate acide de mercure destiné à l'opération du secrétage qui a pour but de rendre les poils moins adhérents à la peau, plonge les ouvriers dans une atmosphère des plus irritantes. Les *graveurs à l'eau forte* courent les mêmes dangers. Il en est de même des *essayeurs de commerce à la monnaie*, des *affineurs d'or et d'argent* dans le traitement de ces métaux précieux par l'acide nitrique.

Les *chimistes* peuvent, d'une manière accidentelle, être les victimes de dégagements nitreux. Tel est le cas de Haywood, chimiste à Sheffield qui transvasait un mélange d'acide nitrique et d'acide sulfurique ; le vase se brise et pendant quelques instants il respire les vapeurs qui se dégagent de ce mélange. Onze heures après l'accident il était mort. Tels furent encore les deux cas mortels cités dans la « Toxicologie » d'Orfila, qui eurent lieu dans un laboratoire de chimie à la suite de ruptures de vases.

Il est une opération industrielle qui donne lieu à un dégagement subit et abondant de vapeurs nitreuses, c'est la *préparation du noir pour cirage ou teinture* qui se pratique en plongeant des morceaux de fer dans un mélange d'acides azotique et chlorhydrique, ou tout simplement dans l'acide azotique, pour obtenir de cette façon le persel de fer destiné à la coloration de certains tissus, entre autres des cuirs.

Tardieu et Roussin ont cité le cas d'un *ouvrier maroquinier* qui fut trouvé mort dans un atelier dont l'atmosphère était remplie de vapeurs nitreuses ; le malheureux était en train de préparer une solution pour le noir.

L'autopsie révéla les lésions suivantes : les deux poumons sont presque entièrement détruits ; en quelques points, le tissu pulmonaire est tellement ramolli qu'il se déplace à la façon d'une gelée. Réaction acide énergique du parenchyme pulmonaire et du liquide sanguinolent qu'il baigne, odeur fortement nitreuse dans les coupes du poumon. A la suite d'une série de réactions qui amènent la formation de cristaux d'azotate de soude, Tardieu et Roussin constatèrent dans les poumons et dans le liquide environnant la présence d'acide azotique libre. Nul doute que le gaz hyponitrique, en dehors de sa réaction locale, n'eût été absorbé en partie et n'ait agi sur le sang des capillaires pulmonaires en le dépouillant de son oxygène pour se transformer en acide azotique.

Sucquet, Charier, Desgranges et tout récemment Tandler ont observé des cas de bronchite capillaire grave, rapidement généralisée, due à l'inhalation de vapeurs nitreuses dégagées en préparant du cirage.

On a signalé également de pareils accidents chez ceux qui emploient cette préparation *pour la teinture des cheveux* ou qui les font bouillir dans un bain d'acide azotique dilué.

Les *ouvriers des ateliers d'impression sur étoffes* et des *teintureries* sont également exposés, dans certaines circonstances, à l'action des vapeurs d'acide hypoazotique ; de même les *ouvriers chromateurs* pendant l'opération de la calcination où l'on traite un mélange de fer, de chrome et de nitrate de potasse.

Enfin, dans la *fabrication du celluloïd*, industrie qui a pris une si grande extension dans ces dernières années, l'opération qui a pour but l'immersion de la cellulose dans un mélange d'acide nitrique et sulfurique, expose à un haut degré les ouvriers qui sont obligés de séjourner près des cuves de trempage et de rinçage, à tous les inconvénients des vapeurs nitreuses.

Dernièrement, sous le nom de « bronchite méliniteuse », on a décrit les phénomènes d'irritation broncho-pulmonaire et d'altération dyscrasique du sang que l'on observe quelquefois chez les *ouvriers des poudreries* exposés aux vapeurs nitreuses qui se dégagent dans la préparation de l'acide picrique.

B. **Des vapeurs chloreuses et hydrochloreuses.** — *a.* — Parmi les vapeurs irritantes, il n'en est point qui agissent plus énergiquement que celles du chlore. D'après Hirt, quand on met des lapins dans une atmosphère contenant 20 millièmes de ce gaz, ils sont pris d'inflammations très aiguës consistant en laryngites, bronchites et pneumonies. La mort survient après un à trois jours. Quand l'air n'en contient que 5 dix millièmes, il serait à peu près inoffensif.

L'action sur l'homme est absolument identique pour les cas aigus. Lorsqu'on le respire, il produit une toux sèche, suffocante, un serrement de poitrine, une grande difficulté de respirer et de parler ; il détermine une abondante secrétion de mucosités par la bouche et un coryza violent. Quelquefois la face se gonfle, les yeux deviennent saillants, des hémoptisies surviennent ; la mort arrive à la suite de ces phénomènes d'irritation violente, avant même que l'asphyxie ne se manifeste par altération du sang.

Il est peu de chimistes qui n'en aient plus ou moins ressenti les effets. Pelletier et Roë chimiste irlandais, ont été victimes de ce gaz.

Dans les milieux industriels où ce gaz se dégage en permanence, mais en faible quantité, il se produit à la longue une sorte d'assuétude des voies pulmonaires qui met les ouvriers à l'abri de l'irritation locale produite par ce gaz. Mais l'hématose est en souffrance et il ne tarde pas à se déclarer des troubles dans la nutrition générale. Christison, dans son TRAITÉ DES POISONS, rapporte en effet que les *ouvriers d'une fabrique de produits chimiques* travaillaient impunément dans une atmosphère imprégnée de chlore, tandis que les individus qui n'y pénétraient qu'accidentellement ne pouvaient y séjourner que quelques minutes. Ces ouvriers avaient constamment des aigreurs d'estomac qu'ils combattaient en avalant de la craie ; ils ne prenaient jamais d'embonpoint ; et ceux qui étaient gras en entrant, maigrissaient rapidement.

Des expériences récentes de Lehmann, de Munich, entreprises pour étudier l'action délétère du chlore et du brome en suspension dans le milieu ambiant, semblent démontrer que la présence de faibles quantités de vapeurs de chlore dans l'air respiré est beaucoup plus dangereuse encore qu'on ne le croyait.

Ces expériences ont été faites sur des chats, des lapins et des cobayes. Les symptômes qui offrent une certaine importance au point de vue pratique affectent l'appareil respiratoire : salivation, ralentissement des mouvements respiratoires ; au bout de quelques jours on constate de la bronchite muco-purulente et de la pneumonie catarrhale disséminée, cela avec des doses moyennes, 15 à 30 cent millièmes ; avec des doses un peu plus fortes, 45 à 60 cent millièmes, on observe déjà au bout de trois heures et demie à cinq heures des accidents qui mettent la vie de l'animal en danger. Ces accidents sont en rapport avec de l'œdème pulmonaire et une inflammation hémorrhagique des poumons ; en même temps, se développe une bronchite purulente. Avec des doses plus fortes encore, les animaux succombent, au bout d'une heure au plus, aux suites de l'envahissement du larynx, de la trachée et des bronches, même les plus fines, par une pseudo-membrane fibrineuse. Lehmann ne fait que signaler incidemment, sans s'y arrêter, d'autres symptômes observés concomitamment, tels que : escharrification des muqueuses de la cornée, ecchymoses à la surface de l'estomac, ramollissement des poils chez les animaux soumis aux inhalations de brome.

Une enquête faite dans une fabrique de papiers lui a démontré que les ouvriers ne respirent impunément de l'air tenant en suspension du chlore, qu'autant que la proportion de ce dernier gaz ne dépasse pas 1 cent millième (0,01 0/00) chez les ouvriers qui bénéficient de l'accoutumance. Or, c'est un fait d'observation que dans certaines *fabriques de papier*, il est souvent presque impossible, malgré l'emploi d'appareils hermétiquement clos que l'air de la salle de *blanchiment des chiffons* ne soit pas plus ou moins irrespirable. C'est principalement dans les *fabriques de papier à écrire et de papier de tenture*, où l'opération est conduite vivement que cela se rencontre. Il est telle fabrique où le blanchiment est brassé en moins d'une heure en jetant à la fois dans la pile la pâte de papier, le chlorure alcalin et de l'acide sulfurique et où l'atmosphère de l'atelier devient verte par la proportion du chlore dégagé.

b. — Les vapeurs d'acide chlorhydrique produisent une action semblable sur l'organisme ; mais elles sont loin d'être aussi énergiques que celles du chlore. Leur grande solubilité serait, selon Bouis, un obstacle à leur pénétration prononcé dans les voies respiratoires.

Les industries chimiques qui donnent lieu au dégagement de vapeurs chlorhydrées sont : *la fabrication du chlore*, *de l'acide chlorhydrique*, *des chlorures alcalins* et celle de la *soude artificielle.*

Les ouvriers employés à la *fabrication de la soude artificielle*, sont ceux qui offrent, au plus haut degré, les signes d'une véritable intoxication chronique. Il sont en général pâles, amaigris, en proie à une anhélation marquée, à des gastralgies et à des dérangements fréquents de ventre. Une lésion particulièrement intéressante, c'est l'altération que présentent leurs dents ; celles-ci sont ramollies et comme translucides, par suite de la disparition des éléments calcaires sous l'influence corrosive de l'air acide qu'ils respirent. Le plus souvent, elles se cassent au niveau du collet, en laissant un chicot qui noircit peu à peu.

Les troubles analogues que l'on rencontre chez les *ouvriers blanchisseurs de fils et tissus de chanvre, de lin ou de jute*, sont généralement d'une gravité moindre. Pourtant, les accidents de suffocation et les hémoptisies ne sont pas rares. Ceux qui blanchissent les toiles de coton en trempant successivement les étoffes dans un bain de chlorure de chaux et dans un bain d'acide sulfurique, sont exposés à un dégagement abondant et rapide de vapeurs hydrochloreuses, qui se répandent dans les ateliers.

Il est quelques autres industries où les ouvriers peuvent se trouver incommodés par de pareilles vapeurs. C'est ainsi que dans les *fabriques de poteries*, au moment de la glaçure, il se dégage des vapeurs abondantes d'acide chlorhydrique, dangereuses surtout pour les ouvriers occupés à jeter le sel marin dans les fours (Wildbrand, 1876). C'est ainsi par ailleurs, que dans *l'industrie de la nacre*, le décapage des coquilles qui consiste à plonger ces dernières dans des terrines remplies d'acide chlorhydrique, est une source puissante de dégagements acides ; de même dans *l'étamage des métaux,* le trempage des objets à étamer dans les bassins d'acide chlorhydrique étendu ; de même dans la *galvanisation du fer*, le travail des cuves à dérochage et à décapage ; de même dans les *tréfileries*, etc.

C. **Des vapeurs sulfureuses.** — *a.* — Les vapeurs sulfureuses introduites dans l'économie par les voies pulmonaires, agissent à la fois comme gaz irritants et gaz toxiques. Des expériences faites sur les animaux par Eulenberg et par Hirt, tendent à démontrer que le gaz sulfureux paralyse le nerf pneumogastrique et ses terminaisons pulmonaires ; il excite d'abord, puis paralyse les centres nerveux respiratoires. D'après Hirt, ce gaz à l'état concentré produit des phénomènes d'excitation des centres nerveux moteurs ; peu concentré, il les paralyse lentement. Ces expérimentateurs ne signalent aucune altération du sang. Il est permis cependant, d'après la facilité avec laquelle, en présence de l'humidité, l'acide sulfureux s'empare de l'oxygène, de supposer que, en dehors de l'obstacle fonctionnel que son inhalation apporte à l'hématose, il se produit une action chimique modificatrice de l'état du sang. Fourcroy avait dit que les personnes suffoquées par les vapeurs sulfureuses ont les poumons ratatinés et desséchés.

Quoi qu'il en soit, les vapeurs sulfureuses provoquent, selon leur degré de concentration dans le milieu ambiant, tantôt une toux spasmodique et douloureuse, tantôt comme un véritable arrêt de la respiration avec menace d'asphyxie. Mais son action la plus constante sur les ouvriers des industries qui y sont exposés d'une façon plus ou moins continue, consiste en une irritation chronique des muqueuses. De là des conjonctivites, des angines, des laryngites, des catarrhes chroniques des bronches, des broncho-pneumonies et des dyspepsies rebelles. Il est remarquable, toutefois, de voir un certain nombre d'ouvriers attachés depuis de longues années à des fabriques produisant de l'acide sulfureux, exempts de toute incommodité. Ce serait là le résultat d'une assuétude des organes respiratoires et de l'organisme, plus admissible ici peut-être que pour les autres vapeurs acides ; encore faut-il reconnaître que la proportion de gaz nuisible dans le milieu respirable se trouve alors maintenue dans de faibles limites.

En résumé, on peut admettre au point de vue pathogénique, en ce qui concerne le gaz sulfureux comme en ce qui concerne les gaz nitreux et les gaz chloreux, que l'action de ces dégagements acides sur l'organisme, se caractérise à la fois par une irritation directe des muqueuses respiratoires, par une excitation des nerfs vagues pouvant conduire, par effet réflexe, à la suffocation ou à la paralysie pulmonaire, par une désorganisation plus ou moins accusée des tissus due à la transformation des gaz nitreux, chloreux et sulfureux en acides de la même série plus énergiques, et enfin par une altération du sang due à l'affinité de ces gaz pour l'hydrogène et l'oxygène.

b. — Parmi les industries qui exposent les ouvriers aux dégagements sulfureux nous devons citer, en premier lieu, *l'extraction du soufre dans les solfatares* et *l'extraction du soufre par distillation des pyrites.* Dans le premier cas, ce sont les *ouvriers employés au travail des meules, les chauffeurs et grilleurs de soufre* qui, retenus pendant des mois entiers auprès de ces amas de minerai de soufre en combustion, sont particulièrement exposés, surtout au moment de la destruction des meules. Parmi les affections provoquées chez eux par le travail professionnel, Giordano, qui a observé en Sicile, signale l'altération rapide des dents, la calvitie précoce, les ophtalmies et les broncho-pneumonies (1878).

Chez les *ouvriers qui extraient le soufre des pyrites,* c'est surtout au moment du nettoyage des cornues et de l'enlèvement des scories qu'il peut y avoir du danger par l'inhalation des gaz qui s'en dégagent. Ajoutons que la plupart des pyrites contiennent de l'arsenic, ce qui rend les vapeurs encore plus délétères.

Les *ouvriers des raffineries de soufre* sont également des plus exposés. Les vapeurs sulfureuses qui se répandent dans les ateliers proviennent le plus communément des parois des fourneaux, de leurs ouvertures mal lutées, le soufre ayant, au moment de la sublimation, la propriété de pénétrer et de s'incruster dans la maçonnerie avec la plus grande facilité ; de telle sorte que, lorsque celle-ci est surchauffée et très vieille, elle répand une odeur sulfureuse plus ou moins prononcée. Les émanations sulfureuses se dégagent encore, et cela, d'une façon particulièrement nuisible pour les ouvriers, au moment de l'ouverture de la cornue et de l'extraction des crasses. D'autres fois, c'est au moment où la soupape est soulevée par la pression intérieure des gaz contenus dans la chambre de condensation, ou bien lorsqu'on ouvre volontairement cette soupape ainsi que la porte de la chambre pour donner entrée à l'air extérieur et abaisser la température, que les gaz acides se répandent dans l'atmosmosphère de l'atelier et la rendent insalubre. Il est une autre cause importante de production de vapeurs acides : c'est la libre communication avec l'air, des creusets, des réservoirs ou des rigoles dans lesquelles coule le soufre. Pour maintenir ce soufre à la température de fusion et le faire arriver dans les moules, on chauffe les parois de ces conduits à feu nu ; ce qui amène l'inflammation fréquente du liquide, d'où, formation abondante de gaz sulfureux. Enfin, une cause sérieuse d'accidents graves, c'est la pénétration imprudente des ouvriers dans les chambres de condensation avant qu'elles aient été complètement aérées.

Après les industries qui précèdent, viennent toutes celles où l'on emploie les *soufroirs* pour blanchir les tissus d'origine animale. Les deux plus importantes sont celles de *la laine* et *de la soie*. Avec les ouvriers de ces industries, nous signalerons ceux qui *blanchissent les plumes* et les *duvets*; ceux qui opèrent le *blanchissage des soies de porc et de sanglier* dans la fabrication des *brosses*; les *fabricants de crin à pêcher*, de *cordes harmoniques;* les ouvriers des *filatures* qui procèdent au *blanchissage de fils de laine*, au *décreusage de la soie*, etc.; puis encore : les *blanchisseurs de chapeaux de paille*, les *blanchisseurs de balais*. Le soufrage fait aussi partie de la *fabrication des boyaux*, de la *baudruche*, de la *colle de poisson*. Tous ces produits sont passés au soufroir pour être à la fois blanchis, désinfectés et préservés de toute fermentation ultérieure.

On comprend qu'on doive veiller, par dessus tout, à ne laisser pénétrer les ouvriers dans les soufroirs ou chambres à blanchîment qu'après que, par une ventilation puissante, on en aura chassé jusqu'aux dernières traces de gaz acide sulfureux.

En dernier lieu, nous citerons comme exposant les ouvriers à l'action nuisible du gaz sulfureux : la fabrication des *allumettes soufrées,* celle des *mèches soufrées*, le *soufrage des tonneaux et des foudres* ; la *fabrication du plâtre* par la calcination du gypse ou sulfate de chaux cristallisé ; la *vulcanisation du caoutchouc;* la calcination des mélanges dans la *fabrication du bleu d'outremer ;* la *fabrication artificielle de la glace* par l'acide sulfureux ; enfin le *traitement des marcs de soude* dont on extrait le soufre, et la *désinfection des locaux* contaminés.

II. — De l'assainissement des ateliers ou se dégagent des vapeurs acides.

A. — Les principes de l'assainissement d'un atelier où se pratiquent des opérations donnant lieu à un dégagement de vapeurs acides sont les suivants :

Ventilation active de l'atelier. — Emploi de hottes surmontant directement les bacs, cuves ou bassins de dégagements acides; ces hottes doivent être mises en communication immédiate avec un foyer d'appel ou un ventilateur mécanique. — Fermeture hermétique des appareils où s'opèrent les mélanges producteurs des gaz, lesquels appareils doivent être lûtés de façon à éviter les fuites dans l'intérieur de l'atelier ; — au besoin, enveloppement de ces appareils dans des caisses ou cages mises en communication avec un courant aspirateur. — Occlusion parfaite des chambres ainsi que des soufroirs où l'on utilise les vapeurs acides pour les opérations de fabrication ou de blanchîment : on doit n'en permettre l'entrée aux ouvriers que lorsque les derniers vestiges de vapeurs nuisibles auront été évacués par un registre d'aspiration ouvert à ce sujet, ou qu'après que toutes les portes en auront été largement ouvertes longtemps à l'avance, ou bien encore après qu'une projection de vapeur d'eau dans l'atmosphère de la chambre en aura condensé toutes les vapeurs qui y sont maintenues en suspension.

Il est bien évident que toute la série des mesures de préservation que nous avons étudiées en traitant des dégagements extérieurs dans le but de prévenir le dommage que les industries à production de vapeurs acides peuvent occasionner, doivent également avoir pour effet d'assainir intérieurement les ateliers de travail.

B. — Toutefois, il est telles de ces opérations qui mettent l'ouvrier plus directement en présence des dégagements nuisibles, pour lesquelles il est indispensable d'établir un moyen de protection spécial. C'est ainsi que l'on peut adopter contre les dégagements de vapeurs acides l'usage de *guérites, châssis* ou *cages vitrées,* pareilles à celles où on enferme les appareils producteurs de poussières dont nous avons déjà parlé, et devant lesquelles l'ouvrier peut travailler sans danger en introduisant seulement les bras et tenant son corps hors de l'enceinte protectrice. Ce sont des appareils de cette sorte que l'on a conseillé pour le *dérochage des pièces de bijouterie*, le *décapage des perles de verre*, la *gravure à l'eau forte*, l'*opération du secrétage* dans la chapellerie, etc.

L'idée première de ces appareils se trouve dans la « lanterne de d'Arcet » ou châssis vitré destiné à renfermer les forges à vaporiser le mercure, de façon à mettre les *doreurs* à l'abri de tout dégagement toxique. Un autre appareil de ce genre que nous signalerons ici, pour n'avoir plus à y revenir, est celui qui a été inventé par un ouvrier de Belleville nommé Descamps pour se préserver des émanations de sulfure de carbone dans le travail de vulcanisation du caoutchouc. Cet appareil consistait en une cage vitrée enveloppant la table de travail ; la cloison, du côté des ouvriers, était pourvue d'orifices pour le passage des mains. Ces orifices étaient garnis de manchons amples, souples et imperméables, terminés par des bracelets de caoutchouc serrés aux poignets. Cet appareil n'a pas été accepté facilement par les ouvriers qui lui ont donné par dérision le nom de lanterne magique.

C. — On a préconisé dans certains ateliers, l'*emploi d'agents neutralisateurs des acides*. C'est ainsi qu'on a conseillé de garnir le sol de baquets ou de plateaux à large surface remplis d'eau de chaux. Pendant le dérochage des pièces de bijouterie, Hillairet a proposé de neutraliser les vapeurs nitreuses par celles de l'ammoniaque dont l'évaporation est constante et assez rapide à la température ordinaire. Il se formerait des vapeurs blanches opaques, plus denses, complètement inodores et absolument inoffensives, d'azotate et d'azotite d'ammoniaque.

L'*emploi des respirateurs* pour préserver individuellement l'ouvrier contre les vapeurs irritantes n'est guère pratiqué ni conseillé. On pourrait toutefois faire usage des masques à double compartiment, dans lesquels la matière contenue dans la chambre filtrante serait imprégnée d'un liquide alcalin neutralisateur des vapeurs acides. On pourrait également conseiller, suivant les circonstances, l'usage des appareils protecteurs employés contre les gaz toxiques pour la description desquels nous renvoyons au chapitre où nous traitons des « méphitismes industriels. »

D. — Voici maintenant quelques-uns des dispositifs spéciaux employés dans certaines industries pour se débarrasser des gaz acides. Ils peuvent être offerts en exemple et appliqués par analogie dans la plupart des ateliers où se dégagent des gaz nuisibles, irritants ou toxiques.

1° Aspiration des vapeurs sulfureuses dans un atelier de vulcanisation du caoutchouc. — M. Hudelo a fait connaître en 1888 à la Société de médecine publique de Paris, le dispositif suivant où le principe de l'assainissement consiste à faire arriver dans l'atelier, au voisinage des bains de soufre, de l'air venant de l'extérieur en quantité suffisante pour entraîner le gaz sulfureux ; cet air s'écoule ensuite en contact avec une large surface constamment mouillée qui absorbe le gaz (Voyez figure 64).

Au-dessus des deux bains de soufre A chauffés au moyen de fourneaux spéciaux et formant chacun un massif de maçonnerie accolé au mur de l'atelier, on a installé une hotte en fer et verre B, se terminant à la partie supérieure par un coffre métallique où se trouvent placées, perpendiculairement à la muraille, des barres de bois C, à section carrée, disposés en chicane. Simplement posées les unes sur les autres, elles remplissent le coffre en laissant entre elles un espace libre de un centimètre à peu près. L'avant du coffre est formé par une porte mobile qui permet la surveillance et le nettoyage des barres en cas de besoin. Au-dessus des barres, se trouvent, disposés en bâton de perroquet, des tubes de fer D, percés de trous qui laissent tomber de l'eau sur les barres quand l'appareil est en marche.

Le coffre est surmonté d'une trémie renversée dans laquelle un éjecteur Kœrting à vapeur I, détermine l'appel de l'air qui doit traverser tout le système. Au-dessus du coffre, à la hauteur de la naissance de la hotte, se trouve un bassin plat rectangulaire E, doublé de plomb destiné à recevoir l'eau qui a circulé sur les barres ; cette eau s'écoule ensuite par un tuyau spécial dans l'égout. Un tuyau de vapeur partant de la chaudière de l'usine, alimente l'éjecteur ; le robinet de ce tuyau ainsi que celui de la distribution d'eau sont à la disposition des ouvriers de l'atelier.

L'arrivée de l'air dans l'atelier se fait par trois grandes ouvertures munies d'un treillage en fonte formant l'un des côtés des caisses métalliques K, élevées au-dessus du sol. Ces caisses, dont deux sont disposées parallèlement au mur auquel sont adossés les massifs des bains et la troisième placée en retour, sont au droit du bord extérieur de la hotte. L'air de la ventilation pris à l'extérieur au moyen d'un canal L qui l'amène aux orifices d'accès dans l'atelier, avec une vitesse asssez faible pour ne pas incommoder les ouvriers, entraîne immédiatement les gaz qui se dégagent des bains de trempage. Le résultat obtenu, est tellement satisfaisant, que d'après M. Hudelo, il est impossible, lorsque l'appareil fonctionne, de saisir trace d'odeur d'acide sulfureux à la sortie des gaz.

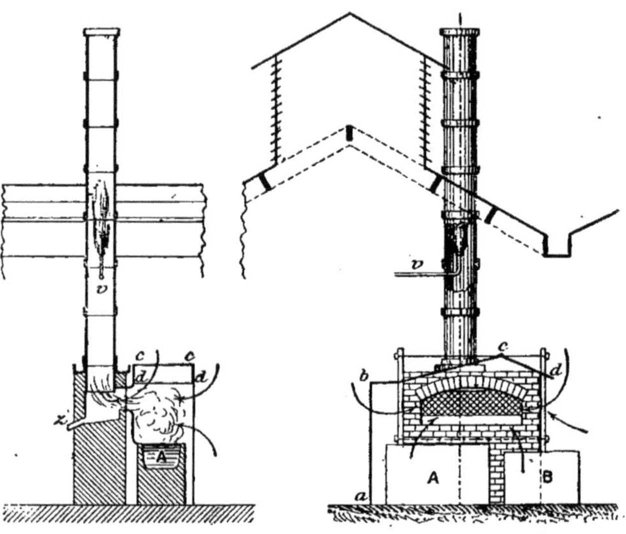

Fig. 62. Fig. 63.

Dispositif pour l'aspiration des vapeurs nuisibles dans un atelier de fabrication de celluloïd.

2° Aspiration des vapeurs nitreuses dans un atelier de fabrication de celluloïd. — M. A Livache a fait connaître un dispositif ingénieux pour le captage des vapeurs acides qui se dégagent en très grande abondance dans les ateliers de fabrication du celluloïd, pendant l'immersion de la cellulose dans un mélange d'acides nitrique et sulfurique concentrés, et pendant le transport de la cuve de trempage à la cuve de rinçage. (Figures 62 et 63).

Voici ce procédé, tel qu'il a été imaginé et appliqué par M. Turin, ingénieur chargé de la fabrication du celluloïd dans les ateliers de l'usine de Stains, appartenant à la compagnie du Celluloïd.

Le mélange des acides nitrique et sulfurique très concentrés est placé dans un bac A, où se fait le trempage du papier ou du coton ; le produit immergé est ensuite jeté dans un bac voisin B, contenant de l'eau. Ces bacs sont placés sous une hotte, ouverte seulement à la partie antérieure et sur le côté du bac de rinçage, et s'appuyant en arrière sur un massif en briques cimentées, portant une large ouverture cintrée, ainsi que le montre la figure 63; cette ouverture a 1ᵐ 65 de largeur, 0ᵐ 57 à la clef de voûte et 0ᵐ 30 aux pieds-droits. Pour maintenir la poussée de la voûte, il a été placé de chaque côté des pieds-droits, et à l'extérieur, quatre poitrails en fer en T, reliés deux à deux par deux tirants, l'un passant au-dessus du massif, l'autre traversant ce massif au-dessous de l'ouverture.

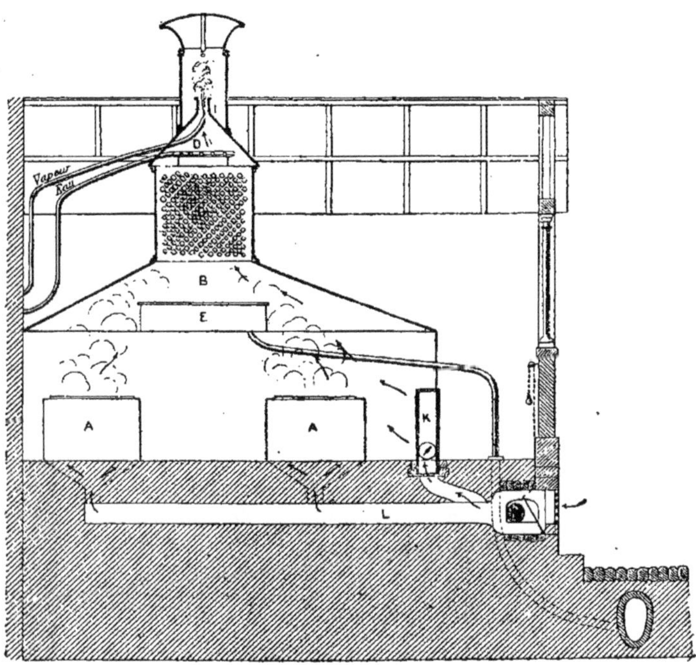

Fig. 64. — Dispositif pour l'aspiration des vapeurs acides dans un atelier de vulcanisation du caoutchouc.

A la partie supérieure du massif est une plaque en fonte (que l'on pourrait mettre en terre réfractaire) dans laquelle est pratiquée une ouverture circulaire qui correspond à un conduit vertical traversant la voûte du massif ; c'est sur cette plaque que repose la cheminée construite en poteries Doulton, d'un diamètre intérieur de 0ᵐ 45. On a disposé la plaque surmontant le massif de telle sorte que la première poterie vienne reposer sur cette plaque, en même temps que l'autre extrémité affleure exactement le sommet de la voûte en briques. Les autres poteries de la cheminée ont été posées directement les unes au-dessus des autres, à joints secs, en plaçant toujours la tulipe en haut.

Le tirage de la cheminée est déterminé par une injection de vapeur ; à cet effet, la deuxième poterie, à partir de la plaque, est à 0m 10 environ au-dessous de sa tulipe, et on y fait passer le tuyau d'arrivée de la vapeur *v ;* ce tuyau de vapeur mesure 8 millimètres de diamètre intérieur, mais l'orifice de sortie ne mesure que 2 millimètres ; il est en cuivre épais, coudé de manière à produire un jet vertical au centre de la cheminée et entouré d'un tube en terre réfractaire, en vue de le protéger contre l'action des acides.

La vapeur est empruntée directement au générateur. La hauteur de la cheminée au-dessus du point d'injonction de vapeur est de 3 mètres ; le tube d'arrivée de vapeur étant à 2m 25 au-dessus de la voûte, on voit que la hauteur totale de la cheminée est de 5m 25.

La vapeur, à sa sortie du tube d'injection se condense partiellement, et les buées acides sont absorbées ; on obtient ainsi des eaux très acides et, par suite, très corrosives ; aussi a-t-on pris les dispositions nécessaires pour ramener tous les liquides au centre de la cheminée ; c'est pour cette raison que les tulipes des poteries ont été renversées. L'eau pluviale elle-même, quand elle tombe sur la cheminée, rentre à l'intérieur de celle-ci, car les tulipes ne sont pas cimentées, mais ont leurs joints faits simplement à sec avec du caillou concassé. Les eaux acides s'écoulent en z.

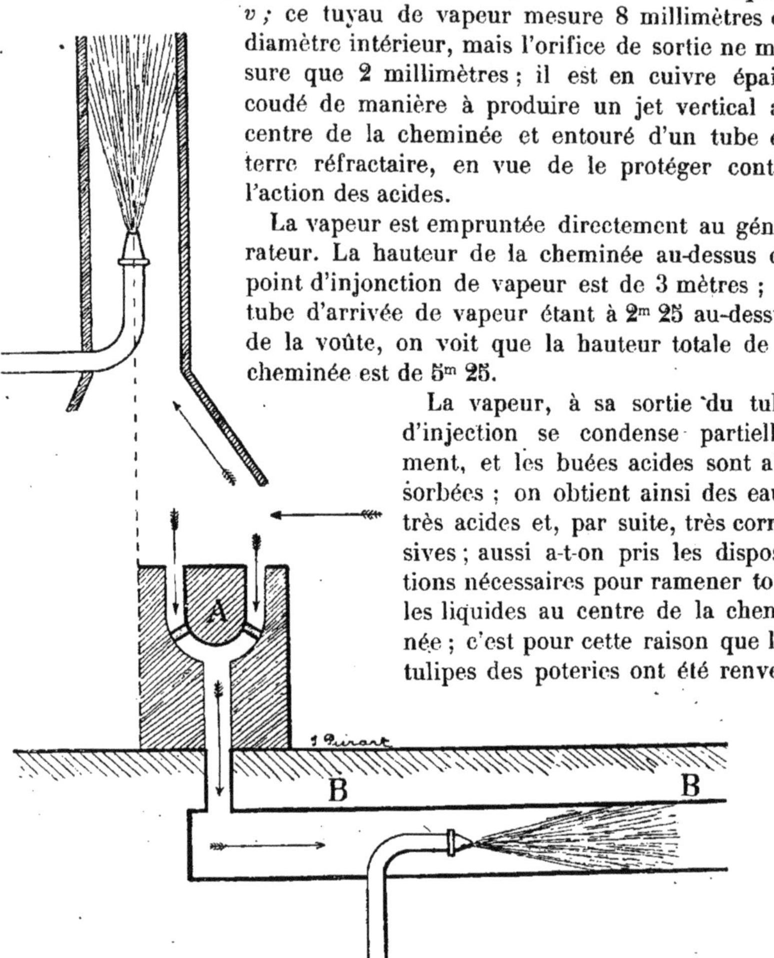

Fig. 65. — Dispositif pour l'aspiration *per ascensum* des vapeur légères et *per descensum* des vapeurs lourdes acides dans un atelier d'orfèvrerie au moyen de jets d'air comprimé.

3° **Aspiration des gaz dans les ateliers d'orfèvrerie Christophle.** — MM. Geneste et Herscher ont installé le dispositif suivant (fig. 65) dans les ateliers Christophle : Pour soustraire les ouvriers à l'atmosphère chargée de vapeurs acides émises par les récipients A, on a eu recours à deux dispositions particulières : l'une permettant d'enlever, dès leur formation, les vapeurs acides lourdes (aspiration *per descensum*), l'autre les vapeurs acides légères (aspiration *per ascensum*).

Pour permettre l'enlèvement des vapeurs lourdes, on a ménagé entre chaque récipient A, contenant les autres liquides, et la maçonnerie environnante, un intervalle dans lequel on produit un vide artificiel ; le vide lui-même est obtenu en injectant de l'air comprimé dans la conduite souterraine B B, qui sert ainsi à l'évacuation desdites vapeurs acides.

Pour l'entraînement des vapeurs légères, les récipients d'acide sont surmontés d'une cheminée avec hotte au sommet de laquelle un jet d'air comprimé produit un entraînement d'air actif.

4° **Aspiration des vapeurs nitreuses dans les poudreries.** — Pour enlever les vapeurs nitreuses qui se dégagent au cours de la manipulation des acides, MM. Geneste et Herscher ont disposé dans le comble des différents hangars de la poudrerie un ventilateur hélicoïdal actionné mécaniquement.

Pour rendre l'action de cet appareil efficace, on a clôturé les hangars de toutes parts et le plafond est lui-même pourvu d'une hotte longitudinale dont la partie supérieure, munie d'ouvertures réglables, débouche dans une gaîne horizontale se prolongeant jusqu'à l'enceinte renfermant le ventilateur.

La figure 66 montre la disposition adoptée. L'air pur puisé dans l'atmosphère en A, descend le long de la paroi B C, s'échappe par les ouvertures ménagées dans la cloison au ras du sol en B et s'élève dans la hotte O, après avoir dilué et enlevé les vapeurs rutilantes se dégageant des bombonnes. De là, cet air vicié traverse le ventilateur, est rejeté dans la lanterne D et finalement dans l'atmosphère.

Pour éviter l'altération qui ne manquerait pas de se produire sur le ventilateur au contact de l'air chargé de vapeurs acides, cet appareil est recouvert d'une couche d'ébonite.

III. — DES VAPEURS AMMONIACALES ET DE LEUR ACTION PATHOGÈNE SUR L'ÉCONOMIE.

Le gaz ammoniac est produit naturellement par la putréfaction des matières organiques. Il se dégage dans les égouts, les fosses d'aisances, les urinoirs mal tenus ; on le trouve en quantité notable dans l'atmosphère des bergeries et des étables.

Les conditions industrielles qui lui donnent naissance se rencontrent dans les *tanneries* et surtout dans les *raffineries*, où il se dégage en abondance pendant les premiers temps de l'évaporation du jus — dans la *fabrication de l'ammoniaque liquide, du chlorhydrate et sulfate d'ammoniaque* — dans celle du *carbonate d'ammoniaque*, au moment où l'on met de la chaux en contact avec le sel ammoniac — dans la *fabrication de la*

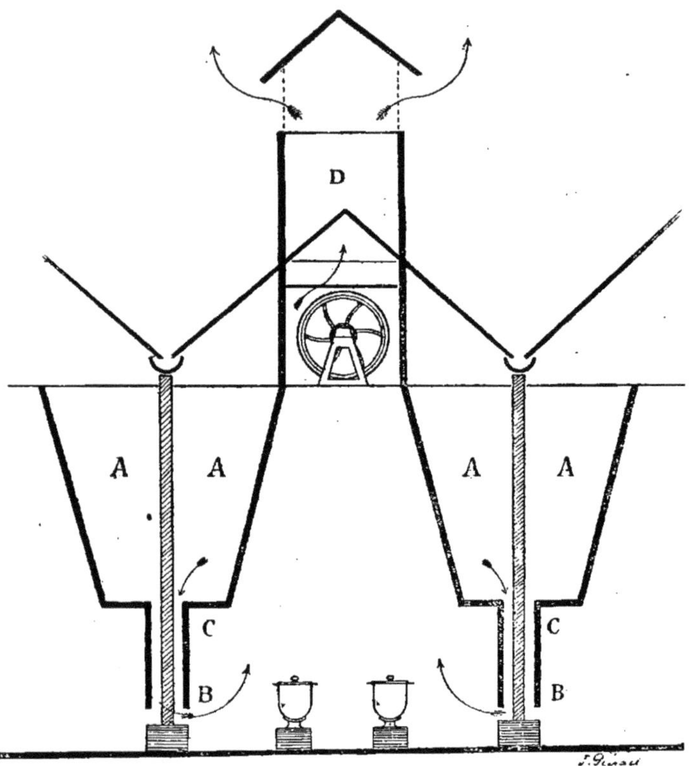

Fig. 66. — Dispositif pour l'aspiration *per ascensum* des vapeurs nitreuses dans une poudrerie, au moyen de ventilateurs en hélice placés dans les combles.

glace par l'appareil Carré — dans la *fabrication de la soude*, par le procédé Schlœsing, lorsqu'on met en présence du chlorure de sodium et du bicarbonate d'ammoniaque. A côté de ces industries, nous citerons également la *fabrication de la murexide* ou purpurate d'ammoniaque et la *fabrication des prussiates*.

D'après Hirt, tandis que l'ammoniac pur suffoque rapidement les animaux qui le respirent, on peut faire impunément inhaler des mélanges de gaz ammoniac et d'air dans des proportions pouvant aller jusqu'à 10 0/0, à condition toutefois que l'oxygène s'y trouve en quantité suffisante. Les animaux asphyxiés ont ordinairement un spasme de la glotte très violent, qui met sans doute obstacle à la pénétration du gaz. On ne trouve à l'autopsie que de la rougeur, de la congestion des muqueuses respiratoires et de l'emphysème. Castan a observé un cas d'empoisonnement aigu par le gaz ammoniac chez un individu qui avait inspiré, pendant près de 10 minutes, ce gaz s'échappant d'un *appareil Carré*. Les principaux symptômes furent de l'asphyxie avec serrement de la poitrine, sentiment de brûlure dans la gorge, spasme et contracture de la glotte, vomissement de matières séreuses, dépression, pâleur de la face, sueurs à odeur ammoniacale, pouls petit et fréquent, température normale, bouche et larynx injectés. Le malade guérit après quelques jours; le huitième jour, il eut encore un accès de suffocation et répandait une odeur d'ammoniaque.

De tels accidents peuvent se présenter quand les appareils sont mal lutés et que des fuites de gaz se produisent subitement. Le plus communément cependant, la santé des ouvriers ne parait pas menacée par la la présence d'une faible quantité d'ammoniaque dans l'atmosphère ambiante.

Les vapeurs ammoniacales peuvent donner lieu à des ophtalmies par suite de l'irritation spéciale qu'elles exercent sur la muqueuse oculaire. Tandis, en effet, que les ophtalmies conjonctivales causées par les vapeurs acides revêtent plus généralement les formes papillaire et vésiculaire, l'*ophtalmie ammoniacale* tend à la forme croupale, pseudo-membraneuse. La rougeur, la douleur et la photophobie sont parfois très marquées et quelquefois la cornée est voilée comme par une fine pellicule blanchâtre, surtout quand il y a eu un dégagement assez abondant de ces vapeurs alcalines. On la rencontre plus spécialement chez les *ouvriers des raffineries de sucre,* chez ceux des *fabriques d'engrais*, chez les *vidangeurs* surtout, qui la connaissent sous le nom de « mitte » chez les *ouvriers qui conduisent les appareils à griller les draps*, etc.

D'une manière générale, on peut relever ce fait, que l'action caustique du gaz ammoniaque sur les muqueuses et sans doute aussi celle de toutes les vapeurs à propriétés alcalines, prédispose à la formation d'exsudats blanchâtres, d'apparence parfois pseudo-membraneuse, presque caractéristique.

Quant aux moyens d'aspiration et de neutralisation des vapeurs ammoniacales qui se mêlent à l'atmosphère d'un atelier, nous ne croyons pas qu'il y en ait qui puisse convenir mieux que le système d'aspiration et de condensation appliqué par M. Hudelo aux vapeurs acides tel que nous l'avons décrit plus haut. (Figure 64).

ARTICLE II — LE TRAVAIL DEVANT LES FEUX.

§ I. — Des conditions de travail spéciales aux diverses industries qui soumettent les ouvriers à un labeur excessif devant les feux.

Le travail devant les feux expose les ouvriers à des inconvénients sérieux. En première ligne, et comme cause générale des altérations d'origine professionnelle que l'on rencontre chez la plupart d'entre eux, il faut placer l'action combinée du calorique rayonnant et de la haute température du milieu ; d'une autre part, presque toutes les professions où se rencontre cette double influence, sont de celles qui soumettent les ouvriers à un rude labeur dont les conséquences viennent s'ajouter et se confondre pour ainsi dire avec les effets de la chaleur ambiante. A côté de ces deux causes importantes de fatigue fonctionnelle, vient se ranger un troisième facteur pathogénique qui est la respiration de gaz nuisibles se dégageant de la matière en ignition.

En résumé : travail considérable et fatigue extrême, grandes déperditions sudorales, troubles apportés dans l'hématose par l'absorption lente, parfois rapide mais alors accidentelle, des gaz impropres à la respiration ou toxiques, tel est le faisceau étiologique qui domine la pathogénie professionnelle chez les *ouvriers des hauts fourneaux*, chez les *fondeurs en métaux*, *pudleurs* et *lamineurs*, chez les *forgerons* et plus particulièrement chez les forgerons des grosses œuvres, chez les *chauffeurs mécaniciens*, chez les *verriers*, chez les *boulangers*, etc.

Nous allons donc étudier simultanément chez tous ces ouvriers, 1° les effets pathologiques provenant du genre de travail et de la manipulation d'objets ou matériaux incandescents ; 2° les effets locaux du calorique rayonnant ; 3° ceux qui dépendent de l'action continue des hautes températures sur leur constitution et leurs tendances morbides en général ; 4° ceux qui résultent de la viciation du milieu atmosphérique qui les entourent.

Les considérations générales auxquelles prête le travail devant les feux et dans lesquelles nous allons entrer se rapportent plus spécialement, il est vrai, aux professions de *fondeurs de métaux*, de *forgerons*, et de *verriers*, qui comprennent presque toutes les catégories d'ouvriers que l'on peut avoir en vue ; mais il n'est aucune de ces considérations qui ne puisse s'approprier à celles qui, par ailleurs, exposent plus ou moins à l'action du calorique rayonnant et des hautes températures ambiantes. Aussi, insisterons nous d'une façon spéciale sur les premières de ces professions.

Tous les métaux susceptibles de fondre sous l'action d'une forte chaleur peuvent être employés dans la fonderie.

La fonte de fer, qui domine dans toutes les applications industrielles, dans les grandes constructions, dans la fabrication de machines de toutes sortes, est plus particulièrement l'objet de l'exploitation d'importantes usines métallurgiques où s'opère alors la première fusion du métal, c'est-à-dire la fabrication de la fonte elle-même.

Mais en dehors de ce cas, les fonderies sont généralement des fonderies dites en seconde fusion, où la matière fusible, sous la forme de minerai, d'alliages ou de vieux métaux, est fondue dans le seul but d'être immédiatement employée à la reproduction de modèles.

I. Fabrication de la fonte. – Travail des hauts fourneaux. — Deux catégories d'ouvriers sont spécialement attachés au service des hauts fourneaux : ceux au gueulard, qui chargent le lit de fusion et le combustible et ceux au creuset qui font écouler les laitiers et la fonte.

Nous n'avons point ici à entrer dans les détails de la description de ces grands appareils ; leur hauteur varie de 10 à 15 mètres, et va même au delà pour les hauts fourneaux au coke. Le chargement se fait au moyen de wagons qui arrivent de plein-pied au niveau de la plate-forme du gueulard dans les pays accidentés où l'on peut adosser le haut fourneau à une colline ; dans les pays de plaines, on élève les charges soit à l'aide de plans inclinés, soit à l'aide de monte-charges.

Les ouvriers qui surveillent le creuset, sont les *fondeurs* proprement dits. Ils dirigent l'écoulement des laitiers et procèdent à la coulée de la fonte. C'est un dur labeur que celui qui consiste à maintenir toujours fluide dans l'avant-creuset, le bain de laitier, afin d'en permettre l'écoulement naturel ; et cela, devant un foyer ardent, armés tantôt d'un long ringard en fer avec lequel ils nettoient l'avant-creuset, tantôt d'une pelle ou d'un lourd crochet dont ils se servent pour attirer à eux les parties de laitier restées visqueuses et adhérentes. Ce n'est point aussi une opération facile que le déblayage rapide des laitiers. Les ouvriers dirigent dans un bain de sable cette lave incandescente qui vient se solidifier autour de crochets de fer placés sur son chemin ; à ces crochets on fixe des chaînes, et, au moyen d'un treuil, on tire hors de l'atelier ces masses sans cesse renouvelées, que des wagons emportent pour servir de remblai. Ces opérations sont la source fréquente de brûlures graves et de chutes toujours dangereuses.

La manœuvre de la coulée varie suivant le but qu'on se propose. On peut couler soit dans une rigole creusée dans le sol de l'usine, soit dans des moules ou lingotières placées dans ce sol. Dans cette opération, les ouvriers sont particulièrement exposés aux buées, souvent sulfureuses, qui s'élèvent en masse du métal en fusion, et aux projections de ce liquide incandescent. Quelle sûreté de coup d'œil et quelle prudence ne faut-il point en pareil cas? Les exemples de pied surpris dans une des rigoles destinées à la coulée, et emporté d'un coup par le courant de lave, ne sont pas rares. D'autres fois, les ouvriers font la coulée en venant tour à tour puiser la fonte dans l'avant-creuset avec d'énormes poches en fer. Ils se servent également de poches dans la coulée dite à la percée. Le rapide exposé de ces diverses opérations professionnelles permet de se rendre compte de la violence et de la continuité avec lesquelles le calorique rayonnant doit agir ici sur les ouvriers.

Il nous faut, chemin faisant, dire un mot de quelques accidents qui arrivent aux hauts fourneaux, accidents des plus graves au point de vue du préjudice matériel qui en est la conséquence comme au point de vue des dangers auxquels ils exposent les ouvriers. La cause de ces accidents réside quelquefois dans l'imprévoyance des directeurs des fourneaux qui, en employant des charges excessives, finissent par surmener ces grands appareils.

L'un de ces accidents consiste dans la chute de l'appareil de chargement placé à la partie supérieure du fourneau. Lorsque le support portant le balancier auquel est suspendu le cône est placé trop près du bord de la coupe, tout le poids de la coupe et de la charge est appliqué sur une surface restreinte, et au point précisément où la maçonnerie est peu épaisse. Cette épaisseur se trouvant trop faible pour soutenir des chocs fréquents et supporter le poids considérable qui pèse sur elle, la chute de l'appareil de chargement a lieu. D'autres fois, l'accident est dû à l'écroulement du briquetage qui supportait la coupe ; et l'érosion de la paroi de la cuve, produite par la chute répétée de la charge, en est la cause immédiate. Des ouvriers se trouvent ainsi entraînés avec l'appareil de chargement, et sont tués ou blessés.

Il peut arriver aussi que, par suite de fuites au creuset, la fonte liquide pénètre jusque dans les galeries des fondations des hauts fourneaux. C'est à une semblable cause que doit être attribué le terrible accident qui eut lieu, il y a quelques années, à Châtillon et Commentry. Trois ouvriers furent grièvement blessés directement par la projection des matériaux, tandis que trois autres, tombant dans une galerie du fourneau dont le regard avait été déplacé par l'explosion, y trouvaient la mort.

Mais les accidents les plus fréquents sont les explosions des gaz dans les hauts fourneaux. La température extrêmement élevée dans l'ouvrage des hauts fourneaux, l'énorme masse de matière contenue, telles sont les raisons principales qui augmentent les chances d'explosion des gaz ; les grandes conduites de vent chaud de 40 centimètres et même de 60 centimètres de diamètre qui vont de l'appareil à air chaud aux tuyères, facilitent la pénétration des gaz depuis le fourneau jusqu'au régulateur et à la machine où l'explosion a généralement lieu. Ces explosions sont le plus souvent le résultat d'une fuite de tuyère qui donne lieu à la pénétration, dans le fourneau, de l'eau qui circule autour de cette tuyère pour l'empêcher de brûler. Il se produit alors une énorme quantité de gaz qui, s'il ne trouve pas une issue suffisante par l'ouverture du gueulard, refoule par les conduites d'air et les tuyaux de la soufflerie jusqu'à la machine, où il fait explosion. D'autres fois le refoulement des gaz dans les conduites a lieu dans le cas où, le fourneau étant à gueulard fermé, on n'a pas eu soin d'ouvrir l'appareil de chargement avant d'arrêter le vent.

Une explosion, de la plus effrayante violence, eut lieu, en 1874, dans le haut fourneau de Dunbar, en Pensylvanie, ébranlant tous les environs, comme l'eût fait un tremblement de terre. Le bruit de l'explosion fut distinctement entendu à une distance de 15 à 20 kilomètres. Dans l'usine, la force de cette explosion fut telle que le réservoir éclata en morceaux violemment tordus en tous sens ; des fragments furent lancés à plus de 100 mètres ; des portions de tuyaux arrachés furent projetées au loin, le régulateur brisé, la machine mise hors de service. Un homme fut tué sur le coup, décapité par un morceau du régulateur ; sa tête fut retrouvée à 15 mètres de son corps. Deux autres furent blessés.

De semblables accidents ont été observés dans plusieurs hauts fourneaux de la même région métallurgique. Ils seraient plus susceptibles d'avoir lieu dans les fourneaux à l'anthracite.

Voici, selon le métallurgiste américain Acheson, les règles à suivre minutieusement pour éviter tout désastre :

1° Avoir de bons fondeurs, capables de reconnaître si de l'eau est introduite dans le fourneau (c'est chose facile à un bon fondeur), et d'en faire arrêter immédiatement l'écoulement ;

2° Ne jamais manquer d'avoir un registre convenable, susceptible d'être facilement et rapidement manœuvré dans la conduite principale d'air chaud, tout près et avant le point où sont les tubulures qui conduisent le vent chaud aux tuyères ; et toujours fermer ce registre juste au moment où on arrête le vent, afin d'empêcher le retour du gaz du fourneau dans les conduites de vent. Quelquefois on met un papillon à chaque tuyère, mais un seul placé dans la conduite principale remplit mieux le but et est bien préférable pour fermer rapidement ;

3° Ouvrir les regards des porte-vents, par lesquels on dégage les tuyères encombrées, aussitôt après que l'on a arrêté le vent ; le plus sûr moyen est même d'ouvrir ces regards avant l'arrêt du vent ; aussitôt après on ferme le registre, et le gaz du fourneau a dès lors libre issue par les regards, tandis que le passage dans le tuyau de vent chaud lui est interdit ;

4° Si le fourneau est à gueulard fermé, avoir toujours soin d'ouvrir l'appareil de chargement lorsqu'on arrête le vent, et le laisser ainsi jusqu'à ce que l'on recommence à souffler. Pour avoir toute sécurité à cet égard, on doit avoir une sonnette au gueulard et placée de telle façon que le fondeur puisse avertir les chargeurs d'ouvrir le gueulard, au moment où le mécanicien arrête la machine, et où le vent cesse d'être introduit dans le fourneau (Cornuault, *Communication d'une note sur les accidents de hauts fourneaux aux États-Unis*. In *Ann. du génie civil*, 1874).

II. **Fonderies en seconde fusion. — Travail des fours à reverbère.** — En dehors de la fabrication de la fonte, toutes les fonderies appartiennent à cette classe. Ici, la fusion est immédiatement suivie du moulage ; et ces deux genres de travaux s'accomplissent le plus souvent dans les mêmes ateliers, ce qui a pu faire attribuer aux ouvriers des fonderies en général, des affections spéciales à une seule catégorie d'ouvriers. Nous n'avons point à revenir sur la maladie dite des « mouleurs », qui n'est autre que la pneumonoconiose anthracosique que nous avons décrite en traitant des maladies professionnelles causées par les poussières.

Dans les fonderies en seconde fusion, les fours sont des cubilots (fourneaux à la Wilkinson) soufflés par un ventilateur, ou des fours à reverbère à tirage naturel. Le cubilot se compose essentiellement d'un cylindre en fonte ou en tôle de 2 à 6 mètres de hauteur, sur 0,70 à 2,50 de diamètre, dont l'intérieur est garni en sable réfractaire ou en briques. Le métal et le combustible sont introduits à la partie supérieure ; l'air soufflé entre par des tuyères latérales situées à différentes hauteurs ; et le métal en fusion s'échappe à volonté par l'orifice inférieur que l'on bouche avec de la terre. Dans une grande fonderie, on a toujours au moins trois cubilots de dimensions différentes. Les fours à reverbère s'emploient surtout quand il n'y a pas de moteurs pour une soufflerie et lorsqu'on a de très grosses pièces à refondre.

Le chargement des fours à réverbère est une manœuvre des plus fatigantes. Pour ce travail, dit Bourru (1878), l'ouvrier se tient accroupi dans le four ; à genoux sur la sole, la tête inclinée par la voûte qui n'a que 90 centimètres de hauteur, il lui faut faire de grands efforts, mouvoir des masses pesantes. Ce travail, qui dure une heure à une heure et demie, semble devoir prédisposer aux maladies *à frigore* contractées à la sortie du four, aux hernies acquises dans cette attitude accroupie, dans laquelle il faut encore déployer une grande force musculaire. Mais c'est surtout pendant le nettoyage de ces fours, après la coulée, pour les débarrasser des scories et en refaire la sole, que l'ouvrier souffre de cette attitude forcée, rendue plus pénible par la haute température qui règne dans le four, température telle qu'il lui est impossible de s'y tenir à genoux et d'y marcher sans galoches de bois. Il est obligé à diverses reprises de sortir pour respirer ; et ces expositions répétées à l'air libre seraient inévitablement dangereuses, si, comme le fait remarquer Bourru, la prompte rentrée dans le foyer ne prévenait le danger du refroidissement et de la transpiration supprimée.

III. **Travail de la forge.** — Sous le nom de forgerons nous comprenons aussi bien ceux qui se livrent au travail préparatoire du fer forgé comme l'ouvrier *affineur* par exemple, que ceux qui travaillent le fer immédiatement après son passage à la forge tels que les *lamineurs*, les *cloutiers*, les *forgeurs*, les *trempeurs d'armes*, etc.

L'affinage est l'opération par laquelle on convertit la fonte en fer ductile. Elle a lieu, soit au charbon de bois dans de bas foyers à tuyères, soit dans des fours à réverbère ou à puddler. C'est un labeur pénible que celui qui consiste à soulever avec le ringard, lourde tige de fer que manœuvre le forgeron, une masse ferreuse, en forme de *loupe*, jusqu'au niveau du courant d'air qui passe par les tuyères, afin de la soumettre à l'action décarburante du vent.

Malgré toute l'attention et la diligence de l'ouvrier, il arrive parfois que la masse pâteuse de fonte finit par adhérer au fond du creuset. C'est alors que l'ouvrier est obligé d'employer toutes ses forces : enfonçant le ringard sous elle, il cherche à la soulever en s'élançant sur l'autre extrémité de son levier, pour peser sur lui de tout le poids de son corps ; souvent il est obligé de recourir à l'aide d'un camarade qui opère la même manœuvre sur un autre point.

Il en est de même du *puddleur*, qui, devant le four ardent, à une place où l'on aurait grand'peine à rester en se cachant le visage, développe des efforts considérables pour soulever, avec son lourd crochet, la masse métallique incandescente, la tourner et la retourner au milieu de la flamme, dans un bain de laitier, jusqu'à ce que les grumeaux de fer qui s'attachent les uns aux autres, comme les grumeaux d'une boule de neige, se transforment en énormes masses spongieuses.

Une fois ce premier travail fini, chaque globe incandescent est retiré du four, puis transporté sur l'enclume au moyen d'un levier mobile ou grue. Là, il est saisi par l'ouvrier avec des pinces d'un poids de plusieurs kilogrammes, et soumis à l'action du marteau mécanique, qui l'écrase énergiquement, de manière à en exprimer les scories. C'est ce qu'on appelle le *cinglage*. A ce moment, une véritable pluie d'éclaboussures incandescentes vient assaillir les ouvriers chargés de ce travail.

Les marteaux mus par l'eau causent parfois des accidents plus ou moins graves, par la rupture soudaine de la pièce de bois qui en forme le manche. La tête, pièce de fonte de 350 à 400 kilogrammes, est alors projetée violemment sur le sol, pouvant atteindre le forgeron et donner lieu à des blessures sérieuses par écrasement des extrémités inférieures. Il n'en est pas de même avec le marteau-pilon mû par la vapeur. Dans la plupart des forges ordinaires, où il n'existe pas de marteaux mécaniques, la pièce de fer, transformée sur l'enclume, soit à l'aide de levier mobile, soit à bras par le forgeron lui-même, est battue et martelée par un certain nombre *d'ouvriers frappeurs*, qui, soulevant tour à tour leur masse pesante, la laissent retomber avec force, pour la relever encore pendant plusieurs minutes. Ce travail, des plus pénibles par le mouvement régulier d'élévation des bras qu'il nécessite, donne lieu à des inconvénients particuliers, tels que des douleurs contusives dans les muscles des bras et des épaules, et des pseudo-paralysies presque toujours dues à la rupture de fibres deltoïdiennes. Dans d'autres circonstances, l'obstacle à la fonction du bras est la conséquence de la distension exagérée des ligaments de l'articulation scapulo-humérale, à la suite du mouvement de torsion d'avant en arrière qu'est appelé à faire le bras, dans le soulèvement du marteau.

L'ouvrier qui conduit le travail et présente la pièce de fer à l'action du marteau, est exposé à des accidents particuliers : s'il arrive que les mors de la pince soient frappés par le marteau, les branches en reçoivent un violent contre-coup, et les doigts qui les serrent peuvent être pincés, contus, quelquefois violemment écartés, surtout le pouce qui est renversé sur la face externe du poignet, et dont l'articulation métacarpo-phalangienne éprouve tous les accidents de l'entorse. Duvernoy cite un cas de fracture de l'avant-bras qui a été le résultat de la torsion du poignet pris entre les branches de la pince renversée par le marteau.

Le travail du *lamineur* consiste à faire passer entre deux cylindres de fonte, tournant en sens inverse, une masse de fer portée au rouge-blanc, pour l'allonger, l'étirer et lui donner les formes les plus variées. Cet ouvrier est exposé à de graves accidents, et une grande prudence, une attention de tous les instants, lui sont nécessaires pour éviter les blessures que le maniement des pièces de fer rougies, la rapidité des rouages et des courroies de transmission, n'occasionnent que trop fréquemment.

IV. **Travail des verriers. — Fusion et façonnage du verre. —** Il n'est peut-être pas de catégorie d'ouvriers travaillant devant les feux, qui, plus que les *verriers*, soit soumise à un travail aussi pénible et aussi continu que le leur. En dehors en effet de la somme énorme de mouvement professionnel que nécessite le maniement et le façonnage de la matière première, il se présente ici, en ce qui concerne les forces de l'ouvrier, un supplément de dépense dû à ses efforts d'expiration pendant le soufflage du verre.

L'ouvrier *souffleur de bouteilles* payé à la tâche, sauf pour les rebuts, produit 650 bouteilles en moyenne par jour ; il exhale ainsi, en huit heures de temps, un mètre cube d'air sous une pression qui dépasse un dixième d'atmosphère. L'ouvrier *manchonnier* fait une dépense de forces plus grande encore. Il souffle de 120 à 140 doubles manchons de verre de 90 centimètres de long sur 20 centimètres de diamètre en expirant un volume d'air de six à sept mètres cubes. Il soutient ce travail pendant huit heures, partagées par un repos. Il est vrai qu'à ce métier, l'ouvrier manchonnier gagne de trois à quatre cents francs par mois avec le logement et le chauffage.

Mais l'ouvrier *bouleur* pour verres de montre, dont le travail a moins de valeur technique, n'arrive à gagner, pour un effort analogue, que cent soixante ou cent quatre-vingt francs par mois ; et il soutient cet effort pendant onze heures de temps ! (E.-P. Bérard, 1884).

Une autre condition, la plus dure peut-être du travail du verrier, c'est sa continuité. Les fontes de verre et les façonnages se succèdent sans arrêt ; l'ouvrier n'a jamais de repos, parce qu'il faut, pour fondre la matière qui est un composé de silice, de soude, de chaux contenant quelquefois de l'alumine et du fer, obtenir une température élevée qui est incompatible avec la discontinuité des feux. C'est surtout l'apprenti verrier, dont l'apprentissage doit commencer de bonne heure pour arriver à acquérir les aptitudes nécessaires et l'accoutumance aux hautes températures, qui a le plus à souffrir de la nature du travail dans les verreries.

En dehors des prédispositions à l'emphysème pulmonaire et à la hernie, conséquences de l'effort considéré en général, le soufflage du verre expose les ouvriers à certaines altérations spéciales, qui sont comme de véritables stygmates laissés par le travail professionnel ; c'est la dilatation ampullaire de l'orifice du canal de Sténon, se manifestant sous forme de tumeur du côté des joues, lorsque l'ouvrier fait effort pour souffler. Ainsi distendues et comme cassées, d'où le nom de *joues cassées* qu'on leur donne, celles-ci prêtent à la physionomie une expression particulière de fatigue. C'est également la formation sur la muqueuse des joues, de plaques blanchâtres, fendillées, plus ou moins épaisses, sorte d'épaississement professionnel de la muqueuse, simulant assez bien au premier abord des plaques syphilitiques.

Nous reviendrons dans un autre article sur la syphilis buccale, transmise par l'intermédiaire de la canne à souffler que les ouvriers se passent de l'un à l'autre. (Voyez chapitre III, article III).

La substitution du soufflage mécanique au soufflage par la bouche a pour effet de supprimer l'effort respiratoire avec toutes ses conséquences, et de modifier de la façon la plus heureuse les conditions d'hygiène de l'ouvrier verrier ; il a de plus l'avantage de remédier à l'insuffisance de l'insufflation buccale. Le plus ancien et le plus connu de ces appareils spéciaux est le *piston Robinet*, inventé en 1821 par un ouvrier de la cristallerie de Baccarat et susceptible de donner un petit volume d'air sous une pression de 200 à 250 grammes. Il est encore employé dans un grand nombre de verreries.

La fig. 67 représente un *piston à ressort en boudin*, qui s'ajuste à la canne à souffler et que l'on met en jeu par une simple pression de la main.

En 1883, un maître ouvrier, M. Bontemps employa un soufflet de forge pour le soufflage des cylindres de grandes dimensions, mais, dit M. Bérard, secrétaire du Comité consultatif des arts et manufactures, les appareils qu'il inventa étaient défectueux et incommodes. La pression donnée par le soufflet manquait absolument de régularité. Elle ne s'exerçait que par intermittences. Le travail du soufflet ne se faisait que par saccades, exigeant le concours de deux ouvriers, l'un pour donner le vent, l'autre pour le mettre en œuvre, dont on arrivait difficilement à harmoniser les mouvements. Les inventions de Bontemps n'ont jamais fait l'objet dans les verreries d'une application régulière et continue ».

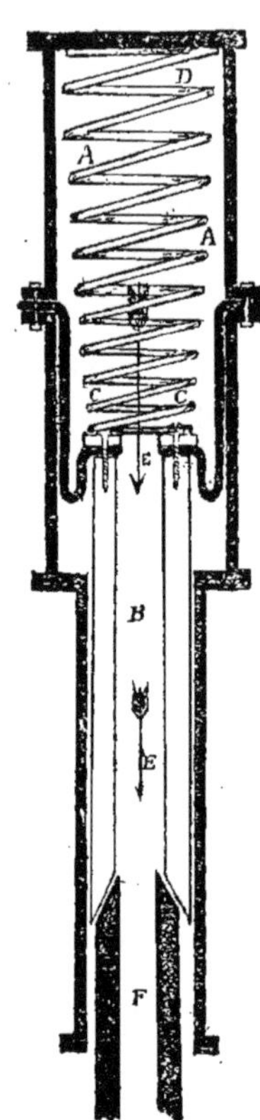

Fig. 67. — Piston de soufflage à ressort en boudin.

MM. Appert frères, maîtres-verriers à Clichy, ont à leur tour perfectionné et complété l'idée première de leurs devanciers, et leur invention qui réalise industriellement l'application de l'air comprimé au façonnage du verre, a obtenu le prix Monthyon (arts insalubres) à l'Académie des Sciences en 1887.

Le soufflage mécanique du verre, dit M. Péligot, rapporteur de la Commission des prix, étudié dans tous ses détails par MM. Appert, ingénieurs, supprime presque complètement le soufflage à la bouche ; il permet à l'ouvrier d'exécuter les travaux les plus pénibles, sans autre préoccupation que celle du poids de la matière vitreuse qu'il met en œuvre ; il le garantit des affections spéciales qui résultent du soufflage par la bouche, telles que les maladies des lèvres et des joues et aussi des prédispositions à l'emphysème et à la hernie. Comme l'habileté manuelle des souffleurs ne s'acquiert que par une longue pratique, les jeunes gens pris à l'âge de leur développement, sont particulièrement exposés à ces affections spéciales, aggravées par la température élevée et la mauvaise ventilation des ateliers. On sait que la durée moyenne de la vie des souffleurs n'est pas longue.

Au point de vue technique, le problème qu'ils ont résolu présentait de nombreuses difficultés : l'ouvrier ayant à l'extrémité de sa canne la quantité de verre nécessaire à la confection d'une pièce, doit pouvoir manier cette canne dans tous les sens ; il lui donne une position tantôt horizontale, tantôt verticale ; il la roule sur les bardelles de son banc de travail ; il faut qu'il puisse distribuer l'air, quelle que soit la position qu'il lui donne, tout en respectant les habitudes de travail du maître ouvrier.

Quelques mots suffiront pour faire connaître les dispositions adoptées par MM. Appert pour la production et la distribution de l'air comprimé.

La compression est faite par le moteur de l'usine dans deux cylindres métalliques à parois résistantes ; de là, l'air est dirigé dans des réservoirs en tôle d'acier, avec soupape de sûreté et avertisseur de pression. Des tuyaux de plomb, placés à la partie supérieure des ateliers, permettent d'utiliser directement cet air, fortement comprimé, pour le travail des grandes pièces ; pour les autres, il se rend dans des cylindres détenteurs dont la pression est réglée en raison du genre de travail.

Les places de l'atelier sont alimentées par une canalisation en tuyaux de fonte, installée sur le plancher de la salle. Un régulateur automatique permet de distribuer l'air sous une pression constante, déterminée par le genre de fabrication. La canalisation porte des prises d'air avec des robinets que l'ouvrier manœuvre au moyen des pédales placées au niveau du sol.

Pour la confection d'une pièce, l'ouvrier engage sa canne dans une

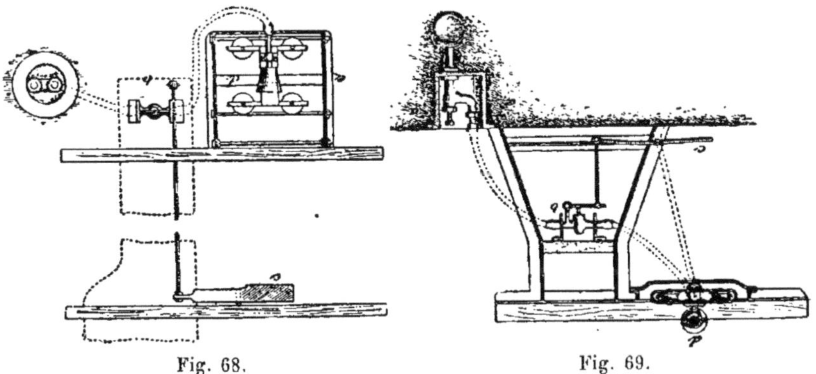

Fig. 68. Fig. 69.

Banc du verrier pour le soufflage du verre par l'air comprimé.

buse de soufflage avec laquelle elle fait corps ; au moyen d'un robinet à fermeture automatique, il produit la détente nécessaire à son travail.

Bien que les procédés de MM. Appert, ajoute le rapporteur, soient pratiqués dans leur usine depuis plusieurs années, la résistance peu réfléchie des ouvriers à toute innovation et aussi la routine de certains industriels n'ont pas permis de les généraliser aussi rapidement qu'on aurait pu le supposer ; néanmoins, les avantages qu'ils présentent sous le rapport des conditions hygiéniques du travail du verre et leur adoption dans plu-plusieurs grandes verreries ont conduit la Commission à décerner à MM. Appert frères, le prix des arts insalubres de la fondation Montyon ».

Les figures 68 et 69 que nous reproduisons ici, donnent une idée exacte des modifications avantageuses apportées dans le travail de l'ouvrier verrier, par l'emploi de l'air comprimé pour le soufflage du verre. Dans ces figures, se trouve représenté le banc de verrier, pour la confection des objets de gobeletterie.

Il se compose d'une planche de 1m60 de long, sur laquelle l'ouvrier s'asseoit et de deux pièces de bois horizontales appelées bardelles, supportant la canne qui, en roulant dessus, opère un mouvement de rotation et de translation.

Sur la bardelle de gauche un cadre rectangulaire à charnière *e*, soutenu par une potence mobile permet de le maintenir horizontalement ou verticalement.

Un chariot à cinq galets, dont quatre directeurs et un porteur, roule sur trois tringles faisant corps avec le cadre en cornière.

Sur ce chariot est fixée la buse de soufflage *d* par l'intermédiaire d'un collier.

Cette buse se compose d'un cône en caoutchouc, contenu dans une enveloppe en cuivre rouge, à l'extrémité de laquelle est un tube en fer tournant dans un second tube fixe et entre lesquels est un presse-étoupe garni de chanvre graissé (fig. 70).

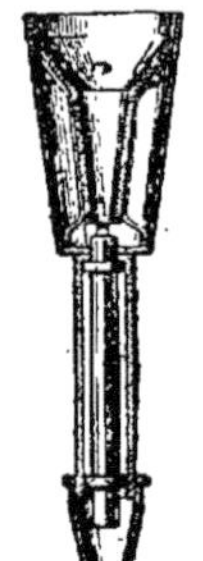

Fig. 70. — Buse de soufflage du verre.

L'ouvrier engage dans la buse sa canne, dont l'extrémité est en bec de flûte, il s'opère ainsi un joint hermétique avec le caoutchouc de la buse qui, dès lors, fait corps avec la canne et en suit le mouvement de rotation sur elle-même.

Le chariot lui permet de suivre son mouvement de translation sur les bardelles.

Un robinet à fermeture automatique est placé sous le banc ; par un levier placé dans la longueur du banc et une pédale sur laquelle l'ouvrier appuie le pied droit, il produit, au moment voulu, la détente qu'il juge nécessaire.

La figure 71 reproduit assez bien l'ensemble du dispositif employé pour le soufflage des bouteilles et des manchons de verre à vitre.

V. A côté des ouvriers que nous venons de passer en revue, il nous faut placer les *chauffeurs de cornues de distillation* et *chauffeurs de machines*, mécaniciens ou aides dont le travail devant les feux se fait également dans des conditions de fatigue professionnelle, d'autant plus grande que ce travail s'effectue dans des espaces plus ou moins confinés.

VI. **Boulangeries. — Cuisson du pain.** — Avec des conditions de travail devant les feux en apparence bien opposées, une autre profession, celle de *boulanger*, soumet également les ouvriers à une somme énorme de fatigue professionnelle. Le pétrissage à la main de la masse panaire exige en effet un déploiement considérable de force musculaire. Le soulèvement de la pâte et son rejet dans le pétrin donnent lieu à une succession d'efforts thoraciques caractérisés par cette sorte de cri rauque que pousse l'ouvrier et qui lui a valu le nom de « geindre ». Mais ce qu'il y a de particulier chez les boulangers, c'est d'abord que ce labeur pénible s'effectue la nuit ; c'est aussi, de la part d'organismes privés la plupart du temps de l'action stimulante de l'exercice en plein jour, que le mouvement professionnel sollicite des efforts peu en harmonie avec les tendances anémiques que développe les habitudes de métier. Aussi, est-ce chez les boulangers que l'on rencontre, plus accusée peut-être qu'ailleurs, la susceptibilité morbide provoquée par des déperditions sudorales exagérées.

VII. Après les boulangers, nous devons citer les *repasseuses* chez lesquelles le mouvement professionnel nécessité par le soulèvement

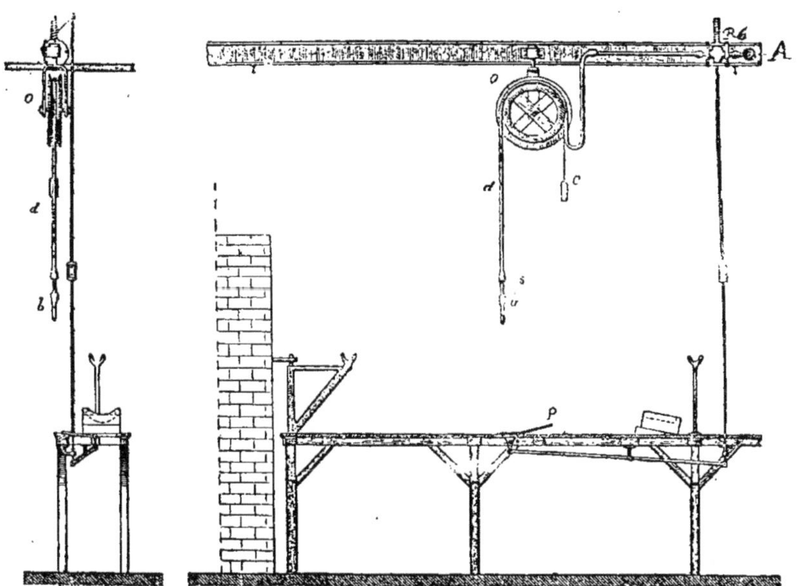

Fig. 71 — Dispositif d'ensemble pour le soufflage des bouteilles et des manchons de verre par l'air comprimé.

répété et le maniement du fer ne laisse pas que d'être encore relativement exagéré.

En dernier lieu viennent les *pâtissiers*, les *cuisiniers* et autres pour lesquels l'effort professionnel n'existant pas, on peut dire que toutes les susceptibilités morbides sont sous la dépendance plus ou moins immédiate du calorique et du milieu vicié dans lequel ils respirent.

§ II. — **De l'influence pathogénique du travail devant les feux.**

Les effets locaux du calorique rayonnant (érythèmes, furoncles, acné) sont avec les brûlures variées produites par contact direct ou par éclats de la matière incandescente, des accidents communs à toutes les professions où l'on travaille devant les feux. Mais ce sont surtout sur les effets généraux de ce travail qu'il nous faut maintenant insister.

Sous l'influence de la chaleur et des efforts musculaires, une abondante transpiration s'établit, résultat d'une suractivité fonctionnelle de la peau et du système cardio-vasculaire ; transpiration que l'on doit regarder, avant tout, comme la cause de la résistance qu'oppose l'organisme à la température ambiante, et du maintien de celle du corps à un degré égal, à peu de chose près, à celui de la normale. A deux mètres des feux de forge dans les grandes usines, le thermomètre marque 60 degrés. C'est à cette distance que les ouvriers travaillent. Des recherches de Duvernoy, faites sur les ouvriers des forges d'Audincourt (Franche-Comté), il résulte que la moyenne du pouls, avant le travail, est de 78 pulsations, et après de 129 ; celle du nombre des inspirations, de 30 dans le même moment, tandis qu'elle est de 16 à l'état ordinaire ; celle de la température, de 37 degrés avant le travail, et de 37° 6 immédiatement après.

Les forgerons, dit cet observateur, reconnaissent eux-mêmes, par expérience, la nécessité de cette abondante transpiration ; ceux qui suent le moins sont plus promptement fatigués que les autres ; et lorsque l'élévation de la température ambiante s'ajoute à celle du foyer, ceux-là éprouvent quelquefois de véritables accès de malaise et d'oppression. Mais une transpiration aussi abondante, dont on ne saurait contester les avantages, a son mauvais côté. Elle expose les ouvriers aux refroidissements causés par le passage brusque du chaud au froid et l'action subite d'un courant d'air. Il est à remarquer, cependant, que les inflammations de la plèvre et du poumon sont plus rares qu'il ne serait permis de le supposer. C'est là un fait signalé par presque tous les auteurs. Est-ce là le résultat d'une sorte d'assuétude de l'économie vis-à-vis de cette cause nocive ; ou bien, comme le pense Maisonneuve, une nouvelle transpiration ne vient-elle point réparer les effets fâcheux de celle qui vient d'être supprimée ? Duvernoy suppose que l'activité continue de la circulation cutanée peut agir, comme un puissant dérivatif, sur la circulation des organes internes, et prévenir ainsi leur congestion.

Quoi qu'il en soit, le froid, dans de telles conditions et sur de tels organismes, développe plutôt des affections rhumatismales que des inflammations franches des organes. La diathèse rhumatismale, commune chez les forgerons, se traduit tantôt en se fixant sur les articulations, tantôt en se localisant sur le tissu musculaire ou sur le système nerveux. Deux affections doivent particulièrement attirer notre attention : le lumbago et la névralgie sciatique. Toutes les deux sont favorisées par les grandes fatigues, les contractions brusques et énergiques des extrémités inférieures et des muscles lombaires. Maisonneuve (1864), qui a particulièrement insisté sur ce point, pense que, dans un certain nombre de cas, les enveloppes de la moelle épinière sont atteintes ; on constaterait alors chez les ouvriers malades, de la sensibilité à la pression sur les apophyses épineuses, des fourmillements dans les orteils et des crampes dans les mollets.

J'ai été le premier à signaler la « néphrite parenchymateuse » comme une maladie assez fréquente chez les ouvriers qui nous occupent. En effet, les cas d'albuminurie relevés par moi chez les ouvriers des arsenaux maritimes, à Toulon et à Lorient, ont presque tous été présentés par des forgerons, dans la proportion de 6 p. 100 maladies internes. Cette affection trouverait sa cause première dans un état de congestion des reins, entretenu par les fatigues du mouvement professionnel ; ainsi disposés, ces organes seraient éminemment aptes à subir l'influence des variations brusques de température, qui deviendraient les causes efficientes de leur inflammation.

L'hypertrophie du cœur est, suivant Maisonneuve, une affection très commune chez les forgerons.

D'après Shann, les maladies de cet organe se montreraient plus souvent ici que chez toute autre catégorie d'ouvriers : dans la proportion environ de 19,44 p. 100 des maladies observées. Elles seraient dues, à la fois, à la diathèse rhumatismale et aux efforts énergiques et répétés des membres supérieurs.

Nous arrivons maintenant à une affection spéciale, véritable expression pathologique du surmènement de l'organisme devant les feux, sur laquelle nous devons insister tout particulièrement.

La mise en fusion du métal et la conduite de l'opération de la fonte provoque souvent chez les ouvriers fondeurs une sorte de fièvre de surmenage caractérisée par des frissons, de la céphalalgie, de l'anéantissement musculaire ; parfois, il y a du tremblement prononcé de tous les membres, de l'anxiété précordiale, de la dyspnée ; dans la nuit, il survient une transpiration abondante ; et le lendemain, il ne reste plus que de la courbature.

Indépendamment des fatigues du mouvement professionnel, des déperditions sudorales, faut-il faire intervenir ici l'action des gaz contenus dans le métal en fusion ; et les vapeurs carbonées qui s'exhalent du bain de fusion de la fonte de fer et de l'acier, ont-elles une influence fâcheuse sur la santé des ouvriers ? Nous sommes assez porté à l'admettre ; mais nous incriminons aussi les gaz produits par le combustible. L'ouvrier qui charge le cubilot à sa partie supérieure est plus particulièrement sujet à présenter de tels symptômes.

Ces accidents, de peu de gravité chez les *fondeurs en fer*, offrent chez les ouvriers *fondeurs en cuivre* une physionomie spéciale qui a plus particulièrement attiré l'attention. Blandet (1846) a, le premier, signalé, en France, cette affection professionnelle.

Il en a publié une observation des plus caractéristique, qui fut le point de départ des recherches ultérieures et que nous croyons utile de résumer ici à cause de sa physionomie typique :

« Un fondeur en cuivre, S..., peu accoutumé à ce travail, dirigea la fusion depuis quatre heures du matin jusqu'à neuf heures du soir, à un fourneau d'abord, puis successivement à quatre. Sa fonte était de cuivre mêlé à un dixième de zinc. S..., robuste et jeune, a travaillé jusqu'à l'achèvement de son œuvre. Il a d'abord ressenti les effets du coke : constriction à la gorge et toux ; dans la journée, il éprouve une inappétence très accusée et avec du dégoût pour les aliments. Le soir, il alla se coucher, après avoir pris un peu d'eau sucrée. Parvenu dans sa chambre, il s'assied, puis il peut à peine se relever. Il se couche : il ressent des douleurs déchirantes dans les épaules, les coudes et les poignets. Le tremblement et le frisson commencent à onze heures du soir et durent jusqu'à une heure du matin. Les dents claquent, la peau est froide, la respiration gênée. Les membres inférieurs sont douloureux comme les bras ; les articulations des orteils sont fortement fléchies et le malade ne peut les redresser. Crampes dans les jambes seulement. A onze heures et quart, vomissement de matières jaunes, puis vertes, amères. Ces vomissements persistent jusqu'à une heure du matin. La quantité de matières vomies égale 2 kilogrammes. A une heure, la scène change : des bouffées de chaleur surviennent ; le malade ne tremble plus ; la peau devient brûlante, la face est rouge ; le malade entend dans ses oreilles souffler le vent de ses fourneaux ; son corps lui semble allongé, puis il se voit assailli par les voleurs. Il appelle du secours, il se débat. Cette fièvre chaude dure une heure ; de la somnolence lui succède jusqu'au matin. S..., fatigué, las et courbaturé le lendemain de cette nuit douloureuse, put cependant dîner avec appétit. Il eut encore de la céphalalgie et la racine des cheveux très sensible, au point de ne pouvoir les toucher sans douleur. Dans la nuit, il éprouva des sueurs grasses et abondantes, et, le jour d'après, troisième jour, tout phénomène morbide avait disparu.

« S... avait fait travailler un fondeur avec lui, et cet homme paraît avoir éprouvé les mêmes phénomènes ; il a eu le transport et des bruits de marteau dans les oreilles ».

Blandet avait attribué la plus grande partie des symptômes décrits à l'influence du zinc qui entre dans la composition du cuivre jaune ou laiton. Guérard, qui cite l'observation de Blandet, rapporte le cas d'un fondeur en cuivre, traité par lui, et qui eut quelques accidents analogues développés à la suite du travail aux fours, mais il ne croit pas à l'action des vapeurs de zinc ; il accuse surtout la haute température à laquelle les ouvriers sont soumis et les excès de boisson auxquels ils sont portés. A. Tardieu, dans son dictionnaire de l'hygiène publique, se range complètement à cette opinion (1854).

Reboulleau (1847), dans une communication faite à l'Académie des sciences, émet la même opinion que Blandet, après avoir observé chez les *fondeurs de laiton*. C'est aux vapeurs d'oxyde de zinc qui s'échappent de l'alliage en fusion qu'il attribue le caractère particulier de ces accidents fébriles qu'il compare à des accès de fièvre intermittente irrégulière. Suivant lui, après un certain nombre d'accès, la tolérance finit toujours par s'établir chez les ouvriers. Toutefois, il arrive que quelques uns, découragés par l'apparition indéfinie de ces accès après chaque nouvelle journée de fonte, sont forcés de renoncer à ce genre de travail.

Plus tard, Bouchut (1852), recherchant quelle pouvait être l'influence professionnelle dans la fabrication du blanc de zinc, observa des phénomènes morbides analogues chez les ouvriers employés à fondre le zinc dans les cornues. D'après lui, ces phénomènes n'ont point de gravité et ne les empêchent pas de reprendre leur travail du lendemain. Ils se développent moins par l'absorption de la poussière d'oxyde de zinc que par l'absorption des vapeurs légères du métal en complète fusion. En effet, ils ne se montrent presque exclusivement que chez les ouvriers qui travaillent au four. Ils ne se produisent que d'une manière intermittente, finissent même, avec le temps, par ne plus apparaître, et sont caractérisés par une courbature assez forte, prononcée surtout dans les cuisses, et accompagnée d'un peu de céphalalgie et de fièvre nocturne.

En 1862, Greenhow décrit, à son tour, dans un travail publié par le *Médical Times and Gazette*, les symptômes observés par lui chez les fondeurs de laiton, sous le nom de courbature ou fièvre des fondeurs. « L'attaque commence par du malaise, un sentiment de constriction, de resserrement à la poitrine, quelquefois suivi de nausées ; les symptômes se montrent vers la fin d'une journée passée dans un atelier de fonderie, et sont accompagnés le soir ou pendant la nuit de frissons, auxquels succède parfois un stade peu marqué de chaleur, mais toujours suivi de sueurs profuses ; de la céphalalgie, des vomissements se montrent quelquefois, mais non toujours ; souvent l'ouvrier peut reprendre son travail le lendemain ». Greenhow attribue ces accidents à la volatilisation du zinc. Tout ce qui s'oppose au rapide entraînement des vapeurs nuisibles dans l'air atmosphérique c'est-à-dire une mauvaise ventilation des ateliers, un temps brumeux, un vent violent qui rabat la fumée dans les salles de travail, un refroidissement, un écart de régime favorisent, selon lui, l'apparition de ces symptômes.

En 1879, Schlockow décrit également, mais avec un ensemble de symptômes d'une plus grande gravité, une affection spéciale qu'il aurait observée chez les ouvriers employés aux *fonderies de zinc* dans la Haute-Silésie. Ces symptômes, constitués par des troubles de la sensibilité tactile et musculaire, des contractions, du tremblement et de la parésie des membres inférieurs, etc., se rapporteraient, selon lui, à une myélite professionnelle.

En 1887, Hogben (E.) observe de nouveau chez les *fondeurs en cuivre* et *en laiton* tous les symptômes déjà signalés par Greenhow ; il insiste particulièrement sur l'état de dyspepsie, sur la céphalalgie, sur les nausées et les vomissements, puis sur la réaction fébrile et les sueurs profuses qui terminent cette sorte d'intoxication par les vapeurs qui se dégagent du métal fondu, d'autant plus susceptible de se montrer que les ateliers sont plus défectueux et moins ventilés. En 1888, Robert Simon relève à son tour les mêmes symptômes de réaction fébrile chez les fondeurs de laiton et attribue cette maladie des fondeurs (*Brassworker's disease*), à la double action des vapeurs de cuivre et de zinc.

Serait-ce donc un fait acquis, que les ouvriers fondeurs sont susceptibles, les jours de fonte, d'être atteints d'accidents particuliers pouvant être considérés comme le résultat d'une intoxication professionnelle? Mais pour savoir au juste si le zinc joue dans cette intoxication le rôle important qui lui a été dévolu par la plupart des observateurs, il y a lieu de rechercher si dans la fonte de quelque autre alliage de cuivre, dans celle du cuivre seul comme dans celle du zinc seul, des accidents se produisent pendant la fusion et si ces accidents diffèrent entre eux.

Le cuivre seul n'est, pour ainsi dire, jamais employé dans la fonderie; ce n'est que lorsqu'il est allié à une certaine quantité d'étain ou de zinc qu'il devient particulièrement propre au moulage.

Le bronze est un alliage de cuivre et d'étain. Il est employé dans les fonderies de bouches à feu, dans les fonderies de cloches et de divers objets d'art. Dans ces fonderies, les ouvriers éprouvent, les jours de fonte, les mêmes symptômes de fatigue et de fièvre que ceux signalés chez les ouvriers fondeurs en fer. Pendant la coulée, on voit s'élever au-dessus du métal fondu, des flammes vertes dénotant la présence de vapeurs d'oxyde de cuivre. Mais les ouvriers n'en ressentent aucun effet particulier, sans doute parce que tous les gaz nuisibles se trouvent brûlés. Bourru (1878), dit que tous les fondeurs interrogés par lui, lui ont répondu qu'ils n'étaient jamais incommodés par le bronze, mais que le laiton était très pernicieux.

Dans les grands ateliers de chaudronnerie où l'on se sert, pour l'ajustage des tuyaux et des pièces de cuivre, d'un alliage de cuivre fondu comme soudure, j'ai observé quelquefois chez les ouvriers employés à ce travail, des accidents caractérisés par de la sécheresse des voies buccales, une sensation de constriction à la gorge, des douleurs gastralgiques, parfois des nausées et des vomissements, de l'anxiété précordiale, de la fièvre et de la courbature.

Chevallier et Boys de Loury, dans leur « Mémoire sur les ouvriers qui travaillent le cuivre et ses alliages », disent que si les ouvriers chargés des creusets et de la fonte sont peu exposés à la colique de cuivre, ils sont néanmoins le plus souvent indisposés par suite de la grande chaleur à laquelle ils sont soumis et du déploiement de forces qu'ils sont obligés de faire. Suivant eux, ce n'est pas tant à l'évaporation du zinc qu'à celle de la minime quantité d'arsenic que l'on rencontre dans les deux métaux, que seraient dus les accidents des fondeurs.

Mais c'est à Maisonneuve, de Rochefort, (1864), que l'on doit les observations les plus précises sur les accidents qu'éprouvent les fondeurs en cuivre. Après avoir décrit le travail professionnel de l'ouvrier chargé de la mise en fusion, travail que nous connaissons déjà, il remarque que ce sont les vapeurs qui s'élèvent au-dessus des scories qui sont dangereuses, alors surtout que l'on fait fondre du vieux cuivre oxydé. « Ces scories retirées encore brûlantes et enveloppées d'une flamme verdâtre laissent dégager une abondante fumée blanche qui donne au palais un goût douceâtre et nauséabond, et provoque un resserrement spasmodique du pharynx, de la toux et de la suffocation. Les ouvriers instruits, par l'expérience, de son action désagréable, évitent de la respirer, retiennent leur inspiration tant qu'ils sont à sa portée, et redoutent beaucoup ses effets. Une partie de l'atelier est, pendant un certain temps, remplie d'un nuage formé par cette fumée qui s'élève jusqu'au plafond et laisse déposer, sur les pièces de la charpente, une poussière métallique. C'est là une des principales causes invoquées dans les usines pour expliquer la production des coliques dont un certain nombre de fondeurs assurent être fréquemment atteints ».

Voyons maintenant ce qui se passe dans la *fonte du zinc*. Le zinc est fondu en seconde fusion dans les établissements où l'on fabrique ce qu'on appelle des faux bronzes. Dans ces fonderies, la coulée se fait le plus souvent au moule et le métal est puisé dans le creuset avec une cuiller ou poche. Les quelques renseignements qui nous ont été fournis à ce sujet nous permettent d'assurer que les ouvriers fondeurs n'éprouvent aucun accident particulier à la suite de leur travail, si ce n'est, quelquefois, tous les symptômes d'une fièvre courbaturale.

Il y a une autre industrie où l'on fond du zinc, c'est le *zingage des plaques de fer*. Les ouvriers qui plongent ces plaques dans le bain de zinc fondu présentent à la fin d'une journée de trempe une succession de symptômes offrant la plus grande analogie avec ceux observés chez les fondeurs en laiton. Maisonneuve, qui les a signalés le premier chez les *zingueurs* de l'arsenal maritime de Rochefort, n'hésite pas à en rapporter la cause à l'oxyde de zinc contenu dans les vapeurs et buées qui se dégagent de la cuve. Il accorde cependant un certain rôle à la fatigue et à l'excès de chaleur que ces ouvriers subissent. Brousmiche dit la même chose au sujet des ouvriers zingueurs de l'arsenal maritime de Brest. Dans les observations que nous avons faites à cet égard (1873), dans l'atelier de zingage de l'arsenal de Toulon, nous avons constaté les mêmes phénomènes chez les ouvriers trempeurs, mais nous n'avons pas attribué à l'absorption de l'oxyde de zinc la raison de leur manifestation. Pour la fabrication des faux bronzes comme pour le trempage des plaques de fer la température du bain de métal n'est jamais assez élevée, par la raison toute simple que le zinc est promptement fusible et que l'on veut éviter qu'il ne se vaporise ou ne s'enflamme. La production d'oxyde de zinc est donc plus que douteuse en pareil cas. C'est ce que Blandet avait déjà reconnu, du reste, lorsqu'il attribuait la formation d'oxyde de zinc, dans la fonte du laiton, à la plus grande élévation de température nécessaire pour faire entrer en fusion cet alliage.

Dans *l'industrie du fer blanc,* les ouvriers qui trempent les lames de fer dans un bain d'étain fondu présentent, eux aussi, des accidents caractérisés par des symptômes analogues à tous ceux que nous avons décrits ; mais dans cette opération intervient, à son tour, comme cause nocive, le dégagement d'épaisses vapeurs provenant de couches de graisse ou de suif, dont sont enduites les feuilles métalliques avant d'être plongées dans le bain d'étain fondu.

Il résulte de tout ce qui précède, qu'il existe bien réellement une « fièvre des fondeurs » ; mais cette affection signalée chez les fondeurs des diverses fonderies de métaux doit évidemment trouver dans des conditions de travail communes à tous, des causes communes. La chaleur excessive, les fatigues musculaires et la respiration des gaz provenant du combustible, tel est le faisceau étiologique auquel l'observation première ramène toujours. La nature du métal fondu et les vapeurs auxquelles il donne lieu interviennent dans chaque fonderie spéciale pour imprimer à l'affection professionnelle des caractères particuliers qui ne font qu'ajouter à sa physionomie générale sans l'altérer. Il n'y a pas de doute, en effet, que dans les conditions mêmes où se trouve placé l'organisme, soumis ainsi à de hautes températures, il ne soit que plus porté à subir l'action de vapeurs douées d'une activité spéciale, et qu'il n'en manifeste l'atteinte qu'il en reçoit par une action toute physiologique. Mais on ne peut pas dire, aussi bien pour le fondeur en cuivre, en étain, en zinc, que pour le fondeur en fonte de fer, qu'il y ait là une absorption sérieuse amenant à la longue une intoxication permanente. Le caractère principal de cette manifestation morbide, c'est d'être passagère comme un accès de fièvre intermittente et de se juger comme cette dernière, par des sueurs excessives auxquelles viennent s'ajouter, pour quelques uns, une émission d'urine et une expectoration active.

Telle serait, dénuée de toute influence toxique intercurrente, l'expression pathologique de la « fièvre des fours de fusion » suivant le nom pittoresque que lui donnent les ouvriers. On ne saurait oublier, néanmoins, que le travail devant les feux, prédispose singulièrement l'organisme à la réceptivité professionnelle. Aussi les accidents généraux que l'on est appelé à observer chez les *fondeurs de plomb* ou en alliages plombiques révèlent-ils ici un caractère spécifique sur lequel nous n'avons pas à insister ici (Voy. Intoxications industrielles).

II. Un point intéressant de pathologie professionnelle qu'il nous faut traiter en dernier lieu, est celui qui a trait à l'influence sur les fonctions visuelles de l'action continue du calorique rayonnant, jointe, sans aucun doute, à l'éclat incandescent des métaux en fusion. Outre les brûlures de la conjonctive, la conjonctivite hyperhémique et la blépharite cilio-glandulaire que l'on rencontre assez communément chez les ouvriers travaillant devant les feux, il est certains troubles de la réfraction et de la nutrition des milieux de l'œil qui méritent de fixer l'attention.

Desayvre (1856) un des premiers, a signalé chez les *forgeurs d'armes* et en particulier chez les *forgeurs de canons de fusil*, un myosis permanent de la pupille, qu'il regarde comme le résultat du resserrement habituel qui s'exécute instinctivement pour laisser entrer, dans le fond de l'œil, la moins grande quantité possible de rayons de lumière et de calorique. Nous l'avons aussi constaté quelquefois ; mais non point chez les vieux ouvriers qui, le plus souvent au contraire, présentent une tendance marquée à la mydriase avec diminution de la contractilité pupillaire, affection que l'on peut regarder comme étant le résultat de l'affaiblissement de la vue signalé par tous les auteurs, aussi bien que d'une paralysie de l'accommodation.

La fatigue de l'accommodation révélatrice d'une hypermétropie latente, est assez précoce chez les *forgeurs*, les *verriers*, etc.; l'excitation prolongée de l'innervation sensorielle de l'œil, sous l'influence du calorique rayonnant provoque, en effet, la double contraction de la pupille et du muscle ciliaire dont le résultat commun est de diminuer le nombre des rayons lumineux excitants, d'en modérer l'action sur la rétine en en empêchant la diffusion ; et cette contraction réflexe, à son tour, finit par amener la fatigue de l'accommodation. Voilà pourquoi la plupart des forgerons ont recours aux verres convexes.

Une affection oculaire assez fréquente dans les professions qui nous occupent, c'est la *cataracte* (Desayvre, Duvernoy, Beer, Weller, etc.). Cette affection a été signalée plus particulièrement chez les *verriers*. Gayet de Lyon, a remarqué que, dans le bassin houiller de la Loire, où se trouve un grand nombre de verreries et d'établissements métallurgiques, la proportion des cataractes est le double environ de ce qu'est la proportion normale chez une population ordinaire.

Meyhœfer (1888) a fait une enquête à ce sujet dans les fours à verrerie. Parmi 506 souffleurs de verre examinés par lui, il en a trouvé 59 (11,6 0/0) atteints d'opacités cristalliniennes. Il y en avait 442 au-dessous de quarante ans, et parmi eux 42 cataractés (9,5 0/0), dont 6 au-dessous de vingt ans, 20 entre vingt et trente ans, 16 entre trente et quarante ans. Parmi les 64 souffleurs au-dessus de quarante ans, il y avait 17 cataractés (26,5 0/0). Cet observateur ajoute, dans un tableau détaillé, une description de la forme particulière des opacités observées chez les 42 individus au-dessous de quarante ans, qui démontre que ces opacités présentent ici des caractères analogues à ceux qu'on observe en général chez les jeunes gens, avec cette particularité que la cataracte existait de préférence dans l'œil gauche. Or, il faut ajouter que tous les ouvriers des fours présentent une altération caractéristique de la peau de la face, surtout de la joue gauche, la plus exposée au feu pendant leur travail, et qui consiste dans une coloration brunâtre produite soit par une pigmentation, soit par une forte vascularisation.

Pour expliquer cette cataracte précoce des fondeurs et des verriers, on a tour à tour invoqué les troubles de nutrition provoqués dans le cristallin, soit par la mise en jeu exagérée devant les feux de son pouvoir pour certains rayons chimiques, soit par son pouvoir diathermane. Janssen et Gayet ont particulièrement insisté sur cette cause.

Pour Galezowski, les troubles de nutrition du cristallin qui conduisent à la cataracte professionnelle, sont la conséquence des efforts exagérés de l'accommodation.

D'autres invoquent avant tout les prédispositions constitutionnelles, telles par exemple que l'arthritisme, la goutte, le diabète, et n'accordent aux causes extérieures qu'un rôle secondaire.

Il est certain que les ouvriers soumis à l'influence d'un calorique rayonnant excessif, comme le sont ceux employés aux fours de fusion, se trouvent dans des conditions de milieu des plus favorables à la manifestation de quelques-unes de ces dyscrasies constitutionnelles. Cette influence du milieu extérieur n'agit, le plus souvent, qu'indirectement sur l'économie, par suite des déperditions sudorales extrêmes entraînant à leur suite des troubles dans le filtre rénal et dans les propriétés du liquide sanguin. C'est Maisonneuve, de Rochefort, qui a surtout insisté sur l'influence de ces déperditions sudorales excessives comme cause indirecte de la fréquence de la cataracte chez les *ouvriers fondeurs* et *forgeurs des arsenaux maritimes*.

Pour ma part, je serais volontiers éclectique et je crois qu'on peut admettre, dans le développement de cette cataracte professionnelle, que chacune des causes invoquées vient aider plus ou moins à l'épuisement du cristallin par excès d'absorption des rayons lumineux et caloriques.

En résumé, l'épuisement fonctionnel est rendu d'autant plus rapide et plus profond que l'organisme subit en même temps l'influence éminemment désassimilatrice des hautes températures ambiantes. Tel est le fait d'observation qui domine et qu'on ne saurait perdre de vue quand on veut se rendre compte de la prédisposition particulière que présentent la plupart de ces ouvriers non seulement aux formes graves des intoxications professionnelles, mais encore à certaines maladies dyscrasiques et infectieuses.

A côté des altérations fonctionnelles de la vue dont nous venons de parler, il est des traumatismes professionnels des yeux qui se rencontrent plus spécialement chez les ouvriers qui travaillent devant les feux et dont quelques-uns méritent de fixer l'attention par la singularité de leur mécanisme,

Nous ne ferons que signaler les petites brûlures produites sur la cornée ou la conjonctive par des particules incandescentes, auxquelles sont particulièrement exposés les *puddleurs*, les *forgerons*, les *serruriers*, les *chauffeurs*, etc.

En général, ces brûlures sont bénignes, malgré certaines apparences fâcheuses dues à la formation immédiate d'exsudats blanchâtres plus ou moins étendus qui font croire à une lésion profonde des tissus, et qui ne sont qu'une simple pellicule s'éliminant spontanément, ou facile à détacher par de légères frictions.

Il est d'autres brûlures qui présentent à un haut degré le caractère professionnel, ce sont celles qui sont causées par la projection dans l'œil d'éclaboussures d'un métal en fusion, On peut les observer, en effet, chez presque tous les ouvriers fondeurs : les *étameurs*, les *zingueurs*, les *puddleurs*, les *ferblantiers*, les *plombiers*, les *soudeurs*, les ouvriers employés aux *fours de coupellation*, etc.

Par suite des lésions produites en pareils cas, il se forme parfois un ptérygion par rétraction cicatricielle ; d'autres fois, ces brûlures provoquent la soudure d'une partie de la conjonctive palpébrale avec la conjonctive oculaire, c'est-à-dire la formation d'un symblépharon professionnel.

Un fait d'observation fort curieux, c'est l'extrême bénignité que présentent quelquefois ces lésions. Voici en faveur de quel mécanisme : la substance en fusion, en arrivant dans l'œil, rencontre une surface baignée par les larmes ; cette couche liquide est même, sans doute, augmentée en ce moment-là d'une façon notable, sous l'influence de l'agression du métal fondu, au contact duquel les larmes se vaporisent brusquement. Il se forme ainsi un obstacle à l'application immédiate de ce métal sur les tissus de l'œil. Le métal se refroidit ; et en se refroidissant, il se moule pour ainsi dire sur la partie de la coque oculaire, entre celle-ci et les paupières ; les larmes accumulées dans le cul-de-sac palpébral achèvent de refroidir le corps étranger et lorsque, quelque temps après l'accident, plusieurs jours même, on vient à l'extraire, on ne rencontre aucune lésion sérieuse.

On a constaté un pareil fait avec de la *fonte*, de la *soudure* de bijoutier (alliage d'argent et de cuivre), de l'*étain*, mais surtout du *plomb*.

Le même phénomène peut se produire quand on fond du *brai*, de la *poix*, de la *cire*, de la *graisse*, etc.

§ III. — Des mesures de prophylaxie applicables aux industries où l'on travaille devant les feux.

Les mesures d'hygiène prophylactique à appliquer dans les industries où les ouvriers travaillent devant les feux, sont les suivantes :

En ce qui concerne les ateliers, la condition de salubrité indispensable à remplir est une ventilation active. Pour cela, ils seront munis d'ouvertures suffisantes, toujours faciles à fermer; ils seront surmontés de lanterneaux à lames de persienne faisant office de ventilateurs, et assez spacieux pour permettre l'installation de larges hottes ou entonnoirs destinés à condenser les vapeurs et les poussières nuisibles.

C'est ainsi que, dans les fonderies, ces hottes sont placées au-dessus des châssis et des fosses où l'on coule le métal, aux endroits où l'on procède au flambage des moules par la résine, principalement dans les fonderies d'ornements; au-dessus de ceux où, dans les fonderies de canons, on pratique les opérations de frettage et de tubage; au-dessus des amas de coke embrasé ou des scories brûlantes dont on fait l'extinction, etc.

On fera de même pour les creusets et les chaudières où l'on fond des métaux donnant lieu à des dégagements insalubres : le cuivre, le zinc, les vieux métaux imprégnés le plus souvent de graisses et de crasses de toutes sortes, comme, par exemple, les vieux caractères d'imprimerie, les vieux tuyaux de cuivre, etc. On activera directement le tirage de ces hottes au moyen d'un fourneau d'appel placé dans leur cheminée, ou mieux en les faisant communiquer aux cheminées des fourneaux, à la cheminée centrale de l'usine.

Dans certains cas où le danger est plus manifeste, comme dans la fonte du plomb, dans l'essayage des métaux précieux, etc., on fera bien d'installer autour de la chaudière de fusion ou du creuset à coupelle un rideau vitré descendant de la hotte jusque sur le fourneau ; ou bien encore un tambour à axe vertical en tôle, muni de portes glissant dans une charnière. Ces appareils clos seront mis en communication avec la grande cheminée de l'usine, afin de déterminer par l'activité du tirage l'entraînement des gaz et des vapeurs nuisibles.

Les étuves, presque toujours placées dans l'atelier commun à la fonte du métal et au moulage, devront être isolées par une double enveloppe, afin de soustraire les ouvriers à leur haute température, comme à l'influence des fumées qu'elles laissent échapper.

Des arrosages fréquents seront faits devant les feux afin de combattre la chaleur et la sécheresse de l'air. Ces arrosages ont encore pour effet de retenir les poussières sur le sol et de s'opposer à leur dissémination dans le milieu ambiant.

On préservera les ouvriers forgeurs et fondeurs contre l'action directe du calorique rayonnant, au moyen de vêtements protecteurs. Dans les ateliers des grosses œuvres, devant les fours d'affinerie, le forgeron a pour tout vêtement le rochet ou chemise en forte toile qui descend jusqu'au genou et se serre à la ceinture par une corde ou un tablier en toile; la jambe gauche qui, devant le feu, est la partie du corps de l'ouvrier la plus rapprochée du foyer, est couverte d'une guêtre en toile ou galoche retombant jusque sur la chaussure ; la poitrine et les avant-bras sont nus.

On a préconisé des plastrons, tabliers et jambières en cuir, des guêtres en amiante, des galoches ou sabots pour se mettre à l'abri des brûlures si fréquentes dans les grosses forges et dans les fonderies pendant les opérations du puddlage, du laminage, de la coulée, du nettoyage des rigoles et des fours.

La propreté du corps, le changement de vêtements, la modération dans l'usage des boissons, de l'eau, par exemple, dont les ouvriers, assoiffés par une transpiration abondante, ne sont que trop portés à faire abus, le soin d'éviter toute exposition brusque aux courants d'air froid, l'absence de tout excès alcoolique qui les prédisposerait par dessus tout aux congestions cérébrales et pulmonaires, une alimentation régulière et suffisamment réparatrice, telle est la série des mesures hygiéniques purement individuelles et vraiment salutaires.

L'usage « de lunettes de sureté » protégeant à la fois contre la projection de corps étrangers et l'action du calorique rayonnant ne saurait être trop recommandé ; on a conseillé, à cet égard, l'emploi de lunettes en mica, attendu que le mica est un mauvais conducteur de la chaleur. On peut encore, pour éviter l'échauffement des yeux, se servir de lunettes bordées de caoutchouc, garnies pour chaque œil de deux verres enchâssés à une distance de un centimètre l'un de l'autre. Dans quelques modèles usités plus particulièrement en Amérique, on a aménagé dans le châssis des lunettes des trous de ventilation. En Allemagne, on fait usage, dans certaines manufactures de glaces, d'une sorte de masque en bois, muni d'un tampon pour la bouche et garni de verre de couleur. D'autres masques se composent d'un bâtis en fil de fer garni d'amiante sur tous les points en contact avec le visage. Dans les rainures des fils sont enchâssées des lamelles de mica. A l'effet de protéger le cou, est appendu au bord inférieur du masque une pièce d'amiante tissée. Tel est en particulier le masque de Raphaël de Breslau pour les ouvriers qui travaillent devant les feux.

ARTICLE III. — LE TRAVAIL A L'HUMIDITÉ.

Sous ce nom, on doit comprendre toute opération professionnelle qui soumet l'ouvrier à l'action plus ou moins prolongée de l'eau, soit qu'elle se manifeste sous forme d'humidité ambiante, soit qu'elle provienne de contacts répétés avec des substances liquides. Il en résulte qu'on peut lui reconnaître, au point de vue pathogénique, tout à la fois ou séparément, des effets généraux et des effets locaux.

1. Influence générale de l'humidité sur la santé des ouvriers.

— L'influence générale d'un milieu humide sur l'organisme des ouvriers, obligés de travailler les pieds ou les mains dans l'eau, soumis à la projection sur le corps de nombreuses gouttelettes d'eau, exposés à respirer un air plus ou moins chargé de vapeur d'eau, varie quelque peu, suivant le degré de température de ce milieu, suivant ses conditions d'éclairage diurne ou d'obscurité, suivant sa plus ou moins grande pureté atmosphérique.

Cette influence s'accuse par une tendance marquée au relâchement de tous les tissus, en d'autres termes par une sorte d'amoindrissement des activités fonctionnelles conduisant au ralentissement des phénomènes de nutrition générale. La prédisposition au lymphatisme et à la scrofule se remarque chez la plupart des ouvriers qui travaillent dans les sous-sols, dans les caves, dans les ateliers humides. Par une influence moins immédiate, l'humidité conduit au refroidissement et comme conséquence du froid humide, il se manifeste et s'affirme une certaine tendance professionnelle aux affections catharrhales et rhumatismales telles que la bronchite catarrhale, le catarrhe intestinal, les douleurs rhumatismales, le lumbago, la névralgie sciatique, parfois la néphrite catarrhale.

Dans les ateliers humides et froids, l'action du milieu est loin d'être aussi fâcheuse pour la santé que dans les ateliers humides et chauds. Le travail dans un milieu humide et chaud est en effet des plus insalubres. C'est particulièrement dans les filatures, dans les ateliers de *filage au mouillé* du coton ou du lin, dans ceux où l'on effectue le *moulinage* de la soie, que l'action nuisible d'un pareil milieu se manifeste chez les ouvriers, et en particulier chez les apprentis et les femmes qu'elle affaiblit, étiole et prédispose à une série d'affections diverses. Difficulté de l'hématose pulmonaire exprimée par l'anhélation rapide du travailleur et les sueurs profuses qui l'accablent, affaiblissement des actes nutritifs par l'obstacle apporté aux phénomènes de respiration interstitielle, tels sont les deux facteurs étiologiques qui concourent ici à la déchéance de la constitution. Que des gaz ou vapeurs délétères viennent à se dégager, que des particules en décomposition putride ou des agents infectieux viennent à se mélanger à l'air ambiant, il n'est pas difficile de comprendre quels fâcheux effets il en résultera pour des organismes ainsi prédisposés à la réceptivité morbide vis-à-vis les maladies de dégénérescence et les maladies transmissibles.

A l'humidité pure et simple, en effet, vient s'ajouter assez souvent l'action des substances organiques dont l'humidité favorise la décomposition et la fermentation. C'est ainsi que les *boyaudiers*, les *peaussiers*, les *chapeliers*, les *filateurs de soie* et *débourreurs de cocons*, les *pêcheurs* et *poissonniers*, les *nacriers* en ce qui concerne la matière organique d'origine animale, — les *raffineurs*, les *rouisseurs* et *filateurs de chanvre*, les *varouleurs de lin*, les *amidonniers* et *féculiers*, les *débardeurs*, les *papetiers*, les *blanchisseurs de tissus* en ce qui concerne la matière organique d'origine végétale, voient l'influence fâcheuse de l'humidité s'aggraver assez souvent chez eux de celle que provoquent les produits ou résidus de la décomposition de ces matières. A l'action générale imprégnante et ramollissante de l'eau vient également s'ajouter, quand il s'agit de substances minérales en dissolution, l'action spéciale, irritante ou caustique de quelques-unes de ces substances. C'est ainsi que les *teinturiers*, les *blanchisseurs* et *apprêteurs d'étoffes*, les *décapeurs de métaux*, en contact avec les bains de teinture ou avec les eaux de décapage ou de lessivage, présentent certaines perversions de la sensibilité cutanée, certaines éruptions caractérisques de leur profession.

La température de l'eau vient aussi jouer son rôle dans la manifestation des symptômes locaux. Trop chaude ou trop froide elle provoque, à la longue, des troubles sensoriels plus ou moins accusés dans les parties habituellement en contact avec le liquide. C'est ainsi que Bernhard't a signalé en 1886, chez les *laveuses de vaisselle*, une sorte de névrose professionnelle des extrémités supérieures, causée par l'emploi d'eau de vaisselle trop chaude ou trop froide. Elles accusent dans les mains et les doigts des troubles de la sensibilité permanents, avec accès de redoublement caractérisés par la sensation de fourrure, d'engourdissement ou de fourmillement, sans qu'il y ait rien du côté de la motilité. Il y a déjà longtemps que Romberg avait constaté ces effets des eaux de lessive chez les *blanchisseurs*, et appelé l'attention sur les lésions de la sensibilité qui les caractérisent. Des troubles analogues ont été également observés chez les *boyaudiers*, dont les mains et les avant-bras sont en contact plus ou moins prolongé avec les solutions alcalines dans lesquelles on met à macérer les boyaux. Il en est de même pour les *dégraisseurs*, immergeant leurs mains dans les bains de dégras. Schutzenberger (1887), a observé des altérations de la sensibilité au tact et à la douleur, chez les *laveuses* qui font usage d'eau de javelle concentrée.

On retrouve, à peu de choses près, les mêmes phénomènes de fourmillement, d'engourdissement et d'anesthésie chez tous les ouvriers que leur travail professionnel oblige souvent à maintenir leurs mains trempées dans des eaux chargées de principes caustiques, acides ou alcalins ; ainsi en est-il chez les *teinturiers*, chez les *fabricants de produits chimiques*, les *décapeurs*, les *fabricants de soude artificielle*, etc. L'action sur la peau de ces liquides, constitue toute une classe de dermatites industrielles qui se différencient des dermatoconioses professionnelles par certains caractères spéciaux, et que nous allons passer en revue sous le nom générique de *dermatites dûes au travail à l'humide ou au mouillé*.

II. Des dermatites professionnelles dues au travail à l'humide. — La première de toutes est la dermatite causée par la seule immersion des parties du corps dans l'eau. Cette affection est une simple macération du derme. Elle trouve son expression professionnelle la plus complète dans la maladie particulière que Parent-Duchâtel a décrite le premier chez les *débardeurs, déchireurs de bateaux en rivière* ou *ravageurs de cours d'eau,* sous le nom de « grenouilles. »

Les « grenouilles » constituent une altération du derme caractérisée par un ramollissement, des gerçures et souvent une usure, une véritable destruction des parties qui sont en contact avec l'eau. On les remarque sur les extrémités supérieures comme sur les extrémités inférieures; mais plus souvent sur ces dernières. Ainsi, elles siègent de préférence entre les orteils où elles déterminent de vastes fentes ou crevasses dont la profondeur est quelquefois de plusieurs millimètres; il n'est pas rare de les observer sur les talons; et alors tantôt la peau est fendue, gercée, crevassée en différents sens, tantôt comme mâchée; chez quelques uns, elle s'en va par lambeaux, laissant à vif un fond rouge pulpeux, d'une sensibilité extrême.

Cette affection détermine, dans son état d'acuité, une douleur et une cuisson des plus vives, mais seulement quand les parties étant hors de l'eau, commencent à se sécher. Elle n'a par elle-même aucune gravité, et se guérit par le seul repos et la cessation de la cause qui l'a produite. Mais il est des ouvriers qui, dans le cours d'une campagne, sont obligés d'interrompre cinq ou six fois leur travail pour se reposer quelques jours.

On rencontre les grenouilles aux mains chez les *lavandières* en rivière ou au baquet, aux mains et aux pieds chez les *pêcheurs*, mais particulièrement dans la pince entre le pouce et l'index, où passe continuellement la corde des filets humide et gluante.

A. **Les dermatites professionnelles dues à l'action de liquides chargés de principes irritants.** — L'habitude de manipuler des liquides chargés de principes âcres, caustiques, acides ou alcalins, donne lieu à des lésions de la peau des mains et des doigts plus ou moins superficielles, revêtant parfois un caractère professionnel spécial. Nous énumérerons successivement :

La *dermatite des teinturiers.* — Elle est caractérisée par la macération et la flétrissure du derme, de la desquamation par pointillé autour des pupilles rouges et mises à nu; le contact avec les acides et les caustiques provoque de l'inflammation, des gerçures douloureuses, avec une sensation d'endolorissement des parties et de l'anesthésie plus ou moins accusée.

La *dermatite des décapeurs.* — Il y a décoloration et durcissement de l'épiderme, gerçures, crevasses douloureuses aux plis articulaires, engourdissement pénible et parfois anesthésie des extrémités.

La *dermatite des dégraisseurs.* — C'est une véritable dermatite papillaire exfoliatrice, avec troubles plus ou moins accentués dans la sensibilité nerveuse périphérique.

La *dermatite des fabricants de produits chimiques.* — Il est une manifestation pathologique d'un caractère particulier qui se présente quelquefois comme une complication de la dermite professionnelle, que l'on peut observer aussi bien chez les teinturiers que chez les blanchisseurs, mais que l'on est exposé à rencontrer plus particulièrement chez des ouvriers qui manipulent les produits chimiques ; il s'agit d'une perversion apportée dans l'excrétion sudorale des parties atteintes, le plus communément des mains et des doigts. C'est une hypersécrétion ou hyperhydrose certainement provoquée par les troubles fonctionnels du système nerveux périphérique. Cette affection a été plus spécialement observée chez les ouvriers qui manipulent les dérivés de la houille, phénols ou oxyphénols, et Grandhomme (1877) l'a signalé, un des premiers, chez les *ouvriers qui fabriquent l'éosine.*

A. Blaschko, en 1891, dans un travail très intéressant sur les maladies de la peau observées chez les *ouvriers des fabriques d'aniline* considère l'hyperhydrose comme occasionnée non pas par les matières colorantes non plus que par les matières premières d'où sont dérivées les couleurs d'aniline de naphthol ou de résorcine, mais bien par les nettoyages exécutés à la fin des opérations avec la soude et le chlorure de chaux. Cette manière de voir semble d'autant plus justifiée que cette lésion spéciale des glandes sudoripares peut se rencontrer chez tous ceux qui manipulent les liquides caustiques, alcalins ou autres ; et parmi ces substances, les lessives alcalines et les solutions concentrées de chlorure de chaux paraissent en effet y prédisposer tout particulièrement. Le tableau symptomatique est toujours plus ou moins le même, quel que soit le liquide irritant qui ait agi sur le système nerveux périphérique : l'hypersécrétion de la sueur est généralement précédée d'une exagération de la sensibilité, d'une hyperesthésie siégeant dans les extrémités des doigts, occupant ainsi parfois la peau qui recouvre la région thénar ; les mains sont contractées chez la plupart des malades, l'épiderme ne reste pas intact et il se fait des gerçures à la paume des doigts et des mains ; chez quelques malades, il y a même des abcès ; la sécrétion sudorale est toujours tellement abondante qu'en renversant la main, on voit la sueur tomber par gouttes. Cette hyperhydrose des mains ne s'accompagne d'aucune odeur ; à l'examen microscopique, on ne trouve pas d'altération du liquide excrété. L'état général des malades est toujours excellent.

La durée moyenne de « l'hyperhydrose professionnelle » varie de 2 à 4 jours ; très rarement, elle se maintient pendant 5 à 6 jours.

La *dermatite des ouvriers employés à la galvanoplastie.* — Cette affection caractérisée à la fois par des lésions eczémateuses et des troubles de la sensibilité tactile des doigts et de la main est due au trempage successif de ces parties, tantôt dans des bains alcalins (lessives de potasse et de soude) ou acides et tantôt dans des bains de benzine. Les bains de chlorure de nickel employés pour le nickelage fournissent de l'acide chlorhydrique et du chlore à l'état naissant qui, se combinant avec la chaux dont les mains des ouvriers sont couvertes, donne lieu à la formation d'une couche humide de chaux dont l'action irritante sur la peau détermine des troubles fonctionnels dans les sécrétions et dans l'innervation cutanée.

La *dermatite des ponceurs de meubles*. — Elle se manifeste sous la forme d'eczéma rarement humide, siégeant dans les espaces interdigitaux et sur le dos de la main, quelquefois sur l'avant-bras et les bras. Elle est due à l'emploi d'un alcool dénaturé par le méthylène ou la pyridine, cette dernière substance possédant une action irritante très prononcée (Blaschko, 1890).

La *dermatite des ouvriers qui manipulent les hydrocarbures liquides*. — Elle se présente sous différentes formes éruptives et en particulier l'acné et l'ecthyma. Au début, il y a parfois de l'érythème lichenoïde ; d'autrefois on constate de l'eczéma vésiculeux, du pityriasis rubra, des furoncles donnant lieu à des abcès.

Cette dermatite a été signalée chez les ouvriers *des usines* et *raffineries de pétrole*, particulièrement chez ceux employés aux pompes de pétrole et à la manipulation du pétrole brut (Lewin, 1888) sous la forme d'acné et de pustules d'ecthyma (Mitchell, 1888) ; chez les ouvriers qui manipulent l'essence de pétrole ; sous la forme d'éruption vésiculaire (Sharp, 1888) ; chez les *ouvriers des fabriques de paraffine* sous la forme de pustules et d'ulcérations ; chez les *ouvriers qui manipulent les goudrons liquides* sous la forme d'acné et de furoncles ; chez les *ouvriers qui fabriquent le brai* et *le bitume* sous forme d'éruptions vésiculeuses et pustuleuses, quelquefois verruqueuses (papillômes).

La *dermatite des ouvriers qui manipulent les essences odorantes liquides*. — C'est une dermatite papillaire vésiculeuse avec troubles de la sensibilité cutanée.

B. **Les dermatites professionnelles dues à l'action de liquides chargés de matières fermentescibles, d'origine animale.** — Nous signalerons en premier lieu :

La *dermatite des ouvriers peaussiers*. — Elle se présente sous différentes formes suivant l'opération à l'humide qui l'a provoquée ; tantôt c'est une simple dermatite papillaire par macération due au travail de rivière (trempage des peaux et écharnage) ; tantôt c'est une dermatite ulcérative spéciale causée par le *travail à la chaux* ou pelainage et ébourrage des peaux. Cette affection, désignée par les ouvriers sous les noms expressifs de *rossignol*, *pigeon*, *pigeonneau*, *perdrigal*, *perdreau*, *pierrot*, etc., tire sa caractéristique de ce que sur l'épiderme macéré et blanchâtre, à l'endroit où les vésicules se forment, celles-ci, étant crevées, laissent apparaître un point rouge vif, entouré de cercles concentriques de desquamation épidermique ayant l'apparence d'un œil d'oiseau. Elle s'accompagne de douleur parfois vive et gênante, et d'une ulcération plus ou moins profonde due à l'action caustique de la chaux.

Une troisième forme est caractérisée par de la rougeur vineuse des doigts, de véritables ecchymoses accompagnées d'excoriations et de gerçures, une sensation de poids et d'engourdissement très prononcée des parties ; c'est une dermatite infectieuse, assez rare, provoquée par les eaux de macération des peaux. Elle a été décrite par Armieux, sous le nom de *choléra des doigts*. Elle appartient à la classe des dermatites professionnelles de nature infectieuse.

Les liquides chargés de matières organiques donnent lieu en effet à des dermatites infectieuses, plus ou moins graves suivant le degré de macération putride de ces matières.

Ainsi, nous citerons successivement :

La *dermatite des pêcheurs*. — Au premier degré de cette affection toujours caractérisé par de la macération épidermique avec boursoufflement, rougeurs, gerçures, etc., succède une période vésiculaire ou bulleuse, avec de la purulence plus ou moins marquée. Elle est due à la manipulation continue des lignes et filets enduits de substances organiques en voie de décomposition.

La *dermatite des poissonniers*. — Elle est analogue à la précédente ; les bulles se transforment quelquefois en véritables pustules d'ecthyma. Cette affection est due au maniement des paniers ou claies chargés de débris organiques, gélatineux, visqueux, plus ou moins en voie de fermentation putride.

La *dermatite des dévideuses ou fileuses de cocons de vers à soie*. — Le travail des dévideuses consiste à immerger les cocons, une fois débarrassés de leur bourre, dans des bassins remplis d'eau chaude qui dissout l'enduit naturel qui les agglutine, et à saisir les fils grèges que l'on fait passer au dévidoir. La continuelle immersion des mains dans une eau chaude qui ne tarde pas à se charger de substances organiques et de la matière agglutinante des cocons, provoque chez les ouvrières une affection spéciale bien décrite pour la première fois par Potton (1853) sous le nom de *mal de vers ou de bassine*.

L'action de l'eau chaude, surtout savonneuse, en ramollissant l'épiderme, en congestionnant et en irritant le derme des mains, prédispose sans aucun doute aux effets de la matière organique infectieuse à laquelle doivent être attribuées les manifestations éruptives les plus graves.

Potton reconnaît à cette affection trois périodes ou mieux trois degrés différents :

Premier degré : Teinte érythémateuse plus marquée entre les doigts ; tuméfaction, douleur cuisante, châleur âcre ; marbrures, plaques brunâtres à la peau, soulèvement de l'épiderme ; vésicules miliaires, quelquefois bulles remplies de sérosité claire s'épaississant, se troublant, puis devenant visqueuse : tous les mouvements sont pénibles. Les ouvriers continuant leur travail, les vésicules se crèvent, et un soulagement momentané, d'autrefois permanent, en résulte. Les symptômes s'amendent, l'inflammation et la douleur disparaissent. Durée : sept à huit jours.

Deuxième degré ou période pustuleuse : Les vésicules se changent en pustules, ou bien de véritables pustules se montrent primitivement. Elles peuvent s'étendre sur tous les doigts ; mais c'est surtout entre le médius, l'indicateur et le pouce de la main droite qu'elles sont disséminées. Elles se répandent aussi sur le dos et sur la face interne. Tout mouvement des doigts occasionne des souffrances aiguës ; il est impossible de les plier complètement. Au bout de cinq à six jours, les pustules arrivent à terme. Dès ce moment toute souffrance cesse, l'évacuation du pus et la dessication commencent. Mais, le plus souvent, par l'imprudence et l'insouciance des dévideuses, la maladie n'est point ordinairement guérie ; il survient d'autres boutons qui prolongent la durée de tous les accidents. Durée : quinze à dix-sept jours.

Troisième degré : Chez quelques personnes, le mal de vers prend un caractère très fâcheux. L'apparition des pustules s'accompagne d'inflammations plus profondes ; le tissu sous-cutané est envahi ; gonflement énorme et déformation des doigts, de la main ; tuméfaction œdémateuse jusqu'au bras ; engorgement et endolorissement des lymphatiques et des ganglions ; apparition de petits phlegmons circonscrits situés ordinairement sous les pustules ; symptômes généraux : frissons, céphalalgie, insomnie, dégoût, nausées, vomissements, etc.

Malgré un tel développement de symptômes, la maladie se termine heureusement. Dès que le pus est évacué, du huitième au dixième jour, un bien-être immédiat se produit ; la phlogose se dissipe avec promptitude comme dans le deuxième degré, et après dix-huit ou vingt jours au maximum, la guérison est parfaite ; il ne reste, pour toutes traces, qu'un peu de rougeur et quelques légères cicatrices.

Melchiori, de son côté, qui a observé en Italie, a trouvé les proportions suivantes dans la manifestation des symptômes : inflammation superficielle avec ou sans sécrétion séreuse, 88 fois sur 100 ; excoriations, même proportion ; pustules et grosses bulles, 5 pour 100 ; abcès sous-cutanés, 8 pour 100 ; inflammation et abcès profonds, 1 pour 100 et peut-être moins. 20 fois sur 100 on constate une congestion irritative et permanente du derme, un état subinflammatoire indolent, n'incommodant les femmes que par un certain degré de chaleur qui s'élève un peu pendant le travail.

Un fait digne de remarque, c'est que les ouvrières subissent pour ainsi dire une sorte de vaccination, et qu'après avoir une fois été atteintes d'accidents graves, elles ont chance de ne plus présenter que les formes légères du mal. C'est là une observation qui justifie la nature virulente de l'agent infectieux. Aussi, en admettant avec Melchiori et Duffours, que la matière gommeuse, âcre, irritante qui sert d'enduit aux cocons, joue certainement un rôle important dans la provocation des accidents, il n'est pas douteux, ainsi que le reconnaissait Potton, que c'est à une certaine altération des cocons, surtout des cocons anciens, que serait dû le caractère infectieux spécifique du mal de bassine.

On peut préconiser comme moyens prophylactiques, l'emploi de bassines à eau chaude dans lesquelles on trempe préalablement les cocons pour les dépouiller en partie de leur enduit gommeux, et celui de bassines destinées au dévidage proprement dit, chauffées à la vapeur. L'eau de ces bassines sera fréquemment renouvelée, afin qu'il n'y ait aucune fermentation du liquide ; les chrysalides épuisées seront jetées dans un bassin continuellement traversé par de l'eau froide que l'on videra de temps en temps, afin d'éviter l'accumulation, auprès de l'ouvrière, de matières putrescibles. La dévideuse trempera fréquemment ses doigts dans cette eau froide, ce qui préviendra le plus souvent, ou atténuera jusqu'à un certain point, l'éruption professionnelle, en empêchant ainsi la congestion continue de la peau des mains.

La *dermatite des brossiers.* — La préparation des soies de porc ou de sanglier destinées à former des brosses se fait à l'humide, tantôt à froid pour le simple lavage à grande eau, tantôt à chaud pour le débouillage, le peignage au mouillé et la macération à chaud dans le bain de teinture. C'est dans ce travail des soies à l'humide que les ouvriers contractent souvent une affection connue dans le métier sous le nom de « mal aux mains » et qui se rapproche à la fois du mal de bassine par ses lésions cutanées, et de l'hyperhydrose des fabricants d'éosine par l'exsudation sudorale. Hurel (1878) qui l'a observée chez les détenus de la maison de Gaillon employés à fabriquer des brosses, en donne la description suivante :

« Les ouvriers occupés à ce travail offrent tous une rougeur très accentuée des doigts et de la face palmaire des mains, souvent avec léger gonflement ; de plus, à un degré plus avancé, la peau, sans cesse exposée à l'humidité âcre et corrosive de ces soies, présente une exsudation spéciale, caractéristique, qui reparaît au bout de quelques minutes, chaque fois que l'on essuie les mains avec un linge. On voit alors perler de chaque pore des doigts et de la face palmaire des mains de petites gouttelettes d'eau analogues à celles de la sueur, et bientôt la face interne des mains se trouve mouillée comme si on l'avait trempée dans l'eau. Les mains sont plus malades l'été que l'hiver ; la rougeur, le gonflement et l'exsudation sont en raison directe de la lenteur du travail. »

La *dermatite des nacriers.* — Elle est caractérisée par la macération et le boursoufflement de l'épiderme, par de la rougeur et de la vésiculation péri et retrounguéales, par de la desquammation plus ou moins prononcée sur les points irrités, de la démangeaison et de la tension douloureuse des doigts, parfois de la pustulation. On observe cette affection plus particulièrement chez les ouvriers *émeuleurs* qui trempent continuellement leurs mains dans les baquets où baignent les coquilles (*Turbo*, *Haliotis*, *etc.*) qui produisent la nacre et dont les couches écailleuses renferment toujours plus ou moins de matières organiques (Layet).

La *dermatite des trieurs de moules ou boucholeurs.* — Le Dr Oui, de Rochefort (1890), a décrit une dermatite analogue sur bien des points à celle des nacriers, caractérisée par de l'inflammation vésiculeuse aux doigts, de la desquammation, des démangeaisons très vives et de la tension douloureuse des tissus causées par le triage et la manipulation des moules recouvertes d'algues et parfois de vase, qui sont récoltées sur les « bouchots » ou grandes claies plongées dans l'eau, sur lesquelles les moules viennent se déposer et se développer.

La *dermatite des boyaudiers.* — C'est une affection caractérisée par la macération et le boursoufflement de l'épiderme, par de l'érythème périunguéal, de l'usure des ongles, des gerçures, rarement des vésicules phlycténoïdes, quelquefois des bulles psydraciées remplies de liquide purulent.

C. **Les dermatites professionnelles dues à l'action de liquides chargés de matières fermentescibles d'origine végétale.** — A côté de ces dermatites professionnelles causées par la double action d'une eau froide ou chaude tenant en macération des substances organiques d'origine animale, viennent se placer les dermatites professionnelles plus spécialement provoquées par des eaux de macération chargées de matières organiques d'origine végétale. Telles sont :

La *dermatite des rouisseurs de chanvre.* — Elle est caractérisée par de la rougeur, de l'eczéma vésiculeux, de l'érythème périunguéal, des bulles et parfois de véritables abcès psydraciés. On l'a observée également chez les ouvriers employés aux bêches dans les bains du Rhône (Perroud).

La *dermatite des fileurs et varouleurs de lin.* — Purdon, de Dublin, a décrit, en 1876, chez les ouvriers en lin, une dermatite professionnelle papulo-vésiculeuse due à l'action irritante de l'eau où le lin a trempé; les enfants et les femmes y seraient presque exclusivement sujets. En 1879, le même observateur signalait une autre éruption cutanée professionnelle chez les *ouvriers des filatures de lin*, causée par l'huile contenue dans le lin et celle qui sert à graisser les machines. Elle se présenterait sur les avant-bras, et aussi à la face chez les ouvriers qui essuient avec leurs mains huileuses leur visage en transpiration. Cette éruption consiste en papulo-pustules et rappelerait une éruption variolique à son début; elle siège dans les follicules sébacés et constitue l'acné professionnelle des filateurs de lin. Je l'ai observée plus d'une fois chez des ouvriers chargés de l'entretien des machines. Les soins de propreté et les lotions émollientes et boriquées sont tout le traitement à employer.

Plus tard, en 1885, Leloir (de Lille) a étudié plus spécialement ces éruptions cutanées professionnelles chez les ouvriers qui filent le lin à l'humide ou autrement dit au mouillé. Les mèches de lin et les fils qui en proviennent traversent un grand bac rempli d'une eau très chaude destinée à débarrasser le lin de ses impuretés et à faciliter le filage. Les manipulations du filage et surtout du rattachage nécessitées par la rupture des fils, se faisant à chaque instant dans le bac, font que les ouvriers ont toujours les mains mouillées par l'eau de macération des bacs et enduites d'une eau visqueuse chargée d'impuretés organiques, formant à la surface une sorte de couche mucilagineuse. On le voit, la pathogénie de cette affection professionnelle présente la plus grande analogie avec celle du *mal de bassine*. La dermatite des fileurs et varouleurs de lin est caractérisée par de la macération, de l'amincissement et de la desquammation de l'épiderme, des crevasses, de l'épaississement du derme, du prurit palmaire et digital, de l'érythème plus ou moins fluent, de l'eczéma vésico-pustuleux, parfois de troubles fonctionnels : endolorissement, anesthésie et raideur des doigts. L'infection d'origine végétale, moins intense ici que l'infection d'origine animale du mal de bassine, va jusqu'à la pustulation. L'affection siège plus particulièrement à la face interne de la pince constituée par le pouce et l'index. C'est là, d'ailleurs, le lieu d'élection de la plupart des dermatites professionnelles de cette nature.

La *dermatite des amidonniers*. — Elle se rencontre plus spécialement chez les ouvriers malaxeurs dans les amidonneries. C'est une dermatite exfoliatrice des doigts de nature érythémato-vésiculeuse accompagnée de prurit et de cuisson parfois intolérable.

Avec un degré d'infectiosité plus marquée, due à la manipulation de substances organiques en décomposition putride, nous devons citer encore :

La *dermatite des chiffonniers ou regratteurs d'immondices*. — Elles se présentent tantôt sous la forme d'éruptions eczémateuse, ortiée, papulo-vésiculeuse, bulleuse et mêmeecthymateuse, et est causée par la manipulation de déchets, dépôts d'os ou de chiffons humides plus ou moins souillés par des matières infectieuses ;

La *dermatite des cuisiniers*. — Cette affection décrite sous le nom d'*erysipéloïde*, par Rosenback de Gœttingen (1886), est caractérisée par une éruption qui se manifesterait seulement chez des *cuisiniers*, des *cabaretiers*, *restaurateurs*, etc. Elle siège toujours aux doigts et aux mains. Une boursouflure rouge foncé ou livide se développe et s'étend lentement en donnant lieu à une légère cuisson. Au bout de cinq à huit jours, le mal se propage des extrémités des doigts jusqu'au métacarpe. Au bout de une à trois semaines, tout disparaît. Il n'y a jamais ni suppuration, ni mortification des tissus. Rosenbach a cultivé le microorganisme de cette affection et le considère comme une algue voisine du *cladothrix dichotoma* de Cohn ?

La dermatite des raffineurs de sucre. — Décrite par Fredet et Nivet, de Clermont-Ferrand, sous le nom d'*impétigo glycosique*, c'est une affection impétigineuse qui se développe chez les ouvriers des sucreries sur les avant-bras, les mains, les jambes et les pieds. Les membres, exposés nus au contact des jus de betteraves et du sucre liquide, s'irritent ; et, si les ouvriers n'ont pas recours à de fréquentes et soigneuses ablutions, ils ne tardent pas à être atteints d'une dermatite légère qui donne lieu à des éruptions d'ecthyma et d'impétigo. De là, une gêne notable dans leurs mouvements qui les oblige souvent à suspendre leurs travaux ; parfois, l'action légèrement escharrotique du sucre produit des ulcérations profondes et des inflammations analogues au furoncle. La macération de l'épiderme, l'irritation des cristaux que les liquides chargés de sucre abandonnent en s'évaporant, expliquent très bien la formation de ces pustules.

Le docteur Fredet, médecin de l'usine de Bourdon, a pu réunir dans la raffinerie, en l'espace de deux ans, 17 cas de cet impétigo glycosique (Nivet, in *Bulletin des travaux du Conseil d'hygiène* du Puy-de-Dôme, 1871). Le docteur Nivet a aussi décrit chez les ouvriers de la sucrerie de Bourdon, un *phymosis diabétique.*

Plus récemment (1886), MM. Remy et Broca ont institué des expériences qui semblent démontrer que le sucre, par son seul contact avec les éléments anatomiques pouvait les altérer et les faire périr ; et ils expliquent ainsi la formation de pustules d'ecthyma chez les ouvriers des sucreries.

La *dermatite périunguéale des confiseurs.* — Cette affection professionnelle décrite pour la première fois par Poncet, de Lyon (1889), se rencontre chez les ouvriers qui préparent les fruits confits et surtout les marrons glacés. Elle est le résultat de l'action de l'eau bouillante, de celle particulièrement irritante des sirops de macération le plus souvent acides, jointe aux effets nécrobiotiques des particules de sucre sur les tissus organiques. Elle se présente sur les extrémités digitales continuellement immergées dans les bassins où se pratiquent le blanchîment et la confiserie des fruits. L'affection débute par les parties latérales, pour s'étendre à tout le derme périunguéal. Elle est caractérisée au début par de la rougeur, du gonflement du derme, par les altérations de l'ongle qui s'effrite, devient cassant et prend une teinte gris-noirâtre. Après un certain temps, la lésion gagne en étendue, en profondeur. La peau s'ulcère et forme un bourrelet rouge, œdémateux, parfois très douloureux au toucher, à la pression ; puis l'ongle se déchausse et tombe. Les doigts les premiers atteints sont le médius et l'annulaire, puis le pouce ou les accidents inflammatoires sont habituellement plus marqués ; chez quelques ouvriers, tous les doigts sont malades. On se met à l'abri de cette affection professionnelle en évitant autant, que possible, l'immersion prolongée des mains dans les bains de sirops, en se lavant les parties imprégnées de sucre immédiatement après les manipulations, en se brossant les ongles de façon à ne laisser s'incruster au pourtour et au-dessous d'eux aucune parcelle de sucre ; en prenant en un mot tous les soins de propreté nécessaires. Le repos, des manuluves boriqués, des applications émolientes, constituent le traitement curatif.

D. **Mesures prophylactiques.** — Pour combattre l'humidité des ateliers, on emploiera avant tout une ventilation active, tantôt en y ménageant des dispositifs de ventilation artificielle, tels que cheminées d'appel ou carneaux d'évacuation, tantôt en prenant soin d'aérer largement par des châssis mobiles ou par les baies naturelles dans les intervalles de travail, de façon à produire un assèchement plus ou moins rapide, plus ou moins complet. Les murs seront enduits à leur partie inférieure de revêtements imperméables en ciment ou stuc, faciles à essuyer et à assécher, et blanchis à la chaux dans leur partie supérieure. Le sol dallé ou cimenté, sera recouvert de sciure de bois en couche renouvelable dans les ateliers où on fait usage de cuves, bassins ou baquets ; il y sera ménagé des caniveaux ou dépressions en rigoles avec pentes convenables, de manière à empêcher toute stagnation à l'intérieur et à permettre aux liquides déversés de s'écouler au dehors. Les ouvriers seront munis de vêtements de travail et suivant la circonstance, de tabliers imperméables. Ils feront usage de sabots et de guêtres, et dans certaines opérations de trempage, l'emploi de gants protecteurs mettra leurs mains à l'abri de l'action particulièrement irritante des liquides employés.

ARTICLE IV. — LE TRAVAIL AU MILIEU DU BRUIT.

L'habitude de travailler au milieu du bruit, comme cela a lieu par exemple pour les *tôliers, chaudronniers, forgerons, tonneliers*, etc., prédispose et conduit à certaines altérations de l'ouïe, d'origine essentiellement professionnelle. La « surdité des chaudronniers » est un fait connu depuis longtemps, et l'on peut dire que tous sont plus ou moins durs d'oreille, et d'autant plus sourds en général qu'ils travaillent depuis plus longtemps dans le métier.

La plupart des auteurs qui se sont occupés de la question, pensent que le bruit agit en déterminant une véritable névrite du nerf acoustique. Roosa est le premier qui ait bien étudié cette affection professionnelle. Il a observé que les ouvriers qui en sont atteints, entendent moins bien au milieu du bruit et ne reprennent un peu l'acuité d'audition que s'ils s'abstiennent pendant quelque temps de leur travail bruyant. Mais à la longue, les phénomènes congestifs dus au bruit, ne se dissipent plus aussi facilement par le repos ; il se forme des lésions permanentes de l'oreille interne, et l'ouïe ne revient plus, même après un repos prolongé, les ramifications du nerf auditif ayant subi une véritable atrophie par suite des changements de pression rapides et multipliés auxquels le liquide labyrinthique s'est trouvé soumis. Habermann (1890), a constaté à l'autopsie d'un vieux chaudronnier atteint pendant sa vie de surdité professionnelle, la disparition complète des cellules nerveuses ganglionnaires et l'absence d'organe de Corti à la base du limaçon au niveau du premier tour de spire. Les conditions d'âge et de milieu ne sont pas sans avoir une certaine influence sur la manifestation plus ou moins marquée de ces lésions fonctionnelles. Je dois au Dr Moure, de Bordeaux, des renseignements très intéressants sur ce point d'hygiène industrielle et de pathologie professionnelle. Selon lui, d'une manière générale on peut affirmer que plus le bruit est produit dans un local exigu, clos et sonore, plus rapide est son action nuisible sur le nerf auditif. C'est ainsi que, d'après son expérience personnelle, il placerait au premier rang les jeunes ouvriers *travaillant dans les chaudières*, soit pour en nettoyer les parois, soit pour soutenir le coup de marteau extérieur au moment du rivage des pièces de tôle qui les composent.

Les ouvriers employés à ces sortes de travaux sortent généralement de ces cavités closes et fortement résonnantes, absolument ahuris, assourdis et souvent même dans un état de vertige qui dure plusieurs minutes.

Au début, ces phénomènes d'hypérhémie et d'excitation labyrinthique disparaissent pour laisser un organe normal ou à peu près, jusqu'au moment où l'ouvrier recommence le même travail.

Ces troubles auriculaires des ouvriers travaillant dans les chaudières sont parfaitement connus par eux, et ils savent très bien qu'ils sont temporaires ; mais lorsque le travail se renouvelle souvent, tous les jours par exemple, la surdité ne tarde pas à devenir définitive et plus ou moins complète, suivant l'âge de l'ouvrier, ses prédispositions héréditaires, l'état de sa muqueuse naso-pharyngienne et le temps depuis lequel il est soumis à l'action du bruit.

Lorsque la maladie est constituée et que malgré le repos l'ouïe ne revient pas, il est facile de constater qu'il s'agit bien dans ces cas d'une affection labyrinthique, d'une cophose profonde. En effet, l'examen fonctionnel à la montre ou à l'acoumètre de Politzer relève une diminution ou une abolition complète de la transmission du son par les os du crâne. Si l'une des deux oreilles est plus atteinte que l'autre, le diapason vertex se latéralise du côté le moins malade ; enfin l'expérience de Rinne donne un résultat positif, c'est-à-dire que malgré une audition très réduite à la montre, le diapason est plus longtemps et mieux entendu par la voie aérienne que par la voie crânienne. Si l'on ajoute à ces différentes altérations fonctionnelles, conclut M. Moure, l'existence de bruits subjectifs d'origine profonde (bruits de cloche, de musique, sifflement, etc.), de vertiges parfois et l'intégrité absolue des tympans, des trompes des chaînes et des osselets objectivement constatée, il est clair que l'on doit attribuer à une lésion labyrinthique les troubles observés dans ces cas.

C'est par là d'ailleurs que cette surdité professionnelle se distingue de celle que l'on observe chez les *artilleurs*, les *tireurs de pigeons*, etc., où c'est l'ébranlement rapide et brusque de la chaîne des osselets qui produit des désordres variant depuis l'hyperhémie simple jusqu'à l'hémorrhagie et la rupture du tympan avec ou sans dislocation de la chaîne et ébranlement labyrinthique plus ou moins grave.

A côté des chaudronniers, il faut ranger les *forgerons*, les *serruriers*, les *mécaniciens*, dont la profession se rapproche de la leur, et dans un autre groupe, les *meuriers* et les *tonneliers*. Gollstein et Kayser (1881), ont examiné 70 forgerons et serruriers et ont trouvé que un tiers d'entre eux seulement avaient l'ouïe bonne. Chez les tonneliers, c'est surtout pendant le cerclage des tonneaux ou des barriques que ce qu'ils appellent le « coup creux », agirait d'une manière néfaste sur l'organe de l'ouïe.

Dans certains milieux, forges, ateliers de grosses œuvres, la surdité causée par le bruit se renforce de celle que l'irritation des trompes d'Eustache, provoquée par l'inhalation des poussières et vapeurs irritantes, entraîne à sa suite par propagation à l'oreille moyenne de l'altération de la muqueuse.

Il est une profession qui expose également à la surdité par l'action fâcheuse du bruit : c'est celle de *mécanicien des chemins de fer*. Le coup de sifflet aigu de la locomotive est des plus nuisibles, à cet égard ; Hedinger, puis Moos (1882), ont cité plusieurs cas de surdité chez des conducteurs de locomotive. En 1877, les médecins de Winterthur avaient déjà demandé à l'administration des chemins de fer de la Confédération Helvétique de remplacer les signaux de locomotive par des sifflets rendant un son plus bas, ou mieux, par d'autres signaux, le son des cloches, par exemple.

Mais ici encore, une influence fâcheuse intervient, qui doit entrer en ligne de compte dans l'étiologie de cette affection professionnelle : ce sont les nombreuses causes de refroidissement auxquelles les conducteurs et chauffeurs de locomotive sont particulièrement exposés. Moos a constaté chez eux tous les signes de l'otite moyenne scléreuse. Cette otite coïncide le plus souvent avec un catarrhe chronique de l'arrière-cavité des fosses nasales et des voies aériennes supérieures, dont elle ne serait qu'une extension, d'après les recherches de Schwabach et Pollnow. Hédinger, qui a exploré l'audition chez 1,100 employés de chemins de fer, a trouvé seulement 48 % de dureté d'ouïe chez les ouvriers des locomotives, mécaniciens et chauffeurs, contre 95 % dans le reste du personnel. Il en conclut qu'il s'agissait bien moins de lésions nerveuses dues au sifflet que d'affections catarrhales de l'oreille dues aux intempéries.

Quoi qu'il en soit, la proportion des ouïes dures s'accroit en effet avec les années de service, ainsi que le démontre le relevé suivant de Güterbock :

Années de service.	Proportion pour 100 des ouïes défectueuses.
Moins de 5 ans	5,8
de 5 à 9 ans	7,3
de 10 à 14	8
de 15 à 19	31,8
Au-dessus de 20 ans	52,1

Une autre altération fonctionnelle de l'ouïe que l'on rencontre quelquefois, c'est ce qu'on appelle la « surdité paradoxale ou paracousie de Willis ». C'est en effet Thomas Willis, d'Amsterdam, qui décrivit le premier, il y a deux cents ans, cette singulière perversion de l'ouïe qui fait qu'un ouvrier entend mieux au milieu du bruit qui a provoqué sa surdité que au-dehors de l'atelier, dans un endroit tranquille. Willis attribuait la cause de cette perversion de l'ouïe au relâchement de la membrane du tympan qui ne peut plus recouvrer le degré de tension nécessaire pour l'audition de certains tons, que sous l'influence du bruit lui-même.

Pour Hawley (1884), le relâchement de la membrane du tympan ne jouerait qu'un rôle secondaire ; c'est la membrane du trou ovale si sensible aux plus fines vibrations et chargée spécialement de les transmettre à l'oreille interne qui, relâchée, cause la surdité, et qui ne recouvre le pouvoir de transmettre certaines vibrations que par les effets du bruit, lequel tendant la membrane du tympan par l'air qu'il refoule, agit sur les osselets, augmente la pression aérienne de l'oreille moyenne, ce qui permet à la membrane du trou ovale de recouvrer sa tension.

Dans ces dernières années a paru la théorie dynamogénique : tout serait avantageux pour le sourd dans un milieu sonore, le bruit causant un état de dynamogénie des contours nerveux, une excitation centrale dont la fonction acoustique a tout le bénéfice !

Comme moyens préventifs, les ouvriers qui travaillent dans un milieu bruyant feront bien d'user de bourrelets de ouate placés dans le conduit auditif, ou de ces petits appareils appelés « protectives Ears » par les Anglais, pour amoindrir les sons aigus. M. Ferrand, de Lyon, au Congrès international d'hygiène de 1889, à Paris, a préconisé l'emploi de diaphragmes obturateurs ou oreillettes composées de paille de métal (fer ou plomb) logée entre deux lames de toile métallique fines, offrant d'un côté le relief de la conque de l'oreille et de l'autre une surface plane. Cet appareil protecteur ferait perdre aux bruits les plus intenses leur acuité et leur influence douloureuse, tout en conservant à l'ouïe sa subtilité pour l'audition de la finesse des sons. Il agirait en brisant et divisant mécaniquement les ondulations aériennes tumultueuses, provoquées par les bruits aigus.

ARTICLE V. — LE TRAVAIL DANS L'AIR COMPRIMÉ.

§ I. — Des causes et de la nature des accidents que l'on observe chez les ouvriers qui travaillent dans l'air comprimé.

1. Les travaux dans l'air comprimé exposent les ouvriers qui y sont employés à des accidents d'un caractère particulier, légers ou graves, parfois mortels. Dans l'exposé que nous allons en faire, nous étudierons successivement leur pathogénie spéciale, leurs diverses formes morbides et les conditions de travail ou de milieu qui en favorisent ou en aggravent les manifestations.

Les premiers observateurs qui eurent l'occasion d'étudier les accidents qui surviennent dans l'air comprimé, Pol et Watelle entre autres, dans leur *Mémoire sur les effets de la compression de l'air appliquée au creusement des puits à houille de Douchy* (1854), les rapportèrent à la compression de l'air refoulant le sang des parties périphériques du corps vers les organes internes et à la congestion de ces organes par le sang ainsi accumulé dans les parties profondes.

Cette opinion fut acceptée, à peu de chose près, et défendue successivement par Guérard (1854), Bucquoy (1861), Babington et Cuthbert (1863), Poley (1863), etc. Elle était celle qui devait se présenter naturellement à l'esprit, les congestions des organes centraux expliquant ainsi les hémorrhagies viscérales (hémoptisies, apoplexies) avec les hémiplégies et les paralysies consécutives, passagères ou mortelles. Un point curieux à signaler, c'est qu'il n'avait point échappé à ces observateurs que les accidents graves se manifestaient non pas durant le séjour des ouvriers dans l'air comprimé, mais à leur sortie, c'est-à-dire peu après la décompression. Aussi, pour expliquer ce fait en apparence paradoxal, chacun d'eux s'est-il ingénié à émettre des hypothèses plus ou moins justiciables des doctrines physiologiques connues jusqu'alors. Pour Pol et Watelle, si les congestions se manifestent après la décompression, c'est que le sang, surchargé d'oxygène pendant la compression ne redevient veineux qu'après, et que c'est seulement alors qu'il a acquis, ainsi que l'avaient admis Andral et Dubois, d'Amiens, ses propriétés essentiellement congestionnantes.

Bouchard, en 1869, reprenant les idées émises par Colin sur l'étiologie du « mal des montagnes », exposa une théorie basée sur le rôle que les gaz intestinaux sont appelés à jouer au moment de la décompression, alors que après avoir été comprimés et réduits à occuper un volume beaucoup moindre, ils reprennent leur volume primitif, distendant la paroi abdominale et pressant sur les viscères du ventre d'où ils chassent le sang pour le lancer subitement vers les centres nerveux.

Alph. Gal, qui a observé chez les pêcheurs au scaphandre (1872), regarde tous les accidents comme étant le résultat d'une même cause : irrigation sanguine trop violente ou mal dirigée. Selon Andrew Smith, qui a observé, à son tour, chez les ouvriers employés aux fondations du pont de Brooklyn, en Amérique (1873), les capillaires des centres nerveux, engorgés et distendus sous l'action de l'air comprimé, ne recouvreraient pas assez vite leur élasticité normale au moment d'une décompression brusque.

Léonard Corning, qui a écrit sur les accidents survenus pendant la construction du tunnel sous l'Hudson, entre New-York et Jersey (1890), attribue par contre à l'afflux rapide du sang vers la périphérie au moment de la décompression une diminution subite de l'irrigation centrale, d'où les troubles d'asthénie et de paralysie.

Enfin, en 1882, MM. Nicolas Paritsis et Jean Tetzis, observant chez les pêcheurs d'éponges de l'île Hydra (Grèce), attribuent encore les accidents légers à des congestions passagères du cerveau et de la moelle, et les accidents graves à des hémorrhagies de ces organes.

Quel que soit le mode de mécanisme auquel ils se rallient, les partisans de cette théorie que l'on peut qualifier à bon droit d'*hydraulique*, admettent concurremment que les phénomènes morbides qui ont pour caractère principal la douleur sont le plus souvent d'origine rhumatismale. Ainsi pour eux les douleurs musculaires, névralgiques et articulaires qui constituent une des formes les plus fréquentes et souvent passagères des accidents présentés par les ouvriers qui travaillent dans l'air comprimé, seraient la conséquence du froid et de l'humidité, et aussi de la fatigue auxquels ils sont communément soumis (Guérard, Barella).

Une autre théorie, la théorie *pneumatique*, qui a pour elle la démonstation expérimentale, attribue la plupart des accidents d'ordre central ou périphérique au dégagement de gaz tenus en dissolution dans les liquides de l'organisme et principalement à l'accumulation de bulles gazeuses dans le réseau capillaire qui baigne les tissus.

Cette théorie, déjà entrevue au XVIIe siècle par Robert Boyle (1670), qui avait très nettement constaté sur des animaux en expérience soumis à l'action du vide, le dégagement de bulles d'air dans le sang et dans les liquides interstitiels de l'organisme venant distendre les conduits capillaires et en arrêter ou troubler le régime circulatoire, a reçu, depuis, sa consécration la plus complète des expériences entreprises par Paul Bert (*La pression barométrique*, 1877).

En 1755, Musschenbrock, reprenant les expériences de Robert Boyle sur les effets du vide avait été également conduit à attribuer aux embolies gazeuses, provoquées par le dégagement de gaz dans le sang, un véritable rôle pathogénique. Il faut en arriver cependant au mémoire de M. Le Roy de Méricourt, publié en 1869 (*Considérations sur l'hygiène des pêcheurs d'éponges*) pour voir l'action des bulles de gaz se dégageant du sang sous l'influence d'une décompression plus ou moins rapide, être considérée comme la cause essentielle des accidents survenus aux ouvriers qui sortent d'un air comprimé. C'est à la distension et à la déchirure des vaisseaux capillaires produites par le dégagement des gaz du sang et aux hémorrhagies qui en sont la conséquence que l'on doit attribuer, en ce cas, les lésions organiques déterminatrices des accidents graves à forme apoplectique ou paralytique. Pour Le Roy de Méricourt, en effet, les accidents de cette nature observés chez les scaphandriers doivent être rapportés à des hémorrhagies des centres nerveux.

Gavarret a émis la même opinion ; pour lui, « les écoulements sanguins sont le résultat de déchirures des capillaires, déterminées par la tension du gaz dont le sang est sursaturé ». Un des premiers, il a cherché à expliquer le phénomène « douleur » par le tiraillement des nombreux petits filets nerveux en connexion avec les capillaires distendus par les gaz dégagés du sang (ARTICLE : *Atmosphère, du Dictionnaire encyclopédique des sciences médicales*).

Les remarquables expériences instituées par Paul Bert, lui ont permis de conclure que les accidents de décompression que l'on observe chez les ouvriers qui sortent de l'air comprimé, sont bien dus au dégagement de gaz tant dans le liquide sanguin que dans les tissus. Mais, des trois gaz qui se trouvent en dissolution dans le sang, ce n'est ni l'oxygène qui entre en combinaison avec les tissus aussitôt qu'il est devenu libre, ce n'est pas l'acide carbonique dont la production due aux oxydations interstitielles a été plutôt ralentie qu'augmentée sous l'influence de l'air comprimé, c'est l'azote seul qui, dissous en excès dans le sang et dans les divers liquides de l'organisme pendant la compression, repasse à l'état libre au moment de la décompression, distendant les capillaires et les traversant pour se répandre dans les mailles du tissu cellulaire, ou allant former dans leur réseau médullaire des obstructions gazeuses ou embolies qui sont cause de paralysies plus ou moins graves par ischémie passagère ou ramollissement de la moelle.

Les idées de Paul Bert ont été acceptées par la généralité des observateurs venus après lui : Granjon-Rozet (1880), Guebhard (1883), Chabaud (1883), Catsaras (*Des accidents par l'emploi des scaphandres*, 1888). Elles sont l'expression du fait général qui domine la pathogénie des accidents de décompression. Reste à savoir dans quel territoire de l'économie se produit plus spécialement le dégagement gazeux. Les embolies capillaires se développent-elles sur place ou seulement dans le courant circulatoire ?

Se produisent-elles dans le système veineux ou seulement dans le système artériel ? Paul Bert admet le dégagement immédiat des gaz dans tout l'appareil vasculaire ; mais selon lui, les bulles gazeuses entraînées par la circulation passent des veines dans les artères et c'est dans les extrémités de celles-ci que viennent se produire les obstructions.

Il est un fait certain : c'est que les gaz accumulés dans le sang par suite de la compression, sont éliminés, en traversant le poumon, pour peu que la décompression ne se fasse pas d'une façon trop brusque, auquel cas seulement une partie de ces gaz non éliminés passant du système veineux dans le système artériel et venant s'ajouter aux bulles qui se sont dégagées dans ce dernier système, vient former, suivant l'occasion, les obstructions capillaires. Feltz avait soupçonné l'élimination de l'azote par les poumons. Dans ces derniers temps, M. Philippon (1892) en a démontré le rôle préservateur. De ses expériences, confirmatives de celles de Paul Bert, il résulte que c'est bien par l'action mécanique des gaz qui se dégagent dans les vaisseaux que meurent les animaux placés dans l'air comprimé, si une décompression brusque vient à se produire ; mais qu'il suffit de quelques instants, pour que le gaz accumulé dans le sang par suite de la compression soit éliminé complètement par les poumons ; ce qui explique le retour des animaux à l'état normal lorsqu'ils sont ramenés lentement à la pression ordinaire.

Il est une opinion que certains observateurs ont émise qui se rapporterait bien aux effets généralisés d'une décompression brusque. C'est celle qui voudrait que les bulles gazeuses se dégagent de tous les liquides interstitiels, au sein même des divers tissus de l'organisme. Cette manière de voir a même trouvé dans les idées de M. Merget, professeur de physique à la Faculté de médecine de Bordeaux (1880) le plus sérieux appui. M. Merget admet l'existence d'atmosphères gazeuses dans nos tissus. Ces atmosphères gazeuses, alimentées par les gaz provenant du sang, servent de milieu de diffusion pour les échanges respiratoires, de la même façon que le milieu atmosphérique se comporte vis-à-vis de la respiration pulmonaire.

M. Cassaet a développé la théorie de Merget dans un travail intéressant (*Thèse de Bordeaux,* 1886) et l'a considérée au point de vue spécial du rôle que les atmosphères gazeuses sont appelées à jouer dans la production des accidents observés chez les ouvriers qui travaillent dans l'air comprimé.

Voici quelles sont les conclusions auxquelles il est arrivé :

1° Pendant la compression, les gaz que le sang a pris en charge diffusent dans ces atmosphères gazeuses, jusqu'à ce que leur tension soit devenue égale à la tension de l'air comprimé. C'est de cet équilibre que dépend l'immunité ;

2° Pendant la décompression, cet équilibre étant rompu, les atmosphères de nos tissus ayant une tension supérieure à celle de l'air qui était auparavant comprimé, mais qui maintenant n'est plus qu'à la pression normale, augmentent de volume, font effort contre les tissus qui les environnent et produisent des accidents soit en dilacérant ces tissus, soit en donnant naissance à des bulles gazeuses intra-vasculaires ;

3° Les accidents paraissent avoir une gravité mécanique en raison directe de la richesse de l'organe en tissu lamineux et de la laxité de ce tissu.

II. En ma qualité de médecin-conseil près le Service maritime des Ponts et chaussées à Bordeaux, attaché spécialement aux travaux d'amélioration du port, j'ai été appelé, par cela même, à donner mes soins à plusieurs centaines d'ouvriers employés à la construction des piles de fonçage en Garonne. Dans cette étude des accidents par le travail à l'air comprimé, j'aurais donc en grande partie recours à mon expérience personnelle.

On peut, selon moi, diviser ces accidents en accidents d'origine centrale et en accidents d'origine périphérique.

A. **Accidents d'origine centrale.** — Au point de vue pathogénique, ces accidents sont la conséquence de lésions fonctionnelles ou organiques provoquées dans les centres nerveux cérébro-bulbaires et médullaires par l'accumulation de bulles de gaz sous forme d'oblitérations capillaires (embolies) ou d'extravasations gazeuses ; elles sont caractérisées par des phénomènes de congestion ou d'apoplexie cérébrales par ischémie de l'encéphale ; des phénomènes de congestion et d'apoplexie pulmonaire par ischémie bulbaire ; des phénomènes de paralysie ou de paraplésie par ischémie de la moelle. Ils sont transitoires ou définitifs, suivant que l'irrigation sanguine des centres frappés d'embolie reprend plus ou moins immédiatement son cours.

a. — Parmi les *accidents cérébraux* qui peuvent survenir chez les ouvriers qui travaillent dans l'air comprimé, nous énumérerons par ordre de fréquence :

1° *La forme auriculaire* caractérisée par une altération plus ou moins accusée du sens auditif se manifestant par des sensations subjectives de bourdonnement, de tintement, etc., parfois de la surdité plus ou moins complète ; on observe ces troubles assez souvent chez les ouvriers tubistes, mais à l'état passager ; ils sont plus accusés et plus persistants chez les scaphandriers ;

2° *La forme vertigineuse* accompagnée ou non de troubles auriculaires. Les ouvriers malades accusent tantôt une sensation analogue à celle du tangage avec envie de vomir et parfois vomissements, tantôt une sensation analogue à celle d'un homme ivre, avec la démarche titubante, tantôt une sensation de tournoiement céphalique avec affaissement subit. Ces symptômes sont quelquefois très persistants, mais finissent toujours par disparaître. On rencontre les vertiges céphaliques chez les ouvriers tubistes, mais beaucoup moins fréquemment que chez les scaphandriers ;

3° *La forme syncopale ;* elle a surtout été observée chez les scaphandriers. La perte de connaissance peut durer quelques heures, sans qu'à son réveil le malade éprouve autre chose qu'un peu d'étourdissement ;

4° *La forme hémiplégique*, assez rare même chez les scaphandriers. J'en ai observé un cas léger suivi de guérison rapide chez un tubiste ;

5° *La forme aphasique* caractérisée par un trouble plus ou moins prolongé de la parole. Le balbutiement et la difficulté d'articuler les mots s'observent au début des accidents chez les ouvriers tubistes. Ce symptôme est très fugitif ; chez les scaphandriers, on a observé l'impossibilité d'articuler les mots et même l'aphasie complète. Tous ces accidents sont généralement d'une courte durée (Léonard Corning, Catsaras). Les accidents cérébraux ou céphaliques ne se présentent que très rarement comme symptomatiques de lésions cérébrales permanentes ; on les constate, le plus généralement, comme symptômes de début essentiellement transitoires et très fugitifs et comme éléments morbides associés aux autres formes de la maladie professionnelle.

La mort subite par apoplexie cérébrale n'a été signalée que chez les scaphandriers (Alph. Gal, Tetsis et Paritsis (1882).

b. — Les *accidents bulbaires* constituent les formes les plus graves des accidents par décompression, chez les ouvriers qui travaillent dans l'air comprimé. Ils se présentent sous la *forme pulmonaire* par arrêt des fonctions respiratoires entraînant la mort subite par apoplexie pulmonaire ou sous la *forme cardiaque*, par arrêt des fonctions du cœur entraînant la mort subite par syncope. Ces deux formes d'accidents graves sont assez rares. Elles ont néanmoins été observées chez des ouvriers tubistes aussi bien que chez les scaphandriers.

c. — Les *accidents médullaires ou spinaux* constituent les accidents les plus fréquents parmi les accidents d'origine centrale. Ce sont eux aussi qui ont été le mieux étudiés. Ils apparaissent tantôt immédiatement et d'une façon subite, tantôt concurremment avec les symptômes divers et associés du début, ou postérieurement à la disparition de ces symptômes. Ils sont caractérisés par des signes de perversion ou d'abolition de la sensibilité et de la motilité et plus communément par de la paraplégie avec ou sans rétention d'urine et des matières fécales.

Presque immédiatement après la sortie de l'air comprimé, brusquement ou progressivement, tantôt après un délai plus ou moins court, mais parfois même d'une durée de quelques heures, apparaissent les troubles paralytiques. C'est communément la paralysie ou parésie musculaire, avec ou sans anesthésie des membres inférieurs, accompagnée quelquefois de paralysie momentanée d'un des membres supérieurs, rarement des deux, précédée ou non de fourmillements. La rétention des urines est très fréquente ; celle des matières fécales l'est un peu moins. Ces troubles de la vessie et du rectum disparaissent généralement plus vite que les troubles du côté de la locomotion.

La guérison de ces paraplégies peut être considérée comme la règle. Celle-ci arrive sans qu'il se soit manifesté des signes d'hyperexcitation spasmodique, telles que : secousses, contractures, tremblement spasmodique, douleurs fulgurantes et constrictives, exaltation des réflexes ; ou bien, si la paraplégie se prolonge, comme cela se voit surtout chez les scaphandriers soumis plus encore que les ouvriers tubistes à de hautes pressions, elle prend toute la physionomie des paraplégies spasmodiques, avec cette différence pourtant que les symptômes morbides finissent généralement par s'atténuer et rétrograder, ne revêtant que très rarement le caractère stationnaire et jamais le caractère progressif (Catsaras).

B. **Accidents d'origine phériphérique ou extra-nerveux.** — Ces accidents trouvent leur cause : d'une part, dans les changements de volume apportés dans les masses gazeuses contenues dans certaines cavités en libre communication avec l'atmosphère extérieure, telles que l'oreille moyenne et le tube digestif ; 2° d'autre part, dans le dégagement des gaz tenus en dissolution dans les masses liquides renfermées au sein de nos tissus et dans l'extravasation ou expansion secondaire de ces gaz au milieu des mailles du tissu cellulaire, dans les interstices du tissu musculaire et des tissus intra-articulaires.

Ces accidents sont généralement caractérisés par la douleur, toujours vive, parfois atroce, que l'on éprouve au niveau des parties atteintes. De là ces *myopathies*, ces *arthropathies* si douloureuses, qui constituent le fond même de la majeure partie des cas ; de là aussi ces *douleurs sous-cutanées* causés par l'accumulation des gaz qui ont fait irruption dans les mailles du tissu cellulaire qu'ils tiraillent et déchirent, et avec elles, de petits filets nerveux, le plus souvent en des points très limités.

C'est à ces douleurs superficielles, souvent accompagnées de démangeaisons, et parfois de petites tumeurs gazeuses, bosses ou bouffioles, comme on les désigne, que les ouvriers donnent le nom de *puces* ; aux douleurs plus profondes siégeant dans les muscles ou dans les jointures, analogues à celles causées par la rupture ou l'entorse de quelques fibres musculaires ou ligamenteuses, ils donnent celui, un peu général d'ailleurs pour toutes les professions, de *moutons*.

La décompression brusque peut entraîner dans l'oreille moyenne des ruptures d'équilibre entre l'air de la caisse et celui du conduit auditif externe. De là, une expansion intérieure refoulant en dehors la membrane du tympan et venant agir par l'intermédiaire du trou ovale sur les liquides de l'oreille interne, donnant ainsi lieu parfois à des *troubles labyrinthiques* analogues à ceux qui provoquent le vertige auriculaire dit de Ménicie. J'ai observé cet accident chez des ouvriers tubistes; il est assez long à guérir.

Sous l'influence également d'une décompression brusque, les gaz intestinaux pressant excentriquement sur les viscères abdominaux et les parois viscérales peuvent amener des troubles fonctionnels du côté de l'estomac, et aussi par le refoulement du diaphragme, du côté des poumons et du cœur.

Les formes *nauséeuse*, *dyspnéique* et *angoissante* ont été assez souvent observées par moi au début soit comme symptômes associés, soit comme phénomène primordial.

Tous ces accidents, quelle que soit leur origine, sont désignés par les ouvriers qui travaillent dans l'air comprimé, sous le nom de *coup de pression*. C'est ainsi qu'ils disent avoir la pression dans les jambes, dans les genoux, dans l'épaule, dans la tête, dans l'estomac, etc. D'après ce que nous savons maintenant, l'expression de « coup de dépression » serait beaucoup plus juste.

§ II. — Les appareils de travail à air comprimé.

Après avoir ainsi présenté dans leur pathogénie générale comme dans leurs divers aspects symptomatiques, les accidents de décompression, nous allons suivre les ouvriers qui y sont soumis, à travers leur travail professionnel, en ayant soin de bien spécifier toutes les causes rationnelles ou fortuites susceptibles d'en provoquer l'apparition, d'en favoriser le développement ou d'en aggraver la manifestation.

Nous nous occuperons successivement des ouvriers tubistes et des ouvriers plongeurs.

I. Les caissons. — A. — La confection des piles de fonçage dans la construction des quais ou des ponts en rivière, s'opère en général à l'aide d'un caisson en tôle, que l'on enfonce sous l'eau à l'emplacement même que doivent occuper les piles, et dans lequel les ouvriers descendent à l'aide d'échelles, en passant successivement par un compartiment appelé sas à air, écluse ou chambre d'éclusement, et par une cheminée cylindrique pour arriver à la chambre qui occupe la partie inférieure du caisson, espace dans lequel l'air arrive en pression suffisante pour en chasser l'eau, et permettre ainsi aux ouvriers qui y ont pénétré d'accomplir le travail de creusement et de déblaiement nécessaire à l'enfoncement progressif de l'appareil, jusqu'au terrain solide sur lequel les fondations doivent être assises.

L'ensemble d'un appareil (fig. 72) comprend deux parties (T), l'une où l'on travaille ainsi à l'air comprimé et l'autre (M) où l'on travaille à l'air libre au-dessus de la chambre du fond et tout autour de la cheminée qui y accède. Ce travail consiste en maçonneries protégées ou non par des hausses métalliques formant batardeau, suivant que la pile est construite sous l'eau ou dans un terrain marécageux. Ces maçonneries sont destinées à former le corps de la pile, et par l'augmentation progressive de poids qu'elles donnent au caisson le forcent à s'enfoncer au fur et à mesure. Un caisson peut avoir une, deux ou même un plus grand nombre de cheminées, suivant la grandeur de la pile ou culée à construire. Dans le premier cas, la cheminée sert à la fois à la circulation des ouvriers et à l'extraction des déblais ; dans le second cas, une cheminée peut être employée uniquement à l'un de ces mouvements.

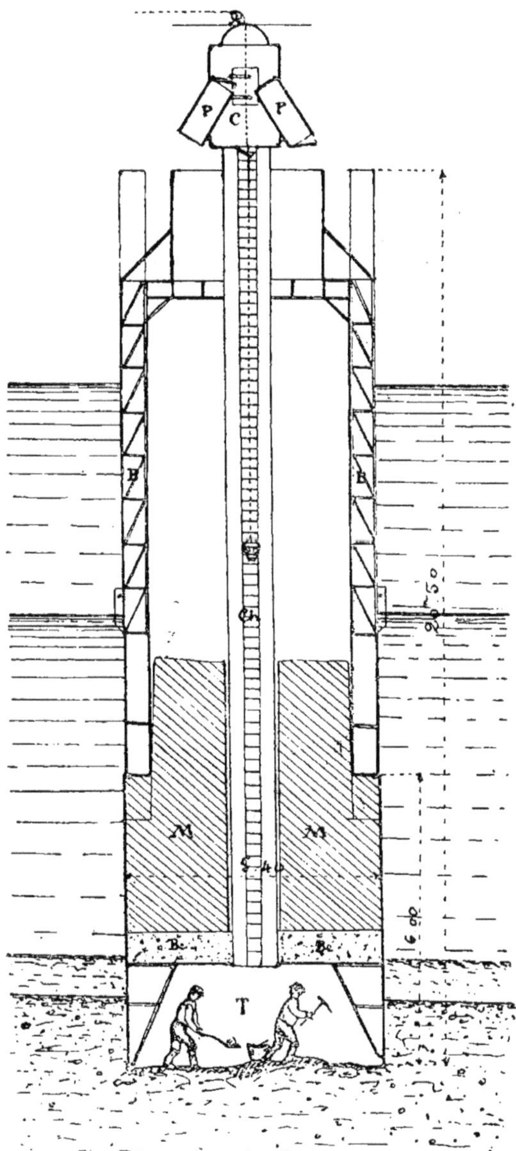

Fig. 72. — Ensemble d'un caisson à air comprimé, avec son bâtardeau système H. Hersent tel qu'il est employé aux travaux des quais verticaux de la Garonne, à Bordeaux.

Les figures 72 et 73 vont nous permettre de présenter les diverses étapes du travail professionnel dans leurs rapports successifs avec les conditions du milieu où agit l'air comprimé.

La figure 72 représente l'ensemble d'un caisson *avec son batardeau, système H. Hersent,* et la figure 73, la cloche ou chambre d'éclusage avec ses portes et ses cylindres d'évacuation des déblais. La cloche C ou compartiment supérieur constitue le sas ou chambre d'éclusage. On y pénètre par une porte qui s'ouvre de dehors en dedans. Sur les côtés de la cloche se trouvent deux cylindres P appelés *pipes*, destinés à l'évacuation des déblais qui arrivent de la chambre de travail dans la cloche par l'intermédiaire de seaux ou bennes que l'on meut du dehors, à l'aide d'un câble métallique traversant la partie supérieure de la cloche munie d'un presse étoupe spécial pour empêcher la perte de l'air comprimé, lequel câble est actionné par un treuil. Chaque pipe est munie à ses deux extrémités d'une porte, l'une *e e'*, extérieure s'ouvrant en dehors, l'autre *d d'*, intérieure s'ouvrant en dedans dans la cloche. Les pipes sont mises en communication avec l'intérieur de la cloche par un tuyau muni d'un robinet *r' r'*; un autre robinet *r r* met en communication l'intérieur de la pipe avec l'air extérieur. Les deux portes sont réunies par une chaîne qui assure la fermeture de la porte intérieure dans le cas où la porte extérieure viendrait à s'ouvrir accidentellement. La cloche communique avec la cheminée par une porte *b* s'ouvrant de haut en bas. A côté de cette porte se trouve un robinet R', dit robinet de compression, qui permet à l'air comprimé de la cheminée de pénétrer dans la cloche. Un autre robinet R également à la disposition des ouvriers, permet, une fois ouvert, à l'air comprimé de la cloche de s'échapper au dehors. C'est le robinet de décompression.

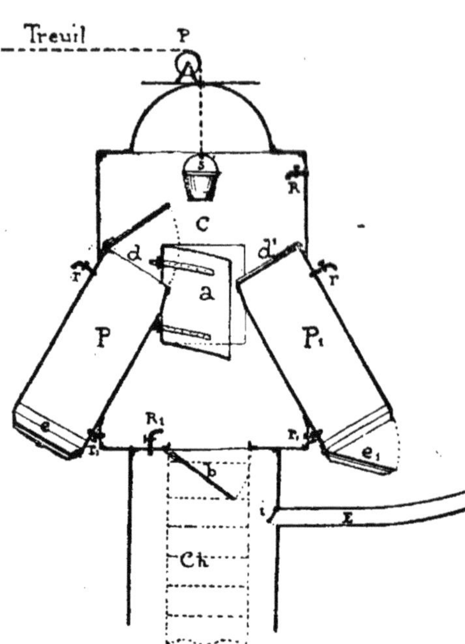

Fig. 73. — Chambre d'éclusage ou *sas* avec ses portes d'entrée (*a*) et de descente (*b*) et ses cylindres d'évacuation des déblais (P P').

Dans l'intérieur de la cheminée, à peu de distance au-dessous du plancher de la cloche aboutit le tuyau d'amenée E, de l'air comprimé. De haut en bas, la cheminée est munie sur sa paroi intérieure de barreaux servant d'échelle pour la descente ou la montée des ouvriers. La cheminée communique librement avec la chambre dite de travail. Cette chambre T (fig. 72) a la forme de la pile. Ses parois sont généralement métalliques ; mais dans certains cas, elles peuvent être constituées par de la maçonnerie ou remplis par du béton. La partie inférieure portant sur le sol et destinée à s'enfoncer présente un renforcement formant couteau.

Nous pouvons maintenant suivre l'ouvrier dans son séjour dans l'air comprimé, depuis le moment de son entrée jusqu'à celui de sa sortie. La cloche C étant ouverte, et la porte *b* qui la met en communication avec la cheminée *Ch* étant fermée par l'air comprimé qui remplit cette dernière ainsi que la chambre de travail, l'ouvrier pénètre dans la cloche et procède à son éclusage. Les portes *d d'* des pipes sont toujours fermées pendant cette opération (fig. 73). Une fois, dans la cloche, l'ouvrier, après s'être assuré que le robinet de décompression R est fermé et les portes intérieures des pipes rabattues, ouvre le robinet de compression R' tout en fermant la porte d'entrée *a*. L'air comprimé arrive dans le sas, et dès que l'équilibre est établi entre l'air du sas et l'air de la cheminée, la porte *b* qui met en communication ces deux compartiments de l'appareil, tombe d'elle-même, et l'ouvrier pénètrant dans la cheminée *Ch* effectue sa descente dans la chambre de travail T (fig. 72) où il doit procéder au creusement du sol et à l'extraction des déblais. Suivant la nature du terrain on emploie soit le pic, soit la pelle, soit encore la mine en cas de besoin. Quand on agit sur un fond de rivière, les couches diffèrent; on a successivement affaire, suivant les cas, à de la vase molle, à de la vase compacte, à du sable et gravier, à de la marne. Pour extraire la vase molle, on pratique, le plus souvent, ce qu'on appelle le siphonage qui consiste à délayer les vases et à utiliser l'air comprimé du dedans pour les projeter au dehors à travers un tuyau d'échappement (fig. 76). Quand on se sert de seaux ou bennes pour l'extraction des déblais, ceux-ci sont montés dans la cloche à l'aide du câble métallique P, dont nous avons parlé, qui la traverse à sa partie supérieure et vient s'enrouler sur un treuil (fig. 72).

Ainsi que nous le savons maintenant, la cloche est en communication directe avec la cheminée et la chambre de travail, et par suite remplie d'air comprimé qui arrive par le tuyau E, lequel est muni d'un clapet *i*. Ce clapet *i*, placé à l'intérieur de la cheminée, est destiné à empêcher la sortie de l'air comprimé dans le cas de rupture du tuyau E, ce qui amène un accident des plus graves.

Le seau plein étant arrivé dans la cloche, l'ouvrier qui s'y trouve le renverse dans une des pipes, la pipe P par exemple, dont la porte *d* intérieure est ouverte et la porte *e* extérieure fermée à l'aide d'un étrier; le robinet *r* est fermé. Lorsque cette pipe est pleine de déblais à évacuer, on rabat la porte *d*; alors l'ouvrier, prenant bien soin d'indiquer le numéro de la pipe, en prévient par un signal connu son camarade qui est à l'extérieur. Celui-ci, le robinet *r'* étant fermé, ouvre avant toute chose le robinet *r* par lequel s'échappe l'air comprimé qui reste dans la pipe et s'assure par là de l'occlusion parfaite de la porte *d*. C'est alors seulement qu'il ouvre la porte *e'*, par laquelle vont sortir les déblais.

La pipe étant vide, on ferme solidement du dehors la porte extérieure *e* et le robinet *r*, puis on ouvre le robinet *r'* qui met en communication la pipe avec l'air comprimé de la cloche, de façon à rétablir l'équilibre et à permettre l'ouverture de la porte *d* s'ouvrant dans l'intérieur de la cloche. Un signal de l'extérieur a prévenu l'ouvrier de l'intérieur, qui peut alors recommencer le remplissage de la pipe, suivi d'une nouvelle manœuvre d'évacuation des déblais; et alternativement ainsi de suite pour chacune des deux pipes.

La manœuvre des portes doit se faire avec la plus grande attention, parce qu'il est arrivé qu'en ouvrant accidentellement la porte extérieure, la porte intérieure étant ouverte, l'air comprimé s'est engoufré dans la pipe en entraînant les ouvriers au travers.

Généralement les hommes entrent dans le caisson par équipes, sous la surveillance et la direction de l'un d'entre eux (chef d'équipe). Ils se répartissent le travail dans la chambre du fond et dans le sas. Pendant leur séjour dans l'air comprimé, les ouvriers ne sont guère soumis à des accidents imputables à la compression proprement dite. A part quelques désordres momentanés qui ne sont que l'exagération de certaines modifications physiologiques, telles que la dilatation mécanique des cavités nasale et pharyngienne, la gène apportée dans l'émission des sons, la diminution des sensations gustatives, olfactives et même tactiles, la sécheresse des muqueuses et de la peau, tous phénomènes auxquels succèdent bientôt un état de bien-être fonctionnel, avec souplesse des membres, facilité des mouvements musculaires, transpiration cutanée et respiration normale. Le seul inconvénient un peu sérieux que l'on peut constater consiste en des douleurs d'oreille très vives, accompagnées de bourdonnements provoqués par l'air comprimé sur la membrane du tympan, alors que l'équilibre de pression n'est point établi entre l'oreille moyenne et le conduit auditif externe. Les ouvriers connaissent bien cet accident, et pour favoriser la pénétration de l'air dans l'oreille moyenne et dégager la trompe d'Eustache des mucosités qui l'obstruent, ils ferment la bouche, se pincent le nez et soufflent vigoureusement. D'autres fois, il suffit, le nez et la bouche étant fermés, d'opérer quelques mouvements de déglutition qui désagglutinent les parois de la trompe et favorisent l'arrivée de l'air dans l'oreille moyenne.

Quelles que soient les conditions fâcheuses dans lesquelles les ouvriers travaillent dans le caisson : durée du séjour, humidité, viciation de l'air, fatigue, aucune d'elles n'est directement justiciable des accidents particuliers qui se rapportent à une décompression brusque; mais il serait contraire à l'observation exacte des faits de nier que toutes ces conditions ne prédisposent singulièrement les organismes à subir les effets de cette décompression au moment de la sortie de la cloche. Nous allons d'ailleurs y revenir.

La manœuvre de sortie se pratique de la façon suivante : L'ouvrier étant remonté dans la cloche C, après avoir tiré à lui la porte de communication *b* de façon à ce qu'elle s'applique exactement contre le plafond, doit s'assurer que le robinet de compression est fermé ; cela fait, il ouvre le robinet de décompression et l'air comprimé de la cheminée pressant alors d'autant plus contre la porte de communication qu'il s'échappe plus d'air au dehors par le robinet de décompression, la porte de sortie de la cloche s'ouvrira dès que l'équilibre avec l'air extérieur sera établi.

C'est au trop de rapidité avec laquelle cet équilibre est obtenu que sont dus les accidents. En d'autres termes, les ouvriers, à la libre disposition desquels on laisse la manœuvre du robinet d'échappement de l'air, se décompriment trop vite. La plupart des observateurs ont été amenés à fixer leur attention sur ce point important et à déterminer la durée du déséclusement. Francois *(Construction du pont du Grand-Rhin)*, avait proposé les chiffres suivants : 4 à 5 minutes pour un excès de pression de un quart à une demi-atmosphère, 6 à 8 minutes pour une pression jusqu'à une atmosphère, 10 minutes au-dessus de une jusqu'à une et demie, de 12 à 15 minutes jusqu'à la pression de deux atmosphères. Les chiffres de Foley *(Construction du pont d'Argenteuil)* sont de beaucoup inférieurs : 30 secondes pour un excès de pression d'une demi-atmosphère, une minute pour une atmosphère, une minute et demie pour une atmosphère et demie, deux minutes pour deux atmosphères, et ainsi de suite. Avec une telle vitesse, on ne saurait se croire à l'abri des accidents. Les chiffres, fixés par l'Administration lors de la construction du pont de Cubzac sur la Dordogne (1884) sont plus conformes à la prudence : 6 minutes pour les profondeurs de 15 à 20 mètres, 12 minutes pour celles de 20 à 25 mètres, 18 minutes pour celles de 25 à 30.

Quoi qu'on fasse, il est presque impossible d'obtenir des ouvriers impatients de sortir de se conformer à la durée prescrite pour le déséclusement.

Comme il vient d'être dit, c'est en effet à l'aide d'un robinet ordinaire dont la clef se trouve dans l'intérieur de l'écluse et qui traverse la paroi, que l'écluse est mise en équilibre de pression avec l'atmosphère.

La section du robinet est calculée pour assurer rapidement l'équilibre quand la différence des pressions est faible ; mais la vitesse d'écoulement de l'air sous pression est sensiblement proportionnelle à la racine carrée de la différence de pression entre l'écluse et l'extérieur, c'est-à-dire que pour éviter dans la vitesse de déséclusement une accélération d'autant plus grande que la pression dans le caisson est plus élevée, il faudrait que les ouvriers aient le soin de n'augmenter que progressivement la section d'écoulement offerte par le boisseau du robinet. Le plus souvent les ouvriers qui viennent de terminer leur quart dans le caisson et qui ont hâte d'aller se reposer ou prendre leur repas, négligent cette précaution et ouvrent en grand le robinet.

Plusieurs dispositifs peuvent être employés pour proportionner à la pression initiale la section d'écoulement de l'air comprimé. La rotation du boisseau du robinet peut être limitée à l'avance par un taquet qui vient porter sur une vis à clef spéciale ; mais la manœuvre de cette vis de réglage doit se faire dans l'intérieur de l'écluse pour éviter des complications d'installation ; c'est un inconvénient, parce que l'organe de réglage pendant son fonctionnement, se trouve soustrait à toute surveillance et reste sous la main des ouvriers. Un autre dispositif qui a été employé à la construction des quais verticaux du port de Bordeaux consiste à munir l'extrémité extérieure du robinet d'un bouchon cônique dont la tige filetée est commandée par un écrou à clef spéciale. Ce dispositif est représenté, fig. 74 ; à l'aide de l'écrou on augmente ou on diminue la surface annulaire offerte à l'écoulement du gaz ; une graduation convenable marquée sur l'une des glissières du bouchon permet de régler à l'avance la durée de l'éclusage en fonction de la pression initiale ; ce dispositif a, sur le précédent, l'avantage d'être hors de la portée des ouvriers placés dans l'écluse ; il se règle par l'extérieur et peut en être contrôlé à tout instant.

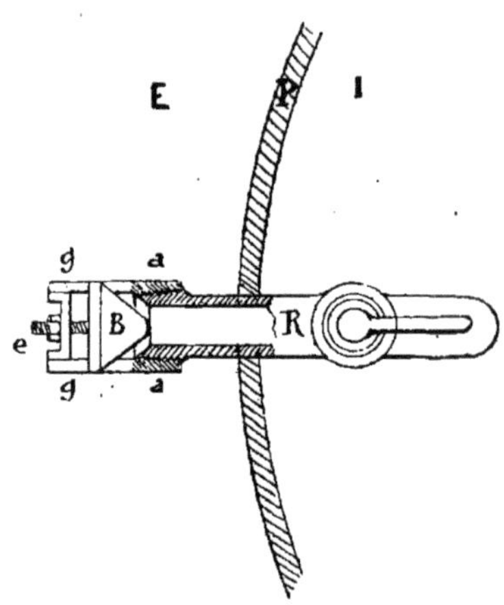

Fig. 74. — Robinet de graduation pour le déséclusement à section d'écoulement constant.

LÉGENDE : P, paroi de l'écluse ; — I, intérieur de l'écluse ; — E, extérieur de l'écluse ; — R, robinet ordinaire de déséclusage ; — *a*, anneau de vissage de l'appareil. — B, bouchon conique d'obturation ; — *g g*, glissières dont l'une est graduée ; — *e*, écrou de réglage du bouchon.

Mais les dispositifs dont il vient d'être parlé offrent, pour une opération déterminée, une section d'écoulement constante, de sorte qu'ils conduisent à des variations de pression très différentes dans l'unité de temps, ou si l'on veut, à des durées très différentes pour une même variation de pression ; c'est ce dont on peut se rendre compte en calculant et établissant la courbe de débit dans l'hypothèse d'une section d'écoulement constante, et l'on trouve alors, pour les durées d'éclusage de 10' pour 20 mètres et 20' pour 30 mètres les variations suivantes des durées dans la décomposition. (Voir le premier tableau de la page 407).

Bien que les observations manquent pour indiquer, avec certitude, dans quelle mesure influe sur l'organisme la répartition des variations de pression dans les limites de durée totale fixées par l'expérience pour le déséclusement, il ne paraît pas douteux que la répartition ressortant de ce premier tableau est fâcheuse, car elle entraîne, pour les grandes profondeurs, de véritables coups de pression dans la première période de l'opération. Le dispositif suivant, imaginé par M. De Volontat, ingénieur du service maritime à Bordeaux, paraît de nature à éviter ces inconvénients en assurant automatiquement, pendant une même opération, une augmentation progressive de la section offerte à l'écoulement du gaz au fur et à mesure que la pression diminue dans l'écluse. Il consiste (voir fig. 75) en un tube prolongeant le robinet et portant à son extrémité un bouchon analogue à celui de la figure 74 ; ce bouchon est porté à l'extrémité d'un levier articulé dont l'autre extrémité est commandée par la tige d'un piston recevant sur l'une de ses faces, la pression de l'air comprimé passant dans le robinet et sur l'autre la pression d'un ressort antagoniste ; on voit que, quand la pression agit sur le piston, elle tend à le faire marcher de droite à gauche, ce qui entraîne l'étranglement progressif de la section d'écoulement tandis que le ressort antagoniste fait marcher le piston en sens inverse et tend par suite à faire reculer de droite à gauche le bouchon et à augmenter la section d'écoulement : plus la pression est forte, plus le ressort se comprime et plus l'ouverture s'étrangle ; au fur et à mesure que la pression diminue, le ressort se détend et l'orifice d'écoulement devient de plus en plus grand. Le calcul montre que pour un réglage déterminé du ressort, l'orifice d'écoulement varie en raison inverse de la pression ; il en résulte, comme le montre le tableau suivant dressé d'après la courbe de débit que pour une durée déterminée d'éclusement le temps demandé par une même variation de pression est d'autant plus long que la pression est plus forte. (Voir le deuxième tableau de la page 407).

VARIATION De la pression.	DURÉE DE LA VARIATION		OBSERVATIONS.
	à 20 mètres,	à 30 mètres.	
De 3k à 2k5.....	»	0'.31"	(1) L'équilibre absolu de pression ne s'obtient qu'après un temps extrêmement long ; mais quand la différence de pression est devenue très faible, la porte de sortie de l'écluse peut être facilement ouverte.
2.5 à 2.».. ..	»	0'.36"	
2.» à 1.5.....	0'.30"	0'.59"	
1.5 à 1.».... .	0'.49"	1'.33"	
1.» à 0.5.....	1'.49"	3'.25"	
0.5 à 0.» (1)..	6'.52"	12'.56"	
TOTAUX.....	10 minutes.	20 minutes.	

VARIATION De la pression.	DURÉE DE LA VARIATION		OBSERVATIONS.
	à 20 mètres	à 30 mètres.	
De 3k à 2k5.....	»	4'.19"	
2.5 à 2.»....	»	4'.29"	
2.» à 1.5.....	3'.26"	3'.51"	
1.5 à 1.»....	3'. »	3'.21"	
1.» à 0.5....	2'.21"	2'.38"	
0.5 à 0.»....	1'.13"	1'.22"	
TOTAUX.....	10 minutes.	20 minutes.	

Le réglage de l'appareil s'obtient à l'aide d'une manette à clef commandant l'écrou qui sert de butée au ressort antagoniste ; cette manette se déplace devant une graduation appropriée gravée sur le fond du cylindre où se meut le piston de réglage. Ce dispositif, à volume réduit, peut s'adapter aux robinets ordinaires des écluses en taraudant simplement leur extrémité extérieure ; il permet, à tous les instants, un contrôle et un réglage par l'extérieur ; enfin, il assure une répartition rationnelle des variations de pression dans la durée totale de chaque opération d'éclusage.

B.—Certaines variations de pression peuvent se produire dans l'intérieur

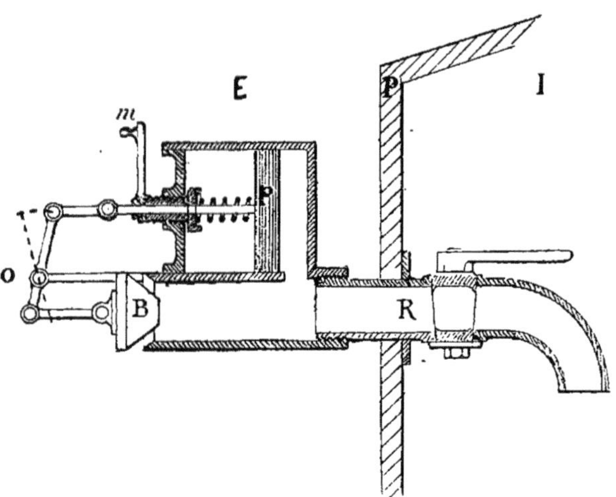

Fig. 75. — Robinet de déséclusement (système De Volontat) à section d'écoulement variable suivant la pression.

LÉGENDE : P, paroi de l'écluse ; — I, intérieur ; — E, extérieur ; — R, robinet ordinaire de déséclusage ; — B, bouchon d'obturation ; — O, point fixe du levier articulé ; — *p*, piston ; — *r*, ressort antagoniste ; — *m*, manette amovible pour le réglage de l'organe pour la commande de l'écrou de butée du ressort.

de la chambre de travail et prédisposer les ouvriers aux accidents de décompression à leur sortie du caisson, si elles n'en sont pas elles-mêmes la cause déterminante. C'est ainsi que les ouvriers accusent souvent ce qu'ils appellent en terme de métier les « *renards* ». Normalement, il y a un léger excès d'air comprimé pour éviter les rentrées d'eau dans les caissons, cet excès s'échappe par dessous le couteau à son point le plus élevé. Mais il peut arriver telles circonstances où l'air comprimé du caisson l'emportant de beaucoup en pression sur le poids des couches d'eau extérieures sorte brusquement par dessous le tranchant, en donnant lieu ainsi à un changement brusque de la pression intérieure. C'est le « renard ».

Cela peut se présenter avec le changement que le régime des marées apporte dans la profondeur de l'eau d'un fleuve sur les berges duquel on construit des piles de fonçage sur lesquelles on doit asseoir les quais verticaux.

La différence de niveau de l'eau ainsi déterminée par les alternances de marée haute et de marée basse, peut donner lieu à des différences de plusieurs dixièmes dans la pression intérieure. L'air comprimé, en effet,

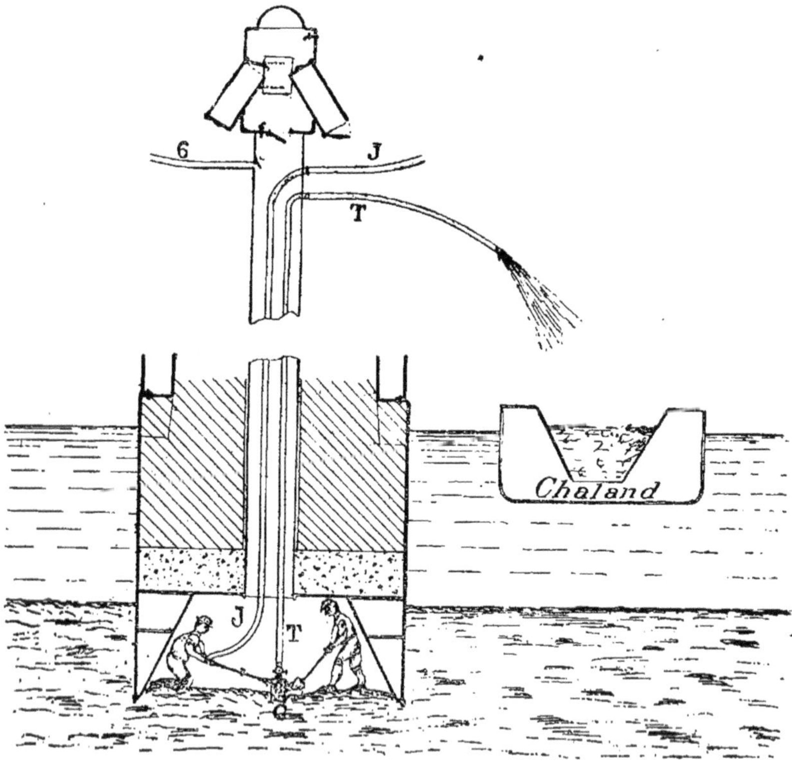

Fig. 76. — Schéma explicatif du procédé d'extraction des premiers déblais par siphonnage ou délayage des matières vaseuses.

envoyé dans la chambre de travail, à une pression déterminée par la profondeur à laquelle on travaille sous l'eau va sortir avec plus de force et de rapidité, au moment des basses eaux, et le renard s'accusera en déterminant une décompression relative ; au moment des hautes eaux, au contraire, on devra forcer la pression intérieure pour faire équilibre à l'augmentation dans la hauteur des couches liquides.

Jusqu'à quel point, ces « *à coup* » dans la pression de l'air que l'on envoie dans la chambre de travail, peuvent-ils prédisposer aux accidents qui se manifesteront ultérieurement au moment de la sortie? Il est assez difficile de le spécifier. Mais c'est là un fait sur lequel les ouvriers atteints ont plus d'une fois appelé mon attention.

La nature du fonds sur lequel on descend le caisson est en réalité la cause principale de ces variations intérieures dans la pression de l'air. Ainsi, pendant les travaux de construction des quais verticaux effectués à Bordeaux par M. H. Hersent sur la rive gauche de la Garonne, les ouvriers accusaient surtout la marne de provoquer des accidents. Dès que le caisson avait traversé les couches de vase et de gravier et venait reposer sur un fonds marneux, les accidents se montraient plus fréquents. Il est vrai de dire que l'on atteignait alors les plus grandes profondeurs (de 18 à 21 mètres au-dessous du niveau de l'eau à marée haute) ; mais les ouvriers accusaient communément les *à coups* de pression que nécessitait la difficulté plus grande qu'il y avait, sur un pareil fonds, à refouler l'eau au dehors ; d'autres invoquaient la viciation plus prononcée de l'air dans la chambre de travail, par suite de l'imperméabilité de ce fonds marneux.

Ces variations intérieures dans la pression de l'air se montrent également quand dans la chambre de travail, on procède à l'extraction des premières vases par siphonage, c'est-à-dire à leur dilution au moyen d'un jet d'eau comprimée et à leur évacuation au dehors par projection de la matière délayée à travers un tuyau d'échappement. La fig. 76 montre le dispositif adopté : L'air comprimé arrive dans la cheminée et dans la chambre de travail par la conduite *c*. Les ouvriers descendus par l'échelle se partagent le travail : l'un prend la lance, et au moyen de l'eau sous pression qui arrive par la conduite J, il délaie la vase que le second ouvrier délaie également à l'aide d'une drague à main. De temps en temps et dès qu'il y a suffisamment de vase délayée, on ouvre le robinet du tuyau d'échappement T et l'air comprimé de la chambre s'y engage avec violence, entraînant la matière délayée à travers une crépine plongée dans la vase liquide. Dès que la crépine est à découvert, on ferme le robinet d'échappement et l'opération se renouvelle quelques instants après. Il vient ainsi d'y avoir une décompression brusque de quelques dixièmes dans un espace de temps très court, étant donné le diamètre du robinet d'échappement qui est environ de 6 à 8 centimètres.

Ces « à coup » de pression sont surtout à craindre quand on a recours à une machine soufflante commune, pour envoyer à la fois l'air comprimé dans plusieurs caissons. En pareil cas, l'air comprimé est envoyé dans une conduite principale sur laquelle des branchements successifs viennent le prendre pour le conduire dans chaque caisson. Or, il arrive que les diverses piles en construction situées à des distances variables et plus ou moins éloignées de la machine soufflante sont à des hauteurs différentes sous l'eau, et que par suite, l'air comprimé à un degré convenable pour un caissson où l'on travaille à 16 mètres de profondeur, ne l'est plus pour celui où l'on travaille à 8 mètres par exemple. Joignez à cela l'exagération de pression que l'on se trouve obligé de donner à l'air à l'origine de la canalisation commune, à cause de la distance où on l'envoie. Il est vrai de dire que les prises d'air comprimé sont équilibrées suivant la profondeur du caisson qu'elles alimentent, par un robinet régulateur appliqué au niveau de chaque branchement. Néanmoins, tout ce mécanisme est excessivement délicat et ne fonctionne jamais régulièrement. Des « à coup » de pression se produisent à un moment donné, et cela plus ou moins facilement, selon la nature du terrain (vase ou marne) par suite d'un échappement brusque sous le couteau, c'est-à-dire par suite de la formation d'un « renard », réduisant presque instantanément la pression de plusieurs dixièmes d'atmosphères.

En dehors des faits qui précèdent et qui se rattachent tous, d'ailleurs, à l'action nuisible d'une décompression subite plus ou moins prononcée, il est certaines conditions de travail, les unes inhérentes au milieu, les autres spéciales aux individus, qui sont particulièrement susceptibles de prédisposer ces derniers à subir les effets de cette décompression.

C'est ainsi que les accidents auront plus de chance de se montrer à mesure que l'on travaillera plus profondément sous l'eau. En d'autres termes, il y aura d'autant plus de chance de dégagement des gaz préalablement accumulés dans le sang et les tissus par l'air comprimé, qu'on sera descendu plus profondément. La *durée du séjour* dans l'air comprimé agit dans le même sens que la *profondeur* ; c'est-à-dire que bien que travaillant à une moins grande profondeur, la durée du séjour peut arriver à accumuler chez les ouvriers autant de gaz qu'il s'en accumulerait chez eux en bien moins de temps s'ils travaillaient à une profondeur plus considérable.

La *fatigue* résultant du mode de travail, prédispose singulièrement aux accidents. Un membre fatigué est par cela même plus susceptible de subir les effets de la décompression. L'attitude pénible que l'on est souvent obligé de garder, en favorise la manifestation dans les muscles des lombes. C'est ainsi, dit Foley, que le bêcheur qui du pied enfonce constamment son outil dans la glaise est frappé dans les muscles extenseurs de la jambe ; le piocheur qui tour à tour baisse et lève son outil, l'est aux muscles de l'épaule (deltoïde, pectoraux, grand dorsal) ; le déblayeur dans le genou gauche ; l'homme du frein à la région mammaire et son compagnon dans les bras.

Il y a en effet dans toute partie du corps surmené, une moins grande résistance au dégagement des gaz tenus en dissolution dans le sang et les tissus, la circulation y étant moins active et moins prompte à ramener ces gaz aux poumons par où ils peuvent être éliminés.

C'est pour la même raison, c'est-à-dire en ralentissant le mouvement circulatoire qui entraîne les gaz dissous et en favorise leur élimination par les poumons, que le *froid*, en agissant sur la circulation périphérique et en diminuant le calibre du réseau capillaire d'un côté, de l'autre en augmentant la tension sanguine dans les organes internes prédispose à l'accumulation des gaz dans les liquides de l'organisme. De là, après une décompression brusque, une chance plus grande de voir se former des embolies gazeuses et apparaître les accidents les plus graves. Rien n'est dangereux, à cet égard, comme le froid produit dans la cloche, par l'effet même d'une décompression rapide qui, en même temps qu'elle devient la cause essentielle des accidents, en détermine elle-même la cause plus particulièrement aggravante. L'ouvrier qui fait des excès, qui boit trop ou se livre à un repas copieux avant de pénétrer dans la cloche, s'expose pour le même motif à une stase circulatoire qui portera obstacle à la rapide élimination des gaz dissous dans son sang par l'air comprimé et le disposera, par suite, aux accidents graves de la décompression. D'une autre part, toute cause morbide, toute affection individuelle portant atteinte à l'intégrité de la circulation, comme par exemple, une affection des poumons, une affection du cœur ou une affection des reins, agira encore dans le même sens et rendra l'ouvrier valétudinaire singulièrement apte à subir les accidents professionnels.

Enfin, l'air vicié par la fumée des lampes ou par un renouvellement insuffisant, vient à son tour, en ralentissant l'activité des échanges respiratoires, provoquer les mêmes conséquences fâcheuses.

Des considérations multiples auxquelles nous venons de nous livrer, aussi bien sur la cause déterminante que sur les causes adjuvantes qui président aux accidents de caisson, il sera facile de déduire les principes d'hygiène professionnelle que l'on doit appliquer, en pareil cas, pour en éviter ou tout au moins en atténuer la manifestation. Mais comme les moyens pratiques de préservation à mettre en œuvre ici doivent également, à peu de chose près, trouver leur indication contre les accidents de scaphandre, nous les présenterons sous une formule commune, après que nous aurons rapidement exposé le travail professionnel des ouvriers scaphandriers.

II. **Les scaphandres.** — Les scaphandres sont employés dans les ports pour ce qui concerne la réparation des navires, la construction des jetées, l'exploration du fond des eaux. A bord des bâtiments ils servent à visiter la carène et à en rechercher les avaries. Leur application à la pêche des perles, à Ceylan entre autres, a précédé leur emploi dans la pêche des éponges dans l'archipel de Grèce, laquelle ne date que de 1865. Depuis lors, le scaphandre a été utilisé sur les côtes de la Tunisie et de l'Algérie pour la pêche du corail et sur les côtes de la Baltique pour la pêche de l'ambre.

A. — Le premier appareil plongeur à air comprimé fut la cloche de Smeaton (1788), dans laquelle une pompe foulante envoyait un courant d'air continu. Cette disposition devait plus tard, en étant appliquée aux scaphandres, donner un très grand développement à ces derniers. Le premier scaphandre ne fut d'abord qu'un simple réservoir d'air comprimé en forme de casque communiquant par un tuyau avec la pompe foulante et dont le plongeur se coiffait au moment de disparaître sous l'eau. L'air vicié était rejeté au dehors par un robinet spécial.

On comprend que de graves accidents pouvaient survenir quand la tête était ainsi entourée d'air échauffé par la compression, tandis que le reste du corps était plongé dans une eau plus ou moins froide. C'est alors qu'on songea à adapter au casque un vêtement qui permît l'accès de l'air comprimé sur toutes les parties du corps. Siebe, en Angleterre, et Heinke, en Amérique, apportèrent à l'appareil les modifications essentielles que l'on retrouve dans le scaphandre français de Cabirol. C'est avec ce scaphandre ainsi perfectionné que la plupart des grands travaux sous-marins ont été depuis entrepris.

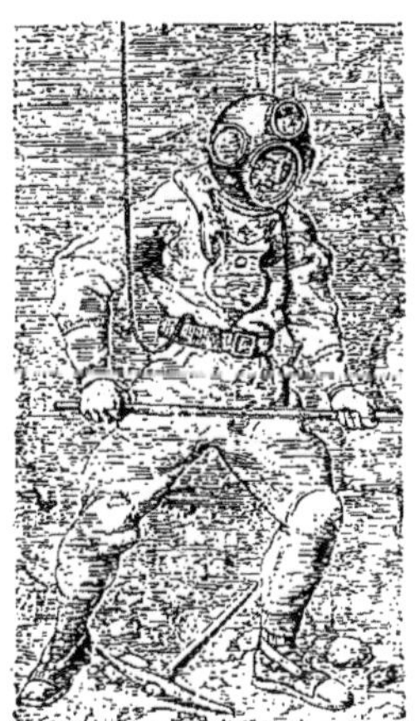
Fig. 77. — Scaphandre Cabirol.

Le scaphandre Cabirol (voyez fig. 77) se compose de deux parties essentielles : d'une part, les objets destinés à couvrir, à protéger le plongeur ; d'autre part, une pompe qui peut être installée soit à terre, soit à bord d'un navire, et qui envoie au plongeur la quantité d'air respirable qui lui est indispensable.

Les objets destinés à isoler le plongeur sont au nombre de trois : un casque, une pèlerine métallique, un vêtement imperméable.

Le casque est en cuivre étamé. En avant se trouvent quatre glaces : l'une, celles du milieu est circulaire ; deux autres, placées sur les côtés, et une quatrième, au-dessus, sont elliptiques. Toutes sont protégées contre les chocs par un grillage en fil de cuivre. La glace du milieu permet au plongeur de voir devant lui ; les autres, celles de côté, lui permettent de voir à droite et à gauche ; celle du haut, de voir au-dessus de lui.

Au dessous de la glace de face, à l'endroit qui correspond à la bouche du plongeur, est une espèce de soupape-robinet ou sifflet. Cette soupape a une grande importance en ce qu'elle permet au plongeur, lorsqu'il reçoit une trop grande quantité d'air de la pompe de l'évacuer rapidement. En outre, lorsque par un motif quelconque le plongeur désire monter, il lui suffit de fermer ce sifflet et la soupape placée sur le côté droit du casque, pour qu'immédiatement le vêtement se gonfle d'air et enlève le plongeur à la surface.

Sur l'arrière du casque, arrive la conduite d'air envoyé par la pompe ; cet air, déversé le long des parois intérieures du casque par trois orifices plats, vient lécher toutes les glaces, et entraîne ainsi la vapeur qui pourrait venir par là les ternir. Sur le côté droit de l'arrière du casque est la soupape qui doit laisser échapper l'air expiré par le plongeur.

Le casque porte en outre des crochets sur lesquels viennent se fixer les cordes de suspension, des poids nécessaires pour que le plongeur puisse facilement rester au fond de l'eau.

La partie inférieure du casque est à vis, disposition qui permet de le réunir avec la partie supérieure de la pèlerine métallique sur laquelle se fixe le vêtement en caoutchouc. Le vêtement est d'un seul morceau ; il est fait en tissu de coton et en toile protégée d'une épaisse couche de caoutchouc. Les mains seules sortent du vêtement. Les manches sont terminées par des manchettes en caoutchouc, par-dessus lesquelles on met encore des bracelets en caoutchouc qui ferment hermétiquement le vêtement aux poignets.

Il peut s'amasser une couche d'air assez considérable entre le vêtement et le corps du plongeur pour que ses mouvements ne soient pas trop gênés par la pression immédiate de l'enveloppe continue.

La pompe est composée de quatre corps disposés de manière à ce que l'aspiration et le refoulement soient égaux. L'air est refoulé dans un tube conducteur. Ce tube est formé d'une hélice intérieure en fil de fer étamé, recouverte d'une première enveloppe de toile, puis de deux feuilles de caoutchouc vulcanisé, puis de quatre bandes de toile caoutchoutée, enfin d'une forte enveloppe de toile à voile qui le protège contre les accrocs auquels il est exposé en frottant sur des corps durs. Le conduit sur lequel il est vissé porte un tube qui conduit à un manomètre destiné à indiquer la pression que l'eau exerce sur le plongeur et la profondeur à laquelle il se trouve.

En dehors de ces trois coups de pompe, il en existe un quatrième qui a pour but d'aspirer de l'eau froide et de l'envoyer dans le bassin qui entoure les trois corps de pompe qui refoulent l'air, afin que les corps de pompe soient toujours à une température assez basse pour ne pas envoyer de l'air échauffé.

Le plongeur doit porter, sous le vêtement du scaphandre, un vêtement complet en laine appliqué directement sur la peau. Il est destiné à appliquer autant que possible la transpiration qui ne tarde pas à baigner son corps et qui ne trouve pas d'évaporation suffisante par suite de l'obstacle qu'y met le vêtement imperméable.

Une ceinture est bouclée à sa taille : elle reçoit une extrémité d'une corde qui y est fortement fixée ; l'autre extrémité est tenue à la surface de l'eau par un homme intelligent. C'est cette corde qui établit sans cesse une communication entre le plongeur et ceux qui sont restés à la surface.

Malgré les perfectionnements incontestables réalisés par les scaphandres Siebe et Cabirol, des inconvénients sérieux restent attachés à ces appareils. En premier lieu, le plongeur est sous la dépendance complète de la pompe foulante qui lui envoie l'air nécessaire à sa respiration. Que par une circonstance indépendante de la volonté des ouvriers qui la mettent en mouvement, ou par un défaut d'intelligence ou d'attention de ces derniers, la pompe vienne à cesser de fonctionner sans qu'on s'en aperçoive immédiatement ; ou bien encore que le tuyau vienne à se rompre, ou, ce qui est plus fréquent, à être comprimé, bridé contre un radeau, une carène de navire par exemple, le plongeur ne reçoit plus d'air et sa vie est fatalement en danger. D'autre part, malgré l'intelligence et l'habitude que les pompeurs peuvent avoir de la manœuvre de l'appareil, rien ne règle l'équilibre entre l'air comprimé que le plongeur respire et la pression extérieure de l'eau qu'il supporte.

Tantôt il reçoit trop d'air, tantôt pas assez ; de là de véritables « à coup de pression » semblables à ceux dont nous avons étudié les effets fâcheux, à propos du travail dans l'air comprimé. De plus, les pistons de pompe acquièrent, par leur frottement contre les parois du cylindre une température sensiblement élevée, malgré l'eau que l'on entretient autour des corps des pompes, et la communiquent à l'air que doit respirer le plongeur.

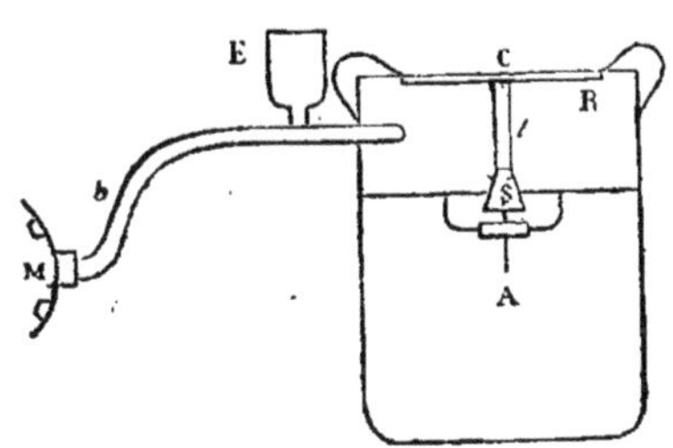

Fig. 78. — Réservoir-régulateur Denayrouse.

En dernier lieu, ce n'est point une chose facile que de revêtir le scaphandre ; il faut pour cela un temps assez long et l'aide de deux hommes ; de là, un retard dans l'immersion qui fait que cet appareil ne saurait être employé en toutes circonstances. En outre, une fois au fond de l'eau, le plongeur est plus ou moins gêné dans ses mouvements par le fait même du vêtement qui l'enveloppe tout entier.

Avec l'*appareil Rouquayrol et Denayrouse*, dont il est fait mention pour la première fois en 1865, la plupart des inconvénients signalés disparaissent. Grâce à un ingénieux système de régulation, le plongeur, par le simple jeu de sa respiration, introduit dans ses poumons la quantité d'air qui lui est nécessaire et à la pression voulue, c'est-à-dire dans un rapport constant avec la pression qui s'exerce à l'extérieur. C'est à la partie importante de l'appareil désignée sous le nom de *réservoir-régulateur* que ce résultat est dû.

Le réservoir-régulateur se compose de deux parties : un réservoir à air comprimé et une boîte régulatrice de l'émission de l'air, ou chambre à air (fig. 78).

Le réservoir d'air comprimé est en tôle de fer ou d'acier (A) d'une forte épaisseur, afin de pouvoir résister à la pression de l'air et obtenir en même temps un appareil d'un poids suffisant. Il a une capacité d'environ 8 litres, et est étamé à l'intérieur pour prévenir l'oxydation. L'air y arrive de la pompe par un tuyau qui porte à sa base une *soupape de retenue*, que la pression intérieure fait refermer en cas de rupture de ce tuyau; de cette façon, l'eau ne peut entrer dans le réservoir.

La chambre à air (R), faite en tôle plus légère, est soudée sur le réservoir d'air. Elle est fermée au-dessus par un plateau en bois ou en métal (C) d'un diamètre moindre que le diamètre intérieur de cette chambre; le plateau est recouvert d'une feuille de caoutchouc ou de cuir souple, d'une surface plus grande que celle du plateau. Cette calotte relie hermétiquement ce dernier aux parois verticales de la chambre. En raison de l'élasticité de la substance qui forme cette calotte, le plateau est susceptible de céder à une pression, soit extérieur, soit intérieure.

Il se laisse déprimer dans le premier cas et se soulève dans le second. Ces mouvements sont transmis par l'intermédiaire d'une tige métallique *(t)* verticale fixée, au milieu du plateau, à une soupape conique (S) s'ouvrant de haut en bas, dite *soupape de distribution d'air*, et qui s'applique sur un orifice qui fait communiquer entre elles les deux parties du réservoir-régulateur : le réservoir d'air (A) et la chambre régulatrice (R). A cette dernière est fixé un tuyau flexible *(b)* qui aboutit à la bouche. C'est par là que le plongeur aspire l'air nécessaire à l'entretien de son existence. Ce *tuyau de respiration* est muni d'une soupape d'expiration (E) placée sous le plateau; elle se compose de deux feuilles minces de caoutchouc collées aux extrémités dans le sens de leur longueur, et que la pression de l'eau applique fortement l'une contre l'autre lorsque se produisent les aspirations, mais qui s'entr'ouvrent pour laisser sortir l'air expiré.

Nous ne saurions entrer ici dans tous les détails de construction des diverses pièces qui composent cet ingénieux appareil. Ce que nous venons de dire suffit pour en comprendre le mécanisme.

En effet, quelle que soit la profondeur à laquelle le plongeur muni du réservoir régulateur descende sous l'eau, la pression du milieu ambiant fait abaisser le plateau; ce mouvement transmis par la tige centrale à la soupape de distribution de l'air, fait que celle-ci, s'ouvrant de haut en bas, laisse pénétrer l'air comprimé du réservoir A dans la chambre supérieure. L'air entrera ainsi jusqu'à ce qu'il ait contrebalancé, par sa pression, l'effet de la pression extérieure de l'eau; alors, le plateau remonte et la soupape se ferme. Il est évident qu'en puisant de l'air dans cette chambre, le plongeur l'introduira dans sa poitrine à une pression égale à celle que le plateau supporte, et qui est aussi celle que supporte son corps. Mais, en enlevant ainsi une certaine quantité d'air à la chambre, l'équilibre est rompu; le plateau pressé par l'eau s'abaisse, la soupape s'ouvre de nouveau et l'air comprimé passe du réservoir dans la chambre pour venir remplacer celui qu'y a puisé le plongeur en respirant.

L'aspiration suivante renouvelle le jeu qui vient d'être décrit.

MM. Rouquayrol et Denayrouse ont supprimé le casque ; ils l'ont remplacé avantageusement, par un ferme-bouche et un pince-nez. Le ferme-bouche (M) est fixé à l'extrémité du tuyau de respiration. Il est en caoutchouc vulcanisé et se place entre les lèvres et les dents. Deux appendices également en caoutchouc, ménagés à droite et à gauche du tuyau de respiration sont destinés à être saisis avec les dents. Avec ce petit appareil, l'eau ne peut pénétrer dans la bouche ; elle ne pourrait le faire qu'au moment de l'inspiration, mais le premier effet de ce mouvement est d'appliquer fortement la pièce de caoutchouc sur les dents. Le ferme-bouche produit alors sur celles-ci un joint hermétique qui s'oppose à toute introduction de l'eau.

Dans le mouvement d'expiration le ferme-bouche ne risque pas de s'échapper, car il est maintenu entre les gencives et les lèvres.

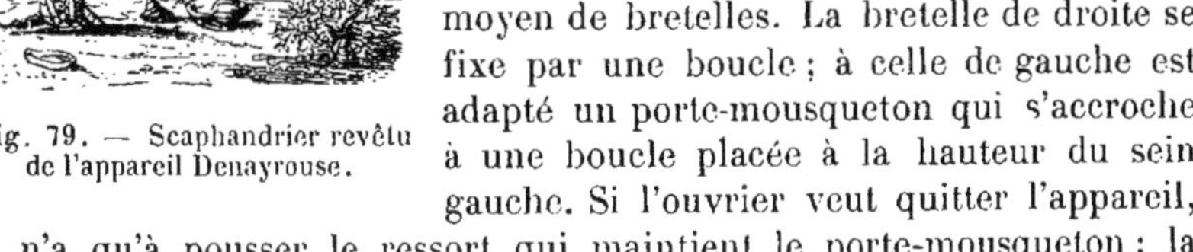

Fig. 79. — Scaphandrier revêtu de l'appareil Denayrouse.

Le pince-nez consiste simplement en deux petites lames terminées par des pelotes recouvertes en caoutchouc et réunies à l'autre bout par une vis de pression qui permet de régler le serrage, à la volonté du plongeur.

Deux cordons l'attachent derrière la tête pour le maintenir, dans le cas où il glisserait sur les narines.

Le régulateur est chargé sur le dos au moyen de bretelles. La bretelle de droite se fixe par une boucle ; à celle de gauche est adapté un porte-mousqueton qui s'accroche à une boucle placée à la hauteur du sein gauche. Si l'ouvrier veut quitter l'appareil, il n'a qu'à pousser le ressort qui maintient le porte-mousqueton ; la bretelle gauche tombe, et un mouvement de l'épaule droite le débarrasse du régulateur.

Pour maintenir le plongeur au fond de l'eau, il est nécessaire de lui mettre des poids aux pieds. On se sert pour cela de semelles en fonte du poids de 8 kilogrammes, soutenues par une talonnière à ressort, sur laquelle il n'a qu'à presser, pour se débarrasser de ces poids additionnels.

Nanti de l'appareil régulateur, du ferme-bouche et du pince-nez, un plongeur peut descendre immédiatement sous l'eau pour obvier à quelque avarie dans la coque d'un navire, ou pour toute autre manœuvre ; celle de dégager une hélice, par exemple (fig. 79).

Mais, s'il doit rester plusieurs heures sous l'eau, il est indispensable de le protéger contre le froid par un vêtement imperméable. Il est aussi nécessaire de garantir les yeux contre l'action irritante que le contact de l'eau entraîne, à la longue. Pour cela, M. Denayrouse a ajouté à son appareil un habit fait d'une étoffe enduite de caoutchouc et un demi-masque portant des verres à travers lesquels s'exerce la vue, ainsi qu'un trou qui laisse passer le tuyau de respiration. L'ouverture de l'habit est jointe hermétiquement au pourtour du masque par un cercle de serrage. Sur un des côtés du masque se trouve un robinet (fig. 80) qui permet de garder dans les vêtements son air d'expiration, ou de l'évacuer plus ou moins complètement au dehors ; de sorte qu'il peut, à son gré, augmenter ou diminuer son volume, et par conséquent se mouvoir de haut en bas et de bas en haut.

Il nous reste à dire un mot de la pompe à air ; celle-ci est construite de telle façon que l'air est toujours comprimé entre deux couches d'eau ; ce qui fait que le plongeur respire un air qui n'est point échauffé. D'une autre part, ces couches d'eau appuient fortement contre les parois du cylindre et la garniture du piston, et cela d'autant plus que l'air est plus comprimé ; de cette manière il ne peut se produire aucune fuite entre le piston et le corps de pompe ; et on atteint ainsi, facilement, une pression très forte. Dans ce but le piston a été fixé verticalement, et le corps de pompe rendu mobile.

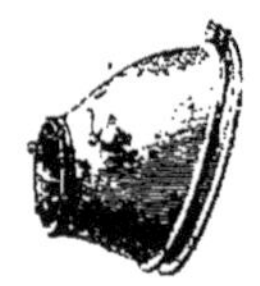

Fig. 80. — Demi-masque Denayrouse.

B. — Le premier document qui nous ait fait connaître les accidents auxquels sont exposés les plongeurs munis de scaphandre est dû à Le Roy de Méricourt (1867). Dans ce travail, on trouve tout d'abord relatées les deux principales sortes d'accidents graves qui surviennent chez eux : les morts subites et les paralysies persistantes des membres inférieurs. En 1872, Alph. Gal, dans sa thèse inaugurale intitulée : *Du danger du travail dans l'air comprimé et des moyens de le prévenir*, s'est particulièrement occupé des pêcheurs d'éponges de l'archipel. Ce document, riche de faits, a été reproduit presque en entier dans le remarquable ouvrage de P. Bert. C'est à lui que nous avons eu recours également pour écrire l'article SCAPHANDRE du *Dictionnaire encyclopédique des sciences médicales*, de Dechambre. En 1882 parait le travail original de MM. Paritsis et Tetzis sur les accidents observés chez les pêcheurs d'Hydra (Grèce). Enfin en 1888, 1889 et 1890, M. Michel Catsaras publie dans les *Archives de Neurologie*, une étude très intéressante intitulée : *Recherches cliniques et expérimentales sur les accidents survenant par l'emploi des scaphandres.*

Tous ces accidents ne diffèrent guère, sinon par leur gravité, de ceux que l'on est conduit à observer chez les ouvriers tubistes. Cette gravité est due à la profondeur à laquelle arrivent les plongeurs au scaphandre qui atteignent fréquemment des fonds de 30 à 35 brasses, soit 50 à 55 mètres. Tandis que dans le posage des piles en rivière on n'est point encore allé au-delà de 25 mètres.

Ils reconnaissent également pour cause la décompression brusque, c'est-à-dire la rapidité avec laquelle on remonte les plongeurs à la surface. Les circonstances aggravantes sont de même ordre que celles que nous avons énumérées pour les ouvriers tubistes. Ce sont, d'un côté le refroidissement, le nombre et la durée des immersions, de l'autre les excès de régime, les abus de boisson au moment de plonger, la fatigue du travail sous l'eau, la débilité, la mauvaise constitution de l'ouvrier, l'existence de quelque affection des poumons, du cœur ou des reins, etc.

§ III. — Des moyens de prévenir ou d'atténuer les accidents qui surviennent dans l'air comprimé.

Après avoir présenté les faits nécessaires à l'intelligence des accidents morbides que l'on constate chez les ouvriers qui travaillent dans l'air comprimé, nous pouvons maintenant aborder le côté véritablement pratique de la question, celui qui a trait aux indications à formuler dans le but d'en prévenir la manifestation, d'en diminuer tout au moins la fréquence et la gravité.

Ces indications concernent : 1° le choix de l'ouvrier, son éducation professionnelle, son hygiène privée ; 2° le séjour dans l'air comprimé considéré au point de vue du milieu et du travail ; 3° les soins à donner à la sortie.

A. — **Choix de l'ouvrier.** — Le plus grand soin doit être apporté au choix des hommes qui doivent être engagés comme tubistes ou comme plongeurs. L'âge a une importance capitale : les hommes de 25 à 35 ans se trouvent, physiologiquement, dans les conditions les plus favorables pour supporter les effets de l'air comprimé. L'activité normale de leurs fonctions respiratoires et circulatoires assure la rapide élimination de l'excès de gaz dissous dans le sang sous l'influence de la compression. Leur état de santé doit être l'objet d'un examen préalable des plus sérieux. On éloignera définitivement tout ouvrier atteint d'une affection pulmonaire ou cardiaque chronique. Les arthritiques, les rhumatisants, les goutteux ne doivent pas être acceptés ; il en sera de même des valétudinaires, des anémiques, des neurasthéniques. On empêchera, temporairement, de descendre sous l'eau les hommes atteints d'angine, de bronchite, d'embarras gastrique, de diarrhée, d'une affection des organes urinaires, de l'oreille ou des fosses nasales.

D'une autre part on devra tenir compte des habitudes régulières de vie, de la sobriété des individus Les excès en tout genre et particulièrement l'abus des boissons alcooliques mettent les ouvriers dans de mauvaises conditions de santé pour supporter le travail à de grandes profondeurs. Les individus qui se livrent à des écarts de régime, à l'ivrognerie, sont à peu près fatalement condamnés aux coups de pression. Très vite fatigués, ils seront presque toujours atteints de vives douleurs musculaires ou articulaires. Dans tous les cas, il faut absolument se garder de laisser entrer dans un caisson ou revêtir un scaphandre tout homme ivre aussi bien que celui qui vient de prendre son repas.

Une éducation professionnelle préalable est nécessaire. On ne devrait permettre l'entrée du caisson, pour la première fois, aux ouvriers tubistes, qu'après les avoir pour ainsi dire initiés théoriquement aux causes des accidents qu'ils vont affronter et aux précautions à prendre. Loin de leur en faire redouter les effets, on leur apprend ainsi à apprécier leur propre responsabilité. Des instructions claires et résumées seront placées sous les yeux des intéressés.

Un ouvrier ne saurait être autorisé à travailler à une forte pression que lorsqu'il aura déjà fait un apprentissage suffisant des pressions moins élevées. Il faudra interdire l'entrée des caissons à tout homme qui a déjà été victime d'un accident d'une certaine gravité.

En ce qui concerne le plongeur avec scaphandre, l'éducation professionnelle préalable est encore plus indiquée, si c'est possible, au moins en ce qui concerne l'effet moral à vaincre. Le scaphandrier, en effet, descend seul, dans son appareil à lui, isolé de tous, ne recevant point de la présence de camarades travaillant dans le même milieu, la tranquillité d'esprit, le sang-froid nécessaires.

On habituera le plongeur novice à régler le jeu de sa respiration dont les mouvements sont toujours précipités, lors du premier essai. On le revêtira de l'appareil en dehors de l'eau, et on le fera respirer, muni des diverses pièces qui le composent.

Avec l'appareil Denayrouse, on ne manque jamais, au début, d'ouvrir les lèvres dans le mouvement d'aspiration et d'introduire ainsi de l'eau qui vient dans la bouche. Les plongeurs doivent respirer sans ouvrir les lèvres. Il faut, à cet effet, leur recommander de sucer, pour ainsi dire, constamment le tuyau d'aspiration. On les habituera enfin à respirer sous l'eau à de petites profondeurs, jusqu'à ce qu'ils se soient rendus maîtres de toute anxiété et de toute oppression, conséquences d'une respiration précipitée.

B. **Séjour dans l'air comprimé.** — La durée du séjour dans les caissons doit varier avec la profondeur où l'on travaille sous l'eau. Elle sera d'autant moindre que la pression de l'air comprimé sera plus grande. Jusqu'à 15 mètres, cette durée peut être portée à 8 heures, bien que cette limite soit déjà élevée alors surtout que les fonds, devenant de plus en plus compacts, les « à coups de pression » sont plus susceptibles de se produire. — Entre 15 et 20 mètres de profondeur, la durée de travail ne devrait pas dépasser six heures ; elle sera réduite à quatre heures par des fonds de 20 à 30 mètres. Les intervalles de repos doivent égaler au moins en durée les périodes de travail.

Chez les plongeurs, la rapidité de la descente dans l'eau répond à la vitesse de l'éclusage chez les ouvriers tubistes. Dans l'un et l'autre cas, ainsi que nous l'avons dit, la compression trop brusque expose à de violentes douleurs d'oreille, parfois à des congestions et à des hémorrhagies, surtout chez ceux qui souffrent de la gorge ou des bronches. On ne saurait donc trop recommander aux ouvriers de souffler fortement en se bouchant le nez, ce qui est toujours facile pour les tubistes.

Un procédé, employé par ces derniers avec quelque succès, consiste à fermer par intervalles le robinet de compression et à arrêter ainsi l'excès de pression sur le tympan jusqu'à ce que, par les mouvements de déglutition et d'expiration forcée, ils aient remédié au défaut d'équilibre dans l'oreille moyenne. Quant aux scaphandriers, ils se livreront à des mouvements de déglutition pour avaler leur salive ; et, pour éviter la sensation incommode de l'eau dans les oreilles, lorsqu'on se sert de l'appareil Denayrouse sans casque, ils se les boucheront avec un peu de coton imbibé d'huile.

Les règles qui doivent présider à la durée du séjour sous l'eau prennent ici une importance capitale. C'est ainsi que Gal nous apprend que pour prévenir les accidents graves chez les pêcheurs d'éponge de l'Archipel, la durée du séjour sous l'eau ne dépassait pas une heure et demie jusqu'à 25 mètres ; de 25 à 30 mètres de profondeur, une heure seulement ; de 30 à 35 mètres, une demi-heure. Entre 35 et 40 mètres, les plongeurs ne restaient plus qu'un quart d'heure. Catsaras a conseillé les règles suivantes pour les pêcheurs d'Hydra : de 10 à 15 brasses (15 à 25 mètres) une heure ; de 15 à 20 brasses (25 à 35 mètres) un quart d'heure ; de 20 à 25 brasses (35 à 42 mètres) dix minutes ; de 25 à 28 brasses (42 à 47 mètres) cinq minutes ; de 28 à 30 brasses (46 à 50 mètres) trois minutes ; de 30 à 32 brasses (de 50 à 54 mètres) une seule minute. On ne dépasse jamais cette profondeur, dit-il.

Il se présente ici, pour cette catégorie de travailleurs, une question de la plus grande importance. D'après les expériences de Paul Bert, des accidents d'une nouvelle sorte, dus à l'excès de tension de l'oxygène dans l'air comprimé, surviennent chez les animaux comprimés à partir de cinq atmosphères. A ce moment-là, l'excès d'oxygène devient toxique pour le sang. Jusqu'à quel point l'assuétude pourrait-elle permettre de séjourner sans danger imminent au delà de 40 mètres, profondeur où le plongeur subit une pression de cinq atmosphères ? On pourrait peut-être ici suivre le conseil de Paul Bert qui, pour combattre le danger de l'augmentation de la tension de l'oxygène ambiant, avait pensé à conseiller qu'on refoulât par les tuyaux, non de l'air ordinaire, mais de l'air pauvre en oxygène. Ce serait là toutefois un moyen peu pratique.

Jusqu'ici, en ce qui concerne les travaux de fonçage à l'air comprimé, on n'est guère arrivé à travailler par des fonds de plus de 30 mètres. Que surviendrait-il si jamais on projetait des travaux nécessitant des profondeurs de 40 à 50 mètres? Faudrait-il compter alors avec toute une catégorie nouvelle d'accidents, véritables accidents de compression cette fois, et non plus de décompression. C'est là certainement que résidera la difficulté. Car, il n'y a pas de doute : pour ce qui concerne les accidents dus à la décompression, il sera toujours possible de les prévenir ou de les atténuer, en pratiquant une sélection judicieuse des ouvriers, en diminuant la durée de séjour dans la chambre de travail, en diminuant les causes de fatigue, en évitant la viciation de l'atmosphère intérieure, en se déséclusant surtout avec les plus grandes précautions, enfin en empêchant l'action du froid produit au moment de la décompression de l'air.

A cet égard, on a préconisé le chauffage à la vapeur de la cloche ou sas d'éclusage. D'une autre part, les ouvriers doivent éviter de se débarrasser de leur chemise de flanelle ou de leur gilet de laine et de travailler le torse nu, sous prétexte qu'ils sont tout en sueur. Rien n'est plus détestable, à cet égard, que l'habitude qu'ils ont de ne prendre leurs effets qu'au moment de la sortie, n'achevant le plus souvent de s'habiller que pendant la décompression. Le refroidissement auquel ils s'exposent ainsi les condamne par avance aux accidents. Cette question de vêtements de travail, chemise ou gilet de laine, bonnet, bottes imperméables, etc., mérite toute la surveillance et toute la sollicitude des entrepreneurs. Enfin, on évitera la viciation de l'air de la chambre de travail, en substituant l'éclairage électrique à la combustion fumeuse de lampes ou de bougies.

C. **Soins à donner à la sortie.** — D'une façon générale, la sortie du sas pour les ouvriers tubistes, le retour à la surface de l'eau pour les plongeurs doivent se faire d'autant plus lentement que la profondeur atteinte aura été plus grande. Nous n'avons pas à revenir sur les mesures à prendre pour assurer un déséclusement convenable. En tout état de chose, il faut éviter à la sortie toute cause extérieure de refroidissement immédiat. On devrait, pour cela, faire entrer les ouvriers dans une chambre chauffée, où ils séjourneraient un certain temps avant de se rendre chez eux alors que le corps en sueur, ou déjà sous le coup du froid produit par une décompression brusque, ils ne pourraient qu'aggraver, dans un trajet immédiat au dehors, les chances d'un refroidissement dangereux. C'est pendant ce temps qu'ils quitteront leurs vêtements de travail pour en changer dans les meilleures conditions possibles de milieu ambiant. Ils auront à leur disposition des couvertures protectrices. Une boisson stimulante devra leur être distribuée, et au besoin, des gants de crin pourraient être mis à leur disposition, pour pratiquer, sur leur corps, une friction sèche stimulatrice de la circulation vasculaire périphérique.

Tout est là, d'ailleurs, tant au point de vue préservatif qu'au point de vue thérapeutique : la stimulation de la circulation dans le réseau vasculaire périphérique préviendra les congestions internes et les embolies capillaires, activera le cours du sang et facilitera le transport des bulles de gaz dégagées vers les voies d'exhalation pulmonaire. Rien, à cet égard, n'est souverain comme les bains de vapeur, entraînant la dilatation de système vasculaire cutané, rouvrant une voie de parcours au gaz non dissous, désobstruant par suite les conduits capillaires engorgés, et prévenant ainsi l'ischémie gazeuse des centres nerveux, cause occasionnelle des troubles paralytiques et sensoriels.

Il est donc important d'établir dans les ateliers, au centre des travaux, une caisse pour bains de vapeur, qu'il sera toujours facile d'alimenter par un tuyau spécial communiquant avec le générateur. Les bains chauds, les bains sulfureux seront efficaces après coup. Ils interviendront favorablement dans le cas de douleurs musculaires persistantes. Les frictions sur les points douloureux pourront être également employées, mais sans violence, méthodiquement, plutôt dans un but de massage que pour en obtenir un effet révulsif. Il faudra éviter les bains froids et les douches.

Au début des accidents, lorsqu'ils se manifestent avec une certaine gravité, Paul Bert a préconisé la recompression immédiate. Il a également conseillé les inhalations d'oxygène. Ce dernier procédé basé sur l'expérimentation, se comprend très bien dans ses effets préservateurs alors qu'il s'agit de contrebalancer dans une ascension aérostatique, par exemple, les inconvénients de la diminution de la tension de l'oxygène à mesure que l'on s'élève dans les couches les plus élevées de l'atmosphère. Mais il n'en est pas de même avec les accidents confirmés de décompression succédant brusquement à une compression exagérée, laquelle est elle-même la cause préparante, pour ainsi dire, des troubles mécaniques déterminés par la décompression.

La recompression immédiate est à la fois plus rationnelle et plus pratique. Catsaras l'a appliquée avec succès chez les plongeurs d'Hydra. La recompression immédiate, dit-il, faite à une profondeur de 10 à 12 brasses (16 à 20 mètres) avec une durée de séjour de 15 à 20 minutes, et suivie d'une décompression lente en plusieurs temps, est le moyen le plus puissant en même temps que le plus commode, pour redissoudre les bulles embolisées dans les capillaires ou disséminées dans les intervalles des tissus. Chaque station de scaphandriers devrait avoir à sa disposition deux à trois machines à scaphandre destinées spécialement au traitement par recompression.

Les ouvriers tubistes connaissent depuis longtemps les bienfaits d'une pareille pratique. C'est leur habitude de redescendre dans les caissons quand ils ont « pris la pression » (sic). Cela réussit quelquefois ; mais comme le plus souvent, ils ne rentrent dans l'air comprimé que plus ou moins longtemps après l'apparition des accidents, à la descente du poste suivant, par exemple, et que d'ailleurs ils courent le risque de s'exposer encore aux mêmes manœuvres imprudentes d'un déséclusement précipité, il arrive fréquemment qu'à cette seconde sortie, le mal s'exagère.

Autre chose serait-ce, si la recompression se faisait dans une cloche spéciale, d'accès facile, uniquement disposée comme appareil de préservation et de traitement, et dont la conduite raisonnée ne serait point laissée entre les mains des ouvriers eux-mêmes.

Pour ce qui concerne le traitement consécutif des accidents variés, que nous avons passés en revue, les indications découleront naturellement de la nature, de la gravité ou de la persistance des symptômes.

ARTICLE VI. — LE TRAVAIL DANS LE MILIEU SOUTERRAIN.

§ I. — Les influences pathogéniques du milieu souterrain.

Le travail souterrain comprend le percement des galeries souterraines, l'exploitation des mines et carrières et la construction des tunnels.

Au point de vue de l'influence pathogénique qu'un pareil travail est appelé à exercer sur les ouvriers, il nous faut distinguer ici comme ailleurs, et plus encore peut-être, la part de nuisance générale qui revient aux conditions du milieu dans lequel on séjourne, et celle qui dépend plus ou moins particulièrement du mode de travail individuel et de la nature des matériaux mis en œuvre.

L'influence commune du milieu souterrain développe-t-elle ici chez les professionnels des prédispositions morbides communes, conduisant à la longue à une expression pathologique caractéristique de la profession. Y a-t-il, en d'autres termes, une « maladie des mineurs », maladie qui se rencontrera partout, d'une façon plus ou moins accusée, selon que les conditions d'insalubrité inhérentes au milieu le seront elles-mêmes plus ou moins?

La maladie que Hallé observa chez des mineurs d'Anzin, en 1802, et qu'il fit connaître sous le nom d'*anémie des mineurs d'Anzin,* n'était pas une maladie communément professionnelle. Elle avait sévi exclusivement dans une seule galerie de mine, alors que dans toute l'étendue du gisement exploité, on n'en observa aucune autre manifestation. C'était là une intoxication accidentelle, considérée généralement aujourd'hui comme provoquée par des gaz délétères (hydrocarburés ou sulfurés) s'étant dégagés plus ou moins subitement dans le milieu professionnel. Depuis cette époque, pareille épidémie n'a été signalée nulle part, et pourtant on n'en a pas moins continué à décrire, sous le nom « d'anémie des houilleurs » un ensemble de symptômes justiciables de ce nom, qui sont bien manifestement la conséquence du séjour habituel dans le milieu souterrain.

Evidemment, suivant la nature du gisement exploité, il viendra se joindre parfois, soit d'une façon continue, soit d'une façon accidentelle, à cette influence essentielle et commune des milieux souterrains, l'influence spéciale de poussières ou de vapeurs toxiques provenant du minerai lui-même ou des opérations par lesquels on procède à son extraction (plomb, cuivre, arsenic, mercure), ou bien celle de vapeurs ou gaz toxiques dégagés du gisement lui-même (gaz carburés de la houille). Mais si les accidents plus subits, plus aigus qui en résulteront peuvent être considérés ici comme une expression temporaire de la nuisance du milieu, il n'en est pas moins vrai que les symptômes d'anémie déterminés par un séjour habituel prolongé dans le milieu souterrain sont une conséquence directe de la profession ; et s'il ne faut plus accorder aujourd'hui à cette anémie une gravité exceptionnelle, elle restera toujours comme la manifestation indicatrice de l'insalubrité plus ou moins marquée du milieu professionnel.

Les causes essentielles de cette insalubrité sont : l'absence de lumière solaire, la grande humidité, une atmosphère confinée et viciée, la température élevée formant ensemble le faisceau étiologique par excellence de l'anémie constitutionnelle.

L'obscurité du milieu souterrain a été incriminée de tout temps avec juste raison, car si la privation habituelle de la lumière solaire n'est pas, à elle seule, une cause déterminante de l'anémie professionnelle des mineurs, elle en est un auxiliaire puissant, directement en diminuant l'activité des échanges organiques qui président à la nutrition des tissus et indirectement en agissant sur l'organisme par l'appui qu'elle apporte aux causes de viciation du milieu ambiant.

L'humidité est la caractéristique même du milieu souterrain. Depuis les opérations de fonçage d'un puits jusqu'aux opérations d'abattage du minerai dans la mine en exploitation, les ouvriers ont à lutter contre une humidité permanente provenant des couches aquifères qu'il faut traverser, des filtrations de l'eau à travers les murs, des nappes d'eau qui s'écoulent dans le radier des galeries. L'atmosphère souterraine est le plus souvent ainsi saturée de vapeur d'eau, et la chaleur qui vient en augmenter l'action nuisible sur l'économie en fait une cause importante de déchéance organique et de prédisposition aux maladies. L'eau croupissante, chargée le plus souvent de principes âcres et irritants provenant du minerai exploité et de détritus organiques de toutes sortes, agit directement en donnant lieu à des éruptions cutanées tenaces et douloureuses. (Voir *Travail à l'humidité*, chap. II, art. III).

La température élevée du milieu souterrain est des plus pénibles à supporter. Au-dessus de 30° elle devient dangereuse. Dans les travaux de percement du Mont-Cenis, la température, au centre du tunnel, s'est élevée à 29°5 ; au Mont Saint-Gothard, elle était en moyenne de 31 à 32° et elle a atteint jusqu'à 35°, et dans les deux derniers mois du percement, chacun des deux chantiers perdait en moyenne, par mois, dix chevaux qui s'abattaient foudroyés de congestion pulmonaire. Sous l'influence de cette chaleur humide, 60 0/0 des ouvriers sont tombés malades. (Staff.)

Dans les mines, les puits de 500 mètres de profondeur ne sont pas rares. Dans la région du Harz à Andreasberg, il y a des puits qui vont jusqu'à 800 et 870 mètres. Ceux de 400 mètres sont ordinaires. On a calculé qu'il faut compter sur un accroissement moyen de 1 degré par 30 mètres de profondeur environ.

Toutefois, le climat de la région, la nature du terrain environnant interviennent pour atténuer ou augmenter les effets des températures souterraines. Dans nos pays, la température à 100 mètres de profondeur est de 15°; à 200 mètres, de 18°; à 300 mètres, de 21 à 22°; à 400 mètres, de 25 à 26°. Au Mexique, on cite des mines où la température moyenne est de 36°. Dans les terrains volcaniques, la température souterraine des mines est toujours plus élevée; elle est extrême dans les houillères échauffées par des incendies souterrains. Si l'air est imprégné fortement d'humidité, l'ouvrier souffre beaucoup de ces températures; avec un air sec, au contraire, la chaleur est moins gênante. D'après M. Lommel, les mines de Comstock, dans la Névada, seraient régulièrement exploitées à une température de 55°5 qu'une ventilation très énergique parvient à peine à abaisser de 10° environ.

L'altération de l'air respirable est due à son mélange avec des produits gazeux toxiques et délétères, ou seulement impropres à la respiration. Toutefois, dans certaines mines, l'air est altéré dans sa composition même par la disparition d'une partie de son oxygène, due à des combinaisons chimiques spontanées. Dans les mines de houille, il peut y avoir production notable d'acide carbonique, en même temps qu'absorption de l'oxygène. De là un un danger plus immédiat. Ainsi, P. Moyle a trouvé comme moyenne dans les mines de Cornouailles, de 15,51 (minimum) à 17,55 (maximum) pour 100 d'oxygène. Dans les premiers cas, les lampes brûlaient avec difficulté et quatre mineurs moururent. La proportion d'oxygène peut descendre plus bas encore : 13,8 0/0. (Bunzen.) Leblanc, analysant, il y a longtemps déjà, l'air des mines de Poullaouen et de Huelgoat, en Bretagne, où les pyrites de cuivre absorbent de l'oxygène sans produire d'acide carbonique, a constaté les résultats suivants : 1° Dans un endroit où il n'y avait pas 16,7 0/0 d'oxygène, la respiration est peu gênée, mais l'air est trouvé faible par les mineurs ; avec 15,5 0/0 d'oxygène, on peut respirer d'une façon continue et sans trop de difficultés; avec 9,8 0/0 d'oxygène, l'air est asphyxiant, et au bout de une à deux minutes, on se sent pris de défaillance. Haussmann a trouvé 13 0/0 seulement d'oxygène dans certaines mines du Harz.

Cette raréfaction pure et simple de l'oxygène qui se rencontre dans les galeries non ventilées ou mal ventilées ne saurait être sans influence fâcheuse sur l'économie. Fabre, de Commentry, qui a beaucoup écrit sur la pathologie des houilleurs, lui fait jouer le principal rôle dans les tendances à l'anémie fonctionnelle que l'on observe chez ceux qui ont travaillé plus ou moins longtemps dans de pareilles galeries et, qui se caractériserait plus particulièrement par des symptômes subjectifs, tels que refroidissement facile des extrémités, vertiges, essoufflement, palpitations, fatigue rapide, douleurs névralgiques, auxquels s'ajoutent presque toujours des troubles digestifs. Selon lui, il n'y aurait pas ici anémie vraie, mais bien anoxhémie par insuffisance d'oxygène. Mais quand l'oxygène disparaît à la suite d'une explosion de poudre ou de dynamite, comme cela arrive dans les coups de mine, il y a certainement autre chose encore ; ainsi que nous le verrons en traitant des méphitismes il y a intoxication par les produits de la déflagration de la poudre et de la dynamite.

Les gaz nuisibles qui se mélangent à l'air de certaines galeries de mines sont donc en premier lieu, l'acide carbonique ou *touffe* des mineurs, qui tend à s'accumuler dans les vieux travaux, dans les anfractuosités, dans les galeries abandonnées qu'une ventilation active peut seule dégager. Dans certaines mines, sous l'influence de l'acide sulfurique provenant de l'oxydation des pyrites et de son action sur les calcaires encaissants, il se dégage de véritables brouillards d'acide carbonique qui s'accumule dans des poches, en tension suffisante parfois pour provoquer des explosions redoutables. Il y a aussi selon les circonstances, les hydrogènes sulfurés dans les mines pyriteuses et carbonés (houillères), les émanations produites par la décomposition des matières organiques, l'oxyde de carbone, etc., tous gaz dont nous aurons à étudier les effets complexes sur l'organisme dans un article spécial. (Voyez Mephitisme, chapitre III, article II). Parmi eux, il en est un, l'hydrogène protocarboné, qui constitue le grisou des mines de houille que nous allons avoir à considérer, surtout au point de vue des graves accidents d'explosion auxquels il donne lieu.

En somme, on peut rencontrer chez les mineurs, à la fois des signes d'une anémie réelle consécutive à la souffrance de l'hématose, anémie plus directement imputable aux conditions même du milieu commun : privation de lumière solaire, chaleur, humidité, défaut de renouvellement ou moins grande richesse en oxygène de l'air respirable, et des symptômes accidentels d'asphyxie lente comme ceux qui furent observés en 1859 à la mine de Villebœuf, près de Saint-Etienne, sur près de deux cents ouvriers qui travaillaient dans des galeries mal aérées (A. Guinard), ou encore de méphitisme aigu provoqué par des accumulations d'acide carbonique et des dégagements subits d'hydrogène sulfuré, de carbures d'hydrogène, d'oxyde de carbone etc., et dans certaines mines, d'hydrogène arsénié. Ce que Kuborn a décrit sous le nom de « vertige essentiel des mineurs », n'est pas autre chose peut être que de l'hydrocarburisme professionnel dont nous aurons à étudier plus loin les manifestations morbides spéciales (voyez Intoxications, asphyxies et méphitismes, chapitre III).

En dehors des gaz et émanations nuisibles, l'air souterrain des mines peut être chargé de poussières dont la pénétration dans les voies respiratoires provoque une « pneumonoconiose » professionnelle. Nous n'avons pas à revenir ici sur la pathogénie et les signes de cette affection, ni sur « l'anthracose des houilleurs », caractérisée par l'encombrement charbonneux des poumons, l'emphysème, les troubles cardiaques et, à une période plus avancée, par tous les signes de la consomption pulmonaire. (Voyez chapitre II, article I). Quant à la véritable phtisie, c'est-à-dire la tuberculose pulmonaire, les ouvriers mineurs en général, ceux des houillères en particulier, sont peut-être ceux chez qui on la rencontre le moins fréquemment. Dans quelques statistiques on les trouve à cet égard, placés aux derniers rangs, à côté des agriculteurs. Nasmyth, d'Edimbourg (1888), comparant la mortalité par phtisie des mineurs d'un district houiller avec celle que l'on observe en Angleterre et en Ecosse sur l'ensemble de la population, a relevé les chiffres suivants : Moyenne de 12 ans (1876-1887) — mortalité par phtisie sur 1,000 mineurs : 1,01 ; mortalité par phtisie sur 1,000 vivants en Angleterre (1850-1863) : 3,23 ; mortalité par phtisie sur 1,000 vivants en Ecosse : 3. C'est d'ailleurs un fait reconnu aujourd'hui à peu près partout que les ouvriers des mines de houille sont des plus privilégiés vis-à-vis la tuberculose pulmonaire, non pas tant peut-être, ainsi que quelques-uns l'ont prétendu, parce que la poussière de charbon serait peu favorable au bacille de la tuberculose, ou parce que, dans les mines, l'humidité du milieu, l'existence de gaz sulfurés ou carbonés, de liquides âcres ou empyreumatiques doués de propriétés microbicides porteraient obstacle à la dissémination de l'agent infectieux, que parce que du fait même du rude labeur qu'exige la profession, les débiles et prédisposés s'en tiennent éloignés et les valétudinaires se hâtent de la quitter.

A côté des affections qui précèdent, nous signalerons seulement les embarras gastriques avec ou sans fièvre ; — les diarrhées, les dysenteries consécutives à l'ingestion d'eaux souvent impures (Demarquette de Henin-Liétard, Fabre de Commentry) ; — les fièvres intermittentes ; — les rhumatismes avec ou sans complications cardiaques ; — les névralgies sciatiques, les bronchites.

Nous devons dire maintenant un mot d'une maladie spéciale d'origine parasitaire, tout à fait accidentelle d'ailleurs, que l'on a observée particulièrement chez les ouvriers employés au percement du Saint-Gothard, d'où le nom de « *maladie des tunnels* » un peu hâtivement donné et dont on a voulu faire, à tort, une des causes principales de l'anémie des mineurs ; c'est *l'ankylostomiase* ou maladie provoquée par la présence dans l'intestin de l'ankylostome duodénal. C'est Perroncito, de Turin, qui a le premier signalé cette origine parasitaire confirmée ensuite, du moins en ce qui concerne quelques uns des ouvriers malades ayant travaillé au percement du Saint-Gothard, par Bozzolo, Sonderreger, Giacone, Buignon, Fabre de Commentry, etc. Les œufs d'ankylostome, expulsés de l'intestin avec les selles des ouvriers atteints de ce parasitisme, trouveraient dans la chaleur et l'humidité des galeries des tunnels et des mines un milieu favorable pour leur transformation en larves, et dans la malpropreté des ouvriers, dans la souillure de leurs aliments et boissons, une cause de pénétration dans leur tube digestif. Ce n'est en somme, qu'une maladie d'importation due à l'embauchage d'ouvriers provenant de localités où existe l'ankylostome duodénal. C'est ainsi que, signalé depuis longtemps dans le Piémont et la Lombardie par Dubini, de Milan, qui, en 1843, constatait que, sur cent autopsies de campagnards de la contrée on trouvait vingt fois des ankylostomes, ce parasite avait été importé au Saint-Gothard par les ouvriers de nationalité italienne.

C'est ainsi que plus tard, dans la région voisine de Bonn, Heise a trouvé l'ankylostome duodénal dans les selles de la plupart des *tuiliers* atteints de troubles gastro-intestinaux et d'anémie. De même, Leichtenstern a rapporté, en 1885, quinze cas d'anémie par ankylostomiase chez des tuiliers des environs de Cologne. Plus tard encore, A. Fraenkel confirma la nature de cette affection accidentellement professionnelle. Les larves de l'ankylostome duodénal, que ce parasite ait été importé ou non par les selles des malades, pullulent dans la terre que manipulent les tuiliers de ces contrées et pénètrent avec l'eau qu'on boit dans les voies digestives.

En 1886, Blanchard, dans un voyage qu'il fit en Hongrie, eut l'occasion de relever les faits suivants. Dans les mines de sel de Wieliska, l'anémie parasitaire n'existe pas parce que le parasite ne trouve point, dans les eaux toujours chargées de sel, des conditions favorables à son développement. Dans les mines d'or de Kremmitz et de Schemnitz, les choses se passent différemment. A Kremnitz, l'anémie a toujours été inconnue ; à Schemnitz, au contraire, elle n'avait cessé de régner depuis 1881. Les deux mines sont cependant à peu de distance l'une de l'autre, et creusées à la même profondeur et dans la même roche. Toutefois, il existe une différence géologique assez importante : à Kremnitz, la roche, traversée par le filon aurifère, contient une grande partie de pyrite de fer (bisulfure) ; à Schemnitz, ce corps est très peu abondant ; il en résulte que sous l'influence des décompositions qui ont lieu dans le sol, l'eau qui ruisselle de la roche à Kremnitz est très chargée d'acide sulfurique, c'est ce qui préserve les mineurs de l'anémie parasitaire, parce que les œufs de l'ankylostome périssent dans cette eau. Il n'en est pas de même à Schemnitz, où ils continuent au contraire à se développer, et pénètrent de nouveau dans l'organisme. Pour faire disparaître l'anémie dans cette dernière mine, on y a creusé un canal couvert destiné à l'écoulement des eaux d'infiltration et chaque mineur a été astreint à verser dans ce canal ses déjections. Les eaux de celui-ci vont se jeter dans un cours d'eau voisin suffisamment acide pour s'opposer au développement des œufs de l'ankylostome, de sorte que l'anémie n'a pas tardé à devenir de moins en moins fréquente à Schemnitz. Cette observation démontre une fois de plus, toute l'importance qu'il y aurait à soustraire les mineurs, quels qu'ils soient, aux causes de maladies provenant de la souillure de l'eau qu'ils boivent par les immondices de toutes sortes, et surtout par leurs propres matières excrémentitielles.

II. L'étude pathogénique de l'influence du mode de travail professionnel sur l'organisme des ouvriers mineurs ferait ici un double emploi avec les considérations générales que nous aurons à développer à ce sujet dans une autre partie de cet ouvrage. Disons seulement qu'ici, plus que partout ailleurs, les organismes jeunes et délicats doivent être soustraits aux funestes conséquences de la prématuration professionnelle. La législation l'a bien compris du reste, et dans la plupart des pays, le travail des mines et carrières est défendu pour les enfants et les femmes (voyez chapitre V, article II). Il nous suffira de signaler les déformations professionnelles : courbures du tronc (J. Symons), genou en dedans (Boens-Boisseau), ensellure lombaire, torticolis (Fabre), le lombago, les entorses et arthralgies tibiot-arsiennes (Demarquette), les douleurs coxalgiques, les bourses séreuses accidentelles, l'hygroma des genoux, les hypérostoses du sommet de la tête, les névrites contusives, le nystagmus (Dransart), etc., toutes affections que des attitudes forcées et défectueuses dans des galeries basses et étroites provoquent et développent et sur la pathogénie desquelles nous aurons à revenir en traitant de l'influence directe du travail professionnel sur l'organisme du travailleur (voyez chapitre V, article I).

§ II. — Les accidents d'exploitation dans les mines.

I. D'après les relevés des accidents survenus en France dans les houillères et dans les autres mines, relevés publiés chaque année par les ingénieurs du corps des mines et consignés dans la *Statistique de l'industrie minière*, le nombre des tués dans les mines de charbon pendant une période de dix années, de 1878 à 1887, a été de 166 en moyenne par an, celui des blessés, de 965; soit, sur une moyenne de 106,035 ouvriers employés souterrainement ou à la surface, une proportion annuelle par 1,000 ouvriers employés de 1,57 tués et 8,87 blessés.

Si l'on retranche de ce nombre total celui des accidents dûs exclusivement aux explosions de grisou, qui est pour cette même période de dix ans de 0,28 tués et de 0,65 blessés par 1,000 ouvriers employés, tant à l'intérieur qu'à la surface, on se trouve en présence de 1,29 tués et de 8,32 blessés par éboulements, chutes dans puits, coups de mines et causes diverses.

Dans l'ensemble des autres mines, pour la même période de dix années (1878-1887), le chiffre des tués a été annuellement de 18 et celui des blessés de 67, sur une moyenne de 11,117 ouvriers employés, soit 1,5 tués et 6 blessés par 1,000 ouvriers.

En Allemagne, on a compté (1887), dans les mines de charbon, une proportion de 2,58 tués par 1,000 ouvriers et pour l'ensemble des autres mines (mines métallifères et exploitations minérales), une proportion de 1,14 seulement, soit un peu moins de la moitié. En Angleterre, la différence, quoique moins accusée, est encore très manifeste. Dans les mines de houille (1887), la proportion des tués est de 1,9 pour 1,000 ouvriers, elle est seulement de 1,3 pour l'ensemble des mines métallifères.

Les accidents d'exploitation considérés dans leur ensemble, sont donc relativement plus fréquents dans les houillères que dans les autres mines. Mais l'excédent des victimes, dans les premières, porte surtout sur les tués et tient au grisou qui frappe exclusivement les ouvriers employés à l'intérieur. Pour une période de 16 années, de 1860 à 1876 inclus, le chiffre annuel des tués par le grisou a été, en France, chez les seuls ouvriers de l'intérieur, de 1,47 par 1,000 et celui des blessés, de 1,23 (78 tués et 65 blessés par an, sur une moyenne de 53,212 ouvriers employés à l'intérieur. Keller).

La gravité des accidents, dans les autres mines, dépend de l'emploi beaucoup plus fréquent de la poudre et de la dynamite. Dans certaines exploitations, comme celles des carrières souterraines par exemple, où les « coups de mine » sont la règle, la proportion des tués l'emporte même sur celle que l'on relève dans les mines de charbon, ainsi qu'il résulte de la statistique suivante portant sur la période de dix années précitée (1878-1887).

Par 1,000 ouvriers employés tant au jour que souterrainement il y a eu :

Dans les mines de combustible.......	1,56	tués p. 1000
Id. Autres mines de toute nature.	1,49	Id.
Id. Carrières souterraines........	1,81	Id.
Id. Carrières à ciel ouvert..... .	0,90	Id.

Une mine, dit M. Octave Keller donne lieu normalement, si l'on peut s'exprimer ainsi, à un nombre d'accidents d'autant plus faible qu'elle occupe plus de monde à la surface, c'est-à-dire au jour, par rapport au personnel du fond ou souterrain, et inversement. Il cite à ce sujet la statistique de 1887 en France, où dans les mines de charbon il y a eu 165 morts et 537 blessés pour 72,972 ouvriers travaillant souterrainement, soit respectivement 2,26 et 7,36 pour 1,000, contre 13 morts et 75 blessés pour 30,191 ouvriers employés à la surface des mines, soit respectivement 0,43 et 2,49 pour 1,000 seulement.

Ce fait que les risques sont bien plus grands dans l'intérieur des mines qu'à la surface, est commun à tous les pays. Ainsi dans un relevé fait en Angleterre et cité déjà dans notre *Hygiène des Professions et des Industries* en 1875, on trouve pour trois années (1861, 1862 et 1866) 2,508 accidents ayant donné lieu à 3,480 décès sur lesquels, d'une part, 2,290 accidents appartiennent à l'intérieur (1160 éboulements, 412 accidents divers dans les puits, 402 accidents divers dans les galeries et 316 explosions de grisou) et, d'autre part, 218 accidents seulement appartiennent à la surface : (accidents de machines, d'explosion de chaudières, etc). Les 2,290 accidents d'intérieur ont causé 3,243 décès, ce qui donne une proportion de 1,4 tué par accident tandis que les 218 accidents de surface ont occasionné 237 décès soit 1,09 tués par accident.

Les statistiques qui précèdent visent uniquement les accidents graves. C'est à eux que se rapportent le classement des causes générales qui les déterminent. Ainsi, le relevé suivant que nous empruntons à M. O. Keller(1), donne une idée assez exacte de la nature et du coefficient de gravité des accidents qui surviennent dans les mines de houille.

STATISTIQUE DES ACCIDENTS GRAVES SURVENUS DANS LES HOUILLÈRES DE L'ALLEMAGNE EN 1887

Nature des accidents.	Proportion des tués pour 1000.	Proportion des blessés pour 1000.
Par les coups de mine	0,12	0,80
Par les éboulements	1,06	8,49
Sur les plans et dans les puits inclinés	0,30	1,25
Dans les puits	0,23	0,59
Dans les chantiers d'extraction	0,08	3,68
Par le grisou (explosions)	8,46	0,35
Par le mauvais air	0,04	»
Par les machines	0,04	0,51
Par les irruptions d'eau	0,05	»
A la surface	0,23	3,00
Divers	0,07	2,57
	2,68	21,24

Sur 100 accidents de personnes la proportion des tués aux blessés est de 11,20 tués pour 88,80 blessés.

C'est surtout en Angleterre que les accidents sont classés d'une façon

(1) *Statistique des Accidents. Rapport présenté au Congrès international des accidents du travail*, Paris 1889.

méthodique. La répartition suivante des ouvriers tués en 1887 dans l'ensemble des mines de charbon de la Grande-Bretagne et de l'Irlande peut être considérée comme l'énumération la plus complète des causes qui provoquent ces accidents.

CLASSIFICATION DES ACCIDENTS SURVENUS DANS LES HOUILLÈRES EN ANGLETERRE (1887).

1° Accidents à l'intérieur.

				Tués.
Explosions de grisou				149
Éboulements	des parois		106	470
	du toit		364	
Accidents dans les puits	Déroulement de câble en excès		8	84
	Rupture de câble ou de chaîne		1	
	Par les engins mécaniques pendant la descente ou la montée		16	
	Chutes d'ouvriers	depuis la surface	6	
		depuis une partie du puits	21	
	Chutes d'objets	depuis la surface	3	
		depuis une partie du puits	6	
	Divers		23	
Accidents souterrains divers	Coups de mine		22	213
	Asphyxie causée par le gaz		6	
	Inondation		3	
	Chute dans l'eau		»	
	Sur les plans inclinés		65	
	Par les wagonnets		73	
	Par les machines		10	
	Autres		3	
TOTAL				916

2° Accidents à la surface.

Par les machines	6	79
Explosions d'appareils à vapeur	9	
Divers	69	
TOTAL GÉNÉRAL		995

La proportion de tués aux blessés sur 100 accidents de personnes est de 19,33 tués contre 80,67 blessés.

Le tableau suivant relevé en France par M. O. Keller également pour la même année 1887 concerne à la fois les mines de charbon et les autres exploitations minières. Il permet aussi de comparer les accidents de même nature dans les unes et les autres ainsi que leur coefficient de gravité respectif, c'est-à-dire le chiffre proportionnel de tués sur 100 accidents de personnes.

CAUSES DES ACCIDENTS.	MINES DE CHARBONS.			AUTRES EXPLOITATIONS MINIÈRES		
	Tués.	Blessés.	Coefficient de gravité : Sur 100 accidents de personnes, combien de tués ?	Tués.	Blessés	Coefficient de gravité : Sur 100 accidents de personnes, combien de tués ?
Éboulements	0.63	3.29	16.1	0.72	3.47	17.1
Grisou	1.15	0.37	76.2	»	»	»
Puits. Chute dans les puits	0.11	0.20	35.4	0.14	0.15	48.2
Puits. Ruptures de câbles, chute de bennes, etc.	0.01	0.06	14.3	0.29	»	»
Coups de mine	0.04	0.36	10	0.29	1.01	22.3
Exploitation des voies souterraines	0.14	1.86	7	»	0.58	»
Travaux manuels	»	0.56	0	»	0.72	»
Causes diverses	0.18	0.66	21.4	0.15	0 86	14.8
TOTAUX	2.26	7.36	23.4	1.59	6.79	18.9

Mais toutes ces statistiques, avons-nous dit, se rapportent exclusivement aux accidents graves. On se tromperait donc beaucoup si l'on voulait y voir le nombre total des blessés. L'enquête organisée par M. O. Keller, auprès des principales compagnies houillères en France, en vue des projets de loi, sur la sécurité du travail et les risques professionnels a porté sur les trois années 1885, 1886 et 1887.

Les résultats de cette enquête, unique en son genre, comportent avec eux tous les éléments du problème. Aussi croyons-nous devoir les reproduire.

Ensemble des nombres moyens annuels des ouvriers employés en 1885 : 90,633 ouvriers ; en 1886 : 92,568 et en 1887 : 93,273 soit en tout : 276,474.

Classification des victimes.		Nombre	Proportion par 100 ouvriers employés.	
Tués		474	1,7	4,3
Invalides affectés d'une incapacité de travail permanente	absolue	51	0,9	
	partielle	204		
Blessés grièvement	ayant chômé plus de six mois	297	1,1	
	ayant chômé de trois à six mois	636	2,3	
Blessés, ayant chômé de 21 jours à 3 mois		8.662	31,3	
Id. légèrement, ayant chômé de 5 à 20 jours		27.844	100,7	
Id. très lègèrement, ayant chômé 4 jours au plus		10.640	38,5	

Nombre total des victimes : 474 tués et 48,334 blessés soit 176,5 par 1,000 ouvriers employés.

La nature des lésions varie avec la cause des accidents. Ce sont dans les éboulements, des fractures du crâne ou de la colonne vertébrale, des écrasements de thorax avec fractures multiples des côtes et des ruptures d'organes internes ; ou bien, la mort arrive par suffocation chez ceux qui demeurent enfouis sous les décombres.

Quant aux blessures non suivies de mort que déterminent les éboulements, ce sont le plus ordinairement des fractures des membres et des côtes. Quelquefois, dit Tardieu (1871), il s'agit seulement de contusions, mais dont l'étendue et la profondeur rendent les suites non moins redoutables. La moëlle épinière ressent fréquemment le contre-coup de ces contusions, dont la colonne vertébrale reçoit principalement le poids. Il en résulte des paraplégies qui persistent toujours très longtemps, parfois même à l'état d'infirmité incurable.

Un assez grand nombre de décès sont occasionnés par les coups de wagonnets ; la plupart doivent être attribués, dit Atkirson (1868), à la tentation qu'éprouvent les ouvriers de braver la défense qui leur est faite, en montant dans les wagons employés à charrier le charbon dans la mine.

Les fractures du crâne dit Demarquette (1860) sont souvent la conséquence de la chute des échelles, celles du rachis de la chute de l'ouvrier dans les puits.

Pour 29,911 cas où la nature de la lésion a été indiquée dans l'enquête faite sur les victimes des accidents survenus dans les houillères pendant les années 1885, 1886 et 1887, la répartition est la suivante :

	Nombre	Proportion par 1000 blessés.
Fractures	1.056	35,3
Luxations. — Foulures. — Entorses	1.266	42,3
Plaies	6.957	232,6
Contusions	26 632	689,8

Un accident encore assez fréquent à la suite des coups de mine, c'est la cécité traumatique. Dans un relevé des accidents arrivés dans les houillères de la province de Liège (1832-1838) on trouve que sur 106 aveugles par traumatisme, 60 ont dû leur cécité à l'emploi de la poudre à canon dans les mines (A. Vischer).

Il est en dernier lieu une statistique intéressante concernant la répartition des acccidents chez les diverses catégories d'ouvriers employés dans les mines. Les accidents en effet, considérés dans leur ensemble atteignent de manières très diverses les travailleurs d'une même exploitation. A cet égard, nous empruntons à l'ouvrage classique de M. Haton de la Goupillère sur l' « Exploitation des mines » le relevé suivant relatif aux mines de la Béraudière et portant sur vingt années consécutives (1854 à 1874).

1° Sur 100 accidents embrassant les diverses catégories d'ouvriers quelle est la part qui revient à chacune d'elles ?

Pour les	Gouverneurs, cette part est représentée par		0,50
Id.	Cantonniers	id.	1,50
Id.	Glisseurs	id.	4,00
Id.	Enchaîneurs	id.	4,00
Id.	Mineurs	id.	8,00
Id.	Toucheurs	id.	9,00
Id.	Boiseurs	id.	13,00
Id.	Remblayeurs	id.	15,00
Id.	Rouleurs	id.	18,00
Id.	Piqueurs	id.	27,00

2° Sur 100 ouvriers de même catégorie quel est le chiffre proportionnel d'accidents qu'ils présentent ?

Pour les	Gouverneurs ce chiffre proportionnel est de		1,37
Id.	Cantonniers	id.	6,79
Id.	Enchaîneurs	id.	6,89
Id.	Remblayeurs	id.	8,23
Id.	Boiseurs	id.	8,41
Id.	Piqueurs	id.	16,68
Id.	Mineurs	id.	11,48
Id.	Glisseurs	id.	12,41
Id.	Rouleurs	id.	12,95
Id.	Toucheurs	id.	20,68

II. **Les accidents de grisou.** — Sous le nom de *grisou*, *brisou*, *mofette* ou *mauvais air*, on désigne un gaz combustible qui se dégage spontanément dans la plupart des mines de houille, quelquefois aussi mais beaucoup plus rarement dans certaines mines métalliques, dans les mines de sel et dans les soufrières. Mélangé en proportion convenable avec l'air des galeries de mine, il donne lieu à des mélanges explosifs dont l'inflammation accidentelle provoque de terribles catastrophes, causant parfois la mort de plusieurs centaines d'ouvriers.

Il résulte des analyses les plus récentes (Commission autrichienne du grisou, 1885) que le protocarbure d'hydrogène ou gaz des marais est le seul gaz combustible qui se rencontre avec certitude dans le grisou. Voici, en effet, la moyenne de 14 analyses de grisou provenant de soufflards ou de trous de sonde :

Protocarbure d'hydrogène (CH^4)	89,54
Acide carbonique (CO^2)	0,73
Azote (A^z)	8,87
Oxygène (O)	0,64

Le protocarbure d'hydrogène provient de la décomposition naturelle des matières végétales ; le grisou dont il est la base se trouve tout constitué dans la houille dans laquelle il reste enfermé jusqu'au moment où celle-ci est mise en exploitation. Alors, tantôt il se dégage par un véritable suintement sur toute la surface du charbon mis à nu, d'abord rapidement au front de taille du massif, puis en diminuant progressivement ; variant en quantité suivant la perméabilité de la roche, le nombre et la profondeur des fissures ou cassures qu'elle présente. C'est là le mode de dégagement normal de la plus grande partie du grisou qui se trouve renfermé dans une mine, et c'est celui qui offre le moins de danger. Tantôt au contraire, le grisou se dégage brusquement, au moment où on l'ouvre, d'une cavité ou poche dans laquelle il était renfermé, sous la forme d'un jet de gaz qu'on appelle *soufflard*. Il y a des soufflards de peu d'importance qui s'échappent de petites fissures mises à jour ; il y en a d'autres énormes qui proviennent de larges failles ou de bancs de roches fissurées. Quelques-uns de ces soufflards ont pu être canalisés et brûler au dehors pendant des années entières. Ce mode de dégagement brusque par des fissures ou failles mises à jour est le plus fréquent ; mais le grisou peut se dégager aussi instantanément par suite d'une dislocation brusque de la houille sous la pression intense du gaz qui y est accumulé, en projetant une masse de charbon pulvérisé, sous laquelle les ouvriers qui n'ont pas eu le temps de se sauver demeurent parfois ensevelis.

Une fois dégagé, le grisou circule dans la mine, se mêlant dans les mines bien aérées à une quantité d'air suffisante pour ne pas y former des mélanges explosifs ; mais s'accumulant parfois dans certains points reculés, où l'air n'arrive qu'en quantité insuffisante, et y formant ainsi des mélanges explosifs que la moindre imprudence pourra enflammer. Dans certaines mines, les vieux travaux sont, à cet égard, particulièrement dangereux.

Tout mélange de grisou et d'air compris entre 6 pour 100 et 16 pour 100 de grisou est inflammable. L'explosion est la plus forte quand la proportion de grisou est de 8 pour 100.

Les accidents causés par le grisou sont dans les mines de houille en tant qu'accidents, beaucoup moins fréquents que les accidents de bennes et de wagonnets, de ruptures de câbles, de chutes des échelles, d'éboulements de charbon, de chutes de pierres. Ces derniers, en réalité bien qu'atteignant un moins grand nombre d'ouvriers à la fois, causent deux fois plus de morts et dix fois plus de blessures que le grisou, ainsi qu'il résulte du relevé suivant.

Pour 1,000 tués dans les houillères, combien par coup de grisou :

En France (de 1851 à 1860)	243
En France (de 1861 à 1870)	213
En France (de 1871 à 1880)	236

En France (de 1881 à 1887)	163
En Angleterre (de 1875 à 1885)	235
En Autriche (de 1876 à 1880)	224
En Belgique (de 1851 à 1871)	291

Mais ce qui frappe l'attention dans les accidents de grisou, ce sont les véritables catastrophes auxquelles ils donnent lieu. La plus terrible est celle qui arriva en 1886, à Oaks-Colliery (Yorkshire) qui fit à elle seule 361 victimes.

Pour qu'il y ait explosion de grisou, il faut qu'il y ait d'abord accumulation de ce gaz dans la mine et formation de mélange explosif, puis inflammation de ce mélange. L'insuffisance de la ventilation dans les travaux, consécutive à l'emploi de procédés défectueux d'aérage, l'existence de vieux travaux mal remblayés, dans le sein desquels le grisou se confine pour en sortir brusquement à un moment donné sous l'influence d'une modification apportée dans la pression de l'air de la mine, l'irruption anormale et instantanée d'un soufflard, d'une masse quelconque de grisou, telles sont les causes qui rendent le danger imminent; l'emploi de lampes à feu nu, de lampes de sûreté défectueuses ou maniées imprudemment, les coups de mine, le voisinage d'un foyer d'aérage, la témérité d'un fumeur sont les causes qui le déterminent.

Le relevé suivant montre la part qui revient à chacune de ces causes sur 100 accidents d'explosion de grisou.

	Lampes à feu nu.	Lampes de sûreté.	Tirage à la poudre.	Divers et inconnus.
En France (de 1820 à 1882)	55	20	15	10
En Belgique (1821 à 1879)	20	37	30	13
En Angleterre (de 1870 à 1880)	37	2	28	33
En Prusse (de 1860 à 1880)	60	20	10	10
En Autriche (de 1869 à 1886)	51	14	27	8
Moyenne totale	45	18	25	12

Les lampes à feu nu employées dans les mines supposées peu grisouteuses n'en sont pas moins encore, on le voit, la cause du plus grand nombre des accidents. On comprend, dès lors, à quels dangers terribles et incessants l'usage de pareilles lampes soumettaient les ouvriers mineurs avant l'invention de la lampe de sûreté par le chimiste Davy, en 1817. La découverte de Davy est basée sur l'action refroidissante qu'exercent les toiles métalliques sur les flammes qu'elles enveloppent et sur la difficulté que les gaz chauds ont à les traverser en dehors de toute vitesse acquise.

La lampe de *Davy* (fig. 81), telle qu'elle a été construite par son inventeur, est une lampe dans laquelle la flamme est entourée d'un cylindre de toile métallique fermé à la partie supérieure, de 4 à 8 centimètres de diamètre et d'une hauteur de 15 à 20 centimètres. Les dimensions données par Davy aux mailles de sa toile métallique étaient de 121 mailles au centimètre carré. Le nombre en a varié depuis, et certaines lampes ont été construites avec des toiles métalliques ayant plus de 200 mailles au centimètre carré. Ce n'est pas, toutefois, parce que les mailles seront plus ou moins serrées qu'il y aura moins de possibilité pour les flammes de passer au travers ; il faut surtout qu'elles soient régulièrement serrées, car il suffit qu'il y en ait une trop large pour que la flamme y passe. Le chiffre adopté à peu près partout aujourd'hui est de 145 mailles au centimètre carré, avec un fil de 0mm33 et une largeur de maille de 0mm46.

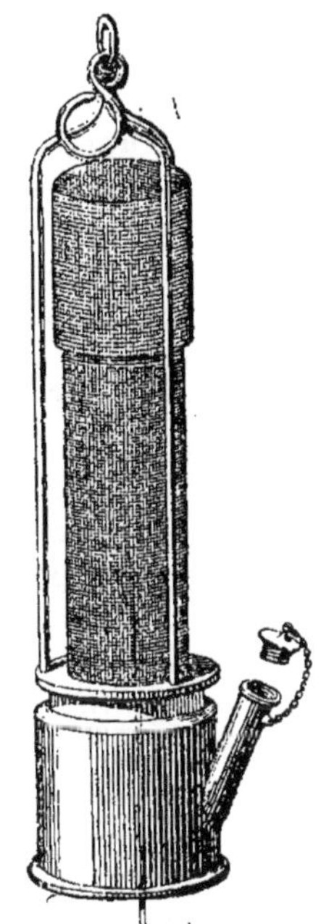

Fig. 81. — Lampe Davy.

Ainsi que le relevé précédent le démontre, le nombre des accidents imputables aux lampes de sûreté est néanmoins relativement considérable, et c'est à l'emploi de la lampe de *Davy* qui, sous l'influence des courants d'air, laisse passer la flamme au dehors, qu'il faut en attribuer une bonne part. Que l'ouvrier laisse tomber cette lampe, qu'il la tire vivement à lui pour la retirer d'un mélange explosif, cela suffit pour déterminer un courant d'air qui projette la flamme au dehors. Elle offre cependant un certain avantage, car elle est la seule qui ne s'éteigne pas lorsqu'elle vient à être plongée dans un mélange explosible, et qui se rallume spontanément quand elle est ramenée dans un air moins chargé de grisou. Aussi est-elle utilisée pour la recherche de ce gaz dans la visite des chantiers ; mais alors il est prudent de doubler sa toile métallique et de ne la confier qu'à des hommes expérimentés.

On a cherché à remédier aux inconvénients de la lampe Davy en remplaçant la partie de la toile métallique qui est autour de la flamme par un verre qui augmente considérablement son pouvoir éclairant et en doublant le tamis au-dessus du verre. C'est le principe des lampes de Clanny. La lampe *Clanny* proprement dite, connue en France sous le nom de lampe *Boty* et adoptée en Prusse sous le nom de *lampe normale*, est dangereuse aussi dès qu'il y a dans la galerie de mine une certaine vitesse du courant d'air déplacé, parce qu'à l'instar des lampes Davy, sa flamme est faci-

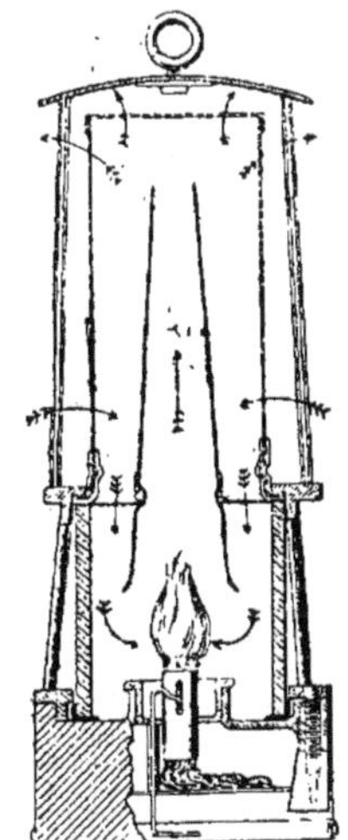

Fig. 82. — Lampe Mueseler.

lement projetée au dehors. Elle s'éteint difficilement quand on l'agite ou qu'on l'incline, mais elle s'éteint généralement quand on la ramène d'un mélange explosif à l'air pur ; de là une plus grande sécurité avec elle qu'avec la lampe Davy.

La lampe de sûreté qui est le plus communément employée de nos jours dans les mines très grisouteuses, est la lampe inventée en 1840 par Mueseler. La lampe dite *Mueseler* est une lampe Clanny, qui est fermée au-dessus du verre par un diaphragme horizontal en toile métallique, à travers lequel passe une cheminée très rétrécie à son sommet. Le principe de la sécurité de ce système est basé sur le mélange partiel des produits de la combustion avec l'air frais entrant dans la lampe, de façon à atténuer l'incombustibilité du mélange explosif. Ce mélange partiel est obtenu par ce fait que les produits de la combustion trouvant un débouché insuffisant par la cheminée, s'échappent à travers le diaphragme en sens inverse de l'air froid avec lequel ils se mélangent. (Voyez fig. 82). Le nom de la lampe Mueseler doit être réservé au type belge défini par l'arrêt royal de 1876. Cette lampe s'éteint toujours lorsqu'elle est placée dans un mélange explosif en repos ou animé seulement d'un mouvement de translation transversal ; mais elle a l'avantage de ne pas s'éteindre par l'action du courant d'air, à la condition toutefois qu'on ne l'incline pas, car l'inclinaison la plus faible la fait s'éteindre très facilement ; de là l'obligation où les ouvriers se trouvent de l'ouvrir fréquemment, ce qui est une cause de danger. On a songé à protéger la lampe contre les courants d'air en protégeant le tamis métallique par un écran. C'est le principe sur lequel sont basées la lampe française de Marsaut et la lampe anglaise de Evan Thomas.

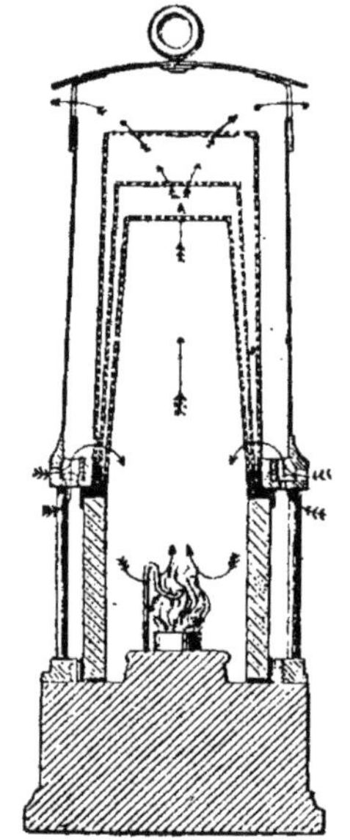

Fig. 83. — Lampe Marsaut.

La lampe dite de *Marsaut*, dit M. Le Chatelier, ingénieur en chef des mines auquel on doit une excellente étude sur le classement des lampes de sûreté employées dans les mines (*Rapport au Congrès international des mines de 1889 sur les lampes de sûreté*), est une lampe Clanny, dont le tamis est entouré d'un écran métallique qui le protège contre l'action des courants d'air ; des ouvertures placées à la base et au sommet permettent l'entrée de l'air et la sortie des fumées. Cet écran donne à la lampe une sécurité qui paraît absolue dans les conditions habituelles des mines ; il préserve de plus le tamis contre les détériorations accidentelles. En regard de ces deux avantages, il a l'inconvénient de diminuer un peu le pouvoir éclairant, de faciliter l'extinction en gênant la circulation de l'air ; enfin, de permettre plus facilement l'oubli du tamis que l'on ne voit pas. C'est aujourd'hui pour les mines très grisouteuses la lampe qui est le plus généralement employée en France (voyez fig. 83).

Nous signalerons en dernier lieu la lampe *Fumat* (fig. 84), de service courant aux mines de la Grand-Combe, inventé par l'ingénieur en chef de l'exploitation. Cette lampe est basée sur le principe des lampes modérateurs en ce qui concerne l'évacuation des fumées et l'admission par le bas (système par alimentation inférieure) de l'air nécessaire à la combustion, la flamme étant empêchée de communiquer à l'extérieur par les deux orifices d'entrée et de sortie. Cette lampe brûle bien, elle donne une flamme éclairante supporte le mouvement et ne s'éteint pas dans la position inclinée. Ajoutons que la lampe Fumat a été adoptée à Paris pour le service des incendies, sur le rapport d'une commission instituée par le Préfet de police, à l'effet de faire un choix entre les lampes de sûreté pour en munir les sapeurs-pompiers appelés à pénétrer dans des milieux explosifs ou dangereux.

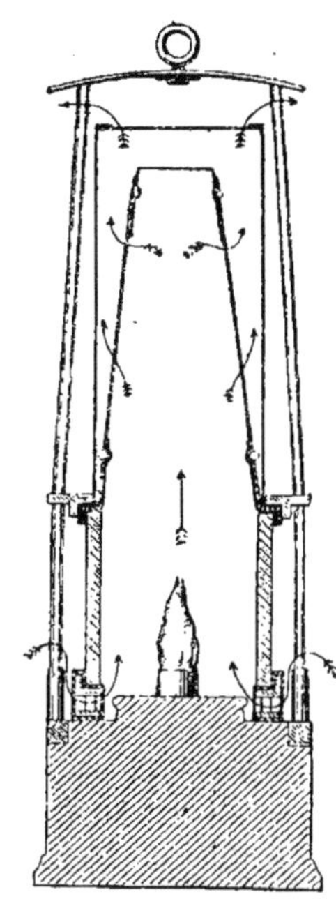

Fig. 84. — Lampe Fumat.

En somme, en faisant exception pour la lampe Davy, les lampes de sûreté que nous venons de décrire offrent par elles-mêmes toutes les garanties de sécurité possible contre le danger d'explosion. Suivant M. Le Chatelier (*Le grisou*, in *Encyclopédie des Aide-mémoire, publiée par M. Léauté, 1893*), elles n'ont pour ainsi dire jamais occasionné d'accidents lorsqu'elles sont fermées et en bon état de conservation. Le nombre de ceux auxquels elles ont donné lieu, sont tous dûs, soit *à leur ouverture* par les ouvriers, dans le but de leur donner plus d'éclat, de les rallumer ou d'allumer leur pipe, soit à leur *fermeture défectueuse*, soit à leur *détérioration* causée dans la mine par une chute de pierre ou un choc d'outil, soit à leur *mauvais état* résultant d'un défaut de surveillance à la lampisterie. Pour obvier à l'ouverture des lampes par le mineur, on s'est ingénié à leur appliquer divers procédés de fermeture plus ou moins inouvrable. C'est ainsi qu'il y a des fermetures à rivet, des fermetures à soudure, la fermeture hydraulique expérimentée dans la mine de Douchy, la fermeture à l'électro-aimant ; mais, sans compter qu'aucune de ces fermetures n'a fait ses preuves, il arrive que lorsqu'elle est trop compliquée, les lampistes qui ont beaucoup de lampes à fermer, finissent par ne plus les fermer complètement. Le moyen le plus sûr est encore celui qui permet de reconnaître qu'une lampe a été ouverte. La fermeture par un rivet de plomb portant une marque spéciale est celle que l'on préfère communément. En Angleterre et en Allemagne, on a essayé d'utiliser le pétrole pour éclairer les lampes de mine. Si ces lampes à pétrole donnent une flamme plus éclairante et plus sensible au grisou, elles présentent l'inconvénient d'entraîner des dangers par la manipulation de grandes quantités de pétrole dans la lampisterie.

Les *lampes électriques* sont bien certainement les lampes de l'avenir. Avec elles, ce ne sera pas seulement une diminution du danger qu'on obtiendra, mais sa suppression complète, du moins en ce qui concerne la part qui revient à l'éclairage dans les explosions de grisou. De nombreux essais ont été faits dans ce sens, et jusqu'ici les résultats paraissent satisfaisants. Nous citerons la lampe portative *Jamin* et *Trouvé*, employée dans les poudreries de l'Etat, la lampe portative de *J. W. Swan*, expérimentée dans les mines de Riska et adoptée par plusieurs Compagnies minières en Angleterre, la lampe *J. Pickin*, essayée aux mines de Tydesley, la lampe *Stella*, qui a été essayée en France avec succès aux mines d'Anzin et de Rochebelle. Toutes ces lampes sont alimentées par des accumulateurs.

L'emploi des explosifs dans les mines est une cause fréquente, sinon la plus fréquente, de l'allumage du grisou. Les explosifs déflagrants, comme la poudre noire, enflamment toujours les mélanges combustibles du grisou, quelles que soient les conditions de leur emploi. Des recherches expérimentales entreprises dans ces derniers temps par une Commission spéciale à la poudrerie de Sevran-Livry ont conduit à des résultats assez satisfaisants. On est actuellement en possession d'un certain nombre *d'explosifs* dits *de sûreté*, par l'emploi desquels le danger d'explosion du grisou se trouve, de ce côté là du moins, grandement diminué (François, ingénieur en chef des mines d'Anzin); ce sont des mélanges d'azotate d'ammoniaque soit avec de la dynamite, soit avec d'autres substances : Coton octonitrique, Binitro et Trinitronaphtaline, dont la température de détonation est plus ou moins abaissée, au point de n'enflammer qu'exceptionnellement les milieux grisouteux (Mallard et Le Chatelier).

Mais l'emploi de ces nouveaux explosifs ne saurait supprimer tout danger ; aussi a-t-on cherché à les remplacer par des moyens mécaniques d'abatage du charbon, ne donnant lieu à aucun développement de température capable d'enflammer le grisou. C'est ainsi que le professeur F. Abel (1885), a recommandé l'emploi de l'électricité pour le tirage des mines. M. Mathet, ingénieur en chef des mines de Blanzy, a exposé en 1889, les heureux résultats obtenus par l'emploi dans l'abatage du charbon ou même du rocher en veine, d'engins et outils fonctionnant par l'air comprimé, telles que *l'aiguille-coin*, la *bosseyeuse* et la *hâveuse.* Dans les mines de Marihaye, en Belgique, il n'a pas été fait depuis quatorze ans un seul coup de mine, le travail mécanique de la bosseyeuse ayant été substitué, d'une manière absolue, à celui des explosifs (Mathieu-Dubois, Liège, 1889).

Un point intéressant à étudier, est le rôle que sont appelés à jouer les *poussières de houille* répandues sur le sol ou sur les boisages dans les galeries et les chantiers, soit comme agents d'explosion (coups de poussières), soit comme cause d'aggravation des accidents d'explosion.

Les expériences du professeur F. Abel (1882), les travaux de MM. Galloway et Atkinson (1887), semblent démontrer que les poussières fines de charbon mêlées à l'air pur peuvent donner lieu à des explosions comparables aux véritables explosions du grisou. On aurait à craindre surtout le pulvérin très sec qui se dépose sur le haut des boisages, impalpable, léger et facilement entraîné par les courants d'air en proportions détonantes, associé ou non avec la poussière soulevée par le roulage dans les galeries. De récentes expériences faites par MM. Mallard et Le Chatelier en France, tendent à dénier aux poussières, quelque fines qu'elles soient, la propriété de former avec l'air pur des mélanges explosifs. Selon eux, les mines à poussières très inflammables mais non grisouteuses, n'ont jamais été le théâtre de grands accidents; par contre, les graves accidents attribués aux poussières se sont toujours produits dans des mines très grisouteuses.

Ce serait donc seulement comme cause d'aggravation des accidents que les poussières interviendraient dans les explosions de grisou. A ce titre là, elles n'en sont pas moins redoutables, en tant que facteur important dans la généralisation des coups de mine; ainsi, d'après L. Dombre, un mélange d'air et de grisou, inexplosible par lui-même dans des circonstances ordinaires, peut devenir explosible en présence de poussières charbonneuses; une explosion de grisou peut, dans ce cas, se produire en un point de mine où rien ne révélait la présence de ce gaz. M. Hiet, directeur des houillères de Saarbruck a cherché à préciser les conditions d'explosion d'un mélange détonant dans des atmosphères chargées de poussières. Il résulte de ses expériences que la présence d'une certaine étendue de poussier de charbon ordinaire prolonge en la doublant ou triplant, la flamme produite par la substance explosive. Avec du poussier de charbon bitumineux, le prolongement de la flamme prend des proportions considérables. Quant à la violence de l'explosion, elle est singulièrement accrue.

La physionomie pathologique des lésions observées chez les ouvriers victimes du grisou, prend du fait même de l'intervention de la combustion de ces poussières, une expression nouvelle sur laquelle il est bon d'appeler l'attention. En effet, les accidents morbides plus ou moins graves qui peuvent être la conséquence d'une explosion de grisou, consistent, soit en brûlures externes plus ou moins limitées, le plus souvent superficielles, occasionnées directement par les mélanges gazeux enflammés, le grisou *lèche* suivant l'expression d'un observateur; soit en lésions consécutives aux dégats causés par l'explosion : chocs, éboulements, telles que contusions, fractures, plaies par écrasement, asphyxie; soit en troubles nerveux, dépressifs ou convulsifs, survenant à la suite de l'explosion, mais tardivement quelques heures après ou même le lendemain, et se manifestant par des phénomènes d'asphyxie pulmonaire ou de syncope cardiaque.

Le docteur A. Riembault, de Saint-Etienne (1883), a appelé l'attention sur certains accidents funestes, survenant à la suite d'une explosion de grisou, et attribués jusqu'ici à des brûlures des voies broncho-pulmonaires. Les victimes de ces accidents, disent les ouvriers, ont « avalé le feu ». Or, il n'en est rien. Les expériences entreprises par Riembault lui ont démontré que dans les cas dont il s'agit, il n'y a pas de brûlure interne, et il a été porté à attribuer les troubles respiratoires observés chez les mineurs qui ont subi un coup de grisou, à une commotion des parties supérieures de la moelle, une sorte de fulguration.

La physionomie de ces accidents, d'ailleurs, mérite d'être reproduite : on voit par exemple des hommes présentant des brûlures externes insignifiantes à la suite d'une explosion de grisou rentrer à pied à leur domicile, manger et dormir comme d'ordinaire; puis au bout de 15, 24 ou 26 heures, ils ressentent un malaise général, deviennent oppressés et meurent rapidement avec les symptômes de l'asphyxie. M. Reynaud, de Saint-Étienne, est arrivé à comparer ces effets du grisou aux accidents qui surviennent chez les scaphandriers à la suite d'une décompression trop rapide; l'air des galeries, subitement raréfié au moment de l'explosion, ne fait plus équilibre à la tension des gaz du sang qui, remis en liberté, sont projetés sous forme de bulles dans les capillaires des centres nerveux. Chez les scaphandriers toutefois, il y a prédominance des troubles médullaires; chez les victimes du grisou, prédominance des troubles bulbaires. On ne peut, selon lui, attribuer ces troubles qu'à des embolies. Selon M. Paul Gaudin (*Thèse de Paris*, 1887), tous les symptômes dûs à une décompression brusque provoquée par une explosion de grisou s'expliqueraient par un trouble mécanique produit par une insuffisance fonctionnelle cardiaque occasionnant une stase sanguine et favorisant la formation d'embolies gazeuses.

Il est une autre explication qui a été donnée de ces accidents et qui consiste à attribuer leur véritable cause à l'action toxique de l'oxyde de carbone (Dujol, de Saint-Etienne, 1883). C'est ici qu'intervient l'influence aggravatrice des poussières de charbon. Outre l'augmentation considérable de la température des gaz brûlés que leur inflammation occasionne, ces poussières, dit avec juste raison M. Le Chatelier, se trouvant, au moment de l'explosion de grisou, soulevées en proportion bien plus grande que celle qui peut être brûlée, donnent naissance à de l'oxyde de carbone, gaz éminemment toxique (Voyez Art. *Asphyxies et Méphitismes*). Il en résulte que tous les ouvriers qui se trouvent après une explosion, même assez faible, sur le passage de la bouffée des gaz brûlés pendant son cheminement vers le puits de sortie sont tués par ce gaz. Le grisou seul qui n'est jamais en excès par rapport à l'oxygène de l'air ne donnerait que de l'acide carbonique et ce dernier gaz n'amènerait pour les ouvriers non brûlés que des troubles passagers, souvent sans gravité.

§ III. — Des mesures préventives à appliquer dans les mines

Nous pouvons maintenant aborder l'étude des précautions à prendre contre les accidents des mines. Nous nous occuperons d'abord de ceux occasionnés par l'altération de l'air.

Nous n'avons pas à revenir sur le rôle des lampes de sûreté. Pour ce qui concerne la formation de mélanges explosibles, il est indispensable d'être mis à même de reconnaître la présence du grisou dans les galeries. Dès les premiers temps, la constatation de l'élargissement de la flamme de sa lampe a été pour le mineur l'annonce de la présence du grisou autour de lui, et du danger qu'il courait. Il devait avoir toujours l'œil sur elle et l'éteindre si son élargissement considérable venait à indiquer une proportion inquiétante de grisou. Cet élargissement est dû à la combustion du grisou, qui brûle avec une flamme bleue formant une auréole plus ou moins grande autour de la flamme de la lampe. Ce moyen d'indication qui se fait directement dans la mine est en réalité très pratique. Dans certaines circonstances on est arrivé ainsi, en diminuant le trop grand éclat de la flamme qui empêcherait de voir l'auréole révélatrice du grisou, à reconnaître sa présence à partir de la proportion de 3 0/0.

On a proposé, dans le but de reconnaître le degré de sécurité d'une mine un certain nombre *d'appareils indicateurs* basés presque tous sur la combustibilité du grisou et dans lesquels la combustion du grisou se manifeste par l'incandescence d'un fil de platine, traversé par un courant électrique. Nous signalerons seulement l'indicateur de M. Coquillon qui emploie un fil fin de palladium rendu incandescent par un courant électrique pour brûler le grisou et en doser la proportion dans un échantillon de l'air de la mine. M. Lechatellier a proposé de remplacer le fil de palladium par un fil de platine à cause de la moindre fusibilité de ce dernier.

On a voulu reconnaître une indication du danger du grisou dans l'influence que les *variations barométriques* peuvent avoir sur son accumulation dans la mine. Des expériences entreprises en Autriche dans les mines de la Silésie paraissent avoir démontré que :

1° Le volume de grisou dans l'air a généralement augmenté ou diminué suivant que la pression atmosphérique diminuait ou augmentait;

2° Le volume de grisou dans l'air dépendait de la rapidité avec laquelle se manifestaient les variations barométriques.

Ces recherches ont motivé l'adoption de certaines mesures dans l'exploitation, mesures consistant à suivre attentivement les variations barométriques, et suivant le cas, à l'approche d'un changement de pression, à aviser les ingénieurs d'interdire le tirage à la poudre partout où il pourrait être dangereux et suspendre le travail dans les galeries les plus exposées aux dégagements du grisou.

Bien que bon nombre d'ingénieurs éminents hésitent à admettre et même refusent aujourd'hui d'admettre que les phénomènes météorologiques puissent à eux seuls déterminer une modification dangereuse de l'atmosphère des galeries de mine, il ne peut en réalité qu'y avoir bénéfice à se tenir sur ses gardes, et à poursuivre de pareilles observations. Quoiqu'il en soit, l'accumulation du grisou sera combattue efficacement par des dispositions de travaux et d'aérage intérieur, un bon aérage étant en vérité le seul moyen logique et pratique à employer pour conjurer les accidents. Puisque, dit Le Chatelier, tout ouvrier se trouvant sur le passage des gaz produits par une explosion est nécessairement perdu, on devra toujours renvoyer l'air sortant des régions grisouteuses de la mine par la voie la plus directe aux puits du retour de l'air sans jamais lui faire suivre les voies de roulage.

Un autre moyen consistera à sectionner la mine en quartiers aérés par un circuit spécial parcouru par de l'air n'ayant pas traversé d'autres quartiers, et disposés de manière à ne pas être désorganisés par une explosion survenant dans un quartier voisin (Arrêté du préfet de la Loire, 2 mai 1890).

Enfin, pour prévenir l'aggravation du danger causé par les poussières, on empêchera d'abord leur accumulation par un balayage périodique et absolu des galeries du chantier, en prenant la précaution de laisser se dissiper tout nuage avant de reprendre le tirage des coups de mine, et ensuite leur soulèvement par un arrosage méthodique. En Belgique, on a préconisé pour les mines profondes où l'absence d'humidité favorise le développement des poussières, le lavage systématique à la lance de leurs parois et du plafond. L'eau peut être conduite dans les galeries soit par des réservoirs intérieurs, soit par des tuyaux partant des réservoirs du dehors. On a proposé, pour empêcher les poussières de revenir, après dessication, à leur état naturel d'ajouter à l'eau des matières agglutinatives, telles que l'argile, la chaux, le sel marin. On a également essayé l'addition de chlorure de calcium ou d'autres matières très hygroscopiques en vue de résister à la dessication opérée par le courant d'air et de dispenser même de l'arrosage dans un air suffisamment humide ; ces essais paraissent ne pas avoir donné grand succès.

Le moyen le plus puissant d'assurer à la fois la salubrité et la sécurité du travail souterrain, abstraction faite de ce qui se rapporte à la manœuvre des appareils et des divers engins employés à l'extraction du minerai, est certainement un bon aérage. Il ne nous appartient pas d'aborder et de traiter ici le problème de la ventilation des mines ; il nous suffira de dire qu'il y faut envoyer et faire passer assez d'air pour combattre à la fois la viciation du milieu, son extrême humidité, et prévenir par une dilution convenable toute formation de mélanges explosibles, toute accumulation, toute stagnation de gaz méphitiques. M. Schondorf (*Recherches sur l'aérage des houillères*, 1875), supposant qu'un mineur absorbe avec sa lampe 50,5 litres d'oxygène par heure, qu'un cheval en absorbe 100 litres et qu'ils dégagent le premier 38 litres d'acide carbonique et le second 90 litres, dit que l'aérage doit être suffisant pour que la perte en oxygène ne dépasse pas 1,5 0/0, le développement d'acide carbonique, 0,5 0/0 et celui d'hydrogène carboné 0,6 0/0. La Compagnie de Blanzy envoie 80 litres d'air par seconde et par ouvrier dans les puits à grisou. Ces chiffres sont dans la pratique, ordinairement dépassés. Ainsi en Belgique, on recommande par homme et par seconde, 89 litres ; à Brückenberg, en Saxe, 151 litres ; en Angleterre, 186 litres. Il existe en Angleterre, dit M. Haton de La Goupillière, des exemples véritablement extraordinaires de puissance d'aérage dans les houillères de la Grande-Bretagne. On envoie par seconde 108 mètres cubes à Oaks-Colliery et 125 à Pemberton avec des ventilateurs ; avec des foyers, 165 mètres cubes à Murton et 170 à Seaham. Or, ce dernier chiffre représente 14,688,000 mètres cubes, c'est-à-dire environ 19,000 tonnes d'air dans les 24 heures.

Quelle que soit la masse d'air qui passe par une mine, la nécessité s'impose de bien brasser le courant pour combattre la tendance que l'air a dans une galerie de mine à ne cheminer que par filets parallèles, se mélangeant ainsi difficilement par diffusion et permettant à des mélanges explosibles ou méphitiques de se former à côté même du courant de ventilation. On remédie à ce grave inconvénient, en dirigeant le courant de proche en proche, en le forçant à pénétrer dans les galeries que l'on a en vue, au moyen de *portes d'aérage* ou *écluses*, de *cloisons* ou *barrages*, de *tuyaux de conduite* ou *canars*.

La ventilation des mines peut être naturelle ou artificielle. La ventilation naturelle est le résultat de la différence de température qu'il y a entre l'air du fond et l'air du dehors, elle naît spontanément de la configuration même des travaux et de la disposition relative des puits d'accès par lesquels ils se trouvent mis en relation avec l'atmosphère extérieure. L'air ainsi appelé parcourt les galeries avec une faible vitesse de 20 à 40 centimètres par seconde ; ce qui, dans certains cas, alors surtout qu'il s'agit d'autres mines que les houillères, suffit à l'exploitation.

Mais le plus communément, il faut recourir à la ventilation artificielle. Celle-ci s'obtient par des *foyers d'aérage* ou par l'emploi de *ventilateurs mécaniques*.

Les foyers d'aérage se placent au fond du puits de retour d'air. Ils ont sur les appareils mécaniques l'avantage d'être moins sujets aux dérangements, mais leur fonctionnement est souvent influencé fâcheusement par l'humidité des puits. Leur emploi est adapté fort bien aux mines larges où ils permettent d'obtenir des dépressions supérieures à celles que fournissent les ventilateurs dans les mêmes conditions. Le contraire a lieu pour les mines étroites. Toutefois, les chances d'incendie qu'ils comportent doit les faire écarter de tout boisage et environner de maçonnerie. Dans une mine grisouteuse, quelles que soient les précautions qu'on prenne, et avant toutes, celle de n'alimenter le feu qu'avec de l'air pur amené directement du dehors, c'est toujours une chose téméraire que d'y avoir recours.

La ventilation mécanique se pratique au moyen d'appareils soufflants et d'appareils aspirants, les premiers installés sur le puits d'entrée, les seconds sur le puits de sortie.

Ces appareils sont constitués soit par des *machines à pistons* (pompes pneumatiques) ou des *cloches hydrauliques*, comme la cloche aspirante que l'on emploie depuis des siècles dans les mines du Harz, soit par des ventilateurs à force centrifuge ou des ventilateurs hélicoïdaux à impulsion oblique. Parmi les appareils à pistons, nous signalons le ventilateur *Mahaut*, le ventilateur *Nixon*.

Parmi les ventilateurs à force centrifuge employés dans les mines, nous citerons le ventilateur *Fabry*, le ventilateur *Lemielle*, le ventilateur *Guibal*, le ventilateur *Harze*, et le ventilateur *Farcot*, etc., et parmi les ventilateurs hélicoïdaux, les *vis pneumatiques* de Motte, de Pasquet, les ventilateurs hélicoïdaux de Schiel, de Pelzer, de Ser. Quelques-uns de ces systèmes : le système Farcot, comme celui qui fonctionne aux houillères de Brassac (Creuzot) et le système Ser ont un rendement qui atteint ou dépasse 80 p. 100.

MM. Geneste et Herscher ont préconisé l'emploi de deux ventilateurs, système L. Ser, conjugués pour opérer simultanément en temps normal; mais permettant en outre plusieurs combinaisons d'un usage précieux, dans certains cas. L'un quelconque de ces ventilateurs peut au besoin assurer le service dans le cas d'une réparation de l'autre appareil. On peut aussi augmenter considérablement la dépression à l'aspiration, ainsi que cela peut devenir nécessaire en cas d'accident, en faisant aspirer l'un de ces ventilateurs dans l'autre, lequel agit alors seul directement sur la mine. Enfin, on peut, au besoin, agir par insufflation dans la mine, par l'un ou l'autre des ventilateurs, ou avec tous les deux.

Nous n'aurons que peu de chose à dire des conditions dans lesquelles arrivent les accidents de circulation dans les puits. L'emploi séculaire des échelles entraînait une perte de temps, en même temps qu'une fatigue considérable ; l'ouvrier fatigué était plus exposé aux chutes. Leur remplacement par des moyens mécaniques d'ascension, s'imposait donc; de là l'invention d'appareils oscillants ou *Farhkunst*, employés pour la première fois aux mines du Harz en 1833, connus en Angleterre sous le nom de *Man-engine*, et en France sous celui d'*échelles mécaniques* ou *Waroquières*, du nom de l'ingénieur qui les perfectionna en remplaçant les simples échelons par de véritables paliers environnés d'un garde-corps en fer. Mais, à ces appareils tend à se substituer de plus en plus l'emploi des *cages guidées*, qui procurent beaucoup plus de sécurité en supprimant la possibilité des rencontres, si fréquentes alors que la descente des ouvriers s'opère dans des bennes, et en permettant l'usage de parachutes, freins ou arrêts qui empêchent les accidents consécutifs à une rupture de câbles.

Un principe qu'on ne doit pas perdre de vue, est d'établir toujours les descenderies du service ordinaire dans l'air pur, en vue d'améliorer la respiration des hommes et de diminuer le danger des lampes. Pour les cas très rares où l'on établirait des échelles de service dans le puits de retour d'air, il faut disposer, dit M. Haton de la Goupillière, à la partie supérieure, une chambre et des portes jouant le rôle de sas à air, puisque le puits doit rester fermé, afin de permettre le jeu du ventilateur aspirant.

Un simple résumé des perfectionnements mécaniques les plus récents en ce qui concerne les mesures préventives appliquées dans les mines contre les accidents, suffira pour donner une idée exacte des divers appareils de sûreté qui y ont été introduits.

Parmi ces appareils, dont nous ne saurions entreprendre ici la description complète, les uns, ayant pour objet de prévenir les explosions, se rapportent aux lampes et consistent soit en *systèmes de rallumage intérieur*, communément basés sur l'inflammation d'une amorce déterminée par le choc d'un petit marteau ou par un frotteur, soit en divers systèmes de fermeture de sûreté.

Les autres s'adressent aux accidents qui surviennent dans les puits d'extraction pendant le transport du personnel et consistent surtout :

1° En *systèmes de taquets* ayant pour objet d'éviter le soulèvement de la cage au-dessus des supports sur lesquels elle repose avant de la laisser descendre dans les puits, ou encore d'en supprimer les chocs au moment où elle vient se poser sur les taquets ;

2° En *cadres à ressorts élastiques* pour prévenir les chocs violents de la cage contre la recette ;

3° En *portes de sûreté*, les unes ne permettant pas à la cage soit de descendre, soit de remonter tant qu'elles sont ouvertes, les autres s'ouvrant quand la cage arrive à destination et se refermant quand elle repart ; d'autres portes sont munies de systèmes de fermeture destinés à éviter leur ouverture intempestive pendant leur circulation dans le puits ;

4° En *parachutes* à coulisses ou à ressorts, destinés à empêcher la chute de la cage à la suite d'une rupture de câble par la mise en jeu d'un système de serrage fonctionnant avec une lenteur suffisante pour que l'arrêt se produise sans choc ;

5° En systèmes de *signaux d'extraction* ;

6° D'autres appareils sont relatifs aux plans inclinés et ont pour objet l'arrêt des chariots qui les gravissent en cas de rupture de câble, ou encore la manœuvre des barrières qui ne peuvent s'ouvrir qu'au moment où le chariot porteur se présente à leur niveau respectif ;

7° Une dernière catégorie d'appareils de sûreté se rapporte au service de l'aérage. Ce sont des *indicateurs de dépression*, des *anémographes* permettant de suivre l'état du courant d'air, d'en connaître la vitesse, le débit et de subvenir par suite aux indications qui en résultent ;

8° Il est, en dernier lieu, une catégorie *d'appareils* dits *respiratoires*, permettant aux hommes de s'avancer dans les milieux dangereux, d'y pratiquer un sauvetage, d'y séjourner même et d'y travailler pendant un certain temps. Ces appareils sont entre autres, ceux de Rouquayrol-Denayrouse, de Fayol, de Bouchez, de Regnard et de Fleuss. Nous renvoyons pour leur description au chapitre III où il est traité des asphyxies et des méphitismes d'origine industrielle.

CHAPITRE III.

L'HYGIÈNE INDUSTRIELLE CONSIDÉRÉE AU POINT DE VUE DE L'ACTION TOXIQUE, DÉLÉTÈRE OU INFECTIEUSE DES PRODUITS EMPLOYÉS OU DÉGAGÉS PENDANT LES OPÉRATIONS.

ARTICLE I. — LES INTOXICATIONS PROFESSIONNELLES.

Considérations générales. — Dans un assez grand nombre d'industries, par le fait seul de leur travail professionnel, les ouvriers peuvent être mis, soit accidentellement soit le plus communément d'une façon continue, en présence de substances ou agents toxiques, qu'ils sont appelés à manipuler et dont la production et le dégagement autour d'eux sous forme de gaz ou vapeurs, de liquides ou poussières, les exposent par dessus tout à en ressentir les funestes effets.

L'intoxication professionnelle se présente ordinairement sous la forme insidieuse que revêtent la plupart des empoisonnements chroniques. Elle se produit par l'absorption du poison qui se mêle à l'air que l'ouvrier respire, à la salive qu'il déglutit, à la sueur qui couvre son corps, ou qui s'emmagasinant sur lui et sur ses vêtements sous forme de crasses et d'enduit, se mêle à ses aliments, soit directement, lorsqu'il prend ses repas dans l'atelier même, soit indirectement par malpropreté de ses mains.

D'une manière générale, les facteurs qui conduisent à l'intoxication industrielle sont d'une part, l'exiguité des locaux, leur mauvaise ventilation, leur nettoyage insuffisant, l'absence d'appareils clos, la trop longue durée du séjour de l'ouvrier dans l'atelier, la continuité du travail qui l'expose plus particulièrement à l'absorption de l'agent toxique, la température élevée du milieu ; d'une autre part, l'insouciance ou l'ignorance de l'ouvrier, le défaut de soins de propreté corporelle, le manque de précaution pendant le travail, la présence de plaies d'absorption qui proviennent souvent du travail lui-même, la mauvaise habitude de manger et boire dans l'atelier et d'y laisser traîner les paniers à aliments.

Certaines habitudes individuelles, certaines conditions d'âge ou de santé, certaines circonstances d'hygiène privée prédisposent les ouvriers à l'intoxication professionnelle. Les enfants, en vertu des propriétés actives d'absorption et d'assimilation propres à tout organisme en état de croissance, les femmes en vertu de leur susceptibilité constitutionnelle, les débiles, les valétudinaires en vertu de leur moindre résistance aux causes agressives, forment autant de sujets prédisposés à l'intoxication professionnelle.

La mauvaise hygiène privée, une alimentation insuffisante, le manque d'exercice au grand air, la fatigue physique, les émotions morales, les excès en tout genre favorisent singulièrement la réceptivité et la détermination morbides professionnelles.

L'alcoolisme y conduit sûrement; soit en poussant à boire et en augmentant ainsi les chances d'ingestion de la substance toxique, soit en diminuant la résistance organique et en préparant le terrain aux troubles des centres nerveux, troubles de la sensibilité générale : anesthésies, analgésies, etc., ou de la sensibilité spéciale : vertiges auriculaires, amblyopie, etc., troubles psychiques ou psychoses, tous phénomènes ultimes auxquels aboutissent, le plus communément, les intoxications profondes et invétérées.

L'habitude de boire avant constitue une cause prédisposante; l'habitude de boire pendant, une cause accélérante; l'habitude de boire après, une cause aggravante.

Il est des considérations générales, afférentes à certaines conditions de travail communes à la plupart des industries toxiques, à certaines conséquences à la fois pathologiques et sociales communes aux diverses intoxications professionnelles, à certaines mesures de prophylaxie également communes, que nous devons énumérer dès maintenant, quite à revenir et à nous étendre plus tard sur les faits d'observation spéciaux à chacune de ces intoxications.

Ainsi, c'est un fait des plus intéressants à relever que l'influence fâcheuse qu'a le *travail à chaud*, c'est-à-dire devant les feux (fours de fusion ou foyers ardents), sur le développement rapide de l'empoisonnement professionnel et sur la grande fréquence de ses manifestations les plus graves.

C'est également un fait intéressant à signaler que le danger plus grand du poison industriel absorbé par l'ouvrier sous forme de vapeurs ou de composés salins que celui qui résulte de son absorption à l'état simple ou à l'état métallique.

En ce qui concerne les faits pathologiques à conséquence sociale, il faut savoir que les intoxiqués professionnels sont plus exposés aux dégénérescences constitutionnelles de toute sorte. C'est une erreur de croire à un antagonisme quelconque entre l'imprégnation chronique de l'organisme par un poison industriel et une maladie infectieuse de nature transmissible ou autre. L'insalubrité d'un atelier, le danger d'une fabrication où l'ouvrier manipule des substances toxiques, ne sont point un palladium pour lui contre la fièvre typhoïde, le choléra, etc. Les intoxiqués professionnels sont plus portés que d'autres à la tuberculose, au cancer. Leur délabrement physique ne saurait être considéré comme une sauvegarde pour eux. Le poison absorbé par l'ouvrier agit sur lui comme agent de déchéance et non comme agent de médication préventive. D'autre part, toute tare constitutionnelle trouve dans l'intoxication professionnelle une cause de réveil ou d'aggravation.

Un point de la plus grande importance, sur lequel l'attention doit se fixer spécialement, est celui qui se rapporte à l'influence néfaste de l'empoisonnement professionnel, d'un côté sur les organes génitaux de l'ouvrier, de l'autre sur les fonctions utérines de la femme ouvrière. L'atrophie et la dégénérescence des organes virils et par suite la déchéance génésique sont des faits d'observation communs chez tous les intoxiqués professionnels ; les troubles des fonctions menstruelles, les avortements successifs, les accouchements prématurés sont le triste apanage des ouvrières intoxiquées ; la morti-natalité, la débilité congénitale, la mortalité prématurée, l'idiotie, l'imbécillité, les accidents méningitiques et épileptiformes, en sont les funestes conséquences pour les produits de la conception. La vie de l'espèce est ainsi atteinte dans son germe.

Un autre point intéressant au point de vue des conséquences que les intoxications professionnelles sont susceptibles d'entraîner dans les organes de relation extérieure est celui qui a trait à leur influence sur la vue. Les affections des yeux par intoxication professionnelle prêtent en effet à des considérations générales qui trouvent naturellement leur place ici.

Ces affections sont caractérisées soit par des perversions de la sensibilité générale spéciale, soit par de l'affaiblissement de la vision ou de l'amaurose, soit encore par de la paralysie de l'accommodation. Plus ou moins rapides dans leur manifestation, elles sont plus ou moins lentes à se dissiper, suivant la nature ou la durée de l'empoisonnement professionnel et suivant la gravité des lésions organiques qui en ont été la conséquence.

Elles sont provoquées le plus généralement par l'action directe du poison sur le système nerveux, ou bien indirectement par les modifications apportées dans l'état du sang par suite des altérations des globules sanguins produites par l'agent toxique. D'ordre purement fonctionnel, ces troubles oculaires disparaissent néanmoins le plus souvent avec la reconstitution de l'organisme et la disparition des symptômes anémiques ; c'est ce qui arrive avec les gaz ou vapeurs toxiques en général, tels que l'oxyde de carbone, l'hydrogène sulfuré, les divers hydrocarbures, etc.

Mais avec les poisons minéraux : le plomb, le mercure, l'arsenic, apparaissent des lésions oculaires plus graves, telles que la névrite optique et l'atrophie de la papille. Il en est de même avec le phosphore.

Ces névrites optiques professionnelles peuvent être considérées parfois comme le résultat d'une intoxication directe. Dans ce cas, l'amaurose qui survient plus ou moins brusquement est le plus communément temporaire ; par exemple, dans le saturnisme, cette amaurose temporaire peut se produire en même temps que la première attaque de coliques. L'affection est plus grave quand elle est un résultat de l'empoisonnement chronique, et qu'elle est causée soit par une rétinite consécutive à l'action du poison sur les reins, soit par une hydropisie des gaînes des nerfs optiques due à la dyscrasie sanguine, soit par atrophie papillaire due à l'action du poison sur les centres nerveux. Dans tous les cas, le traitement de l'empoisonnement général professionnel est celui qui convient à sa manifestation sur la fonction de la vue.

Il est, en dernier lieu, deux causes qui favorisent singulièrement chez tous les ouvriers soumis à une intoxication professionnelle, l'apparition de l'amblyopie et de l'amaurose. Ce sont l'abus du tabac et surtout celui de l'alcool. Il y a, en effet, une amblyopie nicotinique et une amblyopie alcoolique pouvant aboutir toutes les deux à la cécité complète par atrophie papillaire. On a même cherché à les différencier l'une de l'autre par ce fait que l'amblyopie nicotinique commencerait toujours par un seul œil, l'œil droit ; que les malades verraient moins bien le soir que pendant la journée qu'ils ne confondraient jamais les couleurs (Guelliot, *1884*), tandis que l'amblyopie alcoolique commence d'emblée par les deux yeux, que les malades y voient le soir et qu'il y a toujours confusion des couleurs.

Quoi qu'il en soit, les ouvriers boivent et fument, et l'abus du tabac comme les excès alcooliques trouvent, ainsi que l'a dit le professeur Panas, chez tous ceux qui travaillent le plomb, le mercure, le sulfure de carbone — ou tout autre poison industriel, un terrain éminemment propice pour le développement des troubles de la vue.

A côté de ces données générales qui touchent à l'étiologie et à la symptômatologie des intoxications industrielles, il en est d'autres qui concernent la prophylaxie commune. C'est ainsi, en ce qui se rattache à la salubrité de l'atelier, que le travail en plein air ou sous des hangars largement ouverts, qu'une ventilation complète du milieu confiné, que des dispositifs spéciaux de ventilation mécanique par propulsion ou par aspiration, que l'emploi de hottes condensatrices et d'appareils clos, que l'intervention de systèmes ou d'appareils projecteurs ou pulvérisateurs d'eau pour rabattre les poussières, que l'emploi d'agents neutralisateurs des vapeurs ou gaz toxiques ; c'est ainsi, d'autre part, en ce qui concerne la salubrité du mode opératoire, que la substitution du travail à l'humide au travail au sec dans la manipulation des matières pulvérulentes, que la substitution autant que possible de procédés mécaniques de fabrication au travail manuel dans toutes les opérations qui exposent au contact et au maniement direct de la substance toxique ; c'est ainsi encore, en ce qui concerne l'hygiène de l'habitation ouvrière, que le plus ou moins grand éloignement de celle-ci du milieu professionnel où se produisent les causes d'intoxication, et par suite l'obligation pour les ouvriers de bénéficier pendant le trajet d'un plus long séjour au grand air et d'un exercice salutaire, constitueront autant de moyens pratiques de prévention d'une efficacité reconnue.

Pour ce qui regarde les précautions à faire prendre aux ouvriers eux-mêmes, on prescrira l'usage de vêtements de travail confectionnés avec des étoffes pouvant en permettre le lavage fréquent et qui seront laissés à l'atelier ; celui de masques préservateurs et de gants protecteurs, toutes les fois que cela sera possible. Les lavages répétés des mains et de la bouche, les grands bains, les aspersions, les douches en arrosoir seront des mesures à prescrire, et les moyens d'application en seront favorisés par des installations spéciales dans les fabriques (voir pour les détails d'installation de bains l'article II du chapitre V, livre III). On ne permettra pas aux ouvriers de manger dans l'atelier ; on facilitera les repas au dehors. Des instructions spéciales concernant leur hygiène privée seront affichées et continuellement mises sous leurs yeux. On n'emploiera pour des opérations dangereuses que des individus à constitution robuste.

Tout taré soit par le fait d'habitudes alcooliques ou de mauvaise conduite, soit par le fait d'une susceptibilité marquée à ressentir l'action toxique , sera définitivement éliminé.

Une mesure qui doit s'imposer, c'est celle de faire régulièrement alterner les ouvriers dans les diverses opérations de la fabrication industrielle, de telle sorte que le travail particulièrement insalubre, réparti entre plusieurs, perde par le fait même de sa discontinuité son caractère vraiment dangereux. Enfin, il va de soi qu'une fois les premiers symptômes de l'intoxication professionnelle confirmés, on dispensera immédiatement et pendant un temps convenable l'ouvrier atteint du genre de travail qui lui a été préjudiciable.

Il est enfin une mesure radicale sur laquelle nous n'aurons à revenir que d'une façon subsidiaire à propos de chaque empoisonnement professionnel particulier, c'est la substitution d'une substance inoffensive à la substance toxique base première de l'industrie ; ce qui revient d'ailleurs à supprimer le danger en supprimant la fabrication nuisible.

§ I. — Le Saturnisme professionnel.

I. L'emploi du plomb et de ses composés dans les arts et dans l'industrie fournit des occasions nombreuses et variées d'empoisonnement professionnel.

Les uns manipulent directement le plomb métallique, et c'est dans l'encrassement de leurs mains et plus particulièrement dans l'encrassement sous-unguéal de leurs doigts, dans les particules pulvérulentes qui se détachent du métal par le frottement et l'usure, qu'ils trouvent la cause de leur intoxication ; exemple, les tisserands : Dans une fabrique de tissage au métier à la Jacquard, dont les fils étaient tendus par des poids en plomb frottant les uns contre les autres, Lunge a trouvé 56 0/0 de plomb dans la poussière qui recouvrait les escabeaux et 37 0/0 dans celle de toute la chambre.

Les autres procèdent à la fusion du métal, et rencontrent dans les buées qui s'élèvent des fours, dans la chaleur qui en rayonne, toutes les conditions favorables à une intoxication rapide ; exemple : les ouvriers employés aux fours d'oxydation du métal, au dessoudage des boîtes de conserve, etc.

D'autres encore travaillent les composés plombiques, soit dans les usines où on les fabrique, soit dans leurs nombreuses applications industrielles, sous la forme de colorants, d'enduits ou mastics, d'émaux ou vernis ; exemple : les potiers, les faïenciers, les ceinturonniers, etc.

D'autres enfin manient les alliages plombifères ; exemple : les compositeurs d'imprimerie. Rogsa Kegyi (1886) qui a fait des recherches sur la composition de l'air des imprimeries, a reconnu que les poussières qui s'y trouvaient, contenaient une proportion notable de plomb (10 à 15 0/0) provenant de l'usure des caractères employés.

C'est donc à la fois ou séparément dans les poussières qui se dégagent pendant les opérations, dans les crasses toxiques dont les vêtements, le corps et les mains sont imprégnés, dans les bains ou les solutions toxiques où l'on trempe les objets, dans les vapeurs ou buées que l'intervention du feu développe, que réside plus ou moins apparente ou cachée, plus ou moins proche ou lointaine la source même du danger.

L'empoisonnement par le plomb, lorsqu'il est d'origine professionnelle, s'affirme en général d'une manière lente et périodique, par des symptômes caractéristiques et pour ainsi dire uniformes, chez tous les ouvriers placés par leur travail dans les conditions où l'absorption des émanations, crasses ou poussières saturnines est inévitable. C'est d'abord une décoloration et un amaigrissement des tissus ; les forces diminuent ; la peau, surtout celle de la face, prend une teinte d'un jaune pâle, subictérique ; il y a dans la bouche comme une saveur sucrée et styptique ; l'haleine devient fétide ; les bords des gencives se recouvrent d'un liseré gris bleuâtre, caractéristique (liséré de Burton).

Ces phénomènes, qui sont l'indice de l'imprégnation progressive des tissus organiques par le plomb, persistent plus ou moins longtemps sans trouble notable pour la santé, jusqu'à ce que vienne à éclater une des affections symptomatiques de l'empoisonnement saturnin.

La teinte de la peau et les diverses colorations des muqueuses, chez les ouvriers qui travaillent le plomb, sont importantes à connaître, à cause de leur valeur comme signes d'identité professionnelle. La teinte de la peau peut être le résultat d'une simple coloration mécanique, coloration d'aspect grisâtre due au dépôt de poussières plombiques qui pénètrent jusque dans les follicules glandulaires cutanés. C'est dans ce cas que la peau noircit quand on donne un bain sulfureux, et c'est ainsi qu'on s'explique le moyen employé par le docteur Du Moulin, de Gand, qui dit que pour reconnaître l'intoxication saturnine, il suffit de toucher un point quelconque de la peau avec une solution de monosulfure de sodium dans la proportion de 5 0/0 d'eau distillée. La réaction serait tellement sensible qu'avec une baguette trempée dans la solution, on pourrait écrire sur la peau des saturnins. Cette réaction, qui ne s'obtient plus après le lavage de la peau, peut reparaître pendant quelque temps encore, l'ouvrier étant éloigné de l'atelier, et cela tant que les conduits excréteurs des glandes cutanées ne se seront pas débarrassés des poussières plombiques qu'ils renferment.

Cette coloration d'origine mécanique n'est nullement l'indice d'un empoisonnement prononcé ; c'est plutôt un indice de début.

Il n'en est pas de même avec les autres teintes qui sont tantôt une simple teinte anémique jaune bistre, et tantôt une teinte ictérique : la teinte hémaphéique de Gubler, due à l'action du plomb sur les globules sanguins. Plus tard encore, avec l'imprégnation profonde de l'organisme par la substance toxique, on observe l'ictère vrai dû à l'action du plomb sur le foie.

Pour ce qui concerne le liséré gingival, il y a aussi une distinction à établir. Ainsi, le liséré de début est dû au dépôt de poussières plombiques qui se fixent sur le rebord gingival au moment de leur passage dans la bouche et à la formation de sulfure de plomb par leur action sur les débris organiques qui séjournent dans ce point. Le lavage peut d'abord le faire disparaître. L'eau oxygénée change ce liséré grisâtre en liséré blanc, par suite de la transformation du sulfure de plomb en sulfate de plomb. Mais à la longue, le liséré ne s'efface plus par le lavage ; il y a imprégnation des cellules épithéliales, et le liséré ardoisé n'est alors pas autre chose qu'un tatouage professionnel du rebord des gencives. Il en est de même des plaques ardoisées que l'on rencontre à l'intérieur des lèvres et des joues des ouvriers saturnins, véritables tatouages dûs à du sulfure de plomb englobé par les cellules épithéliales naissantes.

Enfin, il est un liséré tardif, liséré secondaire de Gubler, qui serait dû à l'élimination du plomb par les gencives.

Au point de vue de la caractérisation professionnelle, la colique est une des manifestations les plus expressives de l'empoisonnement saturnin. En effet, le plus souvent, c'est la colique de plomb par laquelle débutent les accidents : après quelques jours de malaise, d'inappétence, de resserrement du ventre, les malades sont pris d'une douleur plus ou moins vive siégeant à l'ombilic et s'irradiant vers les lombes et les parties génitales, tantôt obtuse et contusive, tantôt aiguë et déchirante. Le visage est grippé, les yeux caves, le ventre souvent rétracté. La constipation est opiniâtre ; il y a des nausées, des éructations presque toujours suivies de vomissements bilieux ou porracés ; quelquefois un véritable ictère ; les urines sont rares. En même temps il existe des douleurs dans les muscles et les articulations, parfois accompagnées de crampes, et coïncidant, d'autres fois, avec de l'anesthésie et de la paralysie.

Ordinairement, ces accidents cèdent après un temps assez court ; mais ils ne tardent pas à reparaître chez les ouvriers qui, ne changeant pas de profession, continuent à rester exposés aux mêmes influences morbides.

C'est alors que l'on voit débuter, plus ou moins brusquement, des accidents plus graves : ces accidents consistent le plus souvent en convulsions épileptiformes, irrégulières et intermittentes, alternant avec des périodes de délire ou de stupeur (encéphalopathie saturnine). Très fréquemment, à la suite de ces attaques, survient une paralysie souvent circonscrite et qui affecte plus particulièrement les muscles extenseurs, surtout ceux du poignet et des doigts.

D'autres fois, il se manifeste des troubles de la vue, une amblyopie ordinairement passagère, mais qui peut cependant persister indéfiniment.

C'est ainsi qu'à la longue, au milieu d'alternatives d'améliorations et de récidives, se développe la cachexie saturnine ; et les malades, épuisés, plongés dans un état anémique profond, atteints de paralysie, parfois d'hydropisie et d'albuminurie, finissent par succomber dans le marasme et l'abêtissement, lorsque la mort n'arrive pas d'une manière plus rapide comme conséquence directe des accidents cérébraux.

Les médecins anglais avaient constaté depuis longtemps la fréquence de la goutte chez les ouvriers qui travaillent le plomb et ses composés (peintres en bâtiments, plombiers, polisseurs de glace, etc.). Déjà Nicolas Skragge avait dit en 1764 : « Les ouvriers qui font la céruse sont sujets à la rigidité des membres et à la goutte fixe. »

Mais c'est à Garrod que l'on doit d'avoir surtout attiré l'attention sur ce point de pathologie professionnelle : d'après cet auteur, l'intoxication saturnine favorise le développement de la goutte tophacée, parce que l'imprégnation de l'organisme par le plomb restreint l'élimination de l'acide urique par les reins. En France, Potain, Bucquoy, Charcot admettent cette opinion ; Bertrand a montré les relations qu'il y a chez les marins, entre la goutte et les coliques saturnines.

Dans ce qui précède, nous avons voulu donner une simple esquisse de la succession et de la progression des diverses manifestations morbides de l'empoisonnement par le plomb. Sans entrer dans une étude plus approfondie qui ne saurait avoir sa place ici, nous croyons cependant utile de présenter le relevé sommaire des différents symptômes de cet empoisonnement, en ce qui concerne spécialement leur pathogénie et leur caractérisation professionnelles.

1° *Troubles gastro-intestinaux : Dyspepsie ; Colique ; Constipation.* — On les observe, au début, comme une conséquence de l'irritation purement mécanique des muqueuses ; plus tard, ils sont l'indice d'une imprégnation par le plomb des glandules gastriques et intestinaux, de leur atrophie ou de leur dégénérescence ; de l'irritation des ganglions sympathiques, de la stagnation du plomb dans les réseaux capillaires ; de l'accumulation du plomb dans le foie, de la rétractation vasculaire et de l'atrophie de cet organe ;

2° *Troubles broncho-pulmonaires : Asthme saturnin aigu et chronique ; Spasme laryngé ; Pneumonie chronique : pneumonoconiose scléreuse.* — Ils se rencontrent chez les ouvriers exposés à inhaler les poussières de plomb. L'asthme saturnin aigu est caractérisé par une dyspnée atroce et des crises de suffocation violentes. Dans l'asthme chronique, les symptômes sont moins douloureux. Cette affection est due à l'altération des muqueuses bronchiques, à l'obstruction des alvéoles par les poussières, à la dégénérescence atrophique des nerfs récurrents ;

3° *Troubles de la nutrition générale ; Troubles de la motilité : Douleurs et contractures, crampes et tremblements musculaires ; Arthralgies ; Tumeur dorsale de la main par gonflement et fongosités des tendons et des synoviales.* — Toutes ces manifestations du saturnisme sont la conséquence de la stagnation du plomb dans les réseaux sanguins des muscles, de la combinaison du plomb avec les éléments albuminoïdes des tissus, de la dégénérescence granulo-graisseuse et de l'atrophie des fibres musculaires ;

4° *Troubles de la sensibilité générale, névralgies et anesthésies superficielles ou profondes*, toujours partielles, siégeant de préférence au dos de la main, au côté externe de l'avant-bras, au côté externe du mollet ; — *Hémianesthésie et phénomènes ataxiques* dûs à l'obstruction des capillaires par le plomb, à la dégénérescence des nerfs, à la sclérose de la moelle ;

5° *Troubles de la sensibilité spéciale* — surdité ; lésions de l'odorat, du goût ; lésions de la vision, les plus importantes de toutes, dues à une névrite optique, à une rétinite albuminurique ou à l'amaurose hydrémique ;

6° *Troubles de l'encéphale.* — Encéphalopathie saturnine : délire, coma et convulsions épileptiformes, choréiformes, albuminuriques, conséquences de la dégénérescence des reins, de l'altération de la substance nerveuse, de la contractilité des artérioles du cerveau, de l'imprégnation de l'encéphale par le plomb ;

7° *Troubles de la génération.* — C'est surtout chez les ouvrières exposées au saturnisme professionnel, que la funeste influence du poison sur le produit de la conception a été le plus souvent signalée. Elle se manifeste soit par une interruption dans le cours de la grossesse, qui peut être particulièrement grave, soit par la grande mortalité des enfants nés de mères saturnines, à une période assez rapprochée de la naissance. Constantin Paul, et après lui beaucoup d'autres observateurs ont également signalé la part qui revient à un père saturnin dans les accidents qui surviennent au produit de la conception dans sa vie extra-utérine, comme dans son état fœtal.

II. — De toutes les professions qui mettent les ouvriers en contact avec le plomb, il n'en est pas de plus dangereuses que la *fabrication de la céruse* et *celle du minium.* Grâce à l'application de moyens efficaces d'assainissement, l'industrie de la céruse a pu échapper aux menaces d'interdiction qui, à un moment donné, ont pesé sur elle.

Presque toutes les opérations de cette industrie qui, autrefois, se faisaient exclusivement à la main, placent, en effet, les ouvriers dans une atmosphère chargée de poussières plombiques. Parmi elles, l'épluchage et le battage des lames de plomb chargées de carbonate ; le broyage, la pulvérisation et le tamisage des écailles plombiques une fois détachées ; l'introduction et le tassement de la céruse ainsi obtenue, dans des pots ou des barils ; la confection des pains de céruse et leur séchage, sont celles qui ont été, à bon droit, regardées par tous les auteurs comme éminemment dangereuses. L'absorption incessante du sel de plomb par les voies digestives et respiratoires, telle est ici la cause des accidents qui se présentent chez les ouvriers cérusiers.

Suivant Flandin et A. Manouvriez, l'intoxication pourrait se produire également par les voies de l'absorption cutanée simple. Ce dernier s'est toujours basé sur la manifestation locale des accidents à la partie du corps habituellement en contact avec les objets en plomb. Je ne crois guère à cette absorption cutanée ; et, quant à la localisation dont il s'agit, cela s'explique par ce fait que chez les ouvriers exposés au saturnisme, les premières manifestations de l'empoisonnement professionnel se révéleront très souvent à la partie du corps rendue plus sensible par la fatigue professionnelle ; ainsi, par exemple, pour les symptômes paralytiques, à la main en contact avec les lames de plomb, comme on l'observe chez les ouvrières employées à la fabrication de capsules pour bouteilles, ou dans le groupe des muscles surmenés par le travail professionnel, comme cela a été constaté chez les tisserands à la Jacquard (amyotrophie deloïdienne).

Il est des circonstances où ce n'est plus sous forme de poussières, mais de vapeurs, et surtout de buées chargées de particules pulvérulentes, que le plomb est introduit dans l'organisme, comme cela arrive dans la *calcination du métal* et dans sa transformation successive en protoxyde ou massicot puis en sesquioxyde ou minium.

Ces buées qui s'échappent, en plus ou moins grande quantité, des fours d'oxydation sont très redoutées des ouvriers.

A côté de ce travail des fours, les opérations de broyage, tamisage et embarillage du minium, soumettent les ouvriers à un danger d'autant plus grand que la matière pulvérulente est plus sèche.

Dans la *fabrication de l'oxychlorure de plomb*, le danger de la substance est à peu près le même que celle des divers oxydes de plomb.

Quant à la *fabrication de l'acétate de plomb*, si quelques uns la considèrent comme moins nuisible pour les ouvriers que celle du carbonate, d'autres industriels ont été portés à attribuer surtout à la présence de ce sel les fâcheux effets qu'on rapporte habituellement à la céruse ; effets qui s'expliqueraient mal avec un corps aussi insoluble que le carbonate, tandis qu'ils s'expliquent beaucoup mieux par la grande solubilité de l'acétate. Ce point aurait besoin d'être élucidé.

On s'est accordé longtemps pour reconnaître à la fabrication du minium une nocuité moins grande qu'à celle de la céruse. Suivant Bréchot, en effet, les ouvriers en minium résistent plus longtemps que les cérusiers. Tanquerel-Desplanches dit aussi que les cérusiers sont les plus aptes à contracter les accidents saturnins, et que c'est chez eux que l'on rencontrerait le plus souvent la forme cérébrale (encéphalopathie saturnine). D'après lui, la manipulation du minium ne semble donner lieu qu'à la colique et à la paralysie, et même produit encore difficilement ces deux affections. D'après Renauldin, il faudrait y ajouter les douleurs dans les membres (arthropathie saturnine).

Cette différence dans la manifestation des symptômes observés est sans doute en rapport avec le plus ou moins de temps de durée de séjour des ouvriers au milieu des produits ou émanations de la substance plombique.

Les recherches que nous avons faites sur ce sujet, et les expériences que nous avons entreprises sur l'action comparée du minium et de céruse sur l'économie (Communication au Congrès d'hygiène de Turin, 1880), montrent au contraire que le minium est plus dangereux que la céruse et que la gravité des formes de l'intoxication professionnelle, est, pour le moins, aussi prononcée que chez les cérusiers, si même elle ne l'est d'avantage. Dans tous les cas, les formes les plus graves et en particulier l'encéphalopathie, se présentent plus fréquemment et plus rapidement chez les ouvriers en minium que chez les cérusiers, chez les ouvriers qui travaillent devant les fours que chez ceux employés aux autres opérations.

Le relevé suivant des malades atteints d'accidents saturnins professionnels traités dans les hôpitaux de Paris pendant les années 1844-45-46, peut nous donner une idée de ce qu'était la fréquence de cette affection dans les professions les plus exposées : sur un chiffre total de 1,450 coliques de plomb, les ouvriers des fabriques de céruse et de minium fournissent à eux seuls une somme partielle de 796 cas ; puis viennent les peintres en bâtiments et voitures, 290 cas ; les imprimeurs, fondeurs en caractères, femmes travaillant au polissage des caractères d'imprimerie, 120 ; les fabricants de cartes lissées au blanc de plomb, 35 ; les potiers de terre, émailleurs, 33 ; les fondeurs en plomb, les bijoutiers et lapidaires, les ouvriers en papiers peints, les verriers et polisseurs de cristal, etc.

Depuis cette époque, la moyenne annuelle des saturnins traités dans les hôpitaux de Paris n'a guère varié numériquement jusque dans ces dernières années. Ainsi, cette moyenne a été, par périodes triennales : de 1859 à 1860 inclus, de 342 cas ; de 1861 à 1866 inclus, 370 cas ; de 1867 à 1869, 529 cas ; de 1872 à 1875, 495 cas ; de 1875 à 1877, 586 cas ; de 1878 à 1880, 500 cas ; de 1881 à 1883 inclus 421 cas.

Cependant, dans les deux dernières périodes s'étendant, l'une de 1884 à 1886 inclus, l'autre de 1887 à 1889 inclus, le chiffre des saturnins a considérablement baissé. Il n'est plus que de 239 pour la première période et de 248 pour la seconde, soit une moyenne annuelle de 80 à 83 (A. Gautier). Ce résultat peut être attribué sans doute à l'application des mesures d'assainissement introduites dans les fabriques, mesures sur lesquelles nous aurons à insister particulièrement en ce qui concerne les fabriques de céruse et de minium, mais aussi à la disparition définitive d'une importante usine, l'usine à céruse de Clichy, qui fournissait jusque là aux hôpitaux de Paris un contingent respectable de saturnins.

Il en résulte, ainsi que le fait observer Armand Gautier dans un de ces Rapports consciencieux présentés par lui au Conseil de salubrité de la Seine, que le danger n'en persiste pas moins toujours grave et fréquent chez la plupart des professions qui n'emploient pour ainsi dire le plomb qu'en chantier volant ; les peintres, enduiseurs, badigeonneurs, râcleurs de couleurs etc., continuent à offrir une proportion très grande de saturnins professionnels.

Or, pour tous ces ouvriers, le danger résidera toujours dans la manipulation même de la substance plombique. Il ne disparaîtra que le jour où les couleurs à base de plomb seront remplacées par des couleurs à base inoffensive.

Il y a longtemps que l'on a préconisé, à cet égard, la substitution des couleurs à base de sel de zinc : sulfure et oxysulfure de zinc et surtout oxyde de zinc, aux couleurs à base de céruse. Malgré qu'il soit reconnu, au point de vue des résultats industriels, que ces « blancs de zinc » peuvent être substitués avec avantage au carbonate de plomb ; et bien que ces substances soient, de plus, absolument inoffensives, les architectes, les ingénieurs, les constructeurs, les hommes techniques les plus compétents en un mot, n'en continuent pas moins à faire employer le blanc de plomb. C'est qu'il y a peut être ici comme partout ailleurs, une question de valeur technique et de valeur marchande, avec laquelle l'hygiène aura longtemps encore à compter. Le meilleur moyen de remédier à cet état de choses, dit Armand Gautier, serait, sans doute, que l'Etat et les Administrations, aussi bien que les particuliers, n'acceptent avec les entrepreneurs de peinture aucun marché où il ne serait fortement stipulé que la céruse et les préparations plombifères ne soient pas employées dans les travaux à faire.

Dans certaines opérations industrielles on peut faire disparaître les accidents saturnins en substituant aux substances employées, dans la composition desquelles entre le plomb, d'autres substances non toxiques permettant d'arriver au même résultat industriel. Ainsi, dans *la glaçûre des céramiques,* les potiers, les faienciers, seront mis à l'abri de tout accident professionnel en substituant aux sels de plomb habituellement employés des silicates inoffensifs préconisés par Contstantin, de Brest, et Peyrusson, de Limoges. Ainsi, dans *le polissage des glaces*, le remplacement de la potée plombifère par l'acide métastannique soustraira également les ouvriers à toute chance d'intoxication.

En 1880, je présentais au Congrès international d'hygiène de Turin, un tableau intitulé : « Le plomb devant l'hygiène professionnelle ». Ce tableau, notablement augmenté depuis, résume toutes les conditions professionnelles où l'ouvrier peut se trouver en présence de ce poison industriel par excellence, véritable protée se dissimulant parfois sous la rubrique d'opérations en apparence les plus inoffensives, et frappant ainsi de la façon la plus insidieuse.

Dans ce tableau que nous tenons à reproduire en entier, comme il l'a déjà été dans la plupart des livres écrits depuis sur la matière, nous avons réuni toutes les conditions spéciales d'empoisonnement professionnel concernant le genre d'opération ou de travail plus particulièrement dangereux, le mode de véhiculation du poison et la forme sous laquelle il pénètre dans l'organisme. De la connaissance de ces conditions, aussi variées que nombreuses, il sera facile de déduire pour chaque profession, l'application appropriée des mesures de prophylaxie générale déjà étudiées, sans qu'il soit nécessaire de se livrer à des répétitions inutiles.

Tableau synoptique des Professions où les ou

PROFESSIONS.	TRAVAIL OU OPÉRATION Exposant plus particulièrement à l'intoxication
1. Affineurs......	Ouvriers employés à la coupellation..... ......
2. Ajusteurs. — Ciseleurs..........	Travail de pièces délicates que l'ouvrier assuje des pinces à mors plaquées de plomb et qu'il également sur une lame de plomb..........
3. Apprêteurs d'appareils à gaz.....	Ouvriers employés à l'ajustage des tuyaux......
4. Apprêteurs d'étoffes	Ouvriers employés au trempage et à l'enrob étoffes avec des préparations plombifères....
5. Apprêteurs de poils et de peaux.— Chapeliers............	Ouvriers employés au travail des apprêts plomb
6. Artistes peintres......	Emploi de couleurs toxiques, à la gouache....
7. Blanchisseuses	Maniement du linge sale provenant d'ouvri fabriques de céruse, de minium, etc........
8. Boulangers.	Manipulation de vieux bois peints, destinés à c le four..... ....
9. Bronzeurs...	Saupoudrage des objets avec la poussière de lai
10. Brossiers.................... ..	Ouvriers employés à la préparation et à l'applica l'apprêt plombique, à la teinture des soies avec un sel de plomb.....................
11. Broyeurs de couleurs...........	Ouvriers employés au broyage, au tamisage et barillage des couleurs à base de plomb... ...
12. Cardeurs de crins. — Criniers....	Cardage et teillage de crins de cheval teints avec un composé plombique................
13. Cartonniers.........	Ouvriers employés au triage, au découpage, au nage de cartons peints avec des couleurs de pl
14. Ceinturonniers.................	Ouvriers employés à la préparation, à l'étend vernis plombique, au ponçage du cuir vernis..
15. Chanfreineurs	Ouvriers employés au chanfreinage et au mont tôles et cornières dans la construction des en fer.................... ....
16. Chaudronniers. — Tôliers..	Ouvriers employés à la préparation du mastic bique à la peinture des chaudières, au tuyaut grattage des vieux conduits................
17. Chauffeurs. — Mécaniciens......	Comme ci-dessus.........................
18. Colleuses de bandes de journaux.	Mouillage avec le doigt de la partie gommée de la dans le voisinage de l'estampille postale.....
19. Confectionneuses de cahiers de papier à cigarettes...........	Manipulation de papiers colorés au plomb dans fection des couvertures des cahiers. ....

vent exposés à l'intoxication saturnine.

MODE DE VÉHICULATION et de pénétration du poison.	NATURE DE LA SUBSTANCE TOXIQUE.
ion des vapeurs et buées toxiques qui se gent des fours........................	Plomb entrant dans l'alliage et oxydes de plomb.
ment de poussières toxiques par le frottement et e des plaques de plomb. Inhalation de ces pous- s par l'ouvrier qui s'y trouve directement exposé.	Plomb métallique.
tion de poussières toxiques détachées de l'enduit eur à la céruse. Inhalation de vapeurs toxiques l'emploi de la soudure plombifère. Usage de cs au plomb (crasses épidermiques)...........	Carbonate de plomb. — Alliage plombifère.
s et crasses toxiques qui s'attachent aux mains ouvriers. Poussières se détachant des étoffes s, pendant leur manipulation et leur pliage....	Sulfure de plomb. — Litharge. — Céruse.
tion de poussières et de filaments, véhicules de bstance toxique....	Litharge.
toxiques sur les mains. — Essuyage du pin- avec les lèvres......	Céruse et jaunes de plomb (chromates et oxichlorures).
tion de poussières ou de crasses toxiques se hant du linge souillé..............	Céruse. — Minium. — Mine orange.
tion de poussières toxiques se détachant des peints ou provenant de leurs cendres..........	Céruse.
ion de poussières toxiques par l'ouvrier sau- reur......	Laiton (alliage de cuivre de zinc et de plomb).
tion de crasses toxiques et de poussières pro- nt du travail des brosses apprêtées et teintes au b..........................	Litharge.
tion et inhalation de poussières toxiques sou- s pendant les opérations.....................	Massicot. — Minium. — Céruse. — Mine-orange. — Oxychlorures de plomb, etc.
tion et inhalation de particules imprégnées de la ance toxique............................	Litharge.
ion de crasses toxiques sur les mains et produc- de particules pulvérulentes...............	Mine-orange. — Minium. — Céruse.
ion de crasses et production de poussières ues..........	Céruse. — Litharge entrant dans la composition du vernis.
tion de poussières toxiques se détachant de la métallique ou « chanfrein », enduite de mastic bique, que l'on enfonce entre les tôles pour ir l'étanchéité	Céruse. — Minium.
tion de crasses et production de poussières ues..	Céruse. — Minium entrant dans la composition du mastic et de la peinture.
ci-dessus..........................	Céruse. — Minium.
nation des doigts par la substance colorante ansport répété de ces doigts à la bouche.......	Minium entrant dans la coloration de l'estampille
tion de poussières toxiques pendant le pliage, coupage, etc..............	Chomates de plomb. — Oxychlorures de plomb.

PROFESSIONS.	TRAVAIL OU OPÉRATION Exposant plus particulièrement à l'intoxication.
20. Cordiers en fer.............. ..	Confection de câbles avec des fils de fer galvan zinc plombifère........................ .
21. Cordonniers. — Piqueuses de bottines....	Manipulations de cuirs vernis ou blanchis au Usage de fils chargés ou enrobés avec un plomb................................
22. Couturières	Emploi de fils dits chargés. Manipulation d' gazes ou tarlatanes chargées au plomb.......
23. Décorateurs sur porcelaine..	Ouvriers employés à l'impression à la presse...
24. Dentellières. — Blanchisseuses de dentelles.................. ..	Saupoudrage au blanc de plomb et battage des dites en application de Bruxelles. Travail des queuses et des retoucheuses...............
25. Dessinateurs en broderie.	Saupoudrage au blanc de plomb des étoffes dessins en application....................
26. Dessoudeurs de boîtes de conserves......................	Cassure et fonte des parties soudées...........
27. Doreurs sur bois. — Restaurateurs de tableaux. — Miroitiers. — Encadreurs..................	Travail de la mise en couches de l'enduit. Bross ponçage des bois apprêtés. Polissage au pap verre. Emploi du mastic au plomb...........
28. Doreurs sur laque. — Vernisseurs de meubles laqués............	Ouvriers employés à donner les couches d'impres
29. Ébénistes. — Fabricants de vieux meubles	Ouvriers employés au polissage et au ponçage de recouverts d'un enduit plombique.......... .
30. Émailleurs de supports de fils télégraphiques................	Application par saupoudrage de l' « émail plomb pulvérisé... ....
31. Empaqueteurs de tabacs, de feuilles de thé, de chocolat, etc........	Manipulation habituelle de feuilles d' « étain plomb employées pour l'empaquetage........ ......
32. Employés de bureau. — Rédacteurs de journaux..............	Usage de pains à cacheter colorés aux coule plomb...................... ....
33. Essayeurs à la monnaie..........	Ouvriers employés à la coupellation...........
34. Étameurs......................	Décapage des objets dans des cuves revêtues de p — Emploi d' « étain plombifère »........ ....
35. Fabricants de pâte chimique pour allumettes.....................	Emploi de l' « oxyde puce » dans la confection pâte chimique......... ....
36. Fabricants d'émaux de toutes sortes.........	Broyage et tamisage des matières premières lesquelles entre un sel de plomb.............
37. Fabricants de bâches et capotes de voiture....	Préparation et étendage du « vernis plombifère Ponçage du cuir verni.........................
38. Fabricants de cuirs vernis.......	Comme ci-dessus..............................
39. Fabricants d'étiquettes de flacon vitrifiées....................	Trempage dans le bain d' « émail ». — Saupou avec le poudre d'émail. — Brossage de l'enduit.
40 Fabricants de gants.............	Manipulation des peaux préparées au plomb......

MODE DE VÉHICULATION Et de pénétration du poison.	NATURE DE LA SUBSTANCE TOXIQUE.
ıction de poussières toxiques par le tordage et le ›nnage des fils de fer..........	Plomb entrant dans l'alliage.
ıction de poussières toxiques par la cassure, le oupage des cuirs. — Coupure avec les dents, effi- e avec les lèvres des fils chargés, mâchonnement bouts coupés..............	Litharge.— Céruse.— Sulfure de plomb.
ıction de poussières dans le découpage et le frois- ıent des étoffes. — Mauvaise habitude de couper fils avec les dents et d'en mâchonner les bouts...	Acétate de plomb. — Sulfure de plomb. — Litharge.
›ières chargées du sel de plomb employé comme dant............	Boro-silicate de plomb.
ation de crasses épidermiques et production de ıssières toxiques............	Céruse.
ıe ci-dessus.........	Céruse.
ıction de poussières et de vapeurs toxiques.......	Plomb entrant dans l'alliage.
ıction de crasses sur les doigts et sous les ongles. Production de poussières toxiques...........	Céruse — Litharge.
ıe ci-dessus............	Céruse et litharge entrant dans la composition.
ıe ci-dessus............	Céruse. — Litharge.
ıction et inhalation à chaud de poussières toxiques.	Minium entrant dans la composition de l'émail.
›ation de crasses toxiques sur les doigts et sous ongles..............	Plomb entrant dans l'alliage.
aise habitude de garder les pains à cacheter entre lèvres et de les mâchonner..........	Minium. — Mine-orange.
ation de vapeurs toxiques qui se dégagent des rs de coupelle..........	Plomb entrant dans l'alliage.
›es, poussières et buées, chargées de matière ›ique............	Plomb métallique. — Oxydes de plomb.
›es et vapeurs toxiques............	Oxyde plombique.
sières toxiques inhalées............	Minium.
ıation de crasses digitales et sous-unguéales, et oduction de poussières toxiques............	Litharge entrant dans la composition du vernis.
me ci-dessus............	Litharge.
›es plombifères digitales et sous-unguéales. — ›ussières toxiques............	Céruse. — Minium.
›ssières toxiques provenant du découpage	Litharge. — Oxychlorures. — Chromates de plomb.

PROFESSIONS.	TRAVAIL OU OPÉRATION Exposant plus particulièrement à l'intoxication.
41. Fabricants de jouets en plomb...	Ouvriers employés aux bains de fusion, au moul l'ébarbage des objets........................
42. Fabricants de caoutchouc blanc..	Manipulation et emploi d'un sel de plomb pour ch les enduits..................................
43. Fabricants de toiles cirées, toiles cirées américaines, nappes cirées).	Manipulation de sels de plomb dans l'applicatio enduits au vernis.... ....
44. Fabricants de meubles de laque..	Préparation et application de la « laque plombif — Polissage et ponçage des meubles recouver l'enduit laqué............................
45. Fabricants de braise chimique....	Préparation du « bain chimique ». — Trempage braise dans le bain. — Empaquetage de la chimique....................................
46. Fabricants de capsules métalliques pour bouteilles............ ...	Manipulation des lames d' « étain plombifère »...
47. Fabricants de cartes glacées pour visite, de cartes d'Allemagne...	Préparation de l' « enduit plombifère ». — Satinag cartes..
48. Fabricants de chromate de plomb	Manipulation du mélange du sel plombique c chromate de potasse........................
49. Fabricants de céruse............	Ouvriers employés au broyage des écailles, au tam à l'embarillage du produit.....................
50. Fabricants de crayons colorés....	Délayage des couleurs toxiques dans la so gommée,......................................
51. Fabricants de mèches à briquet..	Tendage et séchage des fils teints en jaune de p — Dévidage et tressage de ces fils en cord briquet...
52. Fabricants de papiers moirés.....	Etendage et satinage du papier revêtu de l'« end
53. Fabricants de tôle émaillée.	Trempage dans le bain d' « émail ». — Brossa ponçage des pièces...........................
54. Fabricants d'épingles..	Manipulation des fils de laiton et façonnage des épi
55. Fabricants de toiles métalliques..	Manipulation des fils de « laiton » et façonnage toiles métalliques......................
56. Fabricants d'oxychlorure de plomb.	Enlèvement des pains séchés à l'étuve. — Embaril
57. Fabricants de jouets divers.......	Coloration des jouets avec des couleurs au plomb
58. Fabricants d'instruments de musique................	Cintrage des instruments par emploi de moule plomb que l'on coule dans les tubes en cuivre, pratiquer cette opération. ....
59. Fabricants de cartouches....... .	Maniement de la grenaille de plomb............
60. Fabricants de minium et massicot.	Ouvriers employés aux fours d'oxydation. — Ouv employés aux laveurs-malaxeurs. — Ouvriers ployés au blutage et à l'embarillage ....
61. Fabricants de litharge...	Ouvriers employés aux fours d'oxydation.........
62. Fabricants d'acétate de plomb....	Maniement du carbonate de plomb destiné à être t formé en acétate. — Embarillage...............
63. Fabricants de plomb de chasse...	Ouvriers employés au four de fusion... ....
64. Fabricants de potée d'étain.......	Ouvriers employés au four de fusion.............
65. Fabricants de papiers peints.....	Satinage des papiers. — Saupoudrage des papiers de tontisse ou veloutés.... ....
66. Fabricants de tuyaux d'orgues....	Étamage au bain d'étain plombifère. — Soudure, li et polissage des lames étamées................
67. Fabricants de verre de mousseline et vitraux à dessins pour portes, cloisons, etc...........	Saupoudrage et brossage des objets émaillés au ve liquide..

MODE DE VÉHICULATION Et de pénétration du poison.	NATURE DE LA SUBSTANCE TOXIQUE.
ction de crasses digitales, de vapeurs et de pous-es toxiques................................	Plomb métallique.
es et poussières toxiques.......	Céruse.
es digitales toxiques.	Litharge. — Céruse.
es digitales et poussières toxiques.....	Litharge. — Céruse et autres sels de plomb entrant dans la composition de la laque.
ation de poussières toxiques et formation de sses digitales......................................	Nitrate de plomb.
es toxiques.	Plomb entrant dans l'alliage.
ières toxiques................................	Céruse. — Acétate de plomb.
es épidermiques et matières pulvérulentes toxiques.	Acétate de plomb.
ation de poussières toxiques et formation de crasses itales......................	Céruse.
es toxiques.............	Mine-orange. — Céruse. — Minium.— Litharge.
ation de crasses sous-unguéales. — Production particules pulvérulentes..	Chromates de plomb.
es et poussières toxiques....	Acétate de plomb.
es et poussières toxiques......................	Minium. — Céruse.
ières toxiques..................................	Alliage plombifère (laiton).
ières toxiques se détachant des fils métalliques...	Alliage plombifère (laiton).
ation de poussières toxiques..................	Oxychlorure de plomb.
ation de crasses digitales et inhalation de pous-es toxiques..........	Céruse. — Chromate de plomb. — Litharge.
ption de crasses plombiques......................	Plomb métallique.
e ci-dessus......................................	Plomb métallique.
ation de buées toxiques. — Ingestion par voie cale et inhalation de poussières toxiques.	Massicot et minium.
lation de buées toxiques	Massicot — Litharge.
ation de poussières toxiques.........	Céruse et acétate de plomb.
ation de vapeurs et poussières toxiques	Plomb métallique. — Stannate de plomb.
ation de vapeurs toxiques..	Etain plombifère.
ation de poussières toxiques......................	Sulfure de plomb. — Acétate de plomb. — Céruse. — Minium.
sières toxiques se détachant par le grattage et issage. — Vapeurs toxiques.........	Etain plombifère.
lation de poussières toxiques......	Céruse. — Minium.

PROFESSIONS.	TRAVAIL OU OPÉRATION Exposant plus particulièrement à l'intoxication.
68. Faïenciers	Trempage des biscuits dans le bain d'émail. — Br des faïences émaillées
69. Ferblantiers. — Plombiers. — Confectionneurs de boites de conserves. — Zingueurs	Étamage au bain d'étain plombifère ou au ba plomb. — Usage des soudures plombifères dit ferblantiers et des plombiers. — Limage et pol des pièces étamées ou des lames de plomb. — soudure des boîtes de fer-blanc
70. Fleurs artificielles (ouvrières en)	Diamantage des fleurs artificielles avec cristal pul — Montage des fleurs
71. Fondeurs de plomb	Ouvriers employés au four de fusion
72. Fondeurs et polisseurs de caractères d'imprimerie	Ouvriers employés au creuset. — Ouvriers empl l'ébarbage et polissage des caractères
73. Fondeurs de laiton, de bronze et autres alliages plombifères	Ouvriers employés au four de fusion
74. Fabricants de strass	Taillage du silicate de plomb
75. Imprimeurs. — Typographes	Ouvriers compositeurs. — Travail des casses. — toyage des casses
76. Journalistes. — Correcteurs d'épreuves d'imprimerie	Maniement de journaux fraichement imprimés a l'encre contenant de la litharge
77. Lithographes	Manipulation de couleurs plombiques. — Fabri d'étiquettes commerciales glacées à la céruse..
78. Lamineurs de plombs	Ouvriers employés au four de fusion. — Roul pliage des lames
79. Lapidaires	Taille et polissage de pierres fines : agate, onyx du Jura
80. Lustreurs, apprêteurs de peaux et poils	Nettoyage au tambour de peaux teintes aux co de plomb
81. Menuisiers. — Marchands de vieilles boiseries	Rabottage des vieux bois peints
82. Marchands et broyeurs de couleurs.	Manipulation et préparation des couleurs plombi
83. Orfèvres. — Joailliers. — Bijoutiers.	Traitement des cendres par le plomb : Coupellat Estampage des bijoux
84. Ouvriers qui travaillent le cuivre jaune	Limage. — Polissage. — Tournage des pièces de l
85. Ouvriers des mines de plomb	Travail des fourneaux à manche. — Coupellation
86. Ouvriers des manufactures de glaces	Polissage des glaces avec potée d'étain
87. Ouvriers employés au capsulage des bouteilles (Eau de Vichy. — Flacons de pharmacie)	Usage d'une feuille de plomb ou d'étain plombifè
88. Ouvriers employés au ficelage des bouteilles de champagne	Usage de fils de fer galvanisés au zinc plombique.
89. Ouvriers des cristalleries	Fabrication des mélanges au minium
90. Parfumeurs	Manipulation de fards. — Fabrication de cosméti
91. Pharmaciens	Manipulations
92. Peintres en bâtiments. — Badigeonneurs. — Gratteurs à chaud de vieilles couleurs	Préparation des couleurs. — Grattage des couches de peinture
93. Peintres en voitures. — Ponceurs. — Enduiseurs	Préparation des couleurs. — Ponçage des couc blanc de céruse

MODE DE VÉHICULATION Et de pénétration du poison.	NATURE DE LA SUBSTANCE TOXIQUE
tion de poussières toxiques	Oxydes de plomb. — Céruse.
tion de poussières et vapeurs toxiques	Étain plombifère. — Plomb métallique.
tion de poussières toxiques provenant du saudrage des fleurs ou détachées des étoffes	Minium entrant dans la composition du cristal et oxydes de plomb entrant dans la composition des laques colorantes.
tion de vapeurs toxiques	Plomb métallique.
tion de vapeurs et poussières toxiques	Alliage plombique.
tion de vapeurs toxiques	Plomb métallique.
tion de poussières toxiques	Silicate de plomb.
ption par l'habitude de tenir entre les lèvres les etères d'imprimerie. — Crasses digitales. — lation de poussières toxiques	Plomb entrant dans la composition de l'alliage.
t répété et prolongé avec les feuilles fraîchement imées. — Absorption buccale par doigts enduits a matière nuisible	Litharge.
e ci-dessus	Litharge.
tion de vapeurs toxiques. — Crasses digitales	Plomb métallique.
tion de poussières toxiques détachées de la roue lomb employée pour la taille	Plomb métallique.
tion de poussières toxiques	Oxyde et chromate de plomb.
tion de poussières toxiques qui se détachent des x bois pendant le rabotage	Céruse.
tion et ingestion des poussières et crasses ques	Sels et oxydes de plomb.
tion de vapeurs toxiques. — Inhalation de pouss toxiques	Plomb métallique.
tion de poussières toxiques	Plomb entrant dans le laiton.
tion de vapeurs toxiques	Plomb. — Sulfure de plomb.
tions de poussières toxiques	Stannate de plomb,
s et poussières toxiques	Plomb métallique.
tion de poussières se détachant pendant la torsion fils	Plomb métallique.
tion de poussières toxiques. — Crasses digitales	Minium.
e ci-dessus	Céruse. — Sulfure de plomb.
e ci-dessus	Acétate de plomb. — Litharge.
e ci-dessus	Céruse.
e ci-dessus	Céruse. — Mine-orange. — Chromate de plomb.

PROFESSIONS.	TRAVAIL OU OPÉRATION Exposant plus particulièrement à l'intoxication.
94. Peintre de décors et attributs....	Préparation des couleurs. — Habitude d'essu pinceau avec les doigts ou les lèvres........
95. Plombeurs de wagons de marchandises..	Manipulation du métal.... ... .
96. Polisseurs de camées.....	Usage d'un cylindre en plomb comme polissoir..
97. Potiers d'étain...	Ébarbage. — Ponçage et brunissage des objets.
98. Potiers-Porcelainiers. — (Emailleurs)........................	Préparation de l'émail. — Broyage et tamisag matières premières. — Emaillage. — Vernissa poteries et porcelaines........ ....
99. Passementiers..................	Manipulation des passementeries en laines ou colorées aux couleurs de plomb.............
100. Serruriers....	Pose d'objets de serrurerie dans des appart peints au blanc de plomb. — Grattage et rabot bois peints. ....
101. Tailleurs d'habits..........	Manipulation d'étoffes d'alpaga chargées au sul plomb (coupe et confection)...............
102. Tailleurs de limes...	Usage d'une enclume en plomb sur laquelle on ap lime et les doigts...........................
103. Tailleurs de cristal..............	Ébarbage ; ponçage à la meule ; polissage ave potée d'étain............................
104. Teinturiers et indienneurs.......	Maniement du sucre de plomb pour la fabricati mordants. — Emploi des sels solubles de plom les bains de teinture en jaune....... ....
105. Télégraphistes..................	Maniement et entretien des piles au coke su d'un prisme de plomb (système Leclanché). toyage des efflorescences formées par corros prisme par le sel ammoniac. ....
106. Tisserands. — Tisseuses. — Dévideuses de coton teints.	Usage de poids en plomb dans le métier dit à quard. — Tissage avec fils de coton ou d colorés en jaune de chrome. — Dévidage de la cotons colorés aux oxydes de plomb..........
107. Tuiliers. — Briquetiers.........	Vernissage de tuiles et carreaux...............
108. Trefileries (ouvriers de)..	Fonte de l'alliage plombifère et confection des laiton..... ....
109. Vérificateurs des adresses sur bandes de journaux...........	Habitude de se mouiller le doigt avec de la saliv favoriser le détachement des bandes estampill
110. Verriers.......................	Broyage et pulvérisation des débris de cristaux. d'un sel de plomb pour favoriser la fusion du
111. Vitriers........................	Grattage des boiseries peintes au blanc de Maniement du mastic. — Soudure des vitraux.

MODE DE VÉHICULATION Et de pénétration du poison.	NATURE DE LA SUBSTANCE TOXIQUE.
rption de crasses toxiques....................	Céruse. — Mine-orange. — Chromate de plomb.
rption de crasses toxiques. — Habitude de mouiller cachet de salive avant l'impression..............	Plomb métallique.
ation de poussières toxiques provoquées par le ttement du camée sur la tige................	Plomb métallique.
ation de poussières toxiques. — Absorption de sses toxiques................................	Plomb métallique.— Stannate de plomb
ation de pousssières toxiques..................	Céruse. — Litharge. — Minium. — Alquifoux (sulfure de plomb).
ation de poussières toxiques.	Oxyde et chromate de plomb.
sières toxiques..............................	Céruse.
ation de poussières toxiques se détachant pendant maniement et la coupe des étoffes.............	Sulfure de plomb.
ation des poussières toxiques et absorption des sses toxiques sous-unguéales..................	Plomb métallique.
ation de poussières de cristal et d'étain plombifère.	Minium-étain plombifère.
rption de la matière toxique par défaut de pro- eté..	Acétate de plomb. — Sulfate de plomb. Chromate de plomb.
rption du sel de plomb qui constitue les efflores- nces de la pile..............................	Chlorure de plomb.
lation de poussières toxiques (Particules plom- ques ; Débris de laine, etc.)...................... lation de poussières et absorption de crasses xiques..	Plomb métallique. — Minium. — Chromate de plomb. Sulfure de plomb (alquifoux).
uction des buées et poussières toxiques..........	Plomb entrant dans l'alliage.
rption par les voies buccales de la matière toxique l'estampille postale........................	Minium.
lation de poussières toxiques et vapeurs toxiques..	Minium et oxychlorure de plomb.
lation de poussières toxiques. — Absorption ccale de crasses toxiques........................	Céruse.

III. — DE L'ASSAINISSEMENT DES FABRIQUES OU L'ON PRÉPARE LES SELS DE PLOMB.

A. **Fabriques de céruse.** — Les deux procédés de fabrication de la céruse ou carbonate de plomb sont : le *procédé hollandais*, qui consiste à faire agir sur le plomb métallique l'oxygène de l'air et du vinaigre, de manière à obtenir de l'acétate de plomb qui se convertit en carbonate sous l'action de l'acide carbonique dégagé du fumier de cheval en fermentation, et le *procédé dit de Clichy*, ou méthode française, dans laquelle on opère sur la litharge qu'on transforme en acétate de plomb au moyen de vinaigre de bois rectifié ; un courant d'acide carbonique dirigé à travers la liqueur y produit le carbonate par précipitation.

La plupart des usines en France et dans le Nord en particulier, se servent du procédé hollandais, dont les opérations successives sont toujours plus ou moins dangereuses au point de vue des manipulations et des contacts auxquels la production de la céruse soumet les ouvriers. Ces opérations sont :

1° *La fusion du plomb.* — Cette opération est une des plus offensives, étant donnée l'influence fâcheuse qu'exerce l'action d'une haute température sur la rapidité de l'intoxication professionnelle. Le travail de l'ouvrier consiste en effet à puiser dans dans des cuves ou bassines plus ou moins ouvertes, à l'aide d'une cuiller, le plomb en fusion pour le verser sur les formes et couler ce qu'on appelle des « grilles », qui sont les barreaux de plomb destinés à être convertis en carbonate.

Le moyen de préservation généralement usité consiste dans l'emploi de hottes conduisant les buées chargées de particules plombiques dans une chambre de condensation, où l'on peut faire tomber de l'eau en pluie pour retenir les poussières et ne laisser arriver à la cheminée de l'usine que des dégagements gazeux. Une modification des plus heureuses, tant au point de vue de la technique industrielle qu'au point de vue de la salubrité des ouvriers, consiste dans la substitution de la confection mécanique des grilles au travail manuel de l'ouvrier, qui se trouve ainsi à l'abri de toute absorption du plomb. C'est à quoi l'on arrive par l'emploi de la machine inventée par M. J. Carron, de Lille. Cette machine est composée d'une chaudière en fonte dans laquelle sont fondus les saumons de plomb, d'une roue mobile en fonte placée horizontalement sur pivot qui reçoit et moule le plomb coulé sous forme de grilles, d'un bac à eau qui refroidit la roue, d'un plan incliné à lames conduisant le plomb coulé sous un couteau à mouvement circulaire qui réduit en pièces le plomb moulé. Les grilles ainsi obtenues tombent sur une chaîne sans fin qui les dépose sur un chariot, qu'on enlève lorsque la charge est suffisante. Toute manipulation directe de la part de l'ouvrier est, par suite, supprimée ;

2° *L'épluchage et décapage des grilles de plomb converties en carbonate.* — Plus la carbonatation des grilles est superficielle, plus le détachage des écailles formées par la couche carbonatée est difficile et nécessite un battage énergique. C'est, en effet, par le battage à la main avec un maillet de bois que l'on épluche et décape les grilles carbonatées. Cette opération peut être rendue fort peu offensive si on a soin d'arroser d'eau froide les fosses avant leur démontage. Cet arrosage, ainsi que l'a expliqué M. le professeur Arnould, détermine, en raison de la différence du coefficient de dilatation du plomb et de celui de son carbonate, une rétraction du métal qui le détache de la couche carbonatée et fendille celle-ci ; de là une chute plus facile des écailles, l'absence de poussières, puisque la céruse est humide, et celle d'éclaboussures de blanc sur la figure et le corps de l'ouvrier, soit que le détachement des écailles s'effectue par de simples mouvements de flexion ou de torsion qu'on imprime aux grilles dans la fosse même, au-dessus des bois qui doivent recevoir la céruse ; soit qu'on emploie le battage au maillet, celui-ci produisant alors son effet sans qu'on soit obligé de frapper fort. L'emploi des décapeurs mécaniques, par lesquels on détache à sec les écailles qui recouvrent les grilles carbonatées, n'offrirait point, suivant Arnould, tous les avantages qu'on serait disposé à leur reconnaître, étant donnée la grande difficulté d'envelopper exactement ces appareils et d'empêcher la poussière de se répandre autour, à cause de la violence extrême avec laquelle ils fonctionnent ;

3° *Le broyage des écailles.* — Cette opération, malgré la généralisation du travail *au mouillé*, ce qui empêche la production de poussières, demeure toujours une des plus dangereuses par suite des éclaboussures de *bouillie de céruse* d'autant plus nombreuses que celle-ci est plus délayée, et des contacts directs humides auxquels elle expose les ouvriers.

Une bonne précaution à prendre consistera à n'humecter la céruse que juste ce qu'il faut pour la maintenir à l'état de pâte et non à l'état de liquide ou de bouillie claire.

Mais, seule, la substitution du *broyage à l'huile* au broyage à l'eau peut mettre les ouvriers cérusiers à l'abri de tout inconvénient sérieux. Malheureusement, la fabrication de la céruse à l'huile dans les céruseries et sa livraison sous cette forme à la plupart des industries qui mettent en œuvre le blanc de plomb et qui évitent ainsi pour eux le danger du travail de broyage dans la préparation de leurs couleurs, n'est point unanimement appréciée par les intéressés. Bien qu'un grand nombre de fabricants de céruse fabriquent aujourd'hui plus de céruse à l'huile que de céruse en poudre, cette dernière n'en reste pas moins encore l'objet d'une importante production ; or, les opérations que cette fabrication nécessite après le broyage à l'eau sont celles dont les cérusiers ont le plus à souffrir par le dégagement inévitable d'une grande quantité de poussière de céruse à laquelle elle donne lieu ;

4° *L'étuvage*, en effet, qui a pour but de dessécher la céruse broyée à l'eau se pratique dans des pots qu'on vide à leur sortie du four, encore chauds, et laissant échapper dans cette manipulation pas mal de poussière, sans compter que l'action de la chaleur du four prédispose singulièrement l'ouvrier à la réceptivité toxique. *Le transport* aux bluttoirs des pains de céruse retirés des pots, le blutage, l'enlèvement de la céruse en poudre des récipients placés sous le blutoir, son transport à l'atelier d'embarillage, tous ces divers transvasements constituent des manipulations éminemment dangereuses par le dégagement de poussière toxique qui se produit. La poudre de céruse, bien que fort lourde, dit Arnould, est d'une ténuité telle qu'elle se soulève en nuages au moindre heurt. Elle menace de la façon la plus immédiate les ouvriers qui la travaillent ; mais elle va aussi, à distance, pénétrer l'air des autres ateliers, se déposer sur le sol, les escaliers, les encoignures, les machines d'où les ouvriers des autres phases de la fabrication la reprennent, dès qu'un choc ou un courant d'air la détache de son support.

Les moyens de préservation à employer devront consister dans le nettoyage fréquent de la poussière des ateliers, après arrosage préalable ; — dans l'enveloppement des moulins et blutoirs par des caisses en bois, fermant bien, et que l'on n'ouvre après le blutage qu'après un temps suffisant pour que le tourbillon de poudre ne soit déposé sur le sol ; — dans le placement de manches aspiratrices au-dessus de la trémie, sur laquelle on renverse les bacs de céruse, ainsi qu'au-dessus des barils qu'on remplit ; — dans une sage lenteur apportée dans les mouvements de translation, d'extraction et de tassement de la céruse, de façon à ne pas secouer la masse pulvérulente.

Enfin on ne saurait trop engager les fabricants à s'ingénier pour remplacer autant que possible la main de l'ouvrier par l'action automatique d'une machine. De Freycinet parle, dans son *Traité d'hygiène industrielle,* d'un appareil Bruzon, parfaitement clos, aidé d'un système puissant d'aspiration, qui opère à lui seul le chargement, la pulvérisation, le tamisage, l'embarillage et ne nécessite la présence que d'un seul surveillant. La suppression de la fabrication de la céruse en poudre serait certainement la meilleure prophylaxie à conseiller ; mais il ne manque pas d'industries qui ne veulent pas, à tort ou à raison, de la céruse à l'huile, soit parce qu'elle s'écaillerait, dit-on, plus vite que la peinture à la poudre, soit parce qu'il est certaines applications, dans la papeterie coloriée, par exemple, où la céruse en poudre est indispensable pour obtenir certains tons brillants et lustrés.

Ce sont là des raisons de métier contre lesquelles les meilleures raisons d'hygiène professionnelle ne servent malheureusement de rien.

B. **Fabriques de minium.** — La fabrication du minium comporte toute une série d'opérations, la plupart très dangereuses pour les ouvriers :

1° Le *travail des fours* a pour objet l'oxydation du plomb et sa transformation en *massicot* ou oxyde jaune. La conduite de l'oxydation se fait par un ouvrier qui, autrefois brassait lui-même le métal en fusion au moyen d'un long ringard, remplacé le plus généralement aujourd'hui par une tige automatique. Cet ouvrier, placé devant le four dont il alimente les foyers, écume la surface du plomb fondu au moyen d'un râble avec lequel il repousse en arrière, sur la sôle inclinée de la cuve, la couche d'oxyde de plomb qui se forme à mesure ; et se trouve ainsi soumis directement : d'un côté à l'influence d'une chaleur ardente et de l'autre à l'absorption des vapeurs abondantes ou buées plombeuses qui s'échappent par la porte du four. L'emploi d'une hotte aspiratrice, immédiatement placée au-dessus de l'ouverture du four et embrassant tout le champ de dégagement des buées nuisibles, est le moyen de protection le plus généralement employé ; mais il est nécessaire de le compléter par l'adjonction d'un dispositif particulièrement efficace et qui consiste à établir tout le long du bord de la hotte, un tuyau percé d'une série de petits orifices, donnant lieu à un écoulement continu de nombreux filets d'eau, que l'ouvrier peut arrêter ou mettre en mouvement par un simple jeu de robinet, et qui forment ainsi, entre lui et la porte du four, une nappe d'eau préservatrice diminuant l'intensité de la chaleur rayonnante, et entraînant vers le sol toutes les poussières qui tendent à franchir la limite d'aspiration de la hotte.

Une mesure plus radicale consiste à substituer au râblage à la main, le râblage mécanique par l'emploi d'un agitateur à palettes, dont les bras rasant la surface du bain de plomb, avec une vitesse calculée, enlèvent l'oxyde au fur et à mesure de sa formation. Les portes du four restant alors fermées tout le temps de l'oxydation, l'ouvrier n'intervient que pour charger et décharger ;

2° Le *défournement du massicot*, qui expose à l'action des poussières, nécessite comme mesure préservatrice l'humectation des wagonnets de chargement ;

3° Le *lavage du massicot* dans des bassins ou malaxeurs munis de meules a pour objet sa séparation complète d'avec les particules métalliques qu'il contient encore à sa sortie du four. Cette opération expose aux éclaboussures et aux contacts humides ;

4° Après l'*étuvage du massicot*, qui ne donne lieu à aucune considération d'hygiène spéciale, vient l'opération du *broyage*. Malgré l'enveloppe protectrice dont les appareils broyeurs sont généralement munis, il se dégage à travers les joints une poussière considérable. Mais les opérations les plus dangereuses pour les ouvriers sont le *broyage*, le *blutage ou tamisage* et l'*embarillage du minium* ;

5° La transformation du massicot, une fois broyé, en minium peut se pratiquer sans danger en mélangeant au massicot, placé dans des boîtes rectangulaires, une petite quantité de salpêtre raffiné. Ces boîtes sont enfermées dans des fours dits « à rougir ». Sous l'influence de la décomposition du salpêtre, la suroxydation du massicot ne tarde pas à se faire, et l'on retire les boîtes remplies de minium, sans que ce défournement provoque le moindre dégagement de poussière.

Dans certaines usines, on fabrique le minium en poursuivant la suroxydation du massicot dans le four même de fusion du plomb. Dans ce cas, il est indispensable de recourir à l'emploi d'un agitateur mécanique à palettes, en maintenant les portes du four complètement fermées pendant tout le temps de l'opération, l'air arrivant dans l'intérieur du four par des prises convenablement disposées ;

6° Le *broyage du minium*, son transport mécanique du broyeur au tamiseur, malgré que les appareils soient recouverts d'enveloppes protectrices, donnent toujours lieu à un dégagement notable de poussière fine et ténue que les ouvriers respirent et dont ils sont littéralement couverts. Le seul moyen de protection efficace consisterait à placer l'appareil broyeur dans une chambre close spéciale, surmontée d'une hotte d'aspiration, dans laquelle arriverait, par un mécanisme quelconque, la substance à broyer, sans que l'ouvrier fût obligé de la pousser lui-même ;

7° Le *tamisage du minium* se pratique dans une chambre spéciale, au moyen d'un cylindre en toile métallique à mailles très fines. Il ne faut entrer dans cette chambre qu'après le temps nécessaire pour le dépôt complet sur le sol des poussières en suspension dans l'air. C'est alors qu'on procède à l'enlèvement du minium et à son *embarillage*. Comme pour la céruse en poudre, ces dernières opérations sont les plus dangereuses pour les ouvriers. L'appareil préservateur des poussières cité par Albrech comme figurant à l'exposition d'hygiène industrielle à Berlin en 1889 et employé dans l'embarillage du ciment en poudre trouverait ici une application des plus judicieuses. Nous avons décrit cet appareil (fig. 52). Mais en dehors d'un dispositif analogue à cet appareil, ou encore à celui de l'appareil Bruzon employé dans certaines fabriques de céruse, il n'y a qu'un seul moyen qui pourrait être quelque peu efficace, mais que malheureusement les ouvriers repoussent le plus souvent, c'est le port d'un masque préservateur. Le masque à double treillis et à double compartiment serait ici parfaitement indiqué.

Mesures de prophylaxie individuelle communes aux ouvriers des fabriques où l'on travaille le plomb. — Sans revenir sur les données générales de prophylaxie contre les intoxications industrielles, nous insisterons ici sur la nécessité, pour les ouvriers, de faire usage de vêtements de travail, vêtements qu'ils doivent quitter dans une pièce spéciale servant de vestiaire, garnie de lavabos avec essuie-mains, brosses et savon, dans laquelle les ouvriers procèderont à leur nettoyage avant de s'en aller ou de passer dans la pièce servant de réfectoire. La toilette de la bouche doit être aussi particulièrement recommandée ; la malpropreté des dents et des gencives en favorisant l'ascescence de résidus buccaux, facilite la transformation en sels de plomb solubles et par suite très absorbables, des poussières qui s'y déposent et s'y accumulent. Il en est de même des crasses sous-unguéales sous l'influence de la sueur.

On tiendra la main au roulement des ouvriers afin que chacun passe à son tour par les postes dangereux en bénéficiant des phases inoffensives de la fabrication.

Outre les douches en arrosoir, les bains sulfureux auront ici le grand avantage de débarrasser la peau des moindres particules de crasses ou maculatures plombiques.

On a longtemps conseillé aux ouvriers, comme mesure prophylactique, l'usage de la limonade sulfurique en boisson. Cette boisson a, au contraire, l'inconvénient de favoriser la transformation des sels de plomb insolubles en sels solubles et d'augmenter ainsi les dangers d'intoxication. Comme boisson préventive, on a également conseillé l'usage du lait, de limonades magnésiennes; la meilleure boisson est encore une infusion de café étendue d'eau.

Comme médication de prévoyance, Melsens avait conseillé depuis longtemps l'usage de petites doses d'iodure de potassium. G. Pouchet a fait à ce sujet des recherches fort probantes en ce qui concerne l'action de ce médicament sur l'élimination du plomb par l'urine chez les saturnins. Il faut employer l'iodure de potassium avec des alternatives de repos chez les ouvriers en cours de travail. En les soumettant de temps en temps à l'action de ce sel, surtout après avoir été employés à une opération des plus nuisibles, on parvient à les soustraire, la plupart du temps, aux accidents graves de l'intoxication professionnelle.

Enfin, en ce qui concerne le traitement à son début de l'anémie saturnine, M. Lavrand, de Lille, a conseillé de donner aux ouvriers, en les laissant continuer à travailler, de l'iodure de fer associé au phosphure de zinc. Il serait parvenu ainsi à enrayer l'apparition des symptômes toxiques.

§ II. — **Le mercurisme professionnel.**

I. L'emploi du mercure dans l'industrie expose les ouvriers à l'empoisonnement professionnel, soit qu'ils le manipulent directement à l'état métallique, soit qu'ils le respirent à l'état de vapeurs mercurielles, ou qu'ils l'absorbent sous forme de poussières.

Le maniement habituel du mercure conduit à l'absorption toxique, par la formation sur la peau de crasses fines, adhérentes, qui, grâce à l'extrême divisibilité du métal liquide, se logent dans les moindres plis et sillons des mains et des doigts. Par manque de soins de propreté, ces crasses mercurielles sont ingérées avec les aliments et transformées en composés éminemment toxiques sous l'action des secrétions gastro-intestinales.

Dans un milieu où se trouve habituellement du mercure, l'atmosphère est plus ou moins chargée de vapeurs mercurielles émises à la température ordinaire ; et, suivant les conditions d'exiguité des locaux ou de quantité de métal qui s'y trouve renfermé, l'air qu'on y respire peut en être saturé. Selon Merget, qui a fait à ce sujet, des recherches très importantes et fort intéressantes, les vapeurs mercurielles émises à de basses températures seraient inoffensives, alors qu'elles ne sont pas respirées d'une façon continue, mais pendant le jour seulement, ce qui est le cas ordinaire. Il n'en est pas moins vrai que, pour les ouvriers qui travaillent le mercure à froid, les chances d'intoxication professionnelle, par maculature de leurs mains, subsistent toujours, et pour peu que leurs vêtements usuels en soient également salis, ils s'exposent à rendre continue l'action du poison qu'ils emportent ainsi avec eux et sur eux hors de l'atelier.

Avec les vapeurs mercurielles émises à de hautes températures, le danger d'intoxication professionnelle est très grand. A cet état, en effet, elles sont éminemment susceptibles de passer directement dans le sang par les voies d'absorption respiratoires. De plus, en se refroidissant par suite de leur diffusion dans le milieu ambiant, ces vapeurs se condensent en fines gouttelettes, formant ainsi une poussière très ténue, qui pénètre avec l'air dans les poumons, se dépose sur la muqueuse de la bouche, s'ingère avec la salive. Trop lourde pour rester longtemps suspendue dans l'atmosphère, elle s'arrête dans les cheveux et dans la barbe des ouvriers, se dépose partout à l'entour d'eux et sur eux, sur les outils qu'ils manient, sur leurs mains, sur leurs vêtements, constituant ainsi une couche pulvérulente très adhérente et des enduits crasseux, qui deviennent tout autant pour eux, en dehors de l'atelier, une cause permanente d'intoxication.

Les ouvriers qui préparent les sels de mercure, ceux qui les manipulent sont à leur tour grandement exposés à l'intoxication professionnelle, soit qu'ils absorbent ces sels à l'état de poussières, entièrement composées ou plus ou moins imprégnées de substance toxique, soit qu'ils les ingèrent sous forme d'enduits crasseux, soit encore que le poison pénètre en eux par la voie que lui offre une lésion cutanée quelconque : crevasses, gerçures, dermatites, coupures, écorchures, piqûres, etc., lésion qui est elle même le fait du travail professionnel ; par exemple, d'un contact habituel avec des liquides acides ou d'un traumatisme accidentel causé par le maniement d'outils et d'objets rugueux. Tout récemment, Galippe a insisté sur le rôle fâcheux qu'est appelé à jouer, au point de vue de l'absorption du poison mercuriel, le mauvais état habituel des gencives.

Un des caractères les plus expressifs de l'intoxication professionnelle chez les ouvriers qui travaillent le mercure, est le *tremblement des membres*. Ce tremblement présente ceci de particulier qu'il est souvent l'unique manifestation du mal professionnel, et qu'il ne s'accompagne d'aucun autre symptôme morbide. Il est presque toujours alors la conséquence de l'action nuisible des vapeurs mercurielles, et ne se présente qu'à la longue chez les ouvriers exposés à l'inhalation des vapeurs émises à une basse température. Encore faut-il que cette action soit continue, car d'après tous les observateurs, les intermittences du travail, les alternatives de repos loin du milieu professionnel et le séjour répété au grand air, mettent le plus généralement les ouvriers à l'abri de cette affection.

Le tremblement mercuriel peut se manifester au contraire assez rapidement, et sous la forme la plus grave, chez les ouvriers soumis à la respiration des vapeurs mercurielles émises à des températures élevées. C'est ce que l'on observe chez tous ceux qui sont employés devant les fours des mines, à la distillation et à la condensation du métal et chez tous ceux quitraitent par la chaleur les divers amalgames. Encore ici faut-il tenir compte de la prolongation du séjour dans le milieu plus ou moins saturé de vapeurs toxiques, de la malpropreté des ouvriers, de leur misère physiologique, de leur mauvaise hygiène privée, de l'abus des boissons alcooliques et des excès de tout genre.

Mérat, en 1804 et 1812, dit expressément à propos des « doreurs au feu », qu'ils ajoutaient à la malignité des vapeurs mercurielles par leur négligence et leur malpropreté. Près de cent ans auparavant (1721), de Jussieu avait constaté qu'aux mines d'Almaden, « les forçats vivant continuellement dans la mine étaient atteints au plus haut degré du tremblement professionnel, tandis que les habitants du bourg travaillant librement aux mines, prenant soin de ne jamais y manger, de changer de vêtements lorsqu'ils en sortaient, de se laver fréquemment le corps et de faire de l'exercice au dehors, conservaient leur santé et vivaient comme les autres hommes. »

En 1848, Roussel confirme ce témoignage déjà ancien. « Aujourd'hui, dit-il, en mettant à la place des forçats les étrangers malheureux, dénués de ressources, que la misère pousse à Almaden, les différences signalées par de Jussieu, subsistent toujours. C'est parmi les habitants seuls que s'observent les exemples d'individus bien portants après trente et quarante ans de travail dans les mines ».

Raymond, en 1886, ayant visité les mines d'Almaden, constate à peu près la même chose. Les ouvriers de bonne constitution, dit-il, qui se louent à l'agriculture dès que leur travail est terminé et qui mènent une vie régulière, ne sont presque jamais atteints, ou, s'ils le sont, l'éloignement de la mine suffit pour rétablir promptement la santé.

Des observations analogues ont été faites de tous temps aussi chez les mineurs d'Idria, entre autres par Këyssler en 1740, par Scopoli en 1762, par Hermann en 1858.

Il importe toutefois de tenir compte du degré de gravité du tremblement lui-même et du caractère de cachexie qui l'accompagne, le plus souvent, à sa troisième période.

Le plus généralement limité aux membres supérieurs à son début comme dans sa forme simple, il est des cas où il se localise à des groupes musculaires variés. Certains malades sont parfois pris de tels tremblements qu'ils ne peuvent rester dans leur lit, tant sont exagérées les secousses qui les en feraient tomber. Tout leur corps est agité, les jambes fléchissent et ces malheureux préfèrent se coucher à terre ; ils ne peuvent ni se vêtir ni même manger seuls, et c'est à peine s'ils trouvent quelques moments de sommeil pendant lequel disparaît le tremblement. Dans cette forme convulsive ou paralytique, la maladie est très difficile à guérir.

Si le tremblement est le plus communément la conséquence de l'absorption des vapeurs mercurielles, il y a une autre expression symptomatique de l'intoxication professionnelle, qui est la conşéquence directe de l'action des poussières et de l'absorption du poison par voie gastrique. Il s'agit de la *stomatite avec salivation abondante*, et des autres troubles gastro-intestinaux tels que le catarrhe gastrique ou la diarrhée, que l'on observe également chez les ouvriers exposés aux vapeurs émises à une température élevée, mais alors comme une conséquence du dépôt sur la muqueuse buccale des fines gouttelettes du mercure condensé par refroidissement extérieur.

Cette caractérisation du mal professionnel s'affirme progressivement par de la gingivite, un ptyalisme abondant, des ulcérations de la face interne des joues avec enduits pultacés, et dans sa forme grave par du gonflement périosto-alvéolaire, des fongosités gingivales et la chute des dents, qui tombent l'une après l'autre comme dans le diabète. La cachexie mercurielle professionnelle, dont le mal des gencives arrivé à la deuxième période n'est qu'une manifestation locale, apparaît alors avec son cortège d'adénites glandulaires, de périostoses, de douleurs osseuses, d'éruptions diverses, tous signes d'une profonde déchéance physique.

Des observations récentes ont appelé l'attention sur les manifestations cérébrales et paralytiques du mercurisme professionnel. C'est ainsi que Charpentier (1885), a observé des accidents épileptiformes chez un ouvrier *pelletier* employé au travail de sécretage des poils de lapins. Letulle (1886), a, de son côté, étudié les paralysies mercurielles localisées et cherché à démontrer que ces paralysies diffèrent des paralysies saturnines par l'absence d'amyotrophie, la persistance de la contractilité électrique normale des muscles et par la conservation du cylindre-axe des nerfs, ce qui expliquerait leur grande curabilité.

Dans certaines circonstances, il se peut, comme cela s'observe avec tous les empoisonnements chroniques d'origine professionnelle, que l'hystéricisme se révèle, chez les ouvriers intoxiqués, par des troubles paralytiques purement fonctionnels. Il ne faudrait pourtant pas faire jouer à ces manifestations hystériques un rôle trop important, et en arriver à nier au tremblement mercuriel son caractère pathognomonique et son origine incontestable.

C'est, en effet, bientôt fait d'établir que toute névropathie d'origine toxique mercurielle ou saturnine n'est que le résultat d'une prédisposition (Letulle); c'est bientôt fait également de déclarer que les tremblements mercuriels sont des tremblements hystériques (Charcot); il n'en est pas moins vrai que la substance toxique reste l'agent provocateur de la manifestation morbide professionnelle, les névropathes se montrant ici comme ailleurs plus susceptibles d'en ressentir les effets.

L'intoxication mercurielle, de même que le saturnisme professionnel, conduit à certaines formes de psychoses, entre autres aux vertiges, aux hallucinations, à la démence et à la pseudo-paralysie générale, qui peuvent parfaitement guérir par élimination du poison absorbé, si l'ouvrier est soustrait à toute nouvelle cause d'absorption.

Cette élimination se fait en effet d'une façon continue par les sécrétions gastro-intestinales et la salive (Schuster et Welander (1886); et selon Merget (1888), elle s'effectuerait également à l'état de vapeurs par l'air expiré. Parfois assez lente, puisque Paschkis et Vadja ont rencontré du mercure dans les sécrétions après plusieurs années, cette élimination ne se prolongerait au delà d'un an que dans de très rares exceptions (Welander).

Kusmaül (1861) a signalé l'état cachectique et maladif des enfants nés d'ouvrières employées aux professions où l'on travaille le mercure. Lizé (du Mans), a constaté dans les familles d'ouvriers secréteurs de chapeaux de feutre la fâcheuse influence de l'intoxication professionnelle sur le produit de la conception : avortements, accouchements prématurés, mortinatalité fréquente, mortalité précoce, tels sont les faits signalés par lui (1862). Les mêmes conséquences ont été relevées par Keller chez les femmes employées à la mise en tain des glaces. Depuis lors, tous ces faits ont été contrôlés et corroborés par d'autres observateurs.

D'autre part, le rachitisme (Kusmaül) et la phtisie (Stickler) ont été considérés comme des dégénérescences auxquelles conduit soit directement chez les ouvriers eux mêmes, soit indirectement chez leurs descendants, l'intoxication mercurielle professionnelle.

II. — Tableau synoptique des Professions o

PROFESSIONS.	TRAVAIL OU GENRE D'OPÉRATION Exposant plus particulièrement à l'intoxication.
1. Ouvriers des mines de mercure...	Travail des fours de distillation; extraction du me des chambres de condensation; extraction du mi
2. Ouvriers des mines argentifères...	Séparation de l'argent des minerais en l'amalga avec le mercure..........................
3. Doreurs au mercure............	Application à chaud de l'amalgame d'or sur les ob dorer...... ....
4. Argenteurs au mercure....	Application à chaud de l'amalgame d'argent......
5. Bijoutiers et Orfèvres............	Traitement à chaud des amalgames d'or pour révi ce métal..........................
6. Ouvriers des usines de force électrique...............	Traitement à chaud des amalgames de zinc pour vifier les résidus des piles............... ....
7. Constructeurs de baromètres..... .	Ébullition du mercure dans le remplissage des tub
8. Chimistes.........	Manipulation du mercure. — Trempage répété mains dans les cuves à mercure..............
9. Fabricants de produits chimiques..	Emploi des sels de mercure dans la préparatio couleurs d'aniline. — Préparation des rouge mercure...... ....
10. Fabricants de jouets coloriés......	Manipulation de rouges de mercure.............
11. Imprimeurs sur draps. — Teinturiers.......	Emploi du sublimé corrosif comme mordant da teinture des plumes. — Opération du trempag objets dans le bain de préparation............
12. Bronzeurs de figurines...........	Manipulation du mercure. — Préparation de l'alma d'étain, destiné à l'application des couches métall sur les figurines en plâtre. — Façonnage des obj
13. Décapeurs de métaux à dorer.....	Préparation du sel acide de mercure...........
14. Fabricants de chapeaux de feutre. — Coupeurs de poils de lapins....	Travail du secrétage ou de brossage des peaux une brosse à poils rudes trempée dans une sol de nitrate acide de mercure, — de l'éjarrage o dépouillement des peaux ainsi imprégnées de s mercure, de l'arçonnage ou de battage des poils détachés avant de procéder à leur feutrage. — M pulation du mercure pour la préparation du sel de mercure.. ....
15. Fabricants d'amorces fulminantes.	Préparation du fulminate. — Opération de la dissolu du mercure.. ....
16. Fabricants de serpents de Pharaon.	Préparation du mélange........... ....
17. Damasquineurs de canons de fusil. — Bronzeurs de canons.	Manipulation du bichlorure de mercure et du ni acide. — Préparation et application des couche bronzage..........................
18. Etameurs de glaces. — Polisseurs de miroirs.....................	Manipulation du mercure. — Transport des bain Mise en tain des glaces. — Révivification de l' contenu dans les regratures et avivures. — Traite à chaud de ces amalgames.......... ....

›rs se trouvent exposés à l'intoxication mercurielle.

MODE DE VÉHICULATION Ou de pénétration du poison.	NATURE DE LA SUBSTANCE TOXIQUE.
ırs émises à une haute température. — Poussières ›érales mercurielles.......................... ..	Mercure volatilisé et condensé par absorption. — Sulfure de mercure (cinabre).
›rs émises à une haute température......	Mercure volatilisé et condensé par absorption.
ɪe ci-dessus............	Comme ci-dessus.
›e ci-dessus...............	Comme ci-dessus.
ıe ci-dessus..............	Comme ci-dessus.
ɪe ci-dessus.......................................	Comme ci-dessus.
ɪe ci-dessus.......................................	Comme ci-dessus.
es mercurielles. — Vapeurs émises à basse tem- ›ature...	Mercure extrêmement divisé.
›ils, éclaboussures et crasses toxiques............	Azotate de mercure.— Sublimé corrosif — Iodure et sulfure de mercure. — Chromate de bioxyde de mercure, etc.
es et poussières toxiques.................	Cinabre. — Vermillon, etc.
›es, poussières et éclaboussures toxiques.....	Bichlorure de mercure.
es et poussières toxiques..................	Mercure extrêmement divisé.
ure des mains par le bain de dissolution. — Ecla- ıssures. — Vapeurs toxiques.................... .	Mercure et nitrate acide de mercure.
›ption du poison par les plaies et érosions pro- tes par l'aspérité des brosses. — Production des ›ssières toxiques (débris et particules de poils et ıs imprégnés de sels mercuriels. — Crasses mer- i›lles	Comme ci-dessus.
ırs et poussières toxiques........	Mercure. — Fulminate et sulfocyanure de mercure.
›ne ci-dessus.......................................	Sulfocyanure de mercure et sulfate de mercure.
›sières toxiques détachées des canons par les gratte- ›sses métalliques....................................	Bichlorure de mercure. — Nitrate acide de mercure.
›ses. — Poussières — Vapeurs émises à basse et à ›ute température.................	Mercure extrêmement divisé ou volatilisé. — Amalgames d'étain.

PROFESSIONS.	TRAVAIL OU GENRE D'OPÉRATION. Exposant plus particulièrement à l'intoxication.
19. Coloristes de fleurs artificielles...	Manipulation des couleurs à base de mercure...
20. Empailleurs....................	Manipulation des sels de mercure. — Manœuvres dermiques. — Montage et réparation des empaillés................................
21. Photographes...	Prise de l'image dans la chambre claire. — Exp des plaques iodées aux vapeurs de mercure da anciens procédés. — Manipulationde sels de me — Dans les procédés actuellement usités, renf des clichés par l'immersion dans un bain de su
22. Injecteurs de bois et poteaux télégraphiques....................	Manipulation du sublimé... ....
23. Ouvriers employés à la préparation des lampes à incandescence.....	Travail de la préparation des fils et de la product vide dans les lampes.........................
24. Employés des tirs...............	Séjour dans des locaux mal ventilés, viciés p vapeurs toxiques.........................

III. **De quelques mesures de prophylaxie professionnelle, spéciales aux industries où l'on travaille le mercure.** — Une ventilation active des locaux et, en été, leur refroidissement par voie d'arrosage ou surtout de pulvérisation d'eau, trouvent ici une application particulière, en ce sens qu'en même temps que l'atmosphère d'un atelier bien ventilé contient par mètre cube d'air une proportion beaucoup moindre de vapeurs mercurielles que l'atmosphère d'un atelier mal ventilé, le refroidissement favorise en outre la condensation des vapeurs mercurielles émises à une haute température et diminue ainsi le danger de les respirer. En hiver, il faut éviter que le mode de chauffage des chambres où l'on travaille ne vienne favoriser l'émission des vapeurs de mercure et n'en maintienne l'air plus ou moins à l'état de saturation; c'est pourquoi les cheminées ventilatrices, les calorifères alimentés du dehors doivent être préférés aux appareils de chauffage en fonte, dont les parois s'échauffent rapidement.

Dans les industries où l'on distille le mercure pour le condenser ensuite, les ouvriers ne doivent pénétrer dans les chambres de condensation que lorsqu'elles auront été refroidies, et qu'il n'y aura plus dans l'air que de très faibles quantités de vapeurs. Ainsi dans la construction des baromètres, dans le traitement à chaud des amalgames d'or, d'étain, de zinc, etc., le danger de la volatilisation du mercure est d'autant plus grand pour l'ouvrier, que celui-ci s'y trouve plus immédiatement exposé. On a préconisé dans ces cas, l'emploi de hottes protectrices, sortes de cages vitrées, surmontées d'un tuyau d'aspiration, dans l'intérieur desquelles

MODE DE VÉHICULATION. Ou de pénétration du poison.	NATURE DE LA SUBSTANCE TOXIQUE.
. — Poussières..............	Bisulfure, biiodure et bichromate de mercure.
res se détachant des animaux empaillés..	Sublimé (bichlorure de mercure).
mercurielles. — Solutions. — Sels toxiques...	Mercure métallique. — Bichlorure et biiodure de mercure.
et poussières toxiques........................	Bichlorure de mercure.
et poussières toxiques provenant de la manipu- du mercure........	Mercure métallique.
mercurielles produites par la déflagration le d'un nombre considérable de capsules au nate.	Fulminate de mercure. — Sulfure de mercure.

on place les fourneaux à vaporiser le mercure. Telle est la fameuse *lanterne* ou appareil clos que d'Arcet avait inventé pour préserver les doreurs au mercure, devant lequel ceux-ci travaillaient, en passant les bras sous les bords de la vitrine qui leur descendait jusque vers le milieu de la poitrine.

Les mesures de préservation individuelle doivent avoir ici un caractère de rigueur exceptionnelle dans leur application, tant les vêtements et toutes les parties du corps des ouvriers s'imprègnent rapidement de mercure. Merget, auquel on doit un travail remarquable sur « l'action toxique, physiologique et thérapeutique des vapeurs de mercure » (thèse de Bordeaux 1888), a particulièrement insisté sur ces mesures de préservation des ouvriers dans les industries où l'on travaille le mercure.

En se servant d'un papier réactif trempé dans une solution saturée d'azotate d'argent traitée par l'ammoniaque liquide jusqu'à redissolution du précipité, il a lui-même pu constater que dans les ateliers d'étamage où les glaces reçoivent leur tain, l'atmosphère, depuis le plancher jusqu'au plafond, était en tout temps saturée de vapeurs mercurielles, et que les ouvriers qui n'y séjournaient cependant que quatre heures par jour, en se relayant tous les huit jours, avaient leur peau, leur barbe, leurs cheveux et toutes les parties de leurs vêtements fortement imprégnés de mercure condensé.

On a proposé de neutraliser les vapeurs mercurielles par d'autres vapeurs capables de les fixer en les faisant entrer dans une combinaison inoffensive. Pappenheim, Stokes et Boussingault ont recommandé de répandre de la fleur de soufre dans les ateliers, laquelle présenterait le double avantage de sulfurer le métal qui souille le sol et d'émettre des vapeurs qui vont également sulfurer, en les faisant passer dans une combinaison fixe, les vapeurs et les poussières mercurielles répandues dans l'atmosphère ambiante. Un pareil résultat, dit Merget, doit s'obtenir plus facilement encore en remplaçant le soufre par des corps tout à la fois plus volatils que lui et plus actifs chimiquement. Schrötter a, en effet, proposé l'iode qu'on dégagerait, en plaçant, dans les ateliers, des vases plats contenant une solution d'iodure de potassium saturée d'iode.

Dans une série d'expériences entreprises par Merget pour contrôler pratiquement ces vues théoriques, cet habile et consciencieux observatenr a constaté que les animaux, soumis simultanément à l'action du soufre ou de l'iode et à celle du mercure, mouraient plus rapidemeni que ceux sur lesquels on faisait agir le mercure seul. Les poussières de sulfure et d'iodure de ce métal ne seraient donc pas moins dangereuses à inhaler que celles du métal lui-même.

Le chlore a paru lui donner de meilleurs résultats. Il suffirait en effet de répandre de très faibles quantités d'hypochlorite de chaux dans une pièce saturée de vapeurs mercurielles pour que celles-ci disparaissent promptement par suite de leur combinaison avec le chlore, qui les fait passer à l'état de protochlorure ou calomel, le plus inoffensif des composés mercuriels. Mais le danger pour moins imminent qu'il serait, n'en existerait-il pas moins?

Meyer a eu recours aux vapeurs d'ammoniaque. Dans les ateliers d'étamage de la fabrique de glaces de Chauny, il affirme, dans une note présentée à l'Académie des sciences (1872) que depuis qu'on a pris l'habitude de répandre tous les soirs, sur le sol de ces ateliers, un demi litre d'ammoniaque liquide du commerce, aucun ouvrier nouveau n'a été atteint d'accidents mercuriels, tandis que chez les anciens ouvriers pris antérieurement de tremblement, les accès, malgré la continuation du travail, sont devenus moins fréquents.

Merget ne s'explique pas ce rôle préservateur joué par l'ammoniaque, car dit-il, les vapeurs ammoniacales diffusées dans une atmosphère qui contient des vapeurs mercurielles sont sans action snr celles-ci, qui impressionnent toujours de la même manière le papier réactif à l'azotate d'argent ammoniacal.

Dans les ateliers où se dégagent des poussières mercurielles, il serait avantageux d'utiliser l'action neutralisante de quelques-unes de ces substances. Ainsi, par exemple, de la sciure de bois imprégnée d'ammoniaque ou d'hypochlorite de chaux pourrait être répandue sur le sol pour y retenir les poussières toxiques; et le balayage de cette sciure qui s'effectuerait chaque jour, ne soulèverait dans l'air aucune particule nuisible.

On a conseillé de construire les planchers de façon à ce qu'aucun dépôt de mercure ne puisse se former dans les joints; il serait préférable de les remplacer par une aire macadamisée ou bitumée, et leur nettoyage pourrait se faire avec des rognures d'étain ; ou mieux encore, on pourrait les recouvrir d'une couche permanente de ces rognures ou de potée d'étain, dans le but d'absorber le mercure par amalgamation.

On a également conseillé d'utiliser l'action neutralisante du soufre ou du sulfure de potassium pour obvier à l'imprégnation des vêtements de travail de l'ouvrier par le mercure. C'est ainsi que Stokes a conseillé de frotter de fleur de soufre ces vêtements de travail (longues blouses de toile serrées au cou et aux poignets), ou bien de les tremper préalablement dans une solution de sulfure de potassium. On pourrait encore, après leur souillure, assainir les vêtements de travail, en les exposant à de faibles fumigations de chlore.

Nous n'insisterons pas sur les soins de propreté individuelle : Bains sulfureux, savonnages énergiques du corps et des mains pour expurger la peau de la moindre crasse mercurielle, lavage de la bouche avec de l'eau chlorurée, nettoyage répété des dents, tout cela s'impose ici de la façon la plus rigoureuse.

Une mesure de protection directe à conseiller, c'est l'emploi de masques préservateurs. Malheureusement ces masques, on le sait, ne sont guère acceptés par les ouvriers, et cependant étant donnée la ressource qu'on trouverait dans l'action neutralisante d'un certain nombre de substances variées, il semble que ces appareils de préservation auraient ici une utilité incontestable. C'est ainsi qu'on pourrait faire usage du masque à double treillis, garni d'éponges fines, recouvertes extérieurement de potée d'étain ou de feuilles d'or pour arrêter le mercure au passage, en formant avec lui des amalgames. Stokes a proposé de substituer aux éponges, des tissus à trame peu serrée, imprégnés de fleur de soufre, mais qu'il serait préférable, selon Merget, de mouiller avec des solutions d'azotate d'argent ammoniacal ou de chlorure de palladium. Le masque à double compartiment et à couche filtrante d'ouate, imprégnée de cette solution, nous parait naturellement indiqué ici.

Comme agent prophylactique, N. Guillot et Melsens ont préconisé l'emploi de l'iodure de potassium à petites doses comme pour les ouvriers qui travaillent le plomb ; toutefois le docteur Schoull qui l'a expérimenté chez les ouvriers secréteurs, dit qu'après un temps variable, on est obligé d'en suspendre l'emploi à cause des accidents d'iodisme qui surviennent (céphalée, catarrhes des muqueuses, éruptions cutanées, etc.). L'emploi de la fleur de soufre à dose quotidienne de un à deux grammes, n'aurait pas cet inconvénient et empêcherait tout phénomène d'intoxication professionnelle.

Enfin, M. Letulle (1888), qui a étudié la profession des « coupeurs de poils de lapin ou secréteurs », conseille l'emploi de la limonade sulfurique comme de beaucoup préférable au lait et à l'iodure de potassium.

En dernier lieu, il y aurait un moyen radical de supprimer tout accident d'intoxication mercurielle dans un certain nombre de professions, en remplaçant le procédé de fabrication au mercure par tout autre procédé inoffensif conduisant au même résultat industriel. Deux industries ont été particulièrement l'objet d'études particulières à cet égard; ce sont celles de la « fabrication des chapeaux de feutre » et de l' « étamage des glaces ».

Hillairet et Delpech, en 1872, avaient proposé pour supprimer toute intoxication mercurielle dans l'opération de secrétage des poils de lapin, d'enduire les peaux avec de la mélasse, puis de laver avec une solution d'acide nitrique. Cet enduit remplace le nitrate acide de mercure. Plus récemment, M. Dargelos, d'Aix, a fait connaître un moyen d'assainissement de la chapellerie plus complet encore en ce sens qu'il supprime à la fois l'intoxication par le mercure et l'action nuisible des vapeurs nitreuses. On arriverait à ce résultat, en employant une solution froide d'eau régale. A froid, l'eau régale ne se décompose pas; s'il n'y a pas de décomposition, il n'y a, par suite, aucune production de chlore ou d'acide hypoazotique. Ce dernier n'est produit alors que dans les étuves où l'ouvrier n'est pas obligé d'entrer, si on établit les peaux sur des séchoirs montés sur rails, qu'on fait glisser dans l'étuve sans que l'ouvrier ait besoin lui-même d'y pénétrer avant qu'elle n'ait été aérée.

Des expériences faites à Aix et à Paris, paraissent démontrer que ce procédé donne des feutres parfaits et qu'il remplit toutes les conditions d'hygiène, d'efficacité et d'économie voulues.

Dans l'étamage des glaces, le but qu'on s'est proposé est de remplacer l'étamage au mercure par l'argenture. C'est au chimiste anglais Drayton que l'on doit les premiers essais d'argenture des glaces. Ils furent accueillis avec faveur. Malheureusement, l'adhérence de l'argent au verre n'est pas aussi parfaite qu'on peut le désirer, et le métal noircit, à la longue, sous l'influence des émanations sulfhydriques, malgré la couche protectrice du vernis dont on le couvre.

Le procédé Brossette a apporté quelque perfectionnement dans l'application de cette nouvelle sorte d'étamage, et c'est celui qui se fait aujourd'hui le plus communément. Voici, d'une façon générale, en quoi consiste le procédé :

On prépare une dissolution d'azotate d'argent, à laquelle on ajoute de l'acide tartrique en quantité convenable, puis de l'ammoniaque, de manière à redissoudre le précipité qui s'est déjà formé ; c'est cette dissolution qui, chauffée à 40 degrés environ laisse déposer une couche d'argent brillante et adhérente sur le verre. Pour argenter les glaces, on les place sur des tables de fonte horizontales, dans lesquelles circule de l'eau chaude ; on fait des rebords avec de la cire ou de la toile cirée, et on verse la dissolution en quantité suffisante pour qu'elle forme une couche de 2 à 5 centimètres ; au bout de 20 à 30 minutes, la couche d'argent est déposée. L'opération se renouvelle deux fois lorsqu'il s'agit de glaces de belle qualité, de façon à rendre plus épaisse la couche d'argenture. Après avoir lavé avec soin et laissé sécher, on recouvre la couche d'argent d'un vernis qui la protège contre les frottements et contre l'action de l'hydrogène sulfuré.

Ce travail ne présente d'autre inconvénient que l'odeur résultant de l'application du vernis (Voyez Hydrocarburisme) et de son séchage.

Toutefois, malgré les perfectionnements apportés jusqu'ici dans l'argenture des glaces, les glaces argentées offrent toujours une teinte jaunâtre et reflètent des images de même couleur ; ce qui est une défectuosité grave. Nous empruntons à Wurtz la description d'un procédé destiné à faire disparaître ce défaut, et nous reproduisons l'appréciation qu'il a portée de ce procédé au point de vue de la salubrité. « Un inventeur ingénieur, Lenoir, a réussi à supprimer tous les inconvénients de l'argenture des glaces en remplaçant la pellicule d'argent par une couche d'amalgame d'argent préparé, non avec le mercure liquide, mais avec une solution mercurique étendue ».

Voici son procédé qui est exploité par la maison Mangin-Lesur, et qui a été l'objet de rapports favorables à la Société d'encouragement, au Conseil d'architecture de la ville de Paris, et à l'Académie des Sciences. La glace argentée par un procédé quelconque est d'abord lavée, puis arrosée par une solution étendue de cyanure de mercure et de potassium. Dans ces conditions, l'argent déplace une partie du mercure contenu dans le sel double, et entre en dissolution. Le mercure précipité amalgame le reste de l'argent et le fait adhérer solidement à la glace. Cet amalgame n'a plus la teinte jaunâtre de l'argent. Il est blanc et donne des images pures, comparables à celles des anciens miroirs. Il est moins sensible aux émanations gazeuses et assez fixe pour qu'on puisse le frotter à sec avec un tampon, sans le détacher. Il est vrai que le cyanure double de mercure et de potassium est un sel vénéneux ; mais il est employé en solution très étendue, et la pratique journalière de la galvanoplastie démontre que les cyanures ne présentent aucun danger dans ces conditions.

Néanmoins, comme il s'agit d'un sel mercurique, il ne faudrait pas se départir de certaines précautions, et en particulier, des soins de propreté qu'exige le maniement d'une substance toxique. Ce qui peut rassurer à cet égard c'est la considération que dans l'ancien procédé les ouvriers sont exposés continuellement aux émanations mercurielles. Ce danger est écarté définitivement, et celui qui résulterait du contact d'une solution très étendue de mercure avec la peau est au moins très faible, et ne s'est pas encore montré jusqu'ici. En tout cas, le procédé Lenoir, alors même que l'avenir révèlerait quelques inconvénients est supérieur à l'ancien procédé d'étamage et il est à désirer à tous les points de vue, et surtout dans l'intérêt de l'hygiène, qu'il s'y substitue rapidement ».

(Wurtz : Rapport sur un nouveau procédé d'étamage des glaces, *in* Travaux du Comité consultatif d'hygiène publique de France, 1879).

§ III. — L'arsenicisme professionnel.

1. Considérations générales sur la pathogénie et la symptomatologie morbides spéciales de l'arsenicisme professionnel. — La plupart des auteurs qui se sont occupés de l'empoisonnement professionnel par l'arsenic ont surtout insisté sur l'influence des poussières arsenicales. C'est là certainement un côté important de la question, car c'est généralement à leur action qu'il faut en référer dans les professions où les ouvriers sont directement appelés à manier les préparations arsenicales.

A. — Il est cependant toute une catégorie d'opérations industrielles ou purement professionnelles, dans lesquelles l'agent arsenical toxique reste ignoré de celui qui doit en être victime. Dans ces cas, l'empoisonnement peut revêtir la forme aiguë ou chronique, suivant le caractère accidentel ou permanent de l'opération, et l'agent toxique est le plus souvent à l'état gazeux : c'est, en effet, à l'*hydrogène arsénié* que l'on a alors affaire.

Dans l'étude de l'arsenicisme professionnel nous pouvons donc établir une division basée sur la différence même des professions. Dans les unes, en effet, l'arsenic ou les préparations arsenicales sont directement et ouvertement manipulées ; dans les autres, l'arsenic n'interviendrait que comme agent d'impureté des substances employées.

a. Parmi ces dernières, nous devons citer, en premier lieu, comme le plus susceptibles d'exposer à des accidents d'arsenicisme, toutes les opérations où l'on fait usage de *zinc impur*. Nous avons été un des premiers à émettre l'opinion que les effets morbides ordinairement attribués aux vapeurs de ce métal, devaient être, le plus souvent, attribuées à l'arsenic que l'on rencontre fréquemment dans le zinc impur. Dans un travail qu'il a publié dans les *Annales d'hygiène*, *1878*, A. Chevallier revient sur notre opinion et cite à son appui le résultat de son enquête personnelle. On trouve dans ce mémoire l'observation suivante :

« Dans une usine métallurgique, située à la Madrague de Montredon, près de Marseille, les ouvriers travaillant à la fabrication du blanc de zinc furent bientôt atteints d'accidents occasionnés par l'hydrogène arsénié. L'un d'eux, qui travaillait aux terrines où se faisait la réaction fut atteint plus cruellement que ses camarades et, quelques jours après, mourut d'intoxication arsenicale. »

Un tel fait n'a absolument rien qui doive surprendre, si l'on songe à ce qui se passe dans les expertises faites avec l'appareil de Marsh, quand on ne fait pas usage de zinc purifié.

D'ailleurs, le résultat des recherches faites dans le but de constater la pureté de ce métal démontre bien la présence de l'arsenic dans la plupart des zincs employés ; ainsi, M. Schaeuffele, qui s'est livré à l'examen des zincs de France, de Silésie, de la Vieille-Montagne, de Corfali, en agissant sur un kilogramme, a trouvé que :

1° Le zinc de France contenait 0gr00426 d'arsenic en suivant la méthode Villain, et 0gr019 par la méthode de M. Jacquelin ;

2° Celui de Silésie en contenait 0gr00097 par la méthode Villain, et 0gr008526 par celle de Jacquelin ;

3° Celui de la Vieille-Montagne en fournissait 0gr0062 par la méthode Villain, et 0gr0045075 par la méthode Jacquelin ;

4° Celui de Corfali en fournissait 0gr00062 par la méthode Villain, et 0gr0045075 par la méthode Jacquelin.

Après cela on peut comprendre comment les accidents d'arsenicisme dus à l'emploi de zinc impur sont loin d'être rares.

Voici la relation de certains faits qu'il est intéressant de connaître, parce qu'ils déterminent bien quelques-unes des conditions tout à fait spéciales où l'on s'y trouve exposé :

Dans une mine de plomb argentifère à Stollberg, près Aix-la-Chapelle, on fit fondre le minerai avec du zinc, afin d'obtenir du zinc argentifère. Ce zinc argentifère fut traité par l'acide chlorhydrique, afin de pouvoir en extraire l'argent. Cette opération donna lieu à un dégagement considérable d'hydrogène et d'hydrogène arsénié. Toutes les personnes, au nombre de neuf, qui prirent part à cette opération, tombèrent malades, et trois en moururent.

A l'autopsie, l'arsenic fut trouvé dans tous les organes analysés (Troost, 1876).

Le second fait a été observé par Wœchter, d'Altona. Quatre italiens, âgés de dix-huit à trente-trois ans, *marchands de ballons en caoutchouc coloriés* pour les enfants, avaient l'habitude de ne les remplir de gaz que peu de temps avant de les vendre. Pour préparer l'hydrogène, ils achetaient de l'acide sulfurique du commerce et des rognures de zinc chez les ferblantiers. Le gaz produit se dégageait par un tube de verre qui traversait le bouchon. Mais, soit dans les intervalles de remplissage des ballons, soit lors du renouvellement du zinc, il s'en échappait toujours dans l'atmosphère du milieu ambiant une certaine quantité. Un jour, à Fleusbourg, la pièce que ces italiens louèrent pour procéder à leur opération habituelle était extrêmement petite. Elle n'avait environ que dix pieds de long, une largeur à peu près égale et une hauteur ne dépassant guère celle d'un homme ; enfin elle n'était ventilée que par un petit trou dans une vitre brisée. Au bout de la journée, ils se sentirent un peu oppressés et éprouvèrent le besoin de laisser pénétrer l'air frais par la porte ;

néanmoins, aucun d'eux n'avait perçu une odeur spéciale dans la chambre où ils séjournaient.

Une heure plus tard, tous étaient en proie à un malaise intense suivi de prostration, de tremblement des membres, de céphalalgie, d'étourdissements, de nausées et de vomissements ; l'insomnie fut absolue la nuit suivante.

Le lendemain matin, tous avaient un *ictère* plus ou moins intense et des *urines sanglantes* rendues avec douleur et tenesme. Leur respiration était accélérée, anxieuse, leur pouls fréquent, fort et plein ; leur température un peu élevée. (Il y avait dans leurs urines des débris d'épithélium, des corpuscules de pus, des globules blancs et rouges et de l'albumine.)

Tous quatre entrèrent à l'hôpital : trois d'entre eux guérirent au bout d'un temps variable. Le quatrième vit les symptômes s'aggraver et mourut après avoir offert, comme symptômes ultimes, des accès d'angoisse mortelle avec violentes douleurs dans la région hépatique, du refroidissement des extrémités, du tremblement des membres, une éruption d'urticaire généralisée, etc.

Tout récemment (1890), M. Oulmont a rapporté deux cas d'empoisonnement suivis de mort par l'hydrogène servant à gonfler les aérostats. L'un de ces cas fut offert par un jeune homme de 22 ans qui venait de prendre part à une courte ascension en ballon. Pendant toute la durée du trajet (25 minutes), le ballon, distendu, laissait échapper du gaz par son orifice inférieur. Or la tête du jeune homme, qui était très haut de taille, touchait jusqu'à la soupape, et le malheureux avait dû, pendant le voyage, absorber plus ou moins du gaz qui s'en échappait.

Le soir même, 29 juin 1890, il se sentait indisposé ; le 3 juillet, il mourait, après avoir présenté tout le temps un état de prostration profonde, des vomissements, de la céphalée, de la cyanose, de l'anurie et une extrême faiblesse du pouls. Le second cas fut observé chez un homme de la campagne qui avait aidé à l'atterrissement d'un ballon, en saisissant une corde que lui avait jetée l'aéronaute ; pendant ces manœuvres, il se trouve pris sous le ballon et respire, un certain temps, un gaz d'une odeur forte qui s'échappe avec violence de la soupape. Fortement incommodé sur le moment, il éprouve de la gêne à respirer et ressent une fatigue extrême. Il rentre chez lui en respirant de plus en plus difficilement. Le lendemain, il est abattu, courbaturé, ne peut quitter le lit ; trois jours après : hématurie, selles noires hémorrhagiques, vomissements bilieux, état typhoïde, ictère, dyspnée intense, extrême faiblesse du pouls ; la mort arrive le huitième jour après l'accident.

D'après les symptômes observés, M. Oulmont n'hésite pas à les rapporter à l'action de l'hydrogène arsénié, provenant du zinc du commerce qui avait servi à produire le gaz hydrogène, avec lequel on avait gonflé le ballon.

Ainsi que je l'ai fait remarquer depuis longtemps dans mes leçons à la Faculté de médecine de Bordeaux, cette sorte d'empoisonnement professionnel par l'emploi d'un élément impur, zinc ou acide sulfurique, provenant de pyrites arsénifères dans la fabrication de l'hydrogène, se fait remarquer par une symptomatologie qui est pour ainsi dire pathognomonique : violente céphalalgie, anéantissement profond, respiration dyspnéique, soif ardente, extrême petitesse du pouls, douleurs épigastriques, vomissements fréquents, anurie ou urines rares d'abord puis émissions d'urines sanguinolentes, ictère, parfois éruption exanthémathique ou pétéchiale, diarrhée, selles mélœniques.

Un des signes les plus importants, c'est le caractère hémoglobinurique des urines, qui succède toujours à l'anurie, si la mort est tardive ou si la maladie marche vers la guérison ; c'est *l'hémoglobinurie* qui est ici, pour ainsi dire, caractéristique de l'action destructive que l'hydrogène arsénié exerce sur les globules du sang.

Il n'est pas sans intérêt, à ce sujet, de faire connaître les résultats des quelques expériences qui ont été faites dans le but de connaître l'action spéciale de l'hydrogène arsénié sur l'organisme.

D'après Eulenberg, qui a fait des expériences sur des animaux, une atmosphère qui renferme 25 dix millièmes d'hydrogène arsénié est mortel pour des chats.

Dans ses expériences, cet observateur a constaté les phénomènes suivants : vomissements, marche vacillante, hématurie, oppression, asphyxie. Sang liquide noir d'encre colorant les viscères. Altération de globules sanguins.

Rabuteau ayant intoxiqué un chien en lui faisant respirer un mélange d'air et d'hydrogène arsénié trouva le sang noir dans tout le système circulatoire, aussi bien dans les artères que dans les veines, et ayant presque la consistance de la gelée de groseille. Suivant lui, l'hydrogène arsénié agirait sur l'hémoglobine, qu'il réduit d'abord et détruirait ensuite.

D'après Ritter, le sang renferme plus de graisse et de cholestérine ; le globule est altéré et il se forme des cristaux d'hémoglobine.

Selon Gorup-Besanez, l'hydrogène arsénié a la propriété de faire passer l'hémoglobine des globules sanguins dans le sérum et de là dans les produits de sécrétion de l'économie.

b. Le zinc impur n'est point la seule substance dont l'emploi peut amener des accidents d'arsenicisme. L'*acide sulfurique du commerce*, quand il a été obtenu avec les pyrites, contient le plus généralement de l'arsenic, et l'on sait que lorsqu'on veut obtenir l'acide sulfurique complètement exempt d'arsenic, on emploie toujours le soufre de Sicile.

Des analyses de certains échantillons d'acide sulfurique provenant des pyrites, ont dénoté la présence d'une notable quantité d'arsenic. Tel est le cas de l'acide sulfurique qu'on fabrique dans les Vosges avec des pyrites qui proviennent de Meggen, en Westphalie.

Cet acide a donné jusqu'à 45 centigrammes d'arsenic par kilogramme; et même, exceptionnellement, jusqu'à 1 gramme 40 centigrammes.

On comprend ainsi que, dans certaines circonstances, l'emploi de l'acide sulfurique non purifié puisse donner lieu à des accidents d'arsenicisme.

M. Gromier, de Lyon, a signalé un certain nombre de cas d'empoisonnement chez des individus employant la pile au bichromate de potasse pendant un temps assez long et dans un espace circonscrit.

Ces exemples se sont présentés dans le puits Jabin (mines de Saint-Etienne).

La pile fonctionne d'une manière normale, au moyen de l'eau, de l'acide sulfurique et du bichromate de potasse, sans dégager aucun gaz toxique. Il n'en est pas de même avec l'emploi d'un *acide sulfurique impur* contenant de l'arsenic qui, dans ce cas, donne lieu à un dégagement plus ou moins prononcé d'hydrogène arsenié. C'est ce qui est arrivé dans les observations rapportées par M. Gromier.

Dans certaines usines où l'on fabrique du sulfate de fer en traitant de la vieille ferraille par de l'acide sulfurique dilué, si cet acide est impur, il y aura formation d'hydrogène arsenié ; c'est ce que j'ai été amené à constater moi même dans un établissement industriel.

c. Des accidents analogues peuvent encore se présenter dans la *préparation des couleurs d'aniline*. On sait, en effet, que pour obtenir ces couleurs on fait agir sur l'huile d'aniline ou aniline brute des agents énergiques, dont quelques-uns toxiques, tels que le bichlorure de mercure et l'acide arsénique.

Le procédé à l'acide arsénique a même été préféré, jusque dans ces derniers temps, à tous les autres, bien que les résidus arsenifères soient une source de danger et de désagréments pour les fabricants.

Des accidents d'arsenicisme ont été signalés dans les *fabriques de rosaniline*, accidents que l'on doit attribuer le plus généralement à un dégagement d'hydrogène arsénié, par suite du mauvais entretien des récipients dans lesquels se font les manipulations.

Ces accidents sont surtout susceptibles de se montrer dans les *fabriques de produits chimiques*, où l'on traite les résidus arsenifères provenant de la préparation de ces couleurs d'aniline.

Nous sommes amené tout naturellement à dire un mot des cas d'arsenicisme accidentel observé chez des *chimistes* dans leur laboratoire. Eitner a cité le cas d'un professeur de physique qui s'est empoisonné avec trois de ses élèves, en répétant sur lui et en faisant répéter par eux l'expérience de Tyndall, sur les modifications qu'éprouve la voix émise au sein d'un milieu moins dense que l'air, l'hydrogène par exemple. Or, pour fabriquer cet hydrogène, on s'était servi de zinc impur et d'acide sulfurique du commerce.

Un de mes collègues de la Faculté de Bordeaux, s'empoisonna un jour de la sorte, en répétant sur lui-même les expériences de Gréhant sur la détermination de la capacité respiratoire par l'inhalation d'hydrogène. En cette circonstance, c'est l'acide qui était impur et contenait des traces d'arsenic.

Je ne ferai que rappeler les cas bien connus d'empoisonnement des chimistes Gehlen de Stockolm (1815); Schindler, de Berlin (1839); Britton, de Dublin (1841) ; du chimiste italien Bietani (1848), et du chimiste hollandais Von Arten, de Rotterdam (1849). Bayard et A. Chevallier, racontent dans le *Journal de pharmacie et de chimie*, 1864, qu'ils ont éprouvé, comme bien d'autres experts, des accidents d'empoisonnement par l'hydrogène arsénié, pour avoir opéré avec l'appareil de Marsh dans des locaux étroits et mal ventilés, en dehors de toute hotte de ventilation.

d. — Un autre métal que le zinc, le *cobalt*, peut donner lieu, lorsqu'on le prépare, à des accidents d'arsenicisme professionnel. Le cobalt, en effet, se rencontre dans la nature, principalement sous forme d'arseniure de cobalt (cobalt arsenical) et de sulfo-arséniure de cobalt (cobalt gris). Or, le grillage de ces minerais développe de l'hydrogène arsenié.

Ce gaz peut se dégager aussi dans la *fabrication du bleu de cobalt* qui est une couleur composée d'alumine et de protoxyde de cobalt, lorsqu'on fait intervenir l'acide arsénique pour favoriser la combinaison de ces deux substances et augmenter en même temps la beauté de la matière colorante.

Des accidents d'arsenicisme chronique dus à la production d'hydrogène arsenié, se rencontrent communément chez les *ouvriers employés à l'extraction de l'arsenic*. C'est dans le grillage du minerai arsenifère le mispikel ou sulfo-arséniure de fer, que réside surtout le danger.

e. — Il est une autre profession dans laquelle les ouvriers présentent quelquefois les symptômes d'arsenicisme professionnel, c'est dans les usines métallurgiques où s'opère le *travail des hauts fourneaux*. Le nettoyage de ces derniers et celui des tuyaux d'évacuation des produits de la combustion, quand le combustible dont on fait usage est de la houille, sont des plus dangereux. Le charbon de terre, en effet, contient des proportions variables de pyrite de fer, et celle-ci renferme assez habituellement de l'arsenic qui se volatilise en partie et dont on retrouve la plus grande proportion dans la suie.

B. — L'arsenicisme professionnel dû à l'action cutanée des poussières ou à leur pénétration dans l'organisme par les voies d'absorption est celui que l'on rencontre le plus communément. Dans ce cas, les éruptions cutanées et les lésions extérieures sont pour ainsi dire la véritable expression symptomatique de l'empoisonnement : tandis que les paralysies, les altérations du sang et des organes internes sont le résultat plus ou moins immédiat de l'inhalation des vapeurs arsenicales.

Les ouvriers des industries où l'on manipule les produits dans la fabrication desquels intervient un composé d'arsenic, s'intoxiquent également, il est vrai, par l'ingestion des poussières dans les voies digestives, par suite de l'absence de soins qui leur fait, souvent, prendre leurs repas dans les ateliers mêmes, dans des conditions de malpropreté personnelle très favorables à l'absorption du poison.

Dans ce cas, on constate des troubles variés des fonctions digestives, tels que : vomissements ou diarrhée, et à la longue, tous les symptômes d'un arsenicisme chronique. Mais, même dans cet arsenicisme chronique, la différence d'avec celui qui est la conséquence de l'action des dégagements arsenifères est, selon nous, parfaitement saisissable : on n'y trouve point, ou du moins que très rarement, cette altération profonde du sang et ces troubles nerveux graves qui sont la conséquence plus ou moins rapide de l'absorption du gaz hydrogène arsénié.

a. — Parmi les professions qui soumettent les ouvriers aux poussières arsenicales, nous citerons, en premier lieu, les *fabricants de papiers peints* qui préparent les papiers avec des couleurs arsenifères, entre autres les *verts arsenicaux*, tels que le *vert de Scheele* (arsenite de cuivre), et le *vert de Schweinfurt* (sel double d'arsenite et d'acétate de cuivre).

Dans cette fabrication, les opérations qui exposent le plus aux accidents sont celles dans lesquelles l'ouvrier broie, délaye la couleur toxique, et prépare la pâte dont on imprègne les feuilles de papier ; celles où l'on étale la couleur détrempée sur ces feuilles, et celles surtout où l'on intervient avec la brosse pour égaliser et satiner les feuilles sur lesquelles on a étendu la couleur. Une opération particulièrement dangereuse, c'est le « veloutage » qui consiste à saupoudrer le papier enduit préalablement d'une colle d'empois ou de gomme avec du drap réduit en poudre fine, et coloré par des couleurs arsenicales. Une fois desséchés, ces papiers laissent plus ou moins facilement détacher ces particules toxiques qui se mêlent à l'air que l'ouvrier respire.

A côté des ouvriers en papiers peints et des *broyeurs de couleurs arsenicales*, se range une profession qui a attiré plus particulièrement l'attention des hygiénistes : c'est la *fabrication des fleurs et feuillages artificiels*. Il n'est point de profession, en effet, où l'emploi des couleurs arsenicales soit plus dangereux pour les ouvriers. Les opérations qui les exposent le plus à l'empoisonnement professionnel sont encore celles où le maniement des objets enduits ou saupoudrés de la couleur toxique, donne lieu à un dégagement prononcé de poussières. Telles sont : les opérations de *trempage* des herbes naturelles desséchées dans un bain de vert arsenical, de *saupoudrage* de ces herbes avec de la poudre toxique et leur *montage en bouquets*, opération particulièrement favorable au détachement des particules toxiques desséchées. Tels sont encore : l'*apprêtage* des étoffes destinées à la fabrication des feuilles artificielles, le *découpage* et le *dédoublage* de ces étoffes enduites de leur couleur arsenicale, et enfin le *montage* des feuilles, toutes opérations qui facilitent le détachement de la substance toxique.

b. — A côté de ces professions principales, peuvent venir se ranger toutes celles dans lesquelles on met en œuvre, ou pour mieux dire, on façonne les matières premières : couleurs, étoffes ou papiers toxiques provenant des fabriques.

C'est ainsi qu'on a signalé des accidents d'arsenicisme professionnel chez des *couturières* travaillant à des robes en tarlatane ou en gase vertes, sur lesquelles la couleur toxique était seulement appliquée au moyen d'amidon. C'est principalement en Allemagne que les cas de ce genre ont été signalés. D'après les recherches d'Erdmann, de Leipzig, la substance toxique serait disposée dans ces tissus en quantité très considérable : ainsi, une aune de tarlatane verte pesant 20 grammes, n'en pesait plus que 9 après lavage à l'eau et à l'acide chlorhydrique affaibli. Ziureck, de Berlin, a, dans une robe de vingt aunes pesant 844 grammes 52 centigrammes, trouvé 300 grammes de couleur dans lesquels le composé arsenical s'élevait à 60 grammes.

On a signalé aussi des cas d'arsenicisme chez les *fabricants d'abat-jour verts* coloriés à l'arsénite de cuivre ; de même chez les *fabricants de cartes à jouer* à dos coloré avec des couleurs arsenicales ; de même aussi chez les *confectionneurs de capsules en papier vert* pour les flacons. Chez tous, ce sont des lésions cutanées qui ont été observées.

Des accidents analogues, variant de gravité, ont été constatés encore chez les *teinturiers* faisant usage de couleurs d'aniline obtenues à l'aide de réactifs arsenicaux, et employant plus particulièrement la fuchsine.

Hoffmann et Ludwig ont rapporté l'observation de deux femmes, la mère et la fille, qui furent empoisonnées par la fuchsine qu'elles employaient à teindre des fleurs en rouge pour la fabrication de couronnes; la mère succomba. Les fleurs contenaient une proportion considérable d'arsenic : de un à trois pour cent, suivant les analyses.

Dans une autre catégorie d'opérations professionnelles, les lésions cutanées arsenicales sont encore, presque toujours, les symptômes uniques de l'arsenicisme.

C'est ce que l'on constate chez les ouvriers employés au *bronzage des pièces de métal*, quand ils emploient, pour donner la coloration noire ou verte, un composé arsenical tel que le sulfure noir d'arsenic (foie d'arsenic) ou l'arséniate de cuivre.

On rencontre aussi ces lésions cutanées chez les peaussiers, entre autres chez les corroyeurs et chez les mégissiers : 1° Chez les *corroyeurs*, quand ils se servent d'*orpiment* ou trisulfure d'arsenic, pour la teinture des cuirs en jaune. Ces cuirs ainsi colorés laissent facilement, lorsqu'ils sont secs, dégager la poussière arsenicale au moindre frottement ; 2° Chez les *mégissiers*, quand ils emploient l'*orpiment* pour l'ébourrage des peaux. Ce composé arsenical est mélangé avec de la chaux caustique pour former une bouillie épilatoire que l'on étend sur les peaux pliées en plusieurs doubles. Environ vingt-quatre heures après, la laine s'arrache avec facilité et les peaux ainsi épilées sont lavées et travaillées au chevalet. C'est dans ces diverses manipulations que les ouvriers sont exposés à l'action cutanée du toxique.

Les *empailleurs* qui délayent le savon arsenical de Bécœur, pour en enduire l'intérieur des peaux d'animaux que l'on veut conserver, peuvent présenter des lésions analogues. Le savon arsenical de Bécœur est, en effet, en grande partie composé d'acide arsénieux, mêlé à du savon de Marseille avec une certaine quantité de carbonate de potasse et de chaux vive.

c. — Nous n'avons pas à revenir sur le mode d'action mécanique des poussières, soit que ces poussières se déposent sur le corps, aux endroits d'élection que nous connaissons déjà, soit qu'elles pénètrent dans les voies respiratoires, ou qu'elles soient dégluties et arrivent dans le tube gastro-intestinal ; ce que nous pouvons rappeler ici, c'est que les poussières arsenicales sont essentiellement escharrotiques, et que le caractère des lésions cutanées qu'elles occasionnent est l'ulcéro-pustulation. Aussi la présence de ces lésions au front, à la couronne des cheveux et aux parties génitales sur le scrotum peut elle les faire confondre aisément avec des ulcérations syphilitiques.

Taillées à pic, indurées, circulaires, elles offrent, en effet, la plus grande analogie avec certaines syphilides. Toutefois en dehors de l'absence de tous accidents généraux consécutifs, elles présentent des caractères qui doivent permettre de les différencier.

Leur fond grisâtre, dit Rollet, de Lyon, ne secrète qu'une petite quantité d'un liquide mielleux qui se dessèche facilement sous forme de croûtes jaunâtres. Souvent ces croûtes sont colorées en vert. Leur induration n'a pas d'élasticité. C'est lorsque ces lésions se présentent sous l'aspect de larges papules ulcérées, qu'elles sont peu profondes et recouvertes d'une couche pultacée que, suivant Follin, elles ressemblent tout à fait à des plaques muqueuses.

Rappelons encore la production de la *rhinite perforante* consécutive au dépôt et au séjour des poussières arsenicales à l'orifice des narines. Cette affection professionnelle consiste en une inflammation et un gonflement de la muqueuse nasale, en excoriations croûteuses, qui se montrent surtout sur les points qui font saillie dans les fosses nasales.

Le plus souvent, la lésion en reste là ; mais quelquefois, bien que rarement, l'ulcération gagne en profondeur ; et, dans les matières sanguinolentes qui s'écoulent du nez, se trouvent des parcelles cartilagineuses indiquant le travail de perforation qui se produit dans la cloison du nez.

D'autres éruptions cutanées se rencontrent chez des ouvriers intoxiqués, non plus comme un résultat de l'action locale et directe de l'arsenic sur les parties exposées, mais comme celui d'une absorption préalable et de l'élimination de la substance toxique par la peau. On trouve en effet, en abondance, dans ce cas, de l'arsenic dans les produits épidermiques et dans les épitheliums des voies aériennes (Brouardel). Ces éruptions secondaires revêtent le plus ordinairement les formes papuleuse, érythémateuse et vésiculeuse, ou bien un aspect pétéchial paraissant spécial à l'action dyscrasique de l'arsenic, et qui a été signalé pour la première fois par Devergie.

II. Voici maintenant, ainsi que nous l'avons fait pour le saturnisme et le mercurisme industriels, le relevé des diverses conditions de travail où les ouvriers peuvent se trouver exposés à l'action toxique de l'arsenic. (Voir les tableaux des pages 502, 503, 504 et 505).

III. **De quelques mesures de prophylaxie spéciales à certaines industries où l'on manipule l'arsenic.** — Les mesures de préservation que nous avons énumérées au sujet des intoxications professionnelles considérées en général, et complétées en parlant de certaines intoxications spéciales, trouvent leur application ici, cela va sans dire, dans toute leur rigoureuse acception. Comme mesure particulière, on a recommandé aux ouvriers de se laver les mains dans un baquet contenant de l'eau acidulée avec de l'acide chlorhydrique (1 partie d'acide sur 20 parties d'eau) et ensuite de les rincer à l'eau pure avant de quitter l'atelier et avant leur repas (*Instruction de la Préfecture de police du 16 mai 1866, concernant les ouvriers des fabriques de vert de Schweinfurt*).

Bien que de nos jours le vert arsenical tende à disparaître de l'industrie où l'on prépare les étoffes pour feuillages artificiels, il est des instructions élaborées par le Conseil d'hygiène de la Seine et approuvées par le Préfet de police que nous croyons utile de reproduire en partie, car, bien que visant plus spécialement cette substance toxique, elles n'en contiennent pas moins un certain nombre de données d'hygiène industrielle des plus susceptibles de se généraliser en fait d'application pratique à l'emploi de n'importe quelle couleur toxique dans l'apprêtage des tissus.

Instruction concernant les précautions à prendre dans la préparation des toiles pour feuilles artificielles (20 avril 1861).

1° *Préparation de la pâte.* — On ne doit jamais opérer le mélange du vert arsenical avec l'amidon ou d'autres substances à l'aide de la main. Il faut introduire la pâte dans un vase fermé par un couvercle en bois ou parchemin épais et fixer au centre du couvercle une tige-agitateur pour travailler la pâte. De cette façon, les mains et les avant-bras seront complètement à l'abri du contact et de l'inoculation possible du sel arsenical. Il y aurait encore moins d'inconvénients si l'ouvrier portait des gants épais et longs.

II. — Tableau synoptique des opérations industr

PROFESSIONS.	TRAVAIL OU OPÉRATION Exposant plus particulièrement à l'intoxication.
1. Ouvriers employés à la préparation de l'arsenic et des acides arsenicaux	Ouvriers qui extraient le minerai arsenifère. — Ou employés au broyage du minerai. — Ouvriers em au grillage du minerai. — Ouvriers employé sublimation de l'acide arsénieux. — Ouvriers em à la fabrication de l'acide arsénique
2. Ouvriers employés au grillage des minerais d'étain. — Ouvriers employés au grillage des minerais de cobalt	Travail des moufles
3. Fondeurs de cuivre blanc (*tombac*).	Ouvriers employés aux fours de fusion
4. Fondeurs de zinc	Comme ci-dessus
5. Ouvriers des fabriques de couleurs d'aniline	Préparation de l'acide arsénique. — Travail des co — Traitement de la matière brute
6. Fabricants de sulfate de fer, qui traitent de la vieille ferraille par de l'acide sulfurique impur	Travail des bains de décapage et de dérochag vieille ferraille
7. Chimistes	Expertises médico-légales (recherche de l'arsen Préparation de l'hydrogène arsénié dans les ratoires
8. Fabricants de couleurs arsenicales. — Peintres	Broyage, tamisage et embarillage des couleu Travail des bains de préparation
9. Fabricants de papiers peints	Broyage et étendage de la couleur. — Fonçage, sa et découpage des papiers. — Veloutage des p dits de Tontisse
10. Feuillagistes et fabricants de fleurs artificielles	Trempage et poudrage des herbes desséché Apprêtage des étoffes. — Découpage des feui Montage des bouquets artificiels
11. Aéronautes	Gonflement des ballons avec de l'hydrogène pro de zinc impur. — Échappement de ce gaz
12. Gonfleurs de petits ballons pour jouets	Préparation de l'hydrogène devant servir au gonfl de ces petits ballons avec de la matière pr impure (zinc ou acide sulfurique). — Mélange toxique à l'air
13. Bronzeurs de métaux	Application de la coloration bronzée
14. Fabricants d'abat-jour verts, de cartes à jouer, de cartons peints, de capsules en papier peint pour flacons	Maniement et découpage des papiers
15. Couturières	Façonnage d'étoffes arsenifères (tarlatane et vertes)
16. Teinturiers et apprêteurs d'étoffes.	Travail des bains de teinture. — Étendage et cation du mélange colorant. — Préparatio mordants
17. Teinturiers en cuirs et corroyeurs.	Teinture des cuirs en vert. — Manipulation des colorés à l'orpiment
18. Mégissiers	Ébourrage des peaux. — Travail des peaux ébour
19. Empailleurs	Préparation des peaux. — Montage des animaux

at les ouvriers à l'intoxication arsenicale.

MODE DE VÉHICULATION Et de pénétration du poison.	NATURE DE LA SUBSTANCE TOXIQUE.
les poussières sur la peau. — Action cutanée et tion des poussières toxiques. — Action des ières et inhalation des vapeurs arsenicales. — tion des vapeurs toxiques	Sulfures d'arsenic et sulfo-arséniures. — Acide arsénieux. — Acide arsénique.
on de poussières et vapeurs toxiques	Arséniures et acide arsénieux contenus dans le minerai.
on de vapeurs toxiques	Acide arsénieux mélangé au cuivre.
ci-dessus	Hydrogène arsénié provenant de l'arsenic contenu dans le zinc impur.
xterne et inhalation des poussières toxiques. — tion des vapeurs toxiques	Acide arsénieux. — Acide arsénique. — Fuchsine arséniée.
on des vapeurs toxiques	Hydrogène arsénié provenant de l'arsenic de l'acide sulfurique impur.
on du gaz toxique	Hydrogène arsénié.
cutanée des poussières et ingestion de la matoxique par défaut de propreté. — Inhalation peurs et buées toxiques	Arsénites de cuivre et arséniates. — Acide arsénieux.
utanée et inhalation de poussières toxiques. — ption buccale par défaut de propreté	Arsénites de cuivre et arséniates divers.
cutanée, absorption de gaz et inhalation de ières toxiques	Arsénites de cuivre (vert de Schweinfurt). — Fuchsine arséniée.
on de gaz toxique	Hydrogène arsénié.
ci-dessus	Comme ci-dessus.
, enduits et poussières toxiques	Sulfure d'arsenic. — Arséniure de cuivre.
des poussières toxiques	Arsénite de cuivre (vert de Scheele).
des solutions, enduits et poussières toxiques	Arsénites de cuivre.
avec les mélanges et dissolutions toxiques	Arsénites et arséniates alcalins.
de poussières toxiques	Arsénites et trisulfure d'arsenic.
de poussières et mélanges toxiques	Trisulfure d'arsenic (orpiment).
t avec les mélanges toxiques. — Action de poussières toxiques se détachant des animaux empaillés	Acide arsénieux entrant dans la composition taxidermique.

PROFESSIONS.	TRAVAIL OU OPÉRATION Exposant plus particulièrement à l'intoxication.
20. Fabricants de pierres fausses....	Travail d'imitation des *vert de montagne et malac*
21. Bijoutiers..................	Décapage des bijoux avec des acides impurs...
22. Fabricants de verre et de cristal..	Affinage du verre. — Ramonage des fours.....
23. Ouvriers employés au tréfilage du zinc............	Manipulations. — Tordage, façonnage des fils e impur............ ....
24. Chapeliers......................	Travail du sécrétage et de l'éjarrage des pe Arçonnage des poils..........................
25. Fabricants de crayons colorés....	Délayage de la couleur toxique dans la solution g
26. Fabricants de soude artificielle...	Traitement des lessives par l'acide sulfurique in
27. Fabricants de glucose...........	Saccharification de la fécule avec acide sul impur..................................

2° *Application de la pâte sur l'étoffe.* — Pour l'application de la pâte sur l'étoffe destinée à la fabrication des feuilles, opération qui se pratique soit à main nue, soit au moyen d'un gros pinceau, on évitera une grande partie des inconvénients inhérents à ce travail, si, dans le premier procédé, l'ouvrier porte des gants longs et assez épais, s'il enveloppe la mousseline dans un gros torchon et si, dans le second, il se sert, pour étendre la pâte, d'une brosse à large dos de bois et haute de 4 à 6 centimètres.

3° *Battage de l'étoffe.* — Pour le battage de l'étoffe après l'enrobement par la pâte, il est expressément recommandé de protéger la main contre l'action immédiate de l'enduit arsenical, en l'enveloppant d'un morceau de forte toile. Avant le travail de l'enrobement, l'ouvrier doit se frotter les mains avec de la poudre de talc, et après ce travail, ainsi qu'après le battage de l'étoffe, il doit les laver dans de l'eau additionnée d'un vingtième d'acide hydrochlorique, puis à l'eau ordinaire.

4° *Séchage de l'étoffe.* — Pour que le séchage des étoffes imprégnées de la pâte arsenicale (opération qui se fait en les fixant sur des cadres en bois garnis d'un rang serré de pointes aiguës et qui expose les ouvriers à être fréquemment blessés) ne soit pas dangereux, il faut espacer ces pointes l'une de l'autre d'au moins 6 centimètres et faire porter à l'ouvrier des gants épais.

5° *Pliage et calandrage de l'étoffe.* — Le pliage à angles droits et 2, 4 et 6 fois l'une sur l'autre, des étoffes séchées, a pour inconvénient de briser dans chaque pli la pâte non adhérente et de produire une poussière arsenicale qui remplit l'air, est respirée par l'ouvrier, s'attache aux diverses parties du corps et se mêle aux aliments, s'il s'en trouve dans l'atelier. On diminuera les dangers signalés en roulant doucement les toiles préparées,

MODE DE VÉHICULATION Et de pénétration du poison.	NATURE DE LA SUBSTANCE TOXIQUE.
ct avec les mélanges toxiques	Arsénites de cuivre.
tion de gaz toxique	Hydrogène arsénié.
ières et vapeurs toxiques.	Arséniate de soude et acide arsénieux renfermé dans le fiel de verre et dans la suie des fours.
des poussières toxiques........................	Arséniures et acide arsénieux.
ct avec les mélanges et de poussières toxiques...	Acide arsénieux.
ption de la matière toxique par défaut de propreté.	Arsénites de cuivre.
tion de vapeurs toxiques....	Hydrogène arsénié et chlorure d'arsenic provenant de l'arsenic contenu dans l'acide sulfurique impur.
tion de gaz toxique..........	Hydrogène arsénié provenant de l'arsenic contenu dans l'acide sulfurique impur.

en travaillant avec des gants et un masque et en balayant avec soin, après l'opération du pliage, la table sur laquelle elle a lieu, ainsi que l'atelier, et en le ventilant convenablement. Le calandrage des étoffes avant leur transformation en feuilles, lorsqu'il est fait à une forte pression, est une opération utile, mais l'effet qu'il produit s'affaiblit après quelque temps.

6° *Découpage et dédoublage des feuilles.* — Le découpage des feuilles en diverses formes et dimensions, à l'aide d'un emporte-pièce, a l'inconvénient de disperser beaucoup de poussière arsenicale qui, absorbée par les voies de la respiration, peut déterminer des empoisonnements lents et chroniques. Pour éviter ces dangers, il faut travailler dans un lieu aéré, sur une table creuse, recouverte d'un papier blanc qui permette de voir et de recueillir la poudre arsenicale ; il faut porter des gants pendant l'opération, un masque pourvu d'une éponge humide à l'endroit des narines, éponger fréquemment à l'eau froide le nez et le visage, et plonger souvent les doigts dans la poudre de talc.

§ IV. — Le phosphorisme professionnel.

I. Considérations générales sur la pathogénie et les manifestations morbides spéciales du phosphorisme professionnel. — A. — Les premières recherches sur les maladies des ouvriers employés à la fabrication des allumettes phosphoriques datent de 1844 et 1845.

Ces affections consistent :

1° En des accidents d'intoxication le plus souvent lente et chronique, qui se manifeste par une teinte jaune de la peau et une maigreur progressive : il y a à la fois des troubles des voies gastriques et intestinales, tels que dyspepsie, maux d'estomac et de ventre, et des troubles nerveux (maux de tête, étouffements, engourdissement des membres, affaissement des facultés cérébrales). On a constaté chez les femmes de la prédisposition à l'avortement ; — 2° En des accidents des voies respiratoires, consistant en une irritation plus ou moins prononcée des muqueuses broncho-pulmonaires, entraînant à sa suite de la bronchite, de l'asthme et de la bronchorrhée. Gendrin, Rognetta, Th. Roussel et Sédillot ont particulièrement insisté sur ces accidents ; — 3° En un accident spécial, la *nécrose des maxillaires*, à laquelle les ouvriers donnent le nom de « mal chimique ».

La cause de ces accidents peut résider à la fois dans l'absorption des fines particules de phosphore, qu'elles soient mêlées aux poussières ou aux crasses qui revêtent les parties du corps et les vêtements, ce qui doit être considéré comme l'exception, et dans l'inhalation de vapeurs phosphorées, ce qui est la règle.

Les vapeurs phosphorées produites par l'oxydation lente du phosphore à l'air libre contiennent : de l'acide phosphorique, de l'acide phosphoreux, des sous-oxydes de phosphore, de l'azotite d'ammoniaque, des vapeurs de phosphore libre, de l'ozone.

Bien évidemment, sans vouloir faire jouer un rôle important aux mauvaises conditions d'hygiène privée des ouvriers dans la manifestation des accidents généraux qui caractérisent le phosphorisme professionnel, il ne faut pas moins en tenir compte comme toujours, d'ailleurs, mais cela sans aller aussi loin que certains auteurs qui n'ont voulu voir dans l'état anémique des ouvriers qu'une simple anémie de misère ou d'excès.

La vérité est que l'on ne saurait plus nier aujourd'hui le développement d'une « dyscrasie phosphorique ».

Quelques observations, entre autres celles de Fournier et A. Ollivier, tendent à prouver que l'intoxication par les vapeurs phosphorées peut avoir lieu d'une manière suraiguë. — Comment agirait le phosphore dans l'organisme ? Serait-ce là une espèce d'asphyxie (anoxhémie), le phosphore s'oxydant aux dépens de l'oxygène du sang ? (Réveil, Lécorché). D'après une séduisante théorie de Gubler, les masses de phosphore absorbées et accumulées en excès dans les tissus auraient le pouvoir d'ozonifier l'oxygène de l'organisme, de telle sorte que ce dernier communiquerait au plasma et aux tissus ainsi hyperphosphorés une activité exagérée, désordonnée, source de la dénutrition générale et de l'usure rapide des globules sanguins.

Quoiqu'il en soit, la véritable expression du phosphorisme professionnel, c'est le « mal chimique ou nécrose des maxillaires ».

Cette affection redoutable est loin d'avoir disparu des fabriques d'allumettes phosphoriques, qui est l'industrie où les ouvriers y sont le plus souvent encore exposés, et cela, malgré les améliorations techniques et les règlements d'hygiène prophylactique que l'on a essayé d'y introduire. M. Magitot citait en 1889, à l'Académie de médecine, une liste de 65 cas qu'il avait recueillis lui-même pendant les quatorze dernières années. Comment cette affection se développe-t-elle ? Les uns avec les auteurs allemands, admettent volontiers que la nécrose des maxillaires n'est qu'une répercussion locale élective de l'empoisonnement général ; d'autres, avec Strohl, Bouvier, Lailler, Trélat et Gubler, en France, la regardent comme le résultat d'une imprégnation locale des gencives par les vapeurs phosphorées, et de la pénétration de ces vapeurs jusqu'au périoste maxillaire par les interstices et les sillons péridentaires.

En 1846, Théophile Roussel, formulait, le premier cette opinion que la présence de dents cariées était la condition indispensable au développement de la maladie des maxillaires ». Magitot, reprenant cette manière de voir, ne considère pas néanmoins toute carie dentaire comme étant un danger de nécrose ; la seule qui conduirait au mal chimique serait celle à laquelle il a donné le nom de « carie pénétrante ». C'est une variété de la dernière période à laquelle aboutit d'ailleurs la carie. « Dans cette variété, dit Magitot, la pulpe est détruite ainsi que ses prolongements radiculaires ; l'organe complètement vide est devenu une sorte de sac servant de réceptacle à une foule de matières, détritus alimentaires, mucosités, etc. C'est ce contenu qui est précisément le refuge et le véhicule des agents phosphorés, lesquels cheminent ainsi jusqu'au périoste alvéolaire, où ils provoquent la *périostite alvéolaire*, accident initial, constant de la nécrose. Puis cette périostite, entretenue par l'apport incessant d'autres matériaux phosphorés, se propage aux parois osseuses alvéolaires, et l'ostéite suivie de nécrose, prend alors la marche progressive et envahissante. Toute lésion d'ailleurs, fracture de dent ou plaie de l'alvéole, à même de réaliser les mêmes conditions de perméabilité et de pénétration, est susceptible de conduire au même résultat que la carie pénétrante ».

Nous croyons fermement aujourd'hui, comme en 1875, époque où nous avons publié notre *Traité d'hygiène des professions et des industries*, que ce mécanisme pathogénique est conforme à la vérité dans la grande majorité des cas. On ne saurait oublier cependant que l'on a signalé des faits de nécrose phosphorée, où les dents étaient absolument intactes ; c'est le cas de Gubler et Lailler. D'autres fois, c'est la gingivite qui débute, et l'on ne saurait nier que les gingivites ulcéreuses et déchaussantes sont le plus souvent le résultat non seulement de la malpropreté habituelle des dents et de la bouche, mais encore d'une dyscrasie constitutionnelle. Or, ici, la dyscrasie toxique professionnelle ne serait elle point la cause première de la préparation à la réceptivité locale ? Et en définitive, si la carie est absolument nécessaire pour ouvrir une porte d'entrée à la nécrose du maxillaire, l'altération générale de l'organisme, jointe à la stomatite, ne conduisent-elles pas à cette carie et par suite, ne doivent-elles pas être considérées alors comme la cause première du mal chimique ?

Quoi qu'il en soit, il est juste de remarquer que très souvent, au début, les ouvriers attaqués de la nécrose maxillaire paraissent jouir d'un bon état de santé général. La périostite phosphorée atteint primitivement l'un ou l'autre maxillaire, l'inférieur plus souvent que le supérieur ; mais elle peut envahir consécutivement et par extension les autres os de la face. L'inflammation commence par le périoste alvéolo-dentaire, gagne le corps de l'os, entraîne la suppuration et souvent aussi donne naissance à de nouvelles formations osseuses (ostéophytes), qui, à leur tour, prennent part à la formation du pus. Il se forme là un vaste foyer purulent qui décolle le périoste et gagne du terrain. La mortification de l'os et la formation d'un sequestre en sont la conséquence. Tantôt la nécrose s'étend à la totalité du maxillaire, tantôt elle reste limitée à une portion de l'arcade alvéolo-dentaire.

L'élimination du séquestre dépend du plus ou moins d'extension de la nécrose ; elle se fait, en général, du côté de la bouche. Quant à la régénération, elle a lieu ordinairement au maxillaire inférieur, mais jamais d'une manière complète. Au maxillaire supérieur, l'absence de réparation est la règle. — Les symptômes sont : douleur dentaire, gonflement phlegmoneux dépassant, le plus souvent, la limite du mal et s'étendant au cou et à la face. Un pus fétide, ichoreux, s'échappe au travers de fistules multiples. — L'érysipèle est une complication fréquente. — Il y a, petit à petit, une véritable résorption d'éléments putrides. L'alimentation devient insuffisante et les symptômes généraux d'épuisement finissent par amener la mort.

Heureusement, ce n'est pas toujours là la marche que suit la maladie : quelquefois la nécrose se poursuit sans presque aucun symptôme de réaction générale, et les malades sont tout étonnés le jour où, d'un coup de langue, ils font tomber dans la bouche le séquestre mobile. — Relativement à la gravité de la maladie, il résulte des divers relevés faits par Trélat que l'on perd presque un malade sur deux, et encore, chez les individus donnés comme guéris, faut-il noter des difformités de la face, des désordres très grands dans les fonctions masticatoires et digestives, qui altèrent profondément l'économie et menacent l'existence dans un temps plus ou moins éloigné.

D'après Magitot qui a dépouillé toutes les statistiques connues jusqu'à ce jour, le chiffre ordinaire de la mortalité oscillerait, en général, entre 25 et 30 pour 100.

II. Des industries où s'observe le phosphorisme professionnel,

et des mesures de prophylaxie spéciales qui leur sont applicables. — Les deux industries où s'observe communément le phosphorisme professionnel, sont : la fabrication du phosphore et la fabrication des allumettes chimiques.

A. La *fabrication du phosphore* tel qu'il est livré à l'industrie des allumettes, comprend les opérations suivantes :

1° Traitement des os calcinés et broyés par l'acide sulfurique dans de larges baquets ouverts, où s'opère le brassage du mélange ;

2° Décantation et concentration du phosphate acide de chaux qui surnage. Dessication des résidus. Cette opération ainsi que la précédente ne donne lieu qu'à fort peu de vapeurs nuisibles ;

3° Réduction du phosphate par le charbon : il se forme du carbonate de chaux et le phosphore distille. Ici il se fait un dégagement notable de vapeurs phosphorées pendant la formation, le chauffage et la distillation des briquettes composées de phosphate acide et de charbon. Jadis on employait pour cette opération de petites cornues en grès d'une contenance de 15 à 20 litres ; celles-ci se fissuraient souvent et laissaient échapper des vapeurs de phosphore. Les ouvriers les plus exposés étaient ceux qui lutaient les joints des cornues. En France, dans les usines Coignet à Lyon, ces récipients en grès ont été remplacés par de grandes cornues semblables à celles des usines à gaz ; elles sont disposées dans de vastes hangars où l'air circule librement, et ainsi, les ouvriers ne sont plus exposés aux vapeurs toxiques ;

4° Purification du phosphore par sa filtration sur du noir animal : cette opération se fait sous l'eau ;

6° Moulage ou formation en bâtons du phosphore. Cette opération se faisait autrefois de la manière suivante : l'ouvrier, armé d'un tube de fer plongeant dans le phosphore liquide, aspirait avec la bouche une colonne de phosphore et ne s'arrêtait que lorsque l'eau pénétrait dans la bouche. Il déchargeait alors son tube en soufflant dans une cuve d'eau froide. Cette dernière opération était éminemment dangereuse et c'est à elle, suivant Magitot, que l'on devait un grand nombre d'accidents de nécrose graves ou mortels. Dans les usines Coignet, le moulage à l'aide du tube de verre a été remplacé par des appareils très simples ; l'ouvrier puise le phosphore à l'aide d'une sorte de cuiller à bec recourbé et le verse dans des lingotières. Grâce à ces perfectionnements, depuis 15 ou 20 ans, suivant M. Cazeneuve de Lyon, la nécrose phosphorée a complètement disparu des usines Coignet.

B. La *fabrication des allumettes chimiques* comprend, en dehors des opérations préalables qui ont pour but la mise ou montage en cadres des billes d'allumettes, et leur soufrage :

1° La préparation de la pâte phosphorée ;

2° Le trempage des allumettes ou *chimicage ;*

3° Le séchage ;

4° Le dégarnissage des cadres ou dépressage ;

5° Le triage, la mise en boîtes et l'empaquetage.

Toutes ces opérations donnent lieu à un dégagement plus ou moins notable de vapeurs phosphorées. La manipulation directe de la substance nuisible, avant, pendant ou après la fabrication proprement dite, rend cette industrie singulièrement dangereuse pour les ouvriers, pour les ouvrières surtout qui forment dans les fabriques la majeure partie du personnel employé.

Dans certaines usines, la pâte chimique arrive toute préparée ; mais, dans ce cas, l'obligation où l'on se trouve néanmoins de maintenir fondu dans des bassines le mélange phosphoré, soumet les ouvriers à un dégagement des plus pernicieux. Les séchoirs sont des endroits particulièrement malsains ; le plus souvent les vapeurs y sont intenses et l'atmosphère presque irrespirable. Les pièces voisines du séchoir, telles que celles où l'on pratique le dégarnissage ou désemboitage des cadres et le triage des billes phosphorées, déjà très insalubres par les émanations âcres et délétères auxquelles donne lieu la manipulation du produit fabriqué, le deviennent davantage encore par la pénétration de celles qui proviennent du séchoir imparfaitement clos.

Quel que soit cependant le degré élevé d'insalubrité que présente une pareille industrie, il est possible d'y remédier le plus souvent par un perfectionnement d'outillage, par l'application de mesures d'assainissement rationnelles et en particulier par une ventilation active des ateliers et des appareils producteurs de vapeurs phosphorées.

a. — En premier lieu, la fabrication de la pâte phosphorée peut se faire dans des appareils soustrayant complètement l'ouvrier chargé de cette fabrication à l'influence nocive des appareils toxiques.

Tel est l'appareil clos dont on fait usage à la manufacture de Bègles, à Bordeaux, depuis un assez long temps et dont nous donnons la reproduction avec la légende (figure 85).

Les pâtes au phosphore ordinaire sont de deux espèces, ne différant guère que par les proportions des diverses matières qui y entrent et par la nature des colorants. Voici la composition de ces pâtes :

PATE ROUGE.	PATE MARRON.
Phosphore blanc.	Phosphore blanc.
Colle forte.	Colle forte.
Blanc de zinc.	Blanc de zinc.
Verre en poudre.	Verre en poudre.
Fuchsine.	Peroxyde de fer.
	Brun Bismark.

On commence toujours par la dissolution de la colle, puis on ajoute le phosphore. On place de suite le couvercle sur le bassin, en l'y assujettissant au moyen de 4 à 5 vis de pression qui permettent de réaliser leur fermeture hermétique.

Tout l'appareil est chauffé au bain-marie à vapeur, pendant que les malaxeurs sont mis en marche.

Au bout de 20 minutes environ, la dissolution du phosphore dans la colle est terminée. On procède alors à l'introduction des autres matières.

Pour cela on relève la soupape, on place un entonnoir sur l'ouverture pratiquée dans le couvercle et fermée en temps ordinaire par la soupape. On verse dans l'entonnoir les diverses matières préalablement pesées et mélangées, puis on enlève l'entonnoir et l'on replace la soupape.

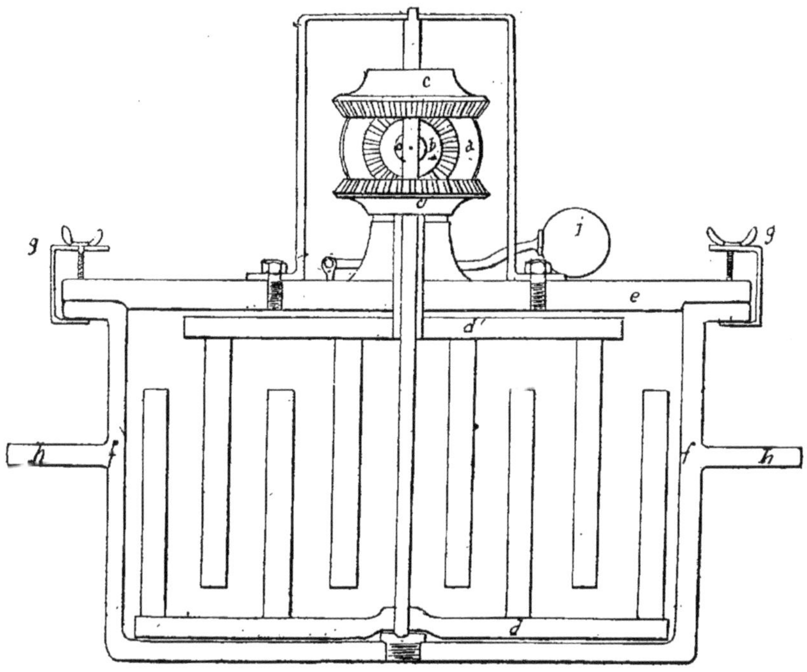

Fig 85. — Appareil utilisé à Bordeaux pour la préparation des pâtes au phosphore ordinaire. — *a*, poulie de commande ; — *b*, roue dentée mise en mouvement par *a* ; — *c c'*, roues d'angle engrenant avec *b* et transmettant des rotations de sens contraire aux malaxeurs *d d'* ; — *f*, bassine reposant sur un bain-marie par la couronne *h* ; — *e*, couvercle de la bassine ; — *g g*, vis de pressoir ; — *i*, levier de soupape.

Quand le mélange des diverses matières est absolument homogène, on enlève tout l'appareil au moyen d'un petit système qui permet de transporter la bassine et ses accessoires sur un réservoir rempli d'eau froide. On remplace cette eau dès qu'elle commence à s'échauffer. Cette opération a pour but, en refroidissant la pâte, d'éviter les liquations qui se produiraient si l'on abandonnait simplement la bassine à l'air. Le couvercle de l'appareil n'est enlevé que lorsque la pâte est absolument froide et ne dégage plus de vapeur, du moins d'une manière sensible.

Tel est encore l'appareil plus récemment imaginé par M. Germot.

ancien directeur des usines de la Compagnie des allumettes et qui fonctionne à l'usine d'Aubervilliers (figure 86).

On pèse à l'avance les quantités de gélatine, d'eau, d'oxyde de zinc, de phosphore, qui doivent composer la pâte. Dans la chaudière A, on verse l'eau et la gélatine que l'on a fait détremper à froid au préalable. On favorise la disssolution en chauffant à l'aide d'un jet de vapeur et en brassant le mélange avec un agitateur à main. Quand la gélatine est complètement dissoute, on ouvre le robinet du tube latéral T et il s'écoule dans la chaudière B une certaine quantité de gélatine chaude à laquelle on ajoute le phosphore dans la tubulure O. Ce phosphore est mis à la main par l'intermédiaire d'un entonnoir en métal, à large douille, qui

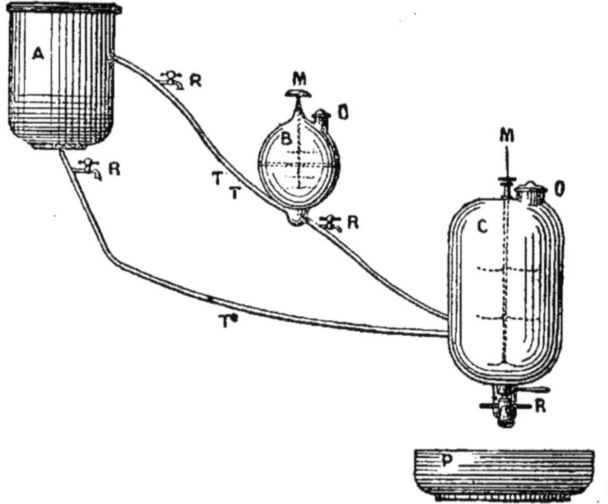

Fig. 86. — Appareil Germot employé à Aubervilliers pour la fabrication de la pâte phosphorée.

s'adapte à la tubulure. L'ouvrier chargé de cette opération prend le phosphore dans la caisse pleine d'eau qui le contient et l'ajoute par poignées successives en manœuvrant à la main le malaxeur M pour répartir le phosphore fondu dans la masse. Lorsque toute la quantité de phosphore est ajoutée (10 kilog. par opération), on manœuvre un instant le malaxeur pour assurer une répartition parfaite du phosphore dans la gélatine et on chauffe doucement pour être sûr que le phosphore est bien entièrement fondu. En ouvrant le robinet du tube T' situé au fond de la chaudière A, on fait passer le reste de la gélatine dans la chaudière C, où on lui ajoute par la tubulure O' l'oxyde de zinc destiné à donner à la fois du corps et de la souplesse à la pâte ; on met en action le malaxeur M qui est mû par une courroie de transmission et dont les palettes sont disposées de façon à relever et à remettre en suspension dans le liquide les substances de densité un peu forte qui tiendraient à gagner le fond de la chaudière et à s'isoler du reste de la pâte, et qui assure ainsi un mélange aussi régulier et aussi parfait que possible. Quand l'oxyde de zinc est bien mélangé à la gélatine qui restait dans la chaudière A, on ouvre la chaudière B et on laisse écouler dans la chaudière C le mélange déjà intime du phosphore avec une partie de la gélatine. On remet en mouvement le malaxeur de la chaudière C et on le laisse marcher rapidement pendant quinze à vingt minutes ; on ajoute alors la matière colorante, on brasse encore quelques instants et on laisse écouler la pâte dans une bassine P placée au-dessous de la chaudière C. Les tubulures O O', adaptées aux chaudières B et C, sont à fermeture hydraulique et, pendant toute la durée de l'opération, aucune vapeur de phosphore ne peut s'échapper de l'appareil. Pendant le refroidissement, un malaxeur mélange encore la pâte, de façon à empêcher la séparation des éléments du mélange par couches de densité différente.

b. — On ne saurait trop assurer la ventilation énergique des ateliers, laquelle, en opérant l'éloignement immédiat des vapeurs phosphorées, en prévient le plus souvent les tristes conséquences pour la santé des ouvriers. La ventilation générale et la ventilation spéciale doivent être appliquées à la fois de façon à aspirer directement les vapeurs phosphorées au fur et à mesure de leur formation, et à ne laisser stagner dans l'atmosphère intérieure aucune trace de celles qui ont échappé à l'aspiration directe.

Aucune bassine pleine de pâte phosphorée ne doit être laissée à l'air libre. Des hottes spéciales, mises en communication directe avec une cheminée d'appel, doivent être placées immédiatement au-dessus, de façon à ne laisser aucune vapeur se dégager dans le milieu ambiant pendant le coulage et le refroidissement de la pâte. On fera de même au-dessus des appareils de chimicage, plaque ou rouleau, qu'on pourra surmonter également d'une cage vitrée à devanture équilibrée par un contre-poids ; de même au-dessus des machines employées pour le dépressage ou désemboitage des allumettes ; de même aussi au-dessus des établis de triage, d'empaquetage et de mise en boîte, etc.

Comme exemple de dispositions générales où les conditions d'assainissement du milieu professionnel sont vraiment remarquables, nous citerons la fabrique d'allumettes installée à Hémixem, près Anvers, sur laquelle M. de Freycinet a appelé l'attention d'une façon toute particulière dans son *Traité d'assainissement industriel*. On y a fait une large et intelligente application de la ventilation artificielle, en ayant soin de la faire agir de haut en bas. En même temps, on a établi entre les diverses opérations une division méthodique de nature à en atténuer le plus possible les dangers. Cinq bâtiments séparés pour l'emmagasinage des matières premières, pour le soufrage, pour la préparation de la pâte phosphorée, pour le trempage, le séchage et la mise en boîte, et enfin pour l'expédition du produit constituent la fabrique proprement dite. Ils sont tous aérés au moyen d'une grande cheminée de 2 mètres de diamètre intérieur à la base et de 36 mètres de haut qui reçoit les flammes d'un appareil à vapeur et, en outre, si besoin est, celle d'un foyer spécial. Le long des deux faces contiguës de chaque bâtiment règne, extérieurement, un carnau souterrain en maçonnerie de 0m60 de côté qui débouche à la cheminée. Partout où le phosphore séjourne, une ouverture pratiquée dans le mur et communiquant par un petit conduit au carnau souterrain, donne issue à la vapeur délétère sans lui permettre de se répandre dans l'atelier. La disposition prise pour saisir le gaz nuisible varie d'ailleurs selon la nature de l'opération. Ainsi, pour la préparation de la pâte, on a une hotte large et basse, dont l'aspiration est encore activée par les flammes du petit foyer de fusion.

L'atelier de trempage et de séchage, qui offre le plus de danger, est particulièrement soigné. « Sur les deux côtés longs sont disposés les séchoirs, au nombre de dix-huit, ayant chacun 1m80 de large, 3 mètres de profondeur et 2m50 de hauteur. Ils communiquent avec le carnau de ventilation par de triples orifices au niveau du sol, et reçoivent l'air extérieur par des cheminées ouvrant au-dessus du toit. Ils sont chauffés par trois tuyaux de vapeur placés sous le plancher, qu'on démasque à volonté à l'aide de registres manœuvrés de dehors. L'aspiration est également réglée à volonté. Devant chaque rangée de séchoirs court un petit chemin de fer venant de l'atelier de fusion et se rendant à l'atelier d'expédition. Un chariot en fer reçoit la pâte toute préparée et la présente successivement devant les séchoirs ; à chaque point de stationnement, un orifice d'aspiration pratiqué dans le sol entraîne les vapeurs au carnau. Le trempage se fait rapidement ; les cadres sont aussitôt placés dans les séchoirs, dont les portes en fer sont soigneusement refermées. Le milieu de la salle est réservé à la mise en boîtes. Sous les tables sont pareillement ménagées des bouches d'aspiration. Enfin, les boîtes terminées sont chargées en wagon et transportées au lieu d'expédition. Vu la rapidité des opérations, le très court séjour du phosphore dans la salle et l'énergie de l'aérage, on peut espérer qu'un pareil atelier sera à peu près exempt d'inconvénients. » (Ch. de Freycinet.)

Parmi les machines spéciales appliquées directement à l'assainissement de quelques-unes des opérations pratiquées dans les fabriques d'allumettes, nous signalerons la machine à tremper de Bell et Higgins, employée à Stratford, près de Londres.

Cette machine consiste en une cage vitrée, qui ne présente qu'une ouverture à chacune de ses extrémités : à l'une d'elles, un ouvrier dispose les cadres de bois garnis d'allumettes non trempées ; à l'autre, un second ouvrier recueille les cadres avec les allumettes empâtées. Deux chaînes sans fin, enroulées sur des poulies aux extrémités de la machine, font mouvoir la série de cadres horizontalement sur des galets, de la porte d'entrée à la porte de sortie. A la partie moyenne, un récipient à double paroi renferme de la pâte maintenue liquide; un cylindre cannelé tourne en plongeant légèrement dans la pâte et se recouvre incessamment de celle-ci. Au moment où un cadre arrive au-dessus du cylindre cannelé, il est saisi par un cadre vertical qui, par une pression exercée de haut en bas, implante les extrémités des allumettes dans les cannelures.

c. — Il est des vapeurs neutralisantes de celles du phosphore, comme les vapeurs de soufre par exemple, qui, se mêlant avec elles dans l'atmosphère d'un atelier où l'on pratique à la fois le soufrage et le chimicage des allumettes, diminueraient quelque peu, de l'avis de certains observateurs, les effets toxiques des vapeurs phosphorées. Ce n'est point là, toutefois, un moyen de neutralisation bien pratique, et surtout d'assainissement industriel.

Il est un autre agent de neutralisation employé communément, en France, depuis une trentaine d'années environ, que M. de Freycinet a fait connaître comme un des plus sûrs moyens de préservation mis en usage dans les fabriques d'Angleterre, ce sont « les émanations d'essence de térébenthine ».

D'après Letheby, 1/4000 de térébenthine dans l'air, à la température et à la pression ordinaires, suffit pour arrêter la combustion lente du phosphore et à empêcher complètement la diffusion des vapeurs phosphorées. On l'a employée d'abord dans le but de préserver immédiatement l'ouvrier de l'action nuisible des vapeurs de phosphore inhalées par lui ; c'est pourquoi on leur faisait porter, suspendue au cou et appuyée sur la poitrine, une petite boîte contenant de l'essence. Suivant Personne, qui a expérimenté sur des animaux, l'absorption des vapeurs de térébenthine s'opposerait à l'oxydation du phosphore et, par suite, à l'altération des globules sanguins. C'est d'ailleurs un médicament employé dans le cas d'intoxication par le phosphore, dont l'efficacité a été, dans ces derniers temps, bien mise en lumière par les recherches du docteur Rondot, de Bordeaux.

Dans la pratique industrielle, l'essence de térébenthine est placée dans des vases en terre ou en fer blanc qu'on espace de loin en loin sur les tables de travail ou qu'on suspend au plafond de l'atelier par des fils de fer. Une pulvérisation directe au point de dégagement des vapeurs phosphorées serait peut-être préférable.

L'essence de térébenthine, ou tout autre dissolvant naturel du phosphore, comme les huiles, les hydrocarbures minéraux liquides, seraient employés avec fruit pour le lavage des mains et la dissolution des particules de phosphore séjournant sous les ongles ou dans les plis cutanés (Batier, Legouest). Pour le lavage de la bouche, on a conseillé des gargarismes au chlorate de potasse, au bicarbonate de soude, etc., que, dans certaines fabriques, on tient à la disposition des ouvriers.

d. — Quoiqu'il en soit, est-il réellement possible de prévenir les effets désastreux des vapeurs phosphorées, chez les ouvriers des fabriques d'allumettes chimiques? Oui, certainement, si les ouvriers consentaient à s'astreindre à toutes les mesures de prophylaxie individuelle, et complétaient ainsi les effets déjà obtenus par l'application d'une bonne ventilation des ateliers, par l'emploi de machines spéciales et le roulement dans le travail. A cet égard, nous ne saurions mieux faire que de reproduire le texte de la loi, promulguée par le Gouvernement allemand, le 13 mai 1884, sur *la fabrication et l'imposition des allumettes.*

Loi d'Empire (13 mai 1884) sur la fabrication et l'Imposition des allumettes.

I. *a*. La préparation de la pâte inflammable,
b. Le trempage,
c. Le séchage du bois,
d. Le classement et l'empaquetage des allumettes,
doivent se faire dans des locaux spéciaux, isolés et éloignés de toute habitation, de tout atelier.

Chaque ouvrier ne doit être employé que dans un atelier.

Toutefois, on peut soufrer et paraffiner les bois dans les locaux où se fait le trempage.

II. Les locaux doivent être spacieux, à l'abri de l'incendie; les murs doivent être grattés au moins tous les six mois, et blanchis à la chaux ensuite.

III. Il faut que la ventilation soit suffisante pour entraîner la quantité de vapeurs de phosphore qui peut se former. — La préparation de la pâte doit *être faite en vases clos et bien ventilés.* Les récipients qui la contiennent doivent toujours être bien couverts.

IV. Le trempage doit être fait de façon à produire le moins de vapeur possible.

Lorsqu'on emploie la pâte chaude, on ne doit user que des procédés autorisés par l'autorité supérieure.

Les lieux où se fait le séchage doivent être suffisamment ventilés.

Si ces lieux sont chauffés, leur température ne doit pas dépasser 35°. On doit y mettre, en vue, de nombreux thermomètres.

Avant de pénétrer dans les lieux de séchage, il faut que les fenêtres soient ouvertes et les poêles allumés depuis une demi-heure au moins.

VI. Les ateliers pour la mise en paquets doivent cuber au moins 10 mètres cubes pour chaque ouvrier, être pourvus de larges fenêtres qu'on peut ouvrir et bien ventilés.

VII. Les ateliers doivent être nettoyés tous les jours après le travail.

Les déchets doivent être réunis et brûlés.

VIII. Les ouvriers doivent avoir des habits spéciaux pour le travail.

Ils doivent laisser leurs vêtements de ville dans un local spécial et non dans les ateliers.

IX. Il est défendu aux ouvriers d'apporter à manger, de manger ou de boire dans les ateliers. Ils prendront leurs repas loin des ateliers et loin des vestiaires. Il doit y avoir, hors des ateliers, des endroits où ils feront chauffer leurs repas.

A côté des ateliers, il y aura des lavabos avec une installation permettant aux ouvriers de se laver, surtout la bouche.

X. Le patron veillera à ce que les ouvriers se lavent les mains avant de manger ou de boire, avant de s'en aller, à ce qu'ils se lavent la bouche et quittent leurs vêtements de travail.

On n'admettra dans les ateliers que les ouvriers munis d'un certificat médical (d'un médecin approuvé par le Gouvernement), constatant qu'ils ne sont pas atteints de nécrose phosphorée, et que leur santé et leur constitution ne paraissent aucunement les prédisposer à cette affection.

Les certificats doivent être conservés.

XI. Les patrons doivent confier la santé de leurs ouvriers à un médecin assermenté, qui viendra visiter les ouvriers tous les mois, d'abord, puis tous les trois mois au moins, et qui avertira le patron de tout cas de nécrose phosphorée.

Dès qu'un patron apprend, par le médecin ou autrement, qu'un de ses employés est atteint de nécrose, il doit en avertir l'autorité par écrit. Il cessera d'employer ces ouvriers dans les ateliers ci-dessus mentionnés (art. 1er).

XII. Les patrons sont tenus d'avoir un registre où ils noteront les nom, prénoms, âge, domicile, jour d'entrée et de sortie de chaque ouvrier. Le médecin mettra sur ce registre ses observations, le résultat et la date de ses visites. Ce registre sera tenu à la disposition de l'autorité.

XIII. Dans tous les ateliers il devra y avoir, placée bien en vue, une copie de la présente loi. On devra, en outre, en donner un exemplaire à tout ouvrier qui entrera dans les ateliers.

XIV. — On ne pourra établir de nouvelles fabriques d'allumettes avec le phosphore blanc, sans autorisation du Gouvernement. Celui-ci s'assurera que la fabrique est bien construite selon toutes les prescriptions légales, et selon toutes les règles de l'hygiène.

XV. En cas de contravention, la police poursuivra, etc...

Il manque, dans cette loi, une prescription essentielle, c'est celle qui concerne la surveillance de l'état de la dentition chez les ouvriers des fabriques d'allumettes. Aucun ouvrier ou ouvrière, en effet, ne doit être admis dans les fabriques, s'il n'est muni d'un certificat d'un médecin dentiste attaché à la fabrique, constatant qu'il peut, sans danger, être employé au travail des allumettes.

Des visites médicales mensuelles doivent être faites sous le contrôle de l'Administration, et tout ouvrier porteur d'une lésion dentaire, capable de devenir l'occasion du développement du mal chimique, sera immédiatement éliminé.

Malheureusement, ainsi que le disait M. Brouardel à l'Académie de Médecine, « multipliez les précautions, augmentez la surveillance, et vous vous heurterez, quoique vous fassiez, à l'horreur des ouvriers pour toutes ces précautions ». Dès lors, il n'y a plus qu'un moyen de préservation à préconiser, c'est celui que Tardieu signalait déjà en 1856, dans les conclusions d'un rapport présenté au Comité d'Hygiène. « Le seul remède est la prohibition absolue du phosphore blanc dans la fabrication des allumettes ».

Cette proposition, soumise par M. Brouardel à l'approbation de l'Académie de Médecine, dans sa séance du 4 décembre 1888, a été votée à l'unanimité. Il ne reste plus qu'à substituer au phosphore blanc ordinaire, le phosphore rouge, amorphe, dont l'emploi ne donnerait lieu à aucun effet toxique.

En tant qu'hygiéniste, nous partageons cette manière de voir d'une façon absolue, comme nous le faisions déjà dans notre *Hygiène des professions et des industries*, publiée en 1875. Mais aujourd'hui, comme alors, nous nous demandons si ce vœu, destiné à rencontrer une certaine résistance de la part des intérêts industriels, et à rester, par suite, plus théorique que pratique, ne détournera pas l'attention des mesures de prophylaxie qu'il est actuellement, du moins, indispensable de fixer légalement. Déjà, des hommes autorisés ont émis l'opinion que la fabrication des allumettes amorphes, loin d'enrayer la fraude, donnerait lieu à une recrudescence dans la fabrication clandestine des allumettes au phosphore ordinaire et, par suite, à de nombreux cas de nécrose phosphorée. Le mal, au lieu de se produire au grand jour chez des ouvriers surveillés et tenus en éveil par des instructions salutaires, se disséminerait un peu partout, échappant ainsi à toute mesure de préservation, et s'aggravant par cela même que le besoin du lucre, joint à la crainte de la police, transformerait en atelier de fabrication, des logis étroits et malsains, dans lesquels les émanations phosphorées seraient mises à même d'agir dans toute leur activité toxique.

§ V. — Le cuprisme professionnel.

Considérations générales sur le mode d'action du cuivre en ce qui concerne son influence pathogénique chez les divers ouvriers qui le travaillent. — Dans cette étude de l'influence pathogénique que peut avoir le cuivre sur les ouvriers qui le travaillent, nous ferons abstraction complète des conditions afférentes au façonnage des objets, c'est-à-dire à la technique industrielle proprement dite, et nous aurons, comme principal objectif, l'action spéciale du cuivre sur l'organisme, en n'insistant sur les effets du mouvement professionnel, sur ceux de l'inhalation des poussières et sur l'influence du milieu industriel, qu'en tant qu'il nous faudra y faire appel pour élucider la question et expliquer la divergence des opinions émises à ce sujet.

Les ouvriers qui travaillent le cuivre peuvent se diviser en trois catégories :

1° Ceux qui travaillent le métal presque pur ou cuivre rouge ; 2° ceux qui se trouvent en présence des divers sels de cuivre ; 3° ceux qui travaillent les alliages de cuivre.

a. — Les *ouvriers qui travaillent le cuivre rouge* sont : fondeurs, chaudronniers, estampeurs et emboutisseurs ; tourneurs et repousseurs ; planeurs et graveurs de matrices ; fabricants d'orfèvrerie en cuivre ; ciseleurs et ornemanistes ; monteurs, limeurs, polisseurs et brunisseurs ; fabricants de capsules, de porte-plumes, etc.

La fonte du cuivre rouge ne paraît donner lieu à aucun accident particulier, imputable à l'absorption du métal. On a seulement constaté chez les ouvriers les accidents qui caractérisent la fièvre dite des fondeurs, qui doit être attribuée aux conditions de température, de fatigue et de milieu, inhérentes à toute espèce de fonte de métal (Voyez *Travail devant les feux*, chapitre III, article II).

Les ouvriers employés aux travaux de chaudronnerie, et qui font des bassinoires, des bassins, des tuyaux, des casseroles, des plateaux de balance, etc., sont peu sujets, quoi qu'on en ait dit, à l'absorption du cuivre métallique. Cette absorption se fait surtout sous forme de poussières. Or les poussières fines de cuivre se produisent difficilement sous la seule action du marteau qu'emploient les ouvriers dont il s'agit.

Dans les ateliers communs, où se trouvent à la fois des ciseleurs, des tourneurs, des limeurs, des polisseurs de cuivre, c'est autre chose. Ici, l'atmosphère intérieure est chargée de poussière métallique. Cela s'observe principalement dans les ateliers spéciaux aux limeurs et aux polisseurs à sec. Ces particules ne restent pas longtemps en suspension dans l'air où elles sont sans cesse remplacées par d'autres. Elles ne tardent pas à se déposer sur les divers objets d'outillage, sur le sol, surtout au pied des établis des ouvriers. Ceux-ci en sont littéralement couverts, et leurs cheveux prennent à la longue une teinte verdâtre, caractéristique, plus accusée chez les ouvriers qui ne soignent pas leur chevelure, chez les vieillards entre autres.

Stanislas Martin cite un ouvrier en métaux qui ne travaillait le cuivre que depuis cinq mois, et qui dans ce court espace de temps vit la nuance de ses cheveux changer de telle sorte, que de blanche qu'elle était elle devint d'un vert si prononcé que le pauvre homme ne pouvait sortir sans devenir un objet de curiosité. L'analyse fit reconnaître que ce n'était pas seulement un dépôt de cuivre dans la chevelure, mais que les cheveux eux-mêmes contenaient un sel de cuivre en assez grande quantité.

E. Ritter explique cette coloration par la réaction que la pommade ou les corps gras appliqués sur la tête exercent sur la poussière cuivreuse qui la recouvre. « Nous ne croyons pas, ajoute M. Galippe, que cette explication puisse s'appliquer à la généralité des cas ; car il suffit d'examiner les ouvriers qui travaillent dans les usines où le cuivre est employé, pour voir qu'ils n'abusent pas des cosmétiques ; nous croyons plutôt à une combinaison directe qui s'effectue avec le liquide onctueux sécrété par les glandes sébacées. »

C'est aussi mon opinion, car on a remarqué, et j'ai remarqué personnellement, que les ouvriers chez qui cette couleur verdâtre était le plus accusée avaient les cheveux ordinairement gras ; et c'est à l'ascescence des produits de sécrétion du cuir chevelu qu'il faut attribuer la transformation des molécules métalliques en sel de cuivre.

Quant aux dents, elles offrent une teinte bronzée dont la couleur varie du vert bleu tendre au bleu foncé, teinte due à un dépôt cuprique plus épais au niveau du collet dentaire et dans les interstices des dents que vers leur extrémité libre. Ce sont les incisives et les canines, celles, on le remarquera, qui se trouvent le plus directement soumises au passage de l'air chargé de poussières, qui offrent la teinte la plus prononcée. Les grosses molaires sont généralement indemnes de tout dépôt.

Cet état des dents et du tartre dentaire a été signalé par tous les observateurs. M. Bailly (1873), médecin d'une usine où plus de 500 ouvriers sont employés à travailler le cuivre, a particulièrement insisté sur cette coloration de la base des dents, et, sous le nom de *liséré pathognomonique de l'intoxication cuivreuse*, lui a prêté une importance égale à celle du liséré de Burton dans l'intoxication saturnine. Mais d'abord, ce n'est point un véritable liséré gingival, ainsi que l'a fait remarquer M. Bucquoy (1873) : c'est une altération du tartre et de l'émail des dents que le nettoyage habituel de la bouche et l'usage de la brosse peuvent faire disparaître en totalité ou en partie. En fait de liséré gingival, il y a parfois une inflammation chronique du bord des gencives qui amène chez les vieux cuivreux le déchaussement des dents, et, dit M. Bailly, quand les soins de propreté font absolument défaut, la production d'une sanie repoussante, magma infect de tartre dentaire et de sels de cuivre. Ainsi donc : altération dentaire et gingivite professionnelle sont dues l'une et l'autre au dépôt de particules de cuivre qui restent fixées à la base des dents, dans des combinaisons particulières avec les éléments chimiques qu'elles rencontrent.

En dehors de ces faits spéciaux, rencontre-t-on chez les ouvriers en cuivre rouge des accidents dus à la pénétration du cuivre dans l'organisme ? La colique dite de cuivre se présente-t-elle chez eux ?

C'est un fait certain que quelques-uns de ces ouvriers sont parfois atteints d'une vive irritation des intestins, irritation le plus souvent passagère, mais pouvant s'accuser par des symptômes d'une grande intensité. On la constate particulièrement chez les découpeurs de feuilles de cuivre, les limeurs et les polisseurs à sec, de même que chez les bronziers qui se servent de poudre de cuivre.

N'y a-t-il là qu'une entéroconiose par action purement mécanique de la part des poussières absorbées ? Cela est probable, car on n'a jamais signalé chez les ouvriers en cuivre rouge des symptômes spéciaux, immédiats ou tardifs, pouvant être rapportés à une véritable intoxication. Et cependant le cuivre est absorbé ; cela ne saurait être nié. Une partie s'emmagasine dans l'organisme, l'autre est éliminée. Il y a, il faut le reconnaître, une singulière tolérance à ce sujet. Les observations que l'on a faites chez les ouvriers en cuivre de Durfort (Tarn) et de Villedieu-les-Poëles (Basse-Normandie) montrent qu'ils absorbent tellement de cuivre que leurs os en deviennent verdâtres ou bleuâtres ; cette couleur se communique à la terre qui entoure leurs cadavres. Pendant leur vie, l'urine qu'ils rendent donne une couleur verte à l'endroit du mur et du sol qui reçoit cette urine.

Malgré cette immunité qui est la règle, nous croyons cependant que sous l'influence des sécrétions de l'organisme le cuivre peut s'oxyder et se trouver absorbé sous forme de sel. A cet égard, l'élaboration que subit le dépôt cuivreux dans le vestibule de la bouche ne peut être que funeste ; la déglutition entraîne d'une façon continue dans l'estomac les débris de ce dépôt, et c'est peut-être la cause des accidents dysentériformes qui ont été signalés chez quelques ouvriers en cuivre rouge.

b. — Une seconde catégorie d'ouvriers en cuivre comprend *ceux qui, par leur travail, sont mis en présence de sels de cuivre.* Les opérations professionnelles sont ici beaucoup moins bien tranchées que dans la première catégorie. En fait de fabrication, il n'y a guère que celle du verdet ou acétate de cuivre qui ait donné lieu à des observations suivies ; et encore ont-elles conduit à des conclusions négatives.

Nous avons étudié nous-même la fabrication du sulfate de cuivre, et nous avons reconnu que la manipulation de ce sel ne soumet pas beaucoup les ouvriers à son absorption, soit par les voies digestives ou pulmonaires, soit par la voie cutanée.

Mais il est un certain nombre d'opérations qui, dans l'industrie générale du cuivre, exposent plus particulièrement à la pénétration des particules salines dans l'organisme, et à des accidents parfaitement caractérisés. Nous voulons parler du *travail des vieux cuivres* recouverts d'une couche d'oxyde ou de carbonate. Ce sont : la fonte, le décapage, le nettoyage, le brasage de ces vieux cuivres ; et c'est ce qu'il faut parfaitement distinguer quand on recherche les causes d'insalubrité dans un atelier où le cuivre est manipulé sous ses diverses formes.

Les ouvriers fondeurs de cuivre, de bronze, de laiton, etc., absorbent une poussière chargée de particules d'oxyde de cuivre, quand ils remuent et emploient le vieux sable qui a servi au moulage des objets. Cette poussière a un goût douceâtre, et détermine des nausées, des vomissements, des maux d'estomac ou des coliques. Les émanations provenant des scories extraites des fours de fusion sont aussi très dangereuses, parce qu'elles laissent dégager une abondante fumée chargée de particules de cuivre oxydé.

Le grattage, le martelage des vieux objets en cuivre : chaudières, lames, tuyaux, provoquent le dégagement et la dissémination d'une abondante poussière de sels de cuivre (oxyde ou carbonate) que l'ouvrier absorbe, et qui, transportée dans les voies digestives, donne lieu à des gastralgies, des entéralgies suivies de déjections alvines douloureuses.

Quand on chauffe le métal oxydé pour dessécher les incrustations salines qui le recouvrent, et en favoriser le détachement, il se forme une fumée épaisse, âcre, chargée de poussières qui, plus que toute autre, amènent par leur absorption de violentes inflammations intestinales.

Les ébarbeurs et acheveurs qui polissent à la lime, au frottoir ou à la brosse, les pièces qui viennent d'être moulées, absorbent aussi une notable quantité de poussières de cuivre oxydé, et sont sujets à des coliques et à divers troubles digestifs.

Tels sont les faits qui ont été plus particulièrement signalés dans les ateliers des arsenaux maritimes par Maisonneuve (de Rochefort) (1865), et par nous (1873), et qui ressortent de toutes les observations connues, quand on cherche la part exacte qui revient à chacune des catégories d'ouvriers en cuivre, dans la somme des influences professionnelles qu'ils subissent.

On peut donc admettre une colique de cuivre ou plutôt une entérite professionnelle causée spécialement par les sels de cuivre, pénétrant sous forme de poussières dans les voies buccale et pharyngienne, et qui sont entraînés par la déglutition dans l'intérieur de l'estomac et de l'intestin, affection que les excès de tous genres, l'abus des boissons acides, la malpropreté, le défaut de ventilation des ateliers, la haute température du milieu, favorisent et aggravent singulièrement.

Les caractères de cette entérite ont été donnés par Millon (1847), qui, dans un travail très bien fait sur les ouvriers de Durfort, a distingué, un des premiers, sa véritable origine. « Saveur âcre, styptique, cuivreuse ; sécheresse de la langue, sentiment de constriction à la gorge avec grande irritation, rapports acides et crachotements, puis nausées, vomissements, tantôt abondants, tantôt avec beaucoup d'efforts. Tiraillements de l'estomac, douleurs fixes dans cet organe ; coliques violentes qui laissent après leur cessation une impression douloureuse. Déjections alvines, souvent sanguinolentes, mêlées de mucosités blanchâtres ; quelquefois ballonnement de l'abdomen, qui est douloureux à la pression. La peau est sèche, le pouls quelquefois serré, fréquent, ordinairement dur ; la chaleur est tantôt naturelle, tantôt élevée ; soif ardente, anxiété précordiale, urines rares, abattement général ; douleurs dans les membres ; crampes nerveuses, principalement chez les femmes ».

Somme toute, les accidents ne présentent pas toujours une pareille gravité et l'on doit reconnaître qu'ici encore il finit par s'établir chez les ouvriers une certaine assuétude qui atténue singulièrement la manifestation des troubles professionnels. Cette remarque a été faite par la plupart des auteurs. Millon dit que les ouvriers de Durfort, lorsqu'ils sont bien traités, éprouvent rarement une seconde atteinte aussi violente que la première ; et Maisonneuve, qui regarde la colique de cuivre comme une inflammation locale plus ou moins circonscrite, sans qu'il y ait intoxication générale préalable, la décrit comme étant de courte durée et n'affectant que fort peu la constitution des ouvriers.

Une autre catégorie comprend les *ouvriers qui travaillent les alliages de cuivre*.

C'est à cette catégorie d'ouvriers qu'il faut rapporter le singulier mélange de symptômes contradictoires qui ont été décrits par quelques auteurs. A côté du cuivre en effet, se trouvent un ou plusieurs métaux qui entrent dans l'alliage, et dont il faut tenir compte de l'action spéciale sur l'organisme. C'est là, d'ailleurs, ce que l'observation avait déjà démontré chez les ouvriers employés au traitement métallurgique de cuivre. Les diverses opérations métallurgiques, en effet, c'est-à-dire les grillages successifs, la fonte et l'affinage, exposent les ouvriers à des accidents de nature complexe. A côté des symptômes d'irritation intestinale dûs aux minerais oxydés, on remarque, chez un certain nombre, un état prononcé d'anémie, résultat d'une intoxication par l'arsenic, le plomb, ou même l'antimoine, que tous les minerais de cuivre sulfurés renferment en quantité notable. Or, l'arsenic et surtout le plomb sont les deux métaux avec lesquels les ouvriers qui travaillent les alliages de cuivre doivent compter ; aussi renvoyons nous pour les ouvriers qui travaillent le cuivre jaune ou laiton, au saturnisme professionnel, et pour ceux qui travaillent les cuivres blancs ou tombac, à ce que nous en avons dit en traitant de l'arsenicisme.

Il résulte de tout ce qui précède, qu'il n'existe pas, à proprement parler, d'intoxication professionnelle par le cuivre, analogue à celle que provoque le travail du mercure, de l'arsenic et du plomb. Il n'en est pas moins vrai que le travail du cuivre, à cause même de la diversité des opérations professionnelles qu'il soulève, sous les formes différentes qu'il affecte, ne saurait être innocenté, au point d'en arriver à laisser dans l'ombre toute une catégorie d'ouvriers dont l'hygiène professionnelle est cependant fort intéressante, par la simple raison que l'action nocive du cuivre n'est plus ce que l'on avait cru depuis longtemps pour ne pas dire toujours. C'est ce que je n'ai pas voulu faire ici.

La prophylaxie des accidents professionnels causés par le cuivre, réside tout entière d'une part, dans la complète ventilation des ateliers et dans l'application des procédés d'aspiration mécanique agissant plus spécialement sur les poussières qui se dégagent des établis et, d'autre part, dans l'arrosage fréquent des parquets et dans les soins de propreté individuelle, immédiatement après les opérations de façonnage des objets de fonte et brasage des vieux cuivres oxydés. Nous n'avons pas à revenir sur les détails. L'usage de lait et d'eau albumineuse comme boisson, dans les cas de coliques et diarrhée cupriques, doit être recommandé.

§ VI. — Le carburisme professionnel.

Sous la dénomination de « carburisme professionnel », nous comprenons le groupe varié des accidents provoqués par les gaz et vapeurs carburés, auxquels certaines circonstances, soit industrielles, soit purement professionnelles, exposent pendant plus ou moins longtemps les travailleurs.

L'intoxication carburique a pour double caractère commun : 1° un état anoxhémique plus ou moins prononcé, dû à l'altération des éléments constituants du sang par les vapeurs toxiques ; 2° des troubles nerveux consécutifs à l'action directe ou indirecte de ces vapeurs sur les centres cérébro-spinaux.

Le carburisme professionnel présente trois grandes variétés, qui sont : l' « *oxycarburisme* », ou accidents d'intoxication produits par le gaz oxyde de carbone ou carbure d'oxygène, l' « *hydrocarburisme* », ou accidents produits par les vapeurs émises par les divers hydrocarbures ou carbures d'hydrogène, et le « *sulfocarburisme* », ou accidents produits par le sulfure de carbone ou carbure de soufre.

I. **De l'oxycarburisme d'origine professionnelle.** — *a.* — L'oxycarburisme professionnel s'observe chez les artisans, exposés par leur travail à respirer, plus ou moins longtemps, dans un milieu vicié, soit par les produits d'une combustion incomplète, soit par le gaz d'éclairage.

L'intoxication aigüe ne se rencontre que rarement, bien que des accidents d'asphyxie subite aient pu être observés chez des ouvriers procédant à l'extinction de grandes masses de charbon en combustion.

L'oxycarburisme professionnel est le plus communément, au contraire, une intoxication lente, conduisant à des troubles profonds et graves par altération des globules sanguins. Les recherches de Gréhant expliquent très bien ce qui se passe dans cette sorte d'empoisonnement chronique. En présence de faibles quantités d'oxyde de carbone mêlés à l'air qu'on respire, le poumon agit comme un dialyseur des plus délicats, et les molécules de gaz carboné, absorbées par lui, vont exercer successivement leur action désoxygénante sur les globules sanguins. Il en advient que le résultat est le même, que l'on soit plongé un instant dans un milieu riche en oxyde de carbone, ou longtemps dans une atmosphère qui n'en contient que de faibles quantités mais d'une façon continue.

b. — Cet empoisonnement professionnel se rencontre chez tous ceux que leur travail oblige à séjourner devant les fourneaux et à respirer l'air vicié par les vapeurs qui s'en exhalent. Les symptômes observés sont variables : le plus souvent, ils se présentent sous la forme d'une anémie plus ou moins accusée, accompagnée de phénomènes nerveux et de troubles sensoriels. On a signalé, le plus communément, de la cyanose de la face, de l'anesthésie partielle, de la céphalalgie, des vertiges, du ralentissement du pouls et de la respiration, de l'abaissement de la température du corps, des troubles gastro-intestinaux, etc.

Guépin, de Nantes, a observé la plupart de ces symptômes chez les *repasseuses*, qui se servent du fer creux garni de son charbon, en même temps qu'une certaine diminution de la vue, des syncopes fréquentes au moment du travail, de la faiblesse dans les mouvements de locomotion. Un aliéniste distingué, Moreau, de Tours, a insisté sur les troubles intellectuels, caractérisés par des hallucinations de la vue et de l'ouïe, des conceptions délirantes, et par une sorte de vague qui enveloppe toutes les pensées d'indécision, de pénible incertitude, et enfin par du délire des persécutions.

Les *cuisiniers*, les *pâtissiers*, les *cuisinières* surtout, qui passent leur vie dans le sous-sol ou dans des pièces étroites, souvent mal ventilées, où les produits de la combustion incomplète du gaz ou du charbon se mêlent à l'air qu'ils respirent, sont particulièrement exposés à l'anémie oxycarburique.

On l'a observée également chez les *fondeurs en caractères*, qui doivent tenir, au moyen du charbon, l'alliage en pleine fusion ; chez les *ouvriers des filatures*, qui sèchent au charbon, ou soumettent les fils à la flamme d'un bec de gaz pour en détruire les aspérités et villosités ; chez les *étameurs*, les *ferblantiers*, qui sont obligés de faire leur soudure à la braise ; les *marbriers*, qui doivent maintenir des outils chauds pour faire fondre les mastics destinés à boucher les fissures ; chez les *tailleurs*, les *teinturiers*, qui, au moyen de fers très chauds, font le rabattage des coutures, donnent le lissé aux étoffes nettoyées.

Il n'est pas d'opération industrielle qui expose plus aux accidents d'intoxication oxycarburique que le *travail de nettoyage des hauts fourneaux*. Nysten, Samuel Witter, Barruel, en ont cité des exemples. Tourdes raconte que Laurent et Thomas ont été témoins d'une trentaine d'asphyxies occasionnées par l'oxyde de carbone dans les hauts fourneaux. Guichard a signalé le cas d'un ouvrier habitué à faire ce travail, et qui avait acquis comme une sorte de mithridatisme à force de s'intoxiquer. Cet ouvrier était d'une pâleur livide et profondément anémié, il avait peu de mémoire, était lent d'allure et passait pour ne jamais dormir.

La ventilation active des locaux, des ateliers où se dégage du gaz oxycarboné, telle est la mesure de prophylaxie la plus naturellement indiquée. On ne saurait oublier, toutefois, que dans cet oxycarburisme chronique, une grande partie des globules sanguins sont détruits, que leur chiffre se trouve considérablement réduit, et le champ de l'hématose singulièrement diminué par suite. L'anémie professionnelle s'affirme de plus en plus, malgré une sorte d'assuétude apparente à cette limitation de la richesse du sang en oxygène ; aux troubles respiratoires, succèdent les troubles trophiques et les troubles nerveux. Il est plus que temps, alors, de soustraire l'ouvrier au milieu professionnel qui lui est nuisible, et de le mettre à même de récupérer le chiffre normal, ou à peu près, de ses globules sanguins.

c. — L'oxycarburisme professionnel forme le fonds des accidents observés chez les *ouvriers exposés aux émanations du gaz d'éclairage.* Les symptômes de l'asphyxie par ce gaz rappellent en effet, à s'y méprendre, ceux de l'asphyxie par le charbon. Il y a, au début, de la pesanteur de tête, de l'affaissement général, de la prostration des forces ; puis, surviennent des troubles profonds de la sensibilité, de la motilité et des facultés intellectuelles. L'assoupissement, d'ordinaire, est tel que la conscience des choses du monde extérieur est voilée, à demi éteinte, ou complètement anéantie.

C'est, d'ailleurs, à l'oxyde de carbone, qui entre, en proportion relativement encore assez grande, dans la composition des divers gaz d'éclairage, que sont dus les accidents toxiques. A cet égard, le tableau suivant montre bien la variété de composition que peut présenter un gaz d'éclairage, *soi-disant* épuré.

ÉLÉMENTS constituants du gaz livré à la consommation.	GAZ de houille de Heidelberg.		GAZ de Bonn.	GAZ de Chemnitz.		GAZ de Londres.		GAZ de Paris.	
	I.	II.	III.	IV.	V.	VI.	VII.	VIII.	IX.
Hydrogène.	44,00	44,37	39,80	51,29	50,08	46,0	27,7	50,2	45,6
Gaz des marais.	38,40	38,30	43,12	36,45	35,92	39,5	50,0	32,8	34,9
Oxyde de carbone.	5,73	5,56	4,66	4,45	5,02	7,5	6,8	12,9	6,6
Éthylène........	4,13	5,00	4,75 (Éthylène et Propylène)	4,91 (Éthylène et Propylène)	5,33 (Éthylène et Propylène)	3,8 (Éthylène et Propylène)	13,0 (Éthylène et Propylène)	3,8 (Éthylène et Propylène)	4,1
Propylène.......	3,14	4,34							2,3
Azote...........	4,25	5,13	4,65	1,41	1,89	0,5	0,4	—	2,7
Oxygène	—	—	—	0,51	0,54	—	—	—	—
Acide carbonique.	0,37	—	3,02	1,08	1,21	0,7	0,1	0,3	3,6
Vapeur d'eau ...	—	—	—	—	—	2,0	2,0	—	—

Des expériences, déjà anciennes, que nous avons faites à la Faculté de Médecine de Bordeaux, de concert avec mon collègue, le professeur Jolyet, ont démontré, d'une façon absolue, le rôle essentiel que joue l'oxyde de carbone dans les accidents provoqués par l'inhalation du gaz d'éclairage (1).

Dans la fabrication du gaz d'éclairage, le *travail des cornues* expose les ouvriers à l'absorption accidentelle de l'oxyde de carbone, parfois en quantité assez grande pour donner lieu à des accidents d'intoxication aigüe, soit au moment de l'ouverture des appareils et du déchargement des cornues, lorsque le gaz se dégage tout autour du tampon desserré,

(1) LAYET, *Le gaz d'éclairage devant l'Hygiène* (Congrès international de Turin, 1880).

soit au moment du transport du coke embrasé, ou de son extinction. Arnould a cité le cas d'un ouvrier, employé à la surveillance des cornues, qui était arrivé au plus haut degré de la cachexie oxycarburique, et dont les globules sanguins avaient grandement diminué, le sang ne contenant plus que 1 million et demi de globules par millimètre cube (Kelsch). Ce sont, toutefois, *les ouvriers employés aux épurateurs* qui présentent, le plus ordinairement, tous les signes d'une anémie professionnelle bien caractérisée.

II. **De l'hydrocarburisme d'origine professionnelle.** — Sous le nom d'hydrocarburisme professionnel, nous comprenons :

1° Les accidents causés par l'inhalation de gaz hydrocarburés ou de vapeurs dégagées par les essences d'origine minérale, tels que : la benzine et ses homologues, — le styrol, la naphtaline, l'anthracène et le toluène, — la nitro-benzine et le nitro-toluène, — le pétrole et ses dérivés, — divers autres produits de la distillation de la houille et du goudron, etc.

2° Les accidents causés par la série des aldéhydes et acétones aromatiques, tels que l'aldéhyde benzoïque, la vanilline, les acétones benzéniques et naphtyléniques, etc.

3° Les accidents causés par les émanations dégagées par les essences d'origine végétale, entre autres la térébenthine.

4° Les accidents causés par les carbures azotés arômatiques, entre autres l'aniline.

Le caractère de symptomatologie générale, qui forme comme un fond commun à tous les accidents observés, quel que soit l'hydrocarbure, consiste en des troubles nerveux variés, plus ou moins graves, dûs à l'action directe des vapeurs inhalées sur le centre cérébro-spinal, et en une anémie, plus ou moins prononcée à la longue, due au ralentissement des échanges nutritifs qui résultent de l'action spéciale que les hydrocarbures paraissent exercer sur les globules sanguins.

A côté de ces phénomènes morbides spéciaux, il en est d'autres qui sont imputables à des éléments étrangers, mélangés aux hydrocarbures eux-mêmes, soit pendant leur préparation, soit pendant leur utilisation industrielle.

Ces éléments étrangers sont tantôt des agents irritants, comme certaines vapeurs acides, ou des agents toxiques, comme certains produits de dédoublement et de dérivation des carbures d'hydrogène.

A. — *Des accidents professionnels causés par les vapeurs de benzine.* — La benzine, si répandue aujourd'hui et d'un usage si fréquent, s'extrait, par la distillation, des huiles légères de houille. Ces huiles, provenant de la rectification du goudron, sont constituées par un mélange de sulfure de carbone, de benzine et de ses homologues (toluène, mésitylène, cumène, etc.). On introduit le mélange brut dans des appareils à colonnes, chauffés à la vapeur, assez semblables à ceux qui servent à rectifier l'alcool.

La benzine qui s'écoule, est recueillie dans des fûts ou des bidons : c'est à ce moment là que les vapeurs se répandent dans l'atmosphère ambiante. Des vapeurs de benzine chaude peuvent également s'échapper par les joints des appareils, et venir incommoder les ouvriers. Mais c'est surtout pendant le nettoyage des serpentins, que les accidents se produisent.

D'après J. Guyot (1879), qui a observé un cas de ce genre, la forme grave de l'empoisonnement par les vapeurs de benzine est constituée par des hallucinations, du délire, du coma. Parfois, il y a embarras de la parole, de l'aphasie, des accès épileptiformes, des troubles de la sensibilité générale (anesthésie, hypéresthésie), des troubles sensoriels.

Dans la forme légère, qui s'observe communément chez les *ouvriers qui travaillent la benzine à froid,* on constate habituellement des vertiges, de la céphalalgie, de l'ébriété, qui peut aller jusqu'à la perte de connaissance, quelquefois des fourmillements dans les doigts. Tous ces troubles se dissipent assez rapidement, si l'ouvrier qui en est atteint sort de l'atelier et va prendre l'air.

A la longue, il se produit une sorte d'intoxication chronique, caractérisée par de l'anémie, des phénomènes nerveux divers, tels que parésie, paralysies, anesthésies, affaiblissement des fonctions génésiques. Ce sont les accidents observés par Quinquaud (1880) chez les *ouvriers des fabriques de benzine.*

Perrin (E.-R.) (1873), les a observés également chez les *teinturiers* et chez les *dégraisseurs*, qui pratiquent le dégraissage des étoffes, tissus ou vêtements, au moyen de la benzine. Dans les teintureries, ce dégraissage s'opère en plongeant les étoffes dans de grands baquets remplis de benzine pure ; après quoi on les sèche en les étalant sur une essoreuse, à laquelle on imprime un mouvement rapide de rotation. C'est surtout pendant cette opération que la volatilisation de la benzine a lieu, et que les ouvriers en éprouvent tous les inconvénients.

Les mêmes accidents ont été constatés chez les *nettoyeurs de gants*, chez les *ouvriers qui préparent le caoutchouc*, quand on se sert de benzine comme dissolvant.

L'expérimentation sur les animaux soumis aux inhalations de benzine, donne lieu aux mêmes résultats que ceux observés chez l'homme. Après une courte période d'excitation, l'animal prend une démarche incertaine, fléchit d'abord sur le train de derrière et, après quelques mouvements convulsifs, tombe dans le coma qui peut durer trente ou quarante heures, sans se terminer par la mort (J. Guyot).

Quant à l'anémie consécutive à l'action prolongée des vapeurs de benzine, on peut la rapporter à la désoxygénation continue des globules sanguins : une partie de la benzine absorbée s'éliminant par les poumons, l'autre s'oxydant aux dépens des globules, pour se transformer en phénol, en acide glycuronique ou en hydroquinone.

Pourvoir à une large ventilation des ateliers, — favoriser l'entraînement au dehors des vapeurs nuisibles, en installant de larges hottes de dégagement au-dessus des bains de dégraissage, des tables, des cylindres laveurs, des essoreuses, etc., — préserver directement l'ouvrier, en le mettant à l'abri de toute volatilisation rapide, derrière des écrans en verre ou en bois, — lui défendre l'abus de l'eau-de-vie, à laquelle, par une fâcheuse erreur, il croit devoir recourir pour prévenir l'ivresse de la benzine — enfin l'éloigner, si le mal ne fait que s'aggraver ; telle est la prophylaxie à suivre.

B. — *Des accidents professionnels causés par les vapeurs de nitro-benzine.* — On prépare la nitro-benzine (nitro-benzol ou essence de mirbane), en faisant agir sur la benzine un mélange d'acide sulfurique et azotique, dans des vases en fonte munis d'un agitateur et fermés avec soin. On soutire la liqueur acide, qui sert à faire de l'acide nitrique par réaction sur le nitrate de soude. La nitro-benzine est ensuite lavée par décantation et distillée avec soin.

Les vapeurs de nitro-benzine donnent lieu à des accidents, le plus souvent passagers, chez les ouvriers qui y sont exposés.

C'est principalement dans les *fabriques d'aniline*, qu'on a eu l'occasion de les observer. Les observations et les recherches de J. Bergeron (1865), de Gabalda (1869), de Poincaré (1879) en France ; celles de Hauessermann et W. Schmidt (1877) en Allemagne, ont permis de distinguer la part qui revient à la nitro-benzine, seule, dans ces accidents d'origine professionnelle.

La céphalalgie, les vertiges, les étourdissements, pouvant aller jusqu'à la perte de connaissance, sont des symptômes communément signalés. La somnolence, la lassitude, la tendance au coma, se présentent, chez les intoxiqués chroniques, au moment surtout où ils s'exposent à un dégagement subit de grandes quantités de vapeurs. Quelquefois, l'ouvrier est pris d'un sentiment de torpeur, sa face se congestionne ; il vacille, chancelle et tombe, comme un homme ivre, dans un état semi-comateux ; ses yeux sont entr'ouverts ; il bégaye quelques paroles incohérentes, et fait à peine quelques mouvements automatiques : la respiration est pénible, irrégulière. Au bout d'une heure et quelquefois plus, l'intelligence se réveille, l'individu sort de cette crise, conservant seulement un sentiment de fatigue générale, avec un irrésistible besoin de sommeil (J. Bergeron). La perte des fonctions génésiques a été signalée également chez les *ouvriers qui fabriquent la nitro-benzine* (Fritz, 1865).

Il s'établit chez eux, à la longue, un état anémique assez marqué, avec une teinte cyanosée particulière de la peau, due à l'action de la nitro-benzine sur les globules sanguins. Filehm (1877), a comparé les effets de la nitro-benzine sur le sang, à ceux de l'acide prussique, et a montré qu'elle rend le sang impropre à absorber l'oxygène. Lewin (1879), a mélangé du sang et de la nitro-benzine ; et ce mélange, porté à 40°, donne lieu, à l'examen spectroscopique, à l'apparition d'une bande d'absorption dans le rouge. D'autres substances, la dinitro-benzine, le pétrole, agissent de même. Il s'agit là de la raie d'absorption de l'hématine, produite par la décomposition des globules sanguins. Saarbach (1881), expérimentant l'azo-benzol, corps intermédiaire à la nitro-benzine et à l'aniline, a vu que cette substance donnait également lieu à la raie d'absorption de l'hématine dans le sang, et produisait de l'hémoglobinurie.

Poincaré (1879), a émis l'opinion à la suite de ses recherches expérimentales sur les animaux, que, comme le sulfure de carbone et l'essence de térébenthine, les vapeurs de nitro-benzine absorbées par les capillaires des poumons, tendent à repasser à l'état liquide, par l'effet de la pression qu'elles subissent dans l'appareil circulatoire, et formeraient ainsi des gouttes libres plus ou moins nombreuses, pouvant troubler mécaniquement les échanges interstitiels et la nutrition des tissus.

Hauessermann et W. Schmidt (1877), ont constaté une différence très remarquable dans l'intensité des effets toxiques éprouvés par les ouvriers des fabriques, suivant qu'ils se trouvaient exposés à l'action de la nitro-benzine pure, avec laquelle on produit l'aniline pure et le bleu d'aniline, ou bien à celle de la nitro-benzine ordinaire, dont on prépare l'aniline ordinaire et la fuchsine. La nitro-benzine pure est plus toxique ; elle est extrêmement volatisable ; même à froid, elle incommode davantage les ouvriers. Ainsi que J. Bergeron, ces observateurs ont insisté, sur l'influence de la température extérieure. En été, les accidents sont plus communs.

C. — *Des accidents professionnels produits par les vapeurs de pétrole.* — Les ouvriers, soumis aux émanations de pétrole dans des locaux étroits et mal ventilés, présentent souvent, à la fin d'une journée passée auprès des réservoirs de dépôt, des vertiges, de la titubation, parfois des troubles respiratoires. Nous avons eu quelquefois occasion d'observer de pareils troubles, presque toujours passagers. Ces accidents ont été signalés, surtout dans les *distilleries et raffineries de pétrole*, particulièrement chez les ouvriers employés au lavage des pétroles bruts, au nettoyage des réservoirs et des canalisations.

Des symptômes d'asphyxie rapide peuvent se présenter, lorsque l'ouvrier pénètre imprudemment dans un réservoir avant que, par une ventilation énergique, toute odeur ait entièrement disparu. Même, il sera toujours prudent de munir l'ouvrier d'une corde de secours. Wemberger, cité par Hirt (1878), a signalé deux cas d'empoisonnement aigu, occasionnés ainsi, par les vapeurs de pétrole.

Sharp (1888), qui a eu l'occasion de voir, un assez grand nombre de fois, ces accidents, dans une région pétrolifère, sur des *ouvriers employés dans les raffineries de pétrole*, dit que tous les pétroles ne sont pas également susceptibles de les produire. Ainsi, les pétroles légers sont plus odorants et plus dangereux que les pétroles lourds. C'est dans la fabrication des premiers, que l'asphyxie est surtout à redouter ; la céphalalgie, les vertiges, sont très fréquents chez ceux qui les manipulent.

Wielczyk (1886), qui a observé, chez des *ouvriers des mines de pétrole*, dans les Carpathes, dit que les cas d'asphyxie ne sont pas rares dans les puits d'exploitation. « Les conséquences d'un séjour prolongé dans un pareil milieu, sont des bruits et du tintement dans les oreilles, des cercles lumineux devant les yeux, de l'accélération des battements des artères (coups de marteau dans la tête), de la perte de la conscience, des syncopes, des hallucinations. Ces dernières sont fréquentes : un ouvrier entend des voix lui ordonnant de rester au fond du puits ; un autre ramasse des pierres qu'il prend pour de l'or, etc. L'action de ces vapeurs ressemble, quelquefois, à celle des opiacés : un ouvrier dort seize heures au fond du puits, et est fâché d'être réveillé d'un sommeil si agréable... » Le même observateur ajoute : « La respiration des vapeurs de pétrole récemment amené à la surface de la terre, détermine, au commencement, une singulière sensation : de la légèreté dans la poitrine, de la liberté des mouvements respiratoires ; accélère les battements du cœur, mais est bientôt suivie de tintement dans les oreilles et d'un affaiblissement général. Ces phénomènes arrivent, tantôt plus tôt, tantôt plus tard, selon la richesse en vapeurs de l'air respiré ».

Les expériences de Jûdell (1876), de Lewin (1879), de Schroff (1881), ont montré que l'éther de pétrole, c'est-à-dire la portion la plus légère, agit sur le sang, en mettant l'hémoglobine en liberté. Des accidents graves d'intoxication m'ont été relatés, comme ayant eu lieu chez des hommes séjournant à bord des bateaux chargés de pétrole. L'anémie professionnelle des ouvriers pétroliers est très analogue à celle causée par les vapeurs provenant de la distillation du goudron.

D. — *Des accidents professionnels causés par la distillation du goudron.* — Manouvriez, de Valenciennes (1877), a essayé, le premier, de rapprocher, les uns des autres, tous les accidents provoqués par les émanations de la houille ou de ses dérivés, et d'en présenter, dans une vue d'ensemble, la pathogénie et la symptomatologie commune. Pour lui, les altérations du sang, caractéristiques de l'intoxication par les hydrocarbures, sont analogues à celles qui amèneraient l'anémie des houilleurs.

Les accidents consistent encore, ici, en troubles fonctionnels d'origine nerveuse, et en troubles de nutrition générale d'origine anémique. Ce sont : la céphalalgie, des vertiges, des nausées, des bourdonnements d'oreille, des palpitations cardiaques, de l'hyperesthésie, des fourmillements, des crampes, de la parésie musculaire ; de la teinte cyanosée ou hémaphéique de la peau ; des modifications dans l'odeur et la coloration des urines ; des troubles respiratoires et sensoriels.

On les a observés et signalés, sous une forme légère le plus souvent, chez les *ouvriers employés à la distillation du goudron minéral*, — chez les *ouvriers en brai*, — chez les *ouvriers des fabriques d'agglomérés*, — chez les *goudronneurs de boulons*, — chez les *fondeurs de bitume*, — chez les *ouvriers en paraffine :* l'extraction industrielle de la paraffine s'obtient par la distillation des résidus ou goudrons provenant eux-mêmes de la distillation des pétroles bruts, des goudrons et huiles de schistes, de lignites, de *boghead* (schistes bitumineux). Dès 1856, Chevallier fils et Périer, décrivent les symptômes provoqués par les vapeurs qui se dégagent pendant l'épuration de la paraffine : lassitude générale, sueurs froides, étourdissements, céphalalgie, inappétence, nausées. Mitschell (1888), a observé chez les ouvriers qui absorbent les vapeurs de paraffine, après quelques jours de travail, un ensemble de symptômes, caractérisé par de la gastralgie, des douleurs intestinales, des troubles nerveux, de l'angoisse thoracique, auxquels s'ajoutent souvent de l'irritation intestinale, de la diarrhée, des nausées et même des vomissements.

E. — *Des accidents professionnels causés par les émanations des essences odorantes.* — Imbert-Gourbeyre (1853), a fait connaître les accidents auxquels sont exposées les *ouvrières occupées au pelage des oranges*. Ces accidents sont de la céphalalgie frontale ou hémicranique, des vertiges, des bourdonnements d'oreille, des névralgies diverses, des nausées, des crampes, de l'hyperesthésie musculaire, de la constriction présternale, de l'insomnie ; puis de la somnolence, de la lassitude générale. Le plus souvent, ils disparaissent par la suspension du travail ; quelquefois ils persistent pendant un certain temps. Des accidents analogues ont été observés dans les *fabriques de parfums*, chez les ouvriers qui manipulent les essences odorantes ; et, en particulier, les essences de romarin, d'aspic, de lavande, etc.

F. — *Des accidents professionnels causés par les émanations de la vanille.* — Le principe odorant de la vanille, ou vanilline, doit être placé à côté des aldéhydes aromatiques, telles que les aldéhydes benzoïque, cuminique, cinnamique, le camphre des laurinées, etc. C'est à son action qu'il faut attribuer les symptômes qui caractérisent la forme nerveuse du vanillisme professionnel ; affection que nous avons, le premier, décrite en 1883. (Communic. au Congrès pour l'avancem. des sciences, Rouen).

Ces symptômes, que nous avons observés à Bordeaux, se manifestent surtout à l'époque du grand travail, qui se fait à l'arrivée des stocks de vanilles. Ils consistent en de la céphalalgie, du tournoiement de tête, des étourdissements, de la lassitude. Il y a des douleurs musculaires, de l'irritation vésicale : les urines sont chargées. Il y a, le plus souvent aussi, au début, de l'excitation génésique, à laquelle, plus tard, il succède une certaine frigidité.

Les ouvriers embauchés pour trier, brosser, empaqueter les vanilles, sont obligés de sortir fréquemment de l'atelier, pour se soustraire aux vertiges, à la pesanteur de tête, et parfois à la somnolence qui les gagne. Ils conservent pendant quelque temps, la nuit surtout, une excitation nerveuse, avec insomnie et fréquents réveils en sursaut. Les magasiniers et surveillants, qui visitent et classent les paquets de gousses de vanille, bénéficient d'une sorte d'assuétude, qui diminue l'acuité des symptômes.

Quelques personnes pourtant ne peuvent résister aux effets de la vanille, et sont obligées de renoncer à leur manipulation.

G. — *Des accidents professionnels causés par les vapeurs de térébenthine.* — Les ouvriers exposés à respirer les vapeurs d'essence de térébenthine et à en éprouver des accidents consécutifs, sont : ceux employés dans l'*industrie du vernis*, dans laquelle la térébenthine est utilisée comme dissolvant des résines; ceux qui sont employés dans les fabriques *aux appareils de distillation*, et dans les *dépôts d'essence* en gros ; les *peintres*, qui emploient également la térébenthine comme dissolvant des laques colorées, et, en particulier, les *peintres sur porcelaine et sur verre;* les *teinturiers*, qui l'emploient pour la coloration des étoffes et des toiles ; les *ébénistes*, qui s'en servent dans le vernissage des meubles; les *ouvriers en caoutchouc*, qui y ont recours comme dissolvant ; les *dégraisseurs ;* les *ferblantiers ;* les *fabricants de cire à cacheter*.

L'inhalation répétée ou continue de vapeurs d'essence de térébenthine, provoque, chez les ouvriers qui les respirent, une sorte d'intoxication chronique, caractérisée par de l'amaigrissement et des troubles nerveux, qui se manifestent à la suite d'une manipulation plus ou moins prolongée de la substance, surtout en été, sous l'influence d'une grande concentration de vapeurs. Ce sont : de la céphalalgie, de l'insomnie, des vertiges, de la torpeur, des névralgies diverses ; auxquels s'ajoutent, quelquefois, des phénomènes d'irritation du côté des voies respiratoires, et, en particulier, du côté des voies urinaires.

Schüler (1872), qui a observé, chez les ouvriers employés, dans le canton de Glarus, à la teinture du coton par les couleurs arsenicales cupriques dissoutes dans la térébenthine, a signalé également de la gastro-entérite, de l'hématurie, et certains troubles graves du côté du système nerveux, dans la genèse desquels interviennent, sans aucun doute, les substances colorantes toxiques, plus encore que la térébenthine utilisée comme dissolvant.

D'après Hirt (1876), les individus qui absorbent des vapeurs de térébenthine pendant peu de temps, mais en grande quantité, présentent des troubles du côté de la respiration et de la circulation; et, si l'inhalation n'est pas suspendue, du côté du cerveau et de la moelle.

Chez ceux que leur profession met en contact permanent avec les vapeurs, et qui les respirent en petite quantité mais souvent, on constaterait de l'amaigrissement général, parfois avec coliques, vomissements et constipation. Les urines ont l'odeur de violettes.

Liersch (L. W. (1878), qui a expérimenté sur des animaux placés dans une caisse dont les parois étaient enduites de térébenthine, a trouvé que les symptômes essentiels de l'intoxication par ces vapeurs, sont l'agitation, puis l'affaissement, la titubation, des troubles divers du mouvement, des paralysies des extrémités et surtout des extrémités postérieures, et enfin des mouvements convulsifs, tantôt partiels, tantôt généraux. La respiration, précipitée au début, devient lente, profonde, anxieuse; les battements du cœur sont habituellement accélérés.

Les expériences de Poincaré (1879), l'ont amené à cette conclusion : que les accidents disparaissent, le plus souvent, sous l'influence de l'habitude, et qu'ils ne se montrent intenses et constants, que chez des organismes plus ou moins susceptibles, obligés, tôt ou tard, d'abandonner leur profession.

Les enfants et les femmes sont plus sensibles à l'action des vapeurs d'essence de térébenthine; il en est de même des adultes à tempérament nerveux prononcé. Une particularité curieuse, c'est la diversité des effets que produit, parfois, l'inhalation des vapeurs de térébenthine chez l'homme et chez la femme. Ainsi, chez le premier, elle paraît porter son action spécialement sur les voies génito-urinaires; chez la femme, au contraire, sur le système nerveux. En Amérique, Harris (1883), a vu l'inhalation de ces vapeurs produire, chez deux jeunes filles, de l'insomnie, un malaise général, avec irritabilité nerveuse et psychique frisant l'aliénation mentale.

L'amaigrissement signalé ici, par les observateurs comme par les expérimentateurs, amaigrissement que l'on peut rencontrer, du reste, dans toutes les intoxications causées par l'inhalation des hydrocarbures, a reçu de Kopert (1877), une explication qui peut également se généraliser à tous les faits d'hydrocarburisme. Kopert explique cet amaigrissement par la propriété que posséderait l'essence de térébenthine de dissoudre peu à peu la graisse de l'organisme, et de l'éliminer par les reins.

H. — *Des accidents professionnels causés par les vapeurs d'alcool méthylique ou esprit de bois impur.* — Certaines atmosphères peuvent être viciées par les vapeurs d'alcool. C'est ainsi que les ouvriers qui travaillent dans des caves où sont renfermés, en grande quantité, des *esprits* et des *vins capiteux*, sont sujets aux accidents que provoque l'alcoolisme chronique. Chez les individus employés aux *docks* de Londres, dans des caves où s'amassent d'immenses quantités d'eaux-de-vie, de spiritueux de toute espèce et de vins d'Espagne, de Portugal et d'Italie très riches en alcool, on voit se développer toute une série de symptômes, qui commence par le tremblement et se termine, quelquefois, par le *delirium tremens* et la mort. Reste à savoir si de tels accidents ne doivent pas être rapportés à l'ingestion elle-même des liqueurs alcooliques.

Mais il est quelques opérations industrielles, où l'alcool est employé comme agent de dissolution de certaines substances spéciales, telles, par exemple, que les solutions alcooliques de gomme, en usage dans les *apprêts des étoffes et des feutres imperméables* et dans la *fabrication des vernis*. En pareil cas, des accidents ont été signalés; mais, on doit alors les attribuer aux vapeurs exhalées par l'*alcool méthylique ou esprit de bois* dont on se sert, en pareilles circonstances, pour dénaturer l'alcool ordinaire. Ainsi, par exemple, dans l'*apprêt des chapeaux de feutre*, on malaxe le tissu après l'avoir imprégné d'une solution alcoolique de gomme, et on en favorise la pénétration au moyen de presses à la main. D'autres ouvriers les lavent ensuite dans l'alcool, afin de les débarrasser de toute couche superficielle d'enduit gommeux, ainsi que des poils. C'est à cet apprêt que le feutre doit son imperméabilité. Or, si l'on se sert d'un mélange d'alcool et de *méthylène impur*, il se produit chez les ouvriers, ainsi exposés aux vapeurs spiritueuses, des accidents particuliers qui ont été signalés, pour la première fois, par Dron et Glénard (1874). Ces accidents sont le résultat d'une action directe sur les muqueuses, et de l'absorption consécutive des vapeurs. Ils sont caractérisés, à la fois, par de la conjonctivite, du coryza plus ou moins intense et de l'irritation des bronches, et par des troubles nerveux, tels que céphalalgie violente susorbitaire ou généralisée, avec pesanteur de tête, étourdissements, parfois nausées et vomissements. Quelquefois on observe de l'affaiblissement de la vue et une certaine frigidité génésique.

Des symptômes analogues, mais moins accusés, ont été constatés chez les peintres qui s'étaient servis de *vernis* où l'alcool ordinaire avait été remplacé par le méthylène. Enfin, les *ébénistes*, les *fabricants de pianos*, qui emploient ces vernis, auraient aussi présenté des accidents semblables. Dans tous ces cas, J. Bergeron (1874), s'est assuré que c'est à la mauvaise qualité des méthylènes employés dans le commerce, plus ou moins mélangés avec des *matières empyreumatiques* qui se sont produites pendant la *distillation du bois*, que les symptômes observés doivent être rapportés. Les vapeurs d'alcool méthylique pur sont inoffensives.

Les troubles nerveux éprouvés par les ouvriers, seraient donc encore, ici, attribuables à l'action des *hydrocarbures*, qui entrent dans la composition des esprits de bois impurs que l'on livre à l'industrie.

1. — *De l'azocarburisme ou des accidents professionnels causés par les vapeurs d'aniline ou azocarbure d'hydrogène.* — C'est dans les fabriques d'aniline, que ces accidents ont surtout été observés. On a dû, cependant, faire la part qui revenait à l'action de la nitro-benzine dans leur pathogénie, et chercher à éviter la confusion qui pouvait en résulter au point de vue étiologique. C'est ce qu'ont fait, en France, J. Bergeron et Ollivier (1863), et en Allemagne, Sonnenkalb (1864). Dans ces fabriques, d'ailleurs, l'influence nocive des vapeurs de nitro-benzine préparent les ouvriers à une réceptivité plus grande vis-à-vis l'action toxique qui est propre à l'aniline. Si les troubles nerveux provoqués par l'inhalation des vapeurs de nitro-benzine disparaissent assez rapidement, sous l'influence de la suspension du travail et du séjour au grand air, il n'en est pas de même pour ceux qui sont dus à l'aniline. Celle-ci donne lieu à des accidents gastro-intestinaux (nausées, vomissements, coliques et diarrhée), que l'on n'observe guère avec les hydrocarbures purs. De plus, l'aniline est plus facilement charriée dans le sang, parce qu'elle y forme des sels

solubles; et, comme la plupart des alcaloïdes, en agissant sur le foie, elle en provoque la dégénérescence graisseuse. Il se produit donc, à la longue, une intoxication plus profonde qu'avec les hydrocarbures proprement dits. De là, un état d'hypoglobulie s'accusant de plus en plus, accompagné d'une augmentation des globules blancs.

D'après Starkow (1876), l'aniline, tout comme l'acétaniline, agirait sur les globules sanguins en provoquant la réduction de l'oxyhémoglobine, et donnerait ainsi lieu à la cyanose du tégument externe. Toutefois, la teinte cyanosée de début, que l'on observe chez les ouvriers qui manipulent l'aniline dans les premiers temps de leur travail, ne serait pas le résultat de l'altération du sang, non plus que du ralentissement de la circulation veineuse. La coloration lilas, et quelquefois pourpre, qu'on remarque sur les lèvres et sur les ongles de ces ouvriers, serait due à l'oxydation partielle de l'aniline déposée à la surface du corps. Cette fausse coloration anémique disparaît, en effet, après quelques jours passés hors de l'usine (J. Bergeron).

Il est des accidents aigus, plus immédiatement imputables aux vapeurs d'aniline, parfaitement décrits par J. Bergeron et Ollivier, et dont l'expression de gravité, même dans leur manifestation passagère, suffit pour les différencier d'avec ceux que l'on observe dans le cas d'inhalation des vapeurs de nitro-benzine seules. C'est ainsi, disent ces observateurs, qu'il survient parfois de véritables convulsions épileptiformes des membres, des spasmes tétaniques de la région cervicale postérieure, alternant avec des accès de délire et un tremblement général. Les mouvements respiratoires sont irréguliers, la peau est froide, insensible, le visage pâlit; les lèvres, la langue, les extrémités, prennent une teinte bleuâtre ; les pupilles sont dilatées; les battements de cœur fréquents et surtout d'une violence extrême, se ralentissent et deviennent irréguliers ; cet état alarmant peut durer plus d'une heure, et l'ouvrier en sort brisé de fatigue et avec de violentes douleurs de tête.

Dans les fabriques d'aniline, c'est surtout chez les ouvriers qui séjournent un certain temps dans les chaudières pour en détacher les incrustations, que l'on observe des phénomènes graves d'intoxication professionnelle. Le seul cas d'empoisonnement mortel, relevé par Hauessermann et W. Schmidt (1877), s'est présenté chez un ouvrier imprudent, qui était resté une demi-heure dans une chaudière renfermant plusieurs quintaux d'aniline, additionnée d'hydrate d'oxydule de fer. Une heure après qu'il eut quitté la chaudière, il fut pris subitement, sans aucun prodrome, de vertiges, de syncope et d'apnée.

Les accidents d'anilisme professionnel se rencontrent encore, bien qu'à un moindre degré, chez les *ouvriers des fabriques de pilou*, ou velours de coton imprimé avec le chlorhydrate d'aniline; chez les *teinturiers de laine* par couleurs d'aniline; chez les ouvriers employés à la *fabrication des couleurs d'aniline*.

III. Du sulfo-carburisme ou des accidents professionnels causés par le sulfure de carbone. — Delpech (1856 et 1863), le premier, a fait connaître ces accidents chez les ouvriers employés à la vulcanisation du caoutchouc dans les *fabriques de caoutchouc soufflé.* Dans les importants travaux qu'il a publiés sur ce sujet, on trouve magistralement présenté, le tableau des symptômes qui caractérisent le sulfo-carburisme professionnel.

Bien que depuis cette époque, les progrès de l'industrie, en ce qui concerne la ventilation des ateliers et les méthodes de purification du sulfure de carbone aient de beaucoup contribué à rendre les accidents de plus en plus rares, il faut reconnaître que les observations de Delpech qui se rapportent surtout à des ouvriers travaillant dans de petits ateliers mal aérés ou dans des chambres closes, sont encore l'expression de la vérité, en ce qui concerne le travail du sulfure de carbone effectué dans un milieu défavorable.

Les effets de l'inhalation des vapeurs de sulfure de carbone peuvent se manifester brusquement sous forme d'accidents aigus, ou, à la longue, sous forme d'intoxication lente.

Dans le premier cas, l'ouvrier est pris au milieu de son travail d'une céphalalgie violente avec troubles de la vue, bourdonnements d'oreilles et vertiges. Il éprouve en même temps un sentiment de faiblesse générale ; puis il est pris de vomissements qui peuvent devenir très fréquents. Ces accidents arrivent quelquefois, pour ainsi dire sans cause appréciable, quelquefois à la suite de fatigues, d'abus alcooliques, de travail excessif, ou bien succèdent à un emploi plus considérable de sulfure de carbone.

Dans les cas d'intoxication lente, ce qui est le plus fréquent, les accidents n'apparaissent qu'à la longue après plusieurs mois, après plusieurs années. Cette forme d'intoxication présente manifestement une *période d'excitation* et une *période de dépression.*

Dans la première période, l'organisme est exposé à une irritabilité générale. On constate de la céphalalgie, des vertiges, de l'excitation musculaire, des contractures, des fourmillements et de l'hypérestésie cutanée ; il y a de l'agitation, de la loquacité, des rires et des larmes sans raison, de la mobilité d'esprit, des rêves pénibles, des colères et des violences inexplicables, quelquefois même des phénomènes d'aliénation mentale.

A ces symptômes succèdent l'abattement, la tristesse, le découragement. L'excitation des mouvements est suivie d'une faiblesse musculaire qui se montre aux bras, puis aux membres inférieurs, et peut aller jusqu'à la paralysie. Les ouvriers se traînent lentement, se reposant presque à chaque pas ; ils ont la démarche chancelante et comme avinée ; leurs muscles affaiblis sont souvent le siège de palpitations fibrillaires ; la vue est troublée, les mains sont souvent engourdies. Les fonctions génitales sont presque anéanties. Georges Bergeron et Pellegrino Levi (1865), ont signalé une insensibilité telle de la cornée, qu'on peut promener à sa surface une barbe de plume, sans que l'œil vienne à se refermer.

Galezowski (1877) a insisté tout particulièrement sur les troubles de la vision dus au sulfure de carbone, tels que : paralysie de l'accommodation et amblyopie carbo-sulfureuse.

Plus récemment, à la Société d'ophtalmologie de Berlin (1889), Frost, Gunn et Nettleshif ont présenté un rapport sur ce sujet. D'après eux, le temps qui s'écoule jusqu'à l'apparition des symptômes est variable, quelquefois très court. L'amblyopie est toujours accompagnée de phénomènes indiquant une intoxication générale, et l'ophtalmoscope révèle des lésions assez marquées des papilles ; on observe tout d'abord de l'opacité et des signes d'inflammation, plus tard, l'atrophie et la pâleur.

M. Dujardin-Beaumetz, en 1885, fut amené à s'occuper de la question comme membre du Conseil de salubrité de la Seine. Il s'est livré à une enquête générale sur la santé des ouvriers employés dans les usines où l'on manipule le sulfure de carbone, en même temps qu'il a fait un certain nombre de recherches expérimentales sur l'action nuisible des vapeurs sulfo-carburées. Il résulte de ces recherches que si le sulfure de carbone est toxique, il le serait beaucoup moins qu'on ne le pensait et que la voie la plus prompte pour produire des phénomènes d'intoxication est la voie respiratoire.

M. Dujardin-Beaumetz n'est pas loin de croire que les accidents seraient dus en grande partie à l'hydrogène sulfuré qui, au contact de l'air, se dégage du sulfure de carbone en quantité d'autant plus grande que ce dernier est plus impur. Or, au point de vue industriel, on ne se sert que de sulfure de carbone dégageant ainsi à l'air libre des quantités considérables d'hydrogène sulfuré. Il se peut, en effet, que l'hydrogène sulfuré joue un certain rôle dans les accidents ; mais, il y a dans le sulfocarburisme toute une catégorie de symptômes qui ne sauraient être attribués à ce gaz et qu'on ne rencontre point dans le sulfhydrisme pur. Ce sont les phénomènes d'excitation cérébro-spinale qui rapprochent le sulfocarburisme des accidents causés par tous les hydro-carbures. Pourtant, L. Poincaré, de Nancy (1879), qui a expérimenté sur des animaux placés pendant plusieurs semaines dans une atmosphère chargée de vapeurs de sulfure de carbone, en reproduisant, autant que possible les conditions offertes par un atelier, n'a pas toujours rencontré les phénomènes d'excitation. Il a observé le plus communément des manifestations paralytiques dues à une dégénérescence pulpeuse du tissu nerveux.

Boëhm de Dorpat (1887) a contrôlé et corroboré les observations de Delpech : aux troubles nerveux provoqués par les vapeurs de sulfure de carbone dans le travail du caoutchouc vulcanisé, il ajoute les troubles digestifs, assez fréquents chez les ouvriers de ces fabriques, tels que : colique, diarrhée, flatulence intestinale, etc. Bloch (1893) a constaté en même temps que ces symptômes, de l'amaigrissement, de l'affaiblissement de la mémoire avec embarras de la parole et insomnie.

Comme Delpech, Boëhm a observé également, au début, de l'ardeur génésique aboutissant bientôt à l'impuissance avec atrophie testiculaire ; et chez les ouvrières, de la menstruation prématurée, irrégulière, abondante, la perte des appétits sexuels et la stérilité. Rarement, ceux qui ont été longtemps exposés à ces vapeurs, recouvreraient leurs fonctions disparues.

Il est un signe caractéristique de l'empoisonnement professionnel par le sulfure de carbone entrevu par Delpech, mais sur lequel Laboulbène a attiré le premier l'attention (1876), c'est la « mélanodermie carbo-sulfureuse » se présentant sous forme de macules irrégulières, disséminées sur les diverses parties du corps. Ces taches mélaniques seraient dues d'après Kiener et Engel, de Montpellier (1886), à l'accumulation d'un pigment ferrugineux dérivant de la matière colorante du sang ; le sulfure de carbone devant être considéré comme un agent attaquant la vitalité du globule rouge et précipitant son usure physiologique.

Déjà, Arrigo Thomassia (1882), avait émis l'opinion que le sulfure de carbone agirait sur le sang en dissolvant la graisse phosphorée des globules et en transformant leur hémoglobine en hématine.

Indépendamment du travail du caoutchouc soufflé, on retrouve l'influence funeste du sulfure de carbone, dans la plupart des opérations industrielles où on l'emploie ; telles sont :

L'épuisement des tourteaux d'olive et de colza ; — le dégraissage des laines ; — la fabrication des imperméables ; — la sulfo-carburation des blés dans les magasins et greniers pour les préserver des charançons ; — la *fabrication en grand du sulfure de carbone ; — le traitement des tourteaux d'huile, des os de cuisine, des chiffons* ayant servi au graissage des machines pour en retirer les quantités d'huile autrefois perdues ; *la fabrication de la colle à gutta-percha*, destinée à souder le cuir ; — *le traitement des vignes phyloxérées.*

Dans la plupart de ces professions, les accidents sont moins manifestes que chez les fabricants de caoutchouc soufflé, si ce n'est pourtant chez les *ouvriers employés à la confection des imperméables*, où l'on a remarqué que l'intoxication professionnelle avait une marche bien plus rapide, un caractère de gravité plus prononcé.

D'ailleurs, l'âge, la constitution et l'hygiène privée des ouvriers ont une influence plus ou moins marquée sur l'apparition des accidents. Delpech a constaté que les enfants particulièrement et les vieillards sont plus rapidement atteints que les adultes ; les habitudes d'ivrognerie hâtent le développement des troubles nerveux.

Dans ces derniers temps, on a signalé l'apparition de troubles hystériques sous l'influence de l'intoxication sulfo-carburée. M. Marie (1889), en a observé quelques cas chez des ouvriers employés à la fabrication du sulfure de carbone. A la suite de ces observations, il a analysé la plupart des faits cités par Delpech, Bonnet, Huguin (1874), et a cru retrouver le caractère hystérique dans la plupart d'entre eux.

C'est là un point intéressant de pathologie professionnelle, que nous avons déjà signalé à propos du tremblement mercuriel. Il est très admissible, en effet, que dans la plupart des intoxications d'origine industrielle, quelques-uns des troubles nerveux puissent être le résultat du réveil ou de la mise en jeu d'un hystéricisme latent. Mais on ne saurait aller trop loin, et attribuer, comme on a voulu le faire, à l'hystérie seule, les symptômes nerveux variés qui sont bien le résultat de l'intoxication professionnelle.

La prophylaxie par excellence consistera encore ici, dans une parfaite ventilation des ateliers de travail. (Voir les dispositifs spéciaux de ventilation des ateliers : Chapitre II, article Ier). La manipulation du sulfure de carbone en plein air ne donne jamais lieu au moindre accident ; c'est ainsi que, malgré les quantités colossales employées pour le traitement des vignes phyloxérées, par des gens qui ne suivent aucune règle d'hygiène, on n'a point encore observé de cas d'intoxication. L'emploi de sulfure de carbone parfaitement purifié, la fermeture hermétique des appareils, le travail sous des hangars ouverts, d'une part ; la sobriété et la bonne conduite des ouvriers de l'autre, seront comme toujours autant de garanties contre l'influence pathogénique de la profession.

§ VII. — Le cyanurisme professionnel ou accidents causés par les vapeurs d'acide cyanhydrique.

En dehors des laboratoires où on prépare le cyanogène par la décomposition des cyanures, on n'est guère exposé à subir les funestes effets de ce gaz. Selon Bouis, qui a fait des expériences sur les animaux, il agirait comme l'acide dont il est le radical. Dans les proportions de 10/10000 dans l'atmosphère ambiante, il est funeste à des animaux de petite taille (oiseaux et cobayes) ; à 5/1000, la mort a lieu instantanément : les symptômes observés sont des vertiges, de violentes convulsions, de la raideur tétanique et de l'asphyxie, avec écume à la bouche ; l'haleine sent fortement l'acide prussique. (Thèse d'agrégation, 1858).

Preyer, de Vienne, a également fait des expériences sur les effets toxiques du gaz cyanhydrique chez les animaux. Il a constaté que l'inhalation du gaz cyanhydrique pur tue les cobayes au bout d'une seconde, et les lapins en trois secondes. Il a ensuite expérimenté avec de la vapeur acide à 60 0/0. Après une inhalation de cette vapeur pendant 3 à 10 secondes, les lapins meurent au bout de 25 à 120 secondes. L'analyse a toujours révélé la présence de l'acide cyanhydrique dans le sang ; celui-ci est diffluent et se coagule difficilement. Il est d'un rouge clair, comme dans l'intoxication par l'oxyde de carbone. D'après Hoppe-Seyler, l'acide prussique formerait, avec l'hémoglobine, une combinaison presque aussi stable que le premier de ces gaz.

De tous les empoisonnements accidentels par l'acide prussique, les plus fréquents sont ceux qui sont dus à l'inhalation des vapeurs provenant, le plus souvent, de la décomposition des cyanures. Les cyanures doubles d'or et d'argent, le sulfocyanure d'ammonium, employés en photographie et dans la dorure ou l'argenture, sont décomposés partiellement par les acides étendus et dégagent l'acide cyanhydrique correspondant au cyanure de potassium en excès. L'emploi de ces cyanures est donc un danger professionnel pour les *photographes*.

Il y a longtemps que Davanne et Tardieu (1863) ont appelé l'attention sur les accidents auxquels les expose parfois la manipulation du cyanure de potassium. Voici un cas fort intéressant cité par Davanne : « Un photographe voulant faire disparaître les taches noires laissées à l'une de ses mains par le nitrate d'argent, les frotta avec un assez gros morceau de cyanure de potassium, et il s'en glissa un petit fragment sous l'ongle d'un des doigts. N'y ayant point d'abord fait attention, il ne tarda pas à y éprouver une vive douleur, et, en quelques instants, il fut pris de vertiges, de telle sorte que tout semblait tourner autour de lui.

Pour se débarrasser promptement, il eut la malheureuse idée d'employer du vinaigre ; le cyanure fut aussitôt décomposé et de l'acide cyanhydrique se trouva mis en liberté. Les vertiges arrivèrent au plus haut point, accompagnés de frissonnements, pâleur de la face, œil éteint, dépression profonde des forces, impossibilité de parler, mais conservation de l'intelligence ; puis refroidissement des extrémités, diplopie... Cet état dura près de dix heures. Des frictions froides sur la colonne vertébrale, des inspirations d'ammoniaque, une forte infusion de café noir, mirent un terme à ces graves accidents ».

Le gaz cyanhydrique prend naissance toutes les *fois que l'on calcine des matières animales avec des alcalins*. Certains milieux industriels réalisent ces conditions. Toutefois, la *préparation du cyanoferrure de potassium*, destiné à la fabrication du bleu de Prusse, qui se fait à l'aide de matières azotées (corne, sang, vieux cuirs, etc.) traitées par la potasse et le fer, ne donnerait guère lieu à des accidents spéciaux.

Il n'en serait pas de même de la *préparation du prussiate rouge*, qui dégage du chlorure de cyanogène, gaz très toxique, et qui, d'après Hirt, aurait déjà causé la mort de plus d'un ouvrier.

Il est une opération industrielle, où le dégagement de vapeurs cyanhydriques est relativement assez abondant ; et cependant on est étonné de voir les ouvriers n'en ressentir aucune atteinte sérieuse. Je veux parler *de la teinture et de l'impression de tissus en bleu de Prusse et en bleu dit de France*. Pour arriver à produire et à déposer sur les fibres textiles les cyanures doubles de fer ou d'étain, qui font la base de ces riches couleurs, on se sert soit de mélanges *de ferrocyanure et d'acide minéral*, ou *de ferrocyanure et d'acide tartrique*, ou *de ferrocyanure d'ammonium ;* soit de l'un des composés précédents et de sels d'étain. Or, soit par l'élévation des bains de teinture, soit par la vaporisation nécessaire à l'impression, *il se dégage dans l'atmosphère des quantités énormes d'acide cyanhydrique*. Il suffit, rapportent Tardieu et Roussin, d'avoir pénétré dans les ateliers de teinture ou d'impression, au moment où l'on prépare les bleus, pour être vivement affecté par l'odeur d'acide prussique qui imprègne l'atmosphère.

D'après Dragendorff, la racine fraîche de manioc (Jatropha manihot) serait une source d'acide prussique; *quand on la râpe avec de l'eau, pour en extraire la fécule* qu'elle renferme en grande quantité, elle abandonne, en effet, à ce liquide, de notables quantités d'acide prussique pouvant incommoder fortement les ouvriers.

L'emploi du sulfocyanure de mercure dans la *fabrication des jouets, connus sous le nom de serpents de Pharaon*, expose au dégagement de gaz cyanhydrique. Il en est de même dans la *préparation du fulminate de mercure*, qui laisserait dégager un éther cyanhydrique extrêmement vénéneux.

Il est une industrie, où le dégagement des vapeurs cyanhydriques serait également à redouter pour les ouvriers. Il s'agit de la fabrication de la soude artificielle. Bouis dit que dans les *fabriques de soude*, on reconnaît facilement l'odeur d'essence d'amandes amères, lorsqu'on vide les chariots de soude brute; et il pense que les accidents arrivés dans la décomposition de la soude brute doivent être attribués, en partie, au dégagement d'acide cyanhydrique. Ce fait avait été signalé déjà par le docteur Ancelon, à Dieuze (1856), qui dit que *lorsqu'on retire des fours le sulfate de soude* transformé en carbonate par l'opération qui consiste à mélanger et à faire fondre ensemble, dans d'immenses fours à reverbères, le sulfate de soude avec du charbon de terre et du carbonate de chaux, il se dégage souvent une quantité notable de cyanogène. Cet observateur croit devoir attribuer la formation de ce corps aux éléments organiques azotés, contenus dans le charbon de terre.

§ VIII. — **Le nicotinisme professionnel.**

La préparation des tabacs comporte un certain nombre d'opérations insalubres par le dégagement parfois abondant de poussières et d'émanations irritantes et empyreumatiques auxquelles elles donnent lieu. Si on a souvent exagéré l'influence nuisible qui en résulte pour les ouvriers, il s'est trouvé, par contre, un assez grand nombre d'observateurs qui ont prétendu et prétendent encore innocenter entièrement les manufactures de tabac de toute action fâcheuse sur la santé des personnes qui y sont employées. La vérité est que les modifications apportées dans les conditions hygiéniques des opérations, ont singulièrement amendé les choses; bien que l'on retrouve encore chez un grand nombre d'ouvriers, mais plus ou moins accusés suivant les milieux où l'on observe, un ensemble de phénomènes pathologiques, caractéristiques d'une influence professionnelle. Nous n'avons pas à entrer ici dans le détail des préparations telles que l'époulardage, le triage, l'écôtage, le mouillage, la torréfaction du tabac, le râpage, le tamisage, la fermentation et la démolition des masses ou tas, etc. ; il nous suffira de dire que les ateliers mal ventilés présentent une odeur prononcée et pénétrante à laquelle quelques-uns ont de la peine à s'habituer ; il en est même qui ne peuvent s'y faire.

Les symptômes de début consisteraient le plus généralement en de la céphalalgie, des nausées, de l'insomnie, de l'embarras gastrique, des vomissements et de la diarrhée, tout cela plus fréquemment chez les femmes que chez les hommes (Mèlier, 1848), chez les enfants que chez les adultes (Ygonin, 1866).

Patissier, Mérat, Richardson, James Brodie, Kostial, avaient déjà observé la fréquence des troubles de la menstruation et des métrorrhagies chez les jeunes ouvrières des manufactures de tabac.

En 1879 et 1880, la Société de médecine publique et d'hygiène professionnelle de Paris, s'est occupée longuement de cette question de l'influence du tabac chez les ouvrières des manufactures. Plusieurs de ses membres sont venus confirmer les faits déjà signalés et qui se résument ainsi : 1° *Fréquence de l'avortement :* « Les filles mères, dit Brochard, savent qu'en allant travailler dans les manufactures, elles sont très exposées à faire des fausses couches, objet de leur désir ». Delaunay, Decaisne, Quinquaud, ont observé que ces fausses couches, persistantes chez des ouvrières tout le temps qu'elles se livrent à leur profession, disparaissent quand elles ne reviennent plus à la manufacture. Nous avons fait la même observation à Bordeaux ; 2° *Altération du lait* : Les tabatières, dit Sarré, sont toujours de mauvaises nourrices ; 3° *Mauvaise santé des enfants*. Ils sont maigres et débiles (Quinquaud). Leur mortalité est très grande dans les premiers jours qui suivent la naissance. En outre, ceux qui sont allaités par leur mère présentent dans la première année, une mortalité de dix pour cent plus forte que ceux qui sont élevés au biberon (Sarré, Jacquemart).

Un certain nombre de médecins de manufactures ont protesté contre ces allégations. Sans nier les fausses couches chez les tabatières et la grande mortalité de leurs nouveaux nés, ils déclarent qu'il faut en rechercher la cause ailleurs que dans l'influence professionnelle du tabac. C'est ainsi que Piasecki, du Hâvre, et Poisson, de Nantes, attribuent la proportion considérable des morts nés, que l'on relève chez les ouvrières des manufactures de tabac à leur mauvaise hygiène privée, à leurs mœurs légères, à l'insalubrité de leurs demeures, à l'encombrement, à l'alimentation vicieuse, etc. D'autres invoquent encore l'influence fâcheuse de l'attitude professionnelle sur les organes de la gestation. En vérité, il faut tenir compte de tout cela, et il n'est pas douteux que la misère et la débauche ne jouent ici un rôle préparateur. C'est ainsi qu'à Paris, chez les ouvrières pauvres, selon la remarque de M. Brouardel, la proportion des fausses couches est double au moins de celle des grossesses menées à terme.

Mais il est des faits qui ne sauraient s'expliquer que par la réelle existence d'une influence fâcheuse professionnelle. Ainsi, par exemple, comment comprendre cela :

1° Que les fausses couches disparaissent chez la même ouvrière après changement de profession (Delaunay, Decaisne) :

2° Que dans une même manufacture, les *cigarières*, plus particulièrement exposées aux émanations de tabac, sont plus sujettes aux avortements que les *colleuses de papier* par exemple, bien que dans les deux genres d'opération, l'attitude et le travail sédentaire professionnels soient analogues, et que la mortalité des enfants des cigarières soit plus grande que celle des enfants des colleuses de papier (Goyard) ;

3° Que chez les cigarières qui nourrissent : les enfants qui, pendant les trois premières semaines n'ont rien présenté de particulier, dépérissent après la reprise par la mère de son travail professionnel et meurent du deuxième au quatrième mois (Kostial) ;

4° Que les ouvrières en tabac ont moins de lait que les autres femmes; et de plus, que leur lait a des propriétés nuisibles. « Les enfants des tabatières, dit Quinquaud, ont après chaque tétée des coliques et même de petits accidents nerveux ». « Les enfants des tabatières, disent les gardiennes de crèches, ne s'endorment pas après la tétée comme les autres enfants ; ils ont des coliques et même des convulsions ».

Il est bien impossible de ne pas admettre que tous ces faits sont confirmatifs d'une influence professionnelle sérieuse, laquelle demande à être élucidée une bonne fois pour toutes.

D'après Kostial (1868), sur 100 confectionneuses de cigares, de douze à seize ans, nouvellement entrées dans la fabrique, 72 tombent malades dans les premiers six mois. La maladie dure une ou plusieurs semaines ; et consiste surtout en congestion cérébrale, névroses diverses, angoisse précordiale, palpitations, phénomènes anémiques ; inflammation de l'estomac, des intestins, de la conjonctive ; lassitude générale, fièvre, insomnie, sueurs froides et perte à peu près complète de l'appétit.

Ces désordres du début ont été décrits par tous les observateurs ; toutefois, suivant Ygonin, ils ne se montreraient que dans la minorité des cas.

Il faudrait y voir le résultat d'un véritable empoisonnement par les principes du tabac, entraînant à sa suite un état anémique prononcé, mais que Mêlier attribue, avant tout, à la prolongation de la diarrhée. Cette diarrhée, toutefois, trouve en partie sa cause dans la dépression nerveuse due à l'action de la nicotine absorbée sur les centres cérébro-spinaux.

Pour Chappmann (1891), ce ne serait point la nicotine, mais la nicotianine, qui ne se rencontre que dans les feuilles desséchées du tabac, qui serait la cause des accidents toxiques.

Quoi qu'il en soit, beaucoup admettent cette absorption des principes du tabac et leur attribue une action directe sur les globules sanguins. De là, une fluidité anormale du sang conduisant à des troubles divers, principalement du côté des organes de la génération et du système nerveux.

Après les symptômes de début, dit Mélier, les ouvriers paraissent s'acclimater; mais plus tard et à la longue, il se manifeste des effets consécutifs plus profonds et dont les caractères particuliers semblent démontrer une action spéciale sur le sang.

Le plus communément, un amaigrissement progressif vient démontrer que cette tolérance n'est qu'apparente. Cet amaigrissement serait dû, d'après Buchkin (1890), à ce que, sous l'influence du tabac, la secrétion du suc gastrique diminue et que les aliments arrivent indigérés dans l'intestin.

La nicotine a d'ailleurs été trouvée dans le lait (Kostial); dans les urines (Heurtaux, Boudet, Schneider); dans le liquide amniotique (Ruef. Stolz). L'influence fâcheuse de la profession sur la grossesse et sur le produit de la conception a été signalée depuis longtemps. Chez la femme, dit Goyard, l'utérus est peut être de tous les organes, celui qui est le plus impressionné par le tabac, et plus encore pendant la grossesse qu'à l'état de vacuité.

ARTICLE II. — LES ASPHYXIES ET LES MÉPHITISMES PROFESSIONNELS.

Le nom de *méphitisme* qui, d'une façon générale peut signifier toute viciation de l'atmosphère par des gaz irrespirables ou délétères, doit être réservé, selon nous, à des mélanges gazeux plus ou moins complexes qui, aux effets de l'*irrespirabilité*, ajoutent une *action toxique spéciale* dépendant à la fois des conditions de production de ces gaz et de celles du milieu particulier dans lequel ils se dégagent et se constituent.

Les accidents de méphitisme sont des accidents toujours graves, le plus souvent soudains, frappant les ouvriers comme un coup de massue et les mettant ainsi en danger de mort imminente, pour peu qu'on tarde à les secourir.

Considérés au point de vue de l'élément essentiel qui domine dans leur composition, les mélanges méphitiques peuvent se diviser en :

Méphitismes à acide carbonique.

Méphitismes à oxyde de carbone.

Méphitismes à hydrogène sulfuré.

§ I. — Des méphitismes à acide carbonique.

Il n'est pas inutile de rappeler, ici, que dans certains endroits, l'acide carbonique provenant des combustions souterraines, s'accumule en quantité plus ou moins considérable, soit dans des excavations naturelles, soit dans des dépressions accidentelles du sol, soit à la surface même de ce dernier sur une étendue plus ou moins grande. Parmi les cavités naturelles, il nous suffira de citer la fameuse « Grotte du chien », près de Naples, où les couches d'air inférieures, seules, sont formées d'acide carbonique ; ce qui fait qu'un chien qui respire à leur niveau succombe, tandis qu'un homme qui, grâce à sa taille, respire au-dessus de ces couches, n'éprouve aucun accident.

Il est des sources naturelles qui donnent lieu à un dégagement abondant d'acide carbonique : telle est la source située en Auvergne entre Gannat et Aigueperse, dont les émanations tuent promptement les individus qui se penchent au dessus d'elle. Dans les terrains volcaniques, au voisinage même des volcans, les couches inférieures de l'atmosphère se trouvent plus ou moins chargées d'acide carbonique. Boussingault a signalé non loin du volcan de Tanguranqua, en Colombie, une localité, le Tunguravilla, où les animaux ne pouvaient séjourner impunément. Il existe à Java, au milieu d'anciennes solfatares, une vallée désignée par les indigènes sous le nom de vallée du Poison, dont l'accès est défendu par une couche épaisse d'air irrespirable ; tout être vivant qui s'en approche de trop près, tombe immédiatement asphyxié. Enfin, certains terrains, riches en matières organiques sont le théâtre de combustions intérieures donnant lieu à une production abondante d'acide carbonique, qui ne tarde pas à s'accumuler, par infiltration, dans toute excavation qu'on vient à y creuser.

I. Les expériences déjà anciennes de Seguin, de Demarquay, de Müller, celles de Regnault et Reiset, de Claude Bernard, de Valentin, ont montré que l'excès d'acide carbonique chimiquement pur dans l'air respirable, tant qu'il ne dépasse pas certaine mesure : jusqu'à 20 pour 100, est par lui-même de peu d'importance ; pourvu que l'on y maintienne de l'oxygène en quantité suffisante pour les besoins de l'hématose. Il n'en est plus de même dès que la proportion d'acide carbonique atteint 25, 30 pour 100 et au-delà, quand même l'oxygène figurerait par moitié dans ce mélange. En pareil cas, une bougie brûlerait parfaitement dans ce milieu ; et cependant un animal n'y pourrait vivre.

C'est à Paul Bert que l'on doit la véritable explication de ce qui se passe dans ces atmosphères viciés à la fois par l'acide carbonique en excès, et par la privation d'oxygène.

P. Bert a, en effet, démontré que dans une atmosphère qui ne se renouvelle pas, les animaux meurent quand ils ont épuisé la plus grande partie de l'oxygène, pourvu qu'on ait soin de débarrasser le milieu de l'acide carbonique formé.

La tension de l'oxygène dans le milieu ambiant devient de moins en moins grande, jusqu'au moment où elle est insuffisante pour permettre sa pénétration dans le sang. Il y a d'abord anoxhyémie, puis asphyxie.

Si, au contraire, dans un espace clos, on laisse s'accumuler de l'acide carbonique, mais qu'on introduise toujours une quantité suffisante d'oxygène, les animaux meurent quand la proportion d'acide carbonique est devenue trop considérable. Dans ce cas là, la trop grande pression de ce gaz dans l'air ambiant empêche la sortie de l'acide carbonique qui est contenu dans le sang, et par suite, il y a arrêt dans la respiration intime ou dans la nutrition gazeuse des tissus. Tel est le mécanisme d'action de l'acide carbonique en excès dans un milieu clos. Il n'est pas difficile d'étendre cette explication aux circonstances dans lesquelles il forme, à lui seul, la plus grande partie de l'atmosphère viciée. Il empêche toujours l'exhalation de l'acide carbonique du sang ; et en en provoquant l'accumulation, détermine une véritable asphyxie, par arrêt des combustions qui président aux phénomènes de la respiration interstitielle. Toutefois, quelques expériences démontrent que l'acide carbonique peut agir directement et localement sur les tissus. Ainsi, Cartell a vu que des cœurs de grenouilles plongés dans l'acide carbonique cessent de battre au bout de 10 minutes environ ; tandis qu'ils continuent de se contracter trois heures dans l'air et au moins une heure dans un gaz inerte comme l'azote. G. Liebig est arrivé à des résultats semblables. P. Bert a confirmé par de nouvelles expériences cette propriété de l'acide carbonique sur les fibres musculaires du cœur. En plongeant des mammifères nouveaux nés (rats, albinos), les uns dans l'acide carbonique, les autres dans l'azote ou l'hydrogène, il reconnut que les battements du cœur s'arrêtaient 4 ou 5 fois plus vite dans les premières conditions que dans les secondes. Des expériences analogues ont été faites sur le système nerveux ; elles ont conduit aussi à reconnaître à l'acide carbonique une véritable action anesthésique locale. Il semblerait donc démontré par les faits, que l'acide carbonique exerce une action délétère sur les éléments musculaires et nerveux, et entraîne rapidement l'abolition de leurs propriétés vitales. Mais il ne faut pas oublier que dans le cas de respiration dans un air chargé d'acide carbonique, ce n'est pas le gaz contenu dans le milieu qui agit directement, mais bien l'acide carbonique du sang qui, ne pouvant être exhalé, va irriter les tissus musculaires et nerveux.

En résumé, les effets symptomatiques de l'inhalation de l'acide carbonique, plus ou moins accusés suivant les sujets, sont : la rougeur de la face, la saillie des yeux, une sensation de chaleur à l'épigastre et dans la poitrine, le besoin instinctif de respirer, l'accélération des mouvements respiratoires et l'élévation du pouls qui, en même temps, devient moins fort et moins plein ; en un mot, tous les phénomènes d'une asphyxie imminente auxquels s'ajoutent des phénomènes de sidération caractérisant le véritable méphitisme, selon le milieu où se dégage l'acide carbonique et selon *la cause organique de sa production.*

II. Il n'est pas beaucoup d'opérations industrielles qui mettent l'ouvrier en présence d'un dégagement notable de gaz acide carbonique chimiquement pur, autrement dit d'origine inorganique. Dans certaines *fabriques d'eau de seltz* où Angus Smith a trouvé jusqu'à une moyenne de 3 0/0 de ce gaz, les ouvriers, en petit nombre, se trouvent vis-à-vis de lui comme les animaux qui sont en expérience, et ils ne paraissent point en éprouver d'inconvénient. Nul doute cependant qu'en cas d'encombrement et d'insuffisance de renouvellement de l'air, il ne puisse se produire des accidents.

III. Autrement dangereuses sont les atmosphères viciées par de l'acide carbonique provenant de la fermentation des matières organiques.

A. — Parmi les industries où se rencontre cette cause d'accidents, nous signalerons :

a. — Les *brasseries.* — L'acide carbonique s'y dégage en quantité notable dans les locaux constitués en général par des caves basses et mal aérées, où l'on met à fermenter la bière, et surtout dans les *germoirs*, où il est extrêmement imprudent de pénétrer avant que l'air en ait été complètement renouvelé. Il en est de même pour les *malteries*, en ce qui concerne le danger du germoir.

b. — Les *distilleries.* — C'est dans la cuverie ou atelier de fermentation du jus que les ouvriers se trouvent exposés au danger d'asphyxie ; le plus souvent, c'est en descendant dans les cuves à fermentation pour les nettoyer, qu'ils tombent victimes de leur imprévoyance.

c. — Les *amidonneries et féculeries.* — C'est dans les *cuves* à fermentation où, par l'ancien procédé on met à macérer les grains concassés ou les remoulages de farine, que se produit l'acide carbonique ; et c'est au moment du curage de ces cuves qu'il est dangereux d'y descendre avant d'avoir pris les précautions nécessaires.

d. — Les *papeteries.* — L'atmosphère des ateliers de fermentation de la colle contient parfois une assez grande quantité d'acide carbonique ; et des accidents ont été signalés chez les ouvriers qui y séjournent (céphalalgie, troubles des sens).

e. — Les *sucreries et raffineries.* — C'est dans l'atelier de carbonatation des jus que se dégage l'acide carbonique.

B. — *a.* — Nous rangerons dans la même catégorie les atmosphères viciées des celliers. Les accidents de *méphitisme des celliers* sont connus depuis longtemps. De tels accidents, dit Barzun dans une thèse de 1811, sont trop communs pour qu'il soit nécessaire d'en citer des exemples. En

Normandie, on les a signalés pour les celliers où se trouvent les tonneaux de cidre; mais c'est dans le Midi, surtout à l'époque des vendanges, qu'on les observe fréquemment. Saint-Pierre, de Montpellier (1866), a bien fait connaître dans quelles circonstances ces atmosphères deviennent dangereux pour les vignerons. Voici quelques détails empruntés au travail qu'il a publié sur ce sujet.

Le raisin récolté dans les départements du Midi est jeté, après le foulage, dans des cuves de 100 à 700 hectolitres, ayant en haut une porte autoclave pour l'introduction de la vendange, et en bas, une porte servant à l'extraction des marcs et à l'entrée des ouvriers chargés de nettoyer la cuve. Les *celliers* où sont installés ces réservoirs sont généralement en contre-bas du sol, de sorte que leur ventilation s'opère par le haut. Cette disposition est essentiellement fâcheuse parce que l'acide carbonique, en raison de sa densité et de la basse température des celliers, se répand dans la partie inférieure et en est difficilement déplacé.

Le volume d'acide carbonique produit par la fermentation est très considérable. En effet, un hectolitre de moût de l'*Hérault* pouvant donner sensiblement un hectolitre de vin, renferme au moins 10 kilog. de sucre qui dégagent à très peu de chose près, 5 kilog. d'acide carbonique ou 2,500 litres. Il est donc évident qu'un foudre de 400 hectolitres dégage dans un local occupé par des ouvriers 1,000 mètres cubes de gaz acide carbonique; or, il existe un assez grand nombre de celliers dans lesquels on manipule dans l'espace de 2 ou 3 semaines de 500 à 1,000 hectolitres de moût.

Le gaz qui se produit ainsi, ajoute Saint-Pierre, possède une température assez élevée; il est odorant et énivrant par les éthers et l'alcool dont il est chargé. Même en quantité faible, il provoque chez les ouvriers de la lourdeur de tête et de la somnolence. Malgré les prescriptions des chefs d'exploitation, ces atmosphères viciés causent de nombreux accidents. Tantôt, les ouvriers s'endorment dans un cellier mal aéré pendant la nuit, dans lequel ce gaz s'est accumulé; tantôt ils descendent dans des cuves ouvertes et vides voisines des cuves en fermentation. C'est même de cette dernière façon que la plupart des accidents arrivent.

Un point sur lequel il est bon d'appeler l'attention, c'est qu'un accident n'arrive presque jamais seul : On a vu jusqu'à cinq personnes asphyxiées dans une même cuve pour avoir voulu se porter secours les uns après les autres, sans être munies d'un appareil spécial de protection et de sauvetage.

b. — Nous devons dire un mot, ici, des accidents analogues qui se produisent parfois dans certaines chaudières ou dans des cuves à fermentation, sans qu'il soit possible de les attribuer à la présence de l'acide carbonique. Tels sont ceux que l'on a observé dans des chaudières à vapeur au moment où l'ouvrier y descend pour en opérer le nettoyage; tels sont ceux également signalés par Saint-Pierre, dans certaines cuves à fermentation où l'acide carbonique n'existait point. L'analyse lui a démontré, qu'en pareille circonstance, l'atmosphère était devenue irrespirable par suite de la disparition d'une notable quantité d'oxygène et de la présence de l'azote en proportion excessive. Faut-il admettre en ces cas, ainsi que le pensait Fonssagrives, la formation d'un composé toxique provenant de la décomposition des matières organiques et se rapprochant par sa nature des agents organiques. Il est bien certain, et c'est là ce qui caractérise le méphitisme proprement dit, que quel que soit le degré de prépondérance qui revienne à un des éléments gazeux bien déterminé de tout mélange méphitique, la soudaineté, la gravité, la complexité parfois des phénomènes, accidentels semblent démontrer la présence dans un pareil mélange, d'une combinaison plus ou moins instable, d'un composé toxique plus ou moins fugitif, mais capable d'effets aussi redoutables que rapides.

c. — Le *méphitisme des fours à chaux* est dû à l'acide carbonique qui s'accumule dans ces fours hors le temps de service. Il est arrivé trop souvent que des personnes imprudentes venues pour s'y mettre à l'abri ou s'y réchauffer près des gobelets, ont été victimes d'accidents d'asphyxie.

C. — Nous arrivons maintenant à un méphitisme des plus communs et non des moins dangereux, constitué par les infiltrations à travers le sol, de l'acide carbonique provenant de la décomposition des matières organiques qui s'y rencontrent, et par son accumulation dans les *excavations*, *fosses*, *caves*, *caveaux*, *trous*, *puits* ou *puisards* voisins.

1° *Méphitisme des puits et puisards.* — Les terrains saturés de résidus organiques, parfois de provenance industrielle, sont le plus à redouter à cet égard. L'acide carbonique accumulé dans le sol peut obéir aux mouvements de la nappe d'eau sous-jacente qui le ramène de bas en haut, ou à ceux des cours d'eau voisins qui le refoulent devant eux au moment des grandes crues, ou encore des eaux pluviales qui le chassent des couches superficielles vers les couches profondes.

D'autres fois, le gaz carbonique arrive dans un puits par l'intermédiaire de l'eau qui l'alimente. C'est ainsi que dans les cas d'*asphyxie d'ouvriers puisatiers,* communiqués à la Société de médecine publique de Paris, par Descouts et Yvon (1884), l'eau du puits était très chargée de ce gaz, qu'elle laissait dégager à sa surface, pendant que les couches inférieures en maintenaient l'arrivée.

L'enfouissement, l'amassement sous forme de remblais, l'accumulation à la surface du sol de certains résidus organiques, peuvent devenir une menace pour les excavations voisines. C'est ainsi que dans une commune voisine d'Orléans, à Checy, deux ouvriers *puisatiers* périssaient il y a quelques années dans un puits qu'ils creusaient. Le forage était parvenu à une profondeur de 6 mètres environ et le travail avait été suspendu pendant trois jours ; c'est en voulant reprendre leur travail que les deux ouvriers succombèrent. La commission du

Conseil d'hygiène qui fut chargée de rechercher les causes de cet accident, reconnut que presque tous les puits de la localité renfermaient de l'acide carbonique en abondance, et que ce gaz provenait de l'habitude qu'avaient les paysans, depuis longtemps, de laisser dans des fosses ou en tas les résidus des chaudières de distillation des marcs de raisin ; les eaux pluviales, en dissolvant ces résidus, infiltraient le sol de matières organiques donnant lieu par leur décomposition à une quantité considérable d'acide carbonique.

Dans certaines fosses, comme les *fosses à fumier*, les *fosses à drèches*, les *fosses à marcs,* il advient parfois que le gaz acide carbonique, dégagé pendant le séjour des matières et refoulé par infiltration dans les couches du sol voisines, revient s'accumuler dans la fosse après la vidange ; de là un danger pour les personnes qui y descendent imprudemment.

Il est arrivé quelquefois dans les *puits d'amarres des ponts suspendus* qu'il s'est dégagé des gaz méphitiques, assez abondants pour causer la mort des ouvriers qui y étaient descendus sans les précautions nécessaires. Ainsi, on a cité des cas d'asphyxie mortelle chez des ouvriers, survenus dans les puits d'amarres des ponts suspendus de Suresnes et de l'île Saint-Denis. L'analyse de l'air de ces puits a été faite par Hervé-Mangon qui a trouvé une diminution considérable d'oxygène avec une proportion notable d'acide carbonique et d'azote.

Ces gaz, produits de la combustion des matières organiques contenues dans le sol voisin, sont aspirés dans l'intérieur des puits d'amarres, alors que les eaux de la Seine sont basses. Quand l'eau est haute, la couche poreuse à travers laquelle les gaz circulent pour arriver aux puits, se trouve fermée et les accidents ne sont pas à craindre.

Le méphitisme des puits et puisards n'implique pas toujours leur pénétration par des gaz infiltrés dans le terrain ambiant. Le dégagement du mélange méphitique peut se faire sur place, par l'agitation de l'eau ou des boues qui le récelaient. Bon nombre d'accidents sont arrivés, en effet, chez des ouvriers descendus pour mesurer la profondeur de l'eau.

D'autres fois, c'est en descendant pour aller procéder au nettoyage ou au curage des puits et puisards que les ouvriers sont victimes de leur imprudence. Voici un fait dont j'ai gardé le souvenir. Il s'est passé à Bègles, près de Bordeaux, dans une fabrique de bougies, chandelles et autres produits.

Les eaux résiduaires de l'usine qui s'écoulaient autrefois dans un cours d'eau voisin, étaient reçues dans un puisard situé dans l'intérieur de l'établissement. Ce puits s'engorgea peu à peu et des infiltrations furent constatées dans le sol. Un entrepreneur fut chargé de procéder à son curage. Après avoir préparé les engins qui leur étaient nécessaires, les ouvriers, au nombre de cinq, s'approchèrent du puits pour commencer leur besogne. Ce puits n'avait que 6 mètres de profondeur, mais il y avait 3 mètres environ de matières de toutes sortes à enlever. Une échelle y fut placée ; à peine un ouvrier en avait-il descendu les échelons qu'il chancela, fit en vain effort pour remonter et s'affaissa sans mouvement. Un second ouvrier descendit aussitôt pour secourir son camarade, mais à peine avait-il mis les pieds sur le troisième échelon qu'il s'affaissa à son tour et tomba la tête première au fond du puits. Un troisième ouvrier eut le même sort ; puis ce fut le tour du patron qui, sans vouloir rien écouter et sans se faire attacher à une corde, descendit pour porter secours à ses ouvriers et resta sans mouvement au fond du puits. Aux cris poussés par les deux autres ouvriers, des personnes accoururent et organisèrent les secours. Le piétinement qui s'était produit au fond du puits avait dégagé des gaz qui en rendaient l'approche difficile. Quelques personnes se trouvèrent mal. Sur les quatre victimes, une seule fut sauvée.

2° *Méphitisme des caves et caveaux.* — Dans certaines caves voisines des cours d'eau mais situées assez loin cependant, il se dégage parfois des mélanges méphitiques. Ici, au contraire de ce qui se passe pour les puits d'amarres, c'est au moment des crues de la rivière que les accidents sont susceptibles de se montrer. Les eaux envahissant les couches poreuses du sol ambiant, refoulent l'air méphitique qui y est renfermé et qui va pénétrer par les fissures que lui offrent les maçonneries des caves.

Le méphitisme des caves et caveaux se produit donc dans des conditions analogues à celles du méphitisme des puits et puisards. Dans un terrain où existent des matières organiques en décomposition, bien que les parois des caves et caveaux soient établies dans les meilleures conditions, le gaz acide carbonique pénètre parfois avec une rapidité extrême et en assez forte proportion.

Un fait à remarquer, c'est que l'accumulation des gaz méphitiques dans une excavation n'existe point d'une façon continue. Quelquefois, c'est d'une manière soudaine, inopinée, alors que quelques instants auparavant, il ne s'était produit aucun accident, que le danger se montre. Il y a évidemment des conditions de manifestation du méphitisme qui tiennent à l'ouverture, à l'aération préalables des caveaux ; d'autres sont le résultat du nettoyage des parois, de leur porosité ou fissurage, qui permet le retour ou la pénétration des gaz méphitiques, rien que par un simple effet de diminution de tension atmosphérique dans l'excavation.

Il est une cause qui favorise singulièrement la production de l'acide carbonique dans le terrain ambiant, c'est la température plus ou moins élevée de l'air extérieur. *Le méphitisme des caveaux funéraires* a presque toujours, en effet, été observé pendant les fortes chaleurs de l'été. Voici à ce sujet un fait des plus probants relaté par M. O. du Mesnil : « Le 23 août 1883, à l'occasion d'une inhumation à faire dans un caveau, au cimetière Montparnasse, un journalier, le sieur P..., sans tenir compte des observations qui lui étaient faites, sans être muni de l'appareil de sauvetage toujours employé en pareil cas, descendit dans le caveau avant qu'il ne fut ventilé. A peine y avait-il pénétré, qu'il tombait asphyxié ; trois autres ouvriers qui, *sans prendre aucune précaution,* descendirent pour opérer le sauvetage, eurent le même sort ; néanmoins, les trois derniers purent être rappelés à la vie ; le sieur P... seul a succombé ».

Il n'est pas rare de constater l'apparition de gaz méphitiques dans les caves et même dans certains rez-de-chaussées de maisons contigües aux cimetières. C'est même là un des points les plus marquants de la véritable insalubrité des cimetières. Car s'il faut admettre d'une part, d'après des expériences récentes, que leur atmosphère n'a aucun degré d'impureté, et d'autre part que les matières organiques, putrides ou infectieuses restent dans leur sol où elles sont brûlées et transformées, et que les eaux s'en écoulent filtrées et épuisées, il ne subsisterait plus comme cause de danger que la circulation souterraine de gaz méphitiques et l'infiltration de ces gaz dans les terrains voisins.

§ II. — Des méphitismes à oxyde de carbone.

Nous savons déjà que l'oxyde de carbone constitue un des produits les plus importants de toute combustion incomplète, soit qu'il s'agisse de la combustion de la houille ou de gaz carburés, soit qu'il provienne du carbone qui entre dans la composition des substances organiques. On le rencontre également comme élément toxique dans les gaz provenant de la déflagration des explosifs. C'est lui qui forme en pareil cas, l'agent essentiellement dangereux du méphitisme particulier qu'engendre dans certains milieux confinés, comme par exemple les galeries souterraines, l'emploi de la poudre ou de la dynamite ; c'est lui encore, nous le savons, qui donne aux « coups de grisou », dans les houillères, un caractère spécial de perniciosité. (Voyez *Travail dans les Mines*).

a. -- Parmi les méphitismes causés par la déflagration des poudres explosives, on doit citer en premier lieu le *méphitisme des galeries de mine.* De toutes les poudres de guerre, la poudre de mine est celle qui contient le plus de charbon. C'est celle aussi qui contient le plus de soufre. Voici quels sont les gaz qui se dégagent par suite de la combustion de la poudre se répandant dans l'atmosphère du milieu où se fait l'explosion ; ce sont par ordre de quantité : de l'azote, de l'oxyde de carbone, de l'hydrogène et de l'oxygène. Or, la poudre de mine est celle de toutes qui dégage le moins de chaleur par la combustion et par suite, c'est celle qui fournit le plus d'oxyde de carbone.

Sous le nom de *méphitisme des mines de guerre*, on a décrit dans ces dernières années, un certain nombre d'accidents survenus chez les sapeurs du génie employés aux travaux de guerre souterraine.

Voici en quelques mots, dans quelles circonstances ces accidents se produisent. A l'extrémité des galeries creusées par les soldats du génie, on place des tonnes de poudre, et après avoir bouché complètement ces galeries, on provoque l'explosion au moyen du fil électrique. A la suite de la déflagration, il se forme un vaste entonnoir qui va servir à établir des batteries ou devenir le point de départ de galeries nouvelles. Il n'est pas difficile de comprendre comment, à la suite de fréquentes explosions, les gaz de la poudre s'infiltrent à travers les dislocations du terrain, remplissent les galeries et combien il est dangereux pour les hommes d'y pénétrer, après la déflagration, pour enlever les matériaux encombrants, avant tout renouvellement complet de l'air.

Les symptômes présentés par les hommes qui sont exposés à ces gaz sont les suivants : c'est d'abord une céphalalgie frontale très intense ; dès qu'ils la ressentent, les ouvriers s'empressent de quitter leur travail et d'aller respirer l'air pur ; mais bientôt surviennent des vertiges, de l'abattement, de la faiblesse des jambes, et quelquefois ils s'affaissent subitement au sortir de la galerie. Le plus souvent, ces accidents ne durent guère.

A un degré plus élevé, le malade perd rapidement connaissance ; il reste sans mouvement ; ou bien ce qui est plus rare, il y a des mouvements convulsifs, ou de la raideur tétanique. La mort peut survenir sur le coup, ou n'arriver que quelques jours après l'accident. A l'autopsie, le sang est vermeil, et l'analyse spectrale dénote les altérations caractéristiques des globules sanguins produits par l'oxyde de carbone.

b. — Le méphitisme des galeries de mines peut également se produire dans les *carrières en exploitation* et dans le *percement des tunnels* à la suite de l'emploi d'explosifs autres que la mine, entre autres de la dynamite. Une des premières observations, peut être la première, faite à ce sujet, est celle de Seufft et Bierstad, publiée en 1877. Il s'agissait d'accidents survenus dans une galerie de faîte et ayant à peine la hauteur d'un homme. Maintes fois déjà, les mineurs, après avoir passé leurs six heures réglementaires dans cet espace fermé à l'une de ses extrémités, s'étaient plaints de vertiges violents, de céphalalgie et d'une toux quinteuse, surtout quand les coups de mine avaient été fréquents. Le jour de l'accident, des ouvriers quittaient la galerie où ils venaient de faire partir 6 ou 7 chargements de dynamite, lorsque survinrent leurs remplaçants. Le premier d'entre eux qui marchait en tête avait à peine fait quinze pas dans la galerie, lorsqu'il s'affaissa sur lui même. Le second qui courut au secours de son camarade tomba également sur le sol. Les autres eurent de la peine à porter au dehors leurs compagnons et arrivés à l'air libre, ils accusèrent tous un violent mal de tête et des étourdissements. Les premiers atteints présentaient tous les symptômes d'une asphxyie intense avec insensibilité et perte de connaissance absolue. Des soins empressés et la respiration artificielle permirent de les rappeler à la vie, mais ils présentèrent pendant quelques jours des symptômes d'irritation bronchique et pharyngienne.

D'après les recherches de MM. Berthelot, Vieille et Sarrau, un kilogramme de nitroglycérine dégage en détonant, un volume de 713 litres de gaz et de vapeur d'eau, ce volume étant ramené à la température de zéro et à la pression de 760 millimètres de mercure. L'élévation de température déterminée par l'explosion est de 7,980 degrés centigrades.

Dans une galerie de mine de 3 mètres de section, dit M. Cacheux (*La dynamite, son influence sur la santé des mineurs*, in *Journal d'hygiène, 1892),* on peut admettre que les produits de la détonation chassés par l'énorme pression développée, remplacent une capacité d'air double de leur volume, soit 40 mètres cubes ; ce qui correspond à plus de 13 mètres de longueur de mine. Naturellement, le refroidissement amène une contraction immédiate des gaz et la ventilation de la mine les disperse plus ou moins rapidement. Mais il n'est pas moins vrai que ces gaz restent mélangés pendant un temps appréciable à l'atmosphère de la mine, temps suffisant pour qu'ils incommodent les ouvriers. Approximativement, ils sont composés de : vapeur d'eau, 19 0/0, oxyde de carbone et acide carbonique, 58 0/0 ; produits nitreux, 15 0/0 ; vapeur de nitroglycérine, variable. C'est donc 11,000 litres environ de gaz oxyde de carbone et acide carbonique, et 3,000 litres de produits nitreux qui sont instantanément libérés lorsque la détonation se produit.

Darlington, qui a eu l'occasion de faire de minutieuses recherches sur l'altération de la santé des ouvriers par suite des explosions de dynamite pendant le percement du tunnel de l'aqueduc New-Croton, à New-York, a observé quelques cas aigus et beaucoup de cas chroniques. Presque toujours, il a constaté les symptômes suivants : maux de tête, toux, indigestion et troubles dans le système nerveux. Les ouvriers généralement sujets aux névralgies, aux migraines et aux dyspepsies, étaient le plus facilement atteints.

c. — Un autre méphitisme à oxyde de carbone est le *méphitisme des locaux incendiés* (caves, fournils). L'acide carbonique, l'oxyde de carbone et la fumée forment, en pareil cas, par leur mélange à l'air, un milieu méphitique d'autant plus dangereux, qu'à son irrespirabilité propre vient s'ajouter l'action d'une température élevée.

Les *feux de cave* sont l'expression la plus connue de ce genre de méphitisme ; mais tout incendie peut donner lieu, suivant la configuration des locaux, au développement rapide d'une atmosphère éminemment délétère, où l'oxyde de carbone, le plus souvent, joue le principal rôle.

Voici un exemple des dangers que présente pour les pompiers l'attaque des feux de cave et des précautions qu'elle nécessite, même de la part d'hommes aguerris et expérimentés. Nous le trouvons relaté dans le *Moniteur des sapeurs-pompiers*, tome VIII, 1880. Un incendie éclate à onze heures et demie du matin, dans une cave qui contenait plus de 400 bottes de paille ; la maison s'emplit immédiatement de fumée. Trente sapeurs-pompiers arrivés sur le lieu du sinistre organisèrent le secours. L'allée de la maison et l'escalier qui conduit à la cave ne peuvent laisser passer deux personnes de front. On commença d'abord par jeter de l'eau avec les pompes ; mais la fumée que cette eau fait dégager de la paille est tellement épaisse, que la lumière des torches disparaît complètement. Un pompier endossa l'appareil de sauvetage et descendit dans la cave pour se rendre compte de la situation ; il fallut le remonter quelques minutes après, presque asphyxié. Un deuxième prit sa place, puis un autre, puis encore un autre ; mais tous, au bout de quelques minutes remontent dans le même état. Alors on résolut d'enlever la paille et de la jeter dans la rue ; une chaîne fut organisée ; le pompier qui était revêtu de l'appareil respirateur arrachait une botte, la jettait hors la cave. Il continua tant qu'il en eut la force ; un autre vint le remplacer et la manœuvre se poursuivit. Il fut bientôt nécessaire de faire engager les pompiers plus avant dans l'escalier de la cave ; mais ceux-là qui n'avaient pas d'appareil respiratoire furent bientôt suffoqués et tombèrent l'un après l'autre. A deux heures et demie, vingt pompiers vinrent relever leurs camarades exténués ; les bottes de paille continuaient à être enlevées ; déjà, on pouvait se frayer un chemin dans la cave, mais le feu couvait partout et dès qu'on arrachait une botte, la flamme surgissait. A tous ces périls vint s'en ajouter un autre plus terrible encore ; une fuite se produisit dans la fosse d'aisances, les gaz qui s'en échappaient et se mêlaient à la fumée de la paille, formèrent un milieu des plus délétères ; plusieurs pompiers tombèrent encore. On prit la mesure de les changer très souvent et de ne les laisser que quelques minutes dans la cave. A cinq heures arriva un autre détachement ; le travail devenait de plus en plus pénible, les hommes pouvaient à peine y rester deux minutes. Enfin l'un d'eux ayant endossé l'appareil à son tour, descendit dans la cave. Doué d'une résistance exceptionnelle, il put y rester cinq quarts d'heure et fit à lui seul, plus que dix de ses camarades qui l'avaient précédé. A six heures du soir, tout danger avait disparu.

On peut se rendre compte par le récit qui précède des risques considérables auxquels la pénétration dans les feux de cave expose les sauveteurs. Des cas d'asphyxie survenus en pareil cas ne sont point rares, et cependant, par quels exercices redoutables ne les a-t-on pas aguerris d'avance ! Voici, d'après la *Nature,* celui auquel les pompiers se livrent dans leurs casernes pour se familiariser avec les feux de cave.

« Au milieu d'un caveau spécial construit à cet effet, on allume des bûchers de paille. La flamme s'élève, la fumée emplit le caveau et les couloirs qui y aboutissent. Il faut que les pompiers, bravant la suffocation, s'aventurent et séjournent dans cette atmosphère brûlante. C'est tellement effrayant, que les jeunes sapeurs qui sont pour la première fois soumis à cette épreuve reculent d'épouvante et s'imaginent que ce qu'on leur demande est absolument irréalisable. Mais à quoi ne réussit-on pas avec de la volonté, de la patience et de l'exercice ? le fait est que les vieux pompiers, les caporaux et les sergents qui ont fini par acquérir l'accoutumance de la chose, entrent et circulent dans cet enfer fumant avec la plus grande facilité. Ils en arrivent même à s'approcher tout près du foyer, et les vieux chevronnés vous disent que *c'est là, près de la flamme qu'appelle l'air, qu'on éprouve le moins de gêne*. Pendant que les novices courent aux portes fermées par les chefs et appellent frénétiquement à l'aide, les sous-officiers restent accroupis auprès de la matière enflammée attendant patiemment que l'ordre soit venu de battre en retraite ».

C'est en effet près du foyer, à l'endroit même où la combustion est la plus active, qu'elle est par cela même la plus complète, et qu'il se forme le moins d'oxyde de carbone. D'autre part, c'est également là que se fait l'aspiration la plus grande d'air neuf ambiant et que la fumée avec les produits carburés s'y rencontrent le moins. Le sol balayé par l'appel d'air offre des couches d'air relativement respirables, alors que plus haut, l'atmosphère est absolument délétère.

d. — Le *méphitisme des cuves des gazomètres* se présente au moment du nettoyage. Est-il réellement dû à l'oxyde de carbone contenu dans le gaz de l'éclairage ; il est permis d'en douter, bien que ce soit au retour de ce dernier gaz infiltré et comprimé dans les couches voisines du sol, alors que la cuve est pleine, que les accidents méphitiques doivent être attribués. Mais ce n'est pas seulement le gaz d'éclairage qui fait retour ainsi dans la cuve quand elle est vide ; les gaz du sol, refoulés par lui, y pénètrent également et c'est sans doute à ce mélange complexe qu'est dû le méphitisme.

La mauvaise construction des cuves des gazomètres et les infiltrations qui en sont les conséquences, dit Max. Vernois, ont souvent donné lieu à des accidents graves et quelquefois mortels, pour les ouvriers chargés de les réparer, pendant leur séjour au fond de ces cuves. La cause en était peut-être due à de l'acide carbonique dégagé du sol et à son mélange avec quelque hydrocarbure volatil. Ce n'est pas assurément de l'hydrogène carboné, car le gaz ne saurait séjourner au fond de la cuve. Serait-ce de l'acide sulfhydrique ? Quoi qu'il en soit, les cas de mort ont été déterminés par une asphyxie comparable à celle qui se produit dans les *cuves* à vin. Ces accidents, qui rappellent en effet ceux produits par le méphitisme des fosses et de certaines caves et puisards, n'arrivent point quand les parois de la cuve des gazomètres sont parfaitement imperméables.

§ III. — Des méphitismes à hydrogène sulfuré.

I. Du sulfhydrisme industriel ou accidents causés par les dégagements d'acide sulfhydrique. — L'hydrogène sulfuré est un des gaz qui se produisent le plus facilement dans la nature. Il se dégage dans les localités volcaniques ; il compose en grande partie les vapeurs qui s'échappent des solfatares et qui constituent ce qu'on appelle les *fumeroles*. Il est un des produits constants de la putréfaction des matières organiques contenant du soufre ; de là, sa formation dans les fosses d'aisance, dans la vase des marais, dans les amas de boue et de gadoues, dans les terrains tourbeux. Il est souvent produit par le mélange des eaux salées et des eaux douces partout où des sulfates sont mis au contact de matières organiques et décomposés par elles.

C'est ainsi que des accidents graves ont été observés à bord des bâtiments, au moment où l'on débouchait de *vieilles futailles* de bois, remplies d'eau de mer en guise de lest. Il se dégage en grande quantité dans les *terrains chargés de marcs ou résidus de soude*. Le plus souvent, on le rencontre mélangé à d'autres gaz délétères, contribuant à former avec eux les méphitismes des égoûts, des fosses d'aisances, des puisards, etc.

Il est cependant un certain nombre de circonstances industrielles où l'hydrogène sulfuré agit à lui seul sur la santé des ouvriers qui se trouvent exposés à le respirer plus ou moins longtemps. Suivant Bouis, l'hydrogène sulfuré, une fois dans les poumons, se trouve dans les conditions les plus favorables pour réaliser sa transformation en acide sulfurique ; et les désordres qu'il produit dans les organes et dans le sang doivent être attribués à cette modification. Hoppe-Seyler admet que le gaz absorbé agit sur la matière colorante du sang en chassant l'oxygène de sa combinaison avec l'hémoglobine. D'après Hirt, les symptômes de l'empoisonnement sont variables, suivant les individus et la quantité de gaz inhalé, on voit, par exemple, certaines personnes très sensibles tomber foudroyées comme par une attaque d'apoplexie ; d'autres, moins impressionnables, se plaignent de pesanteur à l'estomac, de malaise. Si l'inhalation continue, tout s'aggrave.

Ce qu'il y a de remarquable, c'est que l'homme peut supporter l'absorption de quantités relativement considérables de ce gaz sans éprouver de sérieux inconvénients. Parent-Duchâtelet respira quelque temps dans une atmosphère contenant 29 p. 1,000 de ce gaz sans en souffrir aucunement. Bouis affirme avoir vu souvent dans des fabriques se dégager des torrents d'acide sulfhydrique sans produire d'accident grave : quelquefois seulement des maux de tête ou des faiblesses qui se dissipent très vite au grand air. Turner-Tackrah qui a écrit sur les maladies des professions, a constaté le même fait. Parkes nous apprend que dans certaines *fabriques de produits chimiques* où l'ammoniaque liquide provenant des usines à gaz d'Edimbourg est transformé en sulfate et en chlorure d'ammonium, les ouvriers sont exposés aux vapeurs de sulfhydrate d'ammoniaque et d'acide sulfhydrique, à ce point que les pièces de monnaie qu'ils ont sur eux deviennent toutes noires ; et cependant on n'observe parmi eux aucun accident particulier. Il en serait de même dans *les usines métallurgiques* en Angleterre, où l'action des acides sur les pyrites développe des vapeurs sulfhydriques.

En résumé, il ne faut pas oublier que tout dépend des conditions d'aération des locaux industriels, et qu'ici encore, comme dans tout dégagement de gaz nuisible, les circonstances particulières de travail, de milieu et même de prédisposition individuelle interviennent pour atténuer ou aggraver le danger.

Des expériences relativement récentes, fixent d'une façon complète la pathogénie des accidents causés par l'inhalation de l'hydrogène sulfuré. J.-V. Laborde (1881-1882) a montré que ce gaz agissait sur l'hémoglobine et que sa présence dans le sang déterminait constamment une raie spectrale caractéristique. Mais il a surtout cherché à spécifier le mécanisme de son action sur le système nerveux. Suivant lui, ce mécanisme réside essentiellement dans un phénomène d'arrêt fonctionnel, par suite de l'influence modificatrice que le gaz sulfhydrique exerce sur le centre bulbaire respiratoire, influence qui se traduit par une altération appréciable de la substance organique de ce centre. Cette action peut s'exercer de deux façons séparées ou simultanées, directement ou indirectement : dans la première alternative, le gaz toxique transporté par le sang artériel aux parties encéphaliques va agir directement sur le centre organique en question, de manière à provoquer le trouble et l'arrêt momentané ou définitif des phénomènes fonctionnels qu'il tient sous sa dépendance (actes mécaniques respiratoires) ; dans la seconde, une impression périphérique sur la muqueuse pulmonaire, c'est-à-dire sur les expansions terminales des nerfs vagues, provoque, par réflexe, la même suspension fonctionnelle; il est facile de comprendre que, dans ce dernier cas, l'accident soit plus immédiat et plus rapide, car le transport circulatoire n'est pas nécessaire, et il suffit du simple contact du gaz, agissant à la façon d'un irritant ou d'un excitant, pour produire l'effet physiologique dont il s'agit.

MM. Gréhant et Peyrou (1884) ont recherché dans quelle proportion le gaz mêlé à l'air devient dangereux. Au moyen d'un dispositif spécial, M. Peyrou a fait respirer à des chiens, différents mélanges d'air et d'hydrogène sulfuré absolument pur, au 1/2000, au 1/1500 et au 1/1000 : seul le dernier de ces mélanges donna lieu à quelques accidents : agitation, dyspnée, etc. Pour tuer l'animal, il faut employer un mélange de

1/500. Faraday avait obtenu le même résultat avec un mélange de 1/800.

MM. Brouardel et Loye (1885) ont établi par leurs expériences, qu'il faut distinguer deux formes d'intoxication :

Dans la première, la mort est foudroyante et elle est nettement due à une action sur les centres nerveux. La pupille est immédiatement dilatée, la cornée est insensible, le réflexe pupillaire a disparu : il est impossible d'obtenir aucun réflexe. Les membres sont en contracture : la respiration, d'abord convulsive, ne tarde pas à s'arrêter. Le cœur ralentit ses battements en même temps qu'il augmente leur puissance. La pression sanguine diminue d'une façon à peu près régulière jusqu'à la mort : toujours le cœur est l'*ultimum moriens*. Le sang est violacé, mais l'hémoglobine est peu altérée ;

Dans la seconde forme, la mort est plus lente : aux accidents nerveux se joignent des phénomènes asphyxiques très évidents. Après une première phase caractérisée par la dilatation de la pupille, l'insensibilité de la cornée, l'arrêt de la respiration et le ralentissement du cœur, on constate des accidents qui paraissent bien dus à l'asphyxie. La respiration revient, mais les mouvements respiratoires sont très énergiques : ils mettent en jeu tous les muscles du thorax et des épaules. Le cœur bat irrégulièrement ; la pression s'abaisse, puis se relève, la contraction apparaît, puis disparaît. L'animal succombe dans le coma. Le sang est très violacé, avec des altérations de l'hémoglobine. L'urine renferme tantôt du sucre, tantôt de l'albumine. Les muscles restent excitables après la mort.

Au point de vue professionnel, il existe une sorte d'empoisonnement chronique caractérisé par de la faiblesse générale, de l'anorexie, des pesanteurs à l'estomac, de la décoloration des muqueuses, de la diminution des mouvements de la respiration et du pouls, et quelquefois des éruptions cutanées, et en particulier des manifestations furonculeuses. Hirt pense que la prédisposition joue un grand rôle dans cet empoisonnement ; et il a fait cette remarque qu'il est des individus qui sont d'autant plus sensibles à l'action des vapeurs sulfhydriques, qu'il y a plus longtemps qu'ils y sont exposés.

Les opérations industrielles dans lesquelles on peut se trouver en présence d'un dégagement de gaz sulfhydrique sont, outre celles que nous avons déjà citées : le *bronzage en noir des métaux*, pour lequel on emploie le sulfure d'arsenic ; le *nettoyage des chaudières à vapeur*, dans lesquelles la décomposition de l'eau en présence de matières organiques donne lieu à la formation de gaz sulfhydrique ; le *nettoyage des hauts fourneaux ;* le *travail des savonneries,* où l'on consomme de la soude brute chargée de sulfures : au moment de la décomposition par les matières grasses, l'hydrogène sulfuré se produit en abondance dans les grandes fabriques ; le *travail des tanneries* où l'on emploie la chaux qui provient des usines à gaz, chaux toujours riche en sulfure de calcium et en acide sulfhydrique; la *préparation du bleu de Prusse* dans la décomposition du *cyanoferrure de potassium* par le sulfate de fer; le *travail des raffineries*.

Dans les établissements d'eaux minérales sulfureuses, les *ouvriers employés à la réparation des piscines*, mais surtout au *nettoyage des conduits des sources* sont exposés à des accidents graves d'intoxication aiguë, dont on n'a, malheureusement, que trop d'exemples à signaler. Voici un fait des plus dramatiques qui a été relaté dans le *Journal de chimie médicale*, année 1869 :

A Enghien, un ouvrier chargé du service de nettoyage des conduits, se laisse tomber dans le réservoir principal des eaux sulfureuses de l'établissement thermal; un de ses compagnons accourt. Il fut forcé de se baisser outre mesure au-dessus du bassin ; mais suffoqué par l'hydrogène sulfuré, il s'évanouit et tomba à son tour dans le réservoir. Aux cris poussés par les spectateurs de cet évènement, sept employés de l'établissement accoururent successivement et subirent le même sort. On parvint enfin à sortir les victimes du réservoir, mais quatre d'entre elles avaient déjà succombé.

II. Des méphitismes des égouts et des fosses d'aisances. — A. *Le méphitisme des égouts.* — Les émanations gazeuses des égouts ont été soumises aux analyses chimiques les plus variées ; on y a trouvé le *gaz hydrogène sulfuré*, le *sulfhydrate d'ammoniaque*, l'*acide carbonique*, l'*acide nitreux*, parfois de *l'hydrogène phosphoré*, et divers produits organiques.

Herbert-Backer, par la comparaison des phénomènes morbides dus à l'exposition prolongée de l'air émanant des égouts et de ceux obtenus avec les différents gaz qui le composent chimiquement, est arrivé à cette conclusion que ces symptômes sont dus principalement à l'hydrogène sulfuré contenu dans les eaux de l'égout. Cela ne doit point étonner, quand on se représente quels amas de matières organiques non décomposées peut s'accumuler dans les égouts, où parmi les liquides qui viennent s'y rendre, beaucoup contiennent certainement des sulfates en plus ou moins grande quantité.

C'est surtout pendant le *nettoyage des égouts encombrés*, que des accidents rapides et funestes se manifestent. Le plus souvent, un pareil travail ne provoque que des nausées, des vertiges, de la céphalalgie, un malaise général qui se dissipe à l'air, ou ne se prolonge que peu de temps ; mais il arrive trop souvent encore que les malheureux ouvriers tombent comme sidérés par les gaz qu'ils viennent de respirer. Voici parmi les nombreux exemples que l'on trouve relatés dans les journaux, un fait bien démonstratif de la façon dont les choses se passent généralement. « Quatre égouttiers, parmi lesquels se trouvaient un piqueur et un chef d'équipe, étaient descendus dans un égout à Clichy, situé en face d'un couvent. Parvenus près de la grille par laquelle arrivaient les eaux et les détritus des cuisines, de la buanderie, de la vacherie et de la porcherie de ce couvent, ils se mirent à tirer le rabot pour amener les matières sous la trappe afin de les extraire. En ce moment s'élevèrent des miasmes tellement infects, que les deux égouttiers qui se trouvaient en avant tombèrent sans connaissance. Le piqueur et le chef d'équipe les amenèrent sous le regard voisin et jetèrent des cris de détresse ; un instant après, ils étaient eux mêmes suffoqués... L'intensité du gaz hydrosulfuré était si forte, que les pièces d'argent contenues dans leurs porte-monnaie étaient devenues complètement noires ».

Dans quelques circonstances, les gaz développés dans les égouts présentent d'autant plus de danger pour les ouvriers, que les fabriques y déchargent actuellement leurs résidus ; ce qui fournit l'occasion de réactions violentes et instantanées, amenant la formation d'une quantité considérable d'hydrogène sulfuré. On conçoit qu'en pareil cas, des accidents funestes peuvent arriver dans les égouts les plus ventilés et les mieux tenus. C'est ce qui a été constaté plusieurs fois. On trouve dans l'ouvrage de de Freycinet le fait suivant :

« Le 4 février 1862, quatre ouvriers furent trouvés morts dans l'égout de Fleet-Lane, à Londres, où ils avaient travaillé... Les circonstances relatives à cette calamité sont remarquables par l'absence apparente de toutes les conditions qui entourent ordinairement de tels accidents. L'égout est neuf, avec une pente rapide, pourvu d'un flot abondant, très bien ventilé, et sans aucun doute, un de ceux qui auraient été considérés par tous les hommes compétents comme entièrement exempts de danger. L'opinion du docteur Letheby a été que ces morts doivent être attribuées à l'action de l'hydrogène sulfuré ; et il suppose qu'il a été soudainement engendré dans l'égout par des acides qui y ont été déchargés et qui ont réagi sur les dépôts ».

Il en est de même quand débouchent, à la fois, dans les égouts de grandes quantités de matières excrémentitielles. En 1880, à Paris, cinq ouvriers furent asphyxiés dans l'égout du boulevard Rochechouart ; quatre moururent. Vallin attribue ces accidents à la projection clandestine et illicite des vidanges par les bouches d'égout.

Un fait sur lequel on doit plus particulièrement appeler l'attention est celui-ci :

Dans les vieux égouts, l'observation a démontré que le dégagement des gaz délétères est surtout abondant aux endroits nouvellement déblayés. Cela provient de l'absorption des émanations gazeuses par les pierres poreuses qui ont servi à la construction des égouts.

Ces gaz contenus par la pression de la vase et des matières, sortent des pores de la pierre, dès que ces matières sont enlevées et se répandent dans l'égout ; de sorte que jusqu'à épuisement de ces gaz, dix ou douze jours environ, les parties curées sont les plus dangereuses à traverser.

Quand on compare les effets aussi foudroyants que ceux que nous venons de citer, à ceux qui dans les expériences et dans les conditions ordinaires des industries, résultent de la présence du gaz sulfhydrique dans l'air respiré, on est bien obligé de reconnaître que dans les égouts, les circonstances dans lesquelles s'opère le dégagement de ce gaz, la nature du mélange auquel il appartient leur donnent un caractère tout particulier de nocuité. C'est justement cela qui constitue le méphitisme.

Dans certaines circonstances, l'air des égouts peut être vicié par l'oxyde de carbone provenant du gaz d'éclairage, soit que celui-ci s'échappe par une fissure, des tuyaux que l'on place souvent dans les galeries; soit qu'il découle de celui qui se perd dans le sol et pénètre par aspiration dans les égouts.

On a beaucoup varié d'opinion sur la santé des égoutiers. Parent-Duchâtelet, qui professait une indulgence particulière pour les émanations de nature organique, les regardait comme jouissant d'une excellente santé. En 1877, Bouley venait en faire à l'Académie de médecine un portrait des plus attrayants. Brouardel a cherché à expliquer l'immunité dont ces ouvriers paraissent jouir vis-à-vis des maladies infectieuses, et en particulier vis à vis la fièvre typhoïde, en invoquant leur assuétude aux causes nocives et la résistance naturelle que leur âge moyen leur procure. C'est qu'en effet, il faut distinguer dans les statistiques, les égoutiers de profession des égouttiers de passage ou d'essai. Ceux qui restent sont l'objet d'une véritable sélection; ceux qui s'en sont allés sont ceux là surtout chez lesquels il aurait fallu rechercher l'influence fâcheuse du milieu professionnel.

En Angleterre les avis sont partagés. Si d'après Letheby et Miller cités par Parkes, les égouttiers ne seraient pas plus souvent malades que les autres ouvriers; en revanche Murchison et PeacocK regardent les fièvres typhoïdes comme très communes chez les égoutiers de Londres. Hansfield Jones (1874) a observé bon nombre d'accidents caractérisés par des vertiges, de la céphalalgie, des vomissements, de l'albuminurie, des taches roses, tous symptômes de fièvre putride, avec manifestations hémorrhagiques, ce signe clinique de toutes les maladies véritablement infectieuses, après une exposition plus ou moins prolongée aux émanations des égouts. Nous croyons, quant à nous, et c'est là un point à mettre en lumière, que l'accoutumance n'a rien à faire quand il s'agit de méphitisme accidentel; l'ouvrier le plus aguerri aux causes nocives ordinaires du milieu professionnel n'en sera pas moins souvent le premier frappé soudainement, et tout aussi gravement que ses compagnons.

B. — *Du méphistisme des fosses d'aisance.* — Le *méphitisme* des fosses d'aisance ressemble beaucoup au méphitisme des égouts. En effet, les matières fécales en putréfaction dans une fosse, donnent naissance à des gaz délétères dont les principaux sont l'hydrogène sulfuré, le sulfhydrate d'ammoniaque, l'acide carbonique et des hydrogènes carbonés. Voici à cet égard, le résultat d'une curieuse analyse d'Erismann : Il a trouvé qu'une fosse de 10 pieds carrés, remplie à la hauteur de 6 pieds avec des matières excrémentitielles, en tout 18 mètres cubes, laisse dégager, en 24 heures. 5me 670 litres de gaz acide carbonique, 2me 670 litres de gaz ammoniac, 0^m 020 litres d'hydrogène sulfuré et 10me 430 de gaz carboné ; ce qui fait en tout 18,790 litres de produits nuisibles. Calculant ensuite la quantité d'oxygène absorbé par ces mêmes matières en putréfaction, il a trouvé que les 18 mètres cubes de ces matières doivent en absorber par jour 13 kilogrammes 850 grammes. On conçoit à quel danger exposerait le séjour dans une atmosphère limitée, viciée à la fois par la présence de gaz aussi délétères et par l'absorption de l'oxygène qu'elle contient, si la ventilation n'entraînait au-dehors la majeure partie de ces gaz, et si des désinfectants ne venaient entraver ou retarder leur dégagement.

C'est au moment de la vidange des fosses que les accidents du méphitisme arrivent. Quand la vidange se fait au moyen de seaux ou puisards, c'est souvent au moment où les vidangeurs entament la croûte qui recouvre les matières que les gaz sortent en abondance et produisent leurs effets funestes. Un malaise général, de la céphalalgie, des vertiges, une faiblesse extrême portée parfois jusqu'à la syncope, tels sont les symptômes les plus fréquents. Quand les fosses sont vidées, soit à la main, soit par la pompe ou par un procédé d'aspiration quelconque, c'est lorsque l'on descend pour enlever les parties adhérentes au fond et dans les angles que les accidents peuvent se présenter.

Au fond des fosses d'aisances se trouve en effet une couche dense, pâteuse, que l'on nomme gratin ; et c'est lorsque la vidange est opérée, après désinfection et brassage préalables, que commence le travail le plus dangereux : celui qui consiste à opérer ce qu'on appelle les rachèvements et à enlever le gratin. A cet égard, voici un exemple des plus intéressant :

Quatre hommes étaient occupés à la vidange d'une fosse d'aisances. Après avoir, suivant la coutume du pays (Grenoble), enlevé presque toute la matière à l'aide d'un seau ou puisard, l'un d'eux descend dans la fosse, rompt le gratin et remplit deux bennes qu'il passe à un de ses camarades resté au bord de la fosse. Au bout de quelques instants, le premier tombe asphyxié, et le second descend dans la fosse pour lui porter secours. Un des deux autres descend à son tour, et en cherchant à soulever le corps du premier, il tombe lui-même privé de connaissance en même temps que le second vidangeur. Le quatrième, qui était allé chercher du secours, se fait attacher une corde sous les bras et descend dans la fosse. Il est assez heureux pour ramener à demi-asphyxié, celui de ses camarades qui était descendu en dernier lieu et que des soins intelligents ont réussi à rappeler à la vie. Il se fait descendre une seconde fois et en cherchant à saisir un des malheureux qui gisaient dans la fosse, perd connaissance et demeure inanimé. Ramené au dehors, on réussit à le faire revenir à lui. Mais les deux premiers vidangeurs ne purent être sauvés (*Société de médecine légale*, février 1875).

Cet accident a donné lieu à un intéressant rapport de H. Chevallier sur la responsabilité qui pouvait être encourue par le maître. Depuis lors, des expériences fort intéressantes de Boutmy et Descouts (1881) (1), entreprises dans le but de savoir si les eaux-vannes des fosses d'aisances, préalablement ou non désinfectées, peuvent donner lieu à des dégagements rapidement nuisibles, ont démontré que lorsqu'un animal à sang chaud se trouve placé dans une atmosphère renfermant une certaine quantité de produits gazeux dégagés des eaux-vannes extraites des fosses, il peut périr en un temps très court. L'analyse chimique de l'eau-vanne nature et de l'eau-vanne désinfectée, les a conduits à reconnaître qu'un mètre cube d'eau-vanne non désinfectée rendait mortels 28 mètres cubes 100 litres d'air, et qu'un mètre cube d'eau-vanne désinfecté rendrait encore mortels 8 mètres cubes 140 litres d'air.

Un point sur lequel il est bon d'appeler l'attention, c'est qu'une fosse vidée peut frapper de méphitisme avec la même rapidité qu'une fosse pleine. Il s'opère alors des murs qui ont été imprégnés de matières fécales un dégagement de gaz, et ce n'est guère qu'après 12 ou 15 jours qu'une fosse a été vidée que l'on peut impunément y descendre pour faire les réparations que la construction exige. Labarraque a cité le cas d'un ouvrier qui avait été asphyxié en remuant les plâtres provenant de la démolition d'une fosse d'aisances. Quoi qu'il en soit, voici les symptômes que présente un vidangeur frappé de méphitisme. Il y a perte complète et subite de connaissance, de l'immobilité et de la raideur générale, remarquable surtout dans les muscles du thorax ; la respiration, sans être entièrement suspendue est extrêmement rare, irrégulière et incomplète ; les pulsations artérielles sont à peine sensibles ; le visage et les mains sont pâles, livides et froids. D'autres fois, il y a de la vultuosité de la face, de l'écume à la bouche et des agitations convulsives. La mort peut arriver dans cet état. Presque toujours, en revenant à eux, les hommes déclarent avoir éprouvé un poids très fort qui comprime l'épigastre et serre fortement la tête. De là le nom de *plomb* donné par les vidangeurs à ces accidents.

Il n'existe qu'un petit nombre d'autopsies d'ouvriers empoisonnés par les gaz des fosses d'aisances. Celles que possède la science sont dues à Casper et à Blumestock, de Cracovie (1873). Les résultats sont identiques; on a constaté entre autres le développement rapide de la putréfaction cadavérique. Dans tous les cas de Blumestock, au bout de 48 à 72 heures, les phénomènes de décomposition avaient atteint le degré qu'ils n'ont,

(1) Boutmy et Descoust, *De l'action asphyxiante des eaux-vannes*, in *Bulletin de la Société de médecine et d'hygiène professionnelle*, 1881.

chez des corps laissés à l'air libre, même par les fortes chaleurs de l'été, qu'au bout de plusieurs jours.

Le sang très fluide est d'une coloration foncée, variant du rouge cerise au noir d'encre. Il présente en outre une disparition rapide de ses globules rouges.

§ IV. — Prophylaxie des méphitismes.

Cette prophylaxie comprend à la fois : 1° les moyens préalablement appliqués pour assainir les milieux où se dégagent et se forment des mélanges méphitiques ; 2° les moyens employés pour pénétrer sans danger dans des milieux méphitiques, afin d'y assurer l'exécution de mesures de sécurité et d'assainissement ou d'y pratiquer un sauvetage ; 3° les moyens mis en pratique pour rappeler à la vie, les personnes frappées de méphitisme.

I. **De l'assainissement préalable des milieux méphitisés.** — On peut assurer la salubrité des caves, caveaux, celliers ou autres locaux exposés à l'accumulation des gaz dangereux, de nature méphitique, en y pratiquant à l'avance un système d'aération continue, soit en établissant des ventouses d'aspiration surmontées de petites cheminées susceptibles de s'échauffer au soleil, soit en y installant des ventilateurs mécaniques, automatiques ou autres.

L'aération des caveaux peut s'effectuer par leur simple ouverture préalable, ou par l'intervention de systèmes de ventilation par appel ou par propulsion tels, par exemple, que l'installation d'un foyer sous hotte auprès de l'ouverture du caveau, à laquelle aboutissent une ou deux manches d'aspiration plongeant dans l'excavation, ou bien l'emploi d'un ventilateur à palettes à force centrifuge comme celui dont se servent les pompiers à Paris. Cet appareil, monté sur charriot, est amené à bras d'homme ; l'air extérieur aspiré avec force est chassé dans un tuyau de grand diamètre qui aboutit dans le local vicié. Ce ventilateur très énergique débite 400 litres à la seconde (Voyez la figure 44, page 314. Les figures 87 et 88 représentent le ventilateur soufflant dont il est parlé page 315).

L'insufflation d'air neuf est un moyen efficace, à la condition que les gaz viciés soient légers, comme l'est la fumée par exemple ; s'ils sont plus lourds que l'air comme l'est l'acide carbonique, il faudrait envoyer de l'air sous pression et se servir pour cela de ventilateurs spéciaux. En pareil cas, mieux vaut utiliser un ventilateur à la fois centripète et centrifuge, aspirant l'air vicié pour le rejeter au dehors.

Dans tous les cas, il faut s'assurer, avant de descendre dans le milieu méphitique, que l'air y est suffisamment riche en oxygène pour permettre la combustion d'une bougie. Si la bougie ou les lampes s'éteignent, le danger est imminent. Toutefois, nous savons que dans des milieux viciés par des gaz éminemment délétères, il peut y avoir en même temps assez d'oxygène pour permettre la combustion d'une bougie. En pareil cas, il faut utiliser les animaux comme réactifs physiologiques par excellence.

On sait, en effet, d'après les expériences de Gréhant, que la dose toxique de l'oxyde de carbone est de 1/450 pour le moineau ; c'est-à-dire qu'un litre d'oxyde de carbone par 450 litres d'air est mortelle pour les oiseaux de petite taille. Pour le chien, la dose mortelle est de 1/250 et pour le lapin de 1/70. On peut donc avoir avec soi, dans des milieux susceptibles d'être viciés par le gaz oxyde de carbone, des oiseaux révélateurs du danger. C'est ainsi que dans le creusement des mines de guerre, les allemands utilisent les pigeons.

Ce réactif est tellement sensible, que Gréhant a pu démontrer que, en laissant un oiseau (canard, poulet, etc.) pendant une demi-heure dans une atmosphère où se trouvent, en effet, des traces d'oxyde de carbone, l'analyse du sang de cet oiseau permet de déceler, dans l'air, la présence de 1/5,000 et même 1/10,000 de ce gaz.

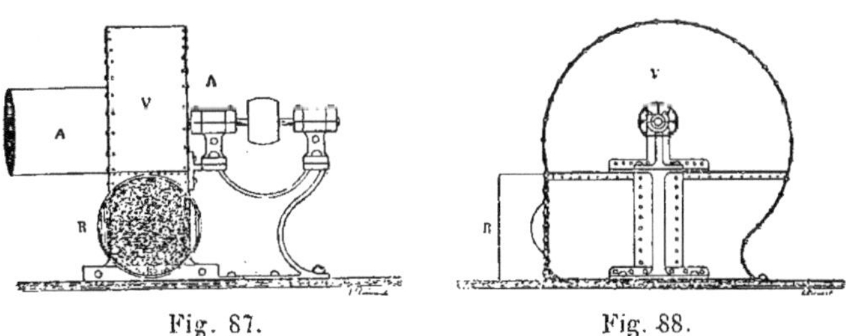

Fig. 87. Fig. 88.

Ventilateur-aspirateur soufflant.

Tout récemment, M. Berthelot a fait connaître à l'Académie des sciences (1891), un moyen de reconnaître la moindre trace d'oxyde de carbone dans une atmosphère gazeuse. L'oxyde de carbone réduit l'azotate d'argent ammoniacal : en faisant passer dans une solution préparée d'azotate d'argent ammoniacal, un peu de cette amosphère suspecte, la liqueur ne tarde pas à brunir, même à froid, pour peu qu'il y ait des traces d'oxyde de carbone.

Dans les méphitismes à acide carbonique et à acide sulfhydrique, on peut, en outre, chercher à épuiser l'air vicié, en projetant dans les milieux suspects des substances neutralisantes, tels que le lait de chaux, le chlorure de chaux, le charbon, le peroxyde de fer, etc.

Comme exemple de système d'aération destiné à empêcher l'accumulation de l'acide carbonique dans un milieu où la fermentation des matières organiques expose les ouvriers au méphitisme industriel, nous reproduisons ici le dispositif installé par MM. Geneste et Herscher dans la cave d'une brasserie pour éliminer l'acide carbonique produit par la fermentation de la bière (Voyez fig. 90).

Pour rejeter dans l'atmosphère l'acide carbonique formé dans la cave M, on a disposé sur une gaîne d'aérage BB, dont la partie inférieure est à $0^{m}50$ du sol de la cave, un ventilateur hélicoïdal V, mû par une transmission mécanique.

Le ventilateur est logé dans une enceinte A, en communication elle-même avec la gaîne BB. L'air chargé d'acide carbonique aspiré en B, après avoir traversé le ventilateur V est évacué au sommet de la gaîne.

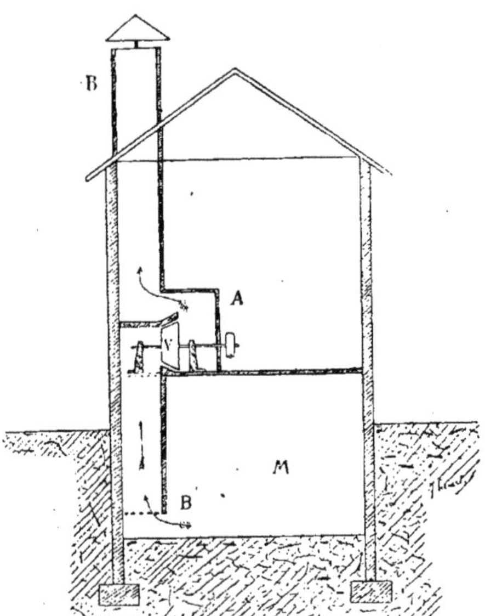

Fig. 89. — Dispositif d'aération d'une cave de brasserie.

II. **Des appareils respiratoires pour pénétrer dans les milieux méphitisés.** — Les appareils destinés à empêcher les ouvriers de respirer les gaz nuisibles et à leur permettre de pénétrer ainsi, et même de séjourner plus ou moins longtemps dans les milieux viciés par des mélanges délétères ou méphitiques, sans risques sérieux pour leur santé, peuvent se ranger dans trois catégories.

Dans une première catégorie, nous placerons tous les appareils respirateurs agissant par *neutralisation des gaz nuisibles ou par épuration de l'air respirable ;*

Dans une seconde catégorie, nous comprendrons tous les appareils respirateurs agissant par *appel d'air pur pris à l'extérieur des milieux viciés ;*

Dans une troisième catégorie, nous rangerons les appareils respiratoires *à réservoir d'air portatif :*

A. — Respirateurs par neutralisation chimique. — Les respirateurs par neutralisation chimique ou par épuration de l'air respirable sont très anciens. Le principe devait, naturellement, en être appliqué tout d'abord contre les exhalaisons infectieuses, et en particulier contre les maladies contagieuses et transmissibles. C'est ainsi qu'on en trouve l'idée première dans les lambeaux de tissus plus ou moins imbibés de vinaigre que l'on recommandait, pendant certaines grandes épidémies du moyen âge, de placer devant la bouche et le nez. Papon, dans son *Traité de la peste* (1802), nous a transmis, d'après Manget (1721), la description de l'appareil protecteur dont se servaient quelques médecins pendant la peste de Marseille, en 1720. La tête était entièrement couverte d'une coiffe venant emboîter les épaules, formant masque au devant de la figure et se terminant au niveau de la bouche et du nez par un prolongement en forme de bec, oint intérieurement de matières balsamiques et rempli de parfums.

Plus tard, on retrouve cet appareil moins le bec, prescrit dans les règlements sanitaires du lazaret de Marseille, de 1750 et de 1793.

Brizé-Fradin en 1808 (*Chimie pneumatique*) proposa son tube inspirateur, lequel était garni, dans son intérieur, de plusieurs mèches ou cardes de coton imbibées de substances, soit acides, soit alcalines. Tenu d'une main par l'ouvrier, ou attaché au-devant de la poitrine, cet appareil ne pouvait rendre de grands services.

Plus tard, vint le masque de Gosse fils, dont nous avons déjà parlé, bien supérieur à cet égard. En effet, les expériences auxquelles l'inventeur se livra furent assez probantes. Elles eurent lieu tour à tour dans les *brasseries,* les *celliers*, les *égouts,* les *fosses d'aisances*, les *mines*, etc. L'éponge était imbibée d'une solution alcaline de potasse contre les vapeurs acides ; d'eau chlorurée contre l'hydrogène sulfuré, les gaz ammoniacaux et les gaz provenant de la décomposition des matières organiques ; d'eau de chaux contre l'acide carbonique, etc.

On retrouve dans cet excellent appareil, la base première de tous les respirateurs ou inhalateurs inventés depuis, soit dans un but de médication aérothérapique, soit dans un but de préservation hygiénique. La forme du masque a pu varier ; une étoffe plucheuse : laine, ouate, étoupe ou lin, a pu être substituée ; les principes sont restés les mêmes.

Parmi les appareils neutralisateurs des gaz infectieux toxiques ou délétères, nous devons citer :

a. — Les *respirateurs du docteur Stenhouse*, formés d'une couche mince de charbon de bois, serrée entre deux toiles métalliques. Le charbon agit à la fois comme filtre et désinfectant. La qualité du charbon ne serait pas indifférente, et l'inventeur aurait recommandé tout particulièrement le charbon de bois dit platinisé, c'est-à-dire préparé au bichlorure de platine comme pouvant servir longtemps sans être renouvelé.

b. — Le *respirateur du docteur Tyndall*, beaucoup plus compliqué que le précédent, agit également par filtration et neutralisation de l'air chargé de principes infectieux ou délétères. Il comprend, dans son épaisseur, des couches alternantes de ouate sèche, de charbon de bois et de chaux.

c. — Les *masques à double compartiment*, comme le nôtre et celui de Henrot, que nous avons déjà décrits en tant qu'appareils protecteurs des voies respiratoires employés contre les poussières, peuvent également servir à emmagasiner des substances neutralisantes ou antiseptiques et être utilisés contre les gaz méphitiques, infectieux ou délétères.

d. — Un appareil récent, le *respirateur Henry*, qui est employé à Bruxelles dans les incendies et dans les milieux méphitiques. D'après la notice qui m'a été communiquée, ce respirateur se composerait : 1° d'une enveloppe en cuivre étamé, repoussé, percé de trous ; 2° d'un tamis composé d'une double feuille d'ouate ; entre les deux feuilles se trouve une couche de glycérine ; 3° d'une éponge à mailles serrées ; 4° d'un liquide spécial tenu secret, servant à imbiber l'éponge au moment de se servir de l'appareil, que l'on fixe sur la bouche et le nez au moyen de cordons élastiques.

Le respirateur est renfermé dans une gaîne en cuir, qui peut se placer à la ceinture de sauvetage et qui contient, en outre, une paire de lunettes préservatrices et un petit flacon de liquide. Au moment de se servir du respirateur, on mouille soigneusement l'éponge avec le liquide en question, on fixe le masque sur son visage, de façon à couvrir la bouche et le nez, au moyen de cordons élastiques, et on met les lunettes préservatrices. Des expériences faites en Belgique et en France auraient prouvé que l'on peut rester trente minutes dans la fumée la plus épaisse et séjourner impunément pendant vingt minutes dans les fosses d'aisances les plus dangereuses. Après s'être servi de l'appareil, on lave bien l'éponge, qu'on fait sècher et qu'on replace dans l'enveloppe métallique, après avoir renouvelé le tamis d'ouate enduite de glycérine.

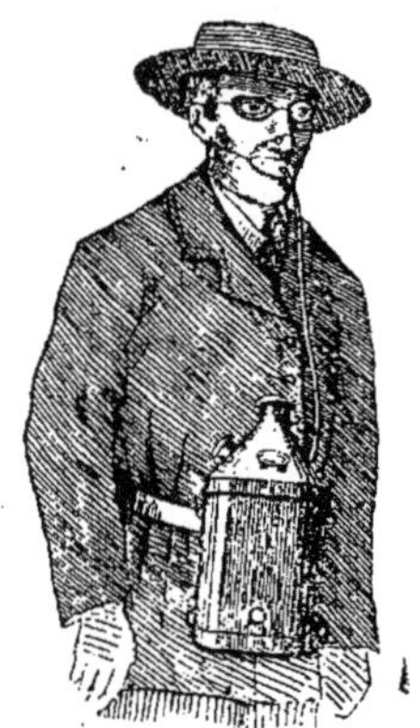

Fig. 90. — Mineur des soufrières de la Romagne muni de sa « bouteille de sauvetage ».

e. — *L'appareil respirateur de Ferrari*, décrit par son inventeur (1884), sous le nom de « Bouteille de sauvetage » (*Fiasca di salvamento*), a été imaginé pour mettre les ouvriers employés à l'extraction du soufre, dans les soufrières de la Romagne, à l'abri des vapeurs d'acide sulfureux. De tous temps, ces ouvriers faisaient usage de pièces d'étoffes ou d'éponges mouillées qu'ils gardaient devant leur bouche, et dans lesquelles l'acide se trouvait retenu, à cause de sa grande affinité pour l'eau. Malheureureusement, l'action protectrice n'était pas d'une longue durée ; la faible quantité d'eau dont était chargée l'éponge ne tardant pas à devenir trop acide et, par suite, nuisible elle-même.

M. de Ferrari, ingénieur des mines, eut l'idée d'enfermer l'éponge dans une sorte de boîte portative, dans laquelle l'air inspiré traverse également une certaine épaisseur d'eau où il subit un premier lavage, avant de passer par l'éponge. Cette boîte, que le mineur porte à la ceinture (comme dans la figure 90), est composée de deux cylindres s'emboîtant l'un dans l'autre (figure 91) : le premier A, qui forme couvercle et qui

plonge dans le second rempli d'eau à moitié, contient une tubulure centrale *t*, par où l'air inspiré pénètre pour barbotter dans l'eau qui remplit en partie ce tube, gagne le fond de l'appareil F, et de là remonte par deux compartiments E E garnis d'éponges humides, dans la partie supérieure du couvercle où se trouvent adaptés une tubulure d'inspiration I, ainsi qu'un dispositif à soupape, pour la sortie de l'air expiré. Les pièces accessoires consistent dans un tube rigide qui s'applique d'un côté à la tubulure d'inspiration, de l'autre à une embouchure que l'on maintient par des liens s'attachant derrière la tête, en des lunettes protectrices contre l'action irritante des vapeurs sulfureuses, et un pince-nez.

Cet appareil pourrait également être utilisé contre divers autres gaz nuisibles, en prenant soin de mêler à l'eau un agent neutralisateur approprié, tels que l'hydrate de chaux pour le gaz carbonique, et l'acétate de plomb, le bioxyde de manganèse ou encore l'hydrate de chaux pour le gaz sulfhydrique, etc.

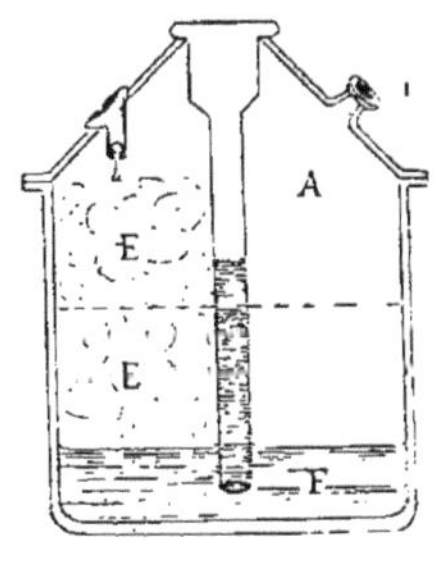

Fig. 91. — Disposition intérieure du respirateur Ferrari (bouteille de sauvetage).

B. — Appareils respirateurs a prise d'air extérieur. — L'idée de créer des appareils de respiration mettant complètement à l'abri de l'action délétère du milieu irrespirable par l'arrivée d'un air pur puisé en dehors de ce milieu même, devait naturellement s'offrir la première à l'esprit des inventeurs. On commença par se servir d'un tube flexible, dont une extrémité demeurait à l'air libre et dont l'autre, munie d'une sorte d'embouchure analogue à celle d'un porte-voix, était maintenue appliquée sur la bouche. L'expiration se faisait par le nez.

a. — Tel était, dans son expression la plus simple, le premier « respirateur antiméphitique » employé par Pilâtre de Rosier, en 1785. Muni de cet appareil, il descendit au fond d'une cuve de brasseur, profonde de quatre mètres, et put y rester des heures entières, au milieu du gaz acide carbonique, tandis que les animaux qu'on mettait auprès de lui, tombaient asphyxiés.

b. — L'obligation de tenir le tube respiratoire à la main était une grande gêne pour l'opérateur, qui devait porter la plus grande attention à bien en appliquer l'embouchure à sa bouche au moment de l'inspiration ; et, d'autre part, il n'avait guère le libre usage de ses mouvements. Aussi, en arriva-t-on bientôt à fixer l'embouchure sur les voies respiratoires par des cordons attachés derrière la tête, et plus tard à l'adapter à une sorte de masque qui permettait à l'air d'être inspiré par le nez, l'air expiré étant rejeté par la bouche dans le milieu ambiant ; ou inversement.

c. — Plus tard, on inventa le *système des doubles clapets ou soupapes*, placés non loin de l'embouchure et s'ouvrant en sens opposé, l'un pour laisser arriver l'air pur, l'autre pour permettre à l'air expiré de sortir. On respirait par la bouche; les narines étant fermées au moyen d'une espèce de pince-nez. On trouve, dans les *Annales des mines* de **1824**, la description de ces dispositifs, dont on se servait pour porter secours aux asphyxiés.

Parmi les appareils de ce genre, allant prendre de l'air dans un endroit où l'air est pur ou relativement pur, un des plus anciens est l'appareil Robert.

d. — *Appareil Robert.* — Cet appareil respiratoire, inventé en **1820** par un ouvrier mineur anglais, consistait en un bonnet ou capuchon de

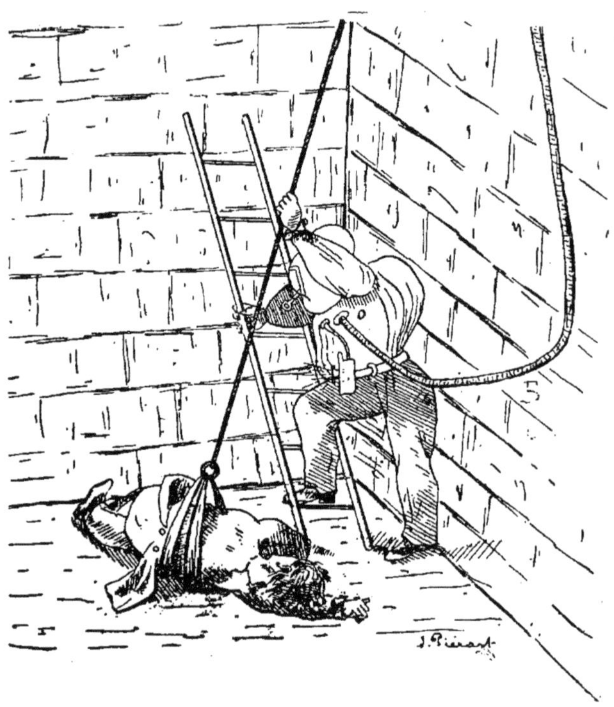

Fig. 92. — Appareil de secours Paulin, tel qu'il est représenté dans l'ouvrage de Marc en 1838.

de cuir, avec deux orifices au-devant des yeux, garnis chacun d'une glace épaisse ou d'une lame de mica, pour y voir au travers. Le capuchon descendait jusqu'au bas du cou, autour duquel il s'appliquait par ses bords, convenablement matelassés. Un tuyau de cuir garni d'une spirale en fil de fer partait du nez, et se terminait par une espèce de trompe qui allait puiser l'air respirable dans les couches d'air voisines du plancher, à l'aide d'une ouverture fermée par une éponge ou une étoffe de laine humide. Ce tuyau fut spécialement adapté par Robert à son masque, pour servir aux pompiers dans les incendies. C'est un fait d'observation, en effet, qu'en plein incendie, la couche d'air qui est près du sol contient moins de fumée que les couches les plus élevées. Mais, à l'essai, les pompiers substituèrent à la trompe une sorte de boîte bourrée d'éponge et recouverte de futaine, le tout trempé dans l'eau. Ils adoptèrent ensuite un sifflet qui, traversant l'éponge, permettait de donner tous les signaux convenus.

e. — Appareil Paulin. — Cet appareil est assez ancien ; le ministre de l'Intérieur en recommandait déjà l'emploi dans une circulaire du 15 novembre 1837. Marc en a donné la description et la figure dans un mémoire publié, en 1838, sur *Les secours à donner aux asphyxiés*, et Van den Brœck, professeur d'hygiène à l'École des mines du Hainaut, en fait la reproduction complète, en 1843, dans sa *Description des appareils propres à descendre dans les lieux méphitisés.* (Fig. 92).

« Cet appareil, disait Marc, inventé par le colonel Paulin, commandant des sapeurs-pompiers, pour permettre aux hommes de pénétrer dans les feux de caves, peut être employé avec plus de succès encore pour pénétrer dans les fosses, les mines, la cale des vaisseaux, les puits infectés, puisqu'il n'y a à craindre que les gaz délétères et non la fumée et la flamme. » L'appareil Paulin appartient au type des appareils respiratoires alimentés par de l'air respirable envoyé du dehors. Il nécessite par suite le fonctionnement parallèle d'une pompe à air.

Le sapeur, coiffé de son casque, est recouvert d'une large blouse en basane, avec un masque demi cylindrique ; au dessous du masque, est un sifflet à soupape pour faire les commandements. La blouse est serrée sur les hanches par une ceinture faisant partie de l'uniforme ; deux bracelets ferment les poignets ; deux bretelles placées en avant du bas de la blouse passant entre les jambes du sapeur et se bouclant derrière empêchent la blouse de remonter lorsque l'homme agit. La blouse est destinée à recevoir l'air respirable envoyé par une pompe placée à l'extérieur ; elle est percée à cet effet d'un trou O, auquel est adapté un raccordement en cuivre ; à ce raccordement se fixe la vis d'un boyau en cuir B, avec spirale qui, lui-même, vient se raccorder à la pompe. Enfin une lanterne alimentée par l'air qui est envoyé à l'homme au moyen d'un embranchement, est attachée au vêtement par une agrafe.

f. — Appareil Denayrouse. — Cet appareil, représenté dans les figures 93, 94 et 95, n'est en réalité que l'appareil Paulin, mais heureusement perfectionné. M. Denayrouse a, en effet, adapté à la blouse ou veste primitive, les dispositions appliquées aux appareils plongeurs pour la respiration dans l'eau. La blouse, en cuir assez léger pour ne pas entraver les mouvements du travailleur, est serrée aux hanches par une large ceinture et aux poignets par de petites courroies ; elle se termine par un capuchon qui couvre toute la tête du pompier, en même temps qu'un verre épais E (fig. 93), placé au devant du capuchon, lui laisse la faculté de se porter à l'endroit où il juge sa présence nécessaire. Un petit tuyau D (fig. 95) vissé derrière l'appareil, aboutissant à la pompe à air, permet d'envoyer suffisamment d'air respirable pour entretenir une fraîcheur relative.

Dans l'ancien appareil à feu de cave Paulin, l'air arrivait dans le dos et ressortait par en bas, ce qui permettait un accès lent à la fumée ; en outre, l'air respiré étant chaud et par suite léger, séjournait dans le sommet de l'appareil ; tandis qu'il s'échappe ici par un orifice ou deux O O (fig. 94), munis d'une soupape à anches. L'arrivée de l'air a lieu par deux conduits BB, placés à la hauteur du cou ; et leur disposition à l'intérieur du casque CC, est telle qu'il se fait un courant constant sur le verre de face, de sorte qu'il ne se forme pas de buée sur lui. L'avantage qui en résulte est démontré par ce fait, que tandis qu'avec l'appareil Paulin

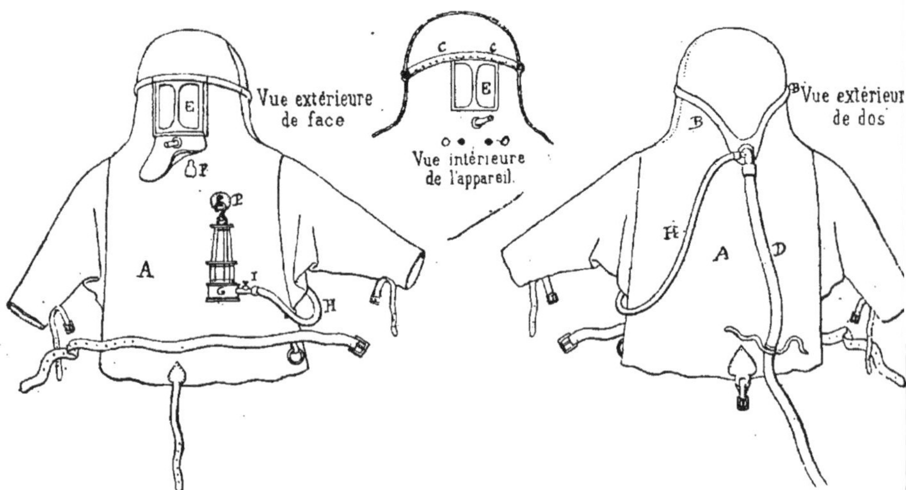

Fig. 93, 94 et 95. — Appareil de sauvetage Denayrouse sous ses divers aspects extérieur et intérieur.

on ne pouvait séjourner que très difficilement un quart d'heure, une demi heure ou plus dans la fumée : avec la veste Denayrouse, on peut y séjourner sans malaise plusieurs heures de suite.

Une tubulure spéciale H (fig. 93 et 95), indépendante de la respiration, permet d'alimenter d'air une lampe dans les milieux les plus délétères.

g. — Masque de Stolz, de Magdebourg. — Cet appareil est constitué par une lame de métal, munie d'ouvertures oculaires garnies de gaze métallique (fig. 97). Il s'applique contre le visage à l'aide d'un rebord en caoutchouc. L'accès de l'air se fait de chaque côté par deux tuyaux de caoutchouc se réunissant en un seul conduit fixé par un crochet à la ceinture du porteur (fig. 96), et mis en communication avec une pompe à air ou un soufflet (fig. 97 et 98). L'air est envoyé sous le masque en quantité et en tension telles que l'introduction de fumée ou de gaz nuisibles ne puisse se faire par les ouvertures oculaires. Des expériences

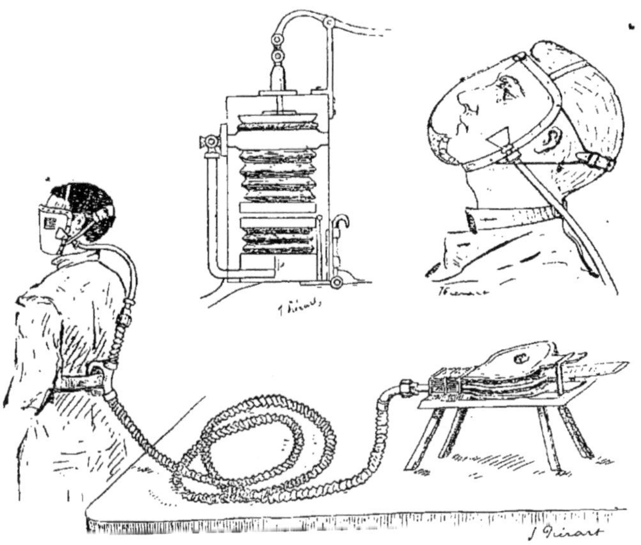

Fig. 96, 97 et 98. — Appareil de secours de Stolz, de Magdebourg, sous ses divers aspects et agencements.

d'épreuve, faites en 1891, auraient démontré toute l'efficacité de cet appareil dans les milieux remplis de fumées.

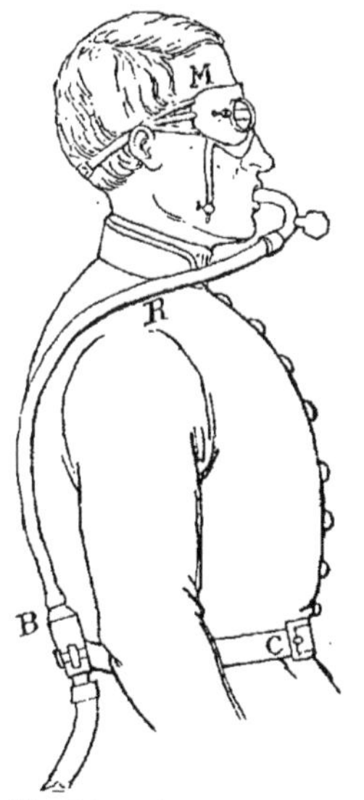

Fig. 99. — Sauveteur muni de l'appareil Denayrouse.

h. — Respirateur Denayrouse à anches simples. — Cet appareil est destiné à pénétrer à petite distance d'une atmosphère saine, dans des réduits infectés où l'on n'a pas besoin de s'avancer de plus de quelques mètres (conduits de gaz, puisards, fosses, chambres de plomb, ateliers de vulcanisation du caoutchouc, etc.).

L'appareil comprend : un ferme bouche F, un tuyau de respiration R, une boîte respiratoire B, un pince-nez N, un ceinturon avec baudrier C (fig. 99 et 100). Le tuyau doit être construit de façon à résister à l'écrasement, et sa longueur doit être assez grande pour qu'une extrémité arrive jusqu'à l'air libre ; tandis que l'ouvrier est dans le milieu irrespirable. Lorsque les gaz viciant l'atmosphère où il faut respirer attaquent les yeux, l'appareil se complète par un masque hermétique M, à œillères, se moulant sur la face et faisant à la fois office de lunettes et de pince-nez (fig. 101). Le ferme-bouche qui termine l'extrémité du tuyau qui s'adapte aux voies respiratoires de l'ouvrier, s'introduit entre les lèvres et les dents de l'homme (fig. 99), à plat sur les gencives dont il présente la courbure. Une fois le ferme-bouche en place, l'air aspiré arrive par l'ouverture du tuyau sans qu'il puisse entrer par les commissures des lèvres. L'air expiré s'échappe dans le milieu ambiant. Un jeu de double soupape conduit à ce résultat. Renfermées dans une boîte en tôle légère B et protégées par elle, se trouvent deux soupapes s'ouvrant en sens contraire, constituées par deux simples feuilles de caoutchouc collées par leurs bords ; l'une permet l'accès de l'air extérieur dans la boîte, l'autre laisse l'air contenu dans celle-ci s'échapper à l'extérieur au moment convenable. La nature de ces soupapes fait que sous le plus faible excès de pression exercée entre les deux feuilles élastiques formant l'anche, leur écartement se produit, et le passage de l'air a lieu avec la plus grande facilité.

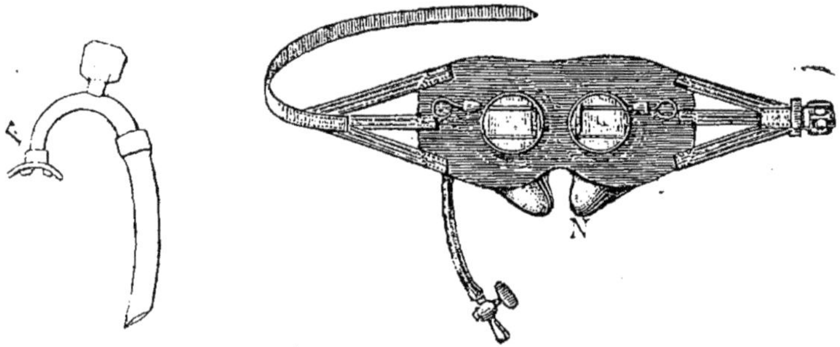

Fig. 100. — Ferme-bouche l'appareil Denayrouse.

Fig. 101. — Masque à œillères de l'appareil de sauvetage Denayrouse.

Le masque à œillères (fig. 101), est fait de deux surfaces de tissu caoutchouté ; on insuffle de l'air entre les deux parois élastiques qui, écartées, forment coussin sur les irrégularités de la figure. Cet appareil est d'une adaptation facile à l'homme qui, après deux ou trois séances d'essai, est entièrement familiarisé avec son fonctionnement.

i. — *Respirateur Denayrouse à anches avec soufflerie.* — Ce type d'appareil, construit pour l'usage spécial des sapeurs-pompiers, des sapeurs du génie et des ouvriers mineurs pour l'attaque des feux souterrains, sert à pénétrer au milieu de la fumée à des distances supérieures à 30 mètres, limite pratique au delà de laquelle le respirateur à anches simple devient insuffisant. C'est le même appareil, avec insufflation d'air par un moyen mécanique et muni d'un tuyau résistant non seulement à l'écrasement, mais encore à la pression. On peut utiliser le courant d'air pour alimenter la flamme d'une lampe de sûreté H. L'appareil comprend : 1° un respirateur à anches simple ; 2° des tuyaux à hélice de 20m/m souples, légers, résistant aux hautes pressions et à l'écrasement, recouverts de treillis écrus ; 3° *(facultativement)* une lampe de sûreté spéciale ;

4° un soufflet de tôle forte avec raccords; 5° un masque hermétique à lunettes (fig. 102).

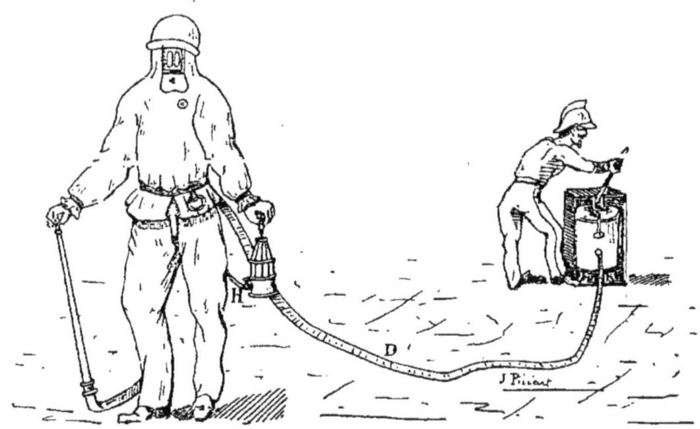

Fig. 102. — Sauveteur muni de l'appareil Denayrouse alimenté par un insufflateur d'air pour pénétrer à de grandes distances.

j. — *Appareil Léard.* — Cet appareil, auquel son inventeur (1879) a donné le nom de *respirol*, permet de séjourner un temps plus ou moins long dans des milieux irrespirables. Par sa construction, par son mode d'application sur la tête, par la disposition de ses soupapes et celle de ses conduites d'air, il permet à la personne qui en est munie de se diriger et de se mouvoir librement, de respirer par le nez, de pouvoir ouvrir la bouche à volonté.

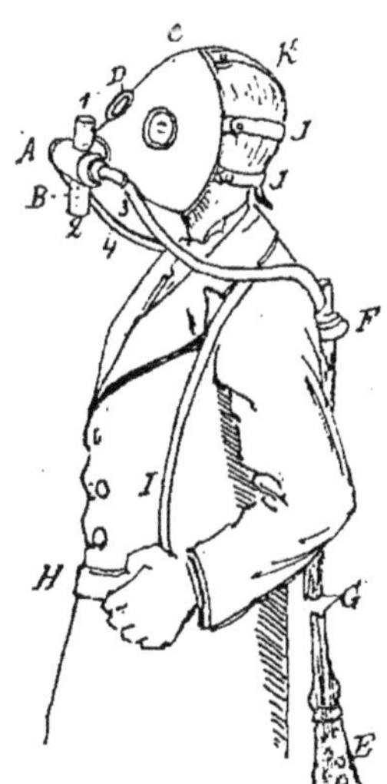

Fig. 103. — Respirateur Léard.

Le respirol (fig. 103) se compose de deux parties : le masque ou capuchon et le respirol proprement dit.

Le masque C ou capuchon en caoutchouc, toile ou tissu imperméable, se fixe sur la tête au moyen de lanières K, J. J, de même matière. Il laisse par sa forme, entre la figure et lui, un espace libre qui se remplit d'air et dans lequel la personne prend par le nez et la bouche la quantité d'air nécessaire pour entretenir la respiration.

Deux petites glaces ou oculaires D permettent de se diriger et de travailler. Au-dessous et vis-à-vis de la bouche est le respirol A, B, à soupapes inspiratrices et expiratrices, composé d'un cylindre mis en communication avec l'intérieur du masque par une tubulure. Ce cylindre renferme quatre soupapes :

deux latérales, qui laissent passer l'air inspiré venant de la conduite bifurquée 3, 4 ; deux verticales, dans les enveloppes métalliques 1, 2, qui laissent échapper l'air expiré, ainsi que l'excédent d'air qui peut exister dans l'espace situé entre le masque et la figure.

Les soupapes sont en caoutchouc ; elles ont la forme d'un doigt de gant et sont fendues en deux ou en quatre à leur extrémité. Leur disposition est telle qu'elles s'ouvrent et se ferment alternativement en temps opportun. Les enveloppes métalliques 1, 2, qui protègent les soupapes servant à l'expiration sont perforées.

La conduite d'air G est fixée par un anneau F à des bretelles I assujetties par une ceinture H ; elle se bifurque en deux conduits 3, 4, qui passent de chaque côté de la tête et se raccordent avec l'appareil respiratoire A. Les bretelles peuvent servir à monter ou à descendre le travailleur suivant le cas. La crépine E, qui termine le tube conducteur de l'air, est percée de petits trous et garnie de coton pour tamiser l'air.

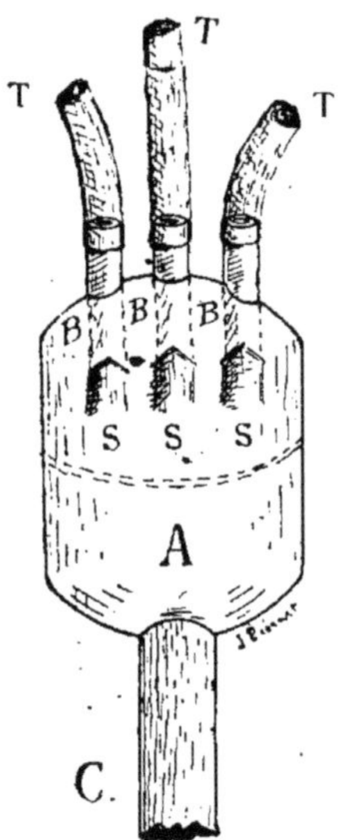

Fig. 104. — Respirateur collectif de Gallibert

Dans les laboratoires et usines où les dégagements délétères sont plus légers que l'air, on peut prendre l'air directement dans la pièce où l'on travaille, au moyen de la crépine qui est placée derrière soi au niveau du sol.

Le respirol peut fonctionner sans pompe, ou avec toutes espèces de pompes à air lorsque la distance en exige l'emploi.

Comme on le voit, cet appareil offre une assez grande analogie avec le respirateur Paris, approprié aux milieux délétères. C'est, d'ailleurs, toujours le même principe des deux soupapes d'aspiration et d'expiration ; mais celles-ci sont en caoutchouc, comme les anches de Denayrouse, au lieu d'être en métal. Il y a, de plus, une application assez heureuse du principe de la chambre à air ou espace libre qu'on doit ménager entre le visage et la boîte où fonctionnent les soupapes.

k. — *Respirateur Galibert*. — Cet appareil, d'invention récente (1889), consiste en une petite boîte métallique de la forme et de la dimension d'un volume in-8°, que l'opérateur porte sur les reins au moyen d'une ceinture, à la façon d'une giberne. Cette boîte est munie d'une ouverture avec douille à sa partie inférieure, à laquelle s'adapte un tube en caoutchouc, dont la longueur correspond au degré de pénétration nécessaire dans les milieux irrespirables. A sa partie supérieure elle est munie également d'une ouverture avec douille, mais d'un plus petit diamètre sur laquelle se branche un tube de même diamètre, de 70 centimètres de longueur, muni à son extrémité libre d'une embouchure semblable à celle de l'appareil à réservoir d'air portatif du même inventeur. Dans l'intérieur de la boîte se trouve le mécanisme à soupape par où passe l'air provenant de l'extérieur. L'air expiré est rejeté dans le milieu ambiant.

Cet appareil ressemble beaucoup au respirateur simple à anches de Denayrouse.

Ce système, suivant son inventeur, peut être modifié de façon à servir à plusieurs opérateurs à la fois, ainsi que le représente la figure 104. A est une boîte métallique contenant trois soupapes s'ouvrant de dedans en dehors; B B B, sont trois petits tubes métalliques sur l'extérieur desquels se branchent trois tubes T T T, à l'extrémité desquels s'adaptent trois embouchures. Ces trois tubes métalliques supportent dans l'intérieur de la boîte les trois soupapes S S S qui distribuent l'air à chacun des opérateurs. C, est un tube inférieur sur lequel s'adapte le tube en caoutchouc, d'assez gros diamètre, qui amène de l'extérieur l'air nécessaire à la respiration, et qui a une longueur en rapport avec la profondeur des lieux méphitisés. Elle peut avoir jusqu'à 50 mètres, sans qu'il y ait gêne pour la respiration. Nous ignorons si un pareil système a été appliqué.

C. — Respirateurs a réservoir d'air portatif. — *a.* — Le plus ancien des appareils respiratoires est celui que D'Arcet, Gaultier de Claubry et Parent-Duchâtelet ont reproduit dans leur mémoire publié en 1829 (*Annales d'hygiène publique*). Un volume d'air, nécessaire aux besoins de la respiration pendant un quart d'heure environ, était renfermé dans un sac de cuir d'une capacité de 30 litres, placé dans une cage d'osier, attachée elle-même sur les épaules et portée à l'aide de courroies comme celles qui servent à fixer une hotte ou le sac d'un soldat. L'opérateur était obligé de tenir à la main le tube respiratoire et de l'approcher de ses lèvres à chaque inspiration.

b. — Un autre appareil respiratoire portatif était celui de Lemaire d'Angeville, expérimenté en 1828.

Cet appareil était composé de trois parties : un réservoir dorsal, à parois rigides, métalliques, renfermant de l'air comprimé à plusieurs atmosphères et communiquant par un tuyau garni de robinets avec un second réservoir placé sur le devant de la poitrine, sorte de sac respiratoire à parois flexibles, où l'air comprimé provenant du réservoir dorsal reprend sa tension normale, pour servir ensuite à la respiration. La troisième partie de l'appareil est un masque auquel s'adapte le tuyau par où passe l'air qui vient du sac respiratoire. Un jeu de soupape permet à l'air expiré d'être rejeté dans le milieu ambiant.

Ni l'un ni l'autre de ces appareils ne paraît guère avoir été employé; et il nous faut arriver jusqu'à l'appareil suivant de Galibert pour voir l'application des respirateurs à air portatif se répandre dans la pratique.

c. — *Appareil portatif Galibert.* Cet appareil, présenté par son inventeur en 1862, consiste en un réservoir à air d'une étanchéité parfaite et d'une contenance de 80 litres environ, à parois flexibles, d'un poids presque nul, que le sauveteur porte sur son dos après l'avoir préalablement ballonné à l'aide d'un soufflet qui fait partie du système. Le gonflement s'opère en moins d'une minute. L'air contenu dans le réservoir (fig. 105), communique avec les poumons au moyen de deux tubes T T', aboutissant à une embouchure C, qui se met entre les lèvres, où on la fixe par une légère pression des dents. Cette embouchure est en buis, en corne ou en ivoire ; elle est percée de deux trous auxquels viennent aboutir les deux tuyaux : l'un T', qui plonge dans le réservoir et sert de conduite à l'air aspiré, l'autre T, aboutit dans le haut et sert de tuyau d'expiration ; l'air expiré étant plus chaud que l'air pur, ce dernier occuperait le fond du réservoir, de là cette disposition des tuyaux. L'appareil une fois en place, l'opérateur le met en fonctionnement de la façon suivante : Avec sa langue, il bouche alternativement chacun des trous, celui communiquant avec le tuyau d'expiration pendant qu'il inspire, et celui communiquant avec le tuyau d'inspiration quand il rejete l'air vicié de ses poumons.

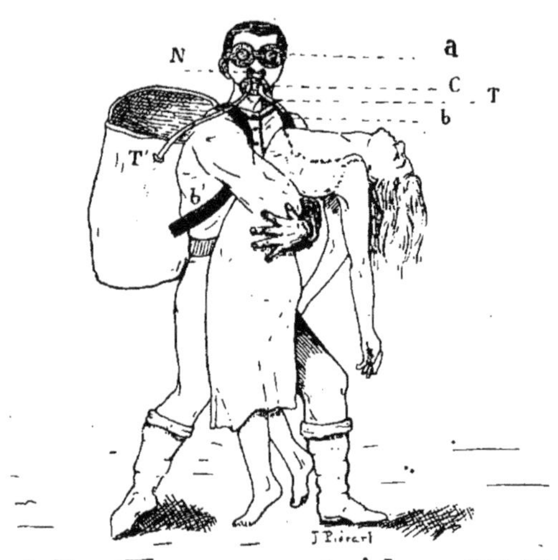

Fig. 105. — Sauveteur muni de l'appareil portatif Galibert.

L'obligation de se servir de la langue comme double soupape et la secrétion abondante de salive qu'excite le maintien entre les lèvres du ferme-bouche, sont les deux objections qu'on a faites, dès le début, à l'emploi de cet appareil.

Malgré cela il a rendu de réels services et son emploi a suffisamment justifié les espérances de l'inventeur. Suivant les individus, le temps pendant lequel on peut s'en servir, c'est-à-dire respirer le même air, varie de quinze à vingt-cinq minutes. Or il faut reconnaître que le sauvetage le plus difficile ou l'exploration la plus éloignée exige rarement un temps aussi long. L'opérateur reconnaît d'ailleurs, à la précipitation de ses mouvements respiratoires, quand il est temps de songer à la retraite ; et il peut recommencer immédiatement, et poursuivre son œuvre en vidant le réservoir pour le remplir d'air nouveau.

Un pince-nez N maintient les narines fermées ; des lunettes spéciales L, protègent les yeux, et un sifflet-signal très aigu fonctionnant sous la pression de la main permet à l'opérateur de communiquer avec les personnes de l'extérieur.

L'appareil étant ballonné avec le soufflet, au moment même où l'on va s'en servir, on étrangle les deux tubes au dessous de l'embouchure pour empêcher la déperdition de l'air (le meilleur mode d'étranglement consiste à doubler les tuyaux sur eux mêmes) ; on passe ensuite les bretelles *b b'*, et le réservoir est porté sur le dos à la façon du sac de soldat.

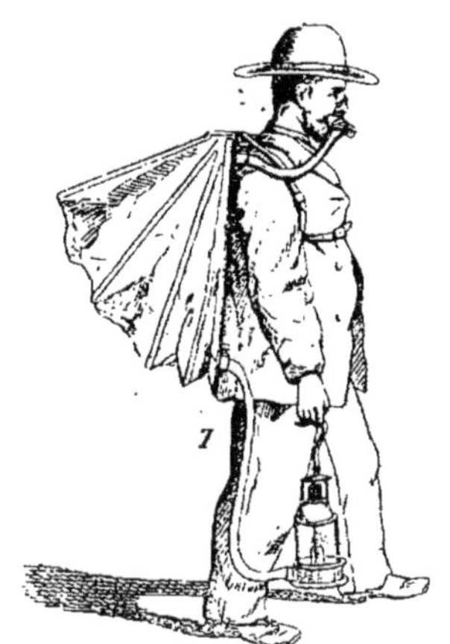

Fig. 106. — Sauveteur muni du respirateur Fayol.

Dans le but d'augmenter la durée du séjour dans les milieux délétères, ainsi que la pureté de l'air respiré par l'opérateur, M. Galibert a imaginé depuis (1889), un nouvel appareil à air portatif.

Dans celui-ci, l'air expiré est renvoyé dans le milieu ambiant et non dans le réservoir ; de la sorte, l'air respiré n'est plus un mélange d'air pur et d'air vicié, et l'opérateur ne rumine plus son air comme dans le premier appareil. Un système de double soupape, chacune des soupapes s'ouvrant en sens inverse, permet d'arriver à ce résultat. De plus, la forme du réservoir a été modifiée d'une façon assez heureuse pour qu'avec une capacité plus grande, il offre moins d'encombrement. C'est le principe déjà ancien qui a été réappliqué dans les appareils Denayrouse.

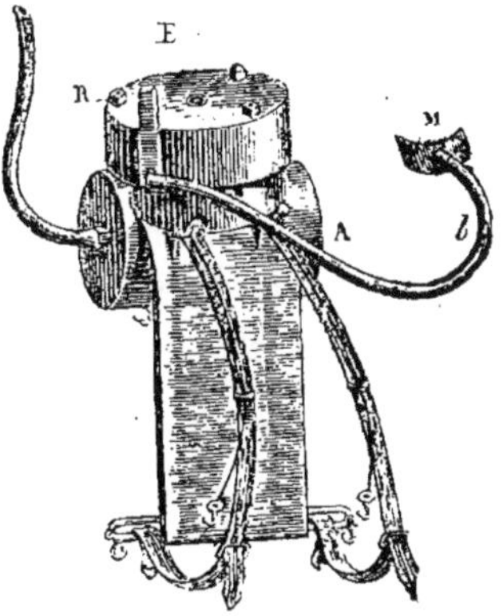

Fig. 107. — Appareil régulateur de Denayrouse.

d. — *Respirateur Fayol.* — Le respirateur Fayol n'est qu'une modification de l'appareil Galibert. Le réservoir en toile caoutchouctée a la forme d'un soufflet de forge ; on le gonfle comme on fait d'un accordéon. Le ferme-bouche est muni d'une double soupape. Un tube spécial partant du fond du sac sert à alimenter une lampe que l'on porte à la main (fig. 106).

e. — Une autre catégorie d'appareils portatifs comprend *ceux où l'oxygène intervient*, soit directement comme agent d'entretien de la respiration, soit comme agent de revivification de l'air expiré.

Parmi les premiers, nous signalerons entre autres le *respirateur Garett*. Il consiste en un double récipient qu'on porte sur le dos. Un tuyau partant du premier réservoir qui contient de l'oxygène, conduit ce gaz dans la bouche, et par un système ingénieux de soupape, remporte dans le second réservoir l'acide carbonique exhalé.

Un autre appareil basé sur la respiration de l'oxygène pur est *l'appareil Bouchez*. Il a été inventé pour préserver les ouvriers mineurs dans les mines à dégagements instantanés. Dans le système Bouchez, le chapeau du mineur est garni d'une coiffe ordinairement repliée, qu'il déploie en cas de danger, en la serrant autour de son cou pour empêcher l'accès de l'air irrespirable, après avoir saisi entre ses lèvres la tubulure d'une sorte de biberon, dans lequel se trouve renfermé de l'oxygène.

M. Delavillle-Leroux a proposé de comprimer cet oxygène à 15 atmosphères, pour en augmenter la quantité, avec l'emploi d'un régulateur de pression analogue au régulateur de Denayrouse utilisé par les scaphandriers et que nous avons décrit en traitant du travail dans l'air comprimé. La figure 107 représente l'appareil régulateur de Denayrouse muni de son ferme-bouche et de ses bretelles.

Parmi les appareils basés sur la revivification de l'air respiré, en agissant chimiquement sur les produits de la respiration au moyen de réactifs dont l'approvisionnement assure le fonctionnement pendant un temps plus ou moins long, nous citerons :

L'appareil Schultz, où l'on utilise la réaction de l'acide acétique sur le permenganate de potasse ;

L'appareil Schwann, où l'on se sert comme revivificateur chimique du peroxyde de baryum hydraté ;

L'appareil Regnard : Cet appareil portatif, représenté dans la figure 108, comprend un sac en caoutchouc A, que l'on remplit d'oxygène à l'aide du robinet P. Un bouchon C, ordinairement fermé, que l'on ouvre au moment où l'opérateur se munit de l'appareil, permet la rentrée de l'air autour de l'outre, pendant que celle-ci se videra progressivement d'après l'écoulement de l'oxygène qui se rend par le robinet D dans le compartiment E, au fur et à mesure qu'il est aspiré. L'espace E est rempli de pierre ponce imbibée d'une dissolution de potasse caustique que l'on verse par la tubulure F, au moment de se servir de l'appareil. Ce compartiment est en relation avec le ferme-bouche G, au moyen d'un double tube, muni de deux soupapes H I et d'un robinet J, que l'on ouvre au moment où commence la respiration.

L'air afflue par H au ferme-bouche, tandis que les gaz expirés en I se rendent à la base de la pierre ponce alcaline, qu'ils traversent dans toute sa hauteur pour venir remplir le vide fait par l'inspiration à la partie supérieure. Dans ce trajet, l'acide carbonique est absorbée, la vapeur d'eau fixée en grande partie; reste l'azote, qui ne suffit pas à combler le vide créé par une nouvelle inspiration. Aussi, à ce moment là, de l'oxygène arrivant du sac A par le tube D, viendra remplacer en quantité égale l'oxygène consommé par la respiration, et se mélanger à l'azote pour reconstituer de l'air respirable. Une poche K en caoutchouc s'enfle et se dégonfle à mesure, de manière à maintenir l'ensemble à la pression atmosphérique. Au moment où l'on veut pratiquer un sauvetage, on ouvre la tubulure F, et on verse la solution alcaline de potasse préparée à l'avance et renfermée dans un flacon placé à proximité ; puis on referme F, on ouvre C et D et l'on charge l'appareil sur le dos de l'opérateur, qui met en place son ferme-bouche, ouvre le robinet J et commence à respirer.

Après s'être servi de l'appareil, on prendra bien soin de laver la pierre ponce avec de l'eau en ouvrant à la fois les tubulures F et L, afin de n'avoir toujours à employer qu'un réactif neuf. Suivant le Dr Regnard,

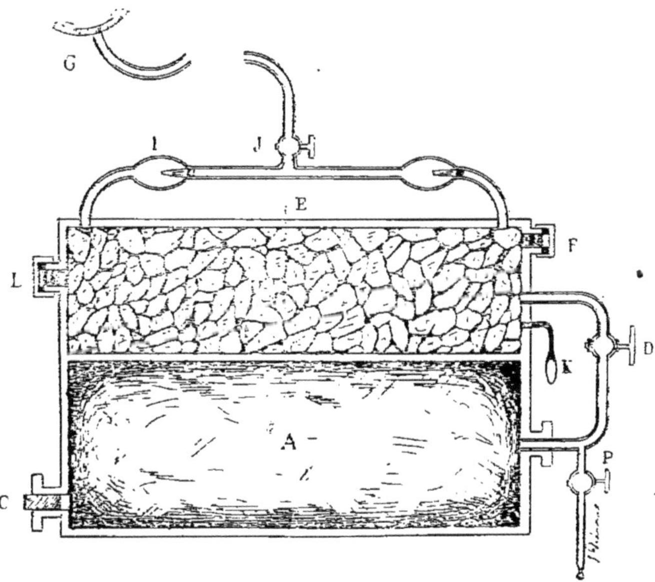

Fig. 108. — Appareil portatif Regnard, régénérateur de l'air expiré. — Ferme-bouche (G).

son appareil permettrait de séjourner une heure et demie dans un milieu méphitique ; mais il est beaucoup plus prudent de ne pas arriver à cette limite.

Un autre appareil, *l'appareil Fleuss*, destiné par son inventeur au travail sous l'eau, a été utilisé, depuis, pour les travaux dans les milieux irrespirables.

Le principe de l'invention, suivant la description qu'en donne le *Journal officiel* (Nº du 3 mai 1886), repose sur la purification de l'air exhalé au moyen d'alcali caustique et sur sa revivification par l'oxygène. Le procédé employé pour produire ce résultat, consiste en une sorte de petit bouclier de cuir, garni de valvules d'entrée et de sortie qui s'adapte au nez et à la bouche du travailleur et qui est retenu dans cette position par des bandes élastiques. Au-dessus, dans le casque, se trouve le réservoir d'oxygène, qui est emmagasiné sous une pression considérable. Le reste de l'appareil consiste en deux purificateurs, placés l'un devant, l'autre derrière le plongeur, sous le vêtement. L'air exhalé par la respiration passe par la valvule de sortie du bouclier au moyen d'un tube flexible qui y est attaché, et qui communique avec le purificateur placé devant le plongeur.

Ce purificateur consiste en une chambre métallique plate ayant un double fond perforé ; elle est divisée verticalement du sommet jusqu'au fond en deux compartiments, qui contiennent chacun une éponge de caoutchouc saturée d'une solution alcaline de potasse. L'air exhalé entre par le sommet d'un des deux compartiments, le traverse, passe dans le

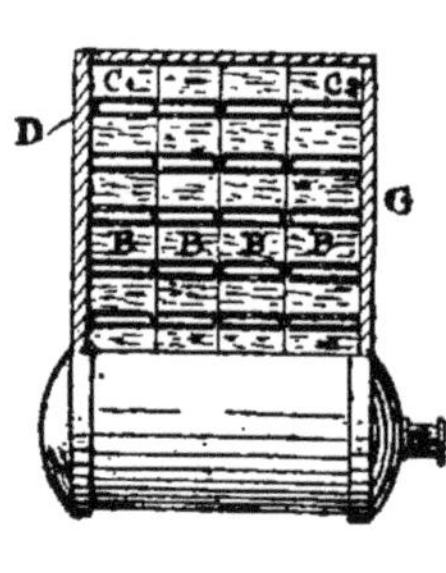

Fig. 109. — Purificateur Fleuss avec sa caisse filtrante.

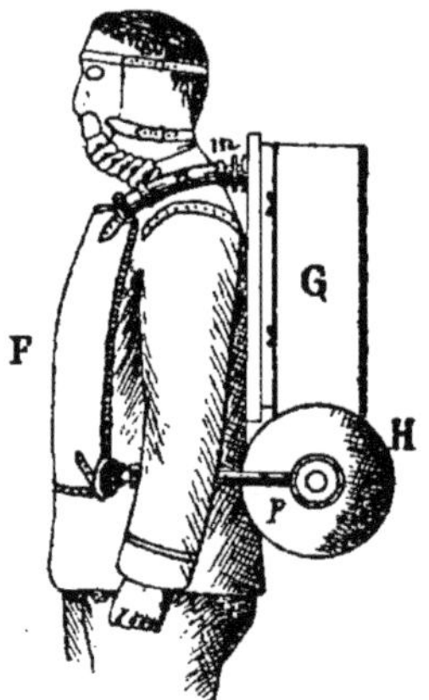

Fig. 110. — Mineur muni de l'appareil Fleuss.

double fond et remonte par le second compartiment ; il arrive ensuite par un tube au purificateur placé derrière l'ouvrier, lequel est construit de la même manière que le précédent. Au sortir des purificateurs, l'air dépouillé de ses éléments délétères vient se revivifier par son mélange à une certaine quantité d'oxygène. en circulant autour de la tête dans l'intérieur du casque.

L'appareil employé dans les mines de Sarrebrück, qui figurait à l'Exposition de Berlin en 1889, est un appareil Fleuss perfectionné. Il se compose d'un masque, d'un cylindre à oxygène, d'un coussin à air et d'une caisse filtrante G, composée de deux feuilles de fer blanc soudées entre elles et réunies par des boulons à une enveloppe en bois. L'espace compris entre les deux feuilles métalliques est rempli d'un liquide destiné à rafraîchir l'intérieur, liqueur qui peut être du vin ou du café, etc., et servir ainsi à la boisson de l'ouvrier. L'intérieur de la caisse est divisé en quatre compartiments B (fig 109) ; chacun d'eux comprend six loges remplies d'étoupe et séparées l'une de l'autre par un petit compartiment D où l'on place de la soude caustique. A la loge supérieure C^1, aboutit au moyen d'un ajustage le tuyau d'expiration. L'air expiré parcourt alternativement de haut en bas et de bas en haut les quatre compartiments B en se débarrassant de son eau et de son acide carbonique sur l'étoupe et la soude caustique, et arrive dans la loge C^2, d'où partent le tuyau d'inspiration qui aboutit au masque et un second tuyau *m*, qui fait communiquer la caisse filtrante avec le *coussin à air* F, en cuir souple, et embrassant exactement la poitrine de l'ouvrier (fig. 110). Ce coussin à air est en communication par le tuyau P, avec le cylindre à oxygène H. Sous l'influence de l'appel fait par l'inspiration, l'oxygène passant par le tuyau P, le coussin F et le conduit *m*, arrive dans la loge C^2, et par le tuyau d'aspiration qui part de cette loge à la bouche de l'ouvrier. Cet appareil expérimenté à la fosse Friedrichstal, du district de Sarrebrück, aurait donné les résultats suivants :

1° Un homme peut travailler pendant deux heures entières lorsque la caisse filtrante vient d'être garnie et que le cylindre à oxygène a été rempli à la pression de 15 à 16 atmosphères ;

2° L'appareil, une fois rempli, peut être mis en service au bout d'une minute ; son remplissage ne dure d'ailleurs que quatre minutes et demie.

III. Des secours immédiats à donner aux victimes des méphitismes. — Le Conseil d'hygiène et de salubrité de la Seine a pris soin, à diverses époques, de formuler des instructions très précises sur les secours à donner aux asphyxiés des diverses catégories. Nous nous occuperons seulement des asphyxiés par les gaz méphitiques ou autre gaz impropres à la respiration :

Il faut reconnaître qu'à cet égard, les mesures de sauvetage sont à peu de chose près les mêmes pour tous les cas de méphitisme ou d'asphyxie professionnelles que nous avons passés en revue. Elles peuvent donc se résumer en des instructions générales, applicables à tous les milieux irrespirables.

En ce qui concerne les précautions à prendre par les personnes appelées à pratiquer le sauvetage des asphyxiés, il est bien évident que l'usage d'un des appareils respiratoires quelconques que nous venons d'énumérer est naturellement indiqué, toutes les fois que les circonstances y prêteront ou que l'occasion s'en présentera. Il va sans dire toutefois, que l'absence de tout appareil ne saurait empêcher de procéder au sauvetage des victimes. C'est même en pareil cas, que la précipitation et l'irréflexion dans le dévouement sont la chose la plus naturelle ; mais encore faut-il que l'on use, au moins, des précautions les plus élémentaires, et les plus faciles à mettre en pratique. C'est ainsi que toute personne qui descend dans un milieu chargé de gaz délétères ou méphitiques, est exposée à perdre rapidement connaissance. (Fosse d'aisances, égout, cave, caveau, cellier, cuve, foudre, puits, galerie de mine, puisard).

Elle devra donc s'efforcer d'y rester très peu de temps, de retenir sa respiration le plus possible, tout le temps qu'elle s'y trouvera et de n'y descendre qu'après s'être fait attacher à un bridage c'est-à-dire à une corde à l'aide de laquelle, on la remonterait en cas de besoin (fig. 92).

Dès que l'asphyxié est retiré du lieu méphitisé, on doit l'exposer au

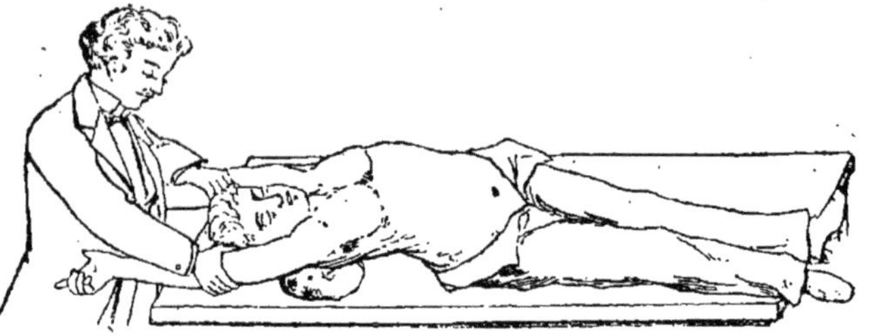

Fig. 111. — Premier temps (inspiration) dans le procédé de la respiration artificielle dit de Sylvester.

grand air et le débarrasser de ses vêtements. Si son corps est souillé d'immondices ou de boue infecte, on le lavera largement avec de l'eau chlorurée ou simplement salée; après quoi, on procédera immédiatement et avant toute chose à la respiration artificielle, c'est-à-dire à la ventilation mécanique de ses poumons.

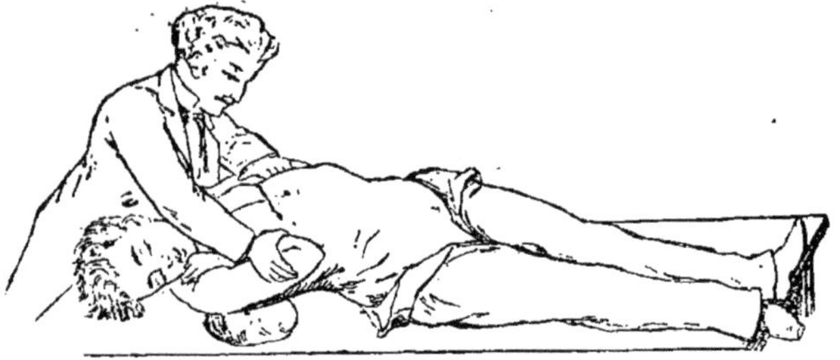

Fig. 112. — Deuxième temps (expiration) dans le procédé de respiration artificielle dit de Sylvester.

On pratiquera pour cela la méthode Sylvester, ou bien le procédé que nous allons décrire et que nous avons toujours employé avec efficacité.

Les premières manœuvres, manœuvres d'essai si l'on peut dire, consisteront à exercer sur la poitrine et le bas ventre des pressions intermittentes, afin de provoquer des mouvements de la respiration. On ne s'attardera pas cependant à les poursuivre plus d'une ou deux minutes; et si au bout de ce laps de temps, l'asphyxié ne paraît pas se ranimer, on le soumettra à l'un des deux procédés suivants de respiration artificielle. Selon le *Procédé Henry Sylvester*, on place l'asphyxié sur le dos, les épaules soulevées et soutenues par un vêtement replié faisant office de coussin et les pieds appuyés ; on nettoie la bouche et les narines si elles sont souillées de matières étrangères ; cela fait, on se place derrière lui : on saisit ses bras de façon à les écarter du tronc et à les amener ensuite par un mouvement d'élévation, dans l'axe du corps, c'est-à-dire en ligne droite avec les jambes ; dans cette position (fig. 111) qui est maintenue deux secondes à peine, la poitrine s'élargit et il se fait une inspiration artificielle ; on ramène ensuite les bras en les repliant sur les côtés du tronc contre lequel ils pressent, pendant qu'un aide appuie sur les parois du ventre, de façon à produire un mouvement d'expiration (fig. 112). On poursuit rhythmiquement cette double manœuvre, sans se lasser et perdre courage, pendant 15, 20 minutes et même davantage.

Dès que l'asphyxié paraît revenu à la vie, c'est-à-dire reprend spontanément sa respiration, on attendra ou on modèrera le mouvement sans l'abandonner jusqu'à ce que la respiration soit définitivement établie. A ce moment là, il faut agir sur la circulation générale en activant le fonctionnement du cœur par des frictions sèches sur tout le corps avec des flanelles ou une brosse, au besoin en promenant des briques ou un fer chauds, ou encore en appliquant des éponges ou des serviettes trempées dans l'eau bouillante sur la région thoracique. Si, avec le réveil des fonctions respiratoire et circulatoire il se manifestait de la stupeur, des étourdissements ou autres phénomènes de réaction, quelques applications d'eau froide sur la tête pourraient être utiles.

Le procédé suivant de respiration artificielle qui découle de ceux de Pacini et Bain, lesquels sont basés sur l'élévation directe des épaules pour produire la dilatation de la poitrine, est peut être plus pratique encore. En tout cas, il m'a donné à l'occasion de très bons résultats. Dans le procédé de Pacini, on saisit à pleines mains les moignons des épaules et on les attire à soi en haut et en dehors. Dans le procédé que je préconise, l'opérateur, se mettant à genoux, soulève l'asphyxié sur son séant, en appuyant son tronc au devant de lui ; il pousse ses bras à fond sous les aisselles de l'asphyxié. A ce moment là, il les écarte en haut et en dehors en relevant ses coudes, de façon à soulever ainsi les bras et les épaules de l'opéré. Ce mouvement produit une dilatation très marquée de la poitrine de ce dernier et le mouvement d'inspiration se produit (fig. 113). Après cela, on ramène les bras, en les abaissant, le long des thorax pour le comprimer avec les mains ; les bras et les épaules de l'opéré en suivant le mouvement et en retombant d'eux-mêmes, ou mieux encore dirigés par un aide qui les applique contre le corps, complètent le mouvement d'expiration artificielle (fig. 114). La succession des mouvements alternatifs d'élévation et d'abaissement des bras et des épaules est beaucoup moins fatiguant pour l'opérateur que dans les autres procédés.

Dès que la respiration paraît s'être rétablie chez l'asphyxié, il faut bien se garder d'abandonner immédiatement toute manœuvre artificielle, mais bien au contraire, faciliter le rhythme naturel de la respiration en l'accompagnant pendant quelque temps encore de mouvement communiqués.

Les accidents aigus de méphitisme, si l'on est intervenu à temps, disparaissent avec le retour à la respiration normale ; alors surtout qu'il y a eu perte de connaissance subite, sans lutte respiratoire pour ainsi dire, et que les gaz dangereux n'ont pu agir beaucoup sur les globules sanguins. Dans quelques circonstances, au contraire, l'état général se ressent longtemps de l'action méphitique ; et des accidents consécutifs, causés par l'altération du sang, viennent démontrer l'atteinte profonde que l'organisme en a reçue. Il faut avoir recours, en pareil cas, aux inhalations d'oxygène qui hâtent la régénération des globules. Les

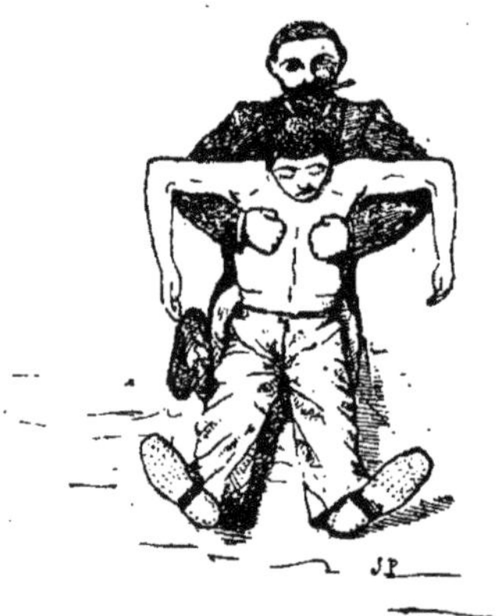

Fig. 113. — Premier temps (inspiration) dans le procédé de respiration artificielle de A. Layet.

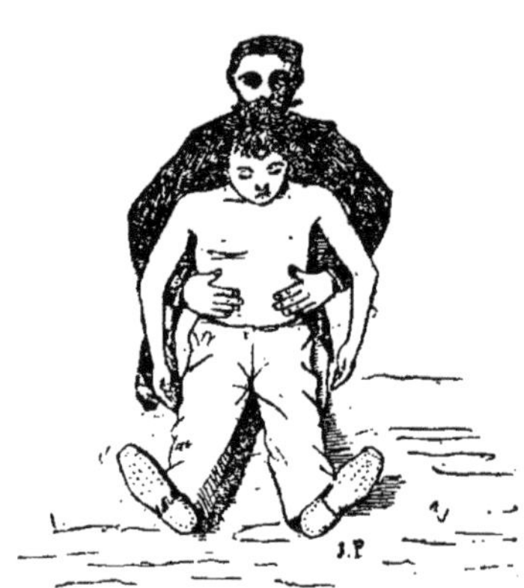

Fig. 114. — Deuxième temps (expiration) dans le procédé de respiration artificielle de A. Layet.

inhalations d'oxygène pratiquées concurremment avec les mouvements rhytmiques seront surtout d'une très grande efficacité dans les méphitismes toxiques (oxyde de carbone, hydrogène sulfuré, etc.).

Tout récemment M. le Dr J. V. Laborde a fait connaître à l'Académie de médecine (juillet 1892) un moyen qu'il a employé pour rappeler à la vie deux asphyxiés par submersion, chez lesquels tous les autres procédés de respiration artificielle avaient échoué. Ce moyen consiste a appuyer fortement sur la base de la langue, la bouche étant maintenue ouverte avec une cuiller qu'on tient d'une main ; et avec les doigts de l'autre main enveloppés d'un linge pour éviter tout glissement, on saisit la langue en l'attirant fortement à soi hors de la bouche, et on lui imprime, suivant l'expression de l'auteur, des « tractions rythmées dans le sens des actes rythmiques respiratoires ».

D'après M. Laborde, cette manière d'agir qui a pour objet, « l'incitation énergique et le rappel du reflexe respiratoire » et conséquemment de la fonction que ce réflexe constitue, diffère essentiellement de celle qui consiste uniquement à faciliter et à maintenir la béance et la perméabilité des voies respiratoires.

Dans les cas d'asphyxie en général, et en particulier dans les cas de méphitisme aigu, la suspension apparente de la vie est le plus souvent le résultat d'un arrêt subit des fonctions respiratoire et circulatoire. Dans ces cas, tout ce qui peut contribuer à rappeler rapidement le réflexe respiratoire, sera d'une efficacité incontestable. Les mouvements rythmés du thorax, comme cela se pratique dans les procédés de respiration artificielle que nous avons décrits, constituent le moyen le plus rationnel pour inciter et *entretenir* par l'entrée et la sortie mécanique de l'air, l'action répercutrice du réflexe respiratoire, jusqu'au moment où les centres nerveux suffisamment stimulés ont repris leur fonctionnement normal. Mais il se peut que, malgré les mouvements rythmiques imprimés artificiellement à la cage thoracique, l'entrée de l'air, c'est-à-dire le mouvement d'inspiration qui est comme l'échappement du mécanisme respiratoire, ne puisse avoir lieu, soit par occlusion du larynx et de la trachée, soit par la plénitude de l'estomac qui fait obstacle au jeu des poumons. Dans ce cas, le procédé de M. Laborde s'impose, à notre avis, parce qu'il nous paraît agir de deux façons : en dégageant, par la traction forcée en avant de l'épiglotte, l'ouverture du conduit aérien, et en favorisant ainsi le *hoquet inspiratoire* qui précède l'acte du vomissement sollicité par l'enfoncement profond des doigts ou de la cuiller dans l'arrière-gorge. Or, ces efforts de vomissement viennent dégager, à la fois, et l'estomac et les premières voies ; et la respiration artificielle ne trouve plus d'obstacle à son accomplissement.

C'est d'ailleurs, ce qui s'est passé dans les deux cas d'asphyxie par submersion, observés par M. Laborde, où l'enfoncement des doigts ou de la cuiller dans l'arrière-gorge et la traction de la langue furent immédiatement suivis d'un violent hoquet inspiratoire et de vomissements réitérés et abondants d'eau salée et de débris alimentaires.

Le procédé de Laborde a été appliqué, depuis, dans des cas d'asphyxie d'ordre varié : *asphyxie* des nouveaux-nés, asphyxie par gaz irritants par syncope, etc., et a été le plus généralement couronné de succès. Ici, comme dans les cas de submersion, ce procédé, fort ingénieux et éminemment physiologique, nous paraît agir en dégageant les voies de pénétration première, soit en combattant le spasme de la glotte, soit en sollicitant l'effort de vomissement dont le hoquet inspiratoire, qui en est la conséquence, vient donner l'impulsion aux actions reflexes qui réveillent et entretiennent la respiration.

ARTICLE III. — LES MALADIES VIRULENTES INFECTIEUSES, D'ORIGINE PROFESSIONNELLE.

On peut diviser ces maladies en deux groupes : les unes provenant du fait de la manipulation d'objets infectés ; — les autres occasionnées par le séjour en commun dans le milieu professionnel avec des personnes atteintes de maladies transmissibles.

§ 1 — Les maladies infectieuses causées par la manipulation de matériaux infectés.

I. Nous distinguerons les maladies virulentes infectieuses susceptibles de se transmettre aux ouvriers, pendant leur travail, par l'intermédiaire des objets qu'ils manipulent — en celles qui sont occasionnées par le contact direct avec la chair, produits ou débris d'animaux atteints d'une affection virulente transmissible à l'homme ; — et en celles qui sont le résultat de la manipulation des matières ou déchets souillés par des produits d'excrétion ou de sécrétion provenant de personnes atteintes d'une maladie infectieuse transmissible, propre à l'espèce humaine.

A. — Le charbon d'origine professionnelle. — En tête des premières se place naturellement la *maladie charbonneuse*. Elle est la seule, du reste, qui prête à des considérations d'étiologie professionnelle susceptibles de conduire à l'application de moyens pratiques de préservation, dans les milieux industriels où on l'observe.

Nous n'avons pas à insister ici sur les expressions symptomatiques du charbon chez les animaux qui y sont sujets. Il nous suffira de rappeler qu'au point de vue du danger que les espèces animales peuvent faire courir à l'homme à cet égard, tant au point de vue de la promiscuité qu'elles ont avec lui qu'à celui de la manipulation industrielle à laquelle on soumet leurs produits ou débris, ce sont les espèces ovine, bovine, chevaline, qui sont les plus communément à redouter. L'espèce porcine, si elle n'est pas absolument réfractaire au charbon, offre du moins plus de garantie à cet égard.

L'origine professionnelle de la maladie chez l'homme, joue, on peut le dire, le rôle le plus important, depuis le bouvier ou le berger qui sont en contact direct avec l'animal malade, jusqu'à l'ouvrier qui travaille, dans un but de transformation industrielle, ses productions épidermiques. Les professions ou opérations industrielles qui exposent au charbon sont ainsi :

1° Les *bouviers* et *bergers* en contact avec les animaux malades ;

2° Les *équarrisseurs* et *bouchers* qui abattent et dépècent les animaux, ainsi que les *garçons d'abattoirs* employés au transport des pièces et quartiers d'animaux abattus ;

3° Les *mégissiers* et *tanneurs* qui manipulent les peaux vertes ;

4° Les *portefaix* employés dans les halles au *transport des cuirs ;*

5° Les *criniers* et *brossiers* qui manipulent les crins bruts de cheval et de bœuf ainsi que les soies de porc ;

Les *trieurs de soie et de laine* dans les fabriques de tissus en poils de chèvre, en laine, en cuirs, etc.

Les *trieurs d'os et de cornes*, depuis l'équarisseur jusqu'au chiffonnier ;

5° Les *corroyeurs*, les *cordonniers*, les *selliers*, les *gantiers,* qui travaillent les peaux apprêtées ; les *bourreliers* les *cardeurs de laine*, les *matelassiers*, les *tapissiers* et *fabricants de meubles* qui travaillent les cuirs et poils apprêtés ;

6° Les *tabletteurs* et *fabricants de boutons en os* et *en corne* ;

7° Les ouvriers qui débitent et *façonnent les cornes* pour la fabrication des baleines, pour la fabrication des peignes, des poires à poudre ou à plomb, des cornes d'appel, etc. ;

8° Les *fabricants de noir animal* et de *colle forte* qui manipulent les os et les cornes ;

9° Les *fondeurs de suif,* les *savonniers*, qui manipulent du suif suspect provenant d'animaux charbonneux ;

10° Les ouvriers qui mettent en œuvre, pour les utiliser, les récipients dans lesquels on a jeté et déposé les débris ou déchets infectieux, comme par exemple cela a été observé chez les *tonneliers*.

a. — Les formes que revêt la maladie charbonneuse chez les ouvriers, diffèrent suivant le mode professionnel de contamination. Par contamination directe, c'est-à-dire par contact immédiat avec les matières infectieuses, c'est au charbon externe et le plus communément à la pustule maligne que l'on a généralement affaire ; plus rarement à l'œdème malin. Lorsque la contamination se fait par voie d'inhalation ou d'ingestion de poussières souillées par le virus charbonneux, on se trouve en présence d'une des localisations viscérales du charbon interne : plus spécialement il est vrai du charbon des poumons ou mycose pulmonaire, mais quelquefois aussi de la forme gastro-intestinale. Les mégissiers sont plus particulièrement exposés à la maladie charbonneuse par la nature même et la provenance des peaux qu'ils travaillent. Les peaux de chevrette et de chevreau sont, en effet, plus susceptibles de donner le charbon, alors surtout qu'elles proviennent de l'étranger, que les grandes peaux de vaches, de bœufs ou de chevaux. C'est là un fait d'observation déjà ancien. Cauvière, en particulier, avait signalé de petites tumeurs kystiques, extrêmement infectieuses, sur les peaux de chèvres importées de Syrie et de Turquie ; et les peaussiers du midi de la France savent, par tradition, combien il faut se méfier de ces peaux et de celles qui viennent d'Afrique.

Le déballage de ces peaux est une opération qui soumet les ouvriers à la contagion, moins encore toutefois que les opérations de trempage ou dessaignage, de craminage ou écharnage, de débourrage ou épilage, qui ont pour objet de ramollir les peaux, de leur enlever les particules de chair et de sang adhérentes et d'en détacher les poils.

La mégisserie du mouton, qui a la plus grande analogie avec la mégisserie de la petite peau, n'expose guère au charbon, par la raison que les peaux de mouton sont plus rarement de provenance étrangère. M. Le Roy des Barres, qui a présenté, en 1890, au Conseil d'hygiène et de salubrité de la Seine, un remarquable mémoire sur le charbon observé à Saint-Denis chez les criniers et les mégissiers, a constaté sur les 39 cas relevés chez ces derniers ouvriers, que 38 appartenaient à une mégisserie où se fait exclusivement le travail de la petite peau de provenance étrangère.

Sur 34 cas de pustule maligne observés par Bourgeois (d'Etampes), chez des ouvriers peaussiers, vingt fois il s'agissait de mégissiers. Sur 16 cas constatés à Millau (Aveyron), par Bompaire, seize fois encore les ouvriers atteints étaient des mégissiers.

C'est pendant l'écharnage ou le râclage des peaux ramollies par le trempage, que les ouvriers seraient surtout exposés à s'inoculer le virus en déchirant les petites tumeurs charbonneuses signalées par Cauvière, et en faisant jaillir ainsi sur eux le liquide virulent qu'elles contiennent. Il en est de même pendant la dépilation des peaux et leur fendage.

Le siège de la pustule maligne varie suivant le genre de travail auquel se livre l'ouvrier. C'est ainsi que lorsqu'elle est produite par des éclaboussures dans les diverses opérations qui précèdent (trempage, écharnage, dépilation et fendage), elle se présente le plus souvent au visage : sur les joues ou aux paupières ; on la rencontre au cou, généralement sur la partie latérale antérieure droite, quand la contamination se fait dans le transport sur l'épaule des peaux à la cuve, de la cuve à l'étendage, de l'étendage à l'étuve, etc.

C'est aussi à la région cervicale, sur le haut de la poitrine, quelquefois à la nuque, que se rencontre la pustule maligne, chez les porteurs de la halle aux cuirs, chez les garçons bouchers qui transportent les quartiers d'animaux abattus. On l'observe sur l'avant bras chez les mégissiers, quand elle a été contractée par le lavage des peaux. M. Le Roy des Barres, sur 36 cas de pustule maligne relevés par lui dans une mégisserie, l'a observée vingt fois à la face (huit fois sur les joues, six fois aux paupières, onze fois au cou, cinq fois aux bras).

Le plus généralement, le virus trouve une porte d'entrée dans des écorchures ou excoriations dont la plupart des ouvriers sont porteurs, et qu'ils se font souvent eux mêmes en se grattant à la moindre démangeaison qu'ils éprouvent.

b. — Il est une autre catégorie d'ouvriers chez lesquels on observe aussi la maladie charbonneuse ; mais le mode de transmission diffère de celui que nous venons de citer. C'est par l'intermédiaire de poussières servant de véhicules au germe infectieux, que la contagion se fait alors. Ces ouvriers sont ceux qui préparent et travaillent les laines et les crins d'animaux.

C'est en Angleterre surtout, que l'attention a été portée sur ce qu'on appelle la *maladie des trieurs de laine (woolsorter's disease)*. A côté de la bronchorrée et de la pneumonoconiose professionnelles causées par l'inhalation des poussières, J.-H. Bell (1879), signale des *pneumonies septiques* par le fait des principes *infectieux* que dégagent les toisons souillées de matières animales en décomposition ; et c'est ainsi qu'à Shipley, où l'on fabrique beaucoup de mohair et d'alpaga, on a compté de 1872 à 1876, parmi les personnes au-dessus de vingt ans, sur 100 décès généraux, 68,2 décès par maladies des poumons, non comprise la phtisie proprement dite. Il y a ici un fait de pathologie professionnelle des plus intéressant à étudier, en ce qui concerne l'origine des pneumonies de nature infectieuse.

Mais, à côté de ces maladies des poumons, il y a l'infection charbonneuse proprement dite, se manifestant sous la forme de pustule maligne ou de charbon interne (charbon pulmonaire, charbon intestinal), à laquelle revient plus spécialement le nom de maladie des trieurs de laine. Spear l'a signalée à plusieurs reprises chez les ouvriers des fabriques de tissus de laine (*Médical report of the Local Governement Board*, 1881-1883).

Dans l'espace de dix mois, de novembre 1879 à septembre 1880, il y eut à Bradfort et dans les environs, à Keigly et à Queensbury, parmi les ouvriers trieurs de laine, 9 cas de pustule maligne avec 2 morts, et 23 cas de charbon interne avec 19 morts (Greenfield).

Mais c'est surtout chez les ouvriers qui manipulent les crins, et particulièrement le crin de cheval, que la maladie charbonneuse est à redouter.

On sait que ces crins arrivent généralement dans des ballots, et que le crin de cheval vient surtout de l'Amérique du Sud, de la Russie ou de la Chine. Or, le déballage, le battage, l'épluchage ou triage, le peignage du crin donnent lieu à un dégagement très considérable de poussière. Cette poussière est à la fois terreuse et organique. Elle comprend des particules siliceuses et végétales, des fragments de poils, et particulièrement des débris épidermiques et exsudatifs. Or, que le crin provienne d'un animal ayant été atteint du charbon, et la plupart de ces débris seront fatalement chargés des agents infectieux, lesquels transmettront la maladie aux ouvriers employés aux diverses opérations qui en constituent le nettoyage.

Si l'ouvrier présente quelques excoriations à la surface de la peau, l'inoculation se fera par voie de pénétration périphérique, et donnera lieu à la production de la pustule maligne. Si l'on songe, en outre, que les petits fragments de crin sont acérés et piquants, on comprendra comment, sans érosion préalable, peut se faire encore l'inoculation par l'intermédiaire d'un de ces fragments souillé de produits infectieux. C'est ce que l'observation démontre en effet.

Il y a fort longtemps que les accidents charbonneux ont été signalés chez les criniers. On lit dans la *Gazette de santé* du 6 mars 1777 : « Le charbon malin a attaqué à Paris, en février, quelques ouvriers qui ont ouvert des ballots de crin tirés de la Russie, et qu'ils avaient épluché sans précautions. Ces accidents ne sont pas rares chez les cordiers criniers. » En 1847, Trousseau, chargé de faire une enquête sur la fréquence du charbon chez les ouvriers qui travaillent le crin de cheval provenant de Buenos-Ayres, constata que, dans deux ateliers visités par lui et qui employaient de six à huit ouvriers, il y avait eu vingt morts depuis dix ans, les crins arrivaient bruts en France. Ibrelisle avait aussi observé, quelques années auparavant (1845), chez un certain nombre de détenus appartenant aux prisons de Metz et qui manipulaient des crins, quelques cas de pustule maligne.

A côté de ces faits, il en est d'autres qui sont épars dans les divers travaux publiés sur le charbon et les maladies charbonneuses, mais qu'il nous paraît inutile de reproduire ici.

Dans ces dernières années, Hermann a relevé de nombreux cas de maladie charbonneuse sur les ouvriers qui, en Russie, travaillent les poils d'animaux (*Petersb. med. Zeitschr.*, t. IV, nouv. série); et plus récemment l'attention a été éveillée en Angleterre sur la fréquence relative de ces accidents dans les fabriques où l'on manipule le crin de cheval importé de Russie. C'est particulièrement à Glasgow que des cas de mort assez nombreux ont été observés. Ainsi Cameron en cite deux (1876 et 1877) par suite de pustule maligne, l'une à la lèvre inférieure, l'autre à la joue, chez des ouvrières cardeuses de crin ; et le docteur James B. Russel en signale trois autres arrivés en 1877.

Depuis cette époque d'autres observations ont été relevées en Russie, en Angleterre et en Allemagne. En France les faits les plus récents ont été signalés par MM. Le Roy des Barres (1890), Chauveau (1891), Surmont et Emile Arnould (1893). Dans une seule usine à Saint-Denis, où l'on utilise, il est vrai, les produits de provenance étrangère, il a été observé, de 1875 à 1890, 21 cas de pustule maligne dont un seul suivi de décès. Au point de vue du genre de contamination professionnelle, ces 21 cas se décomposent ainsi : 3 cas chez des ouvriers déballeurs, 9 chez des trieuses, 4 chez des fileurs, 3 chez des batteurs, 1 chez un ouvrier employé au transport des crins, un chez un contre-maître de fabrique.

Au point de vue du siège de la pustule maligne : chez tous ces ouvriers, les lieux d'élection paraissent être le cou et les avant-bras (Le Roy des Barres).

Le charbon interne, est, par contre, très rare. En France, c'est à peine s'il en a été relevé quelques cas dans ces dernières années. MM. Surmont et Emile Arnould, dans leur relation d'une épidémie de charbon observée chez des ouvriers brossiers, en signalent 2 cas sur 7 décès : les 5 autres décès se rapportaient à la pustule maligne siégeant à la face. Cette épidémie, particulièrement grave, était due à la manipulation de crin provenant de la Chine.

Il n'en est pas de même à l'étranger ; en Russie, par exemple, où on a surtout observé le charbon intestinal ; et en Angleterre, où le charbon pulmonaire a été l'objet de travaux particuliers. Toujours aiguë et parfois foudroyante, cette affection pulmonaire spécifique est caractérisée par tous les signes de la broncho-pneumonie, avec crachats rouillés bacillifères, de la constriction thoracique, une dyspnée extrême, de la prostration et une tendance rapide au collapsus (Lodge, 1890).

Le fait le plus remarquable est celui dont J. Bell a donné la relation. En février et mars 1878, dans une même fabrique, à Glasgow, neuf ouvrières tombèrent malades ; quatre moururent. Dans deux cas seulement on constata la pustule maligne. Chez les autres on observa tous les signes d'une infection générale sans manifestation extérieure localisée. Voici le résumé de ces observations intéressantes :

Une jeune fille de seize ans, le 26 février, tombe subitement malade, avant le repas du soir. Vomissements, soif vive, absence de sommeil la première nuit. — Le lendemain, transpiration excessive, abaissement de la température — cyanose très prononcée du visage avant la mort, qui eut lieu le 1er mars ; hémorrhagie nasale post mortem.

Une autre ouvrière, trente-deux ans — employée à tendre les crins après les avoir passés à la vapeur, tombe malade le 4 mars et meurt deux jours après. — Symptômes observés : sueurs froides, soif intense, cyanose de la peau, hémorrhagie nasale après la mort, comme dans le premier cas.

Une troisième ouvrière, trente-six ans, tombe aussi malade le 4 mars et meurt le 6. Mêmes symptômes observés. Le quatrième décès est celui d'une jeune ouvrière, travaillant dans la fabrique, mais non dans l'atelier du crin. Elle tombe malade le 1er avril, et meurt après deux jours de maladie. Le médecin qui la soigna déclara que la mort était due à la pustule maligne, et un second qui fit l'autopsie, trouva les ganglions du cou, le tissu cellulaire du médiastin antérieur et le sang remplis de « *bacillus anthracis* ».

Quatre autres ouvrières furent atteintes, vers le même temps, de symptômes généraux analogues, sans manifestation localisée à la peau, mais beaucoup moins graves. — Elles guérirent.

Une autre présenta une pustule maligne à la partie externe du bras gauche, sans avoir pris garde si elle s'était piquée ou excoriée. La guérison eut lieu, mais fut suivie d'une convalescence très longue (*Dublin, Méd. Journ.*, mai 1880).

Ainsi, sur neuf cas, deux fois seulement il fut possible d'attribuer à l'infection une voie extérieure de pénétration par lésion cutanée. Dans tous les autres, il faut admettre que l'inoculation s'est faite par les muqueuses internes soit par voie d'inhalation et transport des poussières infectieuses dans les organes respiratoires, soit par déglutition et transport de ces poussières dans le tube digestif. Cette opinion, aujourd'hui parfaitement en accord avec les recherches les plus récentes sur les différents modes d'infection charbonneuse, tire une éclatante confirmation du milieu même dans lequel les accidents se sont produits.

Mais comment agissent les poussières infectieuses une fois introduites dans les voies respiratoires ou digestives ? C'est ce qui n'est point inutile d'examiner ici, étant donné l'intérêt que cette question présente au point de vue de la prophylaxie professionnelle.

Remarquons d'abord que, dans l'espèce, la composition même des poussières de crin peut faire supposer que quelques-unes des particules acérées, quelques-uns des fragments de poil, arrivés en présence des muqueuses, y produisent des érosions, des piqûres, par où le virus peut pénétrer dans l'intimité de l'organisme. Cela est possible, probable même pour un certain nombre de cas, mais pas pour tous. L'atmosphère des ateliers de crin de cheval est loin d'être chargée d'une infinité de petits fragments, comme cela existe dans les ateliers des brossiers, où ils sont dus à la taille qu'on fait subir aux soies de porc. Il faut donc compter avec les particules pulvérulentes dues à des débris cellulaires ou épidermiques, aux exsudats et au sang desséché qui imprègnent le poil de cheval et qui s'en détachent.

Or, de tous les animaux atteints de charbon, le cheval est celui chez lequel l'état poisseux du sang dû à l'infection est le plus accusé. Cet état du sang favorise singulièrement son agglutination avec n'importe quels débris. En outre, c'est encore chez le cheval que l'on rencontre ces sortes de tumeurs sous-cutanées de nature charbonneuse, et qui paraissent même lui être spéciales. Le poil implanté dans le voisinage de ces tumeurs et des œdèmes charbonneux qu'elles provoquent, est donc éminemment susceptible d'entraîner, avec lui et sur lui, des particules organiques infestées de bactéridies. Transportés avec lui dans les ballots, tous ces débris organiques se dessèchent et, lorsque le crin est déballé, secoué, battu, épluché dans les ateliers où il arrive, ils s'en détachent et se mêlent à l'air ambiant.

Comment maintenant ces poussières organiques agissent-elles en présence des muqueuses internes ? Si l'on s'en rapporte aux expériences de Schötelius, les poussières organiques faciles à se putréfier telles que pus, crachats séchés et pulvérisés, auraient une action immédiate et rapide sur la muqueuse pulmonaire ; en quelques jours le poumon est désorganisé et se trouve ainsi fournir une voie ouverte à la pénétration des germes charbonneux. Faut-il admettre que la bactéridie seule suffirait par les lésions qu'elle provoque en proliférant dans la muqueuse, à se créer une voie d'accès dans l'intimité des tissus? C'est d'ailleurs ce qui semble être admis dans le charbon intestinal ou mycose intestinale. Suivant J. Wagner de Leipsig, en effet, le parasite s'attaque d'abord à l'épithélium, passe ensuite dans le tissu de la muqueuse, le plus souvent dans l'interstice des glandes en tube qui peuvent en être tout à fait remplies, quoique rarement. De la muqueuse, les parasites passent dans les vaisseaux lymphatiques et sanguins, occasionnent de l'hyperémie et des hémorrhagies. Du système vasculaire intestinal ils sont transportés dans les ganglions lymphatiques du mésentère et du mésocôlon où ils produisent les mêmes accidents hyperémiques et hémorrhagiques, exsudatifs et néoplasiques. Dans le sang, on trouve des bactéridies en nombre variable avec une augmentation très marquée des globules blancs.

Waldeyer, (1871) Neyding et Münch (1878) ont observé cette affection chez les *ouvriers qui fabriquent les brosses;* et tous les faits cités par Wagner (1874) se rapportent à des *selliers* ayant manipulé des crins venant de la Russie; notamment de la Sibérie, d'où l'on expédie ces matières dans un état de malpropreté extrême.

Un point sur lequel on ne saurait trop insister, c'est la grande susceptibilité des premières voies vis-à-vis les poussières charbonneuses. Leur intégrité parfaite assure leur résistance. Presque toujours en effet, on trouve des lésions ulcéreuses, avec tuméfaction de la muqueuse, altérations ganglionnaires et foyers hémorrhagiques dans la gorge et dans le larynx; ce qui vient à l'appui de l'action locale immédiate des germes infectieux, et du rôle important que l'hygiène de la bouche est appelée à jouer en pareille circonstance : les ouvriers étant d'autant plus exposés que leur muqueuse bucco-pharyngienne est moins saine.

Le charbon interne a été observé en France chez un mégissier occupé à faire ce qu'on appelle le *palisson*, c'est-à-dire à ouvrir, et à étendre les peaux déjà travaillées et tannées (Bouisson 1889); ce qui démontre la grande résistance de l'agent infectieux aux causes extérieures de destruction.

Un travail qui expose singulièrement les ouvriers à la pustule maligne grave, par traumatisme professionnel, c'est celui du *débitage et sciage des cornes brutes*. Le plus généralement, c'est à la projection d'éclats finement acérés qui pénètrent dans les tissus, que succède l'inoculation du virus charbonneux; d'autres fois, c'est en se piquant à des pointes, arêtes ou esquilles que les ouvriers contractent la maladie, et ici encore le danger est surtout grand quand on manipule des cornes de provenance étrangère (Calcutta ou Bombay).

B. La septicémie d'origine professionnelle. — Il est une maladie septicémique, considérée par quelques-uns comme une manifestation spéciale de la maladie charbonneuse professionnelle, qui a été observée chez des chiffonniers trieurs de chiffons, d'où le nom de *maladie des chiffonniers* (*Hadern-Krankeit*) qui lui a été donnée en Autriche : où elle a été signalée pour la première fois.

Successivement observée par Ballard, à Londres; Pratter, Frisch, Eppinger (1888), en Autriche; Krannhals et Schulz, à Riga (1886); Foa et Bonome, à Turin (1887) : cette singulière affection caractérisée par des infiltrations œdémateuses des poumons, des muqueuses respiratoires et digestives, de l'épanchement pleural, une hypertrophie considérable des ganglions bronchiques, de la diffusion hémorrhagique dans les viscères abdominaux, a été considérée par les uns (Schlemmer, Klob, Frisch, Eppinger) comme étant une affection analogue au charbon interne, et par les autres (Krannhals, Bonome, Radecki) comme le résultat d'une infection purement septicémique.

Sans nier absolument que dans quelques circonstances et pour certains chiffons, il ne puisse y avoir suspicion de souillure charbonneuse et danger de contracter le charbon pour les chiffonniers qui ramassent, à la fois, débris d'animaux, os, cornes, chiffons, il est au moins étrange qu'il vienne à se manifester chez des trieuses de chiffons dans les fabriques de papier. Or, sans aucun doute, il existe ici une affection de nature essentiellement virulente, dans laquelle le vibrion septique sporulé joue le principal rôle, et qui s'explique suffisamment par la nature sordide des matières que l'on manipule et le genre de souillure qui les caractérise. Aussi, les *pneumonies septiques* causées par l'inhalation des poussières éminemment infectieuses qui s'en dégagent sont-elles, plus que partout ailleurs, susceptibles de se montrer chez les ouvriers qui procèdent au déballage et au triage des chiffons.

C. La variole d'origine professionnelle. — Une affection virulente contagieuse, à laquelle les ouvriers qui manipulent les chiffons sont également exposés, c'est la *variole*. Elle peut être considérée comme le type des maladies du second groupe.

A. Lewis, en 1865, a rapporté, un des premiers, de nombreux cas de variole développés chez les *ouvriers d'une fabrique de papier*. Ces cas auraient été produits par l'introduction, dans la fabrique, de 20 balles de chiffons provenant de la Californie. Sur 21 ouvrières qui furent occupées à manier ces chiffons, 7 furent atteintes; d'autres qui travaillaient dans la même pièce furent également contaminées, ainsi que quelques-unes employées dans des ateliers différents de la fabrique, mais qui avaient traversé la pièce infectée. Il y eut, en tout, une quarantaine de cas; et sur ce nombre, 13 à 14 décès, portant principalement sur les premières malades. La plupart des cas présentèrent des anomalies, surtout pendant la période d'invasion et au début de l'éruption, avec des complications de nature septicémique.

En 1879, Gibert, de Marseille, a insisté d'une façon spéciale sur le danger du triage des chiffons, au point de vue de la propagation des maladies infectieuses; et il démontra que la variole frappait surtout les quartiers contenant le plus de *chiffonniers* et de *fripiers*.

En mai 1880, une épidémie de variole éclatait à Abenheim, canton de

Worms, dans la Hesse Rhénane ; or, parmi les premiers malades se trouvaient cinq femmes qui travaillaient dans une fabrique de chiffons et qui étaient occupées à couper et assortir lesdits chiffons. En remontant à l'origine de la maladie, on trouva qu'une partie de ces chiffons provenait de Marseille, où la variole sévissait très fortement. Dans la récente épidémie de variole, à Bordeaux, que j'ai suivie et dont j'ai fait l'historique (1892), les *chiffonniers* et *ouvriers des dépôts de chiffons* ont payé un large tribut à la maladie. Ils ont été, à plusieurs reprises, les agents de dissémination de la maladie au loin.

En 1879, le docteur Ruysch, médecin inspecteur sanitaire à Maëstricht, constata dans cette ville une épidémie de variole parmi les ouvriers d'une fabrique de papier. Une des ouvrières de cette fabrique avait manipulé des chiffons provenant de Liège, où la variole sévissait à cette époque ; tandis que l'on n'en observait aucun autre cas à Maestricht.

Le docteur Parson a relaté, dans son Rapport de 1882, tous les faits d'épidémie de variole *importées dans les papeteries* par des chiffons infectés. En 1881, une épidémie grave de variole se produisit parmi les femmes employées comme *rogneuses de chiffons* dans une papeterie à Saint-Mary-Cray. Sur 160 ouvrières, il y eut 25 malades, toutes employées au *triage* et au *découpage des chiffons*. A la même époque, une épidémie semblable fut observée dans la papeterie de Maidstone ; d'autres cas furent signalés dans trois autres papeteries, à la suite du triage des chiffons. M. Parson a trouvé dans les documents sanitaires, la relation de 8 épidémies analogues, en Angleterre de 1875 à 1881. Il est bien démontré que c'est surtout dans les papeteries où l'on fabrique le papier fin et où l'on emploie le chiffon proprement dit, que les accidents sont à craindre ; tandis que les papiers grossiers qui sont fabriqués avec de la paille, du bois, du sparte, des drilles ou vieux cordages ne peuvent être infectés par la variole. Les chiffons excessivement sales sont les plus dangereux ; les chiffons blancs fournis par le linge de corps, les chemises, les mouchoirs, sont plus dangereux que les chiffons de couleur provenant de vêtements qui ne sont pas en contact direct avec la peau. C'est dans les fabriques où l'on emploie ces *chiffons de linge blanc* que les accidents ont eu lieu le plus souvent.

Nous avons insisté sur tous ces faits, parce que tant au point de vue de l'hygiène professionnelle que de l'hygiène publique, ils présentent une importance de premier ordre.

D. De la syphilis des verriers. — C'est le professeur Rollet, de Lyon, qui fit connaître en 1858, le mode professionnel de transmission de la syphilis chez les ouvriers verriers. La fréquence de cette affection parmi eux, la faisait attribuer à des habitudes de débauche qu'ils sont loin d'avoir en réalité. C'est à la promiscuité dans l'emploi de la canne à souffler le verre qu'est due la transmission. En effet, les ouvriers verriers travaillent en général par groupes de trois, en se faisant passer successivement cette canne : le *gamin* commence de souffler, puis après lui le *grand garçon*, qui la passe ensuite à l'*ouvrier*. Souvent, la continuité du travail de fusion du verre fait que deux ou trois groupes de trois ouvriers (gamin, grand garçon et ouvrier) se succèdent, tour à tour, sur la même place en se servant immédiatement du même jeu de cannes. D'autres fois, comme cela a lieu dans certaines usines où l'on emploie le système des places tournantes pour ne pas interrompre le moulage, un ouvrier et ses aides remplacent, successivement, chacune des séries momentanément absente. Les verriers d'une même place ou de places voisines, dit Rollet, ont encore d'autres contacts : ils portent à leur bouche, pour se désaltérer trente à cinquante fois par jour, le col d'une même bouteille contenant de l'eau légèrement alcoolisée. Et, ce ne sont pas seulement les ouvriers d'une même place, d'un même four qui concourrent à cette promiscuité du travail, mais encore des ouvriers des verreries voisines, des nouveaux arrivants qui prennent, quelques instants, place au travail afin de se faire les mains et la bouche : ouvriers dits de relai qui se promènent d'une place à l'autre, d'un four à l'autre, soufflant ainsi pendant plusieurs jours à plusieurs jeux de cannes.

Dans ces conditions, il n'est pas difficile de comprendre comment un ouvrier atteint d'accidents syphilitiques secondaires à la bouche, au gosier, accidents de manifestation locale auxquels le surmenage professionnel des cavités bucco-pharyngiennes le prédispose particulièrement, peut devenir ainsi un agent redoutable de contagion ; et cela d'autant plus que le travail du souffleur de verre dispose singulièrement à la réceptivité, par les excoriations et les lésions des lèvres ou des joues que provoque l'emploi de la canne. La syphilis ainsi contractée à l'usine ne tarde pas à passer dans le ménage, et « si, dit Rollet, c'est le grand garçon qui est l'agent le plus dangereux de la contagion dans le travail commun, c'est l'ouvrier généralement marié et père de famille qui en est la victime habituelle ».

Les mesures de prophylaxie, de l'efficacité desquelles on a pu se rendre compte, sont les suivantes : 1° *Emploi d'un embout mobile* personnel à chaque ouvrier, que celui-ci adapterait à la canne au moment de souffler ; tel est l'embout inventé par M. Chassagny en 1865 ; — 2° *visite sanitaire des ouvriers*, proposée dès 1859 par Diday et consistant comme l'a fait M. Guinand (1881) à Rive-de-Gier, en une visite mensuelle de tous les verriers, doublée de la contre-visite des grands garçons, des relais, et de tous les nouveaux arrivants ; — 3° *affichage d'une instruction* concernant le danger et le moyen de l'éviter.

Mais une mesure radicale sur laquelle nous n'avons pas à revenir ici, consisterait à substituer partout, le soufflage mécanique au soufflage par la bouche (Voir chapitre II, article III, Le Travail devant les feux, § 1).

II. Des moyens prophylactiques à employer contre les mala-

dies virulentes provenant de la manipulation professionnelle de peaux, crins, poils, laines ou chiffons infectés. — A. — *Prophylaxie du charbon professionnel.* — Parmi ces moyens, il en est un absolument radical qui consisterait à prévenir le mal à son origine par la généralisation de la pratique des vaccinations charbonneuses, et par l'application rigoureuse de toutes les mesures de police sanitaire ayant pour objet la destruction des cadavres des animaux morts du charbon, soit par l'incinération, soit par les procédés chimiques (acide sulfurique, chaux caustique). Sous aucun prétexte, les animaux charbonneux ne devraient être dépouillés de leur peau, et leurs dépouilles utilisées par l'industrie ; c'est là une entreprise difficile mais non impossible à réaliser dans la pratique. Malheureusement, il faudra compter longtemps encore avec les produits suspects de provenance étrangère ; aussi est-il nécessaire de sauvegarder les ouvriers en appliquant dans les milieux industriels eux-mêmes, les mesures de préservation spéciales à chacune des opérations dangereuses.

C'est ainsi, en ce qui concerne les mégissiers, qu'on pourrait, dans le travail des peaux suspectes, ajouter à l'eau des cuves de trempage une substance chimique, capable de détruire l'agent infectieux sans nuire à la fabrication industrielle. M. Le Roy des Barres a fait connaître, que sur les indications de Pasteur qui regarde l'essence de térébenthine comme détruisant la vitalité des bactéridies et des spores du charbon, les peaux ont été immergées dans de l'eau additionnée de cette essence. Non seulement, dit-il, l'emploi de l'essence de térébenthine en barbotage dans l'eau, où elle est très peu soluble, a été tenté au moment de la mise en trempe des peaux brutes, mais ce désinfectant a encore été utilisé en cours de fabrication, et particulièrement pour les arrivages de Sibérie, considérés comme les plus dangereux. Malheureusement ce procédé paraît nuire à une bonne fabrication.

Chauveau (1891), se basant sur les résultats obtenus par lui et par Arloing, de Lyon, dans plusieurs séries d'expériences, a proposé l'emploi de l'action combinée d'une chaleur modérée, incapable d'altérer la matière première, avec une substance microbicide, l'acide phénique par exemple, qu'on ajoute à l'eau de trempage des peaux dans des proportions analogues aux titres actuels de l'usage chirurgical. Ce moyen mériterait d'être étudié.

Si l'antisepsie prête à quelques difficultés dans son application directe aux matières travaillées, il n'en est point de même en ce qui concerne les travailleurs. L'emploi de solutions désinfectantes s'impose pour tout ouvrier mégissier qui manipule des peaux suspectes. Je ne mets pas en doute, que des lavages immédiats avec une solution au sublimé au millième des parties souillées ou atteintes par des éclaboussures ne soient de la plus grande efficacité. On devra leur recommander de ne pas se gratter ; et de calmer plutôt la moindre démangeaison qu'ils viendraient à éprouver, en lavant la partie avec la solution antiseptique. Le trempage des mains dans cette solution mettra également à l'abri de toute contamination par les doigts souillés. Il est absolument indiqué de faire usage de tabliers ou de coussinets protecteurs dans le transport de la chair ou des peaux, de façon à éviter tout contact direct avec le corps. Enfin, on devra recommander aux ouvriers, dans les mégisseries suspectes, de soumettre à l'examen du médecin le moindre petit bouton, qu'ils devront bien se garder de gratter et d'excorier.

Dans le travail des cornes brutes, les opérations cessent de devenir dangereuses lorsque la corne a été ramollie en la soumettant à un jet de vapeur. Il n'y aurait aucun inconvénient, sans doute, à les soumettre, avant toute espèce de travail, à l'action désinfectante de cette vapeur; ou encore de les tremper dans une solution antiseptique bouillante.

Les mesures prophylactiques contre le charbon broncho-pulmonaire ou intestinal provoqué par l'inhalation des poussières, visent à la fois la désinfection des crins et laines avant toute manipulation industrielle, la soustraction des ouvriers à l'action nuisible des poussières infectieuses, la désinfection périodique des ateliers, les soins de propreté individuelle.

Le moyen le plus sûr de désinfecter les ballots de crins, comme ceux de laine ou de chiffons, serait de les soumettre à l'action de la vapeur sous pression. Malheureusement pour le crin, il paraîtrait qu'au point de vue des intérêts de la fabrication industrielle, il ne faudrait point songer à son passage à l'étuve; ni même au mouillage préalable qui est cependant une opération très simple et souvent efficace, en ce sens que la manipulation de ces matières à l'état humide arrête le dégagement des poussières. Toutefois le trempage à l'eau bouillante qui, dans la fabrication des brosses par exemple, sert à dégraisser les crins, est une mesure qui s'impose.

B. — *Prophylaxie de la septicémie et de la variole provenant de chiffons infectés.* — La désinfection des laines ou chiffons en balles n'est point chose facile, étant donnés l'épaisseur des ballots et l'état de compression extrême qu'ils comportent.

En Amérique, où il est interdit d'importer des chiffons non désinfectés, on emploie un appareil dans lequel on injecte de la vapeur surchauffée au cœur des balles, par des tiges percées de trous. Par ce procédé, la désinfection semble efficace; mais la température élevée, 165°, à laquelle sont soumis les objets, les détériorent le plus souvent; ce qui ne fait pas l'affaire des industriels.

En France, M. A.-J. Martin (1887) a essayé de résoudre le problème en instituant des expériences avec le concours de MM. Geneste et Herscher, ingénieurs sanitaires. Ils eurent l'idée de faire simplement décercler les balles et écarter les chiffons à l'aide de morceaux de bois, de façon à former des tranches de 12 à 15 centimètres d'épaisseur. Les résultats obtenus leur ont permis de penser que la désinfection par la vapeur sous pression des balles de chiffons séparées par tranches, constitue un procédé très pratique, efficace, offrant des garanties à la fois pour les intérêts commerciaux et sanitaires.

En Angleterre, Parson (1882) avait déjà, au sujet du danger que le triage des chiffons fait courir aux ouvriers des papeteries, entrepris des expériences prouvant que la vapeur d'eau à 120° sous pression, désinfecte bien les chiffons en balles, à moins que celles-ci n'aient été comprimées par la presse hydraulique.

Quelques industriels anglais ont d'abord essayé ce mode de désinfection; mais l'expérience leur ayant démontré que cette pratique était coûteuse, en même temps qu'elle occasionnerait, à leur avis, une certaine détérioration de la matière première, ils y ont renoncé pour la remplacer par le simple mouillage à l'eau chaude, s'il ne s'agit pas de ballots mais de chiffons libres ou en vrague. La plupart préfèrent encore la désinfection par les procédés chimiques, entre autres par l'emploi de l'acide sulfureux. Cette désinfection se fait en exposant les chiffons, sur des claies, aux vapeurs sulfureuses; ou bien en les plaçant dans un appareil clos, où les chiffons, secoués dans une cage mobile, saisis, tournés et retournés par des tiges, sont soumis à l'action des vapeurs désinfectantes.

L'emploi combiné de la vapeur et de l'acide sulfureux a été également essayé en Angleterre. C'est ainsi que Parson, dans son « Rapport au Local Government Board » (1886), parle d'une machine inventée pour désinfecter les chiffons en balles : la Machine Illingworth. C'est une chambre à double enveloppe de vapeur, de laquelle on chasse l'air froid qui a pu se glisser dans les interstices de la balle, en faisant le vide avec une pompe, ; ce qui permet à l'acide sulfureux qui pénètre par l'ouverture d'une soupape de prendre la place de cet air.

Dans les fabriques de Bradfort, on a surtout pratiqué l'assainissement des ateliers de triage en établissant une aspiration aussi parfaite que possible des poussières dangereuses qui s'y dégagent. Nous n'avons pas à revenir sur la description des procédés d'application de la ventilation par appel, sur lesquels nous avons longuement insisté, dans un article précédent. Recueillies dans une chambre de dépôt, ces poussières seront immédiatement détruites ou brûlées.

On pratique également le lavage des parois et du sol des ateliers avec des liquides antiseptiques, entre autres les solutions étendues de chlorure de chaux, de sulfate de cuivre ou de lait de chaux fraîchement préparé. Quant aux soins de préservation individuelle, ils consisteront comme toujours à faire porter aux ouvriers et ouvrières des vêtements de travail spéciaux. Il leur sera interdit de manger, boire et dormir dans les ateliers; ils devront observer le silence pour permettre le moins possible aux poussières de pénétrer dans leur bouche. On tiendra à leur disposition des liquides antiseptiques : eau chlorurée ou soluté d'acide borique pour se laver les mains, le visage et se rincer la bouche. On leur fera prendre souvent des bains et douches de propreté ; on les munira pendant le triage d'un masque préservateur; enfin on les éloignera de toute opération dangereuse s'ils ont la moindre écorchure à la peau ou quelque érosion des premières voies qui, dès qu'elles viennent de se produire, doivent être lavées avec soin.

§ II. — La tuberculose d'origine professionnelle.

I. La Phtisie pulmonaire d'origine professionnelle ne doit s'entendre que de la tuberculose pulmonaire proprement dite, abstraction faite de toutes les affections des poumons qui sont la conséquence de l'inhalation de poussières ou de gaz irritants. La confusion à cet égard, a été longtemps la règle; et la plupart des auteurs qui ont fait des recherches sur la fréquence de la phtisie dans les professions, n'ont pas su se mettre à l'abri de cette cause d'erreur. La *consomption des poumons* en tant que dégénérescence de l'organe peut être aussi bien le fait de la pneumonie ulcéreuse qui caractérise la pneumonoconiose, que de l'ulcération tuberculeuse proprement dite. Mais, ainsi que nous l'avons fait remarquer en étudiant les maladies causées par les poussières, la phtisie des ouvriers exposés à leur inhalation diffère de la phtisie de nature tuberculeuse, non seulement par son moindre retentissement sur les fonctions générales de l'organisme, mais surtout par sa marche regressive et sa curabilité, toutes les fois que l'ouvrier est soustrait, à temps, à l'influence nuisible de sa profession. Certes, toutes les conditions de milieu et de travail qui agissent dans le sens de la déchéance des organismes, sont éminemment aptes à favoriser, sinon comme le voulait l'opinion ancienne, la dégénérescence constitutionnelle conduisant au tubercule, du moins leur réceptivité vis-à-vis l'agent infectieux spécifique de la tuberculose.

Dans les nouvelles recherches sur la phtisie d'origine professionnelle, un facteur nouveau : le rôle de la contagion, est intervenu, qui a permis de se rendre compte des différences parfois paradoxales que présentaient les anciennes statistiques.

Nous savons maintenant comment il faut comprendre la triste supériorité des professions à poussières, en ce qui concerne la phtisie pulmonaire ; mais nous savons mieux encore pourquoi certaines professions absolument dissemblables offrent une proportion de phtisiques souvent bien plus élevée que celles-ci.

C'est que dans les milieux professionnels, à côté des causes agressives inhérentes au genre de travail, plus ou moins suceptibles de conduire les ouvriers à la réceptivité spécifique, il y aura à tenir compte, avant tout, de la promiscuité de séjour de ces ouvriers avec des camarades d'atelier atteints de tuberculose. Dans les professions qui s'exercent en plein air, comme dans celles où l'ouvrier travaille isolé, il y aura moins de chance pour lui de contracter la tuberculose que s'il vit à côté de camarades poitrinaires, et cela dans un atelier exigu, mal ventilé, mal entretenu, où la poussière des crachats desséchés viendra se mêler plus ou moins à l'air qu'il respire.

Une des statistiques les plus fréquemment citées est celle que L. Hirt a donné dans ses mémoires sur les *maladies des artisans (Die Kraukheiten der Arbeiter* 1871-1878). Elle a surtout pour objet de faire ressortir la plus grande fréquence de la phtisie pulmonaire dans les professions à poussières. Malheureusement, elle est basée sur la proportion du chiffre des cas de phtisie relevé sur un certain nombre de malades de même profession, nombre très variable du reste, et très différent suivant la profession. Or, s'il arrivait que sur 30 malades par exemple appartenant à un même groupe professionnel et relevés dans les hôpitaux, il y ait 30 ou 20 phtisiques, serait-on bien fondé à admettre que ce groupe professionnel est atteint de phtisie dans la proportion de 100 pour 100 ou de 66 pour 100 ? Non, en vérité ; bien que lorsque le nombre des malades ainsi relevés est relativement considérable, il puisse y avoir quelque présomption en faveur du caractère professionnel attribuable à la maladie la plus fréquemment observée. Mais, cette présomption ne saurait être admise quand le chiffre des malades est peu élevé, la maladie le plus fréquemment observée pouvant être simplement le fait d'une série ou bien celle pour laquelle les malades viennent plus spécialement réclamer des soins. Or, dans la statistique de Hirt, une des professions à poussières présentées comme des plus exposées à la phtisie, c'est les *fabricants de limes*. La proportion de 62,2 pour 100 que l'on constate pour cette profession, vient de ce que sur 29 malades relevés par Hirt, il y en avait 18 atteints de phtisie pulmonaire. Ici, la présomption est en accord avec les faits généralement admis. Mais une autre profession à poussières, les *potiers,* qui, de l'observation de tous, est une des plus éprouvées par la phtisie pulmonaire, figure au contraire dans la statistique de Hirt, comme une des plus favorisées à cet égard (14.7 cas de phtisie sur 100 malades). Il est vrai que le nombre des malades observés a été ici 170 au lieu de 29 seulement, sur lesquels 25 phtisiques. Telle qu'elle est cependant, la statistique de Hirt est intéressante à consulter, par cela même que, malgré son absolue prétention à prouver le rôle primordial des poussières industrielles dans la production de la phtisie pulmonaire, elle démontre également l'importance de quelques autres facteurs professionnels, tels que le travail dans un atelier, la sédentarité, etc. (Voir le premier tableau de la page 606).

Immédiatement après la statistique de morbidité professionnelle dressée par Hirt, en vue surtout de déterminer la morbidité par phtisie pulmonaire, nous devons signaler la statistique de mortalité professionnelle par phtisie, établie par Popper en 1879. Celle-ci, qui est passible, du reste, des mêmes reproches, en ce sens qu'elle est établie d'après un nombre assez limité de décès fournis par diverses catégories d'ouvriers, montre de la façon la plus nette, que les professions à poussières ne sont pas toujours les plus frappées par la phtisie pulmonaire. (Voir le deuxième tableau de cette page).

Fréquence de la phtisie dans les professions.

Tableau relevé par L. Hirt (1877).

PROFESSIONS.	PROPORTION pour 100 de cas de phtisie.	NOMBRE de malades relevés.	PROPORTION pour 100 de maladies de poitrine.
Empointeurs d'aiguilles	69.6	?	?
Fabricants de limes	62.2	29	91.8
Brossiers	49.1	171	84.1
Lithographes	48.5	36	75.4
Fabricants de tamis	42.1	19	68.2
Aiguiseurs	40.4	47	59.5
Ouvriers en pierre meulière	40	?	?
Ebarbeurs	36.9	38	86.8
Ouvriers en tabac	36.9	114	60.7
Horlogers	36.5	82	63.1
Tailleurs de pierres	36.4	166	61.8
Polisseurs de verre	35	?	70
Fondeurs de caractères	34.9	23	56.9
Coiffeurs	32	28	64
Fondeurs en cuivre	31.2	32	56.4
Graveurs	26	19	57.7
Tapissiers	25.9	77	50
Vernisseurs	25	68	67
Tisserands	25	59	70
Cordonniers	18.7	1.770	40
Potiers	14.7	170	37
Ebénistes	14.6	1.214	34.6
Maçons	12.9	1.038	32.8
Couteliers, cloutiers	12	279	31.3
Serruriers	11.5	596	38.2
Houilleurs	0.8	39.879	22.6

Fréquence de la phtisie dans les professions.

Chiffres relevés par Popper (1879).

Sur 100 décès de chacune des professions suivantes, combien de décès par phtisie.

Doreurs, batteurs d'or, etc.	71.4	Tailleurs	44
Relieurs	71.4	Chapeliers, selliers, etc	43.2
Gantiers	71.1	Tisserands, drapiers, cordiers	42.5
Aiguiseurs, sculpteurs, etc	66.7	Maçons	41.6
Typographes, lithographes, etc.	65.5	Brasseurs	40.5
Forgerons	54	Tanneurs	40
Serruriers	52.2	Mineurs, houilleurs	39.2
Boulangers	50	Jardiniers, forestiers, etc.	38.6
Menuisiers	50	Meuniers	38.2
Cuveliers et tonneliers	49	Charpentiers, charrons	37.2
Cordonniers	47.7	Bateliers, pêcheurs	36.3
Peintres	47	Cochers	35.6

II. Ce qui diminue singulièrement l'importance des statistiques précédentes, en dehors des objections déjà présentées, c'est qu'elles ne tiennent aucun compte des âges. Or, la distinction des âges est la seule manière de procéder qui permette une interprétation, sinon absolument, du moins relativement exacte des faits de morbidité et de mortalité professionnelles. Cette distinction a été faite, en ce qui concerne la phtisie pulmonaire, par M. Kummer, directeur du bureau fédéral de statistique de la Suisse; et les relevés statistiques qu'il a présentés, en 1884, au Congrès international d'hygiène de La Haye, sur la fréquence de cette maladie dans les différentes professions, sont encore aujourd'hui les seuls auxquels on doive se rapporter.

C'est d'après ces relevés statistiques que nous avons composé les tableaux suivants. Dans le premier, nous reproduisons les chiffres de décès annuels par phtisie pulmonaire pour 1,000 vivants du même groupe d'âge et de profession ; dans le second, nous avons calculé d'après les chiffres donnés par Kummer, la fréquence de la phtisie professionnelle par catégories d'âge dans chaque profession ; le chiffre des décès fournis par l'ensemble de la population masculine étant représenté par 100.

TABLEAU I. — **Fréquence de la phtisie par professions.**

D'après Kummer (Statistique de la Suisse 1878-1883).

Pour 1.000 vivants du même groupe d'âge et de profession, combien de décès annuels par phtisie pulmonaire.

PROFESSIONS.		15-19	20-29	30-39	40-49	50-59	60-69	70-79
Ensemble de la population masculine (1878-1883)		1.29	2.99	3.93	4.05	3.93	3.67	2.79
Ouvriers des industries.	Mineurs, carriers	»	1.9	2.3	5.4	4.5	10.5	2.3
	Meuniers	1.2	1.10	3.7	4.9	4.1	5.2	7.0
	Boulangers	1.0	2.9	4.0	3.8	4.2	8.3	9.1
	Bouchers, charcutiers	0.5	5.6	6.8	5.8	6.3	6.3	»
	Tailleurs de pierres, marbriers	1.0	3.0	8.6	9.9	12.6	14.0	19.5
	Maçons, plâtriers	1.0	3.0	3.4	4.1	5.6	5.7	4.0
	Charpentiers, menuisiers	1.3	1.9	3.8	3.4	4.9	6.4	3.3
	Serruriers	3.4	5.4	7.3	10.4	11.6	7.7	3.1
	Tonneliers, boisseliers	»	3.3	8.7	7.1	4.5	5.3	4.1
	Filateurs, tisseurs	2.9	2.9	2.3	3.1	5.6	4.5	9.7
	Horlogers	2.3	6.6	6.5	7.3	5.8	3.8	2.5
	Mécaniciens	0.4	4.5	4.8	3.7	4.0	5.2	2.3
	Forgerons	0.8	2.3	4.1	5.6	5.3	3.7	3.9
Ensemble des professions ouvrières		1.2	3.4	5.1	5.7	6.1	6.6	5.4
	Administration publique et Justice	1.7	4.9	4.8	4.3	6.5	4.0	2.8
	Cultes, instruction publique	2.5	3.9	3.6	3.6	3.3	4.1	1.2
	Sciences médicales	»	4.8	4.7	5.3	3.2	5.0	»
	Autres professions libérales	5.4	8.0	7.3	5.8	6.9	8.2	»
Ensemble des professions libérales		2.4	5.4	5.1	4.6	5.0	5.3	1.1
Agriculteurs		0.7	1.5	2.0	2.0	2.4	2.6	2.6
Commerçants (magasins et boutiques)		1.5	5.0	6.7	5.4	4.2	2.9	1.9

TABLEAU II. — **Fréquence de la phtisie par professions.**

Le chiffre de la mortalité annuelle par phtisie fourni par l'ensemble de la population masculine étant représenté par 100, on a pour les divers groupes professionnels et par catégorie d'âge, les chiffres comparatifs suivants :

PROFESSIONS.	de 15 à 19	de 20 à 29	de 30 à 39	de 40 à 49	de 50 à 59	de 60 à 69	de 70 à 79
Ensemble de la population masculine....	100	100	100	100	100	100	100
Mineurs, carriers...	»	64	61	133	115	286	83
Meuniers....................	95	37	94	121	105	139	251
Boulangers..................	78	97	102	94	107	226	326
Bouchers, charcutiers.......	39	188	176	143	160	172	»
Tailleurs de pierres meulières	78	100	219	246	321	382	698
Maçons, plâtriers..	78	100	87	102	143	155	143
Charpentiers, menuisiers ...	101	64	97	84	125	172	118
Serruriers	263	181	187	252	295	210	111
Tonneliers, boisseliers... ..	»	110	221	175	115	144	147
Filateurs, tisseurs.........	224	97	39	77	143	123	347
Horlogers...................	175	221	161	180	146	102	89
Mécaniciens	31	156	122	94	102	142	82
Forgerons	62	77	104	138	135	101	139
Ensemble des professions ouvrières.	93	114	129	141	155	177	184
Professions libérales :							
Administration publique et Justice.	134	194	119	106	165	109	102
Sciences médicales	»	191	116	130	84	136	»
Cultes, instruction publique.	195	129	93	90	85	112	42
Autres professions libérales.	418	268	186	143	176	223	»
Ensemble des professions libérales	187	195	128	117	128	145	39
Agriculteurs...............	55	50	51	49	61	71	92
Commerçants (magasins et boutiques)...............	54	169	172	134	107	79	68

En analysant ces tableaux on est conduit à une interprétation des chiffres absolument en accord avec les faits d'observation journalière. C'est ainsi que l'on y peut mettre en évidence l'influence des différents facteurs professionnels qui interviennent, concurremment ou non, dans le développement de la phtisie pulmonaire.

D'une manière générale, cette maladie ne s'affirme guère dans les premières catégories d'âge, surtout dans les professions à rude labeur, dans celles-là même où plus tard elle sera des plus fréquentes. C'est que ces professions qui exigent de la vigueur physique n'attirent guère que des ouvriers à constitution robuste, chez lesquels la fatigue du métier ne détruira qu'à la longue la résistance aux causes agressives (*tailleurs de pierres, maçons, platriers*, etc.). Il est même des professions qui bénéficient à la fois de cette sélection de début qui les met à l'abri d'un recrutement suspect, et d'une sélection ultérieure ou sélection de départ qui les débarrasse des ouvriers qui, commençant à perdre leur force, abandonnent le métier avant que la maladie les y contraigne *(mineurs, carriers, forgerons)*.

Par contre, il est des professions vers lesquelles se tournent le plus souvent les jeunes ouvriers intelligents mais débiles, professions dont le genre de travail nécessite toujours un apprentissage technique généralement peu fatigant par lui-même, mais plus ou moins long, et entraînant à sa suite tous les inconvénients de la sédentarité et de la promiscuité morbide.

C'est ainsi que s'expliquent les chiffres élevés de mortalité par phtisie, dès les premiers groupes d'âge, chez les *serruriers,* les *ajusteurs*, les *horlogers,* les *filateurs* et *tisseurs* ; les *imprimeurs*, les *lithographes*, etc.

Dans d'autres professions, à travail moins rude encore, dont le métier tranquille est choisi de préférence par les individus chétifs, dans ces professions surtout où l'influence nuisible d'une attitude défectueuse venant entraver le fonctionnement des organes thoraciques s'ajoute à celle du milieu confiné, la proportion des cas de phtisie ne tarde pas à s'élever bien au-dessus de la moyenne.

C'est ainsi que s'explique la grande proportionnalité de phtisiques que l'on constate chez les *tailleurs*, les *relieurs*, les *drapiers*, les *cordonniers*, les *chapeliers*, etc.

Le sexe n'a aucune influence par lui-même. Si, dans certaines statistiques, il y a plus d'ouvriers atteints que d'ouvrières, c'est que les professions comportent plus des uns que des autres. Mais, quand les occupations professionnelles soumettent les femmes à la vie confinée, à la sédentarité, aux attitudes de travail défectueuses, à la promiscuité morbide, elles conduisent à la consomption pulmonaire, plus rapidement peut-être que dans les professions masculines. Les *couturières,* les *dentellières* et *brodeuses*, les *compositrices d'imprimerie*, les *ouvrières des manufactures de tabac,* etc., offrent, suivant les conditions professionnelles de milieu et de fréquentation suspecte, un chiffre proportionnel de phtisiques plus ou moins élevé.

Mélier avait prétendu que le séjour dans une fabrique de tabac arrêtait le développement de la tuberculose. C'est là une opinion absolument erronée. Certains observateurs (Poisson, Merkel, etc.) considèrent au contraire la tuberculose comme la maladie la plus fréquente des ouvriers en tabac, or cela est vrai surtout pour les ouvrières (Eulenberg).

Les *employés de bureau*, les *garçons et filles de magasin* présentent à cet égard les plus grandes chances de contamination.

M. Marfan (1889) a relaté une épidémie de tuberculose chez des employés de bureau dans une grande administration de Paris. Cette épidémie eut pour point de départ un premier malade qui, pendant trois ans, avait travaillé dans le bureau. Sur 22 employés appelés à séjourner avec lui ou après lui dans le même local, 14 ont également succombé à la phtisie en l'espace de 10 ans. Ces employés avaient au moins deux ans, plusieurs sept et vingt ans de présence dans le bureau. La maladie se communiquait par les poussières virulentes fournies par les crachats que le balayage du matin, pratiqué souvent en présence des employés, venait remuer et soulever autour d'eux.

La mauvaise hygiène privée, la misère domestique, le surmenage, les excès de tout genre sont autant de facteurs dont il faut tenir compte, mais qui ne sont pas le fait de la profession elle-même.

L'intempérance, l'alcoolisme jouent aussi un rôle important, en tant qu'agents de déchéance organique et causes prédisposantes. C'est ainsi que la phtisie est très fréquente chez les *bouchers* (en Angleterre comme en Suisse) non pas dès le début, mais à partir de 30 à 35 ans, par le fait même de leur intempérance et de la dégénérescence constitutionnelle qui en résulte. Il en est de même pour les *boulangers*.

Les intoxications professionnelles sont, elles aussi, une cause de prédisposition ou d'aggravation dans les cas d'imminence morbide. Leudet, de Rouen, a signalé en 1879 le développement rapide de la tuberculose chez les ouvriers saturnins chroniques, en même temps que son évolution rapide vers une terminaison funeste.

Kerchenmeister, en 1875, a constaté la très grande fréquence de la tuberculose pulmonaire chez les ouvriers des industries de Furth (un cas sur cinq ou six ouvriers) : aussi bien chez les ouvriers des *fabriques de papiers peints*, soumis à l'intoxication arsenicale, que chez les *ouvriers des fabriques de glaces*, soumis à l'intoxication mercurielle, que chez les ouvriers *fabricants de bronze* employés à la pulvérisation du métal, soumis à l'intoxication saturnine. W. Ogle a également signalé les ravages que fait la phtisie chez les ouvriers employés dans les mines d'étain, de cuivre et de plomb dans la Cornouaille, alors que cette affection est rare chez les mineurs de fer, plus rare encore chez les mineurs de charbon.

CHAPITRE IV

L'HYGIÈNE INDUSTRIELLE CONSIDÉRÉE AU POINT DE VUE DES ACCIDENTS DE MACHINES

ARTICLE I. — DES ACCIDENTS DE MACHINES CONSIDÉRÉS AU POINT DE VUE GÉNÉRAL DES PRINCIPAUX ORGANES MÉCANIQUES.

Au point de vue de la sécurité du travail professionnel dans les ateliers, l'étude des accidents de machines comporte à la fois des considérations générales et des considérations spéciales. Les unes se rapportent à des causes communes dépendantes de chacun des principaux organes dont une machine se compose ; les autres se rapportent aux conditions particulières que présente l'installation des mécanismes dans les diverses industries. Au point de vue général, les accidents de machines peuvent se diviser en accidents de moteurs, accidents de transmissions, accidents d'appareils élévateurs.

A. **Les organes moteurs.** — En ce qui concerne les moteurs à vapeur, presque tous les accidents ont pour cause : soit des glissements ou des chutes de personnes sur les planchers, plateformes et escaliers du local, ou dans les fosses de fondation ; soit le contact de l'ouvrier avec les différentes pièces en mouvement, alors que pendant la mise en train ou en marche normale, certains travaux de nettoyage, de graissage ou de réparation deviennent nécessaires.

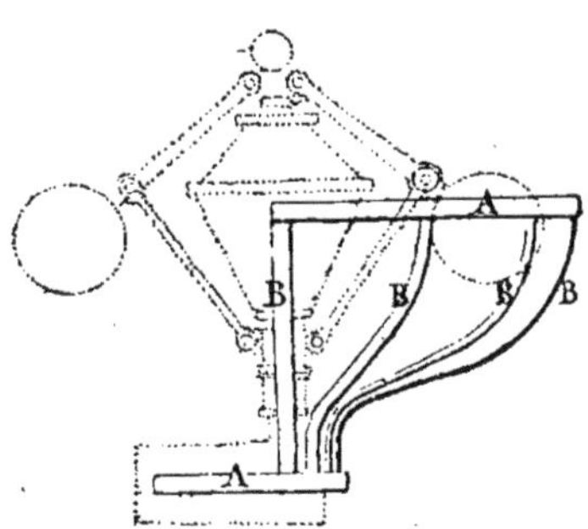

Fig. 115. — Grillage pour régulateur.

Les principales dispositions à prendre pour éviter les accidents de cette catégorie sont :

1° *L'entourage du régulateur.* — Il arrive parfois que le régulateur d'une machine est placé de telle sorte que les boules, souvent de masse assez considérable, peuvent atteindre le mécanicien qui circule autour de sa machine. On les entoure d'une grille (voyez fig. 115 A B) ;

2° *L'entourage des bas-volants* par un grillage métallique ou par une cage en bois, à barreaux assez rapprochés ; ou bien encore leur *isolement*

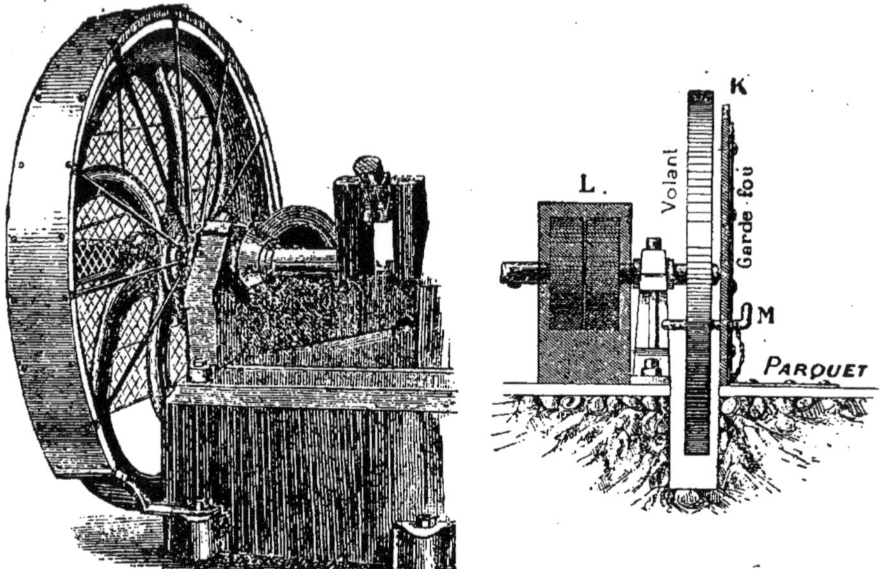

Fig. 116. — Parc-volant.

Fig. 117. — Garde-fou de volant K et pare-poulies et courroies L. (Imprimerie Chaix.

par des pare-volants ou garde-fou à panneaux à treillis ou pleins, assez fermés pour empêcher les accidents que les vêtements flottants ou l'im-

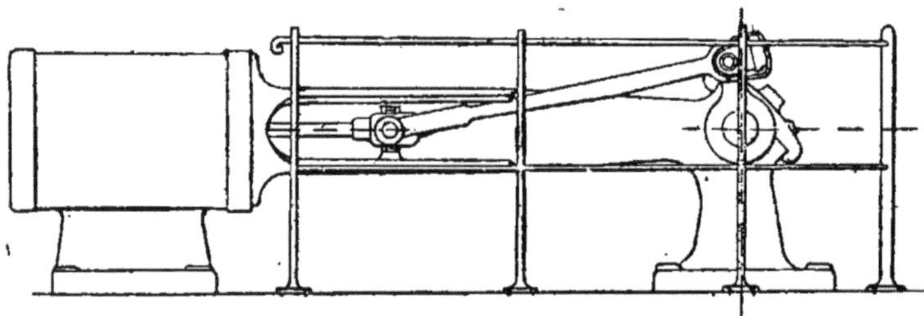

Fig. 118. — Garde-corps de bielle et de manivelles.

prudence de l'ouvrier peuvent causer, assez bas pour que le pied de l'ouvrier ne puisse en glissant atteindre le volant, et assez élevés pour garantir ses épaules. La figure 116 représente un dispositif de sûreté consistant en une sorte de tambour garni du côté de la machine de plusieurs rais ou barreaux et, à l'extérieur, d'un grillage en fils de fer galvanisé, consolidé par de gros fils parallèles. Des talons de butée arrêtent et soutiennent ce tambour : tantôt dans la position qu'il a dans la figure **116** et qui est celle qu'il occupe pendant la marche de la machine ; tantôt verticalement, lorsque la machine est au repos, de façon à démasquer sur le côté une longueur de jante suffisante pour pouvoir tourner le volant à la main. On ramène ensuite le tambour dans sa position primitive.

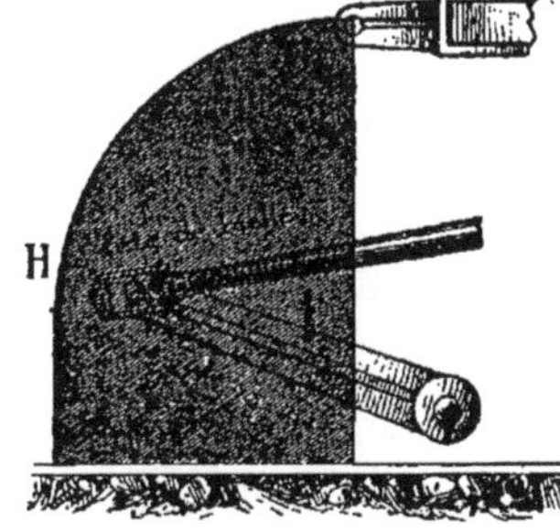

Fig. 119. — Pare-bielle en tôle.

La figure **117** représente un garde-fou de volant K appliqué à la presse mécanique dans les ateliers de l'imprimerie Chaix à Paris, un tambour de recouvrement L de la courroie et des poulies. De plus, une cheville d'arrêt M a été placée entre les bras du volant et le bâti de la machine, afin que celle-ci ne puisse être mise en marche à l'improviste, pendant le nettoyage des organes, sans la volonté de l'ouvrier ;

3° *L'entourage ou enveloppement des hauts-volants* dans une caisse en bois ou en tôle, si on doit s'en approcher pour le graissage d'organes de machines ou de transmissions ;

4° *L'entourage de la manivelle et de la bielle* par des encoffrements

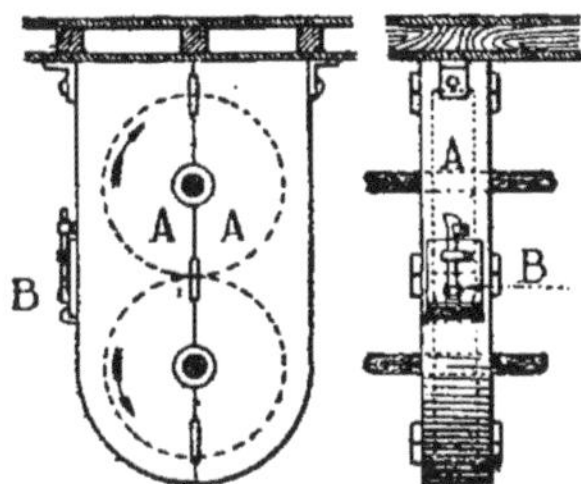

Fig. 120. — Entourage d'engrenages pour arbres parallèles. — A, boîte en tôle en deux parties réunies par charnières et broche. — B, porte placée du côté du dégrènement.

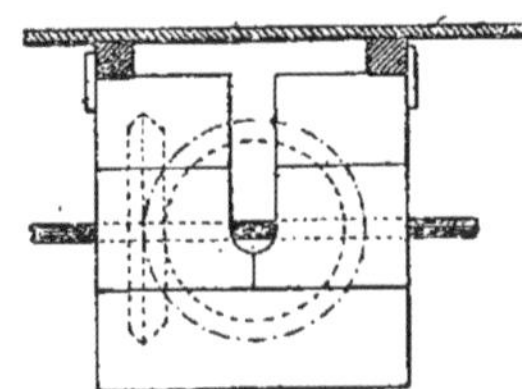
Fig. 121. — Entourage d'engrenages coniques sur arbres horizontaux. — Caisse en bois ou en tôle. Une des faces s'ouvre à charnière ou à glissière pour le graissage.

mobiles, composés par exemple de simples traverses horizontales et de quelques montants verticaux comme dans la figure **118**, ou *placés isolément* par des plaques de tôle de garantie comme le *pare-bielle* représenté dans la figure **119**.

5° *L'entourage des balanciers* ou l'emploi de garde-fou, pour servir d'appui à l'ouvrier pendant le graissage ;

6° *Le recouvrement de tous les engrenages* dont les angles d'engrènement peuvent se trouver accidentellement à la portée de l'ouvrier par des couvertures en tôle ou des corbeilles à tringles métalliques (voyez figures 120, 121, 122 et 123).

Une cause fréquente d'accidents de moteurs, c'est la *mise en marche*

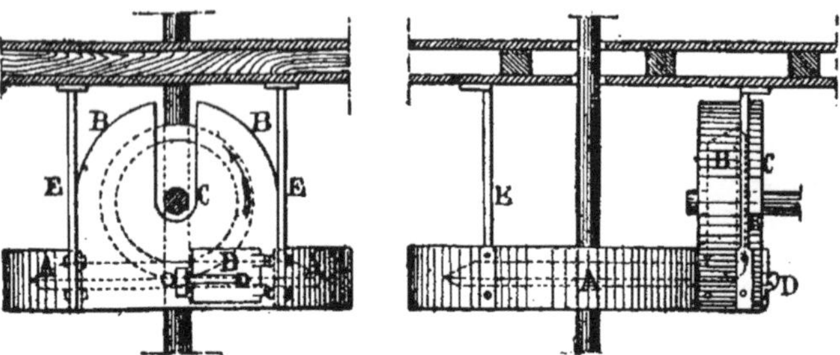

Fig. 122 et 123. — Entourage d'engrenages côniques pour arbre vertical et horizontal. — A, ceinture en tôle autour de la roue horizontale. — C, ceinture en tôle autour de la roue verticale boulonnée sur A. — C, fond renfermant extérieurement la roue verticale. — D, porte pour le graissage, placée du côté où les roues dégrènent. — E, tiges de suspension.

du volant à la main. A ce moment, il peut arriver que la machine se mette inopinément en marche et que l'ouvrier en contact avec le volant

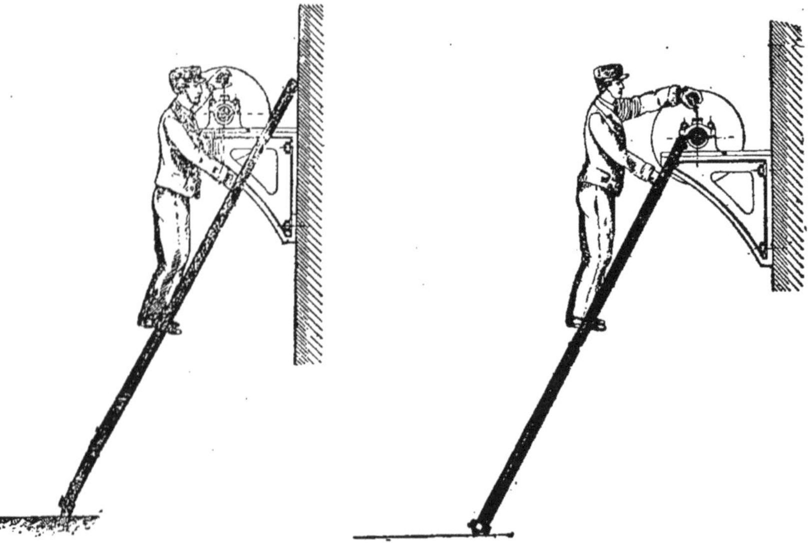

Fig. 124. — Echelle avec pointes sur sol en terre. (Position dangereuse pour l'ouvrier). (Thareau).

Fig. 125. — Echelle avec crochet sur sol en ciment (Position moins dangereuse pour l'ouvrier).

soit entraîné et grièvement blessé. On évite un semblable accident en employant pour la mise en marche du volant des organes intermédiaires tels que leviers à cliquet, galets de friction, treuil-vireur, etc.

L'emploi de *graisseurs automatiques* ayant pour effet de rendre moins fréquent le contact de l'ouvrier avec les organes mobiles de la machine, rendra l'opération du graissage de celle-ci beaucoup moins dangereux.

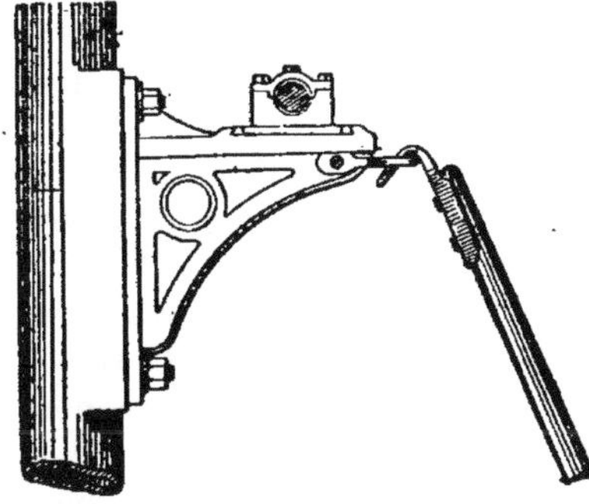

Fig. 126. — Echelle à crochet s'appuyant contre un collier en fer fixé aux consoles.

Enfin, l'addition d'un *frein* (sabot ou galet) agissant sur le volant de façon à hâter l'arrêt du moteur, est une mesure de sûreté des plus efficace.

Une cause d'accidents qu'il est indispensable de prévenir, c'est la mise en marche de la machine sans avertissement préalable. On ne doit mettre en marche qu'après avoir prévenu les ouvriers par un signal fait à haute voix : *attention*, par exemple, dans les petits ateliers ; ou bien par l'intermédiaire de sifflets, cloches ou sonneries électriques dans les ateliers plus importants ou composés de plusieurs pièces.

B. Les organes de transmission. — En ce qui concerne les transmissions, les accidents auxquels ces mécanismes si répandus dans tous les ateliers et locaux industriels donnent lieu arrivent le plus communément :

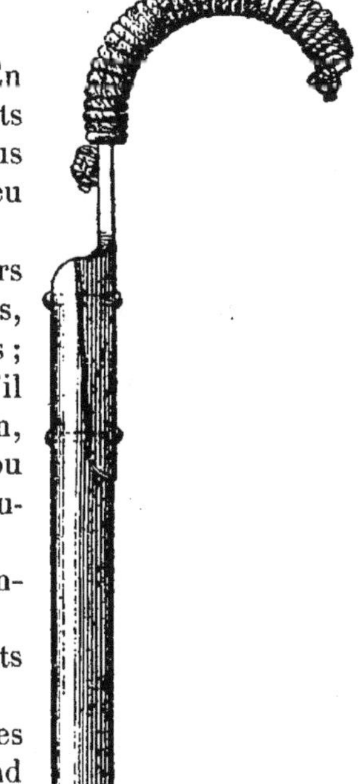

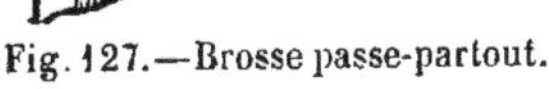

Fig. 127.—Brosse passe-partout.

1° Pendant le *nettoyage et graissage* des divers organes qui constituent la transmission : arbres, manchons d'accouplement, poulies et courroies ;

2° Pendant le *maniement des courroies :* qu'il s'agisse de les passer sur l'arbre de transmission, de les monter sur une poulie de commande ou de les en jeter à bas, de les déplacer d'une poulie à l'autre, de les réparer sur place, etc. ;

3° Au moment du *débrayage* pour arrêt immédiat.

Les moyens usités pour prévenir les accidents en pareilles circonstances consistent :

1° Dans l'emploi d'échelles munies, pour les empêcher de glisser, de pointes en fer quand le sol de l'atelier est en planches ou en terre battue, de tampons de feutre quand le sol est en matériaux durs (ciment, bitume, pierres, carreaux, briques) et de crochets pour en permettre l'appui contre l'arbre lui-même ou de colliers en fer (figures 125 et 126).

Quand une transmission est le long d'un mur, on devra défendre d'une façon absolue à l'ouvrier soigneur de placer son échelle contre ce mur, c'est-à-dire de se mettre entre la transmission et le mur (figure 124). Il devra, dans ce cas, appuyer son échelle au moyen des crochets contre l'arbre (fig. 125 et 126).

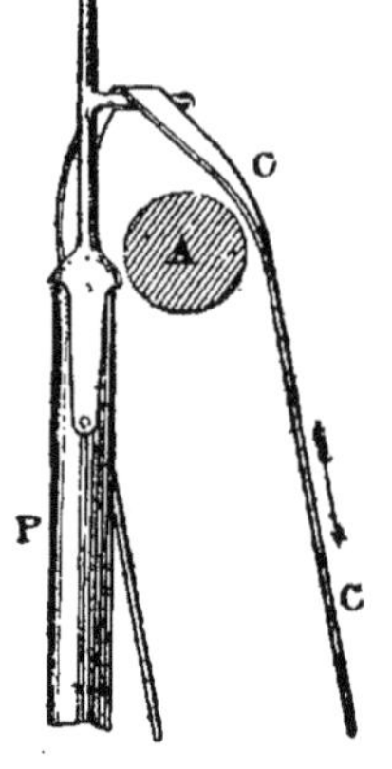

Fig. 128. — Perche à crochet.

2° Dans l'emploi de perches armées de crochets, de brosses à manche, de tampons pour le nettoyage des transmissions en marche.

En principe, ce nettoyage ne doit avoir lieu que lorsqu'il y a impossibilité de faire autrement. La figure 127 représente une brosse dite passe-partout montée à l'extrémité d'une perche.

La perche à crochet (fig. 128) se compose d'une tige en bois surmontée d'une ferrure portant un doigt d'équerre. Elle sert à isoler les courroies de l'arbre, à les remonter sur les poulies (fig. 129 et 130). Dans cette opération de remontage, l'ouvrier doit se placer un peu sur le côté de la poulie et tenir l'extrémité inférieure de la perche relativement au corps du même côté de la poulie

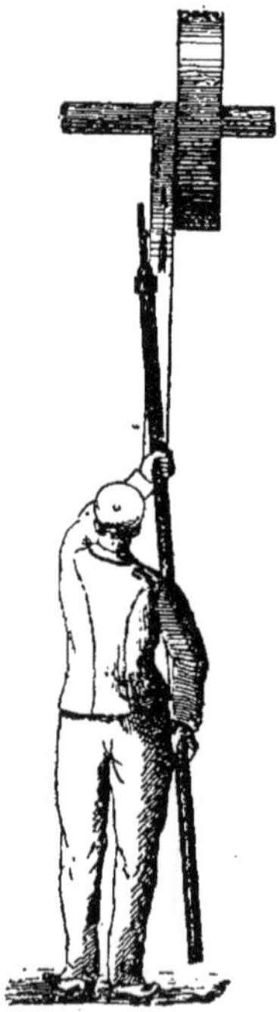

Fig. 129. — Maniement de la perche à crochet tel qu'il doit avoir lieu.

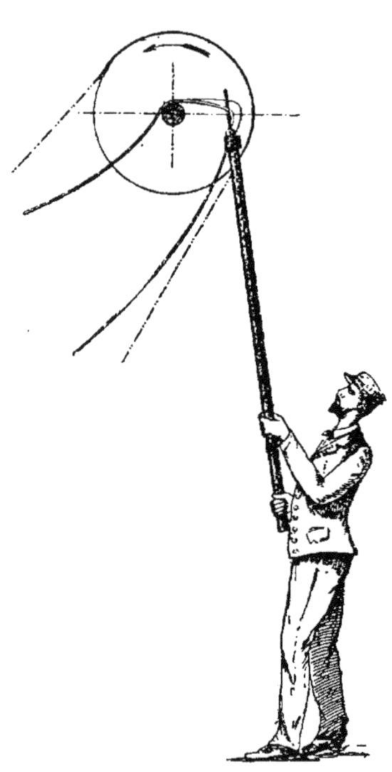

Fig. 130. — Maniement de la perche à crochet. — Perche trop courte, dangereuse pour l'ouvrier.

(fig. 129). En règle absolue, une perche à crochet doit avoir une longueur supérieure à la hauteur de la transmission au-dessus du sol, de manière que son extrémité inférieure se trouve très basse pendant la manœuvre et soit forcément tenue sur le côté du corps et non devant comme dans la position représentée fig. 130. Il peut arriver, en effet, que le doigt soit engagé entre les bras d'une poulie ou pris entre une courroie et la jante, et que la perche soit rejetée sur l'ouvrier qui peut alors être blessé à la poitrine ou au ventre ; s'il tient la perche sur le côté (fig. 129), cet accident n'est pas à craindre. En prenant pour règle de donner à la perche à crochet comme longueur environ la hauteur de la transmission au-dessus du sol, cette condition est généralement satisfaite (Thareau). On veillera soigneusement à ce que les manches ne soient pas munies de ficelles dont l'ouvrier pourrait entourer sa main.

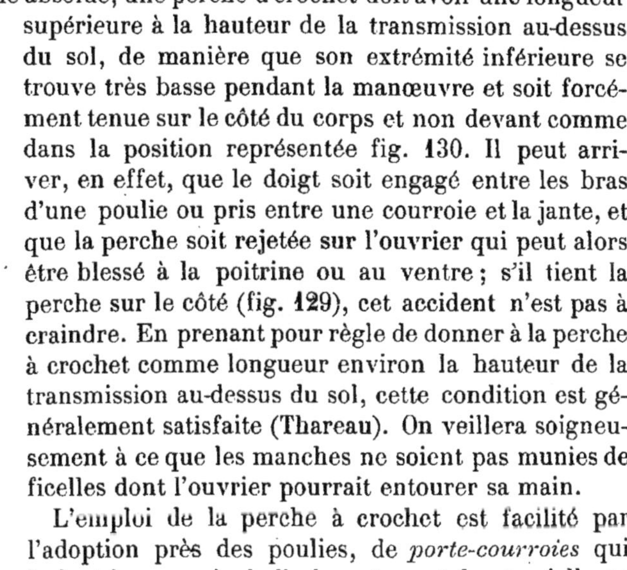

Fig. 131. — Burette à bascule.

L'emploi de la perche à crochet est facilité par l'adoption près des poulies, de *porte-courroies* qui isolent la courroie de l'arbre et empêchent qu'elle ne s'enroule. Le montage se fait, dans ce cas, plus facilement. Quand on ne peut atteindre la transmission avec la perche à crochet, il convient de faire usage de *monte-courroies*, alors surtout qu'il s'agit de courroies lourdes ou très tendues. Les deux systèmes les plus employés sont le porte-courroie Biedermann, et le monte-courroie Baudoin, ce dernier très employé dans les mines d'Alsace-Lorraine.

3° Dans l'emploi *d'appareils graisseurs automatiques*. Pour éviter les graissages fréquents, il est bon de se servir de *paliers graisseurs*, dont l'huile n'a besoin d'être renouvelée qu'à de longs intervalles. Si dans des cas exceptionnels, quand il n'existe pas de chemin de graissage, on était obligé de graisser pendant la marche, on le ferait sans quitter le sol et avec une *burette à bascule* (figure 131), montée au bout d'une perche munie d'une brochette transversale pour soulever les couvercles de godets à huile des supports.

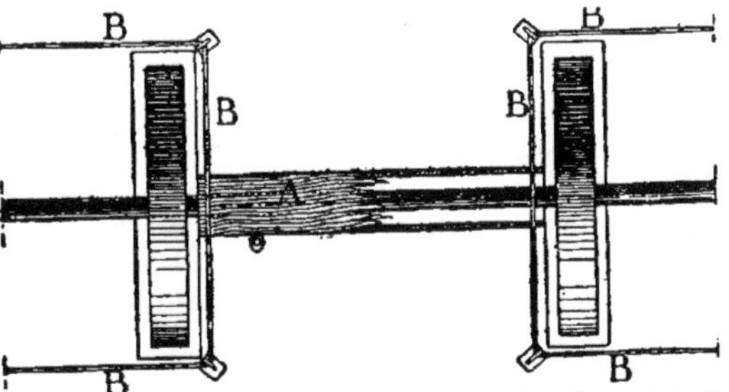

Fig. 132. — Protection d'un arbre au ras du sol. — A, boîte en bois ou tôle enveloppant l'arbre. — B, garde-corps enveloppant l'arbre et les poulies.

4° Dans la *couverture* et l'*entourage des arbres, poulies courroies* et *engrenages*, de toute partie saillante des transmissions (vis, clavettes, manchons, etc.), au moyen d'enveloppes en bois ou en tôle, pleines ou à jour, de rampes-appui, de grillages, de gouttières ou coulisses, etc. La figure 132 représente la protection d'un arbre au ras du sol ; les figures

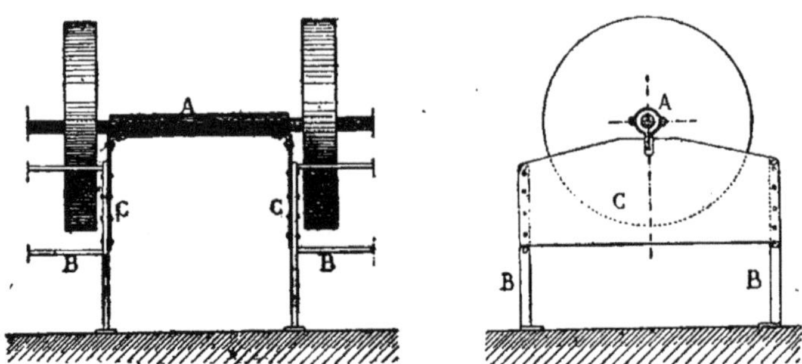

Fig. 133 et 134. — Protection d'un arbre à peu de hauteur au dessus du sol. — A, fourreau en tôle en deux parties, avec charnière, enveloppant l'arbre au-dessus d'un passage. — B, garde-corps entourant l'arbre et les poulies. — C, tôle de protection au droit d'un passage et portant le fourreau.

133 et 134, celle d'un arbre à une certaine hauteur au-dessus du sol, et les figures 135 et 136 celle d'un entourage d'arbre vertical avec fourreau en bois ou en tôle.

Toutes les courroies qui transmettent les mouvements de la transmission aux machines doivent être garanties quand elles se trouvent à portée de l'ouvrier. Toutes les courroies traversant les planchers, verticalement ou obliquement, doivent être entourées d'un encoffrement à hauteur d'homme, le plus généralement en bois (fig. 137).

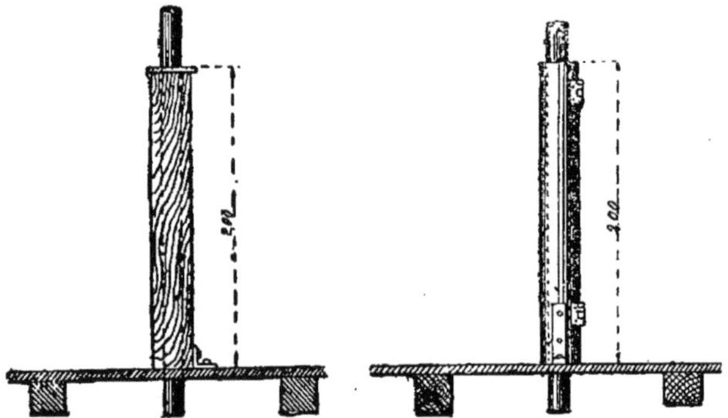

Fig, 135 et 136. — Entourage d'un arbre vertical avec fourreau en bois (135) ou en tôle (136).

Les enveloppes des roues d'engrenages se font en bois ou tôle et affectent des dispositions diverses suivant les cas. Les figures 120, 121, 122 et 123 en indiquent quelques unes.

Les portes ménagées pour le graissage doivent toujours être placées du côté où les roues dégrènent.

5° Dans l'emploi *d'appareils de débrayage* facilement accessibles et munis d'organes qui empêchent la partie débrayée de la transmission de se remettre inopinément en marche. Nous citerons entre autres : les manchons d'embrayage *à griffe,* les embrayages à *friction* (manchon ou poulies), les embrayages à *lames élastiques*, les courroies de commande.

6° Enfin dans l'installation d'un dispositif de sûreté qui permettrait d'arrêter une transmission à distance avec une très grande rapidité et presque instantanément. A l'Exposition générale pour la protection contre les accidents, qui eut lieu à Berlin en 1889, on remarquait un certain nombre de ces dispositifs, presque tous basés sur l'emploi de *déclanchements électriques*, et agissant soit par interception de la vapeur dans le cylindre, soit par débrayage de la transmission.

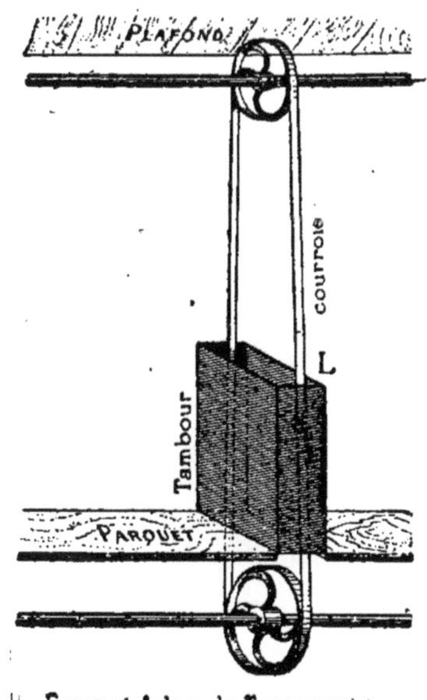

Fig. 137. — Tambour de recouvrement d'une courroie à mouvement vertical, traversant un plancher (Ateliers Chaix).

Comme exemple de dispositif ayant pour objet l'arrêt instantané du mouvement d'un arbre de transmission ou d'une machine motrice, de telle façon que, dans le cas où une personne serait entraînée avec des engrenages ou tout autre organe de l'atelier, on puisse immédiatement suspendre le travail et atténuer ainsi la gravité de l'accident, nous citerons *l'appareil préventif avec frein*, système Rockhill, employé avec succès dans les fabriques en Angleterre et *l'appareil préventif par arrêt de la machine à vapeur*, système Hambruch.

a. Dispositif Rockhill. — La figure 138 montre clairement l'application du mécanisme du frein soit à un moteur à vapeur, soit à une machine à gaz. Pourvu d'un dispositif de commande multiple à grande distance, on peut l'installer soit à tous les étages d'une manufacture, soit dans les différentes salles d'un atelier. A désigne un levier à poignée, articulé à sa partie inférieure sur un axe porté par le bâti de la machine desservie; B est le ruban métallique du frein ayant un point fixe sur le moteur; C, un levier à contrepoids, monté sur le même axe que le précédent; D, une vis de liaison entre le mécanisme des leviers et le ruban du frein dont elle peut modifier la pression. E indique un segment portant quelques dents de rochet; F, une manivelle coudée, reliée par une tringle ou un fil métallique avec l'organe d'admission de la vapeur ou du gaz (papillon, valve, robinet), de façon à pouvoir en déterminer la fermeture; enfin H indique un cliquet qui engrène dans les dents du segment et maintient le frein appliqué sur le volant.

Pendant le fonctionnement de la machine, le levier A est assuré dans la position de désembrayage du frein par le crochet G et un goujon fixés respectivement sur le segment et le levier. Ce crochet est relié avec la

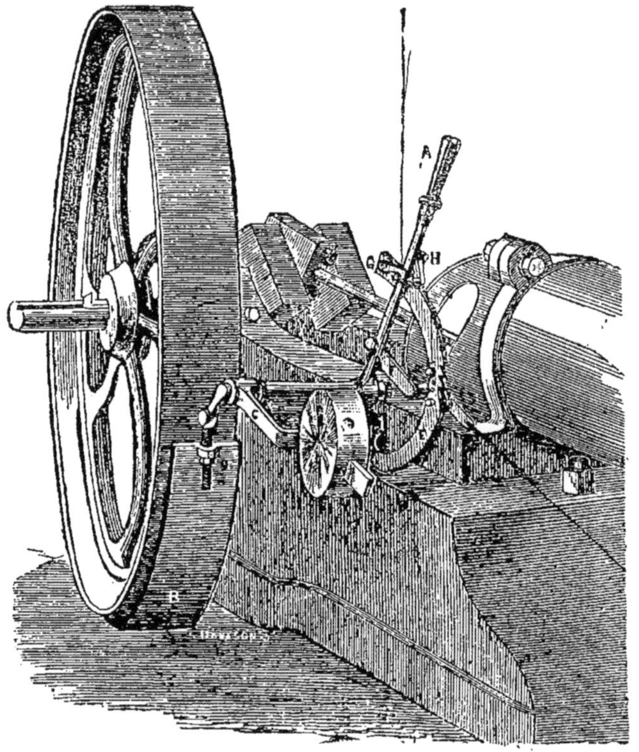

Fig. 138. — Appareil d'arrêt instantané d'un moteur à vapeur. (Système Rockhill).

commande à distance de l'appareil par un petit câble qui peut passer dans tous les locaux et à tous les étages d'une usine.

A la seule inspection de la figure 138, on comprend le jeu de ce mécanisme. Dès que le crochet est soulevé par la traction du câble de transmission, le levier à contrepoids tombe et entraîne A dans son mouvement; la bande de frein appuie énergiquement sur la jante du volant et son effort est maintenu par l'enclenchement du cliquet H dans les dents du segment. En même temps, le levier coudé F ferme l'organe d'admission de l'agent moteur.

Ce dispositif convient très bien pour les usines composées de petits ateliers, où l'on peut suspendre le fonctionnement d'un moteur, sans gêner la marche des autres.

Son installation ne modifie pas désavantageusement l'aspect d'une machine ; de plus, bien qu'il agisse avec instantanéité, il ne provoque pas l'ébranlement des fondations et ne cause aucun dommage aux organes moteurs.

b. Dispositif Hambruch. — Il est basé sur l'emploi d'une soupape de transmission spéciale et d'un mécanisme de frein mis l'un et l'autre en jeu par l'action de la vapeur. La figure 139 montre l'ensemble de l'installation dans un établissement industriel. La vapeur engendrée dans la chaudière *p*, se rend par la tubulure a" dans la soupape de sûreté *a* qui peut intercepter la conduite *q* aboutissant à la boîte à tiroir de la machine à vapeur. Une conduite *i* de petit diamètre, part du réservoir d'eau de cette chaudière, parcourt les locaux de l'établissement et revient vers la soupape de sûreté *a*. Cette conduite est ainsi remplie d'eau en temps normal ; on empêche la congélation pendant l'hiver en la faisant passer dans un récipient chargé de sel et elle résiste par cela même au froid. Les robinets à trois voies *nn*, sont des appareils au moyen desquels on peut interrompre à tout instant la circulation de l'eau dans la conduite *i*. Ils portent extérieurement des branchements raccordés à un tuyau *l* qui conduit, dans le réservoir *m*, l'eau s'échappant de *i* par suite de la rupture d'un robinet.

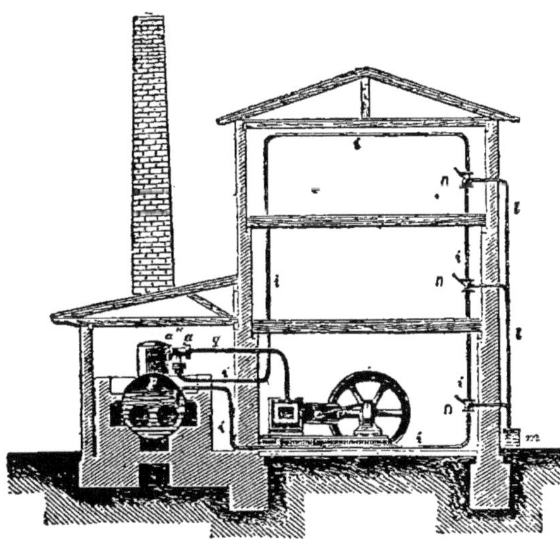

Fig. 139. — Dispositif d'arrêt instantané de tous les organes moteurs d'une usine. (Système Hambruch).

La soupape de sûreté peut au besoin fonctionner seule ou agir de concert avec le frein prévu pour le volant du moteur. Dans ce cas, on emploie des mécanismes spéciaux (à tiroir et à frein), sur la description desquels il nous paraît inutile d'insister, renvoyant pour cela aux publications techniques. Ce mécanisme procure une garantie absolue contre la mise en train de la machine motrice, avant qu'on ait terminé le graissage des transmissions, le montage des courroies, etc., car dans chaque local de l'usine, on peut rendre impossible l'envoi de la vapeur dans la boîte à tiroir du moteur. Tout signal téléphonique ou électrique est ainsi rendu superflu, la mise en marche du moteur étant l'indication la plus sûre qu'on puisse avoir relativement à la reprise du travail dans tous les ateliers isolés.

Comme exemples de *dispositifs d'arrêt par débrayage de la transmission* nous citerons le système de débrayage automatique appliqué chez M. Le Maréchal, lamineur de métaux à Paris, et celui employé chez M. Chaix, imprimeur.

En ce qui concerne ce genre d'appareil d'arrêt, le « Bulletin de l'Association des industries de France contre les accidents du travail » fait remarquer qu'un pareil système consistant à rendre brusquement la transmission indépendante du moteur, la machine à vapeur se trouve tout d'un coup marcher à vide ; et si le régulateur ne fonctionne pas très bien, comme cela arrive souvent, il y a à craindre qu'elle ne s'emballe.

C. **Les monte-charges.** – En ce qui concerne les appareils élévateurs, ou monte-charges en usage dans les établissements industriels, ils donnent lieu par leur emploi à de nombreux accidents, presque toujours très graves, dus soit à l'imperfection des mécanismes ou de la construction, soit à l'imprudence, ou bien encore à l'insouciance des ouvriers. Ces appareils se composent, en général, d'un *treuil* actionnant une ou plusieurs cordes auxquelles est suspendue la *plateforme* ou *cage,* et d'un *couloir* traversant les ouvertures ménagées dans les planchers des différents étages pour le passage de la cage.

Les moyens de prévention à appliquer aux monte-charges consistent dans l'emploi :

1° De *freins* ou *ressorts :* les uns empêchant la charge, quand le câble de commande est lâché par l'ouvrier, de descendre à toute vitesse ; les autres, retenant la cage lorsque les courroies sont sur les poulies folles ;

2° De *tringles de débrayage* munies de butoir ou taquet pour rendre le débrayage automatique ;

3° De *câbles de sûreté* combinés avec la chaîne de traction ;

4° De *contrepoids* et de *guidages* pour éviter les calages accidentels ;

5° De *cages fermées* munies d'un toit pour empêcher la chute d'objets sur les personnes se trouvant à l'intérieur ;

6° De *clichages* pour que la corde de suspension de la cage ne soit pas fatiguée par les chocs produits par les matériaux qu'on y place ;

7° De *parachutes* (à contrepoids à dents excentriques, à lames ou à fourches ; à coin, à freins, à verrous, etc.), pour prévenir la chute de la cage, en cas de rupture de la corde, et placés le plus souvent au-dessous du toit de la cage qui en garantit les organes contre l'action des poussières ou autres objets ;

8° De *fermetures de sûreté* (leviers à loquet, tenons à ressort) pour empêcher l'ouverture des portes de la cage, tant que celle-ci ne se trouve pas vis-à-vis le plancher correspondant des divers étages.

D. **Équipement des ouvriers.** — Sous ce nom, il faut entendre à la fois les vêtements d'atelier, et les moyens de protection que l'ouvrier adopte à sa personne, pour éviter les divers accidents auxquels l'expose son travail professionnel :

1° D'une manière générale, les *vêtements de travail* doivent être façonnés de telle sorte, qu'ils exposent le moins possible aux *accidents d'entraînement* qui sont le fait des engrenages ou des transmissions. C'est ainsi que toute partie flottante doit être supprimée. On devra faire usage de vestes boutonnées sur toute leur longueur avec col et poignets collants ; ni cravate, ni ceinture extérieure. Pour les femmes : des robes ou blouses complémentaires et fermées aussi au col et aux poignets. — Les cheveux enfermés dans un petit bonnet, ni boucles ni tresses pendantes. — Bien se garder surtout de s'arranger les cheveux près d'une machine en marche. — Pas de foulard négligemment noué autour du cou, pas de tablier flottant. — En un mot, le vêtement de travail strictement appliqué sur les parties du corps qu'il protège : tel est le principe qu'on ne doit pas perdre de vue.

Les exemples abondent d'ailleurs des accidents occasionnés par entraînement d'une partie du vêtement de l'ouvrier ; tantôt c'est la blouse flottante qui est saisie par un bout et enroulée autour de l'arbre de couche sans que le malheureux entraîné puisse être dégagé à temps ; d'autres fois ce sont des ouvrières qui sont saisies par leur tablier, des ouvriers qui sont accrochés par leur gilet ; on a vu des femmes attirées et étranglées par leur châle ou leur foulard, d'autres prises par les cheveux et broyées.

D'autres fois encore ce sont des objets qu'on tient à la main qui sont pris et attirés : on a vu un ouvrier entraîné et broyé dans un engrenage par l'intermédiaire d'un torchon qu'il tenait à la main et qu'il n'avait pas eu la présence d'esprit de lâcher.

2° Les *appareils protecteurs* que l'ouvrier adapte à sa personne sont surtout destinés à le garantir contre les accidents par contact ou par projection. Tels sont les *masques et lunettes de sûreté* pour les yeux, à l'usage des mouleurs, burineurs, aiguiseurs, ajusteurs, riveurs, chaudronniers, tôliers, tourneurs sur métaux, raboteurs, etc. Ce sont tantôt de grandes lunettes rondes et plates ; d'autres sont composées de verres enchâssés dans un fin treillis métallique ou bien dans une bande de cuir bordée ou non de gutta-percha, entourant complètement les yeux et se fixant derrière la tête (figure 140). Dans quelques unes, au lieu de fort verre blanc suffisamment épais pour ne pas se briser sous le choc, c'est du *mica* que l'on emploie.

Contre les accidents par projection, de simples coquilles oculaires en grillage serré peuvent suffire ; le masque complet en fin treillis métallique sera avantageusement employé par les ouvriers travaillant au milieu de nombreux éclats de matériaux (fig. 141).

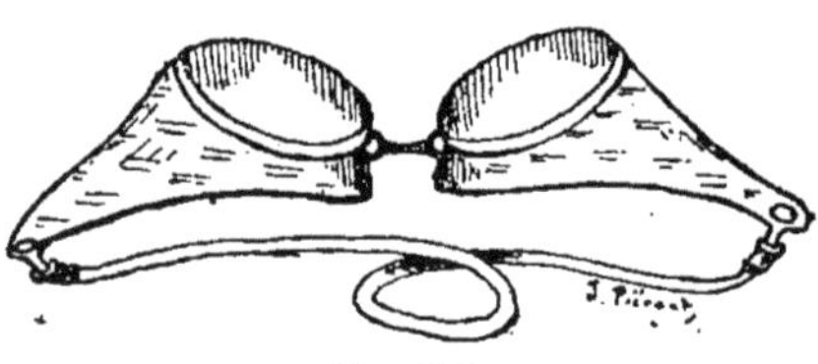
Fig. 140.

Les inconvénients que présentent la plupart des lunettes protectrices sont leur manque de légèreté, leur difficulté d'application, l'échauffement des yeux qu'elles provoquent et la gêne qu'elles portent à la vision. Dernièrement, l'Association des industriels de France a eu l'idée d'ouvrir un concours pour provoquer la création d'un type de lunettes commode et pratique, et par suite facilement acceptable par les ouvriers. Des types divers ont été successivement examinés ; ils peuvent être répartis en quatre groupes :

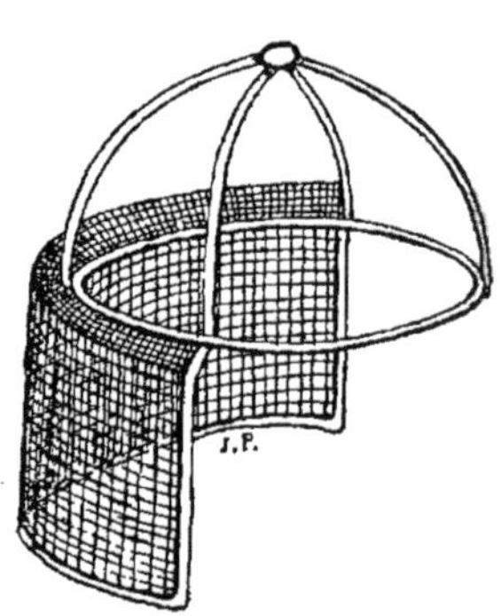
Fig. 141.

1° Les lunettes avec verres et montures en cuir. Elles ont pour principal inconvénient l'échauffement rapide des yeux par manque absolu de renouvellement d'air ;

2° Les lunettes avec verres et grillage métallique (fig. 142 et 143). Elles échauffent moins les yeux, mais s'appliquent mal sur le visage et limitent trop le champ visuel. La plupart de ces inconvénients sont corrigés en partie dans le type de lunettes présenté au concours par la Société des lunetiers, parce que les verres y sont grands, le grillage métallique large et bombé, ce qui donne une chambre d'air suffisante pour ne pas échauffer les yeux (fig. 144) ;

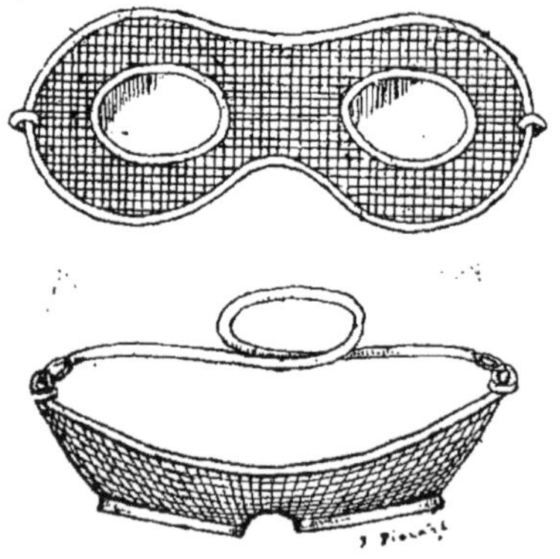
Fig. 142 et 143.

3° Les lunettes avec verres et montures en lame métallique pleine. Elles doivent être bombées et présenter ainsi une chambre à air pour éviter le trop grand échauffement des yeux. Des ouvertures doivent être aménagées tout autour de la monture pour faciliter la circulation de l'air autour des yeux. Parmi les types de ce groupe, nous citerons en première ligne celui qu'a présenté au concours de l'Association des industriels M. Simmelbauer, de Montigny-les-Metz, et qui a obtenu le premier prix. Ces lunettes (fig. 145), sont en monture en fer blanc et portent, un peu en saillie, de larges verres trapèzoïdaux dont l'épaisseur peut varier de 2 à 6 millimètres. Ces verres, logés dans les rainures de la monture, et maintenus par un simple crochet en tôle, peuvent s'enlever très rapidement et se remplacer à volonté. La circulation de l'air autour des yeux est assurée par deux larges conduits rectangulaires disposés latéralement et par plusieurs ouvertures ménagées en haut et en bas. La monture de ces lunettes s'emboîte sur le front, avec ou sans l'intermédiaire d'un petit boudin en caoutchouc adapté sur le pourtour, et repose sur le nez par un petit coussin protecteur en cuir doux ;

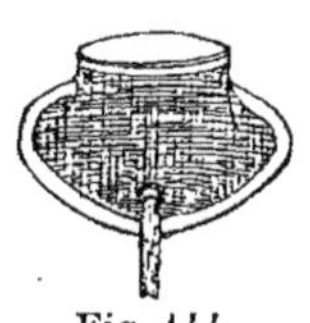

Fig. 144.

4° Les lunettes entièrement métalliques à mailles plus ou moins serrées. Elles ont pour double inconvénient : 1° de ne pas protéger les yeux d'une manière suffisante contre les poussières fines et dures ; 2° de troubler la vue au bout d'un certain temps, par la sensation que produit le quadrillé de la toile métallique.

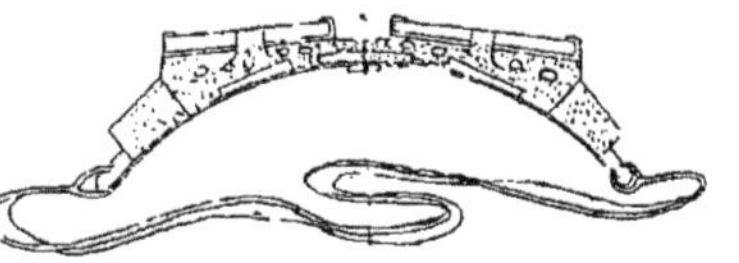

Fig. 145. — Lunettes Simmelbauer.

ARTICLE II. — DES ACCIDENTS DE MACHINES CONSIDÉRÉS AU POINT DE VUE DES PRINCIPAUX GROUPES D'INDUSTRIES.

I. Des accidents de machines dans les ateliers de constructions où l'on travaille le fer. — On peut les diviser en accidents qui surviennent aux *machines-outils* et en accidents qui surviennent aux *meules*.

A. — Les premiers sont — tantôt des *accidents d'entrainement avec les engrenages,* comme par exemple les accidents à tours à engrenages d'ancienne construction, qu'on évite par l'emploi de « couvre-engrenages » (couvertures à parois pleines ou en toile métallique, plaques en tôle munies de charnières) ; ou de disques d'arrêt et taquets de calage » — tantôt des *accidents de projection* par éclats de métal détachés par le ciseau, le burin ou le marteau à lame tranchante, accidents qu'on prévient en fixant à l'outil, par un simple fil de fer ou une petite pince de serrage, un organe protecteur en treillis métallique ou bien en tôle rubannée, formant corbeille en avant de la lame et arrêtant les projections d'éclats.

On peut également faire usage de petits masques en treillis ou en lame de verre encastrée ou non dans un cadre métallique, maintenus interposés par des ressorts ou des pinces de serrage entre le tranchant de l'outil et le visage de l'ouvrier.

Parmi les mécanismes pouvant donner lieu à des accidents, nous citerons surtout dans les machines à percer, ou à fraiser, les engrenages commandant le mouvement de rotation de l'arbre du foret, quand ils ne sont pas couverts et la tête des vis de serrage qui, lorsqu'elle n'est pas noyée dans l'épaisseur du métal, peut saisir les ouvriers par leurs vêtements ou, souvent, par la cravate. Avec les tours, ce sont les angles d'engrènement qui sont surtout à craindre, la main pouvant être entraînée entre le pignon du cône et la roue correspondante de la roue secondaire. On évite les accidents en plaçant au devant des angles dangereux un disque d'arrêt, une joue protectrice, etc.

B. — Les accidents de meules sont des accidents de projection par rupture de celles-ci.

Les causes occasionnant la rupture d'une meule peuvent être : un défaut dans la masse de la meule ; la gelée par suite d'une dessiccation incomplète ; un montage défectueux ; une vitesse disproportionnée à la puissance de cohésion de la pierre ; une déviation du centre de gravité

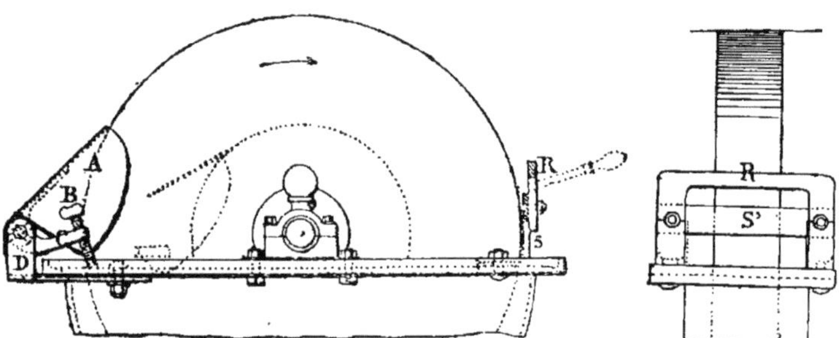

Fig. 146. — Meule munie de son enveloppe ou capote A et de ses dispositifs de sûreté.

Fig. 147. — Dispositif de sûreté contre l'entraînement de l'outil.

de la meule ; un choc violent produit par un faux rond de la meule ou par une pièce mal appliquée. L'emploi des *meules en grès* et des *meules artificielles* s'est beaucoup généralisé depuis quelques années, dans les ateliers où l'on travaille le fer, tels que les ateliers de constructions mécaniques, de charpentes en fer, de serrurerie, les fabriques de ressorts, d'essieux, de boulons, etc. Les meules en grès servent, soit à aiguiser les outils tranchant, soit à tailler, ébarber ou blanchir les métaux.

Les meules à aiguiser, de faible diamètre en général et de vitesse peu considérable, offrent relativement peu de danger. Il peut arriver cependant que la main de l'ouvrier, avec laquelle il appuie l'outil à aiguiser sur la meule, se trouve en contact avec elle si cet outil vient à échapper. On prévient les accidents qui peuvent en résulter par l'emploi d'une *capote appuie-main*, qui se rapproche de la meule à mesure que celle-ci s'use (figure 146). Un autre dispositif de sûreté est celui représenté dans les figures 146 et 147). Il a pour but d'empêcher l'outil, qui sert à tailler la meule, d'être entraîné entre celle-ci et son bâti. Ce sont deux cadres en fer superposés dont l'un S est fixé sur le bâti de la meule par un boulon passant dans une coulisse, de façon à rendre l'appareil réglable horizontalement, et l'autre R boulonné sur le premier. L'outil à tailler se place entre les deux branches horizontales des cadres et ne peut pas être entraîné. Cet appareil doit toujours être le plus près possible de la meule.

C'est depuis quelques années seulement que les *meules artificielles* sont employées couramment dans les ateliers de construction ; mais avec elles, les causes d'accidents, pourtant assez fréquents, sont moins connues que pour les meules en grès. Ce sont des agglomérés de grains de silex ou d'émeri plus ou moins gras, agglutinés par des matières comme le caoutchouc, la gomme-laque ou le ciment d'oxychlorure de magnesium.

On pare au danger qui résulte de l'éclatement des meules au moyen d'enveloppes protectrices. Ce sont généralement des boites en tôle, fixées sur le bâti, fortement entretoisées, ne laissant à découvert que la partie de la meule nécessaire pour le travail. On peut encore l'entourer concentriquement d'une forte feuille de tôle d'acier ayant comme largeur l'épaisseur de la meule et fixée au bâti par une de ses extrémités ; cette lame agit alors comme resssort en cas de rupture. La figure 148 représente une disposition de ce genre imaginée par la Société des agglomérés magnésiens.

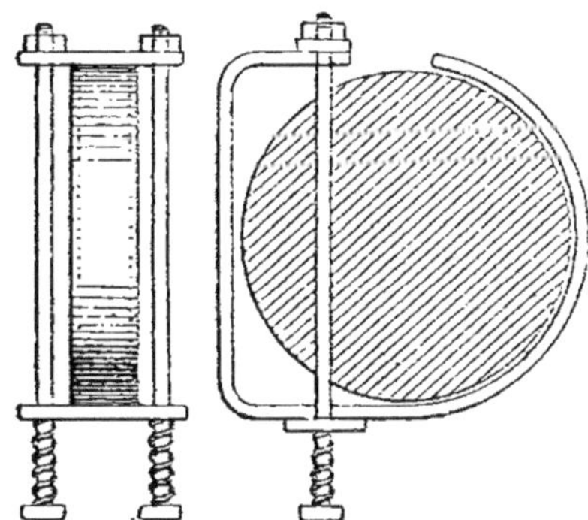

Fig. 148. — Protecteur à ressort des meules à agglomérés magnésiens.

Pour se mettre les yeux à l'abri des éclats, les ouvriers doivent porter des lunettes de sûreté. Mais, une disposition excellente est celle qui est employée dans les ateliers de M. Bertrand, constructeur de charpentes de fer à Paris (voyez fig. 149). Elle permet de supprimer les lunettes. Une tôle mince *e* peut tourner autour d'une charnière *f* portée par l'enveloppe C. Ce panneau en tôle est fixé à la position voulue au moyen d'une glissière *g* et d'un écrou de serrage à oreilles *h*. Il porte un pivot *m* autour duquel peut tourner un cadre en fer rainé *l* contenant une plaque de verre. Ce cadre est fixé à la position voulue au moyen d'une glissière *n* et d'un écrou de serrage à oreilles *o*. Les étincelles qui jaillissent pendant le montage sont arrêtées par la plaque de verre qui permet cependant à l'ouvrier de suivre son travail des yeux, sans danger.

C. — Des caractères pathologiques des accidents de machines dans les ateliers de constructions. — Les lésions traumatiques professionnelles que l'on rencontre le plus généralement dans les ateliers de constructions, sont :

1° Des plaies des doigts et de la main par instruments tranchants (cisailles, couteaux, mortaises, outils divers des machines en marche);

2° Des plaies contuses par écrasement des doigts pris le plus souvent pendant le nettoyage des machines en marche (machines à percer, à fraiser, tours, cylindres, etc.);

3° Des plaies par amputation des doigts, principalement avec les machines à raboter et à tarauder ;

4° Des contusions et des plaies par écrasement de la main prise dans les engrenages, les treuils, sous le marteau-pilon, etc.;

5° Des broiements et des fractures de l'avant-bras et du bras pris dans une transmission en marche (poulie ou courroie);

6° Des contusions graves de la tête et du tronc, des fractures diverses

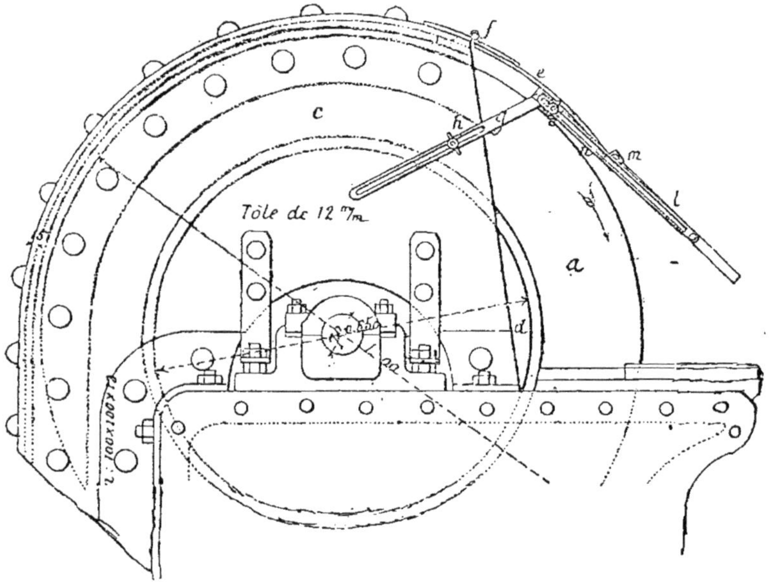

Fig. 149. — Protection avec cadre vitré à charnière contre les éclats et étincelles de meules.

par coup de volant ou de manivelle, par chute du haut d'une échelle ou d'une plateforme, etc. ;

7° Des contusions graves, diverses et multiples par coups et éclats de meule ;

8° Des brûlures diverses par éclats incandescents ;

9° Des traumatismes de l'œil par projection d'éclats de métal ou d'outils.

Ces traumatismes sont des contusions ou des blessures directes des membranes de l'œil.

Quand la contusion est violente, les désordres oculaires qui en sont la conséquence peuvent être de la plus grande gravité ; ce sont alors des ruptures des enveloppes et des membranes internes, de vastes épanchements sanguins, la luxation du cristallin, la cataracte consécutive, le décollement de la rétine, la suppuration intra-oculaire.

Parmi les blessures de l'œil, chez les ouvriers qui travaillent le fer, il faut citer comme les plus fréquents les corps étrangers implantés dans la cornée ou la sclérotique. Sur 386 cas de corps étrangers dans la cornée, relevés par M. Sous (de Bordeaux), 279 fois il s'agissait d'éclats de fer : 105 fois chez des mécaniciens ajusteurs, 63 fois chez des serruriers, 55 fois chez des forgerons, 69 fois chez des chaudronniers, tôliers, etc.

On doit à M. Szili, de Buda-Pest (1882), médecin d'une caisse de secours pour les ouvriers, un relevé intéressant de statistique comparée en ce qui concerne les blessures de l'œil.

Tandis que sur la population non ouvrière, la proportion moyenne de ces blessures par 100 affections oculaires est de 1,10 ; chez la population ouvrière considérée en général, elle est de 40,02 0/0. Mais, chez les forgerons, considérés en particulier, elle est de 59,65 0/0, chez les serruriers de 71,19 0/0, et chez les tourneurs sur fer de 72,84 0/0.

M. Sous (1883) a cherché à déterminer quel était l'œil plus souvent atteint. M. Yvert avait avancé que la proportion des corps étrangers est plus grande à l'œil droit qu'à l'œil gauche, parce que la plupart des ouvriers sont droitiers et que la saillie du nez forme comme un écran qui protège l'œil gauche. M. Sous émet l'opinion contraire ; selon lui, l'œil gauche serait le plus souvent atteint, parce que les éclats de métal produits par le travail, sont toujours poussés dans ce sens par le choc de l'outil. Mes propres observations me permettent de confirmer cette manière de voir : la main qui tient l'outil sert le plus souvent d'écran pour l'œil correspondant. On comprend toute l'importance qu'il y a, dans ces professions si exposées aux traumatismes de l'œil, à faire usage de lunettes et de grillages de protection.

II. Des accidents de machines dans les ateliers où l'on travaille le bois. — Par ordre de fréquence et de gravité, ces accidents se rapportent à l'emploi : 1° des scies circulaires ; 2° des machines à raboter le bois ; 3° des machines à fraiser.

A. — Des accidents qui surviennent aux scies circulaires. — Les accidents causés par les scies circulaires se produisent :

Par contact direct avec la denture du plateau ; — par la projection d'éclats de bois, de fragments du plateau ou de la pièce en œuvre.

a. — Les *accidents par contact* sont occasionnés principalement :

1° Quand, en achevant le sciage, l'ouvrier est obligé d'avoir les mains trop rapprochées de la denture ;

2° Quand l'ouvrier cherche à éloigner, après sciage, les pièces qui restent près du plateau ;

3° Quand l'ouvrier achève le sciage machinalement, soit parce qu'il est aveuglé par les éclats de bois ou de sciure projetés par la scie, soit parce que son attention est détournée ;

4° Par contact avec le plateau de la scie en dessus ou en dessous de la table, provenant d'imprudences ou de chutes.

b. — Les *accidents par projection* se produisent :

1° Lorsque le chemin ouvert par le tranchant des dents se referme derrière le plateau de scie ; ce qui arrive surtout avec des bois de nature fibreuse, verts ou humides. Serré, comme par les mâchoires d'un étau, le plateau entraîne la pièce, la soulève brusquement en attirant les mains de l'ouvrier contre la denture et la rejette en arrière sur l'ouvrier ;

2° Lorsque l'ouvrier ne guide pas le bois parallèlement au plateau, ou que la pièce dévie par suite de la présence de nœuds ou de fentes ;

3° Lorsque l'affûtage est mal fait ou que la voie est inégale :

4° Lorsque le plateau est gondolé ou mal fixé sur l'arbre.

Dans ces trois derniers cas, la pièce est accrochée et lancée en avant comme précédemment.

La projection de dents ou d'éclats du plateau est due aux derniers cas, et de plus à l'échauffement d'un plateau qui a peu de voie ou aux nœuds d'un bois sec, mobiles dans leur enveloppe.

c. — Les moyens de prévenir les accidents qui surviennent aux scies circulaires, consisteront :

1° En une bonne installation des machines ; — 2° en dispositions préventives proprement dites se rapportant, d'une part aux appareils, d'une autre part aux ouvriers.

Les scies circulaires doivent être montées dans des locaux bien éclairés et isolés autant que possible des ateliers voisins.

Les passages entre les machines et le sol avoisinant la table doivent être débarrassés de tout objet pouvant gêner les mouvements de l'ouvrier et occasionner des chutes. On évite les dangereuses vibrations de la table et du plateau pendant le travail, en se servant d'une table de scie, unie et lisse, solidement construite et fixée sur un sol bien résistant.

L'arbre devra être monté de préférence soit directement sur un massif de maçonnerie, soit sur un fort bâti ou pied en fonte, scellé sur une fondation en maçonnerie. La hauteur de la table au-dessus du sol se détermine d'après la nature du travail ; elle sera proportionnée à la taille de l'ouvrier et d'autant plus grande que la table sera moins longue ; en moyenne on adopte une hauteur de 0m85 pour tables de 1 à 4 mètres de longueur.

L'arbre sera muni d'un frein destiné à agir dès que la courroie se trouve sur la poulie folle.

Pour éviter tout accident de soulèvement ou de rejet, le plateau sera maintenu entre des *guides* spéciaux ; l'affûtage doit être égal et l'inclinaison des dents constante.

L'emploi d'une *plaque guide*, en tôle ou en fonte à déplacement normal au plateau, montée à coulisse sur le pied, de façon à régler le guidage suivant le diamètre des plateaux et le genre de sciage ; — celui de *chariots d'amenage* du bois, ou organes faisant office de chariots, de dimensions proportionnées aux pièces de bois ; — celui de *pinces de serrage* qui maintiennent et souvent même guident le bois pendant le travail, constituent autant de mesures d'installation première destinées à éviter les accidents.

Quant aux moyens de prévention proprement dits, ils consisteront :

1° *A couvrir la scie en dessous de la table* pour supprimer les accidents de contact par en dessous ;

2° A faire usage d'un *couteau diviseur* pour empêcher le bois de se refermer en arrière du plateau et éviter ainsi les accidents de projection ;

3° A établir une *planche de sûreté* contre la projection des esquilles, lorsqu'un *couvre-scie* n'est pas applicable ;

4° A disposer des *chapeaux de sûreté,* fixes ou réglables à la main, de façon à permettre à l'ouvrier de suivre le trait de scie et de travailler sans avoir besoin de le relever.

On a inventé un assez grand nombre d'*appareils automatiques :* couvre-scies, chapeaux, garde-scies, etc., dans lesquels le bois, soit directement, soit indirectement, agit de façon à soulever la couverture et à découvrir le plateau d'une hauteur égale à son épaisseur. Ces appareils sont assez peu répandus. On a également préconisé l'usage d'*avertisseurs* mus soit par l'électricité, soit par des ressorts, soit par des leviers et ayant pour but d'arrêter les doigts de l'ouvrier prêts à s'engager dans la denture d'attaque, ou simplement de l'avertir du danger qu'il court. Les essais n'ont point été favorables à l'emploi de ces avertisseurs, qui surprennent l'ouvrier et lui font faire un mouvement plus souvent dangereux que préservateur.

En dernier lieu, l'emploi de la *scie à ruban*, munie, bien entendu, de couvercle préservateur, devrait être recommandé toutes les fois que le genre de travail et les dimensions des pièces (dans les travaux courants de menuiserie par exemple) permettront de la substituer à la scie circulaire.

En ce qui concerne les ouvriers eux-mêmes, ils ne devront porter ni tabliers ni sabots ; en hiver, si leurs mains deviennent raides par le froid, ils devront cesser de travailler plutôt que de porter des gants, qui leur enlèvent toute assurance pendant le travail. Bien entendu, les vêtements seront serrés à la taille et les manches étroites et fermées.

Pour ne pas distraire l'ouvrier de son travail, il convient de placer les portes d'entrée en dehors de sa vue pendant qu'il est occupé à la scie, de ne permettre l'entrée des ateliers qu'à des personnes spécialement désignées et de défendre, de plus, les interpellations pendant le travail. L'usage de la scie sera interdit à ceux qui n'en font pas leur occupation habituelle.

B. — Des accidents qui surviennent aux machines a raboter le bois, a fraiser et a rainer. — D'une manière générale, l'ouvrier ne procèdera au nettoyage ou à l'enlèvement des copeaux que pendant l'arrêt de la machine.

Les machines dangereuses sont celles qui servent au rabotage des bois de faibles dimensions, plus particulièrement connues sous le nom de « machines à blanchir le bois ». L'ouvrier peut se faire couper les phalanges en les laissant déborder la pièce de bois qu'il avance contre le couteau ; mais les accidents vraiment graves sont ceux qui proviennent du soulèvement et du rejet de la pièce de bois. Dès que l'ouvrier développe trop de force pour vaincre la résistance à l'avancement, les rabots, ne pouvant plus attaquer assez rapidement le bois, agissent comme leviers, le soulèvent, le rejettent même, en laissant les mains retomber contre les couteaux, au moment où la résistance vient brusquement à cesser.

Le soulèvement ou le rejet se produisent généralement dans les cas suivants :

1° Lorsque l'ouvrier avance trop rapidement le bois, et que ce dernier est bien homogène ou pourvu de nœuds ;

2° Lorsque la pression des mains est inégalement répartie sur le bois ;

3° Lorsque les couteaux sont émoussés, inégalement affûtés ou mal réglés, ou qu'ils tournent à une trop faible vitesse par suite du manque de tension des courroies motrices ;

4° Lorsque la table postérieure est mal réglée par rapport aux couteaux ou que la différence de hauteur entre les deux tables est trop grande. Le plan de la table postérieure doit être réglé de telle sorte, relativement au niveau supérieur des couteaux, que le bois, au fur et à mesure de son avancement, puisse s'appuyer en plein sur cette table.

Les dispositions de sûreté consistent, pour les raboteuses : dans l'emploi de *tringles de protection* ou planchettes de sûreté pour empêcher la main de l'ouvrier d'être prise ; de *glissières ou coulisses* dans lesquelles se meut une petite feuille de tôle qui vient recouvrir les couteaux ; d'un *plateau excentré* mobile autour d'un axe fixé au bâti et qui, suivant la position qu'il occupe, recouvre les couteaux sur toute leur longueur ou une fraction seulement.

Un dispositif excellent qui a pour but de prévenir les accidents de soulèvement de la main par les rabots, est celui de MM. Burghardt frères. Il consiste dans l'emploi de deux rouleaux ayant une largeur sensiblement égale à celle du tablier de la machine, et disposés de telle sorte qu'ils ne rendent en aucune façon le travail pénible à l'ouvrier. Ces rouleaux de pression sont articulés sur deux pièces demi-rondes, réunies par un levier à contre-poids, dont le support est fixé latéralement à la machine. Il suffit ainsi à l'ouvrier de placer la planche à raboter sur la table de travail, de la pousser ensuite de manière à amener l'outil en service, et finalement de la tirer en se plaçant à l'avant, lorsqu'on est arrivé à la fin de l'opération. Grâce à l'emploi de ce mécanisme, il est permis de raboter en parfaite sécurité et à la main, les planches de toutes dimensions, depuis les plus épaisses jusqu'à celles de quelques millimètres d'épaisseur.

Avec les *machines à fraiser*, lorsque l'ouvrier produit l'avancement de la pièce de bois en l'appuyant contre la fraise, il arrive fréquemment que ses mains glissent et s'engagent dans les couteaux animés d'une grande vitesse de rotation ; ces accidents amènent fréquemment une incapacité permanente de travail.

Les dispositions préventives à appliquer, consistent : 1° à placer au-dessus de la fraise un petit disque en bois dur, à bords arrondis, dépassant la périphérie des couteaux et empêchant que l'ouvrier n'arrive trop près des lames ; 2° à faire usage d'un grillage protecteur en forme de cloche pour prévenir les accidents, dans le cas de cassure et de projection violente d'une des lames de la fraise.

On recouvrira de même d'une coiffe en tôle, ou en grillage, les couteaux de la *machine à rainer*, qu'on munira, en plus, d'une garde ou grillage protecteur pour préserver la main de l'ouvrier de tout contact avec l'outil pendant qu'il fait usage de la clé à manivelle pour serrer les vis.

C. — Des caractères pathologiques des accidents de machines chez les ouvriers des industries où l'on travaille le bois. — Ls lésions traumatiques professionnelles que l'on rencontre, le plus généralement, dans les ateliers où l'on travaille le bois, sont :

1° Des plaies des mains et des doigts *par pénétration* de clous, d'échardes ou éclats de bois, d'instruments pointus : ciseaux, limes, râpes, etc. ;

2° Des plaies de la main *par coup de ciseau* ou *coup de hachette ;* des plaies du pied et de la jambe par *coup d'herminette ;*

3° Des plaies de la main, des doigts surtout, *par coups de scie :* ces dernières lésions sont généralement graves, laissant à leur suite des mutilations plus ou moins étendues. Après les doigts et la main viennent, comme parties du corps le plus fréquemment atteintes par les coups de scie, les bords postérieur et externe de l'avant-bras et du bras. Le côté gauche est plus souvent atteint que le côté droit. Dans le relevé des accidents communiqués à l'Association des industriels de France contre les accidents, on trouve, en ce qui concerne les *coups de scies mécaniques*, une proportion de plus du double pour le côté gauche que pour le côté droit ;

4° Des plaies *par coups de rabots* mécaniques, habituellement très graves et entraînant des mutilations des doigts, plus nombreuses encore que celles qui sont la conséquence des coups de scie ;

5° Des traumatismes de l'œil par des éclats de bois.

III. Des accidents de machines dans les industries textiles. — A. — Des accidents dans les filatures de coton. — Les accidents qui surviennent dans les filatures de coton sont : 1° les accidents de batteurs, ouvreuses et effilocheuses ; 2° les accidents de cardes, réunisseuses, étirages et peigneuses ; 3° les accidents de bancs à broches ; 4° les accidents de métiers à filer.

a. — La majeure partie des *accidents de batteurs* ont lieu par *contact avec le volant*, soit que les ouvriers soulèvent le couvercle du volant pendant la marche ou avant l'arrêt de la machine, soit qu'ils essaient d'écarter avec la main, les amas de coton qui se forment fréquemment entre le volant et les tambours aspirateurs sur la grille inclinée, en soulevant le couvercle qui recouvre cette dernière.

La disposition la plus simple pour éviter tout contact avec le volant consiste à boulonner les couvercles à demeure contre le bâti, ou à les fermer avec des cadenas dont la clé est en possession du contre-maître seul. Mais ces moyens sont peu pratiques et n'offrent pas d'ailleurs toute la sécurité requise. On les a avantageusement remplacés par *divers dispositifs de sûreté*, tels que : *chaînettes de sûreté* pour la clé, écran en tôle, disque et crochet de sûreté pour empêcher d'une façon complète l'ouverture des couvercles pendant la marche; *crochet de sûreté* pour empêcher les ouvriers d'ouvrir, pendant la marche, les portières qui donnent accès à l'espace où se rassemblent les déchets sous la grille du volant; manœuvre très dangereuse où les ouvriers se font malheureusement trop souvent prendre le poignet ou le bras. Pour empêcher les ouvriers d'être atteints par les courroies et les poulies des batteurs, il est utile d'entourer la machine des deux côtés par une *grille mobile de sûreté*.

Le coton amené par la toile sans fin s'amasse quelquefois devant les cylindres alimentaires, ce que les ouvriers sont tentés d'empêcher en les retirant avec les mains ; il arrive alors que celles-ci sont entraînées et laminées par les cylindres. Il convient de placer à cet endroit un rouleau cannelé en bois dit *rouleau de sûreté*, ne devant exercer aucune pression sur la nappe et destiné seulement à empêcher les amas de coton de se former et à garantir les mains de l'ouvrier contre l'atteinte des cylindres alimentaires. Pour prévoir les accidents qui peuvent se produire lorsqu'une fois un rouleau étant formé, l'ouvrier qui veut mettre en place un rouleau vide, s'expose, en repliant la nappe, à avoir les mains prises entre ce dernier et les rouleaux cannelés, il est bon de placer sous l'extrémité inférieure des crochets de pression, deux *cales de sûreté* en bois, posées de telle sorte qu'une distance de 15 à 20 millimètres subsiste entre ces crochets et les manches du rouleau. L'ouvrier qui enroulerait la nappe à la main et qui se ferait prendre, ne subirait, dans ce cas, que la pression due au poids même du rouleau, et aurait le temps de se retirer, puisque la pression des crochets ne commence qu'après trois ou quatre tours.

Il arrive fréquemment que pendant l'arrêt de la machine, le volant se mette subitement en marche et atteigne les ouvriers qui sont occupés au nettoyage des grilles. C'est ce qui a lieu quand la poulie fixe et la poulie folle sont placées sur l'arbre même du volant; étant donnée la vitesse considérable de la poulie folle (1,500 à 2,000 tours), on comprend qu'un grippement de cette poulie ou un graissage insuffisant puisse produire la mise en marche inopinée du volant. Pour éviter ce résultat, il convient d'isoler la poulie folle en la faisant tourner sur une *douille de sûreté*, douille fixe entourant l'arbre sans le toucher et placée à côté de la poulie fixe sans la toucher également. De cette manière, la poulie folle ne touchant aucune pièce en mouvement dont elle pourrait recevoir une impulsion, et la courroie immobile ne pouvant passer sur la poulie motrice par un déplacement momentané de la fourchette d'embrayage, la sécurité est absolue.

Il faut appliquer aux effilocheuses les mêmes dispositifs de sûreté qu'aux batteurs : disque et crochet de sûreté adaptés au couvercle du tambour à crocs; débrayage disposé de façon à empêcher d'embrayer pendant le soulèvement de ce couvercle; rouleau de sûreté destiné, de même qu'aux batteurs, à prévenir la formation d'amas de coton devant les cylindres alimentaires.

b. — La plupart des *accidents de cardes* arrivent parce que ces machines ne sont généralement pas munies de *débrayage de sûreté*, et que les ouvriers se trouvent ainsi dans l'obligation de guider à la main les courroies de commande. Ils sont surtout occasionnés par les transmissions en dessus; c'est pourquoi il convient de faire usage d'une « *fourche guide-courroie* » ayant une des branches mobile et de « *crochets porte-courroies* », pour éviter les accidents dus à l'enroulement de la courroie autour de l'arbre.

On se servira également de « *couvre-engrenages* » avec crochet et disque de sûreté pour éviter que les couvercles ne puissent être soulevés pendant la marche, de « *rouleau protecteur* » pour empêcher la formation de barbes au cylindre d'écran garde-poulies, de « *planchettes de sûreté* » pendant le nettoyage du bâti, etc.

Pour éviter les accidents qui surviennent aux *réunisseuses*, *au moment où l'ouvrier enroule la nappe*, il ne mettra en marche qu'après avoir achevé cet enroulement et éloigné les mains du rouleau ; pour faciliter cette opération et empêcher qu'il ne se prenne les mains, on emploiera des *poussoirs* en bois comme intermédiaire entre la nappe et la main.

Les accidents qui surviennent aux *étirages* seront prévenus, par l'emploi de couvre-engrenages, de couvre-rouleaux et de couvre-manivelles; ceux qui surviennent aux *peigneuses* par l'emploi de « plaques », de « tôles protectrices » se rabattant à charnières, d'« encoffrements » mobiles, de « *goupilles de sûreté* ».

c. — Les *bancs à broches* sont très dangereux, parce qu'ils sont trop à portée des ouvrières occupées derrière la machine. Les contre-maîtres eux-mêmes en réglant un mouvement ou en changeant certains engrenages sont en danger, la soigneuse pouvant embrayer par mégarde.

La première précaution à prendre, c'est de « caler la détente » pour empêcher que la mise en train ne puisse avoir lieu inopinément ou par mégarde. Pour couvrir les engrenages du mouvement différentiel, on ne fera pas usage de simples tôles qu'on est forcé d'enlever à chaque réglage ou nettoyage, mais bien de « grilles de sûreté » dont l'ouverture doit être dépendante du mouvement même de la machine.

d. — Les accidents de *métiers à filer (self acting)* surviennent presque généralement chez les petits bobineurs qu'on laisse nettoyer sous les machines pendant la marche.

Ces enfants se glissent sous le métier pour balayer et enlever les duvets et, ne se retirant pas assez rapidement, se trouvent pris, généralement par la tête, entre le chariot rentrant et le porte-cylindre. Quelle que soit la cause des accidents et la responsabilité encourue par le directeur, le fileur ou le bobineur, on a reconnu que le seul moyen efficace de les empêcher, est de faire faire par la machine elle-même le nettoyage du porte-cylindre et du chariot, et d'exécuter par le devant du métier le nettoyage à la main des rouleaux de propreté des cylindres étireurs.

Pour éviter une mise en marche inopinée, on munira le débrayage d'une « goupille de sûreté », enclanchée de telle sorte que le fileur ne puisse remettre la machine en train sans le concours du bobineur.

Les autres accidents de métiers seront prévenus par l'emploi de « couvre-poulies », de » couvre-pignons », « couvre-volants » et « garde-roues de chariot ».

B. — DES ACCIDENTS DANS LES FILATURES DE LAINE. — *a.* — *Accidents de cylindres.* — Les cuves des anciennes machines à laver sont disposées en étages et la laine est chargée à la main sur les toiles sans fin conduisant aux « cylindres exprimeurs. » Ce travail qui est souvent exécuté par des enfants, amène quelquefois des accidents déterminés par des chutes dans l'une ou l'autre des cuves de lavage, dont l'eau a une température de 50 et 70°. Avec les nouvelles machines, où le chargement et l'enfonçage se font mécaniquement, ces accidents ne sont plus à redouter; et le danger est d'autant moindre, que le personnel est notablement réduit. La principale précaution à prendre, est de faire arrêter la machine lorsqu'un dérangement se produit aux cylindres exprimeurs ou aux fourches de chargement et de couvrir entièrement les engrenages, notamment ceux de l'*ensimeuse* qui est située à l'extrémité du tambour sécheur.

b. — *Accidents de cardes.* — On les évitera en défendant d'enlever, pendant le travail, les duvets qui se dégagent en abondance de ces appareils et en les munissant de « dispositifs de sûreté » pour empêcher la main des ouvriers d'être prise et entraînée.

c. — *Accidents de peignes.* — On préviendra ces accidents en défendant le nettoyage des peignes en marche, et en faisant usage de nettoyeurs automatiques.

D'une façon générale, il est important d'établir les appareils de débrayage de façon à ce qu'ils soient facilement accessibles de tous les côtés de la machine, et de les munir de « goupilles à calage », que l'on emploiera pendant les arrêts prolongés.

Parmi les couvre-engrenages qui tous, doivent être appliqués très soigneusement dans les filatures de laine, il y a lieu de citer celui des tambours sécheurs aux lisseuses, qui doit laisser passer les presse-étoupes des tuyaux d'entrée de la vapeur.

C. DES ACCIDENTS DANS LES ATELIERS DE TISSAGE. — *a.* — *Accidents de machines de préparation.* — Il arrive quelquefois qu'aux *machines à exprimer les canettes mouillées,* la soigneuse cherche à enlever, sans arrêter la machine, une canette restée engagée avec sa brochette dans le piston supérieur, et qu'elle se fasse embrocher la main par le piston descendant. Malgré la recommandation faite aux ouvriers d'arrêter leur machine, quand un pareil dérangement se produit, il est prudent de fixer au support-guide des feuilles de tôle ou des treillis garantissant l'accès du piston.

Les *bobinoirs*, *canetières* et *ourdissoirs* ne présentent de danger que lorsque leurs engrenages sont mal couverts. Il en est de même des *machines à parer* et à *encoller*, dont les ouvriers se penchent fréquemment sur les fils pendant le travail.

Le soulèvement des rouleaux de pression de la bâche à colle, aux *encolleuses*, est pénible pour les ouvriers forcés de se maintenir dans une position courbée, par suite de la faible hauteur du manteau de la cheminée destinée à l'évacuation des vapeurs, et leur occasionne fréquemment des hernies. Les « leviers de relevage » que la Société alsacienne de constructions mécaniques applique à ces machines, rendent moins fatigante et moins dangereuse la manœuvre de ces rouleaux.

b. — *Accidents de métiers à tisser.* — En dehors de quelques accidents par des engrenages insuffisamment couverts, les blessures résultent presque toujours ici, du saut de la navette et connues sous le nom de *coups de navette*, revêtent un caractère traumatique tout particulier.

Les dispositions destinées à prévenir ces accidents se divisent :

En *garde-navettes* qui empêchent la navette de sauter, soit en la forçant à circuler dans une sorte de couloir dont elle ne peut sortir, soit en la retenant au moyen d'un grillage mobile sur levier ;

En *pare-navettes*, sorte de boucliers en treillis, placés de chaque côté du métier et destinés à arrêter au passage la navette quand elle vient à sauter. Les uns sont fixes, les autres sont mus automatiquement par la marche du battant ;

En *guide-navettes*, disposition très simple, obligeant la navette prête à sauter, à filer vers le sol, et l'empêchant ainsi d'atteindre les parties supérieures du corps.

D. — DES CARACTÈRES PATHOLOGIQUES DES ACCIDENTS DE MACHINES CHEZ LES OUVRIERS DES INDUSTRIES TEXTILES. — Les lésions traumatiques professionnelles que l'on rencontre généralement dans les filatures de chanvre, de lin, de coton ou de laine, sont :

1° Des plaies contuses par écrasement, par ablation ou par arrachement des doigts pris et entraînés par les engrenages ;

2° Des plaies par écrasement de la main prise et entraînée par les engrenages ou sous les cylindres, rouleaux ou calandres ;

3° Des contusions, des plaies à lambeaux, des fractures simples ou compliquées parfois de vastes et profonds délabrements, de l'avant-bras et du bras pris et entraînés par les courroies, par les cardes (coup de cardes) par les broches ;

4° Des plaies par ratissage, dénudation ou arrachement des tissus aux doigts, à la main ou à l'avant-bras pris et entraînés entre les dents des peignes (coup de peignes) (Guermonprez, de Lille) ;

5° Des contusions du tronc et de la tête par projection d'éclats, par coups de volant, par coups de broches ;

5° Des contusions du crâne, des plaies avec arrachement du cuir chevelu par coups de bobines ou de charriots, par coups de cardes ou de peignes ;

7° Des plaies compliquées de corps étrangers par pénétration et brisure de broches, brochettes, pointes ou dents (coups de peignes) ;

8° Des traumatismes oculaires par projection de corps étrangers ;

9° Il est en dernier lieu un accident professionnel dont le caractère pathologique est des plus intèressant à étudier : c'est le traumatisme de l'œil par *coup de navette.*

En général, ainsi que nous l'avons dit plus haut, dans toute contusion violente de l'œil, qu'elle soit, au point de vue professionnel, causée par la projection d'éclats ou directement par les outils maniés par l'ouvrier, ce que l'on constate le plus souvent, ce sont des ruptures des enveloppes et des membranes internes du globe oculaire, de vastes épanchements sanguins, la luxation du cristallin, la cataracte traumatique consécutive, le décollement de la rétine, etc. Mais ici, le traumatisme de l'œil par coup de navette revêt un caractère de spécialité professionnelle tout particulier par la nature même de la lésion qui en est la conséquence. Ce que l'on remarque, en effet, très souvent sur l'œil frappé par la navette, c'est la disparition subite de l'iris. Cette disparition serait due d'après quelques-uns à la division de l'iris ou coloboma, avec enroulement des lambeaux en arrière, de telle sorte que ces lambeaux viennent se cacher plus ou moins complètement derrière la grande circonférence de la cornée. M. A. Dujardin, qui a signalé le premier cette lésion de l'iris dans les coups de navette chez les *tisserands*, sans rupture de la coque oculaire et sans luxation du cristallin, s'est rangé à l'opinion de Gayet, de Lyon, qui admet toujours une déchirure de l'iris.

Mais dans certains cas de contusion de l'œil, il est impossible de reconnaître cette déchirure, et cependant l'iris disparaît entièrement. Quelques observateurs, entre autres : Middlemore et plus récemment M. Delacroix (congrès de Reims, 1880) pensent que dans ces cas, il y a une résorption possible de l'iris. Nous accepterions volontiers l'opinion de M. Armaignac qui croît à une paralysie des fibres de l'iris, qui se dilate alors suffisamment pour disparaître derrière la grande circonférence de la cornée.

IV. **Des accidents de machines dans les ateliers d'impression, de teinture et d'apprêt.** — Ces accidents sont :

a. des accidents d'engrenages avec les *machines à imprimer* ; on les préviendra en cachant, avec des planchettes de sûreté (racles ou bâches), les angles dangereux formés par les rouleaux gravés.

b. Des accidents de cylindres avec les *calandres ;* on les évitera de la même façon que les précédents. Lorsque la disposition de la commande le permet, on peut appliquer aux calandres un appareil, au moyen duquel on pourra débrayer la machine rapidement et de tous les côtés, lorsqu'un accident vient à se produire.

c. Des accidents de projection avec les *hydro-extracteurs*. Lorsque le panier est négligemment chargé ou trop bourré, un écheveau ou un bout de tissu peut en ressortir sous l'action de la force centrifuge et saisir un membre de l'ouvrier. D'autres fois, les ouvriers commettent l'imprudence d'essayer de refouler le tissu au fond du panier pendant la marche, ou encore cherchent à arrêter ce dernier au moyen d'un bâton ou à la main ; cependant depuis l'application d'un frein à ruban permettant d'arrêter la machine rapidement, les accidents de ce genre sont moins à craindre. — On évite le rejet des objets chargés et des éclats occasionnés par une rupture éventuelle du panier, en chargeant le panier très également, en remédiant immédiatement aux défauts provenant de l'usure des pièces et enfin, en munissant la machine d'un couvercle reposant sur la cuve.

d. Des accidents d'entraînement avec les *tondeuses*. Lorsque l'ouvrier cherche à défaire un pli du tissu ou à enlever de la tontisse devant le cylindre spirale, ses mains peuvent être entraînées et mutilées par ce dernier. Les blessures qui en résultent sont généralement graves et beaucoup plus fréquentes que celles provenant du manque de couvre-engrenages à l'enroulement, ou d'une mise en marche inopinée de la machine due au grippement de la poulie folle : accidents qui peuvent être évités par des moyens déjà indiqués. On évitera ces accidents d'entraînement par l'application devant le cylindre spirale de « planchettes ou grillages de sûreté » — d'un grillage à rabattement, surtout pour les tondeuses à drap où il est nécessaire que les ouvriers surveillent continuellement la marche des lisières pour les empêcher d'être attaquées par le couteau spirale, — de caisses en bois à couvercle vitré ou grillagé.

Quelque soit le système de tondeuse ou de grillage adopté, il convient toujours d'astreindre les ouvriers à n'enlever les duvets ou à ne procéder au nettoyage que pendant l'arrêt de la machine, et si les poulies folles ne sont pas établies sur « douilles fixes, » à descendre la courroie de la transmission toutes les fois qu'il s'agira de réparer, de régler ou de nettoyer la machine.

V. **Des accidents de machines dans les imprimeries.** — A. — Les accidents de machines qui ont lieu dans les ateliers d'imprimeries se produisent pour la plupart, aux presses mécaniques ou aux laminoirs à glacer le papier, dont les organes dangereux : roues d'engrenages, bielles, volants, courroies de transmission, se meuvent à la portée des ouvriers. Ces accidents prennent ici un caractère d'autant plus sérieux que le nombre d'enfants que l'on emploie dans ces ateliers est en général très grand. Ils sont le plus communément employés comme *receveurs de feuilles*. Les accidents spéciaux aux machines d'imprimerie concernent plus particulièrement deux catégories d'ouvriers les *margeurs* et les *receveurs*.

Pour préserver le pied et la main du margeur contre la crémaillière du marbre et contre la roue dentée du cylindre, il convient de placer aux points dangereux de ces organes un revêtement en grillage ainsi qu'un parement en tôle. Pour éviter au receveur de feuilles les coups de marbre dans le mouvement de va-et-vient de ce mécanisme, on établira, à l'extrémité de sa course, du côté de l'encrier, une *tablette pare-coup*. Pour prémunir le même ouvrier contre les coups de bielle, on placera des *pare-bielles* (figure 150) aux deux extrémités de la machine. Pour éviter, avec le laminoir à glacer le papier, que l'ouvrier et surtout les enfants qui lui servent d'aides approchent leurs mains des cylindres, on munira l'appareil de tringles en fer disposées horizontalement au devant des cylindres, destinées à retenir les mains que l'on avancerait trop loin (*pare-cylindres*). On installera également des *pare-trains* pour les machines lithographiques où le marbre se meut sur un chariot. Enfin on recommandera l'usage d'escabeaux ou *tabouret fermé* du côté de la presse, pour préserver les jambes des margeurs et receveurs contre les coups de bielle, crémaillère ou trains.

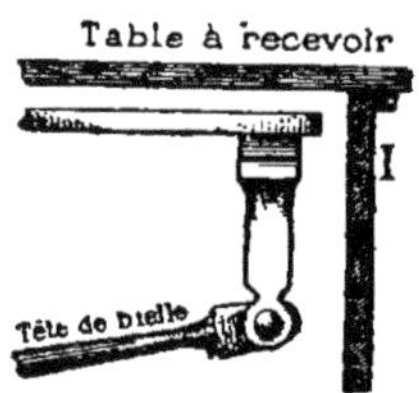

Fig. 150. — Pare-bielle d'imprimerie.

B. — Des caractères pathologiques des accidents de machines chez les ouvriers des ateliers d'imprimerie. — Les lésions traumatiques professionnelles que l'on rencontre habituellement dans les imprimeries, ne diffèrent guère de celles que l'on relève dans les ateliers de constructions. Ce sont en effet encore ici, des plaies par écrasement et par amputation des doigts et de la main pris entre les engrenages ou entre les cylindres des diverses machines ; des contusions graves et des fractures de l'avant-bras ou du bras saisis et broyés par les transmissions ; la plupart de ces accidents ayant lieu pour cause d'imprudence ou de témérité dans l'approche ou le nettoyage des mécanismes en marche. Les plaies et contusions siégeant aux membres inférieurs sont ici plus particulièrement fréquentes que dans les autres ateliers. Ce sont tantôt en effet des *coups de chariot*, la jambe ou le pied étant passés imprudemment dans le bâti de la machine ou bien encore pris entre la table de marge et la traverse du bâti ; tantôt des *coups de volant*, des *coups de bielle* ou crémaillère, les membres inférieurs de l'ouvrier n'étant pas garantis par un garde-fou ou pare-train.

VI. **Des accidents de machines dans les fabriques de papier**. — Ce sont, le plus communément, des accidents d'entraînement : les ouvriers se laissent prendre par la main soit en étalant la paille devant les cylindres alimentaires du *hache-paille*, soit en engageant le papier à la *machine à papier* entre les tambours sécheurs et les rouleaux guides, soit aux *calandres* en guidant le papier avec la main pour l'engager entre les cylindres, soit aux *machines à rogner ou à couper le papier*. Ces accidents seront prévenus par l'emploi de couvre-arbres, de couvre-engrenages, de pare-cylindres, de garde-corps, de rouleau ou tringle de sûreté, de levier, de manchons ou cales d'arrêt, etc.

ARTICLE III. — DES ACCIDENTS DE MACHINES CONSIDÉRÉS AU POINT DE VUE DE LA SURVEILLANCE ADMINISTRATIVE ET DE LA LÉGISLATION.

I. **Les enseignements de la statistique**. — Une statistique complète et susceptible de conduire à des applications pratiques devrait embrasser à la fois :

1° Le chiffre proportionnel des accidents de machines par rapport à un nombre déterminé d'ouvriers (100 ou 1,000), dans chacune des industries ou de pareils accidents se remarquent communément, par exemple, dans celles que nous avons passées en revue ;

2° Le chiffre proportionnel des accidents de machines par rapport aux divers mécanismes qui les occasionnent ;

3° Le chiffre proportionnel des accidents de machines par rapport à l'âge des ouvriers et à leur sexe ;

4° Le chiffre proportionnel des accidents de machines par rapport aux divers groupes d'ouvriers travaillant dans une même industrie ou un même atelier ;

5° Le chiffre proportionnel des accidents de machines par rapport aux diverses parties du corps atteintes, et à la gravité des blessures qu'ils causent, suivant les mécanismes et suivant les industries ;

6° Le chiffre proportionnel des accidents suivant l'absence ou la présence de dispositifs préventifs ; suivant l'emploi ou le non emploi de ces dispositifs ; suivant l'absence ou l'insuffisance d'éducation préalable des ouvriers, leur maladresse, leur imprudence, la négligence des patrons, etc. Tels sont les points essentiels qu'il serait nécessaire de mettre en lumière pour en arriver, une bonne fois pour toutes, à une détermination exacte de la responsabilité des accidents du travail et à une juste appréciation des risques à courir dans les industries diverses.

Malheureusement, les statistiques font défaut, ou bien celles qui existent sont loin d'être établies sur un plan uniforme. Avant toute chose, ainsi que le faisait remarquer M. Emile Cheysson au Congrès international de Paris en 1889, il s'agirait de définir exactement ce qu'est un accident, et en second lieu, de bien connaître l'effectif de chaque industrie. Le risque à courir, ou *coefficient des accidents* pour une industrie ou un atelier, se déduirait tout naturellement de la division du nombre absolu des ouvriers.

Avant cette époque toutefois, et depuis, on a pu relever, grâce surtout aux généreux efforts et à l'initiative privée des Associations industrielles de Mulhouse, de Rouen, et en dernier lieu de l'Association des industriels de France contre les accidents, un certain nombre de documents qui vont nous permettre d'esquisser un groupement des accidents de machines, selon les principes que nous avons émis plus haut.

a. — Le *coefficient des accidents de machines,* c'est-à-dire la proportion de ces accidents par 1,000 ouvriers, considéré à un point de vue d'ensemble, doit varier on le conçoit, suivant que l'on confonde à la fois les accidents les plus insignifiants avec les accidents graves, ou que l'on n'ait en vue que ceux entraînant à leur suite une incapacité de travail plus ou moins prolongée.

A cet égard, on doit à M. Engel Gros, président de l'Association de Mulhouse, pour prévenir les accidents de fabrique, un relevé intéressant qu'il a communiqué au Congrès international des accidents du travail, à Berne, en septembre 1891.

D'après ce relevé qui vise surtout l'industrie textile, et qui a été fait d'après les données officielles de l'Office impérial des assurances de l'empire d'Allemagne pour l'année 1887, la proportion d'accidents graves ayant entraîné une incapacité de travail de plus de 13 semaines a été de 4,14 accidents par 1,000 assurés. Ce chiffre de 4 pour 1,000, qui se reproduit d'ailleurs dans plusieurs industries, peut donc être pris comme une moyenne générale, à ne considérer toutefois que les blessures sérieuses y compris les tués. Mais, un pareil coefficient ne saurait représenter le véritable coefficient de sécurité, pour la détermination duquel il faudrait faire entrer en ligne de compte les blessures plus légères n'entraînant à leur suite qu'un chiffre plus ou moins faible de jours de chomage.

Or, si l'on en juge par les relevés statistiques tirés des rapports des inspecteurs du travail en Suisse, entre autres celles des docteurs Schüler et Burckhard, de Bâle, cités par M. Emile Cacheux dans le remarquable travail sur la statistique des accidents qu'il a présenté au Congrès international de Paris en 1889, ce coefficient de sécurité, c'est-à-dire la proportion moyenne des accidents de machines de toutes sortes pour 1,000 ouvriers de toutes industries, est de 33.9.

D'après les mêmes statistiques, cette proportion des accidents dans les industries diverses serait la suivante :

Tissage de coton....................	10.8
Tissage de soie....................	11.8
Filatures de coton....................	21.3
Impression sur coton....................	25.6
Fabrication du papier....................	27.7
Imprimeries....................	39.2
Ateliers de constructions mécaniques..........	106.9

Voici encore, d'après la statistique allemande pour l'année 1887, quels seraient les coefficients généraux de sécurité dans les industries qui suivent :

INDUSTRIES.	PROPORTION PAR 1000		
	Accidents graves	Accidents de toutes sortes.	Décès.
Ateliers de construction..............	4.5	41	0.34
Industrie textile....................	3.25	11	0.11
Industries où l'on travaille le bois.....	4.95	25.25	0.35
Papeteries....................	4.01	19.71	0.43
Moyennes..............	4.13	24.24	0.33

Ces chiffres, il est vrai, visent plutôt l'ensemble des accidents du travail survenus dans chaque industrie que les seuls accidents de machines. Le nombre et la gravité de ces derniers peut toutefois se déduire, jusqu'à un certain point, de la connaissance du chiffre proportionnel des cas ayant donné lieu à des indemnités.

A cet égard, le relevé suivant dressé d'après les statistiques fournies par l'Office impérial des assurances en Allemagne, donne pour une période de cinq années (1888-1892), les indications relatives aux accidents survenus dans les diverses corporations de l'Empire, corporations dont les lois allemandes ont rendu la constitution obligatoire (*Bulletin du Congrès international des accidents du travail et des assurances sociales, 1892*).

CORPORATIONS INDUSTRIELLES (Moyennes pour 5 ans).	NOMBRE de personnes assurées.	PAR 1.000 ASSURÉS					
		NOMBRE de victimes.	NOMBRE de cas ayant donné lieu à des indemnités	CONSÉQUENCES ayant donné lieu à des indemnités			
				INCAPACITÉ			DÉCÈS.
				Passagère	Permanente		
					partielle	absolue	
Ensemble des mines....	1.821.227	71.04	7.86	1.22	3.00	1.46	2.18
Houillères...	1.173.921	67.10	9.38	1.42	3.62	1.78	2.56
Carrières....	955.662	16.84	4 57	0.89	2.29	0.37	1.02
Industries du fer et de l'acier	2.485 411	65.31	5.89	0.98	3.99	0.41	0.51
Verrerie....	238.315	13.77	1.89	0.33	1.22	0.13	0.21
Poterie....	262.873	7.55	1.29	0.12	0.77	0.24	0.15
Briqueterie...	1.088.765	7.31	2.05	0.27	1.09	0 33	0.35
Produits chimiques....	435.445	41.24	5.36	0.39	3.28	0.79	0.90
Usines à gaz et entreprises hydrauliques....	109.856	38.72	4.11	0.76	2.00	0.61	0.64
Industrie textile....	2.601.201	10 89	2.01	0.31	1.46	0 09	0.16
Industrie de la soie....	193 881	5.38	0.94	0.10	0.74	0.05	0.05
Papeteries....	522.813	21.12	4.17	0.59	2.64	0.49	0.45
Industries où l'on travaille le bois....	903.075	27.80	6.25	0.82	4.45	0 48	0.51
Meuneries....	425.692	23.31	6.76	0.98	4.12	0.62	1.05
Sucreries....	526.584	19.60	3.02	0.34	2.02	0.16	0.48
Distilleries....	201.822	17.08	4.04	0.60	2.47	0.32	0.66
Brasseries....	314.574	60.83	9 99	1.35	5.81	1.51	1.34
Imprimeries....	286.403	8 36	1 28	0.23	0.90	0 07	0.08

b. — Pour ce qui concerne *la part qui revient dans le chiffre total des accidents, aux divers mécanismes en mouvement,* il nous sera plus facile d'établir les faits, grâce au plus grand nombre de documents statistiques existant sur ce point.

C'est ainsi que, d'après la statistique officielle relevée par les inspecteurs du travail en Autriche, M. Emile Cacheux a dressé le tableau suivant indiquant la nature des moteurs qui ont produit des accidents pendant les années 1884, 1885, 1886 et 1887.

AUTRICHE.

CAUSES DES ACCIDENTS.	NOMBRE d'accidents.	PROPORTION pour 100.
Chaudières et appareils à vapeur....	91	»
Moteurs....	125	1.8
Transmissions....	337	4.7
Machines pour travailler les métaux....	663	9.2
Machines pour travailler le bois....	408	5.7
Machines pour travailler d'autres matériaux....	410	5.7
Machines diverses, meules à aiguiser, presses rouleaux, hydro-extracteurs....	655	9.1
Grues....	163	2
Monte-charges, transport d'objets....	356	4.8
Chute d'échelles, d'escaliers....	761	10.6
Chute d'objets....	1.054	14.7
Substances explosives....	160	»
Explosion de gaz....	404	»
Divers....	1.571	»
	7.158	

Nous empruntons également à M. Cacheux le tableau suivant qu'il a extrait du rapport de l'inspecteur général des usines et ateliers en Angleterre, sur les accidents survenus en 1887.

ANGLETERRE.

CAUSES DES ACCIDENTS arrivés pendant l'année 1887.	INDUSTRIES textiles Blanchiment Teinture.	MÉTALLURGIE Machines à travailler les métaux.	MACHINES à travailler le bois.	INDUSTRIES diverses.	TOTAL.
Moteurs, arbres, poulies, courroies.	381	162	21	63	627
Engrenages de transmissions et de machines	394	114	6	70	584
Nettoyage pendant la marche	1.154	172	23	97	1 446
Sauts de navettes	128	»	»	»	128
Scies circulaires	»	»	314	»	314
Causes diverses	1.183	1.681	155	709	3.728
	3.240	2.129	519	939	6 827

En France, sur 341 accidents de machines communiqués par le département de la Seine à l'Association des industriels de France pour les années 1888, 1889 et 1890, la proportion pour 100 des accidents suivant les mécanismes est la suivante :

Accidents	de scies articulaires	11 0/0
Id.	de transmission	9,7 0/0
Id.	d'engrenages et cylindres	15,3 0/0
Id.	par graissage et nettoyage pendant la marche	17 0/0

On remarquera dans les documents qui précèdent la proportion élevée des accidents survenus chez les ouvriers pour avoir voulu graisser et nettoyer la machine en marche. Cette proportion est de 21,2 0/0 en Angleterre.

Sur 84 accidents communiqués à l'Association des industriels de France par le département du Nord pour les trois années 1888, 1889 et 1890, 28 0/0 sont survenus pendant le nettoyage ou graissage des machines en marche. C'est donc là un fait général bien établi.

Un point intéressant à mettre en lumière serait de déterminer les risques relatifs à chaque mécanisme, ou en d'autres termes le coefficient de sécurité propre à chaque machine. Malheureusement le nombre des moteurs employés, qu'il serait nécessaire de connaître pour établir le pourcentage des accidents par mécanisme, et cela dans chaque industrie, n'est pas fourni par les statistiques.

c. — Il n'est pas douteux que le *nombre des accidents qui peuvent arriver aux ouvriers dépend beaucoup de l'âge*. M. Cacheux a reconnu, dans l'analyse qu'il a faite du travail des Drs Schuler et Burckhard ayant pour titre : *Untersuchungen über die gesundheits verhältuisse der fabrik bevölkerung in der Schweiz* » que d'après la moyenne des victimes ce sont les hommes âgés de plus de cinquante ans qui sont le plus fréquemment blessés ; et d'après la durée moyenne de l'incapacité du travail qui résulte de leurs blessures, ce sont eux également qui sont exposés aux accidents dont les suites sont les plus graves. Toutefois, dans les industries où les enfants travaillent aux machines, ce sont ces derniers qui fournissent le plus de victimes, sans aucun doute à cause de l'étourderie naturelle à leur âge ; par contre, la durée des jours d'incapacité de travail n'est pas trop élevée chez eux comparativement à celle du chômage des autres ouvriers.

La *fréquence relative des accidents chez les enfants au-dessous de 15 ans*, dans les industries textiles par exemple où on les emploie en grand nombre concurremment avec les femmes et les ouvriers de tout âge, est un fait mis en évidence, il y a déjà longtemps, en France, par les rapports de Loiset au Conseil de salubrité du département du Nord. A cette époque (1854), il relevait 41 0/0 des accidents chez les jeunes apprentis.

Pendant les trois années 1888, 1889 et 1890, il a été communiqué à l'Association des industriels de France, 404 accidents dont 107 appartiennent à des enfants au-dessous de 16 ans, soit 26, 4 0/0. La proportion aurait singulièrement baissé, grâce ainsi que nous le verrons plus loin, à la protection que la loi accorde aujourd'hui aux enfants employés dans les usines et fabriques.

Quant aux *accidents survenus chez les femmes* dans les industries ou l'on emploie les machines, il varient nécessairement suivant le genre de travail qu'on leur impose ; suivant, aussi, que l'on tient plus ou moins la main à ce qu'elles ne portent que des vêtements serrés.

d. — Le coefficient des risques relatifs au genre de travail spécial exercé par les ouvriers dans une même usine, est également un facteur important à connaître ; aussi croyons-nous devoir reproduire en partie le tableau suivant que Me Cacheux a dressé à l'aide des rapports des docteurs Schuler et Burckhard, Inspecteurs du travail en Suisse (Bâle). (Voir page 647).

Un point intéressant que les chiffres relevés dans ce tableau font ressortir très nettement : c'est la grande fréquence des accidents chez les *manœuvres* de toutes les industries. Ouvriers temporaires, le plus souvent soumis aux fluctuations de l'embauchage et désembauchage, moins familiarisés que les ouvriers de fondation avec les précautions à prendre pour éviter un accident, parfois obligés de passer d'un travail à un autre, ce sont eux qui se trouvent, en effet, le plus fréquemment exposés à tous le dangers des machines dans un atelier.

Risques par spécialités d'ouvriers dans une même usine.

INDUSTRIES.	NOMBRE des ouvriers.	ACCIDENTS	
		Total.	Par 1000 ouvriers.
Filatures de coton :			
Batteurs..........	1.988	68	34.2
Ouvriers occupés aux laminoirs, barres à broches........................	9 317	138	14.8
Chauffeurs, mécaniciens, manœuvres, etc.	1.118	59	52.8
	12 423	265	21.3
Ateliers de tissage de coton :			
Tisseurs............	9.874	87	8.9
Bobineurs-ourdisseurs	3.646	16	4.4
Colleurs..........................	607	8	13.2
Manœuvres.........................	1.063	47	44.2
	15.371	158	10.3
Ateliers de tissage de soie :			
Ourdisseurs........................	3.192	18	5.6
Tisseurs...	3.127	9	2.9
Manœuvres.....................	333	8	24.0
Brodeurs........	8.831	161	18.2
Fileurs...........	1.643	5	3
	17.127	201	11.8
Ateliers d'impression sur coton :			
Imprimeurs	1.262	18	14.3
Manœuvres...................	310	23	74.2
	1.574	41	25.6
Fabrication du papier :			
Trieurs de chiffons......	382	12	31.4
Calendreurs................	455	15	33
Ouvriers travaillant le papier........	437	9	20.6
Ouvriers travaillant la pâte de bois...	401	12	29.9
Manœuvres............	146	2	13.7
	1.821	50	27.7
Ateliers de constructions mécaniques :			
Serruriers et tourneurs..............	5.839	624	106.9
Mouleurs..........	1.072	49	45.7
Fondeurs...........	8 834	199	238.6
Aiguiseurs et polisseurs............	238	14	58.8
Travail du bois....................	477	47	98.5
Chauffeurs, manœuvres........	3.456	355	102.7
	11.916	1.288	115.7

e. — D'après les relevés statistiques de Loiset, reproduits en 1875 dans notre « Hygiène des Industries et des Professions », *les parties du corps le plus souvent atteintes* sont d'abord les membres supérieurs, qui fournissent à eux seuls l'énorme proportion de 87 0/0 des accidents de machines ; puis viennent les membres inférieurs avec un chiffre onze fois plus petit, 7,5 0/0, et en troisième lieu, le tronc et la tête avec une proportion de

5,5 0/0. Il est bon d'ajouter que ces chiffres ont été relevés spécialement dans les filatures. Les statistiques les plus récentes fournissent des chiffres peu différents. Ainsi, sur 322 accidents de machines communiqués pendant les années 1888, 1889 et 1890 à l'Association des Industriels de France, 269 appartiennent aux membres supérieurs, soit 83,5 0/0; 41 aux membres inférieurs, soit 12,7 0/0; et 12 au tronc et à la tête, soit 3,8 0/0. C'est donc un fait, général à peu près partout, que cette énorme proportion de lésions des membres supérieurs dans les accidents de machines.

Il n'est pas sans intérêt de savoir s'il est un côté du corps plus souvent atteint que l'autre. Or, en ce qui concerne les traumatismes des membres supérieurs : sur les 322 accidents de machines précités, 92 appartiennent au membre supérieur gauche, 93 au membre supérieur droit, 84 sont indéterminés.

Toutefois, si l'on considère les lésions par rapport aux mécanismes qui les ont produites, on constate les faits suivants : Avec les scies circulaires, le membre supérieur gauche est deux fois plus souvent atteint que le membre supérieur droit ; il en est de même avec les transmissions. Avec les engrenages, c'est le membre droit qui se trouve plus fréquemment atteint que le gauche, dans la proportion de 10 pour 6. Enfin, si l'on recherche quelle est la partie du membre supérieur qui est la plus communément frappée, on trouve les résultats suivants : sur 100 accidents de machines survenus aux membres supérieurs, les doigts sont le siège des lésions 58 fois, la main 22 fois, le bras 14 fois et l'avant-bras 6 fois.

f. — M. Engel-Gros, dans son rapport présenté au Congrès international des accidents du travail à Berne (sept. 1891), relevant, d'après les données officielles de l'Office impérial des Assurances de l'Empire d'Allemagne, les chiffres des accidents graves de machines survenus en 1887 en Allemagne et le comparant à celui des accidents de même catégorie survenus dans la même année en Alsace-Lorraine, où l'Association industrielle de Mulhouse pour la prévention des accidents, fait sentir son heureuse influence depuis près de 20 ans déjà, est arrivé à ces conclusions importantes :

« Si, dans toute l'Allemagne, les conditions avaient été les mêmes qu'en Alsace, si les précautions y avaient été prises comme dans ce pays, on aurait évité dans l'année 4,518 accidents ; et la proportion d'accidents graves, au lieu d'être de 4,14 par 1,000 assurés, n'aurait été que de 2,97.

» Si l'on compare les chiffres allemands avec seulement les chiffres que donne en Alsace l'industrie textile, sur laquelle l'Association de Mulhouse a surtout porté son action préventive, la différence est encore bien plus marquée. Au lieu de 4,43 accidents sérieux par 1,000 assurés, chiffre relevé par l'Office impérial dans les filatures d'Allemagne, il y a eu en 1887, dans les filatures d'Alsace, 1,91 accidents sérieux par 1,000. On aurait donc pu éviter, par des mesures préventives analogues à celles prises en Alsace, 4,43 — 1,91, = 2,52 0/00, soit plus de la moitié des accidents (56 pour 100 environ).

» Dans l'industrie du tissage mécanique, où la proportion des accidents par « sauts de navettes aux métiers à tisser » a été, en Allemagne, de 0,50 par 1,000 ouvriers, elle n'aurait été, avec l'application des mesures préventives, que ce qu'elle a été dans le même laps de temps en Alsace-Lorraine, c'est-à-dire 0,24 par 1,000; soit encore un bénéfice de 50 0/0.

» Enfin, il a été fait une dernière comparaison relativement à la gravité des accidents survenus. Ici, encore, en ce qui concerne l'industrie textile en Alsace, la proportion, sur 100 accidents, des accidents peu graves est près de 3 fois plus grande qu'en Allemagne. »

L'*efficacité des appareils préventifs* ne saurait être mise en lumière d'une façon plus saisissante.

Il est digne de remarque que la diminution des accidents se rapporte surtout aux mécanismes pour le fonctionnement desquels l'emploi d'un appareil de protection demeure entièrement indépendant de la négligence des ouvriers. Ainsi, en Angleterre, on peut constater dans les rapports de l'Inspecteur général des usines et des ateliers une notable diminution surtout des accidents d'engrenages; en Autriche, ce sont les accidents produits par les appareils élévateurs ou monte-charges, qui ont beaucoup diminué. Par contre, malgré l'introduction d'appareils de prévention dans les ateliers, quand les ouvriers n'observent point les prescriptions réglementaires, en d'autres termes, quand il s'agit de mécanismes où il leur incombe d'appliquer eux-mêmes les moyens de protection, on ne constate plus guère de diminution sensible dans les accidents. Ainsi, la comparaison des premières statistiques avec de plus récentes montre que les accidents produits pendant le graissage ou nettoyage des machines en marche est aussi considérable qu'autrefois : *les ouvriers n'observant point les règlements qui les concernent.*

Il est un fait certain, c'est qu'on ne constate jamais moins d'accidents de machines dans un atelier pendant une certaine période que dans celle qui suit un accident grave. Les ouvriers se tenant, un temps, sur leur garde, s'appliquent à observer les règlements, mais ils ne tardent guère à revenir à leurs habitudes d'insouciance et de négligence.

Enfin, en ce qui concerne le *rôle efficace d'une instruction préalable* donnée aux ouvriers sur le mode d'application des appareils préventifs, les relevés statistiques de l'Association alsacienne contre les accidents de machines, mettent en lumière cet autre point important : c'est que les accidents qui résultent d'imprudence ou de maladresse, portent principalement sur des ouvriers nouvellement engagés ou insuffisamment instruits des dangers que présentent certaines manœuvres et certaines machines.

II. **Le rôle des associations privées dans la prévention des**

accidents. — On peut voir, d'après ce qui précède, toute l'importance qu'ont déjà acquise, et que sont appelées à acquérir plus encore, les Associations d'industriels pour la prévention des accidents dans les ateliers, tant au point de vue de la prophylaxie proprement dite, qu'à celui de la législation concernant les accidents de travail. C'est en France, en Alsace, en 1867, que fut créée la première de ces Associations qui a servi d'exemple et de modèle aux autres; il s'agit de l'*Association de Mulhouse* créée par la Société industrielle de Mulhouse, sur l'initiative d'un de ses membres les plus distingués, M. Engel-Dollfus. Les services rendus par cette Association sont considérables; et en 1889, au premier Congrès international des accidents de travail qui s'est tenu à Paris, le président actuel de cette Association, M. Engel-Gros, digne fils et collaborateur d'Engel-Dollfus, distribuait avec la plus grande libéralité à chacun des membres du Congrès, un magnifique recueil international concernant la collection de dispositions et d'appareils destinés à éviter les accidents de machines; ouvrage splendide où se trouvent condensés les résultats de plus de vingt années de pratique et d'efforts généreux (1). C'est dans ce recueil que nous avons puisé largement, comme l'ont fait avant nous les rapporteurs qui ont traité des appareils préventifs des accidents aux Congrès internationaux de Paris (1889) et de Berne (1891).

Deux autres sociétés se sont formées en France sur le type de celle de Mulhouse: ce sont, par ordre de date, l'*Association rouennaise*, fondée en 1880, dont l'action limitée à la région normande s'exerce principalement dans de grands établissements de filature ou de tissage, et l'*Association parisienne*, créée en 1883, sur l'inspiration de la Société de protection des apprentis et qui ne devait pas tarder à devenir en 1887, l'*Association des industriels de France contre les accidents de travail;* association florissante, dont l'action protectrice s'étend aujourd'hui dans 35 départements et sur plus de 140,000 ouvriers. L'article 2 des statuts de cette Association démontre bien quel est le but qu'elle poursuit :

Art. 2. — Le but de l'Association est le suivant :

1° Prévenir les accidents qui peuvent frapper les ouvriers dans les travaux mécaniques, dans les industries physiques ou chimiques, dans les divers chantiers de construction, dans les chantiers de travaux publics ou agricoles ;

2° Rechercher les moyens les plus efficaces de préservation, en rassemblant les expériences faites par chacun, et en les mettant à profit dans l'intérêt de tous, et ce :

Par des inspections périodiques faites dans les usines et ateliers des membres de l'Association ;

Par la communication des moyens les plus propres à garantir l'ouvrier ;

(1) Collection de dispositions et d'appareils destinés à éviter les accidents de machines. 42 planches avec texte explicatif français, allemand et anglais. Exposition universelle de 1889.

Par l'indication des meilleures dispositions réglementaires à adopter ;

Par des publications qui pourront comprendre des articles relatifs à la jurisprudence sur la matière ;

3° Récompenser, par des prix ou des primes d'encouragement, ceux qui, par l'invention ou l'indication d'appareils, dispositions ou procédés nouveaux, ou par l'initiative prise dans leur application, auront contribué à diminuer les accidents du travail ou à améliorer l'hygiène des ateliers.

L'Association ne s'occupe ni des appareils à vapeur ni des mines, minières et carrières, régis par des lois et règlements spéciaux.

Reconnue d'utilité publique par décret du 8 avril 1891, elle a publié depuis, chaque année, un bulletin où il est traité, d'après les inspections périodiques faites dans les usines et les ateliers des membres de l'Association, de toutes les questions intéressant l'invention et l'application des appareils de protection, la législation et la jurisprudence en matière d'accidents du travail. Nous avons utilisé grandement les documents que nous y avons rencontrés ; mais nous croyons mieux faire encore, en reproduisant ici, en vertu de leur importance éminemment pratique, les diverses instructions que cette Association fait afficher dans les établissements industriels soumis à sa surveillance. On ne saurait être plus complet et plus précis à la fois.

1°. — Instructions générales.

A. **Instructions concernant les transmissions.** — Art. 1er. — Aussitôt que le signal de mise en marche du moteur est donné, les ouvriers occupés à nettoyer ou à réparer les transmissions ou machines doivent se retirer immédiatement.

Quand on arrête le moteur, les ouvriers ne doivent se mettre en contact avec les transmissions qu'après que le dernier signal est donné.

Art. 2. — Il est expressément interdit, pendant que la transmission est en marche, de se mettre en contact direct avec elle et avec les machines qu'elle commande pour en nettoyer les organes en tenant à la main du déchet ou des chiffons.

Art. 3. — Pour nettoyer ou épousseter les arbres et les organes de transmission pendant la marche, on doit le faire sans quitter le sol, et se servir d'une perche, soit à crochet soit garnie de vieilles cordes.

Si, pendant la marche, il est absolument nécessaire d'atteindre la transmission, on devra se servir d'une échelle munie de crochets ou de pointes.

Art. 4. — Les roues, les poulies folles, les supports et les coussinets ne doivent être graissés que lorsque la transmission est au repos, et seulement pendant les arrêts réglementaires réguliers.

Autant que possible, un homme sera désigné spécialement pour ce travail.

Si un palier vient à chauffer pendant la marche, on arrêtera la transmission pour le graisser ; l'ouvrier spécial sera seul chargé de ce travail en prenant toutes les précautions indiquées.

Art. 5. — Pendant que la transmission est en marche à sa vitesse ordinaire, il est expressément défendu de monter *à la main* les courroies sur leurs poulies. Ce montage ne doit se faire en marche qu'à l'aide du monte-courroie ou de la perche à crochet, d'une longueur suffisante. A leur défaut, on doit arrêter la transmission ou tout au moins ralentir considérablement sa vitesse.

Art. 6. — Lorsqu'un ouvrier est occupé à la transmission durant les heures de repos ou le matin avant la mise en marche, le contre-maître et le mécanicien doivent être prévenus.

Le mécanicien ne devra mettre en marche que sur un ordre exprès du contre-maître.

Observations. — Il a été constaté que les vêtements trop amples sont la cause de fréquents accidents. Il faut donc tenir essentiellement à ce que les ouvriers en général et surtout ceux employés aux transmissions soient vêtus de vestes fermées.

Les cravates à bouts flottants et les tabliers flottant en bas sont formellement interdits.

Les contre-maîtres sont spécialement chargés de faire exécuter les règlements et tenus de bien les observer eux mêmes.

B. — **Instructions concernant la mise en marche et l'arrêt du moteur.** — Art. 1er. — Le mécanicien ne devra jamais mettre le moteur en marche, même quand les ouvriers ne sont pas encore rentrés dans l'atelier, sans donner préalablement un avertissement spécial, répété deux fois, à quelques secondes d'intervalle, par sifflet, ou cloche, ou sonnerie, etc.

Art. 2. — Lorsqu'arrive le moment ou le moteur doit être mis au repos, le mécanicien l'annonce par un premier signal ; puis, après le temps nécessaire pour débrayer les machines, il répète ce signal et arrête.

Art. 3. — Quand, dans le cours du travail, l'arrêt du moteur est demandé pour une cause quelconque, le mécanicien doit fermer d'abord son robinet de vapeur et répondre ensuite par un signal convenu.

Il ne devra, dans ce cas, remettre sa machine en marche que sur l'ordre du contre-maître et après avoir donné le signal habituel de mise en route.

Observations. — Dans les machines de grandes dimensions et surtout dans les machines à condensation, il arrive quelquefois que le moteur se remet en marche après l'arrêt et fait un quart ou une demi revolution.

Afin d'obvier à cet inconvénient, le mécanicien, pour arrêter, devra ouvrir d'abord les robinets de purge et fermer ensuite le robinet d'admission de vapeur, sauf dans les cas urgents prévus par l'article 3 où le robinet d'admission devra être fermé d'abord et les robinets de purge ouverts aussitôt après

Néanmoins, les ouvriers devront attendre un instant après le signal d'arrêt, avant de se mettre en contact avec la transmission.

A la mise en marche, les robinets de purge devront rester ouverts le temps nécessaire pour évacuer toute l'eau de condensation.

C. — **Instructions relatives aux Monte-Charges** (à afficher à chaque étage près du Monte-Charge). — Art. 1er. — Il est formellement interdit :

1° Aux ouvriers, autres que celui ou ceux désignés spécialement, de manœuvrer le monte-charge et de toucher à aucun de ses organes ;

2° De se pencher dans le couloir du monte-charge, ou d'y pénétrer quand la cage est en l'air.

Art. 2. — La charge ne doit jamais dépasser celle indiquée comme maximum.

Le chargement doit être fait avec soin, de façon qu'aucun objet ne puisse tomber dans le couloir ; notamment, il convient de caler les wagonnets et autres objets susceptibles de rouler.

Art. 3. — Les barrières ou portes qui ferment l'accès du couloir, à chaque étage, doivent toujours être fermées quand la cage n'est pas arrêtée à cet étage. Elles ne doivent être ouvertes qu'après l'arrêt ; elles doivent être refermées avant la mise en mouvement.

Art. 4. — Il est interdit à l'ouvrier placé à un étage autre que celui où la cage est arrêtée, d'embrayer avant d'avoir donné un signal et reçu une réponse indiquant qu'on peut mettre la cage en mouvement.

Art. 5. — L'ouvrier chargé de l'entretien du monte-charge doit fréquemment en visiter les organes, notamment la chaine ou le câble de suspension, le frein, les courroies de commande du treuil, le parachute s'il en existe.

S'il s'aperçoit d'une fatigue anormale des organes, il devra arrêter immédiatement la manœuvre et prévenir aussitôt son chef. Il est interdit de travailler à la cage ou dans le couloir avant que la cage ait été déchargée et convenablement calée.

D. — **Instructions spéciales concernant les ateliers de constructions mécaniques** (à afficher dans les ateliers). — Art. 1er — Il est interdit aux ouvriers :

1° De mettre aucune machine en marche sans que les couvre-engrenages ou autres appareils préventifs aient été mis en place ;

2° De se servir d'une machine autre que celles dont la conduite leur a été confiée, à moins d'une autorisation spéciale ;

3° De nettoyer en marche les engrenages ou autres organes en mouvement des machines ;

4° De remonter les courroies principales sans faire arrêter, ou tout au moins ralentir considérablement le moteur.

Art. 2. — Aussitôt que le signal d'arrêt du moteur a été donné, les ouvriers doivent débrayer leurs machines.

Il est interdit d'abandonner une machine sans la débrayer.

Art. 3. — Quand un ouvrier s'aperçoit d'un dérangement quelconque dans les organes d'une machine, il doit l'arrêter et prévenir aussitôt le contremaître.

Art. 4. — Les ouvriers doivent toujours tenir libres les abords de leurs machines et éloigner tous les objets qui pourraient leur occasionner des chutes.

Ils ne doivent jamais poser la main sur des organes en mouvement.

Art. 5. — Les ouvriers qui font usage du burin doivent se servir pour ce travail des lunettes métalliques spéciales mises à leur disposition.

Art. 6. — Les tourneurs doivent se servir de la perche à crochet pour changer la courroie du tour sur le cône de la transmission.

Sur le cône de la poupée fixe, ils poussent la courroie avec la paume de la main, en ayant soin de tenir les doigts ouverts.

Observations. — Les ouvriers et principalement les tourneurs, sont prévenus que les vêtements trop amples sont la cause de fréquents accidents.

Il leur est donc recommandé de porter des vestes fermées à manches étroites.

Les contre-maitres sont spécialement chargés de faire exécuter les règlements et tenus de bien les observer eux-mêmes.

E. — **Instructions concernant les batteurs dans les industries textiles.** — Art. 1er. — Il est formellement interdit à tout ouvrier qui n'est pas employé dans la salle des batteurs d'entrer dans cette salle.

Il est formellement interdit à tout ouvrier qui n'est pas spécialement affecté aux batteurs d'y entreprendre aucun travail.

Art. 2. — Avant d'embrayer un batteur ou une ouvreuse, les soigneurs doivent s'assurer :

1° Que les couvre-engrenages et autres organes de protection sont bien à leur place ;

2° Qu'il n'y a aucune personne exposée. Ils donnent ensuite à haute voix, après un instant d'attente, un signal d'avertissement.

Art. 3. — Pendant que les machines sont en marche ou bien quand elles sont débrayées, mais que les volants tournent encore, il est formellement interdit :

1° D'appuyer avec les mains sur une poulie pour amener un arrêt plus rapide du volant ;

2° De nettoyer aucun organe de la machine ;

3° D'enlever les couvre-engrenages ou autres dispositions protectrices :

4° De soulever, sous aucun prétexte, les couvercles des volants, briseurs, etc., etc., et les tambours aspirateurs, les couvercles pouvant se trouver au-dessus des cylindres alimentaires, et d'ouvrir les portières des ouvertures donnant accès à l'intérieur des tambours aspirateurs ;

5° De vider les cages à déchets sous les volants.

Art. 4. — Le graissage des ouvreuses, batteurs, etc., doit toujours se faire avant la mise en train.

Si un organe vient à chauffer, l'ouvrier doit débrayer de suite et prévenir le contre-maitre ou l'ouvrier spécial chargé de la surveillance des batteurs.

Art. 5. — Le maniement des courroies, en dehors de l'embrayage et du débrayage, est formellement interdit aux soigneurs des batteurs.

Il ne peut être fait que par l'ouvrier des batteurs ou par le soigneur des transmissions.

Art. 6. — Pour engager la nappe autour du rouleau vide, on enlève d'abord le rouleau plein que l'on remplace par un rouleau vide, et on embraye l'alimentation de la machine. On enroule la nappe autour du rouleau vide avec le plat des mains, les doigts relevés, et ce n'est qu'ensuite que l'on redescend les crochets de pression.

Recommandations. — Il est recommandé aux ouvriers et ouvrières :

1° De ne pas porter des vêtements flottants et de ne pas changer des vêtements, ni de se coiffer, à côté des batteurs en mouvement ;

2° De signaler à leurs contre-maitres et directeurs toute disposition vicieuse ou détérioration qui leur paraitrait de nature à provoquer un accident.

F. -- **Instruction concernant les imprimeries.** — Art. 1er. — Les machines typographiques et lithographiques, les presses à glacer et autres machines ne doivent être mises en mouvement que sur l'ordre du conducteur ou du chef ouvrier auxquels elles sont confiées.

Il est expressément défendu d'embrayer sans cet ordre.

Art. 2. — Chaque matin, le conducteur ou le chef ouvrier doit s'assurer que les parties dangereuses des machines sont couvertes de leurs couvre-engrenages, que les garde-volants sont à leur place et que le graissage est fait.

Art. 3. — Avant d'embrayer, le conducteur ou le margeur devra s'assurer qu'il n'y a aucune personne exposée et avertir ensuite à haute voix en criant : *Gare les mains !*

Art. 4. — Pendant que les machines sont en marche, il est expressément défendu aux ouvriers et apprentis de nettoyer aucune partie des mouvements, l'intérieur des fosses, le dessus ou le dessous des machines et de rien enlever sur le marbre ou à l'intérieur de la forme.

Art. 5. — Aucun receveur ou margeur ne doit quitter sa place sans l'ordre du conducteur.

Are. 6. — Il est formellement interdit aux margeurs de retenir les feuilles mal margées et de chercher à les redresser lorsqu'elles sont prises par les pinces. Il est également défendu au receveur de chercher à rattraper sa feuille lorsqu'il la laisse tomber dans les glissières, ainsi que celle que la pince aurait lâchée et qui reste collée soit sur la forme, soit sur la pierre.

Art. 7. — Le conducteur et le margeur doivent veiller à ce que le débrayage soit toujours calé, aussitôt la machine arrêtée.

Art. 8. — Il est défendu de se servir d'échelles pour arriver aux transmissions lorsqu'elles sont en marche. S'il faut changer de place une courroie, on se servira d'une perche à crochet, sur l'avis conforme du contremaître. Sinon, on arrêtera le moteur ou la transmission et l'on se servira d'une échelle à crochets.

Art. 9. — Il est défendu de courir ou de jouer autour des machines.

Art. 10. — Il est défendu au personnel occupé aux machines de porter des blouses, des vestes non boutonnées ou des vêtements flottants.

Art. 11. — Aussitôt qu'il survient un accident ou qu'il se passe quelque chose d'anormal, les conducteurs doivent avertir immédiatement le chef de service.

G. **Instructions concernant les meules en composition et les meules en grès pour dégrossir et blanchir les métaux** (à afficher auprès des meules). — Art. 1er. — Il est interdit :

1° Aux ouvriers, qui n'ont pas été spécialement désignés à cet effet, de se servir des meules ;

2° D'enlever, pendant le travail, les appareils de garantie, enveloppes ou autres, dont on a muni les meules.

Art. 2. — Le montage doit être fait de la façon suivante :

Eviter les chocs dans le transport de la meule.

L'arbre doit entrer sans forcer dans le trou de la meule. Placé sur ses coussinets, il doit être parfaitement horizontal.

Sonder ensuite la meule en la frappant doucement sur ses deux faces avec un marteau ; elle doit donner un son net et clair.

Centrer exactement la meule en la mettant bien d'équerre par rapport à l'arbre. Entre les plateaux de serrage et la meule, intercaler un corps élastique (drap, cuir, caoutchouc ou carton) de 5 millimètres d'épaisseur.

Art. 3. — L'ouvrier meuleur doit fréquemment sonder sa meule, pour reconnaître si le son est net et clair ; sinon la meule devra être démontée et soigneusement examinée.

Il s'assurera également qu'il n'y a pas de jeu dans les coussinets.

Art. 4. — Quand un faux rond est constaté, la meule doit être retaillée.

Après chaque retaillage, la meule devra être sondée comme il est dit ci-dessus.

Art. 5. — La mise en marche doit se faire progressivement, et non brusquement.

Les chocs violents contre la meule doivent être évités pendant le meulage.

Quand on a fini de se servir d'une meule, on doit débrayer et ne pas la laisser tourner à blanc.

a. Instructions spéciales aux meules en grès. — Pour centrer la meule sur son arbre, employer des douilles ou cales en fer, jamais en bois.

La meule, une fois montée, ne doit pas présenter de balourd sensible. Quand on reste longtemps sans se servir d'une meule en grès, il faut lui faire faire de temps en temps quelques tours, pour que l'eau ne s'accumule pas à la partie inférieure.

Vitesse maximum des meules en grès : 13 mètres par seconde à la circonférence, soit pour les diamètres usités :

Diamètres	2m20 ;	nombre de tours par minutes	113
Id.	2 »	id.	122
Id.	1 80	id.	138
Id.	1 50	id.	165

b. Instructions spéciales aux meules en composition. — Pendant le meulage et le retaillage, les ouvriers doivent toujours se servir de lunettes.

Les plateaux de serrage ne doivent pas être serrés d'une façon exagérée.

Quand on emploie des meules avec frettes en noyer, on ne devra pas attendre que la meule soit usée jusqu'à la frette pour retirer celle-ci. Lorsqu'il ne reste plus que deux centimètres environ d'épaisseur au-dessus de la frette, on l'enlève en taillant la meule ; sans cette précaution, des morceaux de meule peuvent se détacher et blesser l'ouvrier.

Pour la vitesse des meules en composition, ne pas dépasser le nombre de tours indiqué par chaque fabricant de meules.

III. La législation sur la salubrité et la sécurité du travail industriel. — C'est le 12 juin 1893 qu'une loi concernant l'hygiène et la sécurité des travailleurs dans les Établissements industriels a été promulguée en France. Une telle loi s'imposait ; car, de l'aveu même de ceux qui ont le plus fait pour l'organisation de la prévention des accidents, l'initiative privée est insuffisante pour résoudre à elle seule le problème.

Certes, après ce que nous avons dit du rôle important, primordial, qu'ont joué à cet égard les Associations d'industriels contre les accidents du travail, on pouvait croire que l'intervention officielle ne saurait avoir sa raison d'être. Toutefois, selon l'opinion des hommes les plus autorisés en la matière et entre autres de M. Engel-Gros, président actuel de l'Association de Mulhouse pour prévenir les accidents de fabrique, « si l'on eût compté seulement sur l'initiative privée, on aurait attendu vainement le moment où l'on eût pu se dire que les machines sont généralement couvertes dans les manufactures. » C'est pourquoi, M. Engel-Gros était venu lui-même faire, il y a deux ans à peine, au Congrès international des accidents du travail qui a eu lieu à Berne en septembre 1891, une importante communication dont le titre se passe de commentaires : « De la nécessité d'inspections officielles dans les usines et manufactures pour arriver à l'application sérieuse des mesures préventives contre les accidents de machines, et de l'opportunité d'une législation spéciale destinée à rendre obligatoire l'emploi des appareils reconnus pratiques. »

Le rôle de l'action officielle une fois admis ne pouvait, en effet, se borner à la simple répression, en laissant, comme l'auraient voulu quelques-uns, les mesures préventives entièrement sous la dépendance de l'initiative industrielle. Il eut semblé ainsi que le recours aux pouvoirs publics ne dût avoir lieu que pour stimuler l'organisation et l'expansion de l'œuvre des Associations privées, quitte à voir l'intervention officielle se réduire de plus en plus, et arriver au minimum possible. On a compris tout autrement le rôle de l'État en pareille matière. La compétence et l'autorité des Inspecteurs de la sécurité du travail doivent être le plus sûr garant de succès dans la poursuite de l'œuvre si bien commencée par l'initiative privée. Que les patrons, que les chefs d'industrie secondent l'État dans son rôle de protecteur de l'ouvrier, qu'en assurant l'application des mesures de protection prescrites officiellement, ils aident de leur propre expérience l'autorité de l'Inspection officielle, rien de plus logique ; mais demander à l'État de n'agir que par pure répression et non par surveillance préventive, vouloir faire des catégories d'industriels, les uns groupés en association privée et laissés libres de se protéger eux-mêmes, les autres indifférents à toute organisation préventive et nécessitant par cela même une intervention efficace, ç'aurait été méconnaître le caractère d'universalité que doit revêtir toute action officielle, aussi bien quand il s'agit de prévenir que lorsqu'il s'agit de réprimer.

A. — Législation étrangère. — A l'Étranger, un certain nombre de pays ont, depuis quelques années, donné l'exemple. Les prescriptions ayant pour objet la protection contre les accidents sont, il est vrai, le plus souvent comprises dans les lois qui visent plus spécialement le travail des enfants. Cela est ainsi en Angleterre, en Suisse, au Danemark, aux États-Unis, et nous ne saurions mieux faire que de reproduire les divers articles de ces lois ayant trait spécialement à l'hygiène et à la sécurité des ouvriers, et en particulier la loi suédoise sur la salubrité et la sécurité du travail dans les fabriques, un des documents les plus complets qui ait paru sur la matière avant la récente loi française.

SUISSE. — Lois fédérales des 23 mars 1877, 25 juin 1881 et 26 avril 1887, concernant le travail dans les fabriques. — *Protection contre les accidents.* — ARTICLE 2. — Les ateliers, les machines et les engins doivent dans toutes les fabriques être établis et entretenus de façon à sauvegarder le mieux possible la santé et la vie des ouvriers.

On veillera, en particulier, à ce que les ateliers soient bien éclairés pendant les heures de travail, à ce que l'atmosphère soit autant que possible dégagée de la poussière qui s'y forme, et à ce que l'air s'y renouvelle toujours dans une mesure proportionnée au nombre des ouvriers, aux appareils d'éclairage et aux émanations délétères qui peuvent s'y produire.

Les parties de machines et les courroies de transmission qui offrent des dangers pour les ouvriers seront soigneusement renfermées.

On prendra, en général, pour protéger la santé des ouvriers et pour prévenir les accidents, toutes les mesures dont l'expérience a démontré l'utilité, et que permettent d'appliquer les progrès de la science, de même que les conditions dans lesquelles on se trouve.

ARTICLE 3. — Si la nature de l'industrie offre des dangers exceptionnels pour la santé et la vie des ouvriers, ou de la population avoisinante, l'autorité n'accorde l'autorisation qu'en formulant les réserves qu'elle juge utiles.

Si, pendant l'exploitation d'une fabrique, on s'aperçoit qu'elle présente des inconvénients qui compromettent la santé et la vie des ouvriers ou de la population avoisinante, l'autorité doit faire cesser cet état de choses en fixant à cet effet un délai de péremption ou, si les circonstances l'exigent, en suspendant l'autorisation d'exploiter.....

ARTICLE 4, concernant la *déclaration obligatoire* pour le patron de tous les cas de lésion grave ou de mort violente survenues dans son établissement.

ARTICLE 5, fixant les responsabilités provenant de l'exploitation des fabriques.

ARTICLES 6, 7, 8, 9 et 10, visant la réglementation intérieure en ce qui concerne le nombre des ouvriers, l'organisation du travail, les conditions d'admission et de sortie, le payement des salaires, les conventions passées entre ouvriers et patrons, etc.

ARTICLE 11, fixant la *durée* d'une journée *de travail à onze heures* au maximum, à 10 heures la veille des dimanches et des fêtes. Mais lorsqu'il s'agit d'industries insalubres, ou bien lorsque les conditions d'exploitation où les procédés employés sont de nature à rendre un travail de onze heures préjudiciable à la santé ou à la vie des ouvriers, la durée normale du travail quotidien sera réduite par le Conseil fédéral, selon les besoins, jusqu'à ce qu'il soit démontré que les dangers qui ont motivé cette réduction n'existent plus.

Un *repos d'une heure* au moins pour le *repas* sera accordé au milieu de la journée de travail. Des locaux convenables, chauffés en hiver, et hors des salles ordinaires de travail, doivent être mis gratuitement à la disposition des ouvriers qui apportent ou se font apporter leur repas à la fabrique.

ARTICLE 13, n'admettant le *travail de nuit* qu'à titre d'exception et que sur consentement de plein gré de la part des ouvriers.

« En dehors d'une réparation urgente, et pour une nuit seulement, tout travail de nuit prolongé ou nécessaire à certaines industries qui exigent une exploitation non interrompue, doit être autorisé par le gouvernement cantonal ».

Article 14, interdisant le *travail du dimanche*, sauf le cas d'absolue nécessité, et excepté dans les industries exigeant un travail continu, mais munies de l'autorisation nécessaire.

GRANDE-BRETAGNE. — Loi du 27 mai 1878 sur le travail des personnes employées dans l'industrie. — *Salubrité des usines et ateliers.* — L'Article 3 dit que les usines et ateliers doivent être tenus dans un état constant de propreté et convenablement ventilés.

L'Article 4 règle les attributions de l'inspecteur des fabriques en ce qui concerne la constatation des causes d'insalubrité dans une usine ou un atelier, relativement aux égouts, latrines, dépôts d'immondices ou autres nuisances.

Sécurité des ouvriers. — L'Article 5 prescrit l'emploi et le maintien en bon état des appareils protecteurs des moteurs mécaniques et des organes de transmission (*Millgearing*) employés dans la fabrique.

L'Article 6 établit et règle l'intervention de l'inspecteur et des arbitres.

Loi du 25 août 1883, organisant des dispositions pour préserver la santé et la vie des ouvriers dans l'exercice de certains métiers insalubres (céruseries, boulangeries).

Loi du 1er mars 1890 (*Cotton Cloth, Factories act*) contenant : 1° des règles pour la manufacture des toiles de coton, en ce qui concerne la détermination de la température et de l'humidité des ateliers, les dispositions à prendre pour introduire par heure une quantité déterminée d'air frais par chaque ouvrier ; 2° les mesures à prescrire par l'inspecteur pour combattre la poussière nuisible aux ouvriers.

AUTRICHE. — Loi organique du 8 mars 1885, modifiant et complétant la loi sur l'industrie (*Gesetz betreffend diè Abanderung und Ergäuzung der Gewerbeordnung*). — Cette loi a remanié complètement le titre VI de la loi du 15 mars 1883, laquelle avait modifié également le même titre VI de la loi du 20 décembre 1859, réglementant l'industrie.

Ce titre VI s'occupe spécialement des ouvriers et de leurs conditions. Il comprend :

Art. 73. — Des *dispositions générales concernant les travailleurs* qui sont régulièrement employés dans des entreprises industrielles ;

Art. 74. — Des *mesures de prévoyance* qui les concernent ;

Art. 74a. — Du *repos des ouvriers*. — Il doit être accordé aux ouvriers, entre les heures de travail, des intervalles de repos convenables ; la durée ne peut en être inférieure à une heure et demie; et autant que possible, eu égard à l'industrie, un repos d'une heure doit avoir lieu à midi.

Si la durée du travail, avant ou après midi n'est que de cinq heures au plus, le repos, à l'exception de l'heure affectée au repas de midi, peut être supprimé.

En cas de travail de nuit, ces prescriptions doivent être appliquées d'une manière analogue.

Art. 75. — Des *dimanches et jours de fêtes.* — Tout travail manuel cesse le dimanche. Il n'est fait d'exception que pour les travaux de nettoyage et de mise en ordre des ateliers et appareils.

Aux jours de fête (la Noël et la Fête-Dieu étant toutefois assimilées aux dimanches), il doit être accordé aux ouvriers le temps nécessaire pour pouvoir, conformément aux prescriptions de leur confession religieuse, assister avant midi, au service religieux.

Art. 75a. — *École du soir et du dimanche.* - Les industriels sont tenus d'accorder aux ouvriers qui n'ont pas accompli leur dix-huitième année, le temps nécessaire pour fréquenter l'école industrielle du soir et du dimanche (cours de préparation, de perfectionnement, d'apprentissage, cours spéciaux).

Dispositions additionnelles concernant les ouvriers employés dans les fabriques. — Art. 96a. — Dans les entreprises industrielles exploitées dans les fabriques, la *durée du travail des ouvriers*, non compris le repos, ne doit pas dépasser 11 heures dans l'espace de 24 heures.

Cependant, le Ministre du commerce, d'accord avec le Ministre de l'intérieur, peut désigner, par voie d'ordonnance, les catégories d'industries pour lesquelles, à raison de nécessités spéciales dont la justification sera faite, une prolongation de temps de travail quotidien sera accordée pendant une heure ; la liste de ces industries doit être revisée tous les trois ans.....

Si des évènements naturels ou des accidents ont interrompu l'exploitation régulière, ou s'il est survenu une presse de travail, l'autorité industrielle de première instance peut accorder à certaines entreprises industrielles une prolongation temporaire du temps de travail, mais pour trois semaines au plus ; au delà de ce délai, l'autorisation ne peut être accordée que par l'autorité politique.

La *prolongation du temps de travail* peut, en cas de nécessité pressante et pendant trois jours au plus par mois, résulter d'une simple notification faite à l'autorité industrielle de première instance.....

DANEMARCK. — Loi du 12 avril 1889 sur les mesures à prendre pour prévenir les accidents pouvant résulter de l'emploi de machines. — Art. 1er. — Les dispositions de la présente loi sont applicables à toute machine dont l'emploi peut mettre en danger la vie ou la santé des personnes qui la desservent, et qui est mise en mouvement par une machine motrice fonctionnant au moyen de la vapeur, du gaz, de l'eau, du vent ou par traction d'animaux dans un manège. Elles s'appliquent aussi bien aux machines mêmes de travail qu'à la machine motrice, ainsi qu'aux engins de transmission et à leurs annexes, tels que roues, poulies, essieux, courroies, cordes, conduits électriques, etc., destinés à transmettre la force aux machines de travail.

Les articles 2 et 3 contiennent des prescriptions détaillées sur les dispositions à adopter pour la construction de machines et les appareils de protection...... (C'est l'article 11 de la loi du 23 mai 1873 sur le travail des enfants et jeunes gens dans les manufactures, repris et étendu).

L'article 5 contient les dispositions relatives aux signaux d'avertissement pour la mise en mouvement des machines, à leur arrêt et à leur nettoyage et surveillance.... .

ÉTATS-UNIS D'AMÉRIQUE. — Il n'existe pas de loi fédérale sur la sécurité du travail ; mais la plupart des Etats ont promulgué des lois plus ou moins complètes sur ce sujet.

ÉTAT DE CALIFORNIE. — **Loi de police et d'hygiène du 6 février 1889**, prescrivant les *conditions sanitaires à observer dans tout atelier*, manufacture ou local où sont employées cinq personnes au moins ; mise à l'abri de toutes émanations nuisibles ; installation de water-closets en nombre suffisant et différents pour chaque sexe ; ventilateurs.

L'emploi de tout souterrain, cave ou autre endroit jugé malsain par le commissaire du Bureau *of labor statistics*, est interdit pour atelier ou bureau contenant des ouvriers ou employés. Le même commissaire a qualité pour faire installer tout procédé permettant d'éviter dans lesdits ateliers ou bureau, les inconvénients résultant des poussières, filaments ou gaz nuisibles. — Dans tout établissement occupant des femmes, il y aura des sièges dont elles pourront se servir quand leur travail le leur permettra. — La loi édicte des peines........

ÉTAT DE NEW-YORK. — **Loi du 25 mai 1887**, portant obligation pour le manufacturier de disposer les portes, les escaliers, les machines, de manière à prévenir autant que possible des accidents. La loi règle minutieusement les précautions à prendre et les travaux à établir.

Les accidents arrivés dans une usine doivent être dans les quarante-huit heures, au plus tard, signalés par écrit à l'inspecteur des manufactures.

Dans les usines occupant des ouvriers des deux sexes, les water-closets doivent être séparés. Des lavabos convenables devront être fournis aux femmes.

Il doit être accordé pour le repas de l'après-midi quarante-cinq minutes au moins. Cependant, lorsqu'il y aura des motifs raisonnables, l'inspecteur peut donner une permission écrite de n'accorder qu'un temps plus court. Cette permission doit être effectuée à l'entrée principale de la manufacture, et peut être retirée quand l'inspecteur le jugera convenable.

SUÈDE. — Loi du 10 mai 1889 sur la protection contre les dangers de l'industrie en Suède (*Lag ang. skydd mot yrkesfara*). — Art. 1er. — Sont compris aux termes de la présente loi sous le nom d'établissements industriels, les scieries qui ont le caractère d'une entreprise industrielle et les chantiers de bois y attenant, les travaux souterrains ou entreprises assimilables qui ne peuvent pas être considérés comme exploitation de mines, les usines ou hauts fourneaux, les forges ou établissements analogues qui ont pour objet la production ou l'enrichissement des produits minéraux et qui ne sont pas assimilables à des ateliers de travaux manuels, les fabriques, les chantiers de construction navale, les ateliers de tailleurs de pierres, les métairies, les brasseries, les moulins, ainsi que les ateliers que leur élévation ou leur superficie permet de ranger au nombre des fabriques, les distilleries et autres entreprises assimilables aux travaux de fabrique.

Art. 2. — Tout chef d'industrie qui tombe sous les coups de l'application de la présente loi doit installer tous les dispositifs qui, eu égard aux machines et aux outils, ou en raison de la nature du travail, sont nécessaires à la sauvegarde de la santé et de la vie des ouvriers qu'il emploie

C'est dans ce but que sont édictées les prescriptions suivantes :

a. — Les emplacements où les ouvriers sont exposés à faire une chute ou à souffrir de celle d'objets placés au-dessus d'eux doivent être pourvus des dispositifs que comporte la nature des travaux qui y sont pratiqués ; par exemple, les excavations, les échafaudages, les passages supérieurs ; les monte-charges et appareils analogues doivent être munis de clôtures ; les escaliers doivent être pourvus de rampes.

b. — Les monte-charges, grues ou engins analogues, doivent porter l'indication de leur puissance évaluée en poids et (s'ils sont affectés au service du personnel) en nombre de personnes transportables simultanément sans danger.

c. — Les cuves, bassins et autres récipients ouverts que leur situation, leur contenu ou leur profondeur rendent particulièrement dangereux, doivent être, autant que possible, soigneusement clôturés.

d. — Partout où l'on est menacé du danger d'incendie, on doit prendre les mesures nécessaires au sauvetage des ouvriers en cas de sinistre : escaliers incombustibles, nombre suffisant d'issues et de fenêtres faciles à ouvrir ; échelles de sûreté, etc. Toutefois, la prescription relative aux escaliers incombustibles ne doit s'appliquer aux fabriques et ateliers déjà existants, qu'autant que l'installation de ces escaliers n'entraîne pas de difficultés ou de dépenses exagérées.

e. — Les passages de circulation dans les locaux affectés au travail doivent avoir une largeur et une hauteur suffisante pour que les ouvriers d'une prudence ordinaire ne puissent être atteints par les machines en mouvement ;

f. — Les moteurs qui, au lieu d'être installés dans les bâtiments distincts, se trouvent dans les locaux affectés au travail, doivent être entourés ou disposés de telle sorte que les ouvriers qui ne sont pas attachés au service de ces appareils, ne soient pas exposés au danger d'être atteints par les pièces en mouvements.

g. — Les machines et les transmissions qui présentent quelque danger doivent être entourées ou disposées de telle sorte que toute cause d'accident soit écartée dans la limite du possible ; elles doivent être suffisamment éclairées au point où les ouvriers peuvent se trouver en contact avec elles pour qu'il soit aisé de les distinguer pendant leur marche.

h. — Avant que les transmissions soient mises en marche par un moteur, un avertissement convenu doit être donné dans les locaux affectés au travail ; si un même moteur distribue la force à plusieurs étages ou dans plusieurs locaux, il faut, ou bien que la transmission principale de chaque local puisse être ramenée au repos indépendamment du moteur, ou bien que chaque local puisse envoyer à ce moteur le signal d'arrêt ;

i. — Les machines-outils à allures rapides doivent être munies toutes les fois qu'il est possible de le faire, de dispositifs permettant de les réduire au repos immédiatement et indépendamment du moteur ; des mesures spéciales doivent être prises pour la pose et l'enlèvement des courroies de transmission dans le cas où cette opération présente quelque danger.

k. — Des dispositifs de sécurité doivent être installés, dans la mesure du possible, pour le nettoyage et le graissage des transmissions.

De plus, si le travail s'opère dans un local fermé ou si la nature de ce travail l'exige, on doit se conformer aux prescriptions suivantes :

1° Tout ouvrier occupé à ce travail doit avoir un volume d'air suffisant (sept mètres cubes au moins) ; le renouvellement de l'air doit être satisfaisant ; toutefois, dans les fabriques et ateliers qui existent déja et qui sont pourvus de dispositifs assurant le renouvellement de l'air, un volume d'air moins considérable pourra être regardé comme suffisant ;

2° Le travail doit s'effectuer dans des conditions d'éclairage et de température satisfaisantes et appropriées à la situation ;

3° Les dispositions dont l'efficacité a été consacrée par l'expérience technique et qui conviennent à la nature du travail doivent être appliquées pour empêcher que la diffusion des poussières, des gaz et des vapeurs ne se produise en quantité dangereuse pour la santé des ouvriers ; les emplacements affectés au travail, les machines et les outils doivent être tenus dans un état constant de propreté ;

4° Des affiches indiquant les prescriptions d'hygiène et de sécurité à observer pendant le travail, seront apposées dans les fabriques, partout où le besoin s'en fera sentir. Les places particulièrement dangereuses doivent être pourvues d'écriteaux recommandant la prudence.

Les ARTICLES 5, 6, 7 et 8 concernent les devoirs et les droits des inspecteurs des fabriques chargés d'assurer dans chaque cas particulier l'application des mesures de sécurité et d'hygiène.

Les ARTICLES 9, 10, 11 et 12 traitent des infractions à la loi et des pénalités encourues.

B. — LÉGISLATION FRANÇAISE. — **Loi du 12 juin 1893 concernant l'hygiène et la sécurité des travailleurs dans les établissements industriels.** — ART. 1er. — Sont soumis aux dispositions de la présente loi, les manufactures, fabriques, usines, chantiers, ateliers de tout genre et leurs dépendances.

Sont seuls exceptés, les établissements où ne sont employés que les membres de la famille sous l'autorité soit du père, soit de la mère, soit du tuteur.

Néanmoins, si le travail s'y fait à l'aide de chaudière à vapeur ou de moteur mécanique, ou si l'industrie exercée est classée au nombre des établissements dangereux ou insalubres, l'inspecteur aura le droit de prescrire les mesures de sécurité et de salubrité à prendre conformément aux dispositions de la présente loi.

ART. 2. — Les établissements visés à l'article premier doivent être tenus dans un état constant de propreté et présenter les conditions d'hygiène et de salubrité nécessaires à la santé du personnel.

Ils doivent être aménagés de manière à garantir la sécurité des travailleurs. Dans tout établissement fonctionnant par des appareils mécaniques, les roues, les courroies, les engrenages ou tout autre organe pouvant offrir une cause de danger, seront séparés des ouvriers, de telle manière que l'approche n'en soit possible que pour les besoins du service. Les puits, trappes et ouvertures doivent être clôturés. Les machines, mécanismes, appareils de transmission, outils et engins, doivent être installés et tenus dans les meilleures conditions de sécurité.

Les dispositions qui précèdent sont applicables aux théâtres, cirques et autres établissements similaires où il est fait emploi d'appareils mécaniques.

ART. 3. — Des règlements d'administration publique rendus après avis du Comité consultatif des arts et manufactures, détermineront :

1° Dans les trois mois de la promulgation de la présente loi, les mesures générales de protection et de salubrité applicables à tous les établissements assujettis, notamment en ce qui concerne l'éclairage, l'aération ou la ventilation, les eaux potables, les fosses d'aisances, l'évacuation des poussières et vapeurs, les précautions à prendre contre les incendies, etc. ;

2° Au fur et à mesure des nécessités constatées, les prescriptions particulières relatives soit à certaines industries, soit à certains modes de travail.

Le Comité consultatif d'hygiène publique de France sera appelé à donner son avis en ce qui concerne les règlements généraux prévus au paragraphe 2 du présent article.

ART. 4. — Les inspecteurs du travail seront chargés d'assurer l'exécution de la présente loi et des règlements qui y sont prévus ; ils ont entrée dans les établissements spécifiés à l'article 1er et au dernier paragraphe de l'article 2, à l'effet de procéder à la surveillance et aux enquêtes dont ils sont chargés.

ART. 5. — Les contraventions sont constatées par les procès-verbaux des inspecteurs, qui font foi jusqu'à preuve du contraire.

Les procès-verbaux sont dressés en double exemplaire, dont l'un est envoyé au préfet du département et l'autre envoyé au parquet.

Les dispositions ci-dessus ne dérogent point aux règles du droit commun quant à la constatation et à la poursuite des infractions commises à la présente loi.

ART. 6. — Toutefois, en ce qui concerne l'application des règlements d'administration publique prévus par l'art. 3 ci-dessus, les inspecteurs, avant de dresser procès-verbal, mettront les chefs d'industrie en demeure de se conformer aux prescriptions dudit règlement.

Cette mise en demeure sera faite par écrit, sur le registre de l'usine ; elle sera datée et signée, indiquera les contraventions relevées et fixera un délai à l'expiration duquel ces contraventions devront avoir disparu. Ce délai ne sera jamais inférieur à un mois.

Dans les 15 jours qui suivent cette mise en demeure, le chef d'industrie adresse, s'il le juge convenable, une réclamation au Ministre du commerce et de l'industrie. Ce dernier peut, lorsque l'obéissance à la mise en demeure nécessite des transformations importantes portant sur le gros œuvre de l'usine, après avis conforme du Comité des arts et manufactures, accorder à l'industriel un délai dont la durée dans tous les cas, ne dépassera jamais 18 mois.

Notification de la décision est faite à l'industriel dans la forme administrative ; avis en est donné à l'inspecteur.

ART. 7. — Les chefs d'industrie, directeurs, gérants ou préposés, qui auront contrevenu aux dispositions de la présente loi et des règlements d'administration publique relatifs à son exécution, seront poursuivis devant le Tribunal de simple police et punis d'une amende de 5 à 15 francs. L'amende sera appliquée autant de fois qu'il y aura de contraventions distinctes constatées par le procès-verbal, sans toutefois que le chiffre total des amendes puisse excéder 200 francs.

Le jugement fixera, en outre, le délai dans lequel seront exécutés les travaux de sécurité imposés par la loi.

Les chefs d'industrie seront civilement responsables des condamnations prononcées contre leurs directeurs, gérants ou préposés.

Art. 8. — Si après une condamnation prononcée en vertu de l'article précédent, les mesures de sécurité ou de salubrité imposées par la présente ou par les règlements d'administration publique n'ont pas été exécutées dans le délai fixé par le jugement qui a prononcé la condamnation, l'affaire est, sur nouveau procès-verbal, portée devant le Tribunal correctionnel, qui peut, après une nouvelle mise en demeure restée sans résultat, ordonner la fermeture de l'établissement.

Le jugement sera susceptible d'appel ; la Cour statuera d'urgence.

Art. 9. — En cas de récidive, le contrevenant sera poursuivi devant le tribunal correctionnel et puni d'une amende de 50 à 500 francs, sans que la totalité des amendes puisse excéder 2,000 francs.

Il y a récidive, lorsque le contrevenant a été frappé, dans les 12 mois qui ont précédé le fait qui est l'objet de la poursuite, d'une première condamnation pour infraction à la présente loi ou aux règlements d'administration publique relatifs à son exécution.

Art. 10. — Les inspecteurs devront fournir chaque année des rapports circonstanciés sur l'application de la présente loi dans toute l'étendue de leurs circonscriptions. Ces rapports mentionneront les accidents dont les ouvriers auront été victimes et leurs causes. Ils contiendront les propositions relatives aux prescriptions nouvelles qui seraient de nature à mieux assurer la sécurité du travail.

Un rapport d'ensemble, résumant ces communications, sera publié tous les ans par les soins du Ministre du commerce et de l'industrie.

Art. 11. — Tout accident ayant causé une blessure à un ou plusieurs ouvriers, survenu dans un des établissements mentionnés à l'article 1er et au dernier paragraphe de l'art. 2, sera l'objet d'une déclaration par le chef de l'entreprise, ou à son défaut et en son absence par le préposé.

Cette déclaration contiendra le nom et l'adresse des témoins de l'accident ; elle sera faite dans les 48 heures au maire de la commune, qui en dressera procès-verbal dans la forme à déterminer par un règlement d'administration publique. A cette déclaration sera joint, produit par le patron, un certificat du médecin indiquant l'état du blessé, les suites probables de l'accident et l'époque à laquelle il sera possible d'en connaître le résultat définitif.

Récépissé de la déclaration et du certificat médical en sera remis, séance tenante, au déposant ; avis de l'accident est donné immédiatement par le maire à l'inspecteur divisionnaire ou départemental.

Art. 12. — Seront punis d'une amende de 100 à 500 fr. et en cas de récidive de 500 à 1,000 fr., tous ceux qui auront mis obstacle à l'accomplissement des devoirs d'un inspecteur.

Les dispositions du Code pénal, qui prévoient et répriment les actes de résistance, les outrages et violences contre les officiers de la police judiciaire, sont en outre applicables à ceux qui se rendront coupables des faits de même nature à l'égard des inspecteurs.

Art. 13. — Il n'est rien innové quant à la surveillance des appareils à vapeur.

Art. 14. — L'article 463 du Code pénal est applicable aux condamnations prononcées en vertu de la présente loi.

Art. 15. — Sont et demeurent abrogées toutes les dispositions des lois et règlements contraires à la présente loi.

Règlement d'administration publique déterminant les prescriptions à observer pour assurer la salubrité et la sécurité du travail. — Art. 1er. — Les prescriptions ci-après, destinées à assurer la salubrité et la sécurité du travail, seront observées, à l'avenir, sous les peines portées par les articles 4 à 8 de la loi sur la protection du travail industriel, dans tous les établissements industriels ou autres qui sont expressément affranchis du contrôle de l'Administration par l'article 1er de ladite loi.

TITRE PREMIER.

SALUBRITÉ.

Art. 2. — Les emplacements affectés au travail, dans lesdits établissements ainsi que toutes leurs dépendances, seront tenus dans un état constant de propreté. Le sol sera nettoyé à fond au moins une fois par jour à l'ouverture ou à la clôture du travail. Les murs et les plafonds seront l'objet de fréquents lavages ; les enduits refaits toutes les fois qu'il sera nécessaire.

Art. 3. — Dans les locaux où l'on travaille les matières organiques, le sol sera imperméable ; les murs seront stuckés ou silicatés, ou recouverts d'une couche épaisse de peinture à base de zinc.

Le sol et les murs seront lavés aussi souvent qu'il sera nécessaire, avec une solution désinfectante. En tous cas, un lessivage à fond aura lieu au moins deux fois par an.

Les résidus putrescibles ne devront jamais séjourner dans les locaux affectés au travail. Ils seront enlevés au fur et à mesure et immédiatement désinfectés.

Art. 4. — L'atmosphère des ateliers et de tous les autres locaux affectés au travail, sera tenue constamment à l'abri de toute émanation provenant d'égouts, fossés, puisards, fosses d'aisances ou de toute autre source analogue.

Dans les établissements qui déversent les eaux résiduaires ou de lavage dans un égout public ou privé, toute communication entre l'égout et l'établissement sera nécessairement munie d'un intercepteur hydraulique, fréquemment nettoyé et abondamment lavé au moins une fois par jour.

Art. 5. — Les cabinets d'aisances seront abondamment pourvus d'eau, munis de cuvettes à fermeture hermétique avec inflexion siphoïde du tuyau de chute. Le sol, les parois seront en matériaux imperméables, les peintures seront à base de zinc.

Il y aura au moins un cabinet par 20 personnes.

Aucun puisard, puits absorbant, boit-tout, ou autre disposition analogue ne pourra être établi qu'avec l'autorisation de l'Administration supérieure et dans les conditions qu'elle aura prescrites, sur l'avis du Comité consultatif d'hygiène de France.

Art. 6. — Les locaux fermés, affectés au travail, ne seront jamais encombrés. Le cube d'air, par ouvrier, ne sera jamais inférieur à 8 mètres (1).

Les locaux seront convenablement aérés et éclairés par de larges baies vitrées.

Dans le cas où les conditions du travail nuisent à l'aération et où la matière offre des causes spéciales d'insalubrité, la ventilation artificielle sera faite de telle sorte qu'il entre, par homme et par heure, une quantité d'air neuf de 24 mètres cubes au minimum (2).

Art. 7. — Les poussières et gaz incommodes ou insalubres, les gaz et poussières toxiques seront évacués directement au dehors, au moment même de leur production et ne seront jamais mêlés à l'air des ateliers.

Pour les buées, vapeurs, gaz, poussières légères, il sera installé des hottes avec cheminées d'appel.

Pour les poussières déterminées par les meules, les batteurs, les broyeurs et tous autres appareils mécaniques, il sera installé, autour des appareils, des tambours en communication avec une ventilation aspirante énergique.

Pour les gaz lourds, tels que vapeurs mercurielles, sulfure de carbone, la ventilation aura lieu *per descensum*, et chaque table de travail sera mise en communication avec le ventilateur.

Les vapeurs, les gaz, les poussières ne seront jamais déversées dans l'atmosphère ; les gaz ou vapeurs seront condensés ou brûlés ; les poussières seront dirigées sous les foyers ou recueillies dans des chambres à poussières.

La pulvérisation des matières irritantes ou toxiques et autres opérations telles que le tamisage, l'embarillage de ces matières, se fera automatiquement dans des appareils clos toutes les fois que cela sera possible.

Art. 8. — Pendant les interruptions de travail, les ateliers seront évacués et l'air en sera entièrement renouvelé.

Art. 9. — Les ouvriers ne devront point prendre leur repas dans les ateliers ni dans aucun local affecté au travail.

Les patrons mettront à la disposition de leur personnel les moyens d'assurer la propreté individuelle : vestiaire avec lavabos, et de l'eau de bonne qualité pour la boisson.

(1) Selon nous, ce minimum est trop faible, étant donnée la place qui revient encore aux appareils, engins ou matériaux de travail.

(2) C'est le chiffre 20 à 25 mètres cubes, fixé d'abord par le général Morin, pour adulte. Hudelo l'avait porté à 30 mètres cubes, Wazon à 40 mètres cubes. Nous même, allant plus loin, avons donné le chiffre de 30 à 40 mètres cubes par écolier. Dans un atelier offrant des causes spéciales d'insalubrité : Poussières, gaz nuisibles, etc., nous estimons que le chiffre de 24 mètres cubes par heure et par ouvrier est beaucoup trop faible. C'est 60 mètres cubes qu'il faudrait obtenir par renouvellement d'air bien entendu. C'est d'ailleurs ce chiffre de 60 mètres cubes que le général Morin est arrivé à admettre en dernier lieu.

TITRE II.

SÉCURITÉ.

Art. 10. — Tout mécanisme, machine, engin quelconque, sera disposé de manière à ne présenter aucun danger.

Les moteurs à vapeur, à gaz, les moteurs électriques, les roues hydrauliques, les turbines seront installés dans des locaux séparés, fermés du côté où le travail s'effectue, et seulement accessibles aux ouvriers spéciaux affectés à leur surveillance, lesquels doivent être exclusivement choisis parmi les ouvriers adultes mâles.

Quand il s'agira de petits moteurs usuels à vapeur ou à gaz actuellement classés dans la deuxième et troisième catégorie, l'autorisation pourra être donnée, moyennant prescription de précautions spéciales, d'installer le moteur dans l'atelier même ; mais le moteur sera dans ce cas entouré d'une barrière qui n'en permettra l'approche qu'aux ouvriers chargés de la surveillance.

Les machines, mécanismes, outils mus par ces moteurs, seront espacés entre eux d'au moins 60 centimètres. Le sol des intervalles sera nivelé ; les escaliers seront solides et munis de fortes rampes.

Les machines, mécanismes, outils, seront, à moins d'autorisation contraire de l'Administration supérieure, entourés de barrières qui en empêcheront l'approche.

Les puits, trappes, caves, bassins, réservoirs de liquides corrosifs ou chauds, seront pourvus de barrières ou de garde-corps.

Les échafaudages seront munis de garde-corps, de 90 centimètres de haut, sur toutes leurs faces.

Art. 11. — Les monte-charges, ascenseurs, élévateurs, seront guidés et disposés de manière que la voie de la cage du monte-charge et des contrepoids soit fermée, que la fermeture du puits à l'entrée des galeries s'effectue automatiquement, que rien ne puisse tomber de la cage du monte-charge dans les galeries ni dans les puits.

Pour les monte-charges destinés à transporter des hommes, la charge sera calculée au tiers de la charge admise pour le transport de marchandises, et les monte-charges seront pourvus de freins, chapeaux, parachutes ou autres appareils préservateurs.

Art. 12. — Toutes les parties dangereuses et pièces saillantes des machines seront munies d'organes protecteurs, tels que gaînes et chêneaux de bois ou de fer, tambours pour les courroies et les bielles ou de couvre-engrenages, gardes mains, grillages, etc.

Les machines-outils à instruments tranchants, tournant à grande vitesse, telles que machines à scier, à fraiser, à raboter, découper, hâcher ; les cisailles, coupe-chiffons et autres engins semblables, seront disposés de telle sorte que les ouvriers ne puissent du lieu où ils sont occupés, toucher involontairement les instruments tranchants.

On devra prendre les dispositions et régler les arrangements intérieurs, de telle sorte qu'aucun ouvrier ne soit habituellement occupé à un travail quelconque dans le plan vertical ou aux abords immédiats d'un volant ou de tout autre engin pesant et tournant à grande vitesse.

Des grillages mobiles préserveront les ouvriers de tout danger d'être atteints par des débris ou des éclats de la matière mise en œuvre.

Art. 13. — La mise en train et l'arrêt des machines doivent être toujours précédés d'un signal convenu.

Art. 14. — Les conducteurs de machines, les contre maîtres ou chefs d'ateliers, auront toujours à portée de leur main, l'appareil destiné à arrêter la force motrice et les transmissions.

Le maniement des courroies sera toujours fait par le moyen de systèmes tels que monte-courroies, porte-courroies, évitant l'emploi direct de la main.

Art. 15. — Il est interdit de laisser les ouvriers procéder au graissage, à la visite, au nettoyage ou aux réparations de machines ou mécanismes en marche.

Si les mécanismes étant arrêtés, la transmission marche encore, il ne sera procédé à ces opérations qu'après que le débrayage et le volant auront été convenablement calés.

Art. 16. — En cas d'accident, le chef de l'établissement est tenu d'aviser immédiatement l'autorité chargée de la police locale, ainsi que le service d'inspection. En cas d'accident par l'explosion d'une chaudière à vapeur, il doit en même temps prévenir le service des mines compétent.

Art. 17. — Le présent règlement sera, à la diligence de l'Administration supérieure, affiché dans toutes les communes à la porte de la mairie.

TITRE III.

DISPOSITIONS TRANSITOIRES.

Art. 18. — Durant les trois mois qui suivront cette publication, tout intéressé aura le droit de provoquer auprès du Ministre du commerce une visite de son établissement par le service d'inspection et de se faire indiquer par ce service les dispositions qui seraient considérées comme ne remplissant pas les conditions de salubrité et de sécurité exigées par le règlement.

Le service d'inspection recevra les observations des industriels et les transmettra avec ses propres avis à l'Administration centrale qui statuera, le Comité consultatif entendu.

Notification sera faite de cette décision aux intéressés par l'inspecteur. Jusqu'à cette notification, aucun procès-verbal ne pourra être dressé sur les points réservés qui auraient été soumis à l'appréciation de l'Administration.

Si l'application des prescriptions du règlement nécessite une modification notable des dispositions de l'établissement, il sera accordé un premier sursis d'office, calculé d'après l'importance des modifications jugées nécessaires.

Passé le délai de ce sursis, s'il n'est point renouvelé à la demande de l'intéressé, le présent règlement recevra sa pleine et entière exécution.

Art. 19. — Le Ministre du commerce est chargé, etc.

CHAPITRE V.

L'HYGIÈNE INDUSTRIELLE CONSIDÉRÉE AU POINT DE VUE DU TRAVAIL INDIVIDUEL.

ARTICLE I. — LE TRAVAIL PROFESSIONNEL DANS SES RAPPORTS AVEC LE MOUVEMENT ET L'ATTITUDE DES OUVRIERS.

§ I. — Les modifications imprimées aux organes et aux fonctions par le mouvement professionnel.

Pour étudier l'influence pathogénique du travail professionnel envisagé en dehors de toute action du milieu et des matériaux mis en œuvre, nous passerons successivement en revue les conséquences du mouvement plus ou moins exagéré que le travail nécessite de la part des diverses parties du corps, et celles qui sont plus directement sous la dépendance de l'attitude que prend l'ouvrier, laquelle aggrave le plus souvent les effets du mouvement lui-même. Sous le nom de « mouvement professionnel, » nous comprendrons ainsi à la fois le fonctionnement musculaire et celui des organes qu'il sollicite dans l'accomplissement des divers actes opératoires qui constituent le travail professionnel, tels que la manipulation des outils ou engins de travail, le soulèvement, la traction et le port de fardeaux etc.; et nous l'examinerons successivement dans la mise en jeu des diverses parties du corps.

I. Des modifications tégumentaires imprimées à la main de l'ouvrier par la préhension des outils. — Dans le travail professionnel, le *mouvement de la main* joue un rôle important et provoque dans les tissus qui recouvrent cet organe des modifications spéciales et variées, suivant la nature des matériaux employés ou les conditions d'effort et de continuité de travail. Ces modifications, le plus souvent passagères et disparaissant avec le repos, prennent parfois un caractère de répétition ou de persistance qui les transforme en véritables stygmates professionnels, et en font des signes d'identité intéressants à connaître et à rechercher.

La préhension habituelle des outils ou engins de travail, peut être comparée à une sorte de contusion chronique par pression agissant sur les tissus de la paume de la main et des doigts, et finissant par y développer des lésions superficielles, ou plus ou moins profondes.

Les effets pathologiques de la pression manuelle sont par ordre de fréquence : sur les téguments, le durillon forcé ou enflammé, la dermite papillaire, le bourrelet dermique papillaire ; et sur les tissus sous cutanés, la rétraction de l'aponévrose palmaire et la rétraction musculaire.

Le *durillon* est formé par l'accumulation de cellules épidermiques tassées les unes sur les autres dans un point soumis à quelque pression répétée. C'est là un signe professionnel par excellence. On l'observe surtout à la paume de la main, chez des individus habitués à presser sur des instruments à manche dur. Le durillon est toujours le résultat d'une irritation hyperplasique. L'*ampoule* est un effet de la mortification de l'épiderme comprimé ; c'est une affection de début que l'on rencontre chez les apprentis plutôt que chez les anciens ouvriers. L'épiderme est en général soulevé par une exhalation séreuse louche qui se produit entre cette membrane et la couche papillaire du derme. Quelquefois il y a résorption du liquide, et l'épiderme se détache plus tard ; d'autres fois, l'ampoule se crève et le contenu s'échappe au dehors. Il faut enlever avec des ciseaux l'épiderme malade, et déterger la partie irritée.

Mais le durillon, à son tour, par suite de pressions trop rudes et trop souvent renouvelées, devient la cause d'une inflammation prononcée du derme. Il se forme alors un abcès sous-dermique avec tendance au ramollissement et à la perforation des parties du derme enflammées ; le pus devient sous-cutané, fuse dans le tissu cellulaire, et peut être, si on ne lui fraye pas à temps une issue au dehors, le point de départ d'une inflammation avec mortification des tissus qui se termine souvent par un abcès plus ou moins étendu de la main. C'est à la première période de cette affection que les ouvriers donnent le nom de *durillon forcé*.

Le *bourrelet calleux* n'est, en général, que l'épaississement épidermique des bourrelets cutanés siégeant naturellement au niveau des plis de flexion. C'est le plus communément le bourrelet métacarpo-phalangien que l'on rencontre. Mais il peut arriver que par l'effet même du pli de la peau, l'épiderme échappe à toute pression et que l'action compressive se porte tout entière sur le corps papillaire du derme qui se congestionne et s'hypertrophie.

Le plus souvent alors il se fait de petites suffusions sanguines qui donnent une apparence ecchymotique au bourrelet cutané ; et, à la longue, ce bourrelet se vascularise et se transforme en une tumeur molle, rougeâtre, généralement très sensible. C'est cette espèce de tumeur que nous désignons sous le nom de *bourrelet dermique papillaire*. On la rencontre surtout chez les jeunes ouvriers.

La *dermite palmaire* professionnelle, d'origine contusive, est caractérisée par une sensibilité extrême à la pression, par de petits épanchements sous épidermiques qui donnent à la peau une apparence marbrée. Les mouvements des doigts sont endoloris; il y a en même temps une double sensation de tension et de chaleur à la paume de la main ; et à la longue, il se forme un certain épaississement du derme, affection qui précède et conduit souvent à la rétraction de l'aponévrose palmaire. Quelquefois, sur la couche papillaire dermique il se produit une sorte d'éruption vésiculaire entraînant de la desquamation épidermique.

Ainsi que nous venons de le voir, le durillon ou coussinet siège le plus souvent à la main et aux doigts. Il se rencontre plus spécialement chez les « ouvriers marteleurs, brunisseurs et limeurs ». C'est ainsi qu'il peut être considéré comme un signe d'identité professionnelle à peu près constant chez : « les *palmeurs d'aiguilles*, les *polisseurs de métaux*, les *ajusteurs mécaniciens*, les *serruriers* », où il siège généralement dans le creux de la main, et assez souvent, de chaque côté, aux éminences thénar et hypothénar ; — chez les « *calfats*, les *charpentiers*, les *menuisiers*, les *chaudronniers*, les *tôliers*, les *riveurs* » ,au niveau des bourrelets métacarpo-phalangiens et sur la face palmaire des première et seconde phalanges, plus particulièrement des médius et index ; — chez les *hâleurs de bateaux en rivière*, les *traîneurs de voiture* à la région hypothénar et sur la face palmaire de la première phalange du petit doigt. Le durillon professionnel se rencontre également sur quelques parties du corps, où la pression des téguments est le résultat soit de l'attitude habituelle, soit de la pression (port de fardeaux), soit même de chocs répétés. Ainsi, comme exemples à citer, en est-il des durillons ou callosités observées par Espagne, de Montpellier, chez les « *blanchisseuses au baquet* », à la région de l'avant-bras droit qui appuie habituellement sur le rebord du baquet ; ainsi en est-il des callosités que l'on trouve au dos des « *porte-faix* et *hommes de peine* » ; de celles qu'on rencontre à la région lombaire chez les *marchands à l'éventaire ;* ainsi, en est-il également des « coussinets calleux » observés par MM. Rauzier et Bourguet (1890) chez les « *pétrisseurs à la main*, » à la face dorsale de l'articulation des première et deuxième phalanges de chaque doigt, par suite des chocs répétés subis par la main projetée, les doigts étant fléchis, contre la pâte, au cours du pétrissage.

II. **Du lipôme professionnel par hypertrophie irritative du tissu adipeux.** — On a aussi signalé comme une conséquence de la pression continue d'un fardeau sur la région du dos le développement hypertrophique des tissus sous cutanés et la formation d'un *lipôme professionnel*. Fenoglio, Paoli, Lombroso ont surtout appelé l'attention sur le lipôme dorsal des *portefaix*, au niveau des apophyses épineuses des dernières vertèbres cervicales et des premières dorsales qui ont subi elles-mêmes, la plupart du temps, une véritable hypertrophie. Lombroso a fait à ce sujet, un singulier parallèle, au point de vue de l'analogie qui existe entre la formation de ce lipôme professionnel, le coussinet-fessier qui, chez les femmes hottentotes, sert d'appui à leur nourrissons portés sur le dos et la bosse des chameaux :

Tout récemment, M. Poulet, à l'encontre de Busch qui avait affirmé, en 1865, que les lipômes acquis ne se rencontraient jamais à la main ni au pied, a fait l'histoire pathologique de cette affection. D'après lui, les lipômes de la main semblent avoir pour origine les traumatismes habituels professionnels ; ils se développent avec la plus extrême lenteur. Ces lipômes sont, en général, profonds et intramusculaires ; ils débutent toujours par la paume de la main et les productions de même nature qu'on observe au dos de la main ne sont que des prolongements secondaires.

Leur structure est, en général, celle des lipômes simples, capsulés ; parfois il s'agit de fibro-lipômes, et dans un cas on a trouvé des fibres musculaires en voie d'atrophie. Ces tumeurs ne manifestent leur présence que par la gêne croissante qu'apporte aux mouvements de la main leur volume de plus en plus considérable. A leur état complet de développement, les lipômes de la main se présentent sous la forme de tumeurs bosselées, lobulées, mollasses, qui envoient des prolongements jusque dans les interstices musculaires.

III. De la rétraction de l'aponévrose palmaire et de la flexion permanente des doigts par compression contusive des tissus de la paume de la main. — La *rétraction de l'aponévrose palmaire* est une affection des plus caractéristiques au point de vue des habitudes de travail professionnel qu'elle accuse. Elle est due à la continuelle pression du manche de l'outil sur les tissus de la paume de la main, laquelle provoque, à la longue, une sorte de contusion lente du derme et des éléments fibreux sous-jacents, entraînant à sa suite de l'hyperplasie interstitielle et de l'induration.

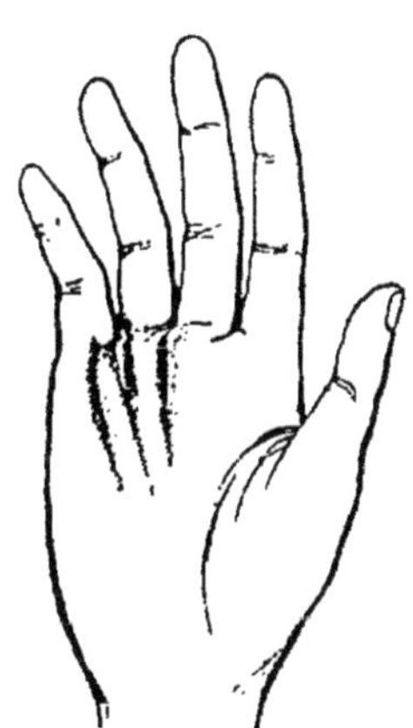

Fig. 152. — Brides cicatricielles au début de la rétraction palmaire professionnelle.

C'est surtout dans l'épaississement des languettes sous-cutanées longitudinales et transversales qui naissent de l'aponévrose palmaire, languettes rudimentaires à l'état normal mais qui, sous l'influence de l'irritation hyperplasique provoquée par la pression contusive de l'outil, se transforment en véritables brides cicatricielles, que cette affection trouve la cause spéciale de son développement (Voir fig. 152).

Ces brides par induration du tissu conjonctif, tranchent petit à petit sur la paume de la main, en formant des plis de rétraction digitale qui amènent la flexion des doigts sur le métacarpe. Cette flexion commence d'abord par la première phalange ; la seconde phalange ou phalangine peut se fléchir ensuite sur la première, mais on ne voit jamais la phalangette s'incliner sur la deuxième phalange (fig. 153). C'est là un caractère qui différencie assez bien la flexion permanente des doigts par rétraction aponévrotique de la flexion permanente par rétraction musculaire. Dans ce dernier cas, en effet, la flexion commence par la troisième ou seconde phalange. La (figure 154) représente la rétraction palmaire professionnelle chez un *cocher*, habitué à serrer les brides de la main gauche.

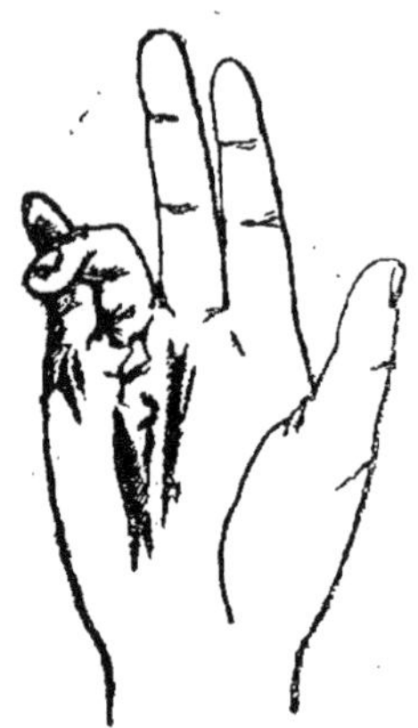

Fig. 153. — Rétraction digitale dans la rétraction palmaire professionnelle.

On a prétendu, non sans raison, que la goutte et le rhumatisme exercent sur la formation de la rétraction de l'aponévrose palmaire une influence prédisposante très marquée. Ulysse Trélat est celui qui a le plus insisté sur ce point. Mais, en admettant avec lui cette influence prédisposante du rhumatisme, il n'en est pas moins vrai que, bien que reléguée au second plan, la contusion chronique de la paume de la main par l'outil n'en demeure pas moins une cause déterminante de premier ordre, au point de vue professionnel.

Noble Smith (1887) a fort bien établi cette origine professionnelle dans la plupart des cas qu'il a été amené à observer ; et ses observations, qui ont porté sur soixante-dix cas environ, ne donnent vraiment pas à l'influence prédisposante du rhumatisme toute la prépondérance qu'on a voulu lui prêter. D'une autre part, il se peut que les influences extérieures, telles que le froid et l'humidité, interviennent dans la prédisposition professionnelle ; mais le maniement de l'outil est certainement la seule cause originelle.

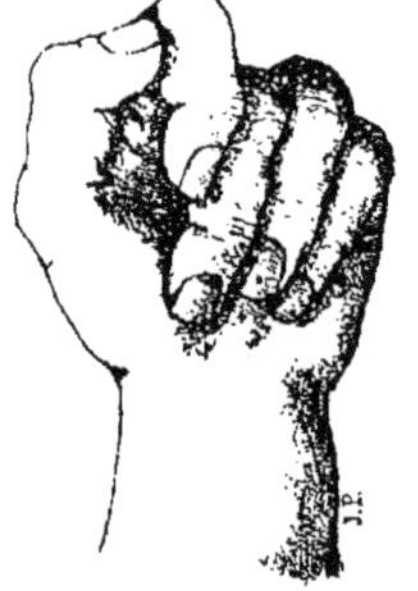

Fig. 154. — Main professionnelle chez un vieux cocher.

Cette origine professionnelle est bien établie chez les *ouvriers qui manient le marteau ou le brunissoir*. Quoique plus fréquente chez les hommes que chez les femmes, on la rencontre néanmoins chez ces dernières, chez les « *blanchisseuses* » par exemple qui se servent du battoir.

Chez les hommes, on l'a signalée en particulier chez les « *terrassiers* » qui traînent la brouette, par l'action contusive des brancards ; chez les « *palefreniers* » qui étrillent les chevaux, par action contusive de la brosse ; chez les « *maçons* » par action contusive de la truelle ; chez les « *fabricants de treillages métalliques* », par action contusive des tenailles, des pinces ; chez tous les « *ouvriers marteleurs* » : *cloutiers*, *forgerons*, *tôliers*, *riveurs*, etc., par action contusive du marteau ; chez les « *paysans* », par action contusive du manche de la bêche ou de la pelle ; chez les « *mineurs, terrassiers* », etc., par action contusive du manche du pic ou de la pioche ; chez les « *ajusteurs* » par action contusive de la lime et du poinçon ; chez les « *ornemanistes, polisseurs* », etc., par l'action contusive du brunissoir ; chez les « *cochers* », par action contusive du manche du fouet ; chez les « *menuisiers, raboteurs de parquet,* etc., par action contusive de la varloppe ou du rabot ; chez les « *scieurs de long* », par action contusive de la poignée de la scie, etc.

La rétraction palmaire est assez fréquente chez les « *matelots* » des côtes et les « *pêcheurs* » qui tirent le filet ; chez les « *haleurs de bateaux en rivières* », chez les « *fileurs* ou *varouleurs* de chanvre ou de lin, etc., et assez sérieuse, parfois, pour les obliger à abandonner le métier.

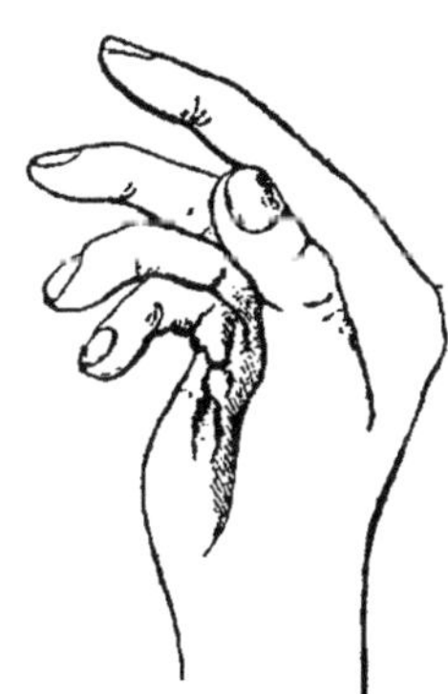

Fig. 155. — Main professionnelle d'un vieux marteleur.

La main droite, celle dont on fait le plus fréquemment usage, est aussi le plus généralement atteinte ; ce qui démontre bien l'influence professionnelle. La rétraction peut être simplement limitée au fascia aponévrotique de la paume de la main ; ce n'est que plus tard que les doigts participent à cette rétraction (fig. 155).

Quelquefois, on rencontre la rétraction palmaire sur les deux mains ; mais alors les degrés varient. Ainsi, quand la rétraction digitale existe à droite, il n'y a encore, à gauche, que de la rétraction des brides palmaires. C'est naturellement que l'ouvrier cherche à suppléer de temps en temps par l'emploi de la main gauche aux progrès que l'affection fait dans la main droite.

La rétraction atteint tels ou tels doigts de préférence ; cela dépend bien évidemment du point de la région palmaire où la compression irritative se porte, de la nature de l'outil, de la manière de le tenir, etc. A cet égard, certaines rétractions sont typiques ; elles sont comme le cachet de la profession. Il en est ainsi de la rétraction de l'annulaire et de l'auriculaire de la main gauche chez les « *calfats* » avec laquelle ils tiennent le patara et guident l'étoupe qu'il enfoncent entre les bordages des navires ; de même aussi de la rétraction des trois derniers doigts de la main droite chez les « *cloutiers* » ; de la rétraction des médius et index de la main droite chez les « *menuisiers* » par habitude de passer les doigts dans l'anneau de la poignée qui surmonte la varloppe ; de la rétraction des trois derniers doigts de la main droite chez les « *vieux paysans* » qui manient habituellement la bêche ; de la rétraction des deux derniers doigts de la main droite chez les « *pêcheurs* » qui tirent le filet, etc.

L'annulaire et l'auriculaire sont les doigts le plus fréquemment atteints de rétraction d'origine professionnelle. D'après Noble Smith, l'annulaire serait celui chez lequel cette affection est le plus souvent observée. Sur les 70 cas relevés par lui, il l'a rencontrée en effet 29 fois sur l'annulaire ; 14 fois sur l'auriculaire ; 11 fois sur l'auriculaire et l'annulaire ensemble.

Lorsque plusieurs doigts sont rétractés, il le sont généralement à des degrés différents ; le premier atteint est toujours le plus fléchi. Comme le siège ordinaire des brides aponévrotiques est le bord cubital de la main, presque toujours la rétraction débute par l'annulaire ou par l'auriculaire.

La sorte de contusion chronique produite par la préhension habituelle d'un outil sur les tissus de la paume de la main, n'est pas l'unique cause de la rétraction. Tout en admettant le rôle prépondérant que joue l'épaississement des languettes aponévrotiques du fascia palmaire, il faut reconnaître que la flexion permanente des doigts peut être déterminée par un traumatisme plus ou moins superficiel aussi bien que par l'inflammation lente du derme se propageant aux tissus fibreux sous cutanés.

Il faut aussi faire intervenir, quelquefois, l'irritation produite par la mise en jeu répétée des tendons des muscles sur l'aponévrose palmaire. Je pense en effet que la contraction repétée des muscles fléchisseurs des doigts, et en particulier du grand palmaire ou fléchisseur commun, peut fort bien, à la longue, déterminer l'irritation du fascia aponévrotique de la paume de la main et conduire à la rétraction des doigts.

Jamais le pouce n'est atteint de cette affection professionnelle, protégé qu'il est, au niveau de l'éminence thénar, par une épaisse couche de parties molles, sorte de matelas qui met les parties fibreuses sous-jacentes à l'abri de tout froissement et de tout pincement rude et douloureux. Quand on a cru l'y rencontrer, on avait affaire à de la rétraction musculaire du fléchisseur du pouce.

On comprend, d'après la nature même de l'affection, que le redressement des doigts par extension forcée ne saurait être favorable, parce qu'elle exagère encore le processus irritatif et rétractif des languettes aponévrotiques. L'incision sous-cutanée de ces languettes, leur libération d'avec les adhérences cutanées, la section des brides fibreuses, après assouplissement préalable de la région palmaire, telle est le seul mode opératoire convenable, en le faisant suivre d'un pansement par occlusion et du redressement des doigts par un appareil extenseur.

La *flexion permanente des doigts* sur la paume de la main peut être le résultat, avons-nous dit, de la rétraction musculaire, sans qu'il y ait épaississement sous-dermique et formation de brides profondes. C'est dans les fléchisseurs, et plus particulièrement dans le fléchisseur superficiel que siège alors la cause de l'affection, et cette cause n'est autre que la rétractilité du tissu musculaire, provoquée par les modifications profondes apportées dans sa nutrition par la répétition de l'acte professionnel et de la fatigue qu'il entraîne.

Un des exemples les plus typiques de déformation des doigts par rétraction musculaire, est celui que Poncet et Etienne Rollet, de Lyon, ont eu l'occasion d'observer chez les ouvriers *verriers* et qu'ils ont décrit sous le nom de *mains en crochets.* La flexion permanente porte surtout sur la deuxième phalange, inclinée presque à angle droit sur la première. On la rencontre plus souvent au petit doigt et à l'annulaire. Nous savons déjà que les ouvriers qui soufflent le verre, emploient une canne ou tube en fer, longue de 1m20 et du poids de 2 kilogrammes; c'est au mode de préhension de cette canne à laquelle ils impriment un mouvement rapide de rotation, les mains fermées, qu'est due ici l'affection professionnelle.

La durée du travail est de huit heures par jour; pendant ce temps, un bon ouvrier fabrique, en moyenne, 600 à 700 pièces, de sorte que ses doigts ne quittent pas la canne qu'ils enserrent.

Aussi, dès les premiers mois, l'extension de la main devient-elle difficile; et, après un temps variable, la rétraction s'accuse progressivement et entraîne la flexion permanente des doigts, laquelle persistera pendant toute la vie de l'ouvrier (Poncet).

Souvent, la rétraction musculaire est consécutive à la flexion habituelle primitive des doigts dans l'acte professionnel. C'est ainsi qu'on la rencontre à l'annulaire et au petit doigt de la main droite chez les *couturières*, lesquels doigts, dans le maniement de l'aiguille, sont repliés sur eux-mêmes et condamnés à l'immobilité la plus absolue (Gélineau). On la rencontre également chez les *colleurs de papier,* qui pressent avec le rebord cubital de leur main sur le papier à coller, ces derniers doigts maintenus fléchis, etc.

Très souvent, il y a en même temps que de la flexion des secondes phalanges des doigts par rétraction musculaire, de la rétraction palmaire aponévrotique entraînant la flexion forcée de la première phalange sur la paume de la main. En réalité, il est bien difficile de rencontrer l'une sans l'autre, la plupart des professions où l'on observe la flexion des doigts, nécessitant à la fois la contraction musculaire et la pression de l'outil sur la paume de la main. Telles sont les contractures professionnelles des doigts chez les *cordonniers*, que l'on observe sur les deux dernières phalanges de l'index, maintenus fléchis dans l'action de tirer le ligneul, — chez les *graveurs*, dans l'acte de manier le burin ou le poinçon, — chez les *corroyeurs*, dans la préhension de l'étire, — chez les *palmeurs d'aiguilles*, dans le serrement des aiguilles.

IV. **Des synovites tendineuses professionnelles par contusion irritative des gaînes synoviales.** — Le mouvement répété des tendons dans leur gaine synoviale, peut donner lieu, alors surtout qu'il s'agit d'un travail professionnel qui exige un certain effort, à une inflammation plus ou moins prononcée de la gaîne tendineuse, ou ténosite, s'accompagnant généralement d'une crépitation particulière et de vives douleurs, d'où le nom de *ténosite crépitante professionnelle* et de « aï douloureux » sous lesquels cette affection est connue.

C'est plus particulièrement au poignet, chez les ouvriers amenés à faire habituellement des mouvements répétés de torsion de la main sur l'avant-bras, qu'on la constate ; et c'est dans la gaîne synoviale des extenseurs des doigts et de la main qu'elle siège le plus souvent, en y développant à la longue un certain degré d'épaississement intra-tendineux ou péritendineux, qui est comme une sorte de stygmate de la profession. Larger (1882), a émis l'opinion que l'affection siégerait dans une gaîne spéciale qu'il a décrite sous le nom de gaîne synoviale tendineuse antibrachiale ou supérieure des muscles radiaux externes.

On rencontre la ténosite crépitante, qui d'une façon générale doit être considérée comme une affection professionnelle de peu de gravité et appelée à disparaître par le repos, chez les *menuisiers*, qui manient le rabot, — les *moissonneurs*, qui façonnent et ligotent les gerbes de blé, — les *blanchisseuses*, qui tordent le linge, — les *chaudronniers*, *marteleurs*, *tôliers* ou *forgerons*, qui manient les grosses pièces, — les *limeurs-ajusteurs*, les *aiguiseurs*, *polisseurs* et *brunisseurs*, — les *débardeurs*, les *hâleurs en rivière*, — les *déménageurs*, les *vignerons*, — les *briquetiers malaxeurs d'argile*, etc.

On la rencontre quelquefois ailleurs qu'à l'avant-bras et au poignet : ainsi chez les *bêcheurs*, au cou-de-pied, dans la gaîne des péronniers ; chez les *tuiliers* qui malaxent l'argile, dans la gaîne des fléchisseurs ; chez les *facteurs ruraux*, dans celle des jambiers antérieurs.

Une affection singulière qui se relie à la synovite tendineuse, est ce que Dupuytren a appelé le *doigt à ressort*. Cette affection, qui se caractérise par une sorte d'arrêt suivi d'un ressaut brusque dans les mouvements du doigt, accompagné le plus communément d'un claquement sec et de douleur vive, serait due à l'épaississement de la synoviale tendineuse et à la formation plastique, surtout à la base du doigt au niveau de l'articulation métacarpo-phalangienne, de petites nodosités ou bourrelets intra-tendineux gênant le glissement du tendon dans sa gaîne, et lui opposant comme un obstacle momentané, qu'il franchit en produisant le resssaut caractéristique. Il est probable que pour les doigts médius, annulaire et auriculaire, les brides transversales que forment à leur base les prolongements de l'aponévrose palmaire, interviennent pour augmenter la difficulté à franchir l'obstacle et en exagérer ainsi les signes sensibles.

Quel rôle sont appelés à jouer, encore ici, le rhumatisme et les prédispositions arthritiques constitutionnelles ? Sans doute le traumatisme de la paume de la main, la contusion chronique des tissus au niveau des articulations métacarpo-phalangiennes, peuvent amener indirectement l'épaississement intra-hyperplasique des synoviales tendineuses ? Ce qu'il y a de certain, c'est que le doigt à ressort est une affection, qui dans bien des cas peut être considérée comme professionnelle; mais ce qu'il y a de curieux, c'est qu'on l'observe le plus souvent chez la femme, et c'est en effet tout particulièrement chez les *couturières*, les *brodeuses*, qu'il a été signalé. Or, ce n'est point ici le cas de faire jouer un rôle bien important au traumatisme professionnel de la paume de la main.

Il en est tout autrement, si l'on considère que le doigt à ressort peut s'expliquer par un spasme fonctionnel des fléchisseurs, particulièrement du fléchisseur superficiel. Pendant l'extension, la contraction spasmodique produirait l'arrêt, et l'effort fait par les muscles antagonistes, le ressaut; au moment de la flexion, l'arrêt serait dû à l'impotence du fléchisseur et le ressaut à la brusque contraction (Carlier, 1889). Cette manière de voir ferait du doigt à ressort une conséquence de la fatigue fonctionnelle des doigts, les dispositions rhumatismales et arthritiques aidant, mais également aussi le nervosisme et l'hérédité nerveuse, prédispositions si communes chez les ouvrières.

V. Des subluxations professionnelles par usure des saillies articulaires. — Par l'action répétée et alternative de muscles antagonistes dans le mouvement professionnel imprimé aux articulations, la continuité du travail peut amener l'allongement des ligaments articulaires, l'usure et l'effacement des saillies péri-articulaires, et comme conséquence, un degré plus ou moins prononcé de *subluxation* dans la jointure en souffrance. C'est ainsi que chez les *boteleurs* exercés dès l'enfance à des attitudes forcées en divers sens, les contractions musculaires excessives et répétées déforment le squelette, mais sans difformité apparente par la seule continuité des mouvements. De même chez les *pianistes* de profession, on observe une distension de tous les ligaments articulaires sus et intra-carpiens aux deux mains.

On rencontre de la subluxation professionnelle : chez les *blanchisseuses*, au poignet, par suite de l'action de tordre le linge, — chez les *briquetiers et tuiliers,* au poignet également, par suite de la malaxation de la pâte argileuse, — chez les *graveurs*, les *cordonniers,* au pouce de la main gauche (subluxation en arrière), — chez les *botteleurs*, à l'articulation métatarso-phalangienne du gros orteil, — chez les *cavaliers* (subluxation en dehors de l'articulation fémoro-tibiale, — chez les *nacriers* (subluxation en arrière du pouce, par pression sur les coquilles pendant le meulage, — chez les *coupeurs d'habits*, qui font usage de forts ciseaux pour tailler les étoffes (subluxation du pouce droit, en arrière), etc.

VI. Des crampes et spasmes fonctionnels par fatigue et asynergie musculaire professionnelles. — Une affection intéressante qui trouve sa cause première dans la fatigue provoquée par l'excès du mouvement professionnel, est celle à laquelle on a donné le nom de *crampe professionnelle.* A vrai dire, c'est là une dénomination quelque peu impropre, en ce sens qu'elle ne se rapporte qu'à un symptôme isolé de l'affection, lequel, dans certains cas, peut même ne pas exister; j'entends la raideur douloureuse de l'organe mis en action par le travail professionnel.

Le nom générique de « spasme fonctionnel des professions » que lui a donné Duchenne, de Boulogne, serait préférable, s'il n'avait le tort, lui aussi, de ne désigner qu'une des manières d'être de l'affection. Celui de « névrose coordinatrice des professions » qui lui vient de Benedickt, où il serait du reste plus logique de remplacer le mot coordinatrice par le mot incoordinatrice, et celui de « dyskinésie professionnelle », sous lequel la désigne Jaccoud, sont plus en harmonie avec la complexité des symptômes, bien qu'ils n'en expriment qu'un des aspects particuliers. Le nom d' « asynergie musculaire spasmodique professionnelle » par lequel nous avons désigné nous-même cette affection a le défaut d'être un peu long, mais il contient en lui tous les éléments de la question.

La « crampe professionnelle », pour lui conserver son ancienne dénomination, est en résumé une ataxie localisée dans les mouvements coordinatifs de l'acte professionnel. Elle est le résultat de la fatigue, qui ne permet plus de coordonner dans leur ensemble des mouvements multiples et complexes, le plus souvent délicats à accomplir.

La perturbation incoordinatrice se manifeste d'abord dans la partie la plus directement sollicitée par le mouvement professionnel. Or l'étude attentive des conditions dans lesquelles se manifeste l'affection dont il s'agit, démontre bien que celle-ci ne s'observe en général que dans des professions où l'ouvrier est appelé à mettre en jeu un certain nombre d'agents musculaires pour l'accomplissement d'un travail plus ou moins délicat, et qui sollicite, par cela même, de sa part une grande attention.

La multiplicité des organes mis en jeu et la nécessité d'un consensus harmonique fonctionnel, tels sont donc les deux côtés caractéristiques de l'acte professionnel susceptible de provoquer l'asynergie spasmodique. De là à admettre un centre spécial de coordination présidant aux mouvements complexes de cet acte, il n'y a qu'un pas; et à la vérité, il est digne de remarque que, une fois que les centres nerveux sont habitués pour ainsi dire à la répercussion de l'acte professionnel qui s'acccomplit à la périphérie, il suffit parfois de la simple représentation idéale de cet acte pour provoquer la crampe caractéristique chez l'ouvrier qui en a déjà été atteint.

D'autre part, il est bien évident que pour assurer l'intégrité de l'action coordinatrice, quand il s'agit aussi d'un travail professionnel à mouvements complexes et délicats, il faut qu'il y ait à la fois, chez l'ouvrier, intégrité de l'appareil nerveux, intégrité de la fonction musculaire, intégrité des centres de perception et de direction. Ce qui revient à dire, que l'affection professionnelle qui nous occupe sera plus susceptible de se développer chez les déséquilibrés, chez les nerveux, chez les surmenés, chez les alcooliques, chez les arthritiques, chez les goutteux, chez les anémiés, etc.

La marche symptomatologique de l'*asynergie spasmodique professionnelle* est intéressante à présenter. On peut à cet égard, prendre comme exemple, ainsi qu'on a l'habitude de le faire, ce qui se passe dans un spasme fonctionnel typique, la *crampe des écrivains*. S'il existe, en effet, un mouvement professionnel complexe et délicat constitué par l'action synergique et répétée de groupes musculaires variés, c'est bien celui qui fait appel, dans le mécanisme de l'écriture, au concours de tous les muscles de la main et de l'avant-bras : muscles longs fléchisseurs et longs extenseurs des doigts ; muscles fixateurs de la main : lombricaux et interosseux ; muscles pronâteurs du poignet ; muscles adducteur et abducteur du pouce, etc.

On peut distinguer dans la marche de l'asynergie spasmodique des écrivains, trois périodes successives :

1° De la trémulence ou tremblement dû à la fatigue, se manifestant dans les doigts et pouvant s'étendre à l'avant-bras, et même à tout le membre supérieur ; — 2° de la raideur ou contracture, frappant isolément, ou à la fois, un ou plusieurs groupes musculaires ; — 3° de l'ataxie ou état choréique localisé aux muscles en action, ou plus moins généralisé à tout le membre supérieur.

La crampe professionnelle s'observe le plus généralement, on le conçoit, à la main.

a. — Bien des professions manuelles, en effet, soumettent l'ouvrier à un travail des doigts complexe et délicat, exigeant de sa part une attention soutenue et comme une sorte de consensus coordinateur entre les doigts et la main qui agissent, les yeux qui surveillent, la tête qui conçoit et dirige. Que par l'abus du travail et par la fatigue qui en résulte, l'équilibre vienne à être rompu, l'asynergie spasmodique ne tardera pas à se montrer. C'est ce qui explique pourquoi cette affection professionnelle se rencontre plus fréquemment peut-être chez les artisans que chez les simples manouvriers.

Parmi les crampes professionnelles qui se montrent à la main, et que nous désignerons sous le nom de *crampes digitales professionnelles*, nous énumérerons successivement :

La *crampe des tricoteuses* (Benedickt) : tremblement et contracture du pouce et de l'index droits, parfois de l'index et pouce gauches.

La *crampe des tailleurs* (Benedickt, Duchenne, de Boulogne). Delmas, de Bordeaux, (1864), a relaté un cas fort intéressant de spasme fonctionnel des doigts chez un tailleur d'habit, offrant ceci de particulier, que le tremblement apparaissait dès que celui-ci prenait l'aiguille en main et seulement alors qu'il voulait tirer l'aiguille et porter son bras en arrière.

Si pour plus de commodité, d'assis qu'il était sur une chaise, on lui faisait prendre la position accroupie, classique, du tailleur qui coud, alors les contractions allaient croissant, au point que les muscles du tronc se mettaient en jeu, et qu'au bout d'un instant le bras restait dans la position demi-fléchie, ne pouvant plus avancer ni reculer ; et tandis qu'il portait fortement le corps en avant, que la tête s'en allait presque toucher le genou comme pour faire avancer le bras, les muscles trapèze, grand dorsal, rhomboïde, etc., convulsés à un degré extrême, maintenaient l'épaule en arrière, immobile.

La *crampe des couturières* (Locher-Balber).

La *crampe des piqueuses de bottines* : raideur et tremblement convulsif dans les trois premiers doigts de la main droite qui tiennent et poussent l'aiguille.

La *crampe des pianistes* (Duchenne, W. Harvard, V. Poore) : raideur douloureuse dans les doigts ; spasme de l'annulaire et tremblement du petit doigt ; fatigue et douleur dans les muscles de l'avant-bras, du bras et de l'épaule. D'après W. Poore (1888), les méthodes qui imposent à l'exécutant l'obligation de maintenir le poignet toujours rigide, y prédisposeraient particulièrement.

La *crampe des violonistes* (Wilheim, Onimus, Wahltuch) s'observe aux doigts de la main gauche, particulièrement au médius et à l'annulaire qui pressent sur les cordes, et beaucoup moins souvent aux doigts de la main droite qui tiennent l'archet ; tremblement, raideur, contracture douloureuse, rarement de l'ataxie.

La *crampe des flûtistes* (Féré) : tremblement et asynergie contracturale des trois derniers doigts de chaque main.

La *crampe des compositeurs typographes* (Kunze) : raideur spasmodique et fatigue des trois premiers doigts de la main droite.

La *crampe des trayeurs de vaches* (Basedow), des *laitiers* (Remak) : spasme douloureux, raideur contracturale de tous les doigts dans les deux mains, principalement du pouce, de l'annulaire et de l'auriculaire de la main droite ; ataxie, mouvements choréiques.

La *crampe des ouvrières en fleurs artificielles :* tremblement et raideur spasmodique dans l'index et le pouce de la main droite, pendant le montage des bouquets surtout.

La *crampe des graveurs :* raideur spasmodique des doigts qui tiennent le burin.

La *crampe des horlogers*, des *bijoutiers*, des *sertisseurs de pierres précieuses* surtout (W. Mitchel, Wilde, Zuber, etc.) : raideur contracturale du pouce et de l'index ; sensation de douleur contusive dans le poignet et l'avant-bras ; pas d'ataxie.

La *crampe des télégraphistes* (Onimus, Wateville) (par l'usage de l'appareil de Morse) : raideur et spasme convulsif de l'index et du médius.

La *crampe des cigarières* (Wilde, Torino, Bernhart), à la main gauche principalement : raideur spasmodique, contracture douloureuse plus particulièrement du pouce et de l'index qui roulent les cigarettes.

A côté de ces véritables asynergies spasmodiques professionnelles, on observe des raideurs spasmodiques consécutives à la seule fatigue fonctionnelle, qui se différencient des premières, en ce sens qu'elles ne siègent point sur des groupes musculaires appelés à concourir à un acte professionnel complexe. Le plus souvent même, elles sont la conséquence de cette sorte de traumatisme contusif auquel sont exposés les muscles tiraillés et surmenés dans des efforts violents ou continus.

C'est ainsi qu'on a signalé le « spasme douloureux professionnel », accompagné ou non de contracture convulsive et d'impotence fonctionnelle :

Chez les *maîtres d'armes*, dans les muscles de la région antérieure du bras qui manie l'épée ; chez les *cochers*, dans le bras qui tient et fait claquer le fouet ;

Chez les *repasseuses* (Kœrster), dans les doigts qui tiennent le fer ;

Chez les *forgerons*, dans les muscles du bras et de l'épaule du côté ou l'on manœuvre le marteau ; chez les *porteurs et rangeurs de ballots*, dans les muscles de l'épaule et du bras ;

Chez les *tambours*, dans le long extenseur du pouce (Walter et Zander).

Chez les *paveurs* dans les muscles de la main et des bras ;

Chez les *ébénistes et vernisseurs au tampon*, dans les doigts et le poignet de la main qui manie le tampon ;

Chez les *palmeurs d'aiguilles*, dans l'index et le médius de la main gauche qui serrent les aiguilles ;

Chez les *vitriers* (Remak) dans les doigts de la main droite ;

Chez les *émailleurs en photographie*, dans l'index qui presse sur l'épreuve photographique pour la lisser (Napias) ;

Chez les *limeurs*, dans les muscles de l'épaule se propageant au triceps huméral et au biceps (Magnan) ;

Chez les *cordonniers* dans les muscles du bras droit, et le membre inférieur gauche (Clémens) ;

Chez les *équarrisseurs* dans les muscles fléchisseurs et adducteur du pouce et promoteurs de l'avant-bras (Schnell).

b.—L'asynergie spasmodique professionnelle peut encore mais rarement se présenter ailleurs qu'à la main. Les crampes que l'on observe quelquefois dans les membres inférieurs, chez les ouvriers qui travaillent en station debout ne sont pas à proprement parler de nature asynergique, mais bien d'origine contusive ou traumatique.

Telles sont les contractures douloureuses des muscles extenseurs du pied et du gros orteil chez les *danseuses ;* la contracture des muscles plantaires chez les *bêcheurs* ; celle des muscles péronniers et jumeaux chez les *marcheurs de pâte*, *briquetiers* et *tuiliers ;* celles des extenseurs des orteils chez les *botteleurs de céréales ;* celle des fléchisseurs de la jambe sur la cuisse, chez les *tourneurs ;* celle du jambier antérieur ou des gastro-crémiens suivant que l'on fait porter le poids du corps sur la pointe ou sur le talon chez les *facteurs.*

Par contre les spasmes extra ou intra oculaires que l'on rencontre chez les ouvriers qui, travaillant de près sur de petits objets, sont obligés à des efforts d'accommodation, rentrent dans la catégorie des véritables asynergies professionnelles. Entre le travail délicat des doigts et le travail simultané des yeux, il y a, en effet, pour certaines professions, comme une sorte de consensus nécessaire, où la fatigue intervenant rompt l'équilibre fonctionnel et provoque l'asynergie.

L'asynergie oculaire professionnelle peut être extrinsèque ou intrinsèque. La première siège communément dans les muscles moteurs de l'œil et se trouve caractérisée en ce cas, par le tremblement oculaire ou *nystagmus.*

Le *spasme asynergique des paupières* en est une manifestation très rare ; mais il est plus rare encore de le rencontrer à l'état isolé ainsi que cela peut s'observer chez les ouvriers travaillant à la loupe, par exemple les *graveurs*, les *horlogers*, les *bijoutiers.*

Le plus souvent, le spasme palpébral accompagne les troubles fonctionnels des muscles moteurs de l'œil, causés par la fatigue. On en connaît cependant quelques exemples, entre autres celui observé par Lichey sur un *employé de bureau,* dont les paupières supérieures étaient prises de mouvements spasmodiques qui les faisaient se fermer au moment où il se mettait à fixer un objet.

Le *tremblement du globe oculaire* ou *nystagmus* d'origine professionnelle, consiste généralement en des mouvements d'oscillation verticale, c'est-à-dire en des mouvements de va-et-vient de la cornée le long du diamètre vertical. On observe quelquefois un peu de latéralité accompagnant l'oscillation verticale.

Cette affection si commune chez les mineurs est, comme tous les spasmes fonctionnels d'origine professionnelle, la conséquence *de la fatigue des muscles* mis en action par le travail spécial exigé par la profession et des *efforts compensateurs* effectués en vue de surmonter l'épuisement musculaire.

Elle se rencontre principalement chez les ouvriers travaillant dans les mines de houille, et plus spécialement chez ceux qui sont employés à la *veine.* Dans les mines de Staveley (Derby), M. Courst (1892) a constaté une proportion de 34 cas de nystagmus plus ou moins accusé sur 100 ouvriers, et de 45,74 0/0 chez les houilleurs proprement dits.

L'attitude professionnelle que ces derniers sont obligés de prendre pendant leur occupation, les efforts de travail oculaire déterminés par cette attitude et la *tension de l'innervation coordinatrice* qui en résulte, expliquent bien, en effet, les désordres spéciaux qui caractérisent le nystagmus des mineurs. En effet, les veines sont des galeries basses où le houilleur est obligé de travailler, ramassé sur lui-même, presque couché sur le côté, la tête relevée, l'œil dirigé en haut. Tout, dans cette position, dénote l'effort et entraîne la fatigue. Il y a, pour ainsi dire, antagonisme forcé entre le mouvement professionnel et les attitudes naturelles, si favorables au fonctionnement normal de nos organes. Or, cet antagonisme est la cause première de la tension directrice à laquelle sont soumis les centres nerveux, tension dont la fatigue ne tarde pas à amener la rupture, pour produire l'incoordination et provoquer le spasme fonctionnel.

Le groupe musculaire qui est atteint de fatigue et d'impotence est, ici, le groupe des élévateurs de l'œil ; et, c'est aux efforts compensateurs que fait l'ouvrier dans l'attitude professionnelle du regard qu'est dû le tremblement spasmodique de l'organe. Les ouvriers affectés de nystagmus professionnel n'ont qu'à diriger leur regard en haut pour voir le spasme oculaire se manifester ; en regardant en bas, vers le sol, ils le font cesser. C'est bien là, ce qui se passe dans tous les spasmes d'origine professionnelle, où la reproduction effective, même simplement idéative de l'attitude prise pendant le travail, suffit pour provoquer l'accès spasmodique.

Cette attitude de l'ouvrier, qui conduit au surmenage des muscles élévateurs de l'œil est donc la cause essentielle de l'affection ; mais on comprend que toutes les conditions extérieures exagérant la fatigue professionnelle, toutes celles qui dans l'économie diminuent la force de résistance individuelle doivent entrer en ligne de compte. Ainsi, c'est surtout dans les mines où les galeries sont fort basses, où les veines de charbon très petites forcent le travailleur à exagérer son attitude fatigante, que le nystagmus se rencontrera le plus fréquemment. Quelquefois, mais rarement, il peut se présenter du spasme des muscles du cou. Cocking (1892) a signalé un fait de nystagmus coïncidant chez un mineur avec un double torticolis spasmodique. D'autre part, un éclairage insuffisant des galeries favorisera singulièrement la fatigue oculaire en provoquant des efforts d'accommodation ; d'autre part encore, le défaut de ventilation des fosses et par suite l'influence toxique d'un air plus ou moins vicié, le séjour prolongé dans les galeries, une mauvaise hygiène privée, les excès de boissons, etc., toute cause, en un mot, conduisant à l'anémie générale, à l'atonie de l'innervation, interviendra pour faciliter, développer ou aggraver le nystagmus professionnel.

C'est en faisant la part de ces causes adjuvantes que l'on s'explique l'immunité dont jouissent les houilleurs de certaines mines ; tandis que dans d'autres endroits, cette affection est loin d'être rare.

Le nystagmus purement fonctionnel diffère du nystagmus d'origine cérébrale par la conservation de la vision normale, de la transparence des milieux dioptriques et par l'absence de toute anomalie dans le fond de l'œil. On rencontre également le nystagmus professionnel chez les ouvriers *puisatiers* et chez les *scieurs de long*, particulièrement chez l'ouvrier de dessous. Les conditions de travail qui forcent à regarder en haut sont encore, ici, la cause productrice de l'asynergie oculaire.

Magelssen (1884) a observé un cas de nystagmus professionnel chez une *couturière* de 27 ans qui travaillait depuis neuf ans dans un atelier de confection, à Christiania. Les attaques de nystagmus furent précédées, longtemps avant, de fatigue des yeux, de céphalalgie, etc. Tout d'abord, elles furent rares, puis fréquentes ; et se manifestaient généralement avec l'exagération du travail, surtout du travail de nuit. Elles commençaient par des vertiges, des bourdonnements d'oreille et une sensation de crampe se dirigeant de la partie postérieure de la tête vers les yeux. Elle voyait les objets placés devant elle pris de mouvements rapides et de chute, à la fin de leur oscillation. Tous ces symptômes disparaissaient par le seul fait de la cessation du travail de couture.

Soustraire les ouvriers au genre de fatigue professionnelle, ou tout au moins faire intervenir dans leur travail des alternatives de repos ; améliorer le milieu du travail habituel, tant au point de vue d'un air pur que d'un éclairage convenable : tel est le mode de traitement, à la fois préventif et curatif, qu'il y aura lieu d'instituer, aussi bien encore ici que dans toutes les circonstances professionnelles où les asynergies spasmodiques peuvent se manifester.

L'asynergie oculaire intrinsèque, elle, a son siège dans la fonction accommodatrice. Elle résulte de la fatigue du muscle ciliaire, et constitue ce qu'on appelle l'*asthénopie professionnelle*. Cette affection, bien déterminée pour la première fois par un éminent physiologiste, le professeur Donders, d'Utrecht, se présente chez les ouvriers obligés par leur profession à une application soutenue des yeux sur de petits objets, surtout lorsqu'ils travaillent plus particulièrement à la lumière artificielle.

« Sous l'influence de la fatigue de l'accommodation, les objets ne tardent pas à devenir indistincts et confus, un sentiment de lourdeur et de tension s'accuse dans les yeux, spécialement au-dessus. L'ouvrier les ferme instinctivement et passe sa main sur le front, les paupières. Après un moment de repos, il voit de nouveau distinctement ; mais les mêmes phénomènes ne tardent pas à se reproduire. A la vision de loin, toute fatigue disparaît. Mais, si l'on veut persister, il se manifeste de la douleur frontale, de la rougeur des yeux, une sécrétion abondante de larmes, tout devient confus. La vue au loin ne rend plus même la vision nette, et le malade est obligé d'abandonner tout travail. Plus a duré le repos, plus grande est la durée de reprise du travail ; par exemple, après le repos du dimanche, on commence la semaine avec une ardeur nouvelle, bientôt suivie d'un nouveau désappointement. »

Cette affection se montre surtout à l'âge où la puissance accommodatrice commence à faire défaut ; ce qui arrivera d'autant plus tôt que la conformation de l'organe visuel de l'ouvrier nécessitera la mise en jeu plus continue de cette puissance.

En d'autres termes, tout ouvrier atteint d'hypermétropie latente, et obligé, par sa profession, à des efforts de vision de près, se trouve fatalement condamné, tôt ou tard, à l'asthénopie professionnelle.

Mes observations me portent à croire que cette limite pourrait être reculée et que même le trouble oculaire fonctionnel serait en partie évité par le travail primitif d'éducation de l'œil qui se fait à l'école lequel, judicieusement compris, favorise les tendances naturelles qui transforment un œil hypermétrope en un œil emmétrope. L'état hypermétropique exagérant la fatigue des muscles de l'accommodation à l'âge où la puissance accommodatrice commence à faire défaut, arrivera d'autant plus tôt que la conformation de l'organe visuel de l'ouvrier aura nécessité une mise en jeu plus continue de cette puissance.

Il est un fait certain, du moins observé plus d'une fois par moi : c'est que l'asthénopie professionnelle se rencontre plutôt chez les ouvriers qui ne savent pas lire que chez les autres.

Les professions où on l'observe le plus généralement sont :

Chez les hommes : celles de *graveur*, *lapidaire*, *bijoutier*, *horloger*, *typographe*, *tailleur d'habits*. — chez les femmes : celles de *couturière*, *brodeuse*, *dentellière, gantière*. Ici, une remarque à faire se rapporte à l'influence favorable de l'époque critique sur l'apparition des troubles oculaires dont il s'agit.

Quel doit être le traitement de l'asthénopie professionnelle ? Les ouvriers qui en sont atteints, disent presque tous qu'ils sont presbytes parce qu'ils portent pendant leur travail des verres *convexes* avec lesquels ils se sentent soulagés. C'est qu'en effet, l'emploi de verres convexes leur épargne le travail d'accommodation, cause première de la fatigue oculaire qu'ils éprouvent, en même temps qu'il corrige l'hypermétropie qui se révèle par l'épuisement de la fonction accommodatrice.

A côté de l'affection que nous venons d'étudier, il en est une autre qui est encore le résultat de la mise en jeu, trop souvent répétée et excessive, du muscle accommodateur. Mais ce trouble fonctionnel, plus rare, est caractérisé ici par une sorte de spasme douloureux dû, en effet, à une véritable crampe du muscle ciliaire. Ce qu'il y a d'intéressant à noter, c'est que ce *spasme douloureux de l'accommodation* est manifeste surtout, non plus chez des hypermétropes, mais chez des myopes. C'est principalement chez les *employés* des administrations, les *gens de bureau* ou *expéditionnaires* qu'on est appelé à le constater.

d. — A côté des asynergies fonctionnelles de l'organe de la vue d'origine professionnelle, se placent naturellement les asynergies spasmodiques professionnelles des organes de la voix et de la parole.

L'*asynergie vocale* des personnes qui se livrent aux exercices de la voix consiste en un trouble de la fonction résultant du défaut de contraction coordonnée et suffisante des muscles phonateurs du larynx. Ce trouble de la voix est parfois tellement passager et peu accusé, qu'il reste souvent inaperçu par ceux qui en sont affectés, et qui même n'en soupçonnent l'existence qu'au moment où ils ont besoin de mettre en œuvre toutes les nuances de leur voix. « Sans aucune cause occasionnelle, dit Jaccoud (1864), l'artiste se trouve dans l'impossibilité de chanter, parce qu'il ne peut plus produire les notes élevées : tant qu'il ne dépasse pas le medium de l'échelle diatonique des voix, il possède toute la plénitude de ses moyens ; au-delà, il y a une aphonie complète, ou bien il ne se produit que des sons discordants et criards qui n'ont plus aucun des caractères des sons du registre dit de poitrine. Du reste, la voix parlée est intacte ; elle a sa tonalité et son timbre normaux, et l'examen de la gorge ne révèle aucune congestion, aucune modification appréciable. Il y a ici un défaut d'accommodation des cordes vocales qui ne peuvent plus arriver au degré de tension convenable. »

Si pour le *chanteur*, c'est dans la hauteur du son que s'aperçoivent les premiers indices du mal ; pour le *comédien* et l'*orateur* c'est dans les nuances de la parole qu'on les observe. « L'*artiste dramatique,* dit Krishaber (1874) qui, tout en disant ses vers comme autrefois, ne peut plus donner à sa voix les inflexions et les intonations qui, par les insaisissables nuances de l'art en faisaient toute la puissance, est atteint d'asynergie vocale. »

B. Frankel (1887), a étudié cette affection professionnelle et lui reconnait deux formes : une forme spasmodique et une forme paralytique.

Dans le premier cas, il y a une véritable incoordination dans le mouvement fonctionnel du larynx avec occlusion spasmodique de la glotte.

Dans le second : l'impuissance fonctionnelle se manifeste tout-à-coup par une profonde sensation de lassitude et de l'aphonie symptomatique de la cessation de tension dans les cordes vocales. Cette aphonie subite se présente chez les chanteurs au milieu de leur chant, chez les orateurs au moment où ils accentuent leurs paroles ; chez les *crieurs publics ;* chez les *gabiers*.

Dans une troisième forme, la fatigue professionnelle se manifesterait par du tremblement dans la voix ; mais cela est rare (Kellogg, 1888).

L'*asynergie de la parole*, d'origine professionnelle, a été observée, bien que rarement, chez des personnes qui en font abus. La rapidité de la parole, la répétition fréquente et saccadée des mêmes mots, la fatigue et la difficulté dans la prononciation qui en résultent, peuvent parfois provoquer une véritable incoordination dans l'articulation vocale. C'est ainsi que Zenner, de Cincinnati (1886) a signalé un spasme professionnel de l'orbiculaire des lèvres chez un *commissaire-priseur* ; toutes les fois qu'il se mettait à parler rapidement, il se produisait une contracture des muscles de la commissure gauche de la bouche, appliquant fortement celle-ci contre les dents, en même temps que quelques-uns des muscles du côté opposé se contractaient, quoique moins fortement, entraînant la bouche à droite.

Signalons en passant la *crampe des mimes* par abus des grimaces.

Viennent ensuite les *asynergies spasmodiques du larynx*, provoquées par l'acte professionnel du souffler.

Ainsi C. Gerhardt a observé (1873), la crampe professionnelle du larynx, chez un *flûtiste* qui ne pouvait plus jouer de son instrument, sans qu'immédiatement il ne se produisit dans sa gorge un bruit continu d'une certaine intensité. A ce moment, les cartilages thyroïde et cricoïde se rapprochaient et on sentait nettement dans l'intervalle qui les sépare les vibrations laryngées. Le bras qui tenait la flûte était en même temps le siège de mouvements spasmodiques.

Plus récemment (1887), Kellogg a observé, chez un joueur de flûte également, un cas analogue de crampe laryngienne avec hyperkinésie crico-thyroïdienne et contracture spasmodique.

Citons en terminant, ce fait singulier d'un « joueur de serpent », qui pour avoir fait abus de cet exercice, ne pouvait souffler dans son instrument sans être pris de spasme dans les muscles de l'abdomen. Ce spasme était si violent, que le tronc en éprouvait à chaque respiration un mouvement de torsion de droite à gauche, par contracture du grand oblique de l'abdomen. Cette crampe était très douloureuse.

VII. **Des bourses séreuses professionnelles par compression contusive chronique du tissu lamineux sous-cutané.** — Dans l'exercice d'un grand nombre de professions, la répétition du mouvement professionnel provoque la formation de *bourses séreuses accidentelles*.

Les aréoles du tissu cellulaire soumises à des compressions et des distensions répétées tantôt dans un sens, tantôt dans un autre, se laissent peu à peu amincir et allonger. Quelques-unes des lamelles intercellulaires se rompent, et bientôt, là où n'existaient d'abord que quelques vacuoles naturelles, se trouve constituée une cavité plus ou moins spacieuse. Ces cavités accidentelles ne se développent qu'en des points du corps où il se présente une saillie, osseuse le plus souvent, formant résistance à la pression habituelle de l'outil ou de l'engin professionnel, au-dessus de laquelle le tissu cellulaire comprimé, et distendu, se transforme en une sorte de bourse de glissement. Cette bourse ne contient pas habituellement de collection liquide; mais pour peu que les mouvements soient plus fréquents et plus rudes, pour peu qu'il se produise là une sorte de traumatisme contusif, il s'y épanche une sérosité plus ou moins abondante, donnant lieu à un hygroma et pouvant même, si les parois de la poche s'enflamment, devenir purulente.

Les bourses séreuses professionnelles, qui constituent par elles-mêmes un excellent signe d'identité professionnelle, sont nombreuses et variées. On les a observées :

A la tête : sur le vertex, chez les *scieurs de long* et les *porteurs de madriers* à l'endroit où presse habituellement le fardeau qu'ils mettent sur la tête ; chez les *ouvriers des galeries de mines* et les *pousseurs de wagonets* qui poussent de la tête les chariots remplis de lourds matériaux ;

Aux épaules : 1° sur l'acromion ou sur l'épine postérieure de l'omoplate, chez les *porteurs de fardeaux* qui se servent du baudrier, ou de bretelles de trait (bourse séreuse sus-acromiale ; bourse séreuse sus-épineuse chez les *porteurs de brancards*, *porteurs d'eau, porteurs de civière*, etc.) ; — 2° sur l'extrémité externe de la clavicule chez les *charpentiers*, *scieurs de long*, *manœuvres*, par pression des grosses poutres portées sur l'épaule (Vernois) ;

Au dos : de chaque côté du rachis et sur la face externe du grand dorsal, chez les *portefaix*, les *forts de la halle*, etc. (Cruveilhier, Bérard) ;

Au thorax : 1° sur le sternum, chez les *menuisiers*, par pression de l'extrémité de la varlope sur la région presternale (Velpeau) ; chez les *cordonniers*, par la pression de la forme ; chez les *fendeurs* ou *cliveurs d'ardoises*, par pression du clivet ou dolleau (Duchenne et Michel) ; chez les *aiguiseurs* par pression du manche de l'instrument à aiguiser ; — 2° sous l'omoplate, chez les *boulangers-pétrisseurs* ou geindres, par suite des efforts violents et repétés de soulèvement des épaules dans ce travail de pétrissage (Terrillon), et chez les *peaussiers* (bourse sous-scapulaire), par suite des mouvements répétés de l'épaule dans le travail du raclage de l'étire à la main (Terrillon) ;

Au bassin : 1° au niveau de l'épine iliaque postérieure-supérieure et sur la crète sacrée, chez les *chiffonniers* par pression du bord inférieur de la hotte (Vernois) ; — 2° au niveau de l'épine iliaque antérieure supérieure, chez les *porteurs d'éventaire* par pression continue de l'évent à droite ; — 3° au niveau des ischions, chez les *cordonniers* et *tailleurs* par pression continue du siège sur l'escabeau ou sur la table et chez les *tisserands*, par pression au même point de la poitrinière.

Au membre supérieur : 1° *à la région du coude* : bourse sus-olécronienne chez les *graveurs*, par la pression continuelle des coudes sur l'établi ; — bourse sus-épitrochléenne chez les *corroyeurs*, par la pression du bord interne du coude sur l'outil appelé « Marguerite » dont ils se servent pour imprimer le grain au cuir ; bourse sus-épicondylienne chez les *tireurs de chariots* qui passent leurs coudes dans les courroies de trait ; — 2° *à l'avant-bras :* bourse sous-cubitale chez les *blanchisseuses au baquet*, par la pression continuelle de leurs avant-bras sur le rebord du baquet ; bourse sous-cubitale à gauche, chez les *colleurs de papiers peints*, par l'habitude de retenir le rouleau de papier avec l'avant-bras gauche ; — 3° *à la main :* bourse dorsale sus-métacarpienne, au niveau des cinquième et deuxième métacarpiens droits chez les *satineurs et lisseurs de papiers peints*, et chez les *couturières* au niveau du second doigt de la main gauche (Clément Lucas, 1887).

Au membre inférieur : 1° *à la cuisse* : bourse sus-trochantérienne chez les *joueurs d'orgue de Barbarie,* par pression continue de l'orgue :

bourse sus-rotulienne chez les *cordonniers* par pression continue au-dessus du genou du tire-pied ; bourse séreuse au niveau des condyles du fémur chez les *cliveurs d'ardoises* qui maintiennent celles-ci entre leurs jambes (Duchenne et Michel) ; — 2° *Au genou :* bourse séreuse prérotulienne chez les *matelassiers*, qui travaillent à genoux ; chez les *couvreurs*, agenouillés sur les toits pour la pose des ardoises ; chez les *botteleurs de foins* et *moissonneurs*, qui pressent avec le genou sur les bottes ou javelles au moment de leur formation ; chez les *tonneliers*, qui font rouler les barriques ; chez les *hiercheurs* des galeries de mines de houille, travaillant accroupis à la veine, etc.; bourse séreuse peronéenne chez les *tailleurs d'habits*, travaillant accroupis sur la table ; bourse séreuse sur la tête du peronée chez les *palissonneurs*, provoquée par la pression du genou sur la peau pendant l'étirage au palisson (Rouvier) ; — 3° *au pied :* bourse séreuse au niveau de la tête du cinquième métatarsien chez les *tailleurs d'habits* travaillant assis, les pieds croisés.

VIII. **De l'effort professionnel et de ses conséquences directes et indirectes.** — Toutes les fois que le travail professionnel demande un déploiement d'énergie et de force, il y a effort. — L'effort est un ensemble de contractions musculaires intenses ayant pour condition physiologique la fixation complète ou incomplète, générale ou partielle du thorax, avec ou sans suspension de la respiration. En effet, l'immobilité, la rigidité temporaire de la cage thoracique ont pour but de fournir un point d'appui aux muscles chargés de déployer cette énergie exceptionnelle. Le thorax s'agrandit sous l'influence d'une forte inspiration, et l'air inspiré vient en remplir la capacité. Ainsi répandu dans les alvéoles et les bronches dilatées, cet air fournit aux côtes et au diaphragme un support élastique tenant en équilibre la réaction des muscles respirateurs et la pression extérieure. L'effort cesse brusquement ou progressivement avec l'écoulement plus ou moins rapide de l'air hors des poumons.

On conçoit combien de semblables modifications apportées dans les fonctions respiratoires doivent varier suivant l'intensité et la répétition des contractions musculaires. Le *portefaix* qui soulève un fardeau, le *boulanger* qui pétrit, le *cordonnier* qui tire son ligneul, nous offrent à des degrés divers l'image de l'effort professionnel.

Le plus souvent, l'influence de l'effort est toute thoracique ; c'est-à-dire qu'elle se fait spécialement sentir sur les organes contenus dans la poitrine d'où la formation d'un emphysème pulmonaire. Un mouvement professionnel qui ne demande qu'un effort modéré n'entraînera pas la suspension de la respiration, mais un simple trouble dans son rhythme normal. A la longue cependant, sous l'influence d'expansions et de compressions alternatives et répétées, les poumons sont atteints dans leur circulation et par suite dans leurs phénomènes intimes de nutrition ; et la tension du sang augmentant dans le système vasculaire, il survient parfois des troubles consécutifs dans les fonctions cardiaques pouvant prédisposer aux affections organiques du cœur.

Shann, en Angleterre (1862) à particulièrement insisté sur ce mode pathogénique des maladies du cœur chez les *boulangers*, les *cordonniers*, les *corroyeurs*, etc. Halfort, en Allemagne (1845), en avait signalé l'extrême fréquence chez les *batteurs de métaux*.

Une conséquence fréquente de l'effort : c'est la production d'une *hernie*, généralement inguinale, par suite de la pression exercée sur la masse intestinale par les contractions simultanées des muscles abdominaux et du diaphragme. L'influence du travail professionnel, est ici incontestable : plus un métier est pénible et demande un déploiement de force musculaire, plus il expose aux hernies.

Selon Malgaigne, ce genre de hernie se rattache de préférence aux professions que l'on exerce debout, par exemple : les *hommes de peine*, les *journaliers*, les *frappeurs*, *forgerons*, etc.

Cela est vrai, si l'on considère seulement l'habitude professionnelle ; mais la hernie ne se produit qu'au moment de l'effort dans l'attitude courbée que prend le travailleur pour soulever un fardeau, surélever une charge, s'opposer à un choc ou à une chute de matériaux, etc.

Kingdon, en Angleterre (1884), a relevé pendant trois années consécutives les catégories professionnelles où il a été le plus observé de hernies. Il a trouvé par ordre de fréquence : les *travailleurs des champs*, les *commissionnaires*, les *charpentiers* et *menuisiers*, les *domestiques*, les *jardiniers*, les *charretiers*, les *forgerons*, etc.

Selon Jules Cloquet, la plupart du temps ces hernies se produiraient à droite ; et cela serait en corrélation avec la prédominence du nombre des droitiers sur celui des gauchers ; l'effort de l'ouvrier chez le droitier se porte, en effet, sur le côté droit, l'aîne droite en flexion et par suite en état de relâchement, l'aîne gauche au contraire se trouvant en extension forcée.

A côté de la *hernie par effort*, nous devons placer l'*orchite par effort*. Cette affection signalée par Boyer, Larrey, Velpeau, etc., se rencontre comme la hernie, chez les *hommes de peine, maçons, manœuvres, terrassiers, etc*. Elle est assez rare, du moins en tant qu'inflammation traumatique primitive du testicule. Le plus souvent, en effet, l'effort n'est qu'une cause occasionnelle, et n'agit qu'en réveillant la sensibilité inflammatoire d'un testicule déjà malade. L'affection est causée par une contraction brusque et énergique du muscle crémaster, ou par sa contracture portant le testicule en haut et le faisant venir buter et se contusionner soit contre la branche horizontale du pubis (Tillaux), soit contre l'anneau inguinal et ses piliers (Guelliot).

L'épidydimite par effort est également une affection professionnelle ; elle est peut-être moins rare que l'orchite. Sous l'influence de l'effort, il peut encore se produire une rupture des veines spermatiques normales, ou altérées, dans le cas où l'ouvrier est porteur d'un varicocèle. Cette rupture constitue le *coup de fouet du cordon* et simule l'épidydimite.

Dans le phénomène de l'effort professionnel, l'excès de tension musculaire peut provoquer l'*entorse où diastasis des muscles*. Dans cet état, la contractilité musculaire ne peut être mise en jeu sans déterminer localement et instantanément, une douleur souvent très vive, aigüe, parfois intolérable et toujours plus ou moins incompatible avec l'exercice régulier de la force motrice (Gübler).

On observe l'*entorse musculaire du cou* chez ceux qui *portent des fardeaux sur la tête ;* — l'*entorse musculaire du haut du dos* ou diastasis des muscles trapèzes et trhomboïdes chez les *chargeurs* qui lancent des pelletées de terre et chez les *terrassiers* ; — l'*entorse du bas du dos* ou *des reins* chez ceux qui soulèvent des fardeaux où se livrent à des efforts de traction ; — l'*entorse du mollet* chez les *pousseurs de chariots*, de *wagonets*, etc.; — l'*entorse de la cuisse* ou diastasis des adducteurs chez les *cavaliers* novices, et l'*entorse du biceps* chez les *manœuvres*.

Avec la contractilité douloureuse du muscle, peut se produire la rupture de fibres musculaires. C'est ce qui a lieu le plus souvent dans le torticolis des *porteurs de fardeaux*, dans le lumbago des *forgerons*, des *charpentiers*, dans le coup de fouet des *terrassiers*, etc.

Le *lumbago* d'origine professionnelle vulgairement appelé « tour de reins ou coup de reins », peut être soit du diastasis des lombes, soit une rupture partielle de faisceaux musculaires, soit de la compression des nerfs lombaires par le sang épanché, soit une névralgie du plexus lombaire et sacré.

La simple fatigue des reins est généralement de peu de durée ; le diastasis, la rupture de fibres, la compression ou l'irritation des nerfs interstitiels occasionnent par contre un lumbago qui peut durer longtemps. Cette affection professionnelle est singulièrement favorisée par la prédisposition arthritique des ouvriers, par le froid et l'humidité du milieu, par une attitude fatigante habituelle et par la continuité du mouvement professionnel. On la rencontre le plus communément chez les *forgerons-frappeurs*, chez les *batteurs*, les *chaudronniers* et *tôliers*, les *terrassiers*, les *chauffeurs*, les *chargeurs de navires*, *etc*.

Après la rupture musculaire, nous devons signaler la rupture des aponévroses, avec production de *hernie musculaire*. C'est sur des muscles puissants, bridés par des aponévroses qui ont à résister à des contractions vigoureuses que l'on observe de telles hernies. Cette affection a été étudiée surtout chez des *cavaliers*, chez des *militaires* (Dupuytren, Larrey, Mourlon, Dauvé, etc.), dans la compression énergique avec les cuisses, des flancs du cheval ; on l'a cependant constatée chez les *porteurs de fardeaux* et les *terrassiers* au moment où, courbés sous le poids, ils font effort pour se redresser.

IV. Des hyperostoses et exostoses professionnelles par irri-

tation hyperplasique du tissu osseux. — Sous l'influence d'efforts répétés, de mouvements musculaires excessifs, de ruptures de fibres chez les hommes jeunes en voie d'évolution de croissance, période pendant laquelle, nous le savons, le processus hyperplasique est toujours susceptible d'être dépassé, il peut se former au niveau des points d'insertion des tendons et dans les aponévroses musculaires, des noyaux d'hyperplasie, osseux, sans aucun doute, au niveau de ces points d'insertion, mais cartilagineux ou fibreux au sein du tissu musculaire et donnant lieu à des tumeurs connues sous le nom *d'hyperostoses* ou *exostoses apophysaires*, *d'osteômes des muscles*, de *myosite ossifiante* localisée.

La myosite ossifiante a été surtout décrite au point de vue professionnel chez les militaires, sous le nom d'*ostéome des fantassins*, *ostéome des cavaliers* (Hasse, Rokitansky, Billroth). Mais, elle a été rencontrée chez des *hâleurs de bateaux*, occasionnée ici par le frottement de la corde ou du baudrier, sur le grand pectoral ; chez les *scieurs de long*, dans les muscles du bras, occasionnée par la rupture de quelques fibres musculaires avec épanchement de sang et sa transformation ultérieure en tissu fibreux ou cartilagineux ; chez les *joueurs d'orgue de barbarie*, par la pression de leur instrument sur le pubis. Quant aux hypérostoses ou exostoses apophysaires, leurs lieux de prédilection seraient l'extrémité inférieure interne du fémur, le tiers supérieur de l'humérus et les extrémités du tibia. Elles auraient pour cause principale l'irritation du périoste au point d'insertion des muscles tiraillés, chez les jeunes apprentis, dont l'ossification ne serait pas complètement achevée. C'est là un point intéressant à relever parmi les effets de la prématuration professionnelle.

D'autres hypérostoses dues à l'irritation hyperplasique du tissu osseux, consécutive à l'action répétée de frottements ou de la compression, offrent un caractère professionnel bien déterminé. C'est ainsi que sous le nom de *bosse au plafond*, Poncet, de Lyon, a appelé l'attention sur la périostose professionnelle ou hypérostose du sommet chez les *porteurs de madriers*, sur la tête. On a également observé cette périostose du crâne chez les *hiercheurs* des galeries des mines, qui poussent les wagonets en s'aidant de leur tête, ainsi que chez les *scieurs de long*. Cette affection peut être confondue avec la bourse séreuse cranienne développée par les mêmes causes et dont les parois sont indurées.

Tardieu a signalé chez les *foreurs à la main*, la présence, au niveau de la deuxième côte à la partie antérieure du thorax, d'une hypérostose professionnelle due à la pression de l'outil maintenu appliqué par la main gauche pendant que la main droite le fait fonctionner. Perroud, de Lyon, a décrit une hypérostose professionnelle chez les *mariniers de rivière*, à la région claviculaire par pression de l'extrémité de la gaffe ou harpeau avec lequel ils poussent le bateau le long des bords.

X. **De la myosite, de la périostite, de l'ostéite professionnelles, et des états typhoïdiques de fatigue.** — A côté de ces effets du mouvement professionnel plus ou moins localisé, et dont le caractère pathologique est le plus souvent indépendant de l'état constitutionnel général, il est d'autres affections sollicitées par l'excès de mouvement et la fatigue professionnelle, qui ne sont bien souvent que la manifestation, au point plus directement surmené, de certaines tendances morbides ou d'une susceptibilité spéciale de l'organisme.

a. — C'est ainsi que la *myosite simple ou suppurée*, sur le développement de laquelle la fatigue exagérée exerce une influence si prépondérante et dont le siège de prédilection affecte, le plus communément, les muscles de l'économie qui fournissent le travail le plus fort, a été observée : dans les muscles de la région postérieure de la jambe chez les *fouleurs*, les *briquetiers* et *tuiliers* qui marchent la pâte ; — dans les muscles de la paroi antérieure de l'aisselle, le grand pectoral, entre autres, chez les apprentis adolescents *employés aux treuils, à tourner les roues*, etc. ; — dans la région externe de l'avant-bras, dans la région externe de la jambe chez les *jeunes manœuvres*. Foucault et Dyonis de Carrière ont observé deux cas de myosite suppurée chez des *raboteurs de parquet*, à la suite d'une fatigue exceptionnelle : le premier dans le triceps bracchial, le second dans le deltoïde. La lésion locale n'est ici, le plus souvent, que le retentissement du surmènement général de l'organisme.

b. — La *périostite de fatigue* se confond avec l'*osteite de fatigue*. Cette dernière se rencontre presque uniquement chez les jeunes apprentis, pendant la période de croissance, et n'est le plus généralement que la manifestation professionnelle de l'osteite dite de croissance. On sait, en effet, que pendant cette période, les os ressentent vivement le contrecoup des causes d'irritation, surtout au voisinage du cartilage de conjugaison (osteite épiphysaire). Les mauvaises conditions hygiéniques du milieu, les travaux fatigants imposés aux adolescents sont la cause déterminante de cette affection. Parmi ces osteites épiphysaires, il en est une dont il est impossible de méconnaître les rapports avec les conditions professionnelles, c'est l'*osteite trochantérienne des adolescents*, si bien décrite par Gosselin ; et que l'on observe en particulier chez les « jeunes apprentis, fatigués par la station debout, les courses répétées, la mauvaise attitude prolongée sur un seul pied, etc. »

Toutefois, il faudra faire ici la part des influences constitutionnelles prédisposantes, telle que la syphilis, la scrofule, le rachitisme ; mais, indirectement du moins, ces diathèses prédisposantes, trouvent dans le surmènement local du membre qui travaille et fatigue, une cause essentiellement déterminante. Le traitement prophylactique résidera tout entier dans le repos et la suppression de tout surmenage.

Il est une osteite d'origine professionnelle, l'*osteite des tourneurs de nacre* qui a été décrite et signalée d'abord par English (1870), puis par Güssenbaüer (1875). Le siège de cette osteite dans les os longs est la diaphyse, au voisinage de l'épiphyse vers laquelle se dirige l'artère nourricière. Cette particularité a suggéré à Güssenbaüer une interprétation singulière. L'affection, selon lui, serait causée par la poussière de nacre, absorbée et décomposée dans le courant circulatoire : la matière insoluble organisée, ou conchyoline, serait arrêtée par les artérioles de l'épiphyse et formerait des infarctus, cause de l'inflammation osseuse. La maladie se déclarerait communément un an ou même six mois après que les jeunes sujets, avant l'époque où la croissance du squelette est achevée, ont commencé à se livrer à leur travail (Güssenbaüer). Elle a été signalée à plusieurs reprises depuis. En 1884, Jelinck, de Vienne, est revenu sur cette affection. Il a observé qu'elle frappe surtout les individus âgés de quinze à vingt-deux ans, et qu'elle occupe plutôt les surfaces osseuses qui sont peu recouvertes de muscles, en particulier les membres supérieures, le maxillaire supérieur, le sternum et l'omoplate.

Bien que rarement signalés, les *états typhoïdiques de fatigue* n'en sont pas moins une expression plus commune qu'on ne le croit du surmenage professionnel, surtout chez les jeunes apprentis, à leur période de croissance ; à ce point que dans bien des cas, la fièvre dite de croissance ne serait point autre chose que le résultat de l'impuissance dans lequel se trouve l'organisme de rejeter au dehors les déchets d'une nutrition suractivée par un travail exagéré, en disproportion absolue avec les fonctions de désassimilation.

En dehors de la *courbature fébrile*, l'état typhoïdique de fatigue peut d'ailleurs revêtir diverses formes, suivant les prédispositions organiques du travailleur. Ainsi, chez l'apprenti surmené pendant la période de croissance, on trouve plus particulièrement la *forme-cardiaque*, avec des symptômes de cardiopathie par épuisement nerveux, ou par dilatation mécanique du cœur. Chez l'ouvrier adulte, c'est la *forme pulmonaire* que l'on rencontre : combien de pneumonies, en effet, survenant chez des travailleurs misérables et surmenés, ne sont-elles peut-être pas autre chose qu'une manifestation auto-infectieuse d'un état typhoïdique de fatigue ?

La *forme myélitique* ou *paralytique* se rencontre également chez les ouvriers adultes épuisés par un travail excessif. Enfin de même qu'il peut se développer une myosite infectieuse chez les muscles travailleurs, de même une forme cardiaque de l'état typhoïde de fatigue peut se manifester par le développement d'une myocardite. Revilliod, de Genève, a observé cette *myocardite de fatigue* chez un *chiffonnier* qui avait été soumis à de grandes fatigues professionnelles. Peter l'a rencontrée chez un *manouvrier* ayant succombé à l'asystolie après de grands excès de fatigue.

Enfin, chez les vieux ouvriers, l'excès de fatigue professionnelle conduit plus ou moins rapidement à l'*artério-sclérose* (Huchard). C'est, dit Kein, le triste apanage des *manouvriers*, des *campagnards*, des *hommes de peine*, de ceux qui « ont le sang noir », comme le disaient, avec un injuste dédain, les patriciens de Venise, en comparant leurs mains veinées de bleu aux mains calleuses à grosses veines foncées des artisans.

XI. **Des impotences fonctionnelles par paralysie ou névrite contusive d'origine professionnelle.** — L'impotence par paralysie musculaire d'origine professionnelle peut être la conséquence d'un travail exagéré et de la fatigue qui en résulte. L'entorse ou diastasis des muscles, la rupture de fibres musculaires, le tiraillement de rameaux nerveux pendant le phénomène de l'effort, qui laissent parfois à leur suite une certaine impotence fonctionnelle, ne sont cependant pas la cause ordinaire de cette affection. Le plus généralement, elle succède à la compression des nerfs moteurs eux-mêmes par les fardeaux ou les engins de soutènement ou de traction employés pour le transport de ces fardeaux. Parmi les impotences ou paralysies musculaires d'origine professionnelle, les plus typiques sont celles qui sont le résultat de la compression du plexus brachial, au niveau du point où les cinquième et sixième paires émergent d'entre les deux scalènes au-dessus de la clavicule pour aller innerver les muscles du bras et de l'avant-bras; biceps, deltoïde, bracchial antérieur et long supinateur.

L'impotence fonctionnelle, momentanée, du membre supérieur que l'on observe en pareil cas est caractérisée par l'impossibilité des mouvements d'élévation, de flexion et d'extension des membres par paralysie du deltoïde ; de ceux de rotation en dehors et de flexion de l'avant-bras, par paralysie du biceps et du bracchial antérieur; de ceux de supination et de flexion avec demi-pronation de l'avant-bras par paralysie des supinateurs (Duchenne, 1872 ; Erb, 1874). Cette paralysie a été observée et décrite par Vinay (1886) à Lyon, chez les *porteurs de fardeaux* par pression des bâtons placés sur l'épaule, maintenus en avant par les mains et reliés en arrière par une barre transversale sur laquelle on échaffaude une pile de bois.

Elle avait été signalée par Martin Bernhard (1882) chez les *porteurs de piano* par la pression sur les deux épaules ou sur l'épaule droite de la courroie qui, embrassant l'épaule, pèse fortement sur la région sus-claviculaire ; et tout dernièrement par Rieder, de Munich (1892), chez les *maçons* par la pression des manches du porte-pierres. On peut la rencontrer également chez les *haleurs de bateaux en rivière* (action de la courroie en baudrier) ; chez les *joueurs d'orgue* (même cause) ; chez les *traîneurs de charrettes* (même cause) ; chez les *terrassiers* (pression de la double courroie portée en bretelles) ; chez les *porteurs de cercueil* (même cause), etc.

A côté de cette impotence du bras d'origine professionnelle, nous devons citer également celle que Bachon (1864) a décrite et observée chez les *porteurs d'eau* de Rennes, qui portent de grandes cruches pesant de trente à quarante kilos, appelées buies, en appliquant sur la poitrine le ventre de ce récipient et passant le bras dans l'anse pour le maintenir soulevé, de telle sorte que le bras est comprimé à sa partie postérieure et externe suivant une ligne qui croise obliquement la ligne du nerf radial.

On a constaté une paralysie de même nature chez les *cochers russes* qui s'endorment, la guide serrée autour du bras. La compression du nerf radial a lieu ici dans le mouvement brusque que provoque le départ subit et spontané des chevaux.

Dans toutes ces impotences fonctionnelles, il peut y avoir des troubles subjectifs de la sensibilité, de la parésie légère des autres muscles desservis par les filets nerveux plus ou moins comprimés, parésie disparaissant rapidement.

Cette paralysie musculaire d'origine professionnelle guérit en effet graduellement et assez promptement parce qu'il n'y a pas de troubles trophiques des muscles rendus ainsi impotents, et pas de réaction de dégénérescence.

Duchenne, de Boulogne, a décrit également chez les *porteurs* et les *rangeurs de ballots*, une paralysie des muscles interosseux. Cette paralysie peut être due à la conséquence de la pression continue sur la paume de la main du manche du burin ou du poinçon, et se rencontrer chez les *graveurs*, par exemple. Mais il s'y joint le plus souvent une contracture musculaire des fléchisseurs, ce qui donne lieu à la déformation désignée sous le nom de « main en griffe ».

La *main en griffe* d'origine professionnelle a été observée par moi, à un degré plus ou moins prononcé, chez les *perceurs au foret;* chez les *tourneurs-ajusteurs;* chez les *chaudronniers-tôliers*.

Leudet, de Rouen, a décrit chez les *menuisiers* une *névrite cubitale d'origine professionnelle*, causée par l'état de contusion que provoque sur le bord cubital de la paume de la main, c'est-à-dire au niveau de l'éminence hypothénar, le maniement du rabot et de la varlope. Cette névrite débute par des douleurs plus ou moins vives dans cette région de la main, avec des foyers plus ou moins nombreux au-dessus et au-dessous. La douleur augmente à la pression et peut provoquer le tremblement des muscles inervés par le cubital. On constate aussi de l'engourdissement et de l'anesthésie cutanée. A la longue, la motilité est compromise et il peut se présenter de l'atrophie musculaire. La guérison est possible par le repos. Une affection analogue se rencontre quelquefois chez les *graveurs*, les *bijoutiers*, les *horlogers*, les *tourneurs*, par compression du nerf cubital sur le rebord de l'établi où ils appuient le coude ou bien la partie interne de l'avant-bras.

Ballet (1884) a observé la *névrite contusive du cubital* chez une ouvrière *employée à ouvrager le verre*, travaillant le coude droit fortement appuyé sur la table par son bord interne, tandis qu'avec la main gauche elle présentait l'objet à façonner à l'outil guidé de la main droite. Cette affection professionnelle se caractérisait par de l'engourdissement et de la sensibilité obtuse dans les deux ou trois derniers doigts de la main droite, des douleurs le long du bord interne de l'avant-bras se réveillant à la moindre pression.

Plus récemment (1892), Michel, de Lyon, a observé et décrit chez les *veloutiers* et *tisseurs de soie* une névrite contusive du cubital et du médian du bras gauche, qui est le bras dont on se sert pour conduire et repousser le battant du métier.

XII. Des troubles fonctionnels d'origine médullaire par fatigue et ébranlement. — Il est un genre de mouvement professionnel qui a son siège plus spécialement dans les membres inférieurs et qui consiste en une succession rapide de mouvements alternatifs d'élévation et d'abaissement de l'un ou l'autre membre, ou des deux simultanément, mouvements volontaires ou transmis, actifs ou passifs, qui impriment au corps de l'ouvrier comme une sorte de secousse ou de trépidation. Ce mouvement professionnel finit par déterminer, en dehors des phénomènes d'irritation locale des parties du corps soumises aux frottements qu'il occasionne, une sorte de surexcitation des centres nerveux, à laquelle succède tôt ou tard une lassitude extrême, et des troubles trophiques de la moelle pouvant donner lieu à de la parésie plus ou moins prononcée des membres inférieurs.

La profession qui a prêté le plus, à cet égard, à des considérations d'hygiène et de pathologie spéciales est celle des couturières chargées dans les ateliers de confection d'habits, du fonctionnement de la *machine à coudre*. Guibout le premier (1865), en France, puis Down, en Angleterre (1866), appelèrent l'attention sur la fâcheuse influence des machines à coudre sur la santé des ouvrières. On rencontrerait chez elles, suivant Vernois (1865), de la dyspepsie, de l'épigastralgie, des pertes blanches, un malaise général, de la débilité et de l'épuisement. On constaterait de la fatigue dans les jambes, des soubresauts et de la contracture musculaires, quelquefois, de la paralysie précédée de crampes. Toutes ces manifestations morbides sont réelles, mais peuvent être la conséquence de l'état de surexcitation et d'irritation des voies génitales et des troubles de l'innervation utérine, provoqués eux-mêmes par les mouvements et le frottement des organes génitaux.

Espagne, de Montpellier (1869), et Decaisne (1870) admettaient qu'employées dans des limites raisonnables, les machines à coudre n'avaient pas plus d'inconvénients pour la santé que le travail à l'aiguille. La constitution débile, la chlorose, l'anémie, le nervosisme, les mauvaises conditions d'hygiène privée, les tendances et habitudes morales interviennent sans doute comme causes prédisposantes et favorisent la répercussion directe sur la moelle épinière des excitations mécaniques dépendantes du seul mouvement fonctionnel. Mais, il n'en est pas moins vrai, qu'il y a là une affection distincte, à la fois par son origine et par ses manifestations professionnelles.

Le docteur Rondot, de Bordeaux, a eu l'occasion d'étudier la question, et il a conclu, comme nous l'avions fait en 1875, à l'existence de lésions trophiques dans les centres spinaux. M. Guelliot, de Nancy, a relaté, il y a quelques années (1887), plusieurs cas d'ataxie engendrés par l'usage des machines à coudre. Chez l'une de ces malades, l'irritation produite sur les parties génitales par le mouvement de la jambe était si grande, qu'elle était obligée de suspendre momentanément son travail, afin de se faire des lotions à l'eau froide. Les douleurs siégaient et débutaient dans le membre qui était toujours en état d'activité.

Pour prévenir ces accidents, on a conseillé l'emploi de machines à pédales isochrones. La substitution de ces machines aux machines à pédales alternatives a le grand avantage de ne pas provoquer ou, en tout cas, d'amoindrir notablement le mouvement de va et vient des jambes, par suite aussi le frottement des organes génitaux et leur surexcitation anormale. Mais la trépidation ou trémulation du corps n'en subsiste pas moins avec son action perturbatrice sur la moelle. C'est pour supprimer les inconvénients de la pédale que l'on a inventé des machines à vapeur; mais, la trémulation persiste. On a imaginé en dernier lieu un appareil, véritable accumulateur de forces, qui fournirait de sérieux résultats à peu de frais. Cet accumulateur supprime toute trépidation, et peut être manié sans le moindre effort. Le dispositif est conçu de telle façon qu'une aiguille, mue par un ressort tendu par un levier, peut manœuvrer automatiquement pendant cinq à six minutes.

Des accidents analogues caractérisés par des troubles de nature tabétique commençant par le membre mis en mouvement du fait du travail professionnel, avaient été observés par Trousseau chez un tisseur qui faisait mouvoir la pédale du métier avec son pied droit. Plus récemment Berlage (1885) a décrit une hémiataxie professionnelle chez les *tisserands*, se manifestant surtout aux parties du corps fatiguées par le travail professionnel.

Les mêmes troubles ont été signalés chez des *tourneurs en bois* (Trousseau).

Une remarque commune à toutes ces professions, et qui se rapporte au mode de fonctionnement de la pédale, c'est que le mouvement du pied qui se fait du talon à la pointe est moins préjudiciable à la santé que celui qui se fait de la pointe au talon; ce dernier faisant entrer en jeu tout le membre inférieur, le premier ne mettant en exercice que les muscles de la jambe et du pied.

Il est une catégorie d'ouvriers chez lesquels la trépidation ou secousse imprimée à tout le corps et son retentissement sur la moelle s'observent encore, mais avec un caractère de passivité qui contraste quelque peu avec l'activité volontaire du mouvement que nous venons d'étudier. C'est celle des *mécaniciens* ou *chauffeurs* en service sur les locomotives. E. Duchesne (1857) a le premier signalé chez eux des troubles dans l'innervation des membres inférieurs, ayant pour cause la station debout prolongée et la trépidation incessante des locomotives. La manière de voir de Duchesne à ce sujet, a été fortement combattue en France par des observateurs ultérieurs, tous médecins en chef de compagnies de chemins de fer. Johann Rigler, de Berlin (1880), est venu depuis confirmer les observations de Duchesne. Comme ce dernier, il rattache les troubles nerveux que l'on observe chez cette catégorie d'employés des chemins de fer, à l'ébranlement continu auquel ils sont soumis sur les locomotives. Ces accidents qui s'accusent généralement après de longues années de service peuvent toutefois survenir plus tôt, par exemple à la suite d'une frayeur causée par une collision. Mais, ici, intervient sans doute l'ébranlement nerveux produit par le choc; et il faudra bien se garder de confondre avec l'affection professionnelle dont il s'agit, l'ensemble des symptômes qui sont la conséquence de ce qu'on a appelé *railway-spine* ou *railway choc*. Güterbog (1883) a également observé chez les mécaniciens et chauffeurs des locomotives, les troubles signalés par Duchesne et Rigler, et il les regarde comme un résultat de la fatigue et du surmenage, se basant sur cette observation que tous les phénomènes morbides disparaissent habituellement quand ces employés ont pris leur retraite.

Il n'en est pas moins vrai que ce surmenage professionnel, qu'un service trop prolongé affirme de plus en plus, présente ici quelque chose de spécial et de particulièrement caractéristique de l'invalidité professionnelle. Aussi conserverons-nous à l'ensemble des symptômes qui spécifient cette affection le nom de siderodromonose, ou mieux *Siderodromose*, qui lui a été donné.

§ II. — Des modifications imprimées aux organes et aux fonctions par l'attitude professionnelle.

L'attitude que prend l'ouvrier pendant son travail complète le plus souvent le mouvement professionnel. Tantôt elle en exagère les effets, tantôt elle tend à les compenser. Parfois aussi, elle est le résultat d'habitudes de travail défectueuses. Mais qu'elle soit active ou passive, complémentaire ou compensatrice de l'effort, l'attitude professionnelle ne tarde pas à obéir à l'influence de la pesanteur du corps. La fatigue intervenant, les résistances musculaires d'abord, la force élastique des ligaments ensuite, finissent par céder ; et l'organisme se déforme par le fait même de la répétition du travail professionnel.

Ce résultat fâcheux est surtout à craindre pendant les périodes de la vie où l'harmonie, l'équilibration des mouvements et de l'attitude sont le plus susceptibles de se laisser rompre, au grand préjudice de l'accroissement régulier du corps. Ces périodes de la vie sont l'enfance et l'adolescence : l'enfance surtout où la malléabilité osseuse, la faiblesse des ligaments, le peu de résistance de l'action musculaire et par suite la facilité d'assouplissement de l'organisme aux influences extérieures, immédiates ou médiates, qui viennent agir sur lui, font que toute déviation anormale, organique ou fonctionnelle, sollicitée par ces influences, tend à se consolider pendant l'achèvement de la croissance et à devenir irrémédiable.

A l'âge adulte, les choses se passent un peu différemment. Les attitudes professionnelles ne provoquent plus par elles-mêmes des déformations dans le squelette. Obéissant avant tout aux inégalités d'action, de force et de tension que le travail professionnel entraîne dans la contraction musculaire, il en résulte des déformations qui sont, le plus souvent, la conséquence d'une diminution dans la tonicité et la résistance des muscles. Un muscle, en effet, lorsqu'il a été tenu souvent en état de contraction, revient de plus en plus difficilement à ses dimensions normales ; d'un autre côté, le muscle antagoniste, toujours sollicité à s'allonger, ramène de moins en moins la partie du corps qui en est tributaire à sa situation normale. Il en résulte une disposition habituelle de l'innervation à maintenir, pendant le repos, l'attitude prise pendant le travail.

C'est là un résultat auquel on peut encore, dans les débuts, remédier par le repos et par la volonté. Mais à la longue, le redressement des parties déviées ne peut s'opérer sans souffrance, des modifications profondes s'accomplissent dans la nutrition des tissus et la déformation acquise sous l'influence de la répétition du travail, devient comme un stigmate indélébile de la profession. A un âge avancé, l'usure des parties trop souvent mises en jeu, la déchéance générale de l'organisme interviennent à leur tour pour accentuer davantage les déformations professionnelles, principalement celles qui ont leur siège sur la colonne vertébrale, d'ailleurs les plus importantes de toutes et aussi les plus nombreuses.

Nous allons considérer successivement les effets de l'attitude professionnelle, dans le *travail en station debout* et dans le *travail en station assise.*

I. **Du travail prolongé en station debout et de son influence sur la santé de l'ouvrier.** — *a.* — Dans le travail en station debout, nous distinguerons les attitudes professionnelles dans lesquelles le poids du corps porte sur les deux membres et celles où le poids du corps ne porte que sur un seul côté.

Dans l'un et l'autre cas, l'aire de sustentation du corps est circonscrite par les pieds ; les attitudes vicieuses que prend l'ouvrier ont pour but de maintenir le centre de gravité dans cette aire, de là des efforts compensateurs d'équilibre et la mise en jeu d'une résistance musculaire que la fatigue prolongée finit par amoindrir, et à l'amoindrissement de laquelle succède la déformation définitivement acquise.

La première de ces déformations est la *cyphose* ou voussure par exagération de la courbure dorsale normale, résultant de l'inclinaison prolongée du tronc vers le sol. Dans cette attitude, lors de la période active de compensation, c'est-à-dire pendant que le redressement de son corps est encore chose facile à l'ouvrier, l'action compensatrice se fait par l'entraînement du sacrum en arrière, et avec le sacrum le bassin qui s'incline de haut en bas et d'arrière en avant. Pour s'opposer à cette obliquité du bassin, le fémur se porte de haut en bas et d'avant en arrière, et le genou se place dans l'extension forcée pour rejoindre en arrière le plan vertical de sustentation. C'est là ce qui se passe dans le cas d'effort en station debout. Mais avec la continuité de l'attitude courbée, avec l'amoindrissement des résistances musculaires, l'influence du seul poids du corps devenant prépondérante, le mécanisme de compensation se fait alors passivement, en fléchissant les hanches et les genoux pour reporter en arrière une quantité proportionnelle du bassin.

Le type complet de cette déformation est la *cyphose* des *vieux vignerons* et des *vieux terrassiers*. On la rencontre également à des degrés plus ou moins marqués chez les *cantonniers*, les *tailleurs de pierre*.

Elle prend le caractère de *voussure des épaules* chez les ouvriers qui travaillent penchés sur leur établi et en particulier chez les *aiguiseurs*, les *émouleurs*, les *affuteurs*, les *nacriers* qui se courbent sur la meule.

Elle revêt un cachet particulier lorsqu'elle est le résultat d'une attitude à courbure complexe : ainsi, par exemple, en est-il de la *cyphose des houilleurs qui travaillent à la veine* dans les galeries basses, d'autant plus marquée ici que l'extension de la tête augmente la courbure cervicale antérieure, et exagère par compensation la voussure dorsale. Dans la *cyphose des hâleurs en rivière*, la cyphose de courbure par efforts de traction se mêle à un certain degré de scoliose ou courbure latérale par torsion du tronc.

La *lordose*, ou courbure antéro-postérieure de la colonne vertébrale, à convexité antérieure, se rencontre avec le cachet professionnel, mais à l'état de simple courbure de région, chez ceux qui, travaillant debout, subissent le poids des fardeaux qu'ils portent. Telle est par exemple la lordose cervicale des ouvriers qui portent les fardeaux sur la tête. Ces déformations partielles de la colonne vertébrale d'origine professionnelle ne sont d'ailleurs que des courbures de compensation.

La plus intéressante est la lordose ou *ensellure lombaire* que l'on rencontre chez les *joueurs d'orgue*, les *porteurs d'éventaires*, et qui est le résultat de la courbure en arrière du tronc pour compenser son entraînement en avant, sollicité qu'il est par le poids de l'instrument professionnel.

Arbuthnot-Lane a décrit trois sortes de déformations spéciales chez les porteurs de fardeaux (Lancet, 1884). La première forme se rencontre chez *ceux qui portent les fardeaux sur leur épaule droite*. La colonne vertébrale présente dans ce cas une incurvation assez marquée avec convexité à droite et flexion de la partie cervicale, ainsi que de la partie dorsale supérieure. Sous l'influence de la pression du fardeau sur les deux ou trois premières côtes droites, qui agissent alors comme leviers sur le corps et les apophyses transverses des vertèbres correspondantes, il se produit une légère rotation de ces dernières avec incurvation à gauche. La seconde moitié de la partie dorsale est soumise de ce fait, à une incurvation compensatrice avec rotation des vertèbres inférieures en sens inverse des supérieures. Il n'y a dans la partie lombaire aucune courbe compensatrice à gauche.

La deuxième forme se constate chez *ceux qui portent les fardeaux sur le dos*. Ici la pression agit sur les cinquième, sixième et septième vertèbres cervicales, redressant en haut les deux tiers de la partie dorsale et formant, au contraire, dans son tiers inférieur et dans la partie lombaire voisine, une lordose marquée et progressive par usure des corps des vertèbres et des disques intervertébraux correspondants.

La troisième forme est celle de *ceux qui portent les fardeaux sur la tête*. Ici les changements se produisent surtout dans la région cervicale qui offre une incurvation assez marquée avec convexité à droite. L'axis et la troisième vertèbre cervicale sont fréquemment soudées ensemble, et le corps des vertèbres, ainsi que les fibro-cartilages profondément modifiés du côté de la concavité. A la région dorsale on remarque deux courbes compensatrices, l'une la plus élevée à convexité à gauche, l'inférieure à convexité à droite.

b. — Si dans le travail en station debout, *le poids du corps portant sur les deux membres*, les déformations professionnelles par suite de l'attitude vicieuse prolongée que prend l'ouvrier portent plus spécialement sur la courbure antéro-postérieure de la colonne vertébrale, il n'en est pas tout à fait de même avec le travail en station debout, *le poids du corps ne portant que sur un seul côté*, attitude professionnelle qui caractérise le *hancher*.

Dans ce cas, pour que la verticale du centre de gravité, tombe dans l'aire de sustentation circonscrite par un seul pied, le tronc se porte au-dessus du support pédestre par torsion ou flexion latérale du rachis. Voici en effet ce qui se passe : la partie du bassin correspondante au support s'est abaissée en donnant lieu à une convexité lombaire latérale correspondante ; le poids du corps se transmet au sol par la symphise sacro-iliaque de ce côté ; les deux facettes de la symphise surchargée tendent à glisser, la facette sacrée en avant, l'iliaque en arrière et le sacrum entraîne le corps de la vertèbre qui subit un mouvement de torsion. A la longue, par répétition du hancher et par suite de l'amoindrissement des résistances élastiques tendant à maintenir la forme normale, il se produit une inclinaison latérale avec torsion du bassin, scoliose lombaire et torsion vertébrale de compensation (fig. 156).

Si on ajoute à cette influence de la déformation du bassin sur la déformation vertébrale compensatrice, le rôle fonctionnel du membre supérieur droit dans l'acte professionnel de tourner, dévider, marteler, limer, etc., lequel tend à rendre proéminente la partie droite du tronc par élévation de l'épaule correspondante, on comprend comment le hancher professionnel conduit à une déformation latérale de la colonne vertébrale ou scoliose dorsale. Si le hancher est à gauche, la scoliose dorsale est à convexité à droite, et réciproquement.

Cette scoliose professionnelle se remarque chez les *jeunes apprentis employés a tourner la manivelle des treuils*, *le rouet des bobines*, etc. Elle s'observe également chez les ouvriers adultes *tourneurs*, *ciseleurs*, *ajusteurs*, *limeurs*, *etc.*

L'influence du hancher professionnel a d'autres effets. C'est à elle qu'il faut attribuer certaines déformations des membres inférieurs que l'on rencontre chez de jeunes apprentis, entre autres la pseudo-coxalgie, le genou en dedans et le pied plat douloureux. Dans l'attitude vicieuse du hancher, en effet, la jambe qui supporte le poids du corps étant dans l'extension forcée et la tête du fémur repoussée en arrière, la longueur verticale du membre diminue par application plus étendue de la tête dans sa cavité, dont le bourrelet est repoussé, aplati sur le sourcil cotyloïdien ; de là une déformation de cette cavité et une altération de la forme de la fesse qui va jusqu'à simuler les lésions de la coxalgie (fig. 155).

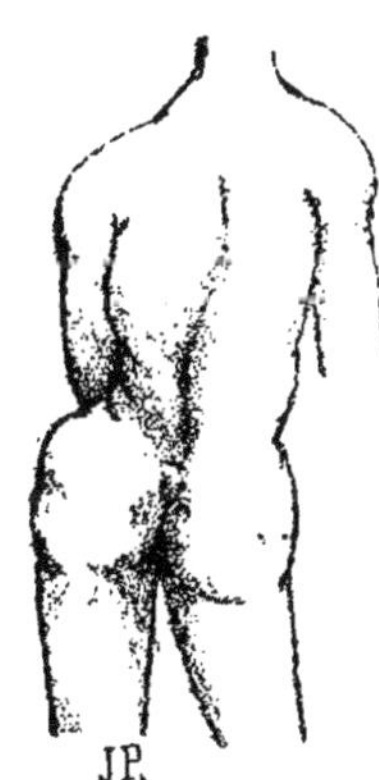

Fig. 155. — Hancher professionnel

L'extension forcée du membre servant de support, le place en arc à convexité postérieure et légèrement oblique en dehors ; et au genou, le poids du corps au lieu d'être transmis sur toute l'étendue du plateau articulaire du tibia, l'est par un quart ou par le tiers antérieur seulement. De là, des synovites, des érosions des cartilages semi-lunaires, des arthropathies chroniques du genou (pour peu surtout que les jeunes apprentis soient scrofuleux et prédisposés), avec hydarthroses assez fréquentes chez les adolescents.

Dans ce cas, le ménisque interne peut céder ; le ligament latéral interne du genou aussi, et le *genu valgum*, genou en dedans ou *cagneux*, se produit en déterminant le pied valgus par pression du corps sur les points d'appui internes du pied. L. Tripier, de Lyon, a démontré que cette affection est susceptible de se développer pendant toute la période de croissance, mais surtout entre 14 et 17 ans, ou encore au moment de la soudure du squelette, de 20 à 25 ans ; chez les garçons un peu plus tôt que chez les filles. Les professions chez lesquelles on la rencontre, sont celles qui obligent les ouvriers à se tenir presque continuellement debout, tels sont les *menuisiers*, les *cuisiniers*, les *serruriers*, les *boulangers* surtout, d'où le nom de *jambe de boulanger*, sous lequel Bœkerbein l'avait désignée. Tels sont encore comme exemples professionnels, les genoux cagneux des enfants ou apprentis tournant les rouets ou bobines (Tillaux).

Quelquefois, mais très rarement, c'est la déviation du genou en dehors et le pied varus qui se produisent. Telles sont les jambes arquées des ouvriers employés, dès le jeune âge, dans les mines de houille, etc.

c. — Une déformation intéressante à étudier, est celle du *pied plat valgus*, connu également sous le nom de pied plat douloureux ou « tarsalgie des adolescents. » Au point de vue professionnel, elle prête à des considérations qui méritent l'attention.

Duchenne, de Boulogne, attribuait uniquement à la paralysie fonctionnelle du long péronier latéral la production du pied plat. Dans une première période, suivant cet observateur, cette paralysie laissant prédominer l'action du muscle jambier antérieur, le pied deviendrait plat et l'avant-pied se devierait non en valgus, mais en varus équin. Puis surviendrait la contracture du court péronier ; et, le pied dans sa totalité se dévie alors en valgus.

D'autres observateurs ont cependant constaté que le long péronier, loin d'être paralysé, était contracturé comme le court péronier. Pour Gosselin, l'élément prédominant était la douleur ; aussi caractérisait-il l'affection dont il s'agit par le mot de tarsalgie et admettait-il l'arthrite du tarse comme point de départ. L'affection présenterait, selon lui, trois périodes de douleur : d'abord sans contracture, puis avec contracture passagère, enfin avec contracture prolongée et valgus définitif.

C'est Le Fort qui le premier a bien étudié la pathogénie du pied plat valgus douloureux, au point de vue professionnel. Pour lui, l'affaissement de la voûte du pied serait fréquent chez les « gens de la campagne ». Cet affaissement n'est point, par lui-même, une cause de douleur et permettrait aux personnes qui en sont affectées une course souvent très longue. Ainsi que tous les observateurs qui l'ont précédé, il signale, comme cause générale, l'âge peu avancé des sujets (16 à 18 ans), et comme causes spéciales les professions qui exigent non les longues marches, mais au contraire la station debout prolongée, comme les *valets de chambre*, les *employés de magasin*, les *garçons de café*, etc. En outre, il explique la prédominance de l'adolescence, par ce fait que l'adolescence est l'âge de l'apprentissage. Ici, interviendrait une cause déterminante qu'il est bon de spécifier. Le Fort pense, que si dans certains métiers, comme celui de « garçon de café », on observe plus fréquemment la maladie, c'est que le plus souvent ces derniers portent des souliers découverts, à semelle mince, sans talon et sans cambrure. La semelle étant d'un précieux secours au maintien de la voûte du pied, ainsi, s'expliquerait le rapport que l'on constate entre le genre de profession, l'habitude de ne porter dans les ateliers que des chaussons de travail, et l'âge auquel s'observe l'apparition du pied plat.

De Saint-Germain a également constaté la fréquence du pied plat dans certaines professions où l'on porte des pantoufles, comme les *garçons bouchers;* de même, cet observateur aurait remarqué que la tarsalgie serait plus rare chez les *blanchisseuses*, quand elles portent des chaussures bien faites. Enfin, il est probable que l'action du froid humide doit favoriser l'apparition de l'affection. L'observation de Trélat qui a eu l'occasion de voir un apprenti charpentier pris de valgus douloureux, quelques jours après avoir été chargé du lavage de bateaux, semble démontrer la vérité du fait. Une observation qui a bien aussi son importance, est celle-ci : le pied plat douloureux serait commun chez les ouvriers du département du Nord, plus que partout ailleurs. Cela peut se comprendre en ce sens qu'il n'est pas de département en France où l'industrie soit plus développée et où l'on soit plus susceptible de rencontrer de jeunes apprentis soumis à tous les inconvénients de la station debout prolongée, comme par exemple dans les *filatures*, les *ateliers de tissage*, etc. Mais, sans doute, doit-on tenir compte de ce fait que les races du Nord y paraissent plus prédisposées, à cause de leur grande taille, d'une musculature souvent peu développée et de la grande dimension de leurs pieds (Le Fort, Sée, Tillaux).

d. — L'habitude professionnelle de la station debout prédispose aussi aux *varices*. Dans les professions à travail debout, avec immobilité relative des membres, comme toutes celles où les ouvriers se tiennent dans la position verticale, devant un établi ou un comptoir quelconque, la pesanteur, que ne vient nullement contrebalancer dans ses effets l'activité musculaire, est la cause prépondérante de la production des varices aux membres inférieurs. Les *imprimeurs*, *ajusteurs*, *tourneurs*, *garçons de magasin*, *laquais*, etc., appartiennent à cette catégorie. Mais les varices sont également fréquentes chez les ouvriers qui, travaillant debout, sont obligés de se livrer à des efforts répétés. A l'action de la pesanteur vient ici s'ajouter les effets de la congestion vasculaire consécutive à la fatigue professionnelle. Les *portefaix*, *débardeurs*, *terrassiers*, etc., rentrent dans cette deuxième catégorie. A ces deux causes, vient parfois s'ajouter l'action de la chaleur rayonnante, favorisant la turgescence vasculaire des membres inférieurs, comme chez les *pâtissiers*, *ouvriers forgerons*, *pudleurs*, *fondeurs*, *verriers*, etc., ou encore celle de la grossesse comme chez les ouvrières en général.

II. Du travail prolongé en station assise et de son influence sur la santé de l'ouvrier. — Dans le *travail en station* assise, il nous faut considérer à la fois l'influence de l'attitude sur les déformations du tronc, et le retentissement que cette attitude finit par avoir à la longue sur le fonctionnement de certains organes, et, par suite, sur la santé générale de l'ouvrier.

En ce qui concerne le premier point, l'influence de la pesanteur exagère la courbure cervicale, redresse la courbure lombaire et la courbure sacrée postérieure ; le poids du corps se transmettant par le sacrum et la symphise sacro-iliaque non plus aux cotyles, mais aux ischions, au coccyx et aux trochanters, l'aire de sustentation se trouve être un vaste polygone où le centre de gravité est situé vers le centre du détroit inférieur du bassin (Dally).

Dans le cas où la station assise repose sur l'un et l'autre ischion ou fesse, il n'y a pas en général de déformation. Il n'en est plus de même quand on limite la base de sustentation du tronc à l'un des ischions qui supporte alors tout le poids du corps. Or, c'est ce qui arrive le plus communément chez les jeunes sujets qui s'asseyent d'habitude sur la fesse gauche, par la raison que c'est généralement le côté droit qui est en mouvement professionnel ; dans cette position l'os iliaque du côté assis tend à s'abaisser en entraînant le sacrum, et le bassin subit un mouvement de torsion autour des deux premières lombaires. Il en résulte une incurvation lombaire à gauche ; le tronc s'incline alors par action compensatrice vers la droite à partir de la première ou deuxième lombaire, produisant un mouvement de torsion des vertèbres dorsales, leur épine tournée vers la droite, et il se produit ainsi une courbure à convexité à droite, prolongée plus ou moins haut.

Cette scoliose dorsale est ici encore due en grande partie à la torsion de la région sacro-lombaire et trouve son point de départ dans la déviation du bassin ; mais, que l'on fasse intervenir la suractivité fonctionnelle du membre supérieur droit, comme cela a lieu généralement dans les professions où l'on travaille assis, et l'on comprendra pourquoi la voussure du dos à droite se rencontre fréquemment dans certaines professions sédentaires, par exemple chez les *couturières*, les *dentellières*, les *brodeuses*, les *piqueuses de bottines ;* et en fait de professions masculines, chez les *cordonniers*, les *tailleurs*, les *cloutiers*, les *chaudronniers*, les *tisserands*, les *vanniers*, les *horlogers*, les *graveurs*.

Les effets sur la santé de l'ouvrier de la station assise courbée, qui est en réalité l'attitude habituelle des professions dites sédentaires, sont parfois des plus déplorables, étant données telles habitudes de travail préjudiciables au fonctionnement de certains organes essentiels, et les conditions misérables de milieu et d'hygiène privée, dans lesquelles le travail professionnel s'effectue la plupart du temps.

Les observateurs tels que Cadet de Gassicourt, Vernois, Beaugrand entre autres, qui ont étudié l'influence professionnelle de l'attitude assise courbée sur l'économie du travailleur, font ressortir l'opposition qui existe entre le déploiement relatif de force et de mouvement de la part des membres supérieurs et l'immobilité du tronc et des membres inférieurs ; de là, des troubles dans la circulation résultant à la fois de l'absence d'exercice musculaire généralisé, du ralentissement de l'acte respiratoire, de la compression mécanique des organes internes et de la congestion intra-abdominale passive qui en résulte.

Dans l'inclinaison du tronc en avant, le bassin et les membres inférieurs restant immobiles, il y a en effet compression des viscères abdominaux ; le diaphragme refoulé en haut, comprime à son tour les poumons, et ceux-ci, maintenus par la paroi antérieure de la poitrine qui s'aplatit en se portant légèrement en arrière, se trouvent resserrés dans un espace insuffisant pour la complète expansion de leur parenchyme. De là des troubles dans l'hématose, de la stase sanguine dans les organes digestifs et, par suite, une torpeur habituelle des fonctions d'absorption.

La gastralgie, la dyspepsie, conséquence de l'inertie gastro-intestinale, la constipation, les hémorrhoïdes, et chez les femmes des troubles du côté de la menstruation et de l'innervation, telles sont les affections qu'entraîne en général la continuité d'une pareille attitude professionnelle.

Qu'à cette attitude, viennent se joindre certaines habitudes vicieuses de travail telles, par exemple, que la pression continue du rebord de l'établi, du manche de l'outil ou de l'objet qu'on façonne sur le devant de la poitrine, l'entrecroisement des membres inférieurs de façon à pouvoir appuyer sur le genou de l'un deux (le droit habituellement) l'ouvrage que l'on fait, l'élévation forcée des épaules et des coudes afin de pouvoir tenir le plus rapproché possible des yeux l'objet qu'on travaille, etc., il en résultera à la longue, un accroissement des tendances pathogéniques professionnelles, en même temps que certaines déformations caractéristiques de l'attitude habituelle de l'ouvrier.

Il y a déjà longtemps que Corvisart et Mérat ont accusé la pression de la forme sur la région présternale, chez les cordonniers, comme étant une cause prédisposante du cancer de l'estomac. Plus récemment (1886) le Dr Thomas, de Londres, a de nouveau insisté sur la fréquence de l'ulcère de l'estomac chez les *cordonniers*, provoqué par la pression habituelle de la forme sur la région épigastrique. La même chose a été dite à propos des *tisserands* par pression habituelle de la poitrinière contre le sternum. L'hématémèse a été observée chez les ouvriers forcés de conserver l'attitude inclinée ; et Bernutz (1887) l'a signalée chez les ouvriers *porcelainiers* chargés du tournassage.

Schuler (1885) a constaté des déformations du thorax chez les *brodeurs au métier*, en Suisse. D'après Vernois « la pression continue de la forme sur la poitrine arrive à déterminer chez les *cordonniers* une sorte d'enfoncement du thorax au niveau de l'articulation chondro-sternale des sixième, septième et huitième côtes, immédiatement au-dessus de l'appendice xyphoïde. Le sternum offre alors dans ce point un creux profond, régulier, circulaire, très nettement circonscrit et qui n'est pas accompagné d'une déformation générale de la cage thoracique.

Chez les *tisserands*, il existe une déformation en apparence similaire. Cette déformation, dit Tardieu, que l'on pourrait être tenté de comparer avec celle qui existe chez les cordonniers, en est cependant bien distincte : placée plus bas, au dessous de l'appendice xyphoïde, elle n'est pas limitée à un point du sternum et résulte d'une déformation de l'ensemble du thorax. Une dépression analogue aurait été observée chez les ouvriers *tourneurs et presseurs à la main*, l'outil étant maintenu fortement appliqué sur le devant de la poitrine. Fleury et Reynaud ont signalé chez les *passementiers* de Saint-Etienne (1890) une double déformation thoracique due aux attitudes nécessitées par le travail du métier, consistant en une dépression sternale, totale ou partielle, et en une dépression costale inférieure, bilatérale ou unilatérale, avec aplatissement en masse du thorax.

La station assise prolongée, par la pression continue à laquelle elle soumet le siège, par le défaut de fonctionnement qu'elle impose aux membres inférieurs et par la position croisée que ces derniers prennent souvent, provoque parfois une sorte de contusion lente des parties comprimées pouvant donner lieu à de l'inflammation chronique des tissus, à de l'atrophie musculaire, à des troubles de l'innervation. C'est ainsi qu'on a signalé comme maladie professionnelle, les arthrites et les tumeurs blanches des articulations du bassin chez les *tailleurs*. En effet, tous les cas de sacro-coxalgie cités par Hahn (1869) ont été observés chez des hommes de cette profession.

L'anesthésie et l'engourdissement des jambes, joints à l'atrophie musculaire est le plus souvent le résultat de l'entrecroisement des membres inférieurs. Il y a là, en effet, une sorte de parèsie fonctionnelle analogue à celle que l'on a constatée dans le cas d'attitude accroupie professionnelle. C'est ainsi que Zenker a observé chez un *pétrisseur d'argile*, et comme conséquence de son attitude accroupie professionnelle, de la paralysie des membres inférieurs débutant par une sensation de froid, de l'engourdissement, des fourmillements dans les orteils et de la raideur dans les cou-de-pied. Les mêmes symptômes ont été signalés chez les *couvreurs* par suite de la position accroupie qu'ils ont sur les toits ; chez les *frotteurs et raboteurs de parquets ;* chez les *blanchisseuses en rivière ;* etc.

On peut certainement prévenir en grande partie les inconvénients de l'attitude courbée professionnelle en forçant l'ouvrier à rectifier cette attitude, soit volontairement, soit involontairement, par l'interposition de supports correcteurs de l'attitude.

Ainsi chez les cordonniers, on avait, parait-il, imaginé il y a déjà longtemps, en Angleterre, un système d'établi qui, permettant à l'ouvrier de travailler en station verticale, enlevait au procédé de fabrication une grande partie de ses inconvénients. Mais un exemple probant à citer est celui qui concerne le procédé inventé par Malherbe, de Nantes (1878), pour remédier aux inconvénients de la position vicieuse que les ouvrières dentellières, brodeuses, etc., prennent en cousant.

Les jambes, croisées de manière à élever le genou droit sur lequel elles fixent l'ouvrage, la partie supérieure du corps fortement penchée en avant pour que l'objet soit à portée des yeux, une semblable position, dit-il, apporte nécessairement une gêne considérable à l'accomplissement des fonctions des poumons, du cœur et de l'estomac, surtout quand le travail a lieu immédiatement après les repas : chez les femmes enceintes, cette attitude peut produire beaucoup d'accidents, et, peut-être, favoriser les positions vicieuses du produit de la conception. Pour les apprenties qui travaillent dans les ouvroirs à l'âge où le développement du corps se produit ou s'achève, les prédispositions aux déviations du rachis, à la phtisie, à la chloro-anémie, à l'hystérie, sont certainement accrues par cette attitude vicieuse et fatigante.

Voici en quoi consiste le moyen préservatif que propose Malherbe, auquel il a donné le nom de pelote hygiénique : « Au bout d'une table ordinaire, devant chaque ouvrière, se trouve solidement vissée une tige verticale de 40 à 60 centimètres, portant une pelote qu'on peut élever, abaisser à volonté, *afin que le travail puisse se faire alternativement dans la position assise ou debout*. Dans l'un et l'autre cas, la colonne vertébrale reste dans la rectitude, et le changement fréquent de position prévient à la fois l'excès de fatigue et les attitudes vicieuses ».

ARTICLE II. — LE TRAVAIL DES ENFANTS ET DES FEMMES DANS L'INDUSTRIE.

§ I. — La prématuration du travail, dans ses rapports avec les lois physiologiques qui président à la croissance et au développement de la puberté.

I. Les enfants et les femmes constituent deux catégories de travailleurs chez lesquels la double influence de l'exercice professionnel et du milieu industriel est susceptible de provoquer, si l'on n'y prend garde, les résultats les plus fâcheux pour leur constitution.

Il ne faut pas méconnaître, en effet, que le travail sollicité par la profession doit être proportionné aux forces physiques de l'ouvrier. Or, la puissance d'action et le degré de résistance de ces forces varient surtout suivant les périodes d'âge. Tout excès de travail qui amène leur épuisement conduit au surmenage.

Pour bien comprendre ce qui doit se passer chez un enfant assujetti prématurément à un travail professionnel non approprié à ses aptitudes physiologiques, il faut se rappeler que l'enfance est la période de la vie où tout ce qui est mouvement, tout ce qui contribue à la mise en jeu d'un organe ou d'une fonction doit avoir pour but de favoriser l'accroissement normal du corps et non d'y porter obstacle. D'une autre part, le milieu qu'il faut à l'enfant doit présenter les conditions de pureté et d'aération nécessaires à l'activité de ses fonctions respiratoires, dont dépendent, avant tout, les échanges intimes qui président au renouvellement des tissus organiques, et à leur augmentation régulière pendant la période de croissance.

Tout ce qui détournera l'activité organique de l'enfant de son but essentiellement physiologique, c'est-à-dire tout ce qui sera pour lui une cause de *prématuration professionnelle* et par suite de fatigue et d'usure anticipée, tout ce qui viendra troubler ses besoins d'hématose générale, c'est-à-dire de revivification active de ses tissus : en d'autres termes tout ce qui sera susceptible de diminuer, soit par privation d'air pur et d'exercice naturel, soit par fatigue et épuisement prématuré, la somme normale de ses échanges respiratoires, tout cela sera pour lui uue cause fatale d'arrêt ou de déchéance dans le développement de son organisme, et consécutivement de débilité et de prédispositions morbides.

Trois raisons pathogéniques par excellence qui découlent des considérations qui précèdent, caractérisent, selon nous, les tendances constitutionnelles des jeunes ouvriers soumis avant le temps et dans des conditions défectueuses, à un exercice professionnel peu en accord avec leur capacité de rendement physiologique. Ce sont :

1° Une extrême susceptibilité irritative des tissus, conséquence du mouvement hyperplasique général qui préside à la croissance ;

2° Une très grande réceptivité pour tout ce qui est agent nuisible, toxique ou infectieux ;

3° Une facilité spéciale de l'organisme à élaborer sous la double influence d'un milieu vicié et de la misère des fonctions qui président à l'hématose, tout ce qui prépare et assure les dyscrasies constitutionnelles.

A. — Le tableau suivant que nous avons dressé, d'après nos propres recherches et celles entreprises avant nous, sur le *développement de la taille*, chez les enfants et les adolescents, aux diverses périodes de la croissance, permet d'établir un fait d'une extrême importance : C'est que le mouvement d'accélération maximum de la croissance précède immédiatement l'époque de la puberté (Voir à la page suivante).

Pour les garçons comme pour les filles, il y a jusque vers huit ans un accroissement uniforme et très nettement marqué, suivi d'un ralentissement annuel dans la croissance, ralentissement plus prolongé chez les garçons que chez les filles, lequel est suivi à son tour d'une accélération qui s'accentue de plus en plus pour arriver à son accroissement maximum. Cet accroissement maximum précède immédiatement, dans l'un et l'autre sexe, l'époque de la puberté.

Ainsi, chez les filles, c'est généralement de dix à quatorze ans que cette accélération dans la croissance se montre ; chez les garcons c'est à partir de treize à quatorze ans qu'elle se manifeste. On comprend combien une pareille loi physiologique demande à être connue et respectée, étant donnée la plus grande susceptibilité de l'organisme, à cette époque de la vie. Or, il est acquis que tout ce qui porte atteinte à l'activité normale des fonctions respiratoires, tout ce qui conduit à la fatigue et à l'usure prématurée des organes, tout ce qui, en un mot, soumet les jeunes organismes à une cause de perturbation, de souffrance ou de déchéance physique, vient agir à l'encontre du mouvement d'accroissement physiologique du corps au point d'en pervertir pendant un temps plus ou moins long l'action formatrice régulière.

Tableau d'accroissement de la taille chez les enfants, d'après Layet (1) (en centimètres).

AGES.	CHEZ LES GARÇONS.		CHEZ LES FILLES.	
à 5 ans révolus	103 c 3	Période d'accroissement régulier.	100 c	Période d'accroissement régulier.
à 6 id	108 5		105	
à 7 id	115		111	
à 8 id	120 6		118	Période de ralentissement.
à 9 id	124 5	Période de ralentissement.	122 3	
à 10 id	129 2		127 5	
à 11 id	132 7		132 5	Période d'accélération maximum.
à 12 id	137 7		138	
à 13 id	143 2	Période d'accélération maximum.	144	
à 14 id	148 2		149	
à 15 id	154 2		151	Période de rétablissement.
à 16 id	160 5		154	
à 17 id	164		155	

Il existe à ce sujet, un certain nombre d'observations, entre autres celles de Cowel, à Manchester (1865), qui montrent que chez les jeunes ouvriers, travaillant dans les fabriques, la croissance est en retard sur celle des jeunes ouvriers du même âge travaillant au dehors des fabriques; et que pendant toute la période de la puberté, le coéfficient d'accroissement annuel est, chez les premiers, singulièrement inférieur à celui des seconds.

B. — Les considérations que soulève le *développement du thorax* pendant la croissance de l'enfant, ne sont pas moins intéressantes que celles qui se rapportent au développement de la taille.

Jusqu'à l'âge de cinq ou six ans, le thorax de l'enfant est à prédomi-

(1) Mes recherches personnelles ont porté sur 15,000 enfants des écoles communales de Bordeaux et de la Gironde. Les moyennes de taille que nous donnons ont été publiées par moi à l'article Écoles du *Dictionnaire encyclopédique* de Dechambre, en 1885. Topinard a publié un relevé basé sur la seule statistique américaine de Bowditch. Les conclusions auxquelles il est arrivé sur les lois de la croissance sont analogues à celles qui ressortent des moyennes générales relevées par moi-même d'après les statistiques de Zeizing, de Cowel, de Quételet, de Bowditch, de Franchi, de Pagliani et la mienne. C'est là un fait important, car il montre que quelles que soient la race et les conditions de nationalité et de milieu, la loi d'accroissement physiologique de la taille maintient son caractère distinctif.

nance antéro-postérieure. Ce n'est qu'à partir de cet âge, que la poitrine tend à prendre de l'extension transversale. Le diamètre transverse maximum qui se rencontre en effet dans le thorax infantile au niveau des dernières côtes, remonte graduellement à mesure qu'avec l'élasticité costale s'affirme la puissance respiratoire, de manière à atteindre dans le thorax de l'adulte la septième côte.

A ce moment là, le périmètre thoracique pris au niveau des mamelons l'emporte sur la demi-taille. Les périmètres axillaire et xyphoïdien sont plus instables que le périmètre mamelonnaire et répondent moins aux lois de la croissance normale, plus directement influencés qu'ils sont par le fonctionnement ou type respiratoire costal ou abdominal. D'une manière générale, le périmètre thoracique s'accroit d'une façon à peu près régulière, proportionnellement à la taille. Chez l'adulte de taille moyenne, il correspond assez exactement à la demi-taille, plus deux centimètres. Cette mesure a pu être considérée quelque temps comme réglementaire, dans le recrutement de l'armée. Mais une observation plus sérieuse des faits ne tarda pas à démontrer ce qu'une pareille règle avait de trop absolu. En effet, le périmètre thoracique peut varier suivant le plus ou moins d'activité des organes pulmonaires, le degré de développement des masses musculaires; et par suite la circonférence absolue et non relative de la poitrine peut indiquer jusqu'à un certain point, le degré normal de force constitutionnelle. Mais il n'en reste pas moins acquis que le développement de la taille peut être en retard ou en avance sur celui du thorax ; et dans ce cas, un périmètre supérieur à la demi-taille ne saurait avoir toute la valeur qu'on voudrait lui prêter au point de vue physiologique.

Ce qu'il y a de vrai, c'est que la capacité vitale de la poitrine, ou si l'on veut, l'activité fonctionnelle du poumon est, surtout une fois la croissance terminée, en corrélation directe avec la taille. Tout ce qui portera préjudice au développement de celle-ci, peut également arrêter le développement de la capacité thoracique; mais, d'autre part, il n'arrive que trop souvent que l'accroissement de la taille, retardée temporairement pour une cause de souffrance ou de déchéance momentanée de l'organisme recupère rapidement ses dimensions ethniques normales, laissant alors la capacité thoracique dans un état d'infériorité marquée, préjudiciable à l'accroissement corrélatif de la force constitutionnelle de l'individu. On le voit, toute cette question de l'accroissement harmonique de la taille et de la poitrine comprend des éléments variés dont il faut savoir tenir compte; mais ce qu'on ne doit pas oublier avant tout, c'est que la période de la vie où l'équilibre des fonctions organiques qui assurent et maintiennent le développement régulier du corps, est le plus susceptible d'être rompu, c'est *l'époque où s'établit la puberté.*

C. — A cet égard, il n'est peut-être pas de démonstration plus caractéristique du rôle que la puberté est appelée à jouer dans l'élaboration des prédispositions morbides que celle qui résulte de ses rapports avec le *surmenage du cœur chez l'apprenti.*

J'ai, à plusieurs reprises, constaté chez de jeunes ouvriers de quatorze à dix-sept ans, des troubles cardiaques purement fonctionnels, caractérisés par de la faiblesse dans l'impulsion du cœur, de la petitesse et de l'irrégularité du pouls, des palpitations, de la dyspnée, de l'angoisse, de la pâleur de la face, des vertiges et de la tendance à la syncope. Ces symptômes existaient en dehors de toute lésion organique. Je les ai presque toujours observés à la suite de fatigues causées par le travail professionnel, et souvent sans que j'aie pu considérer ce travail comme étant au-dessus des forces de ces jeunes apprentis.

Ils cessaient, toutefois, par le repos, demandant, pour reparaître, une certaine continuité dans la reprise du travail. Ayant ainsi été amené à porter mon attention sur ce point d'hygiène professionnelle, j'ai cherché à me rendre compte des raisons physiologiques qui président à l'apparition des troubles cardiaques chez les jeunes apprentis.

Il est évident tout d'abord que nous avons affaire ici à des signes manifestes d'un certain degré d'épuisement du cœur ; et cependant, il n'y a le plus souvent aucune corrélation entre le déploiement de forces exigé par le travail professionnel et la gravité apparente des désordres fonctionnels qui en sont la conséquence.

Le résultat de mes observations est, qu'en pareil cas, la plus ou moins grande facilité de cet épuisement du cœur chez les jeunes apprentis, est entièrement sous la dépendance des conditions dans lesquelles le mouvement de croissance s'opère chez eux.

Le surmènement du cœur n'est pas chez les jeunes apprentis, qui n'ont pas atteint leur puberté, de même nature que chez les ouvriers qui ont acquis tout leur développement corporel.

Chez ces derniers, en effet, il y a à considérer dans le surmènement du cœur provoqué par des fatigues excessives, la surcharge de cet organe par des produits de dénutrition musculaire, et le besoin pour lui de se débarrasser par le repos physiologique de cette surcharge. Il se passe ici pour le cœur, ce qui se passe dans tout muscle surmené ; d'abord une hypertrophie de résistance et puis un épuisement fonctionnel dû à un véritable empoisonnement par les produits de dénutrition non éliminés ; en d'autres termes, le surmènement d'un muscle, sollicité par l'exagération du travail corporel, conduit chez les jeunes hommes au surmenage organique proprement dit, lequel est caractérisé au point de vue de sa localisation par la dégénérescence du muscle surmené, et au point de vue de son retentissement général sur l'organisme, par une véritable intoxication du sang.

Mais, chez l'enfant qui grandit, le travail exagéré du cœur, loin de favoriser dans cet organe le mouvement d'accélération de nutrition locale, déterminatrice d'une hypertrophie de résistance, tend à exagérer, au contraire, son accroissement en volume.

Cet accroissement en volume du cœur, s'effectue, en effet, plus particulièrement à l'époque de la puberté, et cela d'autant plus rapidement que la période d'établissement de la puberté est elle-même plus rapide. Tout travail, tendant à exagérer le mouvement fonctionnel du cœur, pendant cette période, ne peut donc que favoriser la tendance physiologique de cet organe à se dilater, et cela aux dépens de sa puissance contractile ; la fatigue du cœur se présentera alors avec tous les signes d'un épuisement nerveux et non d'un épuisement par usure organique.

Pour bien comprendre le caractère fonctionnel de ce surmenage du cœur chez l'apprenti, au moment de la puberté, je vais résumer ici le développement du cœur aux différents âges de l'enfance, en le mettant en parallèle avec le développement de la taille.

D'après les recherches de Beneke (1870), voici quelles sont les périodes physiologiques considérées dans le développement du cœur :

1° De la naissance à un an, *période d'augmentation rapide*. Le cœur augmente en effet de 80 0/0 de son volume primitif, pendant les trois premiers mois, et de trois mois à un an de 66 à 88 0/0 du volume acquis ;

2° De un an à sept ans, *période d'augmentation régulière*. Cette augmentation est de 20 0/0 du volume acquis, pendant la seconde année ; de 14 à 17 0/0 dans les troisième et quatrième années ; de 11 à 16 0/0 dans les cinquième et sixième années ; de 11 à 12 0/0 dans le cours de la septième ;

3° De sept à quatorze ans, *période de ralentissement*. L'augmentation en volume n'est plus en moyenne pour chaque année que de 7 à 8 0/0 du volume acquis ;

4° Pendant la période d'établissement de la puberté, l'augmentation en volume du cœur est d'autant plus considérable que la puberté se développe plus rapidement.

C'est ainsi que son accroissement moyen annuel correspondant au volume acquis est de 16 à 22 0/0, si le développement de la puberté est de cinq ans.

Il est de 40 à 50 0/0 du volume acquis, si le développement de la puberté prend deux ans ; et de 80 à 100 0/0 si la puberté se développe en un an.

Si nous revenons maintenant sur le développement de la taille chez les garçons, il est facile de comparer avec les périodes corrélatives suivantes :

1° De la naissance à un an, *période d'accroissement rapide*. La taille s'accroît, en moyenne, de 42 0/0 de sa hauteur primitive ;

2° De un an à huit ans, *période d'accroissement régulier*. Cet accroissement est de 16 0/0 de la hauteur acquise pendant la seconde année ; de 8 à 10 0/0 dans les troisième et quatrième années ; de 4 à 6 0/0 pendant les cinquième, sixième et septième années ;

3° De huit à quatorze ans, *période de ralentissement*. L'accroissement en hauteur n'est plus en moyenne pour chaque année, que de 3 à 3,5 0/0 de la hauteur acquise ;

4° A partir de quatorze ans, c'est-à-dire à partir du moment où s'établit le mouvement de développement de la puberté, l'accroissement de la taille subit un mouvement d'accélération d'autant plus marqué que la puberté se développe plus vite. A ce moment aussi, tout retard dans le développement de la taille est compensé par un accroissement rapide plus considérable.

Il résulte de tout ce qui précède, un certain nombre de propositions qui conduisent à l'énonciation de règles précises sur les rapports à établir entre le travail professionnel des enfants et la période d'âge où se développe la puberté.

« Pendant la période d'âge où s'établit la puberté, l'organisme est mis dans un état de moindre résistance à la fatigue, par suite du mouvement général d'accélération que subit la croissance.

» Tout travail excessif pour l'apprenti, à l'époque de la puberté, aura pour résultat d'exagérer les tendances physiologiques du cœur à augmenter rapidement en volume.

» *La dilatation forcée de l'organe est donc caractéristique du surmenage du cœur chez l'apprenti ;* et ce surmenage s'accusera d'autant plus que son développement en puissance contractile sera plus en retard sur son développement en volume.

» Tout ce qui, dans l'enfance, est susceptible, comme souffrance physiologique ou souffrance pathologique, de porter atteinte à la progression normale de la croissance, prédisposera d'autant plus au surmenage du cœur au moment de la puberté que celle-ci en aura été plus retardée.

» La période d'âge où s'établit la puberté est donc celle où la plus grande surveillance doit être portée sur les effets nuisibles d'un travail professionnel excessif chez les jeunes ouvriers.

» Tout apprenti dont la croissance est accélérée doit être tenu dans un état de repos professionnel relatif, sinon absolu.

D. — A côté de ces trois sortes de considérations générales qui dominent, pour ainsi dire, toute la pathogénie de la croissance, et qui relèvent du processus hyperplasique qui la caractérise, il est d'autres effets plus localisés dans leur manifestation, et qui sont plus particulièrement aussi sous la dépendance de la susceptibilité irritative des tissus en voie d'évolution physiologique. Telles sont ces affections des muscles, des tendons, des ligaments, des os, etc., conséquence plus ou moins directe du mouvement professionnel prématuré et des troubles apportés par lui dans la nutrition intime des tissus, affections que nous avons étudiées dans l'article précédent.

Connues sous le nom de myosite ossifiante, exostose et hyperostose, ostéite de croissance, périostite de fatigue, etc., elles sont provoquées par la superactivité du fonctionnement physiologique, le tiraillement des fibres musculaires, l'irritation des tendons au niveau même de leurs insertions, des ligaments au niveau des jointures, des os au niveau de leurs points d'ossification, tous phénomènes morbides pouvant revêtir dans certaines conditions de surmenage un caractère d'infectiosité spéciale dont les états typhiques de fatigue sont l'expression la plus complète.

E. — Un autre point qu'on ne saurait perdre de vue quand il s'agit des tendances pathogéniques des jeunes ouvriers appelés à séjourner un temps plus ou moins long dans les milieux industriels, c'est leur extrême susceptibilité à subir l'influence des agents toxiques ou infectieux.

Les intoxications professionnelles, en effet, aussi bien que les maladies de nature purulente ou simplement infectieuse, rencontrent dans les jeunes organismes une réceptivité toute spéciale. Le saturnisme industriel, de même que le mercurisme, le phosphorisme, l'arsenicisme, etc., non seulement s'affirment avec rapidité chez les enfants, s'y revèlent le plus souvent sous les formes aiguës les plus graves ; mais encore, en venant porter atteinte à l'activité des phénomènes intimes qui président aux grandes fonctions de nutrition, en provoquent l'arrêt ou la perversion et y produisent des causes durables de déchéance organique et de débilité constitutionnelle.

Il en est de même pour tous les agents de viciation de l'air respirable. Ici, plus encore peut-être, étant donné la rapidité d'absorption qui est l'apanage des jeunes sujets et l'extrême sensibilité de leurs appareils nerveux, la perturbation apportée dans l'hématose pulmonaire par le mélange de gaz ou vapeurs nuisibles avec l'air qu'ils respirent, provoque chez eux des troubles morbides graves et subits, parfois des phénomènes rapides d'arrêt respiratoire ; et en dehors de ces cas accidentels, conduit sûrement à la longue, par sa répétition ou sa continuité d'action sur les échanges intimes qui constituent la régénération des tissus usés, à la misère physiologique. Les asphyxies lentes par action toxique sur les globules sanguins, se manifestent dans toute leur gravité chez les jeunes ouvriers exposés au carburisme professionnel, sous toutes ses formes, depuis l'oxycarburisme c'est-à-dire l'empoisonnement chronique par le gaz oxyde de carbone mélangé à l'air ambiant, en proportion infinitésimale, jusqu'à celui provoqué par les essences volatiles dérivées des hydrocarbures, plus ou moins diffusées dans l'atmosphère d'un atelier (voyez Intoxications industrielles.)

C'est un fait connu que dans les milieux chargés de gaz délétères ou de mélanges méphitiques, les enfants succombent les premiers alors que les adultes peuvent résister longtemps encore.

Il est enfin un dernier point d'une très grande importance, c'est l'influence qu'exercent sur la formation des dyscrasies constitutionnelles, sur le réveil des prédispositions innées aux dégénérescences organiques toutes les conditions défectueuses dont nous avons parlé, et qui font du travail industriel pour les enfants débiles ou sous le coup de quelque tare morbide, une menace de danger. Le lymphatisme, la scrofule et la tuberculose sont tôt ou tard, par voie d'acquisition ou de retour héréditaire, l'aboutissant des organismes surmenés pendant leur croissance.

II. Tout ce que nous venons de dire sur l'enfance ouvrière, s'applique aussi bien aux filles qu'aux garçons, avec cette nuance pourtant que les effets de la prématuration sont plus désastreux encore pour celles-ci que pour ceux-là.

A. — La menstruation est, en effet, pour les filles une cause de susceptibilité morbide plus grande. L'irritabilité de la fonction sollicitée le plus souvent par un genre de vie peu approprié aux exigences de la puberté, entraîne à sa suite des dérangements sérieux dans l'économie.

Les troubles fonctionnels deviennent ainsi, à la fois, l'effet et la cause d'une souffrance profonde de l'organisme ; et la chloro-anémie, qui en est le plus communément l'expression pathologique, livre sans défense la jeune ouvrière à toutes les actions nocives d'une industrie insalubre ou dangereuse.

Plus tard, alors que la jeune fille est devenue femme, c'est encore, la fonction utérine qui a le plus à souffrir du labeur excessif que certaines professions exigent, ou des causes de viciation atmosphérique que certains milieux industriels comportent. Nous savons, maintenant pour les avoir précédemment énumérés (voir chap. V, art. 2, § 2), quels sont les travaux qui forcent les jeunes ouvrières à prendre une attitude défectueuse ou à se livrer à un mouvement professionnel exagéré, et les troubles généraux ou fonctionnels qui en résultent tant au point de vue des organes de la circulation et de la respiration que du système nerveux et des organes de la génération.

Ce que nous en avons déjà dit, à propos de l'influence des machines à coudre, peut être offert en exemple ; d'autant plus, qu'il n'y a pas longtemps encore, le Conseil d'hygiène et de salubrité de la Seine, appelé à répondre à une question posée par le Ministre du Commerce au sujet des dangers que présente pour les femmes la manœuvre de la machine à coudre fonctionnant par des pédales, reprenait l'étude de ce point d'hygiène professionnelle et la portant sur son véritable terrain c'est-à-dire celui de l'âge auquel on peut, sans inconvénient sérieux, en autoriser l'emploi, arrivait à une conclusion absolument conforme aux données physiologiques qui nous ont servi de guide dans toutes les considérations qui précèdent. Voici d'ailleurs ces questions et la façon dont il y a été répondu par M. Linder, rapporteur de la commission (séance du 11 avril 1890).

« 1° Y a-t-il lieu d'interdire l'emploi des filles de moins de seize ans aux machines à coudre fonctionnant par des pédales, — ou tout au moins de réduire au demi-temps le travail de ces jeunes filles ?

« 2° L'interdiction ou la réduction dudit travail n'est-elle pas de nature à porter atteinte aux habitudes et aux intérêts de la population ouvrière ?

La réponse à la première question ne saurait être douteuse ; elle est nettement formulée dans mon rapport du 31 juillet 1888, dont je rappellerai, en quelques mots, les motifs et les conclusions.

« Les machines à coudre manœuvrées au moyen de pédales servent à confectionner le linge et les vêtements d'hommes, à piquer les tiges de bottines, les coiffes de chapeaux, l'ouate, etc., à faire les travaux de couture, de ganterie et autres analogues. Elles sont presque toujours dirigées par des femmes ou des jeunes filles, auxquelles leur fonctionnement impose un effort croissant avec la résistance de la matière à percer par les aiguilles et avec le nombre de ces dernières ; ce nombre, dans les machines à ouater, s'élève jusqu'à 36.

« Lorsque le travail de la machine à coudre alterne avec le travail à la main, comme dans la lingerie et la couture par exemple, il ne présente aucun inconvénient pour l'ouvrière, pourvu qu'il ait une durée continue inférieure à deux heures.

« Il en est tout autrement lorsque la durée du travail dépasse cette limite et surtout dans les professions où l'ouvrière fait fonctionner sa machine sans interruption, pendant sa journée. Dans ce cas, certains types de machines obligent la mécanicienne à produire avec les pieds une oscillation complète de la pédale par seconde, soit près de 40,000 oscillations par journée de onze heures. Ce travail occasionne, au bout de quelque temps, surtout chez les jeunes filles, une perturbation profonde dans l'économie, perturbation souvent suivie d'accidents très graves, quelquefois même mortels. La plupart de celles âgées de treize à seize ans sont anémiques ; presque toutes éprouvent des douleurs vives dans les régions abdominales et les reins ; celles qui sont déjà formées sont sujettes à des troubles permanents dans leurs fonctions menstruelles, et finalement à la déviation ou à la chute de l'utérus ; rarement, soient-elles fortes ou bien constituées, elles arrivent à exercer leur profession sans subir une atteinte à la poitrine.

« Au point de vue physique, l'usage des machines à pédales provoque donc chez les jeunes filles des effets désastreux ; ses conséquences, au point de vue moral, ne sont pas moins graves.

« Bien peu d'ouvrières échappent aux accidents qui viennent d'être indiqués. « Et encore, parmi elles, plusieurs comprennent si bien que « l'immunité dont elles paraissent fières pourrait n'être qu'une rare « exception, qu'elles défendent formellement à leur propres enfants de « travailler plus de deux heures à la redoutable machine. » (Rapport de l'inspecteur divisionnaire Laporte pour l'exercice 1888).

« La conséquence à tirer de ces faits est évidente : une réduction à moitié de la durée du travail journalier ne suffirait pas pour mettre les jeunes filles à l'abri des accidents résultant du fonctionnement des machines à coudre mues au moyen de pédales ; le travail de ces machines devrait être formellement interdit aux filles de moins de seize ans employées dans les ateliers, par application des dispositions de l'article 12 de la loi du 19 mai 1874. » (Voir plus loin le décret du 13 mai 1893, art. 3 et 4).

Un dernier point sur lequel nous n'avons pas à revenir non plus, mais qu'il est utile de rappeler ici, est celui qui concerne l'influence fâcheuse qu'exercent le plus communément sur les femmes enceintes et sur le produit de la conception, les intoxications professionnelles d'une part ; et de l'autre, tout travail exigeant une station ou attitude fatigante, surtout aux époques voisines des couches.

Ce sont là des considérations spéciales qui doivent conduire à des mesures spéciales de préservation.

B. — Jusqu'à présent, nous nous sommes placé, comme il était d'ailleurs logique de le faire, sur le terrain de l'hygiène physique. Mais, pour les femmes comme pour les enfants, à la question de la salubrité et de la sécurité du travail se rattache aussi, il faut le reconnaître, une *question d'éducation et de morale*.

Dans une loi protectrice sur le travail des femmes et des enfants, les intérêts de l'instruction et de la famille doivent être mis en avant et prêter leur concours à l'application des mesures de restriction destinées à atténuer, autant que possible, les tristes effets du séjour à l'atelier. Rien n'est plus naturel, d'ailleurs, que de partager les heures passées loin de tout travail industriel, entre le repos nécessaire à la restauration des forces corporelles, les jeux et l'école pour les enfants, les soins du ménage et de la famille pour la femme.

A cet égard, tant au point de vue de ses funestes conséquences sur la santé qu'à celui des graves inconvénients qui en résultent pour l'hygiène de la famille et la moralité publique, le *travail de nuit* est par dessus tout condamnable. Il complète et assure le surmenage physique en privant les organismes fatigués par le travail du jour, du bénéfice d'un repos récupérateur ; il prolonge leur séjour dans un milieu plus vicié encore et rendu plus insalubre par la continuité des opérations industrielles, et achève, par suite, d'amoindrir leur résistance aux causes de maladie.

Les quelques statistiques que l'on possède sur ce sujet montrent, en effet, que la morbidité des femmes l'emporte de beaucoup sur celle des hommes travaillant dans les mêmes conditions industrielles. C'est ainsi que la Société de secours mutuels des ouvriers en soie de Lyon a compté pour ses 4,117 sociétaires de tout âge, pendant l'exercice 1889, 1,522 journées de maladies chez les hommes et 3,978 chez les femmes. De 20 à 40 ans, tandis que le nombre de jours de chômage dû à la maladie est de 3,56 pour un homme, il est de 7,28 pour une femme. Cette différence dans la morbidité se présente surtout dans les périodes d'âge où la femme est en pleine puissance d'activité physique, et, si l'on peut dire, de maternité.

La statistique italienne fournit les mêmes résultats pour la plupart des sociétés mixtes aux deux sexes. Ainsi, tandis que de 20 à 40 ans, chaque ouvrier sociétaire compte par année 5,4 jours de chômage, le nombre de jours de chômage est de 8,1 pour une femme. (J. Bertillon, *Sur la Morbidité et spécialement sur la morbidité professionnelle*, 1890).

§ II. — **Les lois protectrices du travail des enfants et des femmes dans les établissements industriels.**

Dans la plupart des pays, le législateur a formulé des prescriptions éminemment rationnelles que nous n'avons pas à commenter ici, estimant qu'il sera plus utile pour le lecteur de se reporter au résumé concret que nous avons cru devoir faire de toutes les lois protectrices du travail des enfants et des femmes, promulguées tant à l'étranger qu'en France. Aussi bien, n'avons-nous reproduit, en ce qui concerne la législation étrangère, que les articles spéciaux afférents aux questions qui nous intéressent particulièrement, de façon toutefois à ne laisser dans l'ombre aucun détail s'y rattachant directement.

L'ensemble de ces lois, tel que nous le donnons, constitue donc à cet égard une étude aussi complète que possible. Elle permettra de se rendre compte des différences plus ou moins grandes que les conditions variées de climat et de race, les habitudes et les mœurs nationales, le caractère des industries propres à certains pays, ont pu amener dans des prescriptions ayant pourtant le même objectif.

I. **Législation française.** — *Loi du 22 mars 1841.* — Cette loi ne visait que les ateliers comprenant plus de vingt ouvriers : l'enfant ne pouvait être admis au travail avant l'âge de 8 ans ; de 8 à 12 ans, il ne pouvait être employé que pendant une durée de 8 heures, divisée par des repos. — Jusqu'à l'âge de 13 ans, tout travail de nuit lui était absoment interdit, et au-dessus de cet âge, ce travail n'était autorisé que dans certaines conditions.

Décret du 2 mars 1848, fixant à dix heures pour Paris, et à onze heures pour la province, la durée maximum de la journée de travail pour tous les travailleurs des usines et manufactures sans catégorie d'âge.

Loi du 9 septembre 1848, annulant le précédent décret et fixant à douze heures pour toute la France la durée maximum de la journée de travail.

Loi du 22 février et 4 mars 1851, relative au « contrat d'apprentissage », fixant la durée maximum du travail à dix heures pour les apprentis âgés de moins de 14 ans, à douze heures pour ceux âgés de 14 à 16 ans ; interdisant le travail de nuit au-dessous de 16 ans, et prescrivant le repos pour les apprentis de tout âge, les dimanches et jours de fêtes reconnus par la loi.

Loi du 3 juin 1874, réglementant le travail des enfants et des filles mineures dans les établissements industriels privés ; l'âge d'admission au travail était fixé à 12 ans, mais un *Règlement d'administration publique du 1er mars 1877*, autorisait le travail de 10 à 12 ans dans certaines industries où les enfants ne pouvaient alors être employés que pendant six heures par jour, divisées par un repos : c'est ce qu'on appelait le *travail de demi-temps.*

Au-dessus de 12 ans, le travail ne pouvait être de plus de douze heures par jour, divisées par des repos. Le travail de nuit était interdit jusqu'à 16 ans ; la même interdiction visait les filles mineures de 16 à 21 ans employées dans les usines et manufactures.

Le repos du dimanche et des fêtes reconnues par la loi était obligatoire pour les garçons au-dessous de 16 ans et les filles âgées de moins de 21 ans. Des exceptions étaient admises par un règlement d'administration publique pour les usines à feu continu. Les travaux souterrains étaient interdits aux enfants au dessous de 12 ans, ainsi qu'aux filles et aux femmes de tout âge. De 12 à 16 ans, les enfants pouvaient être admis à ces travaux sous conditions fixées par un *Règlement d'administration publique du 12 mars 1875.*

La loi de 1874 créait un corps d'inspection (inspecteurs divisionnaires, départementaux, commissions locales, etc.), et des pénalités étaient édictées contre les infractions à la loi.

Loi du 2 novembre 1892 sur le travail des enfants, des filles mineures et des femmes dans les établissements industriels. — C'est cette loi que nous allons reproduire en entier, en l'accompagnant de quelques commentaires, et en la faisant suivre des règlements d'administration publique qui la complètent et en déterminent les faits d'exception ou les dérogations. Cette loi réalise sur celle de 1874 des améliorations importantes ainsi formulées par M. Richard Waddington, qui en a été le rapporteur :

« Extension de l'inspection et de la surveillance aux établissements publics et aux établissements d'enseignement professionnel ou de bienfaisance.

» Suppression du demi-temps et élévation à 13 ans de l'âge d'admission dans les ateliers industriels et dans les exploitations minières.

» Institution d'un certificat d'aptitude physique pour tous les enfants âgés de moins de 13 ans.

» Réduction de la journée légale de travail à dix heures pour les jeunes travailleurs âgés de moins de 18 ans, pour les filles mineures et les femmes.

» Interdiction du travail de nuit pour les enfants jusqu'à 18 ans, pour les filles mineures et les femmes de tout âge.

» Extension de l'obligation du repos hebdomadaire aux jeunes gens de 16 à 18 ans et aux femmes de tout âge.

» Réorganisation du corps des inspecteurs divisionnaires et départementaux sur des bases assurant l'efficacité et l'uniformité du service.

» Institution des concours pour les candidats aux fonctions d'inspecteur.

» Aggravation des pénalités infligées aux contrevenants, en cas de récidive. »

LOI du 2 novembre 1892 sur le travail des enfants des filles mineures et des femmes dans les établissements industriels.

SECTION I. — DISPOSITIONS GÉNÉRALES. AGE D'ADMISSION. DURÉE DU TRAVAIL.

ARTICLE 1er. — Le travail (1) des enfants, des filles mineures (2) et des femmes (3) dans les *usines, manufactures, mines, minières et carrières, chantiers, ateliers et leurs dépendances* (4) de quelque nature que ce soit, publics ou privés, laïques ou religieux, même lorsque ces établissements ont un caractère d'enseignement professionnel ou de bienfaisance, est soumis aux obligations déterminées par la présente loi (5).

Toutes les dispositions de la présente loi s'appliquent aux étrangers travaillant dans les établissements ci dessus désignés,

Sont exceptés les travaux effectués dans les établissements où ne sont employés que les membres de la famille sous l'autorité soit du père, soit de la mère, soit du tuteur.

Néanmoins, si le travail s'y fait à l'aide de chaudière à vapeur ou de moteur mécanique, ou si l'industrie exercée est classée au nombre des établissements dangereux ou insalubres, l'inspecteur aura le droit de prescrire les mesures de sécurité et de salubrité à prendre, conformément aux articles 12, 13 et 14.

ART. 2. — Les enfants ne peuvent être employés par les patrons ni être admis dans les établissements énumérés dans l'art. 1er avant l'âge de 13 ans résolus (6).

Toutefois, les enfants munis du certificat d'études primaires institué par la loi du 28 mars 1892 peuvent être employés à partir de l'âge de 12 ans.

Commentaires : (1) Il s'agit ici du travail purement industriel ; le travail exclusivement agricole n'est point visé par la loi ; mais les industries agricoles (distillerie, sucrerie, féculerie) et même le travail agricole qui s'effectue par l'intermédiaire de machines doivent rentrer dans loi.

(2) Doit s'entendre de toute femme au-dessous de 21 ans.

(3) Doit s'entendre de toute femme au-dessus de 21 ans.

(4) Les locaux où couchent les apprentis, filles mineures ou femmes qui sont logés par leurs patrons, tombent sous le coup de la loi.

(5) Les magasins ni les bureaux ne sont visés par la loi.

(6) C'est le travail salarié que la loi prétend réglementer ainsi au point de vue de l'âge d'admission.

Aucun enfant âgé de moins de 13 ans ne pourra être admis au travail dans les établissements ci-dessus visés, s'il n'est muni d'un certificat d'aptitude physique délivré, à titre gratuit, par l'un des médecins chargés de la surveillance du premier âge ou l'un des médecins inspecteurs des écoles, ou tout autre médecin chargé d'un service public, désigné par le Préfet. Cet examen sera contradictoire, si les parents le réclament.

Les inspecteurs du travail pourront toujours requérir un examen médical de tous les enfants au-dessous de 16 ans, déjà admis dans les établissements sus-visés, à l'effet de constater si le travail dont ils sont chargés excède leurs forces.

Dans ce cas, les inspecteurs auront le droit d'exiger leurs renvois de l'établissement sur l'avis conforme de l'un des médecins désignés au paragraphe 3 du présent article, et après examen contradictoire si les parents le réclament.

Dans les orphelinats et institutions de bienfaisance visés à l'article 1er et dans lesquels l'instruction primaire est donnée, l'enseignement manuel ou professionnel, pour les enfants âgés de moins de 13 ans, sauf pour les enfants âgés de 12 ans munis du certificat d'études primaires, ne pourra pas dépasser 3 heures par jour.

Art 3. — Les enfants de l'un et l'autre sexe, âgés de moins de 16 ans ne peuvent être employés à un travail effectif de plus de 10 heures par jour.

Les jeunes ouvriers ou ouvrières de 16 à 18 ans ne peuvent être employés à un travail effectif de plus de 60 heures par semaine, sans que le travail journalier puisse excéder 11 heures.

Les filles au-dessus de 18 ans et les femmes ne peuvent être employées à un travail effectif de plus de 11 heures par jour.

Les heures de travail ci-dessus indiquées, seront coupées par un ou plusieurs repos dont la durée totale ne pourra être inférieure à une heure et pendant lesquels le travail sera interdit (1).

SECTION II. — Travail de nuit — Repos hebdomadaire.

Art. 4. — Les enfants âgés de moins de 18 ans, les filles mineures et les femmes ne peuvent être employées à aucun travail de nuit dans les établissements énuméré à l'article 1er.

Tout travail entre 9 heures du soir et 5 heures du matin est considéré comme travail de nuit; toutefois le travail sera autorisé de 4 heures du matin à 10 heures du soir quand il sera reparti entre deux postes d'ouvriers ne travaillant pas plus de 9 heures chacun.

Le travail de chaque équipe sera coupé par un repos d'une heure au moins (2).

Il sera accordé, pour les femmes et les filles âgées de plus de 18 ans, à certaines industries qui seront déterminées par un règlement d'administration publique et dans les conditions d'application qui seront précisées

Commentaires : (1) La durée des repos ne doit pas compter dans la limitation des heures de travail. — Le travail étant interdit pendant les repos, il en résulte que le repas ne saurait être pris pendant la continuation du travail.

(2) Doit s'entendre de un ou plusieurs repos dont la durée totale n'excèdera pas une heure.

dans ledit règlement, la faculté de prolonger le travail jusqu'à 11 heures du soir, à certaines époques de l'année, pendant une durée totale qui ne depassera pas 60 jours. En aucun cas, la journée de travail effectif ne pourra être prolongée au-delà de 12 heures.

Il sera accordé à certaines industries, déterminées par un règlement d'administration publique, l'autorisation de déroger d'une façon permanente aux dispositions des paragraphes 1 et 2 du présent article, mais sans que le travail puisse, en aucun cas, dépasser sept heures par 24 heures.

Le même règlement pourra autoriser, pour certaines industries, une dérogation temporaire aux dispositions précitées.

En outre, en cas de chômage résultant d'une interruption accidentelle ou de force majeure, l'interdiction ci-dessus peut, dans n'importe quelle industries, être temporairement levée par l'inspecteur pour un délai déterminé (1).

Art. 5. — Les enfants âgés de moins de 18 ans et les femmes de tout âge ne peuvent être employés dans les établissements énumérés à l'article 1er plus de 6 jours par semaine, ni les jours de fêtes reconnues par la loi, même pour rangement d'ateliers (2).

Une affiche apposée dans les ateliers indiquera le jour adopté pour le repos hebdomadaire.

Art. 6 — Néanmoins, dans les usines à feu continu, les femmes majeures et les enfants du sexe masculin peuvent être employés tous les jours de la semaine, la nuit, aux travaux indispensables, sous la condition qu'ils auront au moins un jour de repos par semaine.

Les travaux tolérés et le laps de temps pendant lequel ils peuvent être exécutés seront déterminés par un règlement d'administration publique.

Art. 7. — L'obligation du repos hebdomadaire et les restrictions relatives à la durée du travail peuvent être temporairement levées par l'inspecteur divisionnaire, pour les travailleurs visés à l'article 5, pour certaines industries à désigner par le susdit règlement d'administration publique.

Art. 8. — Les enfants des deux sexes, âgés de moins de 13 ans, ne peuvent être employés comme acteurs, figurants, etc., aux représentations données dans les théâtres et cafés-concerts sédentaires (3).

Le Ministre de l'Instruction publique et des beaux-arts, à Paris, et les préfets dans les départements pourront exceptionnellement autoriser l'emploi d'un ou plusieurs enfants dans les théâtres pour la représentation de pièces déterminées.

Commentaires : (1) Il n'est pas indispensable que le chômage soit général.

(2) Les dimanches ne sont pas assimilés aux jours de fêtes reconnus par la loi, qui sont des jours de repos obligatoires. Le choix du jour de repos hebdomadaire reste facultatif; il peut n'être pas nécessairement le même pour tous les ouvriers d'un même établissement.

(3) L'interdiction ne s'applique pas aux théâtres ambulants qui rentrent dans la catégorie des professions ambulantes, dans lesquelles la protection des enfants est régie par la loi des 7-20 décembre 1874. Cette loi interdit, sous peine d'emprisonnement et d'amende, l'emploi des enfants avant l'âge de 16 ans, soit dans les exercices acrobatiques périlleux, soit dans les représentations données par les acrobates, saltimbanques, montreurs d'animaux et directeurs de cirques.

SECTION III. — Travaux souterrains.

Art 9. Les filles et les femmes ne peuvent être admises dans les travaux souterrains, les mines, minières et carrières.

Des règlements d'administration publique détermineront les conditions spéciales du travail des enfants de 13 à 18 ans du sexe masculin dans les travaux souterrains ci-dessus visés (1).

Dans les mines spécialement désignées par des règlements d'administration publique, comme exigeant, en raison de leurs conditions naturelles une dérogation aux prescriptions du paragraphe 2 de l'article X, ces règlements pourront permettre le travail des enfants à partir de 10 heures du matin et jusqu'à minuit, sous la condition expresse que les enfants ne soient pas assujettis à plus de 8 heures de travail effectif ni à plus de 10 heures de présence dans la mine, par 24 heures (2).

SECTION IV. — Surveillance des enfants.

Art. 10. — Les maires sont tenus de délivrer gratuitement aux père, mère, tuteur ou patron, un livret sur lequel sont portés les noms et prénoms des enfants des deux sexes âgés de moins de 18 ans, la date, le lieu de leur naissance et leur domicile.

Si l'enfant a moins de 13 ans, le livret devra mentionner qu'il est muni du certificat d'études primaires institué par la loi du 28 mars 1882.

Les chefs d'industrie ou patrons inscriront sur le livret la date de l'entrée dans l'atelier et celle de la sortie. Ils devront également tenir un registre sur lequel seront mentionnées toutes les indications insérées au présent article (3).

Art. 11. — Les patrons ou chefs d'industrie et loueurs de force motrice sont tenus de faire afficher dans chaque atelier les dispositions de la présente loi, les règlements d'administration publique relatifs à son exécution et concernant plus spécialement leur industrie, ainsi que les adresses et les noms des inspecteurs de la circonscription.

Ils afficheront également les heures auxquelles commencera et finira le travail ainsi que les heures et la durée des repos (4). Un duplicata de cette affiche sera envoyé à l'inspecteur, un autre sera déposé à la mairie.

Commentaires : (1) Les enfants de 12 à 13 ans peuvent toutefois être employés dans les travaux souterrains, suivant la règle générale formulée à l'article 2 de la loi, à la condition qu'ils soient munis du certificat d'instruction primaire et du certificat d'aptitude physique.

(2) Dans la durée du travail effectif, ne sont pas compris, bien entendu, le temps de la remonte et de la descente, ni celui employé à aller au chantier et à en venir, ni le temps de repos qui ne doit pas excéder une heure

(3) Livret et registre sont exigés seulement des chefs d'établissements purement industriels.

(4) Il y a des ateliers où l'ouvrier étant à ses pièces, on ne saurait déterminer ni les heures de travail ni les heures de repos. Dans ce cas, d'après le rapporteur de la loi au

L'organisation de relais, qui aurait pour effet de prolonger au delà de la limite légale la durée de la journée de travail est interdite pour les personnes protégées par la présente loi.

Dans toutes les salles de travail des ouvroirs, orphelinats, ateliers de charité ou de bienfaisance dépendant des établissements religieux ou laïques, sera placé d'une façon permanente un tableau indiquant, en caractère facilement lisibles, les conditions du travail des enfants telles qu'elles résultent des articles 2, 3, 4 et 6 et déterminant l'emploi de la journée, c'est-à-dire les heures de travail manuel, du repos, de l'étude et des repas. Ce tableau sera visé par l'inspecteur et revêtu de sa signature.

Un état nominatif complet des enfants élevés dans les établissements ci-dessus désignés, indiquant leurs noms et prénoms, la date et le lieu de leur naissance, et certifié conforme par les directeurs de ces établissements, sera remis tous les 3 mois, à l'inspecteur et fera mention de toutes les mutations survenues depuis la production du dernier état.

SECTION V. — Hygiène et sécurité des travailleurs.

Art. 12. — Les différents genres de travail présentant des causes de danger, ou excédant les forces, ou dangereux pour la moralité, qui seront interdits aux femmes, filles et enfants, seront déterminés par des règlements d'administration publique.

Art. 13. — Les femmes, filles et enfants ne peuvent être employés dans des établissements insalubres ou dangereux, où l'ouvrier est exposé à des manipulations ou des émanations préjudiciables à sa santé, que sous les conditions spéciales déterminées par des règlements d'administration publique pour chacune de ces catégories de travailleurs.

Art. 14. Les établissements visés dans l'article 1er et leurs dépendances doivent être tenus dans un état constant de propreté, convenablement éclairés et ventilés. Ils doivent présenter toutes les conditions de sécurité et de salubrité nécessaires à la santé du personnel.

Dans tout établissement contenant des appareils mécaniques, les roues, les courroies, les engrenages ou tout autre organe pouvant offrir une cause de danger, seront séparés des ouvriers de telle manière que l'approche n'en soit possible que pour les besoins du service.

Les puits, trappes et ouvertures de descente doivent être clôturés.

Art. 15. — Tout accident ayant occasionné une blessure (1) à un ou à plusieurs ouvriers, survenu dans les établissements mentionnés à l'article 1er, sera l'objet d'une déclaration par le chef de l'entreprise ou, à son défaut et en son absence, par son préposé.

Cette déclaration contiendra le nom et l'adresse des témoins de l'accident;

Sénat, le chef d'industrie aurait à afficher l'heure d'ouverture et celle de fermeture des ateliers, « en déclarant pourquoi et comment il ne peut pas fixer l'heure du travail. »

Commentaires : (1) Dans l'esprit du législateur, la blessure doit avoir une certaine gravité, suffisante pour nécessiter des soins médicaux.

elle sera faite dans les 48 heures (1) au maire de la commune, qui en dressera procès-verbal dans la forme à déterminer par un règlement d'administration publique. A cette déclaration sera joint, produit par le patron, un certificat du médecin indiquant l'état du blessé, les suites probables de l'accident et l'époque à laquelle il sera possible d'en connaître le résultat définitif.

Récépissé de la déclaration et du certificat médical sera remis, séance tenante, au déposant.

Avis de l'accident est donné immédiatement par le maire à l'inspecteur divisionnaire ou départemental.

Art. 16. — Les patrons ou chefs d'établissements doivent, en outre, veiller au maintien des bonnes mœurs et à l'observation de la décence publique.

SECTION VI. — Inspection.

Are. 17, — Les inspecteurs du travail sont chargés d'assurer l'exécution de la présente loi et de la loi du 9 septembre 1848.

Ils sont chargés, en outre, concuremment avec les commissaires de police, de l'exécution de la loi du 7 décembre 1874, relative à la protection des enfants employés dans les professions ambulantes (2).

Toutefois, en ce qui concerne les exploitations de mines, minières et carrières, l'exécution de la loi est exclusivement confiée aux ingénieurs et contrôleurs des mines, qui, pour ce service, sont placés sous l'autorité du ministre du commerce et de l'industrie.

Art. 18. — Les inspecteurs du travail sont nommés par le ministre du commerce et de l'industrie. Ce service comprendra :

1° Des inspecteurs divisionnaires ;

2° Des inspecteurs ou inspectrices départementaux.

Un décret rendu après avis du Comité des arts et manufactures et de la Commission supérieure du travail ci-dessous instituée, déterminera les départements dans lesquels il y aura lieu de créer des inspecteurs départementaux. Il fixera le nombre, le traitement et les frais de tournée de ces inspecteurs.

Les inspecteurs ou inspectrices départementaux sont placés sous l'autorité de l'inspecteur divisionnaire.

Les inspecteurs du travail prêtent serment de ne point révéler les secrets de fabrication et, en général, les procédés d'exploitation dont ils pourraient prendre connaissance dans l'exercice de leurs fonctions.

Toute violation de ce serment est punie conformément à l'article 378 du code pénal.

Art. 19. — Désormais ne seront admissibles aux fonctions d'inspecteur

Commentaires : (1) Ce délai court incontestablement du jour de l'accident et doit se compter de « jour à jour. »

(2) La loi n'accorde pas aux inspecteurs la qualité d'officiers de police judiciaire, et par conséquent ne leur accorde pas le privilège de juridiction établi par l'article 483 du code d'instruction criminelle en faveur de de ces officiers.

divisionnaire ou départemental que les candidats ayant satisfait aux conditions et aux concours visés par l'article 22.

La nomination au poste d'inspecteur titulaire ne sera définitive qu'après un stage d'un an.

ART. 20. — Les inspecteurs et inspectrices ont entrée dans les établissements visés par l'article 1er; ils peuvent se faire représenter le registre prescrit par l'article 10, les livrets, les règlements intérieurs, et, s'il y a lieu, le certificat d'aptitude physique mentionné à l'article 2.

Les contraventions sont constatées par les procès-verbaux des inspecteurs et inspectrices, qui font foi jusqu'à preuve contraire.

Ces procès-verbaux sont dressés en double exemplaire, dont l'un est envoyé au préfet du département et l'autre déposé au parquet.

Les dispositions ci-dessus ne dérogent point aux règles du droit commun, quant à la constatation et à la poursuite des infractions à la présente loi.

ART. 21. — Les inspecteurs ont pour mission, en dehors de la surveillance qui leur est confiée, d'établir la statistique des conditions du travail industriel dans la région qu'ils sont chargés de surveiller.

Un rapport d'ensemble résumant ces communications sera publié tous les ans par les soins du ministre du commerce et de l'industrie.

SECTION VII. — COMMISSIONS SUPÉRIEURES ET DÉPARTEMENTALES.

ART. 22. — Une commission supérieure composée de neuf membres, dont les fonctions sont gratuites, est établie auprès du ministre du commerce et de l'industrie Cette Commission comprend deux sénateurs, deux députés élus par leurs collègues et cinq membres nommés pour une période de quatre ans, par le Président de la République. Elle est chargée :

1° De veiller à l'application uniforme et vigilante de la présente loi ;

2° De donner son avis sur les règlements à faire et généralement sur les diverses questions intéressant les travailleurs protégés ;

3° Enfin, d'arrêter les conditions d'admissibilité des candidats à l'inspection divisionnaire et départementale, et le programme du concours qu'ils devront subir.

Les inspecteurs divisionnaires nommés en vertu de la loi du 19 mai 1874, et actuellement en fonctions, seront répartis entre les divers postes d'inspecteurs divisionnaires et d'inspecteurs départementaux établis en exécution de la présente loi, sans être assujettis à subir le concours.

Les inspecteurs départementaux pourront être conservés sans subir un nouveau concours,

ART. 23. — Chaque année, le président de la commission supérieure adresse au Président de la République un rapport général sur les résultats de l'inspection et sur les faits relatifs à l'exécution de la présente loi.

Ce rapport doit être, dans le mois de son dépôt, publié au *Journal officiel*.

ART. 24. — Les conseils généraux devront instituer une ou plusieurs commissions chargées de présenter, sur l'exécution de la loi et les améliorations dont elle serait susceptible, des rapports qui seront transmis au ministre et communiqués à la commission supérieure.

Les inspecteurs divisionnaires et départementaux, les présidents et vice-présidents de conseil de prud'hommes du chef-lieu ou du principal centre industriel du département et, s'il y a lieu, l'ingénieur des mines, font partie de droit de ces commissions dans leurs circonscriptions respectives.

Les commissions locales instituées par les articles 20, 21 et 22 de la loi du 19 mai 1876 sont abolies.

Art. 25. — Il sera institué dans chaque département, des comités de patronage ayant pour objet :

1° La protection des apprentis et des enfants employés dans l'industrie ;

2° Le développement de leur instruction professionnelle.

Le Conseil général, dans chaque département, déterminera le nombre et la circonscription des comités de patronage, dont les statuts seront approuvés dans le département de la Seine par le ministre de l'intérieur et le ministre du commerce et de l'industrie, et par les préfets dans les autres départements.

Les comités de patronage seront administrés par une commission composée de sept membres, dont quatre seront nommés par le Conseil général et trois par le préfet.

Ils sont renouvelables tous les 3 ans. Les membres sortants pourront être appelés de nouveau à en faire partie. Leurs fonctions sont gratuites.

SECTION VIII. — Pénalités.

Art. 26. — Les manufacturiers, directeurs ou gérants d'établissements visés dans la présente loi qui auront contrevenu aux prescriptions de ladite loi et des règlements d'administration publique relatifs à son exécution, seront poursuivis devant le tribunal de simple police et passibles d'une amende de 5 à 15 fr. L'amende sera appliquée autant de fois qu'il y aura de personnes employées dans des conditions contraires à la présente loi.

Toutefois, la peine ne sera pas applicable si l'infraction à la loi a été le résultat d'une erreur provenant de la production d'actes de naissance, livrets ou certificats contenant de fausses énonciations ou délivrés pour une autre personne.

Les chefs d'industrie seront civilement responsables des condamnations prononcées contre leurs directeurs ou gérants.

Art. 27. — En cas de récidive, le contrevenant sera poursuivi devant le tribunal correctionnel et puni d'une amende de 16 à 100 fr.

Il y a récidive lorsque, dans les douze mois antérieurs au fait poursuivi, le contrevenant a déjà subi une condamnation pour une contravention identique.

En cas de pluralité de contraventions entraînant ces peines de la récidive, l'amende sera appliquée autant de fois qu'il aura été relevé de nouvelles contraventions.

Les tribunaux correctionnels pourront appliquer les dispositions de l'article 463 du code pénal sur les circonstances atténuantes, sans qu'en aucun cas l'amende, pour chaque contravention, puisse être inférieure à 5 francs.

ART. 28. — L'affichage du jugement peut, suivant les circonstances et en cas de récidive seulement, être ordonné par le tribunal de police correctionnelle.

Le tribunal peut également ordonner, dans le même cas, l'insertion du jugement aux frais du contrevenant, dans un ou plusieurs journaux du département.

ART. 29. — Est puni d'une amende de 100 à 500 fr. quiconque aura mis obstacle à l'accomplissement des devoirs d'un inspecteur.

En cas de récidive, l'amende sera portée de 500 à 1,000 fr. L'article 463 du code pénal est applicable aux condamnations prononcées en vertu de cet article.

SECTION IX. — DISPOSITIONS SPÉCIALES.

ART. 30. — Les règlements d'administration publique nécessaires à l'application de la présente loi, seront rendus après avis de la Commission supérieure du travail et du Comité consultatif des arts et manufactures.

Le Conseil général des mines sera appelé à donner son avis sur les règlements prévus en exécution de l'article 9.

ART. 31. — Les dispositions de la présente loi sont applicables aux enfants placés en apprentissage et employés dans un des établissements visés à l'article 1er.

ART. 32, — Les dispositions édictées par la présente loi ne seront applicables qu'à dater du 1er janvier 1893.

La loi du 19 mai 1874 et les règlements d'administration publique rendus en exécution de ses dispositions seront abrogés à la date sus-indiquée.

Décret du 13 mai 1893, déterminant les industries insalubres ou dangereuses où les enfants, les filles mineures et les femmes ne doivent pas être employés, et celles où ils ne peuvent l'être que sous certaines conditions et seulement pour certains travaux.

LE PRÉSIDENT DE LA RÉPUBLIQUE FRANÇAISE,

Vu le Rapport du Ministre du Commerce de l'Industrie et des Colonies; Vu l'article 12 de la loi du 2 novembre 1892... Vu l'article 13 de ladite loi.... Vu l'avis du Comité consultatif des arts et manufactures... Vu l'avis de la Commission supérieure instituée par l'article 22 de la loi précitée... le Conseil d'Etat entendu, décrète :

ARTICLE PREMIER. — Il est interdit d'employer les enfants au dessous de 18 ans, les filles mineures et les femmes au graissage, à la visite ou à la réparation des machines ou mécanismes en marche.

ART. 2. — Il est interdit d'employer les enfants au dessous de 18 ans, les filles mineures et les femmes dans les ateliers où se trouvent des machines actionnées à la main ou par un moteur mécanique, dont les parties dangereuses ne sont point couvertes de couvre-engrenages, garde mains et autres organes protecteurs.

Art. 3. — Il est interdit d'employer les enfants au-dessous de 18 ans à faire tourner des appareils en sautillant sur une pédale.

Il est également interdit de les employer à faire tourner des roues horizontales.

Art. 4. — Les enfants au-dessous de 16 ans ne pourront être employés à tourner des roues verticales que pendant une durée d'une demi-journée de travail divisée par un repos d'une demi-heure au moins.

Il est également interdit d'employer les enfants au-dessous de 16 ans à actionner, au moyen de pédales, les métiers dits « à la main ».

Art. 5. — Les enfants au-dessous de 16 ans ne peuvent travailler aux scies circulaires ou aux scies à ruban.

Art. 6. — Les enfants au dessous de 16 ans ne peuvent être employés au travail des cisailles et autres lames tranchantes mécaniques.

Art. 7. — Les enfants au-dessous de 13 ans ne peuvent, dans les verreries, être employés à cueillir et à souffler le verre.

Au-dessous de 13 ans jusqu'à 16 ans, ils ne peuvent cueillir un poids de verre supérieur à mille grammes. Dans les fabriques de bouteilles et de verre à vitre, le soufflage par la bouche est interdit aux enfants au-dessous de 16 ans,

Dans les verreries où le soufflage se fait à la bouche, un embout personnel sera mis à la disposition de chaque enfant âgé de moins de 18 ans.

Art. 8. — Il est interdit de préposer des enfants au-dessous de 16 ans au service des robinets à vapeur.

Art. 9. — Il est interdit d'employer des enfants de moins de 16 ans en qualité de doubleurs, dans les ateliers où s'opèrent le laminage et l'étirage de la verge de tréfilerie.

Toutefois, cette disposition n'est pas applicable aux ateliers dans lesquels le travail des doubleurs est garanti par des appareils protecteurs.

Ars. 10. — Il est interdit d'employer des enfants de moins de 16 ans à des travaux exécutés à l'aide d'échafaudages volants pour la réfection ou le nettoyage des maisons.

Art. 11. — Les jeunes ouvriers et ouvrières au-dessous de 18 ans employés dans l'industrie ne peuvent porter tant à l'intérieur qu'à l'extérieur des manufactures, usines, ateliers et chantiers, des fardeaux d'un poids supérieur aux suivants ;

Garçons au-dessous de 14 ans	10	kilogr.
— de 14 à 18 ans	15	—
Ouvrières au-dessous de 16 ans	5	—
— de 16 à 18 ans	10	—

Il est interdit de faire traîner ou pousser par lesdits jeunes ouvriers et ouvrières, tant à l'intérieur des établissements industriels que sur la voie publique, des charges correspondant à des efforts plus grands que ceux ci-dessus indiqués.

Les conditions d'équivalence des deux genres de travail seront déterminées par arrêté ministériel.

Art. 12. — Il est interdit d'employer des filles au-dessous de 16 ans au travail des machines à coudre mues par des pédales.

Art 13. — Il est interdit d'employer des enfants, des filles mineures ou des femmes à la confection d'écrits, d'imprimés, affiches, dessins, gravures, peintures, emblèmes, images et autres objets dont la vente, l'offre, l'exposition, l'affichage ou la distribution sont réprimés par les lois pénales comme contraires aux bonnes mœurs.

Il est également interdit d'occuper des enfants au-dessous de 16 ans et des filles mineures dans les ateliers où se confectionnent des écrits, imprimés, affiches, gravures, peintures, emblèmes, images et autres objets qui, sans tomber sous l'application des lois pénales, sont cependant de nature à blesser leur moralité.

Art. 14. — Dans les établissements où s'effectuent les travaux dénommés au tableau A annexé au présent décret, l'accès des ateliers affectés à ces opérations est interdit aux enfants au-dessous de 18 ans, aux filles mineures et aux femmes.

Art. 15. — Dans les établissements où s'effectuent les travaux dénommés au tableau B annexé au présent décret, l'accès des ateliers affectés à ces opérations est interdit aux enfants au-dessous de 18 ans.

Art. 16. — Le travail des enfants, filles mineures et femmes n'est autorisé dans les ateliers dénommés au tableau C, annexé au présent décret, que sous les conditions spécifiées audit tableau.

Art. 17. — Le Ministre du Commerce, de l'Industrie et des Colonies est chargé de l'exécution du présent décret, qui sera inséré au *Bulletin des lois* et publié au *Journal officiel* de la République française.

Fait à Paris, le 13 mai 1893.

CARNOT.

Le Ministre du Commerce de l'Industrie et des Colonies,

Terrier.

RÈGLEMENTS d'administration publique annexés au Décret précédent et divisant en trois catégories la nomenclature des établissements insalubres ou dangereux interdits d'une façon absolue ou conditionnellement aux enfants, aux filles mineures et aux femmes.

Tableau A. — *Travaux interdits aux enfants au-dessous de 18 ans, aux filles mineures et aux femmes.*

(On a plus spécialement visé dans ce tableau les industries qui soumettent les ouvriers à l'action de substances toxiques, de vapeurs délétères ou particulièrement nuisibles, telles que les vapeurs nitreuses par exemple, et de poussières éminemment dangereuses, infectieuses ou irritantes. — Plus que partout ailleurs, il s'agissait de soustraire à l'influence funeste de pareilles industries, les organismes délicats et susceptibles).

TRAVAUX.	RAISONS DE L'INTERDICTION.	MOTIFS.
Acide arsénique (fabrication de l') au moyen de l'acide arsénieux et de l'acide azotique	Danger d'empoisonnement.	Manipulation d'acide arsénieux, vapeurs empyreumatiques.
Acide fluorhydrique (fabrication de l')	Vapeurs délétères	Vapeurs d'acide fluorhydrique.
Acide nitrique (fabrication de l')	Idem	Vapeurs nitreuses.
Acide oxalique (fabrication de l')	Danger d'empoisonnement. Vapeurs délétères	Vapeurs nitreuses et hydrocarburées.
Acide picrique (fabrication de l')	Vapeurs délétères	Vapeurs nitreuses.
Acide salicylique (fabrication de l') au moyen de l'acide phénique	Emanations nuisibles	Vapeurs phéniquées.
Acide urique. (Voir Murexide).		
Affinage des métaux au fourneau. (Voir grillage des minerais)		
Aniline. (Voir nitrobenzine).		
Arséniate de potasse (fabrication de l') au moyen du salpêtre	Danger d'empoisonnement. Vapeurs délétères	Manipulation des sels arsenifères; vapeurs nitreuses.
Benzine (dérivés de la). (Voir nitrobenzine).		
Blanc de plomb. (Voir céruse).		
Bleu de Prusse (fabrication du). (Voir cyanure de potassium).		
Cendres d'orfèvre (traitement des) par le plomb	Maladies spéciales dues aux émanations nuisibles.	Buées plombifères s'échappant des fours.
Céruse ou blanc de plomb (fabrication de la)	Idem	Pouss. plombifères.
Chairs, débris et issues (dépôts de) provenant de l'abattage des animaux	Emanations nuisibles, danger d'infection	Virus charbonneux.
Chlore (fabrication du).	Emanations nuisibles	Vapeurs chloreuses.
Chlorure de chaux (fabrication du).	Idem.	Idem.
Chlorures alcalins, eau de javelle (fabrication des)	Idem	Idem.
Chlorure de plomb (fonderie de)	Idem	Buées plombifères.— Vapeurs chloreuses.
Chlorures de soufre (fabrication des).	Idem	Vapeurs chloreuses.
Chromate de potasse (fabrication du)	Maladies spéciales dues aux émanations.	Buées chargées de poussières escarrotiques.
Cristaux (polissage à sec des)	Poussières dangereuses.	Pouss. plombifères.
Cyanure de potassium et bleu de Prusse (fabrication de)	Danger d'empoisonnement.	Vapeurs cyanurées
Cyanure rouge de potassium ou prussiate rouge de potasse)	Idem	Idem.
Débris d'animaux (dépôts de). (Voir chairs, etc.).		
Dentelles (blanchissage à la céruse des)	Poussières dangereuses	Pouss. plombifères.
Eau de Javelle (fabrication de l'). (Voir Chlorures alcalins).		
Eau-forte. (Voir acide nitrique).		
Effilochage et déchiquetage des chiffons	Poussières nuisibles	Poussièr. infectieuses septiques.

TRAVAUX.	RAISONS DE L'INTERDICTION.	MOTIFS.
Emaux (grattage des) dans les fabriques de verre mousseline	Poussières nuisibles	Pouss. plombifères.
Engrais (dépôts et fabriques d') au moyen de matières animales	Emanations nuisibles	Matières infectieuses.
Equarrissage des animaux (ateliers d')	Nature du travail. Emanations nuisibles	Matières infectieuses septiques.
Etamage des glaces par le mercure (atelier d')	Maladies spéciales dues aux émanations	Vapeurs et poussières mercurielles.
Fonte et laminage du plomb, du zinc et du cuivre	Idem	Vapeurs et buées toxiques.
Fulminate de mercure (fabrication du)	Emanations nuisibles	Vapeurs mercurielles, nitreuses et empyreumatiques.
Glaces (étamage des). (Voir étamage).		
Grillage des minerais sulfureux (sauf le cas prévu au tableau C)	Idem	Vapeurs sulfureuses.
Huiles et autres corps gras extraits des débris de matières animales.	Idem	Vapeurs âcres empyreumatiques.
Litharge (fabrication de la)	Maladies spéciales dues aux émanations	Buées et poussières plombifères.
Massicot (fabrication du)	Idem.	Idem.
Matières colorantes (fabrication des) au moyen de l'aniline et de la nitrobenzine	Emanations nuisibles.	Vapeurs nitreuses.
Métaux (aiguisage et polissage des).	Poussières dangereuses.	Poussièr. métalliques et pierreuses extrêmement irritantes.
Meulières et meules (extraction et fabrication des)	Idem	Idem.
Minium (fabrication du)	Maladies spéciales dues aux émanations	Pouss. et buées plombifères.
Murexide (fabrication de la) en vase clos par la réaction de l'acide azotique et de l'acide urique du guano.	Vapeurs délétères	Vapeurs nitreuses et empyreumatiques.
Nitrate de méthyle (fabrique de)	Idem	Vapeurs nitreuses.
Nitrobenzine, aniline et matières dérivant de la benzine (fabrication de)	Vapeurs nuisibles	Idem.
Peaux de lièvre et de lapin. (Voir secrétage).		
Phosphore (fabrication du)	Maladies spéciales dues aux émanations	Vapeurs phosphorées.
Plomb (fonte et laminage du). (Voir fonte).		
Poils de lièvre et de lapin. (Voir secrétage).		
Prussiate de potasse. (Voir cyanure de potassium).		
Rouge de Prusse et d'Angleterre.	Vapeurs délétères.	Vapeurs acides.
Secrétage des peaux ou poils de lièvre ou de lapin	Poussières nuisibles ou vénéneuses.	Buées et poussières mercuriques.
Sulfate de mercure (fabrication du).	Maladies spéciales dues aux émanations.	Vapeurs et poussières mercuriques.
Sulfure d'arsenic (fabrication du)	Danger d'empoisonnement.	Vap. arsenic. acides.
Sulfure de sodium (fabrication du).	Gaz délétère	Vapeurs acides. — Buées toxiques.
Triperies annexes des abattoirs	Emanations nuisibles	Gaz infects et matières infectieuses.
Verre (polissage à sec du)	Poussières dangereuses	Poussières extrêmement irritantes.

TABLEAU B. — *Travaux interdits aux enfants au-dessous de 18 ans.*

(Dans ce tableau on a surtout eu en vue les industries dans lesquelles le danger d'accident demande pour être évité une extrême prudence et une attention soutenue, dont les enfants sont le plus communément incapables. Il n'en est pas de même pour les femmes qui apportent en général dans les opérations comportant avec elles l'insécurité seule, beaucoup de patience, d'attention, d'habileté de main, de douceur et de souplesse dans les mouvements).

TRAVAUX.	RAISONS DE L'INTERDICTION.
Amorces fulminantes (fabrication des)............	Nécessité d'un travail prudent et attentif.
Amorces fulminantes pour pistolets d'enfants (fabrication d')..	Idem.
Artifices (fabrication des pièces d')......................	Idem.
Cartouches de guerre (fabriques et dépôts de)..... ...	Idem.
Celluloïd et produits nitrés analogues (fabrication de)..	Idem.
Chiens (infirmerie de)..	Danger de morsures.
Chrysalides (extraction des parties soyeuses des)......	Emanations nuisibles.
Dynamite (fabriques et dépôts de)........	Nécessité d'un travail prudent et attentif.
Etoupilles (fabrication d') avec matières explosives....	Idem.
Poudre de mine comprimée (fabrication de cartouches de)..	Idem.

TABLEAU C. — *Établissements dans lesquels l'emploi des enfants au-dessous de 18 ans, des filles mineures et des femmes est autorisé sous certaines conditions.*

(Dans ce tableau, on a consigné la plupart des industries comportant certaines opérations offrant pour les organismes délicats et particulièrement susceptibles, les mêmes causes de danger que les industries énumérées dans les tableaux précédents. Ce n'est plus l'industrie en elle-même qui est interdite, mais bien les ateliers ou les locaux particuliers où se pratiquent ces opérations).

ÉTABLISSEMENTS.	CONDITIONS.	MOTIFS.
Abattoirs publics..........	Les enfants au-dessous de seize ans ne seront pas employés dans les abattoirs.	Dangers d'accidents et de blessures.

ÉTABLISSEMENTS.	CONDITIONS.	MOTIFS.
Albâtre (sciage et polissage à sec de l')	Les enfants au-dessous de dix-huit ans ne seront pas employés lorsque les poussières se dégageront librement dans les ateliers	Poussières nuisibles.
Acide chlorhydrique (production de l') par la décomposition des chlorures de magnésium, d'aluminium et autres.	Les enfants au-dessous de dix-huit ans, les filles mineures et femmes ne seront pas employés dans les ateliers où se dégagent des vapeurs et où l'on manipule les acides	Dangers d'accidents.
Acide muriatique. (Voir acide chlorhydrique).		
Acide sulfurique (fabrication de l')	Idem	Idem.
Affinage de l'or et de l'argent par les acides	Idem	Idem.
Allumettes chimiques (dépôt d')	Les enfants au-dessous de seize ans ne seront pas employés dans les magasins	Danger d'incendie.
Allumettes chimiques (fabrication d')	Les enfants au-dessous de dix-huit ans ne seront pas employés à la fusion des pâtes et au trempage	Maladies spéciales dues aux émanations.
Argenture sur métaux. (Voir dorure et argenture).		
Battage, cardage et épuration des laines, crins et plumes	Les enfants au-dessous de dix-huit ans ne seront pas employés dans les ateliers où se dégagent des poussières	Poussières nuisibles.
Battage des tapis en grand	Idem	Idem.
Battoir à écorces dans les villes	Idem	Idem.
Benzine (fabrication et dépôt de). (Voir huile de pétrole, de schiste, etc.).		
Blanc de zinc (fabrication de) par la combustion du métal.	Les enfants au-dessous de dix-huit ans ne seront pas employés dans les ateliers de combustion et de condensation	Poussières nuisibles.
Blanchiment (toile, paille, papier)	Les enfants au-dessous de dix-huit ans, les filles mineures et les femmes ne seront pas employés dans les ateliers où se dégagent le chlore et l'acide sulfureux	Vapeurs nuisibles.
Boîtes de conserves (soudure des)	Les enfants au-dessous de seize ans ne seront pas employés à la soudure des boîtes	Gaz délétères.

ÉTABLISSEMENTS.	CONDITIONS.	MOTIFS.
Boutonniers et autres emboutisseurs de métaux par moyens mécaniques.	Les enfants de dix-huit ans ne seront pas employés dans les ateliers où se dégagent des pouss ères..................	Poussières nuisibles.
Boyauderies....	Les enfants au-dessous de dix-huit ans, les filles mineures et les femmes ne seront pas employés au soufflage..........	Dangers d'affections pulmonaires.
Caoutchouc (application des enduits du)..............	Les enfants au-dessous de dix-huit ans, filles mineures et femmes ne seront pas employés dans les ateliers où se dégagent les vapeurs de sulfure de carbonate et de benzine.........	Vapeurs nuisibles.
Caoutchouc (travail du) avec emploi d'huiles essentielles ou de sulfure de carbone..	Les enfants au-dessous de dix-huit ans, filles mineures et femmes ne seront pas employés dans les ateliers où se dégagent les vapeurs de sulfure de carbone..............	Idem.
Cardage des laines, etc. (Voir battage).		
Chanvre (teillage du) en grand. (Voir teillage).		
Chanvre imperméable. (Voir feutre goudronné).		
Chapeaux de feutre (fabrication de)..................	Les enfants au-dessous de dix-huit ans ne seront pas employés lorsque les poussières se dégageront librement dans les ateliers.........	Poussières nuisibles.
Chapeaux de soie ou autres préparés au moyen d'un vernis (fabrication de).....	Les enfants au-dessous de dix-huit ans ne seront pas employés dans les ateliers où l'on fabrique et applique les vernis........	Vapeurs nuisibles.
Chaux (fours à).	Les enfants au-dessous de dix-huit ans ne seront pas employés dans les ateliers où se dégagent les poussières.....	Poussières nuisibles.
Chiffons (dépôt de).........	Les enfants au-dessous de dix-huit ans ne seront pas employés au triage et à la manipulation des chiffons......	Idem.
Chiffons (traitement des) par la vapeur et l'acide chlorhydrique.	Les enfants au-dessous de dix-huit ans, filles mineures et femmes ne seront pas employés dans les ateliers où se dégagent les acides...	Vapeurs nuisibles.
Chromolithographie.........	Les enfants au-dessous de seize ans ne seront pas employés au bronzage à la machine........	Poussières nuisibles.

ÉTABLISSEMENTS.	CONDITIONS.	MOTIFS.
Ciment (fours à)............	Les enfants au-dessous de dix-huit ans ne seront pas employés dans les ateliers où se dégagent des poussières	Idem.
Collodion (fabrication du)....	Les enfants au-dessous de seize ans ne seront pas occupés dans les ateliers où l'on manipule les matières premières et les dissolvants..................	Danger d'incendie.
Cotons et cotons gras (blanchisseries des déchets de)..	Les enfants au-dessous de dix-huit ans, filles mineures et femmes ne seront pas employés dans les ateliers où l'on manipule le sulfure de carbone.....	Vapeurs nuisibles.
Cordes d'instruments en boyaux. (Voir boyauderies).		
Corne, os et nacre (travail à sec des).................	Les enfants au-dessous de dix-huit ans ne seront pas employés lorsque les poussières se dégageront librement dans les ateliers	Poussières nuisibles.
Crins (teintures des). (Voir teintureries).		
Crins et soies de porc. (Voir soies de porc).		
Cuirs vernis (fabrication de). (Voir feutre et visières vernies).		
Cuivre (trituration des composés du).	Les enfants au-dessous de dix-huit ans ne seront pas employés dans les ateliers où les poussières se dégagent librement..	Poussières nuisibles.
Cuivre (dérochage du) par les acides	Les enfants au-dessous de dix-huit ans, filles mineures et femmes ne seront pas employés dans les ateliers où se dégagent des vapeurs acides...........	Vapeurs nuisibles.
Déchets de laine (dégraissage des). (Vr peaux, étoffes, etc.)		
Dorure et argenture.........	Les enfants au-dessous de dix-huit ans, filles mineures et femmes ne seront pas employés dans les ateliers où se produisent des vapeurs acides ou mercurielles.....	Emanations nuisibles
Eaux grasses (extraction pour la fabrication des savons et autres usages des huiles contenues dans les).......	Les enfants au-dessous de dix-huit ans, filles mineures et femmes ne seront pas employés dans les ateliers où l'on emploie le sulfure de carbone.........	Idem.
Ecorces (battoir à). (Voir battoir).		

ÉTABLISSEMENTS.	CONDITIONS.	MOTIFS.
Email (application de l') sur les métaux..............	Les enfants au-dessous de dix-huit ans, les filles mineures et les femmes ne seront pas employés dans les ateliers où l'on broie et blute les matières....	Idem.
Emaux (fabrication d') avec fours non fumivores.......	Idem..................	Idem.
Epaillage des laines et draps par la voie humide...... .	Les enfants au-dessous de dix-huit ans, filles mineures et femmes ne seront pas employés dans les ateliers où se dégagent des vapeurs acides..........	Idem.
Etoupes (transformation en) des cordages hors de service, goudronnés ou non.	Les enfants au-dessous de dix-huit ans ne seront pas employés lorsque les poussières se dégageront librement dans les ateliers..............	Poussières nuisibles.
Faïence (fabrique de)........	Les enfants au-dessous de dix huit ans ne seront pas employés dans les ateliers où l'on pratique le broyage, le blutage........	Idem.
Fer (dérochage du)..........	Les enfants au-dessous de dix-huit ans, filles mineures et femmes ne seront pas employés dans les ateliers où se dégagent des vapeurs et où l'on manipule des acides..................	Vapeurs nuisibles.
Fer (galvanisation du)..	Idem..	Idem.
Feuilles d'étain.............	Les enfants au-dessous de seize ans ne seront pas employés au bronzage à la main des feuilles.	Poussières nuisibles.
Feutre goudronné (fabrication du)...........	Les enfants au dessous de dix-huit ans ne seront pas employés lorsque les poussières se dégagent librement dans les ateliers.	Idem.
Feutres et visières vernies (fabrication de)...........	Les enfants au-dessous de dix-huit ans ne seront pas employés à la préparation et à l'emploi des vernis......	Danger d'incendie et vapeurs nuisibles.
Filature de lin..............	Les enfants au-dessous de dix-huit ans, les filles mineures et les femmes ne seront pas employés lorsque l'écoulement des eaux ne sera pas assuré..	Humidité nuisible.
Fonderies en 2e fusion	Les enfants au-dessous de seize ans ne seront pas employés à enlever les crasses au moment de la coulée.................	Danger de brûlures.
Fourneaux (hauts)..........	Idem...	Idem.
Fours à plâtre et fours à chaux (Voir plâtre, chaux).		
Grès (extraction et piquage des)....................	Les enfants au-dessous de dix-huit ans ne seront pas employés lorsque les poussières se dégageront librement dans les ateliers........................	Poussières nuisibles.

ÉTABLISSEMENTS.	CONDITIONS.	MOTIFS.
Grillage des minerais sulfureux quand les gaz sont condensés et que le minerai ne renferme pas d'arsenic....	Les enfants au-dessous de dix-huit ans, les filles mineures et les femmes ne seront pas employés dans les ateliers où l'on produit le grillage...........	Émanations nuisibles.
Grillage et gazage des tissus.	Les enfants au-dessous de dix-huit ans, les filles mineures et les femmes ne seront pas employés lorsque les produits de combustion se dégageront librement dans les ateliers....	Idem.
Huiles de pétrole, de schiste et de goudron, essences et autres hydrocarbures employés pour l'éclairage, le chauffage, la fabrication des couleurs et vernis, le dégraissage des étoffes et autres usages (fabrication, distillation, travail en grand d').	Les enfants au-dessous de seize ans ne seront pas employés dans les ateliers de distillation et dans les magasins.........	Danger d'incendie.
Huiles essentielles ou essences de térébenthine, d'aspic et autres. (Voir huiles de pétrole, de schiste, etc.).		
Huiles extraites des schistes bitumeux (Voir huiles de pétrole, de schiste, etc.).		
Jute (teillage du). (Voir teillage).		
Liège (usines pour la trituration du)......	Les enfants au-dessous de dix-huit ans ne seront pas employés dans les ateliers où les poussières se dégagent librement..	Poussières nuisibles.
Lin (teillage en grand du). (Voir teillage).		
Liquides pour l'éclairage (dépôts de) au moyen de l'alcool et des huiles essentielles	Les enfants au-dessous de seize ans ne seront pas employés dans les magasins...........	Danger d'incendie.
Marbres (sciage ou polissage à sec des).	Les enfants au dessous de dix-huit ans ne seront pas employés lorsque les poussières se dégageront librement dans les ateliers........	Poussières nuisibles.
Matières minérales (broyage à sec des)............ ...	Idem...	Idem.
Mégisseries...	Les enfants au-dessous de dix-huit ans, les filles mineures et les femmes ne seront pas employés à l'épilage des peaux..	Danger d'empoisonnement

ÉTABLISSEMENTS.	CONDITIONS.	MOTIFS.
Ménageries.................	Les enfants au-dessous de dix-huit ans ne seront pas employés quand la ménagerie renferme des bêtes féroces ou venimeuses....................	Danger d'accidents.
Moulins à broyer le plâtre, la chaux, les cailloux et les pouzzolanes.....	Les enfants au-dessous de dix-huit ans ne seront pas employés quand les poussières se dégageront librement dans les ateliers.......................	Poussières nuisibles.
Nitrates métalliques obtenus par l'action directe des acides (fabrication des)....	Les enfants au-dessous de dix-huit ans, filles mineures et femmes ne seront pas employés dans les ateliers où se dégagent des vapeurs et où se manipulent les acides......	Vapeurs nuisibles.
Noir minéral (fabrication du) par le broyage des résidus de la distillation des schistes bitumineux........... ..	Les enfants au-dessous de dix-huit ans ne seront pas employés lorsque les poussières se dégageront librement dans les ateliers.........	Poussières nuisibles.
Olives (tourteaux d'). (Voir tourteaux).		
Ouates (fabrication des).....	Idem....	Idem.
Papier (fabrication du)......	Les enfants au-dessous de dix-huit ans ne seront pas employés au triage et à la préparation des chiffons..........	Idem.
Papiers peints. (Voir toiles peintes).		
Peaux, étoffes et déchets de laine (dégraissage des) par les huiles de pétrole et autres hydrocarbures............	Les enfants au-dessous de dix-huit ans ne seront pas employés dans les ateliers où l'on traite par les dissolvants, où l'on trie, coupe et manipule les déchets.	Danger d'incendie. — Poussières nuisibles.
Peaux (lustrage et apprêtage des)...................	Les enfants au-dessous de dix-huit ans ne seront pas employés lorsque les poussières se dégageront librement dans les ateliers.................. ..	Poussières nuisibles.
Peaux de lapin ou de lièvre (éjarrage et coupage des poils de)......	Idem...................	Idem.
Pétrole. (Voir huiles de pétrole, etc.).		
Pierre (sciage et polissage de la)......................	Idem...	Idem.

ÉTABLISSEMENTS.	CONDITIONS.	MOTIFS.
Pileries mécaniques de drogues	Les enfants au-dessous de dix-huit ans ne seront pas employés lorsque les poussières se dégageront librement dans les ateliers........................	Poussières nuisibles.
Pipes à fumer (fabrication des)	Idem.......	Idem.
Plâtre (fours à)......	Idem.......	Idem.
Poêliers, fournalistes, poêles et fourneaux en faïence et terre cuite. (Voir faïence).		
Porcelaine. (fabrication de la).	Idem................ ...	Idem.
Poterie de terre (fabrication de) avec fours non fumivores	Idem....................	Idem.
Pouzzolane artificielle (fours à)	Idem.	Idem.
Réfrigération (appareils de) par l'acide sulfureux......	Les enfants au-dessous de dix-huit ans, les filles mineures et les femmes ne seront pas employés dans les ateliers où se dégagent des vapeurs acides..	Emanations nuisibles.
Sel de soude (fabrication du) avec le sulfate de soude....	Idem.............	Idem
Sinapismes (fabrication des) à l'aide des hydrocarbures.	Les enfants au-dessous de dix-huit ans, les filles mineures et les femmes ne seront pas employés dans les ateliers où se manipulent les dissolvants....	Vapeurs nuisibles. — Danger d'incendie.
Soies de porc (préparation des)	Les enfants au-dessous de dix-huit ans ne seront pas employés lorsque les poussières se dégageront librement dans les ateliers........................	Poussières nuisibles.
Soude. (Voir sulfate de soude).		
Soufre (pulvérisation et blutage du).................	Idem....................	Idem.
Sulfate de peroxyde de fer (fabrication du) par le sulfate de protoxyde de fer et l'acide nitrique (nitrosulfate de fer)	Les enfants au-dessous de dix-huit ans, les filles mineures et les femmes ne seront pas employés dans les ateliers où se dégagent des vapeurs acides..	Vapeurs nuisibles.
Sulfate de protoxyde de fer ou couperose verte par l'action de l'acide sulfurique sur la ferraille......	Idem.	Idem.
Sulfate de soude (fabrication du) par la décomposition du sel marin par l'acide sulfurique	Idem...................	Idem.
Sulfure de carbone (fabrication du)..................	Les enfants au-dessous de dix-huit ans ne seront pas employés dans les ateliers où se dégagent des vapeurs nuisibles....... .	Vapeurs délétères. — Danger d'incendie.
Sulfure de carbone (manufactures dans lesquelles on emploie en grand le)......	Idem..................	Idem.

ÉTABLISSEMENTS.	CONDITIONS.	MOTIFS.
Sulfure de carbone (dépôts de)	Les enfants au-dessous de dix-huit ans ne seront pas employés dans les ateliers où se dégagent des vapeurs nuisibles	Vapeurs délétères. — Danger d'inceddie.
Superphosphate de chaux et de potasse (fabrication du).	Les enfants au-dessous de dix-huit ans, les filles mineures et les femmes ne seront pas employés dans les ateliers où se dégagent des vapeurs acides et des poussières	Emanations nuisibles.
Tabacs (manufactures de)....	Les enfants au-dessous de seize ans ne seront pas employés dans les ateliers où l'on démolit les masses	Idem.
Taffetas ou toiles vernis ou cirés (fabrication de).......	Les enfants au-dessous de seize ans ne seront pas employés dans les ateliers où l'on prépare et applique les vernis....	Danger d'incendie.
Tan (moulin à).............	Les enfants au-dessous de dix-huit ans ne seront pas employés quand les poussières se dégagent librement dans les ateliers.	Poussières nuisibles.
Tanneries..................	Idem......	Idem.
Tapis (battage en grand des). (Voir battage).		
Teillage du lin, du chanvre et du jute en grand..........	Idem....................	Idem.
Teintureries................	Les enfants au-dessous de dix-huit ans, les filles mineures et les femmes ne seront pas employés dans les ateliers où l'on emploie des matières toxiques.	Danger d'empoisonnement.
Térébenthine (distillation et travail en grand de la). (Voir huiles de pétrole, de schiste, etc.).		
Toiles cirées. (Voir taffetas et toiles vernis).		
Toiles peintes (fabrique de)..	Idem....	Idem.
Toiles vernies (fabrique de). (Voir taffetas et toiles vernis).		
Tourteaux d'olives (traitement des) par le sulfure de carbone....................	Les enfants au-dessous de dix-huit ans, les filles mineures et les femmes ne seront pas employés dans les ateliers où l'on manipule le sulfure de carbone.	Emanations nuisibles.
Tôles et métaux vernis	Les enfants au-dessous de dix-huit ans, les filles mineures et les femmes ne seront pas employés dans les ateliers où l'on emploie des matières toxiques.	Danger d'empoisonnement.
Vernis à l'esprit de vin (fabrique de)........	Les enfants au-dessous de seize ans ne seront pas admis dans les ateliers où l'on prépare et manipule les vernis......... .	Danger d'incendie.

ÉTABLISSEMENTS.	CONDITIONS.	MOTIFS.
Vernis (ateliers où l'on applique le) sur les cuirs, feutres, taffetas, toiles, chapeaux. (Voir ces mots).		
Verreries, cristalleries et manufactures de glaces.......	Les enfants au-dessous de dix-huit ans, les filles mineures et les femmes ne seront pas employés dans les ateliers où les poussières se dégagent librement et où est fait usage des matières toxiques...........	Poussières nuisibles.
Vessies nettoyées et débarrassées de toute substance membraneuse (atelier pour le gonflement et le séchage des)................	Les enfants au-dessous de dix-huit ans, les filles mineures et les femmes ne seront pas employés au travail du soufflage..	Danger d'affections pulmonaires.
Visières vernies (fabrique de). (Voir feutres et visières).		

Decret du 3 mai 1893, relatif à l'emploi des enfants du sexe masculin au-dessous de 18 ans dans les travaux souterrains des mines, minières et carrières.

LE PRÉSIDENT DE LA RÉPUBLIQUE FRANÇAISE,

Sur le rapport du Ministre du Commerce, de l'Industrie et des Colonies. Vu la loi du 2 novembre 1893 et en particulier son article 9... Vu. etc., etc. Le Conseil d'Etat entendu ; Décrète :

ARTICLE PREMIER. — La durée du travail effectif des enfants du sexe masculin au-dessous de 16 ans, dans les galeries souterraines des mines, mines et carrières, ne peut excéder huit heures par poste et par vingt-quatre heures. La durée du travail effectif des jeunes ouvriers de 16 à 18 ans ne peut excéder dix heures par jour, ni cinquante-quatre heures par semaine.

Ne sont pas compris dans les durées précitées du travail effectif le temps de la remonte et de la descente, ni celui employé à aller au chantier et à en venir, ni les repos dont la durée totale ne pourra être inférieure à une heure.

ART. 2. — Les enfants et les jeunes ouvriers peuvent être employés au triage et au chargement du minerai, à la manœuvre et au roulage des wagonnets, à la manœuvre des ventilateurs à bras et autres travaux accessoires n'excédant pas leur force.

Ils ne doivent pas être occupés à la manœuvre des ventilateurs à bras pendant plus d'une demi-journée de travail coupée par un repos d'une demi-heure au moins.

Les jeunes ouvriers de seize à dix-huit ans ne peuvent être occupés aux travaux proprement dits du mineur qu'à titre d'aides ou d'apprentis et pour une durée maxima de cinq heures par jour.

En dehors des exceptions prévues aux paragraphes précédents, tout travail est interdit dans les galeries souterraines aux enfants et jeunes ouvriers.

Art. 3. — Les dispositions spéciales prévues par l'article 9, § 3, de la loi du 2 novembre 1892, pourront dès à présent être appliquées aux exploitations des couches minces de houille, dans lesquelles le travail est mené à double poste et lorsque le travail de l'un des postes consiste à exécuter, aux chantiers d'abatage, l'enlèvement des roches encaissantes et le remblaiement qui n'ont pu s'effectuer pendant le poste d'extraction.

L'exploitant qui voudra recourir à ce régime devra, au préalable, en avoir donné avis à l'ingénieur en chef des mines. En cas d'opposition de ce dernier l'exploitant devra obtenir l'autorisation du Ministre du commerce et de l'industrie.

Art. 4. — Le Ministre du Commerce, etc., est chargé de l'exécution du présent décret...., etc.

CARNOT.

Le Ministre du Commerce et de l'Industrie,

Terrier.

Décret du 15 juillet 1893, accordant des tolérances en ce qui concerne l'interdiction du travail de nuit, le repos hebdomadaire et la durée du travail.

Le Président de la République française,

Sur le rapport du Ministre du Commerce, etc. Vu les articles 4, 5, 6 et 7 de la loi du 2 novembre 1892, ainsi conçus.... Vu l'avis du comité consultatif des arts et manufactures. Vu l'avis de la commission supérieure, etc.

Le Conseil d'Etat entendu, décrète :

Article 1er. — Dans les industries et aux époques ci-après déterminées, les femmes et les filles âgées de plus de 18 ans pourront être employées jusqu'à onze heures du soir, sans qu'en aucun cas la durée du travail effectif puisse dépasser douze heures par vingt-quatre heures.

Ameublements, tapisserie, passementerie pour meubles (décembre, janvier) ;

Bijouterie et joaillerie (décembre, mai) ;

Chapeaux (confection de) en toutes matières pour hommes et femmes (février, mars) ;

Confections, coutures et lingerie pour femmes et enfants (décembre, avril) ;

Confections pour hommes (mars, octobre) ;

Dorure sur bois et sur métal pour ameublements (voir ameublements) ;

Fleurs artificielles (février, mars) ;

Fourrures (confection des) (novembre, décembre) ;

Imprimeries typographiques (du 15 novembre au 15 décembre et du 15 juin au 15 juillet) ;

Imprimeries lithographiques (décembre, janvier) ;

Papier (transformation du), fabrication des enveloppes, du cartonnage, des cahiers d'école, des registres, des papiers de fantaisie (novembre, décembre) ;

Papiers de tenture (mars, septembre) ;

Plumes de parure (du 16 août au 15 octobre) ;

Reliure (décembre, juillet) ;

Tabletterie et industries qui s'y rattachent (novembre décembre) ;

Teinture, apprêt, blanchiment, impression, gaufrage et moirage des étoffes (avril, octobre) ;

Tissage des étoffes de nouveauté destinées à l'habillement (du 15 avril au 15 mai et du 15 octobre au 15 novembre) ;

Tulles, dentelles et laizes de soie (du 1er février au 31 mars).

Art. 2. — Il pourra être dérogé d'une façon permanente aux dispositions des paragraphes 1 et 2 de l'article 4 précités pour les industries et les catégories de travailleurs énumérées ci-dessous, mais sans que le travail puisse dépasser sept heures par vingt-quatre heures.

INDUSTRIES.	TRAVAILLEURS.
Imprimés (brochage des) ;	Filles majeures et femmes.
Journaux (pliage des) ;	id.
Mines (allumages des lampes de) ;	id.

Art. 3. — Les industries ci-après sont autorisées à déroger temporairement aux dispositions relatives au travail de nuit, sans que le travail effectif des femmes, filles ou enfants employés la nuit puisse dépasser dix heures par vingt-quatre heures.

INDUSTRIES.	DURÉE TOTALE DES DÉROGATIONS.
Chapeaux (confections de) en toutes matières pour hommes et femmes	30 jours.
Confections, couture et lingerie pour femmes et enfants	id.
Conserves de fruits et confiseries	90 jours.
Conserves de légumes	id.
Conserves de poissons	id.
Délainage des peaux de moutons	60 jours.
Fleurs artificielles	30 jours.
Fourrure (confection des)	id.
Imprimeries typographiques	id.
Imprimeries lithographiques	id.
Parfums des fleurs (extraction des)	90 jours.
Pâtes alimentaires	30 jours.
Plumes de parure	id.
Réparations urgentes de navires et de machines motrices	120 jours. (Enfants au-dessus de 16 ans).
Tonnellerie pour l'embarillage des produits de la pêche	90 jours.

Art. 4. — Dans les usines à feu continu où des femmes majeures et des enfants du sexe masculin sont employés la nuit, les travaux tolérés pour ces deux catégories de travailleurs sont les suivantes :

USINES A FEU CONTINU	TRAVAILLEURS	TRAVAUX TOLÉRÉS
Distilleries de bettraves....	Enfants et femmes...	Laver, peser, trier la betterave, manœuvrer les robinets à jus et à eau, aider aux batteries de diffusion et aux appareils distillatoires.
Fer et fonte émaillés (Fabriques d'objets en).........	Enfants..........	Manœuvrer à distance les portes des fours.
Huiles (Usines pour l'extraction des)...............	Idem...........	Remplir les sacs, les secouer après pressage, porter les sacs vides et les claies.
Papeteries................	Enfants et femmes...	Aider les surveillants de machines, couper, trier, ranger, rouler et apprêter le papier.
Sucre (Fabriques et raffineries de)...............	Idem...........	Laver, peser, trier la betterave, manœuvrer les robinets à jus et à eau, surveiller les filtres, aider aux batteries de diffusion, coudre des toiles, laver des appareils et ateliers, travailler le suc en tablettes.
Usines métallurgiques......	Enfants............	Aider à la préparation des lits de fusion, aux travaux accessoires d'affinage, de laminage, de martelage et de tréfilage, de préparation des moules pour objets de fonte moulée, de rangement des paquets, des feuilles, des tubes et des fils.
Verreries...............	Idem............	Présenter les outils, faire les premiers cueillages, aider au soufflage et au moulage, porter dans les fours à recuire, en retirer les objets, le tout dans les conditions prévues à l'article 7 du décret du 13 mai 1893.

Lorsque les femmes majeures et les enfants sont employés toute la nuit, leur travail doit être coupé par des intervalles de repos représentant un temps total de repos au moins égal à deux heures.

La durée du travail effectif ne peut d'ailleurs dépasser, dans les vingt-quatre heures, dix heures pour les femmes et les enfants.

Art. 5. — Les industries pour lesquelles l'obligation du repos hebdomadaire et les restrictions relatives à la durée du travail pourront être temporairement levées par l'inspecteur divisionnaire, pour les enfants âgés de moins de 18 ans et les femmes de tout âge, sont les suivantes :

Briqueteries en plein air; confection de chapeaux, corsets, fourrures ;

Conserves de fruits et confiseries; conserves de légumes et de poissons ;

Délainage des peaux de moutons; corderie en plein air ;

Fleurs (extraction des parfums des); fleurs artificielles; plumes de parure ;

Imprimeries lithographiques, imprimeries typographiques (mais seulement pour le repos hebdomadaire) ;

Réparations urgentes de navires et de machines motrices ;

Teinture, apprêt, blanchiment, impression, gaufrage et moirage des étoffes.

Art. 6. — Chaque fois que les chefs des industries dénommées à l'article 3 voudront faire usage de la faculté inscrite audit article, ils devront en donner avis douze heures à l'avance à l'inspecteur ou à l'inspectrice et au maire de la commune.

Cet avis fera connaître la date à laquelle commencera et le temps que devra durer la dérogation.

Il en sera de même pour les chefs des industries dénommées à l'article 5, qui auront été autorisés à faire usage des dérogations portées audit article.

Une copie de l'avis sera immédiatement affichée dans un endroit apparent des ateliers et y restera apposée pendant toute la durée de la dérogation.

Art. 7. — Le Ministre du Commerce est chargé de l'exécution du présent décret, etc.

II. Législation étrangère.

ANGLETERRE. — « L'étude de l'inspection des fabriques en Angleterre présente une grande importance, parce que c'est précisément dans ce pays classique de la liberté individuelle que l'on trouve la réglementation la plus complète et la plus sévère, avec un personnel d'inspection depuis longtemps existant et plus fortement organisé qu'en aucun autre pays d'Europe ». Ainsi s'exprime M. Léon Faucher, au commencement d'une importante communication qu'il fut amené à faire au Congrès international, des accidents du travail en 1889.

Toute l'histoire de la législation relative à la protection des enfants et des femmes dans l'industrie, et à l'inspection des fabriques en Angleterre, est renfermée dans les lois suivantes (1) :

Loi du 22 juin 1862, concernant seulement les fabriques de coton et de laine et comprenant : la limitation du travail des jeunes apprentis à douze heures, l'interdiction pour eux du travail de nuit et l'obligation de fréquenter l'école.

Loi du 15 octobre 1831 : Le travail des fabriques est interdit aux enfants avant l'âge de 9 ans ; le travail de nuit (de 8 heures 1/2 du soir à 5 heures du matin), est interdit à tout ouvrier entre 9 et 21 ans. Le travail de jour est limité pour tous les ouvriers âgés de moins de 18 ans, à 12 heures.

Loi du 29 août 1833 : En interdisant tout travail aux enfants au-dessous de 9 ans et le travail de nuit (de 8 heures 1/2 du soir à 5 heures 1/2 du matin), aux ouvriers au-dessous de 18 ans, cette loi fait, pour la première fois, une différence entre les enfants de 9 à 13 ans et les adolescents de 13 à 18 ans, en fixant pour les premiers le maximum de travail à 9 heures par jour et 48 heures par semaine, et pour les seconds à 12 heures par jour et 69 heures par semaine. Cette même loi crée un service d'inspection, com-

(1) Loi du 27 mai 1878 sur le travail des personnes employées dans l'industrie. Notice. Traduction et notes par M. Lancyrye. *In Annuaire de législation étrangère*, tome VIII, page 15 et suivantes, 1878.

prenant : 2 *inspectors*, 4 *assistant-inspectors*, avec des *sub-inspectors* et des *junior inspectors*.

Loi du 13 mars 1837 : Le nombre des assistant-inspectors est porté à 15, sous la dénomination de superintendants ; celui des inspectors à 4 : 3 pour l'Angleterre, 1 pour l'Ecosse et l'Irlande.

Loi du 6 juin 1844 : Cette loi relative comme les précédentes à l'industrie textile seulement, renferme une innovation importante consistant à assimiler les femmes âgées de plus de 18 ans aux adolescents de 11 à 18 ans, pour les conditions du travail. Elle abaisse l'âge minimum légal pour les enfants à 8 ans (au lieu de 9) et diminue le temps de travail pour les enfants au-dessous de 13 ans, à 5 heures 1/2 par jour (au lieu de 9 heures) en spécifiant qu'aucun enfant ne pouvait le même jour travailler avant et après midi. Dans les fabriques qui emploient des adolescents au-dessous de 18 ans, à 10 heures de travail par jour, il est permis d'employer dans les mêmes conditions des enfants au-dessous de 8 ans, mais seulement pendant trois jours consécutifs par semaine. Ils doivent d'ailleurs fréquenter l'école trois heures par jour, pendant les cinq premiers jours de la semaine. Cette loi précise les attributions des inspecteurs et fixe les amendes pour toute infraction à la loi et toute opposition à l'action des inspecteurs de fabriques. Des médecins spéciaux (*certifying surgeons*) sont rattachés à l'inspection pour procéder à l'examen des capacités physiques (âge et santé) requises par la loi.

Loi du 8 juin 1847 : dénommée *loi des dix heures*, parce qu'elle généralise la limitation du travail des femmes et des jeunes ouvriers au-dessous de 16 ans, à 10 heures par jour et 68 heures par semaine.

Loi du 22 juillet 1847, étendant le bénéfice des lois précédentes aux ateliers d'impressions sur étoffes.

Loi du 5 août 1850, réduisant la durée du travail des adolescents et des femmes à 10 heures 1/2 par jour.

Loi du 20 août 1852, fixant les limites de 6 heures du matin et 6 heures du soir en été, et de 7 heures du matin à 7 heures du soir en hiver, pour le travail des enfants âgés de 8 à 13 ans.

Lois du 6 août 1860, du 6 août 1861, du 11 avril 1862, du 29 juin 1863, du 16 juillet 1863, du 25 et du 29 juillet 1864, étendant la protection accordée par les lois précédentes aux blanchisseries et teintureries, aux fabriques de tulle et de dentelles à la mécanique, aux boulangeries, aux fabriques de cartouches, d'amorces fulminantes, d'allumettes chimiques, de papiers peints, aux briqueteries et tuileries, aux ateliers de tondage des velours.

Loi du 5 août 1867, étendant la réglementation usitée dans les fabriques à tous les ateliers occupant cinq personnes au plus.

Loi du 5 août 1873, réglant l'emploi des enfants dans l'agriculture. Aucun enfant au-dessous de 8 ans ne peut être employé par une autre personne que le père, sur sa propre exploitation.

Loi du 30 juillet 1874, faisant commencer à 14 ans au lieu de 13 ans, l'âge légal de l'adolescence et fixant à 10 ans au lieu de 8 ans l'âge d'admission au travail des enfants.

Loi du 27 mai 1878. — Cette loi qui porte le nom de *An Act to consolidate and amend the Law relating to Factories and Workshops*, est celle qui, sauf quelques changements relatifs à des cas particuliers, réglemente encore aujourd'hui les diverses branches de l'industrie. Elle condense et codifie toutes les lois précédentes.

Elle comprend les subdivisions suivantes :

I. PREMIÈRE PARTIE. — Règles générales :

1° *Salubrité des usines et ateliers.* — Articles 3 et 4 ;

2° *Sécurité des ouvriers.* — Articles 5, 6, 7, 8 et 9 traitant des appareils protecteurs contre les accidents de machines ; du droit qu'a l'inspecteur des fabriques de réquisitionner les patrons d'avoir à garantir les ouvriers contre les mécanismes dangereux ; de la défense d'employer les enfants, les adolescents et les femmes au nettoyage des mécanismes en marche.

3° *Durée du travail journalier des enfants, des adolescents et des femmes.* — Par *enfants*, la loi désigne les garçons et filles de moins de 14 ans ; par *adolescents (young persons)*, les garçons et filles de plus de 14 ans et de moins de 18 ans ; par *femmes*, les personnes du sexe féminin, mariées ou non de plus de 18 ans.

Nous reproduisons cette subdivision en entier, de l'article 11 à l'article 22.

Art. 11. — Dans les *Textiles factories* (établissements de filature et de tissage) le travail des adolescents et des femmes sera réglé comme suit :

En semaine, sauf le samedi, la journée de travail sera comprise entre six heures du matin et six heures du soir, ou entre sept heures du matin et sept heures du soir.

Le samedi, si le travail commence à six heures du matin et que le temps du repos soit d'au moins une heure, le travail de fabrication cessera à une heure de l'après-midi, et tout autre travail à une heure et demie ; si le temps du repos est moindre qu'une heure, le travail de fabrication cessera à midi et demi, et tout autre travail à une heure de l'après-midi.

Lorsque la journée du samedi commencera à sept heures du matin, le travail de fabrication cessera à une heure et demie, et tout autre travail à deux heures de l'après-midi.

Le temps du repos sera pris sur la durée ci-dessus fixée de la journée de travail ; il sera le samedi, d'au moins une demi-heure, les autres jours de la semaine, de deux heures au moins, dont une heure au moins, en une ou plusieurs fois, avant trois heures de l'après-midi. Les adolescents et les femmes auront, après un travail continu de quatre heures et demie au plus, une demi-heure au moins de repos pour goûter.

Art. 12. — Dans les *filatures* le travail des enfants sera réglé comme suit :

Les enfants ne seront employés qu'une *demi-journée chaque jour*, ou de deux jours l'un.

La demi journée commencera pour eux sauf le *samedi*, le matin, à la même heure que la journée des adolescents, pour finir au commencement du temps du dîner, et au plus tard à une heure de l'après-midi pour finir en même temps que la journée des adolescents.

Le samedi, la durée du travail sera, pour eux, la même que pour les adolescents.

Les enfants employés à la demi-journée ne pourront travailler deux semaines de suite le matin, ni deux semaines de suite le soir, ni travailler deux samedis de suite ; ni travailler le samedi lorsqu'un jour de la semaine ils auront travaillé plus de cinq heures et demie.

Les enfants employés de deux jours l'un seront traités, pour le travail et le repos, comme les adolescents de l'usine ; mais il ne travailleront ni deux jours de suite, ni aux mêmes jours deux semaines de suite.

En aucun cas, les enfants ne travailleront, sans repos, plus longtemps que les adolescents.

Art. 13. — Dans les usines autres que les filatures, la journée de travail des adolescents et des femmes, et dans les ateliers celle des adolescents, sera comprise sauf les exceptions ci-après, entre six heures du matin et six heures du soir, ou entre sept heures du matin et sept heures du soir ; le samedi elle durera de six heures ou de sept heures du matin à deux heures de l'après midi.

Le *temps des repas* sera pris sur la durée, ci-dessus fixée, de la journée de travail ; il sera, le samedi, d'au moins une demi heure, et les autres jours, d'au moins une heure et demie, dont une heure au moins, en une ou plusieurs fois, avant trois heures de l'après-midi.

Les personnes dont il s'agit auront, après cinq heures au plus de travail continu, une demi-heure au moins de *repos pour goûter.*

Art. 14. — Dans les usines autres que les filatures, et dans les ateliers, les enfants ne travailleront qu'une demie journée chaque jour ; cependant, si la règle de l'établissement accorde au moins deux heures chaque jour, sauf le samedi, pour les repas, ils pourront travailler, de deux jours l'un, la journée entière.

La demi journée du matin commencera à six heures ou à sept heures et finira au commencement du temps du dîner et au plus tard à une heure de l'après midi. Cette règle s'applique même au samedi.

La demi journée du soir commencera à une heure de l'après midi ou à la fin du temps du dîner, mais au plus tôt à midi et demi ; elle finira à six ou sept heures selon que la demi journée du matin commencera dans l'établissement à six ou sept heures. Les enfants employés à la demi-journée ne pourront travailler deux semaines de suite le matin, ni deux semaines de suite le soir, ni travailler le samedi aux mêmes heures que les autres jours de la même semaine.

Pour les enfants employés de deux jours l'un, la journée de travail durera de six heures du matin à six heures du soir ou de sept heures à sept heures, le temps des repas sera de deux heures au moins et le samedi d'au moins une demi heure. Les enfants ne travailleront ni deux jours de suite ni, aux mêmes jours, deux semaines de suite.

En aucun cas, les enfants ne travailleront plus de cinq heures de suite sans un repos d'au moins une demi heure pour goûter.

Art. 15 — Dans les ateliers ou des *femmes* seront employées avec des enfants ou des adolescents, la durée et les *conditions du travail seront pour elles les mêmes que pour les adolescents.*

Dans les ateliers où ne seront employés ni enfants, ni adolescents, les femmes pourront travailler depuis six heures du matin jusqu'à neuf heures du soir, et le samedi jusqu'à quatre heures de l'après midi. Elles auront, tant pour le repos que pour sortir de l'atelier au moins quatre heures et demie chaque jour, et le samedi deux heures et demie. Un atelier ne sera considéré comme n'admettant ni enfant ni adolescent qu'après avis donné par le patron à l'inspecteur de son intention d'appliquer ce régime.

Art. 16. – Les établissements industriels installés dans un local privé servant à l'habitation où les membres d'une même famille sont seuls admis au travail et où l'on n'emploie aucun moteur mécanique ne sont pas soumis aux règles ci-dessus touchant le travail des enfants et des adolescents.

Dans ces établissements : 1° et 2° la journée de travail des adolescents pourra commencer à 6 heures du matin et finir à 9 heures du soir, et le samedi à 4 heures de l'après midi ; 3° les adolescents auront, tant pour les repas que pour sortir, au moins quatre heures et demie chaque jour, et le samedi deux heures et demi ; 4° les enfants pourront travailler de six heures du matin à une heure de l'après midi, où de une heure de l'après midi à 8 heures du soir, et à quatre heures de l'après midi, le samedi. Ils seront pour l'application des dispositions de la présente loi sur l'éducation, considérés comme employés à la demi-journée ; 5° les enfants ne pourront travailler deux semaines de suite le matin, ni deux semaines de suite le soir, ni travailler le samedi aux mêmes heures que les autres jours de la même semaine ; 6° les enfants ne travailleront pas plus de cinq heures de suite, sans un repos d'au moins une demi heure pour goûter.

Art. 17. — A moins d'exception formelle, les *heures de repos* seront les mêmes pour tous les enfants, adolescents et femmes employés dans le même établissement industriel.

Aucun d'eux ne pourra durant les heures du repas, ni travailler dans l'établissement ni rester dans une pièce ou se pratiquerait une opération analogue.

Art. 18. – Le samedi, le temps de travail pour les adolescents et les femmes dans les établissements autres que les filatures, pourra être le même que les autres jours s'il n'a pas dépassé huit heures chaque jour dans la semaine, et à la charge par le patron d'avertir l'inspecteur par lettre et les ouvriers par affiche.

Art. 19. — Tout patron d'un établissement industriel déterminera dans les limites tracées par la présente loi, et fera connaître par avis affiché dans l'établissement, la durée de la journée de travail, les heures des repas et celui des deux régimes, de la demi journée ou de l'alternat qu'il aura adopté pour le travail des enfants.

La règle de l'établissement sera fixée par cet avis ; elle ne pourra être employés dans les établissements industriels avant l'âge de dix ans révolus.

Art. 21. — Les enfants, les adolescents et les femmes ne pourront être employés le dimanche, hors les cas exceptés par la présente loi, dans les établissements industriels.

4° *Congés* : Article 22 fixant les jours de fêtes, ou jours de congé obligatoires (les Noël et Vendredi-Saint), ainsi que le nombre de demi journées de congé par an.

INSTRUCTION ET ÉDUCATION DES ENFANTS.

5° *Dans les établissements industriels :* ARTICLES 23, 24, 25, 26, réglementant l'obligation pour les parents, les tuteurs, les patrons et les directeurs d'école d'assurer la fréquentation d'une école qualifiée (*Recognised efficient School*).

6° *Certificats d'aptitude physique :* ARTICLES 27, 28, 29, 30, réglementant le rôle du médecin commissionné pour délivrer les certificats obligatoires pour les patrons d'usines, celui de l'inspecteur qui peut requérir de lui-même, en attendant l'examen médical, la cessation de travail pour tout enfant ou adolescent qu'il suppose hors d'état de travailler ; l'énumération des pièces nécessaires pour établir le certificat d'aptitude physique.

7° *Accidents* : ARTICLES 31 et 32, visant la déclaration des accidents, l'enquête qu'ils nécessitent, les devoirs, les pouvoirs et les honoraires des médecins commissionnés.

DEUXIÈME PARTIE. — RÈGLES SPÉCIALES A CERTAINS ÉTABLISSEMENTS.

8° *Dispositions d'hygiène spéciales à certains ateliers :* ARTICLE 33, visant les mesures de propreté intérieure des établissements industriels. (Lavage, peinture et blanchissage à la chaux des parois).

ARTICLES 34 et 35, prescrivant des mesures spéciales pour les *boulangeries* (entre autres la réparation complète du fournil, de tout local appelé à servir de chambre à coucher).

ARTICLE 36, autorisant l'inspecteur à imposer l'établissement d'un ventilateur ou autre appareil spécial dans les ateliers où se dégage une quantité abondante de poussières.

ARTICLE 37 (prescriptions spéciales pour les ouvriers employés à l'opération du *filage au mouillé*).

ART. 38. — Ne pourront être employés :

1° Les enfants ou adolescents, à l'étamage au mercure des glaces, à la fabrication de la céruse ou blanc de plomb ;

2° Les enfants et les filles adolescentes dans les fours à fondre ou à recuire le verre ;

3° Les filles de moins de 16 ans à la fabrication ou au finissage des briques ou des tuiles non décoratives, à la fabrication ou au raffinage du sel ;

4° Les enfants, au polissage à sec des objets en métal, au trempage des allumettes chimiques ;

5° Les enfants de moins de 11 ans, au polissage, au mouillé, au ciselage du velours.

9° *Des heures de repas et de la limitation du travail journalier pour certaines industries.* — ART. 39. — Les enfants, les adolescents et les femmes ne pourront prendre leurs repas ni rester pendant le temps des repas :

1° Dans les locaux des *verreries* où s'opèrent les mélanges ;

2° Dans les locaux des fabriques de *flintglass* (cristalleries), où s'exécutent l'ébauchage, la taille, le polissage ;

3° Dans les locaux des fabriques d'allumettes chimiques où s'opère habituellement la fabrication, excepté, ceux où l'on fend le bois ;

4° Dans les locaux de fabriques de produits céramiques où l'on réduit en pâte et où l'on dégraisse l'argile ou le kaolin.

Art. 40. — Les usines d'impression sur tissus, de blanchiement et de teinture sont assimilées aux *Textiles factories;* les enfants, les adolescents et les femmes y pourront néanmoins travailler sans interruption durant 5 heures au lieu de 4 heures 1/2.

Art. 42. — Dans les établissements où se pratique les opérations suivantes : impression lithographique ; teinture au rouge d'Andrinople ; confection des vêtements ; travaux du tapissier décorateur ; fabrication des fleurs artificielles, des bonbons et objets d'étrennes, des cartonnages, des enveloppes de lettres, des almanachs, des cartes à jouer, des biscuits sciage du bois à brûler ; teinture à façon fabrication des eaux gazeuses ; reliure des livres ; impression typographique et dans les magasins où rien n'est fabriqué et où l'on ne fait que polir, nettoyer, envelopper ou empaqueter des marchandises, les adolescents et les femmes pourront, si le patron en donne avis par affiches, travailler entre 8 heures du matin et 8 heures du soir ; le samedi, le travail pourra commencer à 8 heures du matin et finir à 4 heures de l'après-midi, ou commencer à 7 heures et finir à 3 heures. Pour les enfants, la demi-journée du matin commencera, et la demi-journée du soir finira à la même heure que la journée des femmes.

Art. 44. — Dans les usines où s'opère la fabrication mécanique des tulles et dentelles, les garçons adolescents âgés de 16 ans révolus pourront travailler entre 4 heures du matin et 10 heures du soir, sous les conditions suivantes :

1° L'adolescent qui travaillera avant le commencement ou après la fin du temps normal du travail dans l'établissement aura, pour ses repas et pour sortir de l'établissement, 9 heures au moins ;

2° Celui qui aura travaillé avant le commencement du temps normal du travail dans l'établissement, ne travaillera pas le même jour après la fin de ce temps normal ;

3° Celui qui aura travaillé après la fin du temps normal, ne travaillera pas le lendemain avant le commencement de ce temps normal. Par temps normal de travail, on entendra pour l'application du présent article, le temps du travail des adolescents de moins de 16 ans, ou des femmes qui seront, ou qui pourraient être employés dans l'établissement. Ce temps sera indiqué par avis affiché dans l'établissement.

Art. 53. — Le travail journalier des adolescents et des femmes peut durer quatorze heures, de 6 heures du matin à 8 heures du soir, ou de 7 heures du matin à 9 heures du soir, mais à condition : 1° qu'il leur soit accordé pour les repas, entre ces mêmes heures, deux heures au moins, dont une demi heure au moins après 5 heures du soir ; 2° et que le nombre des journées de travail ne dépasse pas cinq par semaine ni quarante-huit par an, dans les usines de teillage de lin, les tuileries où l'on ne fabrique pas de tuiles décoratives, les ateliers à ciel ouvert des corderies et des usines de blanchiement, les établissements de teinture rouge d'Andrinople, les fabriques de colle forte, les imprimeries typographiques et ateliers de reliure, les imprimeries lithographiques, fabriques de registres, de bonbons et objets d'étrennes, d'almanachs, d'enveloppes de lettres, d'eaux gazeuses, de cartes à jouer et les ateliers de sciage de bois à brûler, les ateliers de confection de vêtements, ceux des tapissiers décorateurs, des fabricants de fleurs artificielles, de cartonnages, de biscuits, des teinturiers à façon, et enfin les ateliers où l'on ne fait que polir, nettoyer, empaqueter ou emballer des marchandises.

Art. 54. — Dans les établissements de blanchiement et de teinture, les imprimeries en général et les usines pour la métallurgie du fer, fonderies et papeteries où les garçons adolescents ne travaillent jamais de nuit, lorsque l'opération à laquelle travaillera un enfant, un adolescent ou une femme se trouve inachevée à la fin du temps légal du travail de cette personne, celle-ci pourra être retenue pendant trente minutes au plus ; mais la durée totale du travail, y compris les demi-heures supplémentaires, ne pourra excéder pour la semaine, le maximum légal....

10° *Du travail de nuit.* — Art. 58. — Dans les hauts fourneaux, forges et fonderies de fer, papeteries et imprimeries typographiques, les garçons adolescents pourront travailler de nuit aux conditions suivantes :

1° Le travail ne durera pas plus de douze heures de suite, il commencera et finira aux heures fixées par l'avis prescrit par le présent acte ;

2° Les dispositions du présent acte sur le temps des repas, seront observées, sauf les modifications nécessaires relativement aux heures des repas ;

3° L'adolescent qui fera un travail de nuit ne pourra travailler dans les douze heures qui précèderont, ni dans les douze heures qui suivront ce travail de nuit ;

4° L'adolescent ne travaillera pas plus de six nuits ou, dans les hauts fourneaux et les papeteries, plus de sept nuits par deux semaines.

Les dispositions de la présente loi sur la durée du travail du samedi et sur les congés ne s'appliqueront pas, en ce qui touche les garçons adolescents, travaillant de jour et de nuit alternativement.

Art. 59. — Les garçons adolescents de plus de seize ans pourront travailler de nuit deux fois au plus par semaine, comme s'ils avaient dix-huit ans accomplis, dans les établissements ou des journaux s'impriment de nuit deux fois par semaine.

Art. 60. Dans les verreries les garçons adolescents pourront travailler aux heures fixées par le régime de l'établissement sous les conditions suivantes :

1° Le nombre total des heures de travail ne dépassera pas soixante par semaine ;

2° La durée du travail sera, au maximum par semaine de quatre jours de quatorze heures, ou de cinq jours de douze heures ou de six jours de dix heures, ou de neuf jours au plus d'un nombre d'heures déterminé, dans la limite ci-dessus, par le régime de l'établissement.

3° Les adolescents ainsi employés qui auront travaillé un tour ne pourront reprendre le travail qu'après un intervalle de temps au moins égal à la durée d'un tour.

TROISIÈME PARTIE. — ADMINISTRATION. — PÉNALITÉS ET PROCÉDURE.

Articles 67 à 76, concernant la nomination des inspecteurs leurs attributions, leurs pouvoirs, la nomination de médecins commissionnés ou médecin des fabriques, et la délivrance des certificats d'aptitude. Le personnel de l'inspection des fabriques comprend actuellement en Angleterre : un inspecteur en chef, cinq superintendants inspectors, trente-neuf inspecteurs, dix inspecteurs adjoints (Junior inspectors) en tout cinquante-cinq inspecteurs de divers rangs.

Articles 77 à 79, visant l'affichage des prescriptions de la loi.

Articles 81 à 88, concernant les contraventions à la loi et les amendes y afférant.

Articles 89 à 91, déterminant le mode de poursuites pour infraction à la loi et le recouvrement des amendes.

La Quatrième partie de la loi comprend les définitions, les réserves ; son application à l'Écosse et à l'Irlande et l'abrogation des lois antérieures.

ALLEMAGNE. — Règlement du 9 mars 1837, interdisant de recevoir dans les mines et dans les fabriques et usines des provinces rhénanes, les enfants au-dessous de 9 ans, et fixant pour les adolescents au-dessous de 16 ans la durée du travail de jour à 10 heures ; le travail de nuit étant interdit, ainsi que celui des dimanches et fêtes.

Loi du 16 mai 1858, comprenant les prescriptions précédentes et organisant un corps d'inspecteurs spéciaux.

Loi prussienne de 1856, contenant des mesures de protection pour les enfants et les adolescents employés dans les fabriques.

Loi du 21 juin 1869, pour la Confédération du Nord (*Gewerbe Ordnung des Nordentschen Bundes*), interdisant le travail régulier pour les enfants au-dessous de 12 ans. Il est également défendu pour les adolescents au-dessous de 16 ans, les dimanches et fêtes ainsi que la nuit (de 8 heures et demie du soir à 5 heures et demie du matin). Pour les enfants de 12 à 14 ans, la durée du travail maximum est fixée à six heures, auxquelles doivent se joindre trois heures d'école. Pour les adolescents de 14 à 16 ans, la durée du travail maximum est fixée à dix heures, avec une pause d'une demi-heure au milieu du travail, avant et après midi, et une heure entière de liberté à midi, heure qui devait être occupée à courir ou à se promener au grand air. L'Article 107 de cette loi est ainsi conçu : « Tout industriel est contraint d'installer et d'entretenir à ses frais tous les dispositifs reconnus nécessaires, d'après la nature même du travail et la disposition des ateliers, pour protéger efficacement les ouvriers contre tous dangers menaçant leur vie et leur santé. »

Lois industrielles du 7 et 8 avril 1876 et du 17 juillet 1878, condensant et uniformisant pour tout l'Empire les réglementations antérieures (1).

La **Loi d'Empire du 1er juillet 1893** remanie un certain nombre d'articles des précédentes lois et constitue un véritable code réglementant toutes les branches de l'industrie. Le paragraphe IV du titre VII, portant le titre Rapports des ouvriers de fabrique avec leur patron, est le seul toutefois renfermant un certain nombre d'articles concernant le fonctionnement des industries au point de vue de la sécurité du travail et la réglementation des conditions du travail pour les jeunes ouvriers :

(1) *Gesetz betreffend die Abänderung der Gewerbeordnung* (*Reischs-Gesetzblatt*, N° 24).

1° *De l'âge d'admission des enfants dans les fabriques et de la limitation des heures de travail en ce qui les concerne :*

Art. 135. — Il est défendu d'employer dans les manufactures les enfants âgés de moins de 12 ans.

Le travail des enfants âgés de moins de 14 ans ne peut dépasser la durée de six heures par jour.

Les enfants astreints à fréquenter l'école primaire ne peuvent être employés dans les usines que s'ils reçoivent une instruction qui dure au moins trois heures par jour, dans l'école populaire ou dans une école acceptée par les inspecteurs scolaires et donnant un enseignement approuvé par eux.

Les jeunes gens âgés de 14 à 16 ans ne peuvent être occupés dans les fabriques, plus de dix heures par jour.

Il est défendu de faire travailler les femmes accouchées pendant les trois semaines qui suivent l'accouchement.

Art. 136 — Les heures de travail des jeunes ouvriers mentionnés ci-dessus ne peuvent commencer avant cinq heures et demie du matin ni se prolonger après huit heures et demie du soir. Des intervalles réguliers de repos doivent être accordés chaque jour entre les heures de travail. Ces intervalles seront d'une demi-heure pour les enfants ; pour les jeunes gens de 14 à 16 ans, ils seront d'une heure à midi et au moins d'une demi-heure le matin et d'une autre demi-heure l'après-midi.

Aucun travail ne peut être permis aux jeunes ouvriers pendant ces intervalles de repos, et il n'est toléré de les laisser séjourner dans les ateliers qu'à la condition que l'ouvrage auquel sont employés de jeunes travailleurs soit complètement interrompu.

Il est défendu d'occuper les jeunes gens les dimanches et jours de fête, de même que pendant les heures fixées par le ministre du culte attitré pour l'enseignement du catéchisme, la confession ou la préparation à la communion.

Art. 137, § 1. — Un enfant ne peut être employé dans une fabrique que s'il a présenté au patron une carte de travail ; cette disposition s'applique aux jeunes gens de 14 à 16 ans, encore soumis à la fréquentation de l'école. Le livret n'est pas nécessaire.

Les cartes de travail sont délivrées sans frais et sans droits de timbre par l'autorité de police de la localité, sur la demande ou avec l'assentiment du père ou du tuteur. S'il est impossible de se procurer la déclaration du père, l'autorité communale peut y suppléer. Ces cartes doivent mentionner le nom et la religion de l'enfant, le jour et l'année de sa naissance, le nom, la profession et le dernier domicile du père ou du tuteur, de même que les dispositions prises pour l'exécution de l'ordonnance qui impose (dans le § 135) la fréquentation de l'école.

Le patron est tenu de conserver cette carte de travail, de la présenter chaque fois qu'il en sera requis par les autorités, et de la remettre au père ou au tuteur lorsque cesseront les relations entre lui et l'enfant qu'il emploie. S'il est impossible de découvrir la demeure du père, la carte est remise à sa mère ou à d'autres parents.

Art. 138. — Le patron qui désire employer de jeunes ouvriers dans sa manufacture est tenu d'en faire la déclaration préalable, par écrit, à la police locale.

Cette déclaration doit contenir l'indication des jours de la semaine où pareille occupation aura lieu, de même que celle du commencement et de la fin des heures de travail, du genre d'ouvrage, et des intervalles de repos. Il est défendu d'introduire des changements avant d'avoir fait une nouvelle déclaration à cet effet, à moins qu'il ne s'agisse de déplacements d'ouvriers pour des travaux isolés et temporaires.

Dans chaque manufacture, le patron est tenu de faire afficher dans les ateliers et dans un endroit qui frappe les yeux, un tableau des travailleurs juvéniles indiquant leurs jours de travail, de même que le commencement et la fin de leurs heures d'occupation, avec les intervalles de repos. Il est également tenu de faire apposer dans l'usine un tableau contenant les dispositions relatives aux jeunes ouvriers en caractères lisibles et dans la forme déterminée par l'autorité centrale.

Art. 139. — Si un évènement ou accident quelconque a interrompu la marche régulière d'une fabrique, des dérogations aux articles 135 (alinéas 2 et 3) et 136, peuvent être autorisées pour quatre semaines par l'Administration supérieure, et par le Chancelier de l'Empire pour un délai plus long. Dans les cas urgents de cette nature, ou lorsqu'il s'agit de prévenir des accidents, la police locale peut autoriser de semblables dérogations pour un délai de quinze jours au plus. Quand la nature d'une industrie ou l'intérêt des ouvriers rend utiles des changements aux dispositions de l'article 136 sur le travail des jeunes ouvriers, l'autorité administrative supérieure peut permettre, sur une demande spéciale, des modifications aux règles concernant les temps de repos. Sur les autres points, l'autorisation est donnée par le chancelier de l'Empire En aucun cas, les jeunes ouvriers ne peuvent travailler plus de six heures si la durée totale des suspensions n'est pas d'une heure au moins. Les décisions prises en vertu des dispositions précédentes doivent être rendues par écrit.

Art. 139 *a*. — Une résolution du Conseil fédéral peut interdire absolument ou ne permettre que sous des conditions spéciales l'emploi de jeunes ouvriers ou d'ouvrières dans certaines branches d'industrie offrant des dangers particuliers pour leur santé ou leur moralité. Spécialement, il peut être interdit de faire travailler de nuit les ouvrières dans certaines industries. (*Ordonnance du 3 février 1886*, réglementant le travail des femmes et des enfants dans les tréfileries à moteur mécanique).

Une résolution du Conseil fédéral peut autoriser des exceptions aux articles 135 (alinéas 2 à 3) et 136, pour les « filatures », pour les « fabriques à feu continu » ou dans lesquelles le travail a lieu de jour et de nuit, pour celles où le travail ne peut être divisé en tâches d'égale durée, ou qui, par leur nature, ne sont en activité que pendant certaines saisons. En aucun cas, la durée du travail ne peut dépasser par semaine pour les enfants trente-six heures, pour les jeunes gens soixante heures en règle générale, et soixante-six heures dans les filatures.

Les dispositions arrêtées par le Conseil fédéral sont communiquées au Reichstag lors de sa prochaine réunion. Elles sont annulées si le Reichstag ne leur donne pas son assentiment.

2° *De l'inspection des fabriques.*

Art. 139 *b*. — Le soin de veiller à l'exécution des articles 135 à 139 *a* et de l'article 120, (alinéa 3), en tant qu'il concerne les fabriques, sera confié soit exclusivement à des fonctionnaires spéciaux nommés par le gouvernement de chaque Etat, soit concurremment à ces fonctionnaires et à la police. Lesdits fonctionnaires auront, dans l'exercice de ce contrôle, toutes les attributions de la police locale. Spécialement, ils auront le droit d'inspecter à tout moment les fabriques. Sauf leur obligation de dénoncer les contraventions, ils sont tenus de garder le secret sur les circonstances dont ils auraient révélation touchant les affaires des établissements soumis à leur inspection.

Les rapports de compétence entre ces fonctionnaires et ceux de la police sont réglés par les lois de chaque État de la Confédération. Lesdits fonctionnaires rédigeront des rapports annuels sur leurs inspections. Ces rapports annuels ou des extraits de leur contenu seront présentés au Conseil fédéral et au Reichstag. Sur la demande des gouvernements, le Conseil fédéral pourra les dispenser de nommer des fonctionnaires de ce genre dans les circonscriptions où il existe peu ou point de fabriques.

Les patrons doivent, à toute heure où la fabrique est en marche, même de nuit, se prêter aux inspections administratives faites en vertu des articles 135 à 139 *a*, et 120 (alinéa 3).

Il existe actuellement en Allemagne 49 cercles d'inspection : 18 pour la Prusse, 4 pour la Bavière, 7 pour la Saxe, 1 pour chacun des autres États de l'Empire : Wurtemberg, Bade, Hesse, Mecklembourg-Schwerin, Saxe-Weimar, Oldenbourg, Brunswick, Saxe-Meiningen, Saxe-Altenbourg, Saxe-Cobourg et Gotha, Anhalt, Schwarzbourg-Sondenrhausen, Schwarzbourg-Rudolstadt, Waldeck et Pyrmont, Reuss Altere Linie, Reuss Jungen Linie, Lubeck, Brême, Hambourg et Alsace-Lorraine.

En pratique et d'une manière générale, on peut dire que le champ d'action des inspecteurs de fabrique est double. D'une part, en effet, ils doivent veiller à l'exécution des règlements qui limitent le travail des enfants, des adolescents et des femmes. D'autre part ils doivent rechercher, dans les différentes usines et fabriques, quelles sont les installations à réaliser pour écarter autant que possible toute cause de danger pour la vie et la santé des ouvriers. Dans le cas d'accidents, ils doivent faire une enquête approfondie sur les causes et les circonstances ainsi que sur les conséquences diverses de l'accident et prescrire les installations nécessaires pour en prévenir le retour (Léon Faucher).

La table des matières suivante du Compte-rendu annuel de l'inspection des fabriques en Allemagne montrera toute l'importance et tout l'intérêt que comporte cette institution.

I. Situation des cercles d'inspection. — Situation du personnel, travaux exécutés. — Etat de l'industrie et du marché du travail.

II. *Jeunes ouvriers*. — Renseignements statistiques. — Infractions diverses à la loi. — Prescriptions diverses de sécurité. — Situation des apprentis. — Fréquentation des écoles.

III. *Ouvrières*. — Accroissement du travail féminin. — Mauvais emploi dans certaines industries. — Influence des machines à coudre sur le développement corporel et la santé. — Soins aux nouvelles accouchées. — Séparation des ouvriers des deux sexes pendant le travail. — Instruction des ouvrières dans les travaux du ménage.

IV. *Ouvriers en général.* — Élévation du salaire. — Paiement en nature. — Justice de paix. — Jours, délais et formes du paiement des salaires. — Prédominance du samedi. — Prédominance du paiement hebdomadaire. — Billets et livrets de salaires. — Primes de production et de qualité. — Paiements aux jeunes ouvriers. — Partage avec les parents.

V. *Accidents.* — Accroissement du nombre des accidents. — Causes et suites des accidents dans les diverses industries. — Explosions dans diverses industries des explosifs et autres. — Prescriptions pour éviter les accidents. — Bonne volonté croissante des patrons. — Installations diverses (avec figures). — Influences nuisibles à la santé. — Revue des diverses industries. — Installations préservatrices (avec figures). — Prescriptions diverses.

VI. *Protection des voisins contre les industries classées.* — Mode d'instruction. — Inconvénients et dangers divers. — Épuration des eaux résiduaires. — Protection des cours d'eau et de la pêche.

DANEMARK. — Loi du 23 mai 1873 sur le travail des enfants et des jeunes gens dans les fabriques et les ateliers exploités en fabriques ainsi que sur le contrôle public de ces établissements. — Cette loi comprend 22 articles : Les ARTICLES 1, 2 et 3 réglementent la *durée du travail pour les enfants* à partir de 10 ans, les enfants au-dessous de cet âge ne pouvant être employés dans les fabriques. De 10 à 14 ans la durée du travail ne peut dépasser six heures et demie, y compris une demi-heure de repos au moins. Le travail ne doit pas commencer avant six heures du matin, ni commencer après huit heures du soir. Pour les enfants des deux sexes, âgés de 14 à 18 ans, la durée du travail ne peut excéder 12 heures et doit s'effectuer entre cinq heures du matin et 9 heures du soir. Pour se reposer et pour faire leurs repas, il doit leur être accordé deux heures au moins entre huit heures du matin et six heures du soir, dont une heure et demie avant trois heures.

L'ARTICLE 4 traite des *repas* qui ne doivent pas être pris dans la fabrique au moment du travail.

Les ARTICLES 5, 6, 7, 8, 9 et 10 concernent le *repos du dimanche et des jours de fête*; la séparation autant que possible des enfants et des jeunes filles d'avec les travailleurs du sexe masculin; les modifications à apporter dans la réglementation suivant le genre de travail; les conditions saisonnières; l'examen médical des jeunes ouvrières et la constatation de leurs aptitudes physiques; leur fréquentation de l'école et le certificat de contrôle délivré par l'instituteur; l'enregistrement de toutes les indications afférentes à leur état civil et à leur situation scolaire.

L'ARTICLE 11 vise les *précautions contre les accidents.* Il est ainsi conçu : les ateliers ainsi que les machines qui s'y trouvent doivent être disposés de façon que la santé, la vie et les membres des travailleurs soient protégés de la manière la plus convenable, tant pendant la fabrication que pendant le séjour dans le local du travail. Toutes les parties actives des machines, ainsi que tous les instruments mis en mouvement mécaniquement et avec lesquels les enfants et les jeunes gens travaillant dans la fabrique ou l'atelier pourraient se trouver en contact, soit en passant, soit pendant leurs travaux ordinaires, doivent être solidement enclos, autant que le permet la nature des machines ou du travail, et il est défendu d'enlever l'enclos pendant que les machines fonctionnent. « Les enfants et les jeunes gens ne doivent être employés à nettoyer aucune partie des machines d'une fabrique ou d'un atelier pendant qu'elles sont en mouvement. »

Les ARTICLES 12, 13 et 14 concernent le fonctionnement d'un corps d'inspecteurs, leurs attributions, leurs droits et leur autorité.

Les ARTICLES 15, 16, 17, 18 et 19 visent les contraventions aux dispositions prescrites et les pénalités encourues (amendes principalement).

Les ARTICLES 20, 21 et 22 sont afférents au mode de surveillance administrative par les commissions de salubrité ou le chef de la police, ainsi qu'au mode d'application et à la mise en vigueur des prescriptions de la loi.

Loi du 12 avril 1889 sur les mesures à prendre pour prévenir les accidents pouvant résulter de l'emploi des machines. — L'ARTICLE 4 interdit d'employer des enfants et des *jeunes gens au-dessous de 16 ans*, à desservir les chaudières ou machines désignées par ordonnance comme dangereuses, ou à exécuter à des machines des opérations exigeant des précautions particulières, comme le nettoyage, le graissage, l'examen des conduites motrices ou autres parties des machines, pendant qu'elles sont en mouvement ainsi que l'application des courroies, cordes, etc., sur les disques rotatifs en mouvement, à moins qu'il ne soit fait usage d'appareils spéciaux à ce appropriés..........

ESPAGNE. — Loi du 24 juillet 1873 réglementant l'âge de l'admission au travail des fabriques : ARTICLE 1er. — Les enfants au-dessous de 10 ans ne doivent pas y être admis ; ARTICLE 2. — La durée du travail ne doit pas excéder cinq heures pour les garçons au-dessous de 13 ans et pour les petites filles au-dessous de 14 ans ; ARTICLE 3. — Il ne doit pas excéder huit heures pour les garçons de 13 à 15 ans et les jeunes filles de 14 à 17 ans ; ARTICLE 4. — Les garçons au-dessous de 15 ans et les filles au-dessous de 17 ans ne doivent pas travailler la nuit, c'est à-dire à partir de huit heures et demie du soir dans les établissements à moteurs hydrauliques ou à vapeur.

BELGIQUE. — Loi du 13 décembre 1889 concernant le travail des femmes, des adolescents et des enfants dans les établissements industriels.

ARTICLE 1. — Est soumis au régime de la présente loi le travail qui s'exécute : 1° dans les mines, minières, carrières, chantiers ; 2° dans les usines, manufactures, fabriques ; 3° dans les établissements classés comme dangereux, insalubres ou incommodes, ainsi que dans ceux où le travail se fait à l'aide de chaudières à vapeur ou de moteurs mécaniques ; 4° dans les ports, débarcadères, stations ; 5° dans les transports par terre ou par eau.

Les dispositions de la loi s'appliquent aux établissements publics comme aux établissements privés, même quand ils ont un caractère d'enseignement professionnel ou de bienfaisance.

Sont exceptés : les travaux effectués dans les établissements où ne sont employés que les membres de la famille, sous l'autorité soit du père ou de la mère, soit du tuteur, pourvu que ces établissements ne soient pas classés comme dangereux, insalubres, ou que le travail ne s'y fasse pas à l'aide de chaudières à vapeur ou de moteurs mécaniques.

ART. 2. — Il est interdit d'employer au travail des *enfants âgés de moins de 12 ans.*

ART. 3. — Le roi peut interdire l'emploi des enfants ou des *adolescents âgés de moins de 16 ans*, ainsi que des *filles* ou des *femmes de moins de 21 ans* à des travaux excédant leurs forces ou qu'il y aurait du danger à leur laisser effectuer.

Il peut, de la même manière, interdire ou n'autoriser que pour un certain nombre d'heures par jour ou pour un certain nombre de jours, ou sous certaines conditions, l'emploi à des travaux reconnus insalubres des enfants ou des adolescents âgés de moins de 16 ans, ainsi que des filles ou des femmes âgées de plus de 16 ans et de moins de 21 ans.

ART. 4. — Dans le délai de trois ans, à partir de la publication de la présente loi, le roi règlera la durée du travail journalier, ainsi que la durée et les conditions du repos, en ce qui concerne les enfants et les adolescents âgés de moins de 16 ans, ainsi que les filles ou les femmes âgées de plus de 16 ans et de moins de 21 ans, le tout, d'après la nature des occupations auxquelles ils seront employés et d'après les nécessités des industries, professions ou métiers.

Les enfants et les adolescents âgés de moins de 16 ans, ainsi que les filles ou les femmes âgées de moins de 21 ans, ne pourront être employés au travail plus de 12 *heures par jour*, divisées par des *repos*, dont la durée totale ne sera pas inférieure à une heure et demie.

ART. 5. — *Les femmes en couches* ne peuvent être employées au travail pendant les quatre semaines qui suivent leur accouchement.

ART. 6. — Les enfants et les adolescents âgés de moins de 16 ans ainsi que les filles ou les femmes âgées de plus de 16 ans et de moins de 21 ans, ne peuvent être employés au travail après neuf heures du soir et avant 5 heures du matin.

Le roi peut autoriser, soit purement et simplement, soit moyennant certaines conditions, l'emploi des *adolescents âgés de plus de 14 ans*, ainsi que des filles ou des femmes âgées de plus de 16 ans et de moins de 21 ans, *après 9 heures du soir* et *avant 5 heures du matin*, à des travaux qui, à raison de leur nature, ne peuvent être interrompus ou retardés, ou ne peuvent s'effectuer qu'à des heures déterminées...

ART. 7. — Les enfants et les adolescents de moins de 16 ans ainsi que les filles ou les femmes âgées de plus de 16 ans et de moins de 21 ans ne peuvent être employés au travail plus de *six jours par semaine.*

Néanmoins, en ce qui concerne les industries dans lesquelles le travail, à raison de sa nature, ne souffre ni interruption ni retard, le roi pourra autoriser l'emploi des femmes et des enfants de plus de 14 ans, ainsi que des filles ou des femmes âgées de moins de 21 ans, pendant sept jours par semaine soit habituellement, soit pour un certain temps, soit conditionnellement. ....

ART. 12. — Des fonctionnaires désignés par le gouvernement surveillent l'exécution de la présente loi.

AUTRICHE. — Loi organique du 8 mars 1885 (Voir page 659). — DISPOSITIONS ADDITIONNELLES CONCERNANT : A. *Les jeunes ouvriers et les femmes.*

ART. 93. — Sont compris sous l'appellation de jeunes ouvriers ceux qui n'ont pas achevé leur 16e année.

ART. 94. — *Restriction dans l'emploi des jeunes ouvriers et des femmes.* — Les enfants ne doivent pas, avant leur 12e année accomplie, être employés régulièrement à des travaux industriels. Les jeunes ouvriers peuvent, entre la 12e année accomplie et la 14e année accomplie, être employés régulièrement à des travaux industriels si le travail n'est pas préjudiciable à leur santé et n'empêche pas leur développement physique, et aussi ne fait pas obstacle à l'accomplissement du devoir scolaire prescrit par la loi. La durée de travail de ces jeunes ouvriers ne doit pas cependant dépasser 8 heures par jour.. ......

Les *femmes en couches* ne peuvent être employées régulièrement à des travaux industriels que quatre semaines après l'accouchement.

ART. 95. — *Travail de nuit.* — Les jeunes ouvriers ne peuvent être employés régulièrement à des travaux industriels de nuit, c'est-à-dire entre 8 heures du soir et 5 heures du matin.........

Une **Ordonnance du Ministre du commerce du 27 mai 1885** permet le travail des jeunes ouvriers du sexe masculin : dans les filatures de soie pendant les heures de nuit lorsque le travail commence à raison du climat pendant les mois de juin et juillet avant cinq heures du matin et finit après huit heures du soir ; dans les hôtels, débits et de huit heures à minuit.....

ART. 96. — *Les enfants qui n'ont pas accompli leur quatorzième année* ne doivent pas être employés à des travaux industriels réguliers dans les entreprises exploitées dans les fabriques.

Les jeunes ouvriers *entre la quatorzième et la seizième année* accomplie ne doivent être employés qu'à des travaux faciles qui ne puissent préjudicier à leur santé et n'empêchent pas leur développement physique.

En dehors des jeunes ouvriers, les *femmes* ne doivent pas, en règle générale, être employées à des *travaux de nuit* (ART. 95) dans les entreprises industrielles exploitées dans les fabriques.

Cependant, le Ministre du commerce, d'accord avec le Ministre de l'intérieur, peut désigner par voie d'ordonnance les catégories d'entreprises industrielles où en raison de la nature de l'industrie, l'interruption de travail est impraticable, ou bien qui exigent impérieusement le travail par brigades, et autoriser par ces motifs l'emploi de jeunes ouvriers de 14 à 16 ans et le travail de nuit des femmes. Mais la somme de travail de ces personnes pendant 24 heures ne doit pas dépasser le temps légal du travail.

(Une ordonnance du 27 mai 1885 a exceptionnellement autorisé le travail de nuit des ouvriers de sexe masculin antre 14 et 16 ans dans : *les forges, verreries, papeteries, sucreries, fabriques de conserves alimentaires;* et des femmes dans les *fabriques d'épuration, des plumes, sucreries, papeteries, fabriques de conserve*, etc.

HONGRIE. — Loi XVII sur l'industrie du 21 mars 1884. — Cette loi rétablit les corporations. Elle réglemente en outre d'une façon générale les conditions du travail et l'exercice des métiers et professions, et forme un véritable code d'industrie.

La condition des apprentis est l'objet de dispositions minutieuses et protectrices. L'apprenti ne doit pas être exploité par le patron, et le législateur hongrois place le contrat d'apprentissage et l'apprenti lui-même sous la protection des autorités industrielles.

Non seulement l'apprentissage ne peut commencer *avant la douzième année* (ARTICLE 66), et l'apprenti jusqu'à 14 ans ne peut travailler plus de *dix heures par jour* (ARTICLE 64), mais, en outre le patron doit veiller à ce qu'il fréquente l'école, et lui laisser tout le temps nécessaire pour remplir les devoirs de sa religion. Il doit le former « aux bonnes mœurs, à l'ordre et au travail. » (ARTICLE 62).

Au-dessus de 14 ans, les apprentis ne peuvent être astreints à plus de *douze heures de travail par jour*, y compris les heures d'école, et ne doivent être employés qu'à des travaux en rapport avec leur force physique (ARTICLE 64).

Au-dessous de 16 ans, ils ne peuvent être employés à des *travaux de nuit* (de 9 heures du soir à 5 heures du matin). Toutefois, l'autorité industrielle, en tenant compte du développement physique de l'apprenti d'un âge au-dessous de 16 ans, mais au moins de 14 ans, peut l'autoriser à consacrer au travail de nuit la moitié au plus des heures de travail fixées par l'article 64 (ARTICLE 65).

En ce qui concerne les OUVRIERS DE FABRIQUE, voici les deux articles principaux qui réglementent et protègent le travail des enfants et des femmes.........

ART. 115. — Les enfants *âgés de moins de 10 ans* ne peuvent pas travailler dans les fabriques ; les enfants *âgés de plus de 10 ans*, mais *de moins de 12* ne peuvent y travailler qu'avec l'autorisation de l'autorité industrielle.

L'autorisation ne peut être accordée que si la *fréquentation régulière de l'école* peut se concilier avec le travail dans la fabrique, ou si le fabricant veille suffisamment à l'instruction des enfants, conformément aux prescriptions de l'autorité scolaire, par la création d'écoles spéciales.

Les enfants au-dessus de 12 ans, mais *au-dessous de 14* ne peuvent travailler dans une fabrique que pendant *huit heures au plus par jour*.

Les jeunes ouvriers qui ont accompli leur quatorzième année mais *au-dessous de 16 ans*, ne peuvent travailler que *dix heures au plus par jour*.

Les articles 63 et 65 relatifs au *travail de nuit* des apprentis s'appliquent aux ouvriers de fabrique âgés de moins de 16 ans.

ART. 116. — Les ouvriers âgés de 16 ans ne peuvent pas du tout ou que sous certaines conditions, travailler dans les fabriques spéciales aux industries qui ont été déclarées insalubres ou dangereuses, et ils ne peuvent en principe être employés qu'à des travaux qui ne sont pas nuisibles à leur santé ou ne nuisent pas à leur développement physique.

Les *femmes en couches* sont dispensées du travail réglé par leur contrat pendant les quatre semaines qui suivent leur accouchement, sans que le contrat soit rompu.

ART. 117. — Il doit être accordé aux ouvriers dans la matinée et dans l'après-midi un repos d'une demi-heure, et à midi un repos d'une heure. — Dans les fabriques dans lesquelles le travail est continué jour et nuit, le fabricant est tenu de veiller à ce que les ouvriers **qui travaillent la nuit**, soient relevés. — La journée de travail ne doit pas commencer avant cinq heures du matin, ni se prolonger après neuf heures du soir.

PAYS-BAS. — Loi du 19 septembre 1874, se bornant à interdire le travail des *enfants de moins de 12 ans*.

Loi du 6 mai 1889, concernant les mesures à prendre pour limiter le travail excessif et dangereux des jeunes ouvriers et des femmes.

§ 1er. — Dispositions générales.

Art. 1er. — Sous la dénomination de travail, la présente loi comprend toutes les occupations auxquelles on peut se livrer dans les établissements industriels, excepté : 1° les travaux agricoles, les travaux horticoles, ceux de la culture forestière, de l'élevage du bétail ou de l'exploitation de la tourbe ; 2° les travaux industriels s'exécutant en dehors des fabriques et des ateliers industriels de la personne chez laquelle l'ouvrier a son domicile, pourvu que ces travaux soient effectués ailleurs que dans un ménage ou une écurie.

Art. 2. — Sous la dénomination de fabriques et d'ateliers, la présente loi comprend tous les locaux tant ouverts que fermés, dans lesquels on a l'habitude de travailler, au profit d'un établissement industriel, à la fabrication, à la transformation, à la réparation, à la décoration ou à l'achèvement d'objets ou d'étoffes, ou à l'appropriation de ces objets ou étoffes à la vente ou à un usage déterminé, ou dans lesquels on fait subir aux objets et étoffes une préparation quelconque......... .

§ 2. — Du travail des enfants et des femmes.

Art. 3. — Il est interdit de faire travailler un *enfant au-dessous de l'âge de 12 ans*.

Art. 4. — Le roi peut interdire, par un règlement d'administration générale, soit absolument, soit sous certaines réserves, aux personnes *âgées de moins de 16 ans* et, dans les fabriques et les ateliers, aux *femmes*, certains travaux présentant des dangers pour la santé ou pour la vie, soit d'une manière générale, soit par suite de la non observation de certaines conditions, par suite du mode de travail ou par suite de la nature des étoffes employées.

Art. 5. — Il est défendu de faire commencer le travail d'une personne âgée de moins de seize ans ou d'une femme, dans les fabriques et les ateliers, avant cinq heures du matin, et de le faire continuer après sept heures du soir, de telle sorte que la journée de travail ne doit pas dépasser onze heures.

Pour certaines industries, le roi peut autoriser, par un règlement d'administration générale, soit d'une manière générale, soit pour des communes déterminées, à faire commencer et continuer le travail des personnes *âgées de moins de 16 ans* et des femmes, à d'autres heures que celles indiquées au précédent alinéa, sous les conditions qui seront jugées nécessaires et sans que la journée de travail puisse dépasser onze heures. Pour les personnes *âgées de moins de quatorze ans* et pour les femmes, le travail ne peut commencer avant cinq heures du matin et ne peut continuer après dix heures du soir.

Exceptionnellement, le commissaire du roi dans la province peut autoriser par écrit à faire commencer deux heures plus tôt dans une fabrique ou dans un atelier déterminé, le travail des personnes âgées de moins de seize ans et des femmes, pendant six journées de travail consécutives au plus, ou de deux jours l'un, pendant quatorze jours au plus, ou à le faire continuer deux heures plus tard, ou à le faire commencer une heure plus tôt et à le faire cesser une heure plus tard qu'il n'est indiqué au premier alinéa du présent article ou au réglement général d'administration publique mentionné au second alinéa du même article. Toutefois le total des heures de travail ne peut excéder treize heures par journée, et pour les personnes âgées de moins de quatorze ans ou les femmes, le travail ne peut commencer avant cinq heures du matin et doit être fini avant dix heures du soir.

Dans les cas urgents, une autorisation de ce genre pour deux journées de travail consécutives au plus, peut être donnée par le bourgmestre, qui doit en donner communication, dans les vingt-quatre heures, au commissaire du roi dans la province. Celui-ci est autorisé à la prolonger jusqu'à six journées de travail consécutives.

La même fabrique ou le même atelier ne peut, après avoir obtenu une autorisation de ce genre, obtenir une nouvelle autorisation pour la même catégorie de personnes, qu'après un intervalle de huit jours.

Les autorisations sont accordées par le Ministre chargé de l exécution de la présente loi.

Art. 6. — Quiconque fait travailler une personne au-dessous de seize ans ou une femme dans une fabrique ou dans un atelier, doit veiller à ce que le travail soit coupé par *heure au moins de repos*, entre 11 heures du matin et 3 heures de l'après-midi.

Le Ministre chargé de l'exécution de la présente loi peut, en imposant certaines conditions jugées nécessaires, accorder des dispenses à certaines fabriques déterminées, pourvu que la durée du travail pour les enfants et les femmes mentionnés au présent article n'excède pas le nombre d'heures prescrit à l'article 5.

Celui qui fait travailler ainsi des enfants ou des femmes est obligé de veiller à ce que les ouvriers ne restent pas, pendant les heures de repos, dans une salle de travail fermée.

Art. 7. — Il est interdit de faire travailler le dimanche, dans les fabriques ou ateliers, des personnes au-dessous de seize ans ou des femmes.... . ...

Par les réglements d'administration générale mentionnés à l'article 5 (second alinéa), le roi peut autoriser des personnes du sexe masculin, de quatorze à seize ans, à continuer leur travail pendant la journée du dimanche, mais jusqu'à six heures de l'après-midi seulement.

Dans le cas où le travail d'une personne du sexe masculin, âgée de moins de seize ans serait indispensable dans une fabrique pour réparer ou nettoyer une chaudière, le bourgmestre de la commune où est située la fabrique peut donner, à cet effet, une autorisation par écrit et pour un dimanche déterminé.

Art. 8. — Il est interdit de faire travailler les femmes dans les fabriques ou les ateliers, pendant les quatre semaines qui suivent leurs couches.

. . . .

ART. 10. — Tout chef ou directeur d'une industrie ou d'une entreprise qui emploie et fait travailler une personne au-dessous de seize ans dans une fabrique ou un atelier, est tenu d'avoir en sa possession une *carte* indiquant le nom, les prénoms, le jour et le lieu de la naissance de ladite personne, le nom et le domicile du chef de la famille ou de l'établissement dans lequel elle a fixé sa résidence, ainsi que le nom et le domicile du chef ou du directeur de l'industrie ou de l'entreprise. Ce dernier est tenu de produire cette carte à toute réquisition des fonctionnaires mentionnés à l'article 18.......

ART. 11. — Tout chef ou directeur d'une industrie ou d'une entreprise qui emploie des personnes au-dessous de seize ans ou des femmes pour travailler dans ses fabriques ou ateliers, est obligé de faire *afficher d'une façon apparente* dans ses ateliers ou dans sa fabrique et dans les locaux où l'on travaille, une liste signée par lui et vérifiée par le bourgmestre, indiquant les noms et les prénoms des enfants et des femmes employés, et pour chacun particulièrement le moment où le travail doit commencer et finir, les heures de travail et la journée destinée au *repos hebdomadaire*.

§ III. — DE LA SURVEILLANCE ET DE L'INSPECTION DES FABRIQUES.

ART. 12. — La surveillance est confiée, sous la haute direction du Ministre chargé de l'exécution de la présente loi, à trois inspecteurs au plus, nommés par le roi, dont le rôle et les fonctions seront déterminés par un réglement d'administration générale.

ART. 15. — Tout chef ou directeur d'une industrie ou d'une entreprise qui fait travailler dans une fabrique ou dans un atelier, est tenu de *déclarer tout accident* survenu à une personne employée dans cette industrie ou dans cette entreprise pendant son travail dans les vingt-quatre heures et par écrit, au bourgmestre de la commune dans laquelle l'accident a eu lieu. Toutefois, si la victime reprend son travail dans les vingt-quatre heures, aucune déclaration n'est exigée...

Les § IV et V traitent des *pénalités* en cas de contravention aux dispositions de la présente loi, et des *dispositions transitoires*.

ITALIE. — Loi du 11 février 1886 sur le travail des enfants. — ARTICLE 1er. — Il est défendu d'admettre au travail dans les ateliers industriels, dans les carrières et dans les mines, les enfants de l'un ou l'autre sexe, s'ils n'ont point atteint l'âge de *neuf ans* ou de *dix ans*, lorsqu'il s'agit d'occupations dans des lieux souterrains. Les enfants *de plus de neuf ans et de moins de quinze ans* ne peuvent être admis au travail dans les ateliers industriels, dans les carrières ou dans les mines, s'il ne résulte pas de certificats de médecins délégués à cet effet par chaque conseil de santé dans les différentes circonscriptions, que ces enfants sont bien portants et aptes au travail auquel ils sont destinés.

ART. 2. — On ne pourra occuper à des travaux dangereux ou insalubres les enfants de l'un ou l'autre sexe qui n'ont point achevé leur quinzième année, si ce n'est dans les limites et avec les précautions que déterminera un décret royal, par lequel le Conseil supérieur de santé et le Conseil supérieur du commerce, préalablement entendus, seront désignés les travaux ayant un caractère dangereux ou insalubre.

Art. 3. — Les enfants qui ont accompli leur neuvième année, mais n'ont pas encore atteint l'âge de *douze ans*, ne pourront être astreints, dans une journée, qu'à *huit heures de travail*.

Article 4, concernant les *amendes* encourues par les contraventions.

Article 5, attribuant la surveillance nécessaire dans les ateliers industriels, carrières et mines, aux ingénieurs des mines et aux inspecteurs de l'industrie.

Les ingénieurs des mines ont la surveillance du travail des enfants et des *filles mineures* employés dans les usines métallurgiques, les carrières, les tourbières, etc.

Les inspecteurs de l'industrie sont plus spécialement chargés de celle des industries textiles.

SUÈDE. — Le travail des enfants est réglementé en Suède par une **Ordonnance royale du 18 novembre 1881**, modifiée en partie par la **Loi du 18 juin 1883**. Sauf un article où il est dit que les mineurs de 12 à 18 ans ne doivent pas être employés à nettoyer la machine qui sert à l'exploitation, ces deux lois ne prescrivent aucune autre mesure relative au danger des outillages mécaniques. (Voir la loi au chapitre IV : Accidents de machines).

L'**Ordonnance du 22 juin 1883** apporte une exception aux prescriptions des articles 1, 5 et 9 de celle du 18 novembre 1881 sur le travail des enfants dans les manufactures. L'*exception* est uniquement relative aux *mines* et aux *industries métallurgiques*.

Il sera permis d'y employer de jeunes garçons douze heures au lieu de six, et sans qu'il soit nécessaire que le temps de travail soit compris entre six heures du matin et huit heures du soir, lorsque les ouvriers sont divisés en *équipes*, pourvu que ces équipes soient toujours organisées de manière à ne travailler qu'une nuit sur deux et à prendre huit heures de repos au moins entre les heures de travail. Sera également sans application à ces industries l'interdiction de laisser séjourner les mineurs dans les salles de travail pendant les intervalles de repos.

SUISSE. — Loi fédérale du 23 mars 1877 concernant le travail dans les fabriques. — Deuxième partie. — *Le travail des femmes et des mineures dans les fabriques.* (Voir première partie aux accidents de machines, chapitre IV, page 658).

Art. 15. — Les *femmes* ne peuvent, en aucun cas, être employées au *travail de nuit* ou du *dimanche*.

Lorsqu'elles ont un ménage à soigner, elles doivent être libres de quitter l'ouvrage une demi-heure avant le repos du milieu du jour, si celui-ci ne dure pas au moins une heure et demie. *Après et avant leurs couches*, il est réservé un espace de temps de huit semaines en tout pendant lequel les femmes ne peuvent être admises au travail dans les fabriques. Elles ne sont reçues de nouveau dans la fabrique qu'après qu'elles ont fourni la preuve qu'il s'est écoulé six semaines au moins depuis le commencement de leurs couches.

Le Conseil fédéral désignera les branches d'industrie dans lesquelles les femmes enceintes ne peuvent être admises à travailler.

Les femmes ne peuvent être admises à nettoyer les moteurs en mouvement, les appareils de transmission et les machines dangereuses.

Art. 16. — Les enfants *au-dessous de quatorze ans révolus* ne peuvent être employés au travail dans les fabriques.

Pour les enfants depuis le commencement de *la quinzième année jusqu'à seize ans révolus*, le temps réservé à l'enseignement scolaire et religieux et celui du travail dans la fabrique ne doivent pas, réunis, excéder onze heures. L'enseignement scolaire et religieux ne doit pas être sacrifié au travail dans la fabrique.

Il est interdit de faire travailler la nuit ou le dimanche des jeunes gens *âgés de moins de dix-huit ans*. Dans les industries pour lesquelles le Conseil fédéral a reconnu, en vertu de l'article 13 la nécessité du travail non interrompu, cette autorité peut toutefois autoriser l'admission des garçons de quatorze à dix-huit ans dans ces industries, s'il est démontré qu'il est indispensable d'y employer en même temps des jeunes gens, et surtout si cela parait utile dans l'intérêt même d'un bon apprentissage. Dans ce cas là, le Conseil fédéral fixera cependant pour ces jeunes gens la durée du travail de nuit et, au-dessous de la durée normale de onze heures, il les fera alterner et employer successivement, et, après avoir examiné soigneusement l'état des choses, il subordonnera en général son autorisation à toutes les prescriptions et garanties nécessaires, dans l'intérêt des jeunes gens et de leur santé.

Le Conseil fédéral est autorisé à désigner les branches d'industrie dans lesquelles il est absolument interdit de faire travailler les enfants.

Le fabricant ne peut invoquer comme excuse son ignorance de l'âge de ses ouvriers, ni de l'enseignement qu'ils ont à suivre.

Les articles 17, 18 et 19 concernent les *dispositions exécutoires et pénales*, et les articles 20 et 21 les dispositions finales.

CANTON DE BALE (Ville). — **Loi du 23 avril 1888** concernant la protection des ouvriers :

Article 1, appliquant la loi aux ateliers où sont occupées à un travail industriel trois femmes ou plus, ou dans lesquels travaillent comme ouvrières ou apprenties des jeunes filles de moins de 18 ans.

Art. 2, fixant la durée maximum de travail à onze heures par jour (dix heures les veilles des dimanches et fêtes), entre six heures du matin et huit du soir, y compris un repos d'au moins une heure ; — interdisant le travail, le dimanche et toute autorisation de prolongation de travail, après huit heures du soir, pour les jeunes filles de moins de 18 ans et les femmes enceintes ; — rendant obligatoire pour ces dernières, au moment de leurs couches, un congé de huit semaines et ne leur accordant de rentrer à l'atelier que six semaines au moins après avoir accouché.

ÉTATS-UNIS D'AMÉRIQUE. — Il n'existe pas de loi fédérale sur la réglementation du travail des femmes et des enfants ; mais la plupart des États ont promulgué des lois plus ou moins complètes sur ce sujet.

ÉTAT DE CALIFORNIE. — **Loi du 8 février 1889, sur les heures de travail et l'emploi des enfants mineurs.** — Aucun enfant *au-dessous de 18 ans* ne travaillera plus de 10 heures par jour dans un atelier, à moins de réparations très urgentes à la machine, ou de journée plus courte les jours suivants, en tout cas jamais plus de 60 heures par semaine. Aucun enfant, *au-dessous de 10 ans*, ne sera employé dans un atelier (*Manufacturing Mechanical or Mercantile establishment*) ; les enfants *au-dessous de 16 ans* seront inscrits sur un registre, avec certificat du père ou du tuteur pour l'âge de l'enfant, et ces pièces seront produites au Commissaire *of labor statistics*. — La loi édicte des peines.

ÉTAT DE NEW-YORK. — **Loi du 25 mai 1887** portant modifications et additions à la **loi de 1886** sur le travail des femmes et des enfants dans les manufactures. Aucun enfant *au-dessous de 13 ans* ne peut être employé dans une manufacture. Toute personne occupant des enfants, *de moins de seize ans*, doit tenir un registre où sont inscrits les nom, âge, lieu de naissance, résidence de ces enfants. Ces renseignements sont établis par un *affidavit* (déclaration sous serment) soit du père, mère ou tuteur, soit de l'enfant lui-même, s'il n'a ni père, ni mère, ni tuteur. Les registres sont présentés à toute réquisition des inspecteurs.

Après cette disposition générale la loi édicte un grand nombre de prescriptions particulières complétées par la loi suivante :

Loi du 15 juin 1889 complétant les lois de 1886 et 1887. — Les hommes *au-dessous de 21 ans* et les femmes *au-dessous de 21 ans* ne pourront être employés dans les manufactures plus de 60 heures par semaine, sauf dans le cas de réparations urgentes à l'outillage. Les journées ne pourront dépasser dix heures, à moins que ce ne soit pour permettre de faire le samedi une journée plus courte. Aucune femme de moins de 21 ans, ni aucun homme de moins de 18 ans ne pourront être occupés entre 9 heures du soir et 6 heures du matin.

L'âge auquel les enfants sont admis dans les manufactures est élevé à 14 ans.

ÉTAT DE PENSYLVANIE. — **Loi du 1er juin 1887** interdisant sous peine d'une amende de 20 à 100 dollars, à tout industriel de faire travailler des enfants *âgés de moins de 12 ans* dans un moulin, usine ou mine.

Loi du 22 mars 1887 relative à la protection de la santé des femmes dans les usines et magasins. Les patrons sont tenus sous peine d'amendes variant de 25 à 50 dollars, de mettre à la disposition des femmes employées dans les manufactures, usines et magasins des sièges convenables et de *les autoriser à s'asseoir*, toutes les fois qu'elles ne sont pas obligées de se mouvoir pour les besoins de leur emploi.

Loi du 20 mai 1889 portant : 1° fixation à 60 heures par semaine au maximum la durée du travail des mineurs ; 2° interdiction de l'emploi des *enfants au-dessous de douze ans* ; 3° prescription d'un repos de 45 minutes au moins aux ouvriers pour leur repas de midi ; 4° inscription sur un registre spécial des ouvriers et ouvrières *au-dessous de seize ans* ; 5° création d'une inspection des fabriques ; 6° notification immédiate à l'inspecteur de tout accident mortel ou blessure grave survenue dans leur établissement ; 7° pénalités et amendes en cas de contravention.

ÉTAT DE LOUISIANE. — **Loi du 1er juillet 1886, n° 43.** — Il est défendu d'employer les *garçons au-dessous de douze ans* et les *filles au-dessous de quatorze ans* dans les manufactures ou magasins dans lesquels se fait un travail de fabrication ou de préparation de matières en vue de la fabrication. Les enfants *au-dessous de 14 ans* ne peuvent être employés dans les manufactures, dans les ateliers de confection d'habillements, de modes ou de fabrication quelconque, ni accompagner les musiciens ambulants, s'ils n'ont pendant quatre au moins des douze mois précédents, fréquenté une école primaire ; cette fréquentation est attestée par un certificat, dont le chef d'atelier devra exiger la remise et qu'il devra présenter aux inspecteurs. Les garçons *âgés de moins de dix-huit ans* et les femmes ne peuvent être employés dans les ateliers sus-indiqués pendant plus de dix heures par jour en moyenne, soit soixante heures par semaine ; une heure au moins doit être chaque jour accordée au dîner. Quiconque emploie des femmes dans un atelier ou magasin doit leur *procurer des sièges convenables* et leur permettre de s'en servir chaque fois que les nécessités du travail actif ne s'y opposent pas. Toute infraction aux dispositions qui précèdent sera punie d'une amende de 10 à 100 dollars et d'un emprisonnement de dix jours au plus ou de l'une seulement de ces deux peines. La police dans les grandes villes (*cities*) et le maire dans les petites (*towns*) sont chargés d'assurer par des inspections convenables l'exécution de la loi.

RUSSIE. — Avis du Conseil de l'Empire approuvé par S. M. l'Empereur le 1er juin 1882, tendant à limiter la durée du travail des enfants et des adultes dans les manufactures, usines et autres établissements industriels et à leur assurer l'instruction élémentaire.

Article 1. — Interdisant le travail industriel aux enfants *au-dessous de douze ans.*

Art. 2. — Limitant le travail des enfants *âgés de douze à quinze ans à huit heures par jour*, non compris le temps nécessaire pour le déjeuner, le dîner, le souper, la fréquentation de l'école et le repos, et à quatre heures au plus de durée consécutive.

Art. 3. — Interdisant le *travail de nuit* aux enfants au-dessous de quinze ans.

Art. 4. — Interdisant aux enfants *au-dessous de quinze ans* l'emploi aux travaux susceptibles d'altérer leur santé La désignation des établissements industriels et des travaux pouvant conduire à ce résultat est laissée à la décision des Ministres des finances et de l'intérieur, après entente à cet effet.

Art. 5. - Instituant un service d'inspection des fabriques.

Loi de 1884 organisant les inspecteurs de fabriques.

Lois du 1er octobre 1885 défendant l'admission des enfants, *jusqu'à quinze ans*, dans 36 industries déclarées insalubres ou dangereuses, et le *travail de nuit* aux femmes et aux enfants de quinze à dix-sept ans employés dans les industries textiles.

FINLANDE. — Loi du 15 avril 1889 sur la protection des ouvriers dans les industries. — Cette loi en 29 articles contient des dispositions sur l'aménagement des ateliers, l'emploi des enfants et des femmes et l'inspection des industries.

CHAPITRE VI

L'HYGIÈNE INDUSTRIELLE CONSIDÉRÉE AU POINT DE VUE DE LA RESPONSABILITÉ ET DE L'ASSURANCE EN MATIÈRE D'ACCIDENTS DE TRAVAIL ET DE MORBIDITÉ PROFESSIONNELLE.

---

§ I. — De la morbidité et de la mortalité professionnelle considérées dans leur ensemble.

A. **Les statistiques de mortalité professionnelle.** — Après une étude complète des conditions d'insalubrité et d'insécurité présentées par chaque groupe de professions industrielles, après celle des manifestations morbides particulières à chacune d'elles, il serait intéressant de rechercher la somme de morbidité, ainsi que le taux de la mortalité qu'on pourrait être en droit d'attribuer à chaque catégorie de travailleurs. C'est là on le comprend, un point des plus importants à établir, puisqu'il ne s'agit rien moins que de déterminer l'influence spéciale de la profession sur la durée de la vie de l'ouvrier.

La plupart des auteurs qui ont écrit sur l'hygiène professionnelle se sont préoccupés de la question. Malheureusement leurs recherches, basées sur des statistiques mortuaires embrassant l'ensemble d'une profession sans tenir compte des catégories d'âge où généralement on l'exerce, sont entachées d'erreurs essentielles.

C'est ainsi que : de même qu'on a cru pendant longtemps pouvoir calculer la vie moyenne en additionnant un grand nombre d'indications d'âge fournies par les registres mortuaires ; de même, en divisant la somme par le nombre des individus appartenant à un même groupe professionnel on a cru pouvoir déterminer la durée moyenne de la vie chez les travailleurs de ce groupe. Casper, à Berlin (1835) ; Lombard, à Genève (1835) ; Hannover, à Copenhague (1860), ont successivement employé cette méthode de calculer pour établir la durée de vie probable dans un certain nombre de professions ouvrières. Il n'est pas difficile de voir à combien d'erreurs on s'expose en faisant ainsi.

« Selon nous, disions-nous, en 1875, dans notre *Hygiène des professions et des industries*, il ne saurait y avoir qu'une manière de faire : il faut, en calculant sur un nombre donné d'individus qui, à vingt ans, par exemple, ont embrassé telle ou telle profession, rechercher combien il y a de survivants de cette profession à une période quelconque de la vie, soit à cinquante ans, par exemple ; il faudrait aussi calculer la mortalité moyenne professionnelle en tenant compte de chaque période d'âge. On aurait ainsi des *tables de mortalité* et de *survivance professionnelles* dont la valeur serait incontestable. »

William Farr, en Angleterre, est le premier qui ait publié des tables de mortalité professionnelle en tenant compte des groupes d'âge. Ses recherches ont porté sur trois périodes : 1860, 1861 ; 1871 : 1880, 1881 et 1883.

M. Kummer, en 1882, a communiqué au Congrès international d'Hygiène à La Haye une table de mortalité par professions en Suisse, des plus complète et des plus instructive. Depuis lors, M. Ogle a fait de pareilles recherches en Angleterre pour les années 1880-1882. Dans ces derniers temps, M. J. Bertillon a communiqué à la Société d'Hygiène professionnelle de Paris (1891) une table de mortalité par professions, calculée d'après les annuaires statistiques de la ville de Paris et portant sur la période quinquennale 1885-1889. Il a présenté à ce sujet, et au sujet des recherches antérieures aux siennes, un ensemble de considérations générales des plus intéressantes. Nous avons nous-même dressé, en puisant les éléments nécessaires dans les recherches respectives de Kummer, de Ogle et de J. Bertillon qui portent sur trois pays différents, les tableaux suivants de mortalité professionnelle dans lesquels nous avons ajouté, en représentant par 100 le chiffre de mortalité afférent à chaque groupe d'âge pour l'ensemble de la population masculine, les chiffres comparatifs de mortalité présentés par chacun des groupes professionnels dans les groupes d'âge correspondants.

Il nous a été facile ainsi de faire ressortir plus distinctement la part d'influence qui revient aux divers facteurs extrinsèques au travail proprement dit. (Voir les tableaux des pages 776, 777 et 778).

B. Considérations générales sur les facteurs extrinsèques à la profession, qui font varier la mortalité professionnelle. — *a.* — D'une façon générale, les professions les plus dangereuses comme les plus insalubres éloignent d'elles les jeunes ouvriers valétudinaires et débiles. Aussi, faut-il un certain nombre d'années pour que la fatigue et les risques encourus dans ces professions arrivent à surmonter la force de résistance constitutionnelle des ouvriers qui les ont embrassées. C'est de 40 à 50 ans que se manifeste alors la déchéance de l'organisme et la plus grande mortalité professionnelle comparative. Les *mineurs* et *carriers* peuvent être, ici, offerts en exemple.

Mortalité selon les professions, en Suisse (d'après Kummer).

(Période quinquennale, 1878-1882)

MOYENNE ANNUELLE DES DÉCÈS SUR 1000 VIVANTS ET CHIFFRES COMPARATIFS DE MORTALITÉ PAR MÊME GROUPE D'AGE DANS CHAQUE PROFESSION

(Le coefficient de mortalité pour l'ensemble de la population masculine correspondante étant représenté par 100).

PROFESSIONS	MORTALITÉ de 15 à 19 ans		MORTALITÉ de 20 à 29 ans		MORTALITÉ de 30 à 39 ans		MORTALITÉ de 40 à 49 ans		MORTALITÉ de 50 à 59 ans		MORTALITÉ de 60 à 69 ans		MORTALITÉ de 70 à 79 ans	
	Moyenne annuelle sur 1000 vivants	Chiffres comparatifs	Moyenne annuelle sur 1000 vivants	Chiffres comparatifs	Moyenne annuelle sur 1000 vivants	Chiffres comparatifs	Moyenne annuelle sur 1000 vivants	Chiffres comparatifs	Moyenne annuelle sur 1000 vivants	Chiffres comparatifs	Moyenne annuelle sur 1000 vivants	Chiffres comparatifs	Moyenne annuelle sur 1000 vivants	Chiffres comparatifs
Ensemble de la population masculine en Suisse, 1878-1882 (Kummer)	*5,5*	*100*	*7,7*	*100*	*9,9*	*100*	*12,1*	*100*	*21,0*	*100*	*44,1*	*100*	*110,5*	*100*
OUVRIERS DES INDUSTRIES : Mineurs-carriers	5,3	96	7.5	97	10,4	105	22,8	188	31,4	149	75,6	171	118,3	107
Meuniers	2,1	37	6,7	87	8,4	84	17.1	140	33,2	157	66.7	151	194,7	176
Boulangers	4,2	76	6,8	87	11,4	115	15,9	131	28,8	137	72,9	165	215,2	195
Bouchers, charcutiers	3,2	58	5,3	69	17,8	179	21.5	177	29,9	142	64,6	146	152,1	139
Tailleurs de pierre, marbriers	6,1	110	8,5	110	18,1	183	26,4	218	45,3	215	89,6	203	176,0	160
Maçons, plâtriers	8,1	147	9,5	124	13,1	132	18,9	156	34,9	119	67,4	152	140,5	128
Charpentiers, menuisiers	6,3	115	6,5	85	10,1	102	16,7	138	30,7	116	66,3	150	160,1	144
Serruriers	8,9	162	12,4	161	15,9	160	29,7	245	40,3	191	69,5	158	165,8	150
Tonneliers, boisseliers	2,3	42	11,3	147	20,3	205	22,7	186	38,9	185	67,6	153	122,4	111
Filateurs, tisseurs	5,8	105	6,1	79	6,3	63	9,8	81	26,04	125	56,4	128	154,9	140
Horlogers	5,4	98	11,1	144	13,3	134	20,1	166	32,5	164	52,4	119	116,6	105
Forgerons	2,7	40	6,4	83	11,2	113	16,6	138	32,5	164	63,6	144	174.4	158
OUVRIERS DES INDUSTRIES (ensemble)	**5**	**91**	**8,1**	**105**	**13,1**	**133**	**19,8**	**162**	**33,7**	**160**	**67,7**	**153**	**157,5**	**143**
COMMERÇANTS	**6,3**	**114**	**11,1**	**144**	**14,1**	**142**	**18,7**	**155**	**29,2**	**139**	**55,7**	**126**	**124,2**	**112**
AGRICULTEURS	**3,3**	**60**	**5,7**	**74**	**8,0**	**80**	**12,0**	**99**	**21,7**	**103**	**45,7**	**103**	**112,4**	**101**
Profes. libérales : Administration publique et justice	3,16	58	9,11	120	11,23	113	16,85	139	34,58	164	56,91	129	134,70	122
Sciences médicales	3,77	70	10,90	143	12,31	124	20,68	171	30.36	145	66,89	154	139,83	127
Cultes et Instruction publique	5.0	92	7,2[illegible]	93	8,20	83	13,0[illegible]	108	23,0[illegible]	109	59,0[illegible]	134	136,7	119
Autres professions libérales	10.	183	15,[illegible]	94	14,64	147	23,[illegible]	93	33,[illegible]	61	70,[illegible]	60	100	100
PROFESSIONS LIBÉRALES (Ensemble)		**100**												

Mortalité selon les professions en Angleterre (d'après Ogle)
(Période triennale 1880-1882).

MOYENNE ANNUELLE DES DÉCÈS SUR 1,000 VIVANTS ET CHIFFRES COMPARATIFS DE MORTALITÉ PAR MÊME GROUPE D'AGE DANS CHAQUE PROFESSION.

(Le coefficient de mortalité pour l'ensemble de la population masculine correspondante étant représenté par 100).

PROFESSIONS.	MORTALITÉ de 25 à 45 ans.		MORTALITÉ de 45 à 65 ans.		MORTALITÉ de 25 à 65 ans.	
	Moyenne annuelle sur 1000 vivants	Chiffres comparatifs.	Moyenne annuelle sur 1000 vivants	Chiffres comparatifs.	Moyenne annuelle sur 1000 vivants	Chiffres comparatifs.
ENSEMBLE DE LA POPULATION MASCULINE EN ANGLETERRE	*10,16*	*100*	*25,27*	*100*	*17,72*	*100*
Serruriers	9,15	91	25,66	101	17,40	96
Armuriers	10,62	104	25,78	102	18,20	103
Couteliers, fabricants d'aiguilles, scies, outils, etc.	11,71	116	34,42	137	23,06	127
Forgerons	9,29	91	25,67	103	17,48	97
Fabricants de limes	15,29	152	45,14	180	30,21	166
Autres ouvriers du fer et de l'acier	8,36	82	22,84	90	15,60	86
Ouvriers travaillant l'étain	8 »	79	24,17	91	16,08	85
Ouvriers travaillant le cuivre, le plomb, le zinc, etc.	9,15	90	26,79	107	17,97	98
Horlogers	9,22	91	23,99	91	16,16	91
Charpentiers, menuisiers	7,77	76	21,74	88	14,75	82
Scieurs de long	7,46	74	23,74	93	15,60	84
Tourneurs sur bois, tonneliers	10,56	104	28,55	113	19,75	108
Charrons	6,83	67	19,21	73	13,02	70
Maçons	9,25	91	25,59	101	17,42	96
Couvreurs	8,97	88	24,93	99	16,95	94
Plâtriers	7,79	78	25,07	100	16,43	89
Carriers	9,95	98	31,04	123	20,50	112
Ouvriers des manufactures de toile et de coton	9,99	99	29,44	112	18,60	106
Id. de soie	7,81	77	22,79	91	15,30	84
Id. de laine	9,71	96	27,50	110	18,60	103
Tanneurs, pelletiers	7,97	78	25,37	101	16,67	90
Corroyeurs	8,56	84	24,07	96	16,30	90
Selliers	9,19	90	26,49	106	17,85	98
Cordonniers	9,31	92	23,36	90	16,33	91
Chapeliers	10,78	105	26,95	105	18,86	106
Brasseurs	13,90	137	34,25	136	24,07	136
Tailleurs	10,73	106	26,47	104	18,60	105
Bouchers	12,16	119	29,08	115	20,62	117
Boulangers, pâtissiers	8,70	86	26,12	104	17,41	95
Marchands boutiquiers	*9,01*	*89*	*29,08*	*116*	*19,16*	*103*
Professions libérales. Cultes, instruction publique	5,53	55	17,89	76	11,71	66
Gens de loi	7,54	74	23,13	92	15,33	83
Médecins	11,57	113	28,03	111	19,85	112
Artistes, sculpteurs	11,08	109	28,73	114	19,85	112
Ensemble des professions libérales	*8,96*	*89*	*24,44*	*97*	*16,70*	*93*
Agriculteurs (ouvriers des champs)	*7,13*	*70*	*17,68*	*78*	*12,41*	*74*
ENSEMBLE DES OUVRIERS	*9,58*	*94*	*26,76*	*105*	*18,17*	*99*

Mortalité selon les professions à Paris (d'après J. Bertillon)

(Période quinquennale 1885-1889)

MOYENNE ANNUELLE DES DÉCÈS SUR 1,000 VIVANTS ET CHIFFRES COMPARATIFS DE MORTALITÉ PAR MÊME GROUPE D'AGE DANS CHAQUE PROFESSION

(Le coefficient de mortalité pour l'ensemble de la population masculine correspondante étant représenté par 100).

PROFESSIONS.	MORTALITÉ de 20 à 29 ans.		MORTALITÉ de 30 à 39 ans.		MORTALITÉ de 40 à 49 ans		MORTALITÉ de 50 à 59 ans.	
	Moyenne annuelle sur 1,000 vivants.	Chiffres comparatifs.	Moyenne annuelle sur 1,000 vivants.	Chiffres comparatifs.	Moyenne annuelle sur 1,000 vivants.	Chiffres comparatifs.	Moyenne annuelle sur 1,000 vivants.	Chiffres comparatifs.
Ensemble de la population masculine de Paris, 1885-1889 (J. Bertillon)	*11,1*	*100*	*14,9*	*100*	*21,2*	*100*	*31,2*	*100*
Serruriers	10,9	98	14,2	95	23,8	112	32,9	105
Tanneurs, corroyeurs, hongroyeurs, mégissiers, chamoiseurs, parcheminiers, maroquiniers, portefeuillistes	9,1	82	10,5	70	15,9	75	26,4	85
Menuisiers, charpentiers	10,5	95	18,8	126	24,3	114	30,7	98
Maçons, tailleurs de pierre et couvreurs	9,5	86	16,0	109	23,7	112	31,4	100
Marbriers, ornemantistes (mouleurs, praticiens, sculpteurs)	20,1	181	21,2	142	23,4	111	39,0	125
Ebénistes, fabricants de meubles et chaises, marqueteurs	9,0	81	13,6	91	16,3	77	24,5	79
Cordonniers et bottiers	13,4	121	19,2	119	20,4	96	35,3	113
Boulangers	12,4	112	16,2	109	24,4	114	39,0	125
Bouchers, charcutiers, tripiers	10,6	96	14,0	93	22,2	105	27,5	88
Ensemble des professions précédentes	**11,7**	**105**	**13,7**	**106**	**21,6**	**102**	**28,5**	**102**
Confiseurs, glaciers, chocolatiers	15,0	135	16,5	111	20,4	96	25	80
Marchands de vins et liqueurs, cafetiers, resraurateurs, rôtisseurs, hôtels garnis	12,0	126	21,2	142	25,7	121	30,2	97
Imprimerie, lithographie, gravure en taille douce, clichage	17,8	160	23,7	159	26,7	126	40,6	130
Relieurs	11,9	107	14,1	95	13,2	63	27,4	88
Voituriers et charretiers	17,6	160	21,5	144	26,7	126	30,4	97
Commerce de nouveautés, bonneterie	14,8	133	25,5	171	40,4	191	49,4	223

A cette *sélection du commencement* vient s'ajouter souvent la *sélection opérée par le départ* de tous ceux qui, fatigués par le rude labeur de la profession, l'abandonnent pour se livrer à un autre métier. C'est pourquoi les groupes d'âge qui suivent paraissent bénéficier d'une mortalité comparative inférieure à celle que présentent certaines professions beaucoup moins dangereuses et insalubres. C'est ce qui a été remarqué surtout chez les *ouvriers des mines de charbon*, en Angleterre (Ogle, 1882).

Par contre, dans certaines professions où le travail est moins pénible et qui sont, par cela même, l'apanage des individus de chétive constitution, on trouve que la mortalité comparative pour les premiers groupes d'âge est beaucoup plus élevée que dans les professions à rude labeur. Mais, ce n'est point la profession par elle-même qu'il faut incriminer, ce sont les ouvriers de ces groupes d'âge qui sont moins valides. Telles sont les professions de *tailleur*, *cordonnier*, *tisserand*, *relieur*, etc.

b. — Le milieu constitue un facteur des plus important. Les professions qui s'exercent en plein air bénéficient de tous les avantages d'une activité fonctionnelle plus complète, d'une respiration plus parfaite dans une atmosphère moins susceptible d'être viciée. Le même genre de travail, celui qui expose au dégagement de poussières, par exemple, offrira alors un chiffre de mortalité comparative bien inférieur à celui qu'il présenterait dans un milieu confiné.

c. — L'intempérance intervient à son tour, pour modifier, suivant les milieux et les habitudes individuelles, dans une même profession ou dans des professions similaires, le chiffre de mortalité comparative afférent à des mêmes groupes d'âge.

d. — Il en est de même de la mauvaise hygiène privée, des excès de toute sorte, de l'inconduite.

e. — Dans des pays différents, suivant le degré de misère physique ou morale habituel à la population ouvrière, la mortalité varie pour une même profession et un même groupe d'âge.

On conçoit donc toute l'importance qu'il y a à tenir compte de ces divers facteurs dans l'appréciation du chiffre de mortalité professionnelle. Néanmoins, il faut reconnaître, toutes réserves faites de ce côté, que la plupart des groupes industriels offrent dans leur ensemble des différences assez marquées et, pour ainsi dire, caractéristiques de leur insalubrité respective, lesquelles se démontrent par un chiffre de mortalité comparative relativement élevé.

Ainsi, il est à remarquer que, d'une manière générale, la mortalité au-dessus de la moyenne ne s'affirme guère, d'une façon absolue dans les professions ouvrières, qu'au moment où les fatigues du métier sont parvenues à surmonter le degré de résistance de l'ouvrier, quelle que soit la valeur physique que la sélection de début exigée par le travail professionnel ait pu lui assurer.

Certaines professions présentent, en outre, dès le principe, une mortalité très élevée ; c'est qu'alors, au labeur professionnel vient se surajouter tantôt l'influence nuisible de poussières extrêmement irritantes (*tailleurs de pierres, potiers, marbriers, plâtriers, stucqueurs*, etc.), ou celle des intempéries extérieures (*voituriers, charretiers, cochers*, etc.), ou bien celle des risques à courir en matière d'accident (*mineurs, carriers, couvreurs*, etc) ; tantôt celle d'un air vicié et confiné (*imprimeurs, tisseurs, filateurs*, etc.), ou de la toxicité des matériaux employés (*doreurs, chapeliers*, etc.) ; ou bien encore, chacun de ces facteurs voit-il son influence sensiblement accrue par des attitudes de travail défectueuses, peu favorables au développement de l'énergie fonctionnelle, comme cela a lieu chez les *ajusteurs, horlogers, serruriers, tourneurs*, etc., ou par des prédispositions morbides que la promiscuité d'atelier sollicite ou aggrave, comme cela ne se rencontre que trop dans les professions de magasin ou de boutique (*tailleurs, cordonniers, employés de commerce*, etc.).

En résumé, il est assez difficile de dégager l'action purement professionnelle, c'est-à-dire celle que détermine le travail industriel, des conditions spéciales du milieu dans lequel elle s'accomplit, aussi bien que de celles qui ressortissent aux individus qui l'exécutent et le subissent ; ce qui revient à dire que s'il est des professions dangereuses ou insalubres, il n'en est peut-être aucune dont on ne puisse arriver à neutraliser l'action nuisible et, par suite, à abaisser singulièrement son coefficient de mortalité intrinsèque.

Il suffit d'examiner de près les trois tableaux de mortalité professionnelle que nous donnons ici, pour voir combien le labeur de l'ouvrier, aussi rude qu'il soit, ne saurait être présenté, à cet égard, comme un criterium absolu, du moins pour tous les groupes d'âge.

Dans la statistique suisse, jusqu'à 50 ans, en effet, l'ensemble des professions libérales l'emporte, comme moyenne de léthalité, sur l'ensemble des ouvriers des industries ; les commerçants sont tout aussi mal partagés, sinon plus ; les agriculteurs, seuls, ont des chiffres comparatifs de mortalité bien inférieurs à ceux des ouvriers.

Dans la statistique anglaise, on trouve également un bon nombre de professions ouvrières mieux partagées au point de vue de la mortalité proportionnelle moyenne que certaines professions libérales et que les professions de boutiques.

Mais, c'est surtout dans la statistique concernant la population parisienne que cette différence se prononce au détriment des professions boutiquières ; et ce n'est certainement pas le labeur manuel qui intervient ici pour élever aussi haut le chiffre de la mortalité moyenne de ces dernières. C'est que dans les grandes villes, plus que partout ailleurs, les professions qui s'exercent dans les magasins et les boutiques, maintiennent le travailleur sédentaire dans des conditions de confinement et de viciation de milieu, d'encombrement ou de promiscuité morbide des plus fâcheuses.

En résumé, si, à partir d'un certain âge, le plus communément 40 ou 50 ans, le labeur pénible accompli jusque-là par les ouvriers des industries proprement dits peut être accusé d'avoir singulièrement amoindri leur résistance aux causes générales de mortalité ; si, comparativement à la moyenne de la mortalité présentée par l'ensemble de la population masculine, celle qui paraît dévolue aux professions purement ouvrières, l'emporte sur celle que présentent les autres grandes divisions professionnelles considérées également dans leur ensemble ; on ne doit pas méconnaître, cependant, qu'il est bon nombre de groupes professionnels qui, considérés en particulier, ne sont guère mieux partagés que les groupes ouvriers, les dépassent même en mortalité comparative dans les groupes d'âge qui suivent et ont des chances de vie moins grandes encore.

D'une autre part, si, à partir de 40 à 50 ans, les professions libérales, les commerçants, les petits marchands présentent, pour les derniers groupes d'âge de la vie, une mortalité proportionnelle inférieure à celle des groupes d'âge correspondants chez les ouvriers des industries, les relevés statistiques démontrent, par contre, qu'un pareil avantage n'a été acquis, le plus souvent, que par une rude sélection opérée dans les groupes d'âge antérieurs.

Rien n'est plus démonstratif, à cet égard, que la statistique suisse ; et si la statistique anglaise maintient, dans presque tous les groupes d'âge, l'ouvrier dans un état permanent d'infériorité vitale, la statistique française offre, au contraire, bon nombre d'exemples de professions libérales ou commerçantes qui ne bénéficient même pas de cette diminution de la mortalité proportionnelle dans les dernières années de leur vie. C'est que, en dehors de la profession ouvrière, il y a l'état social du pays où il s'exerce ; et l'on peut reconnaître ainsi qu'en France, comme en Suisse, l'ouvrier est loin d'être aussi mal partagé qu'en Angleterre.

C. **Les statistiques de morbidité professionnelle**. — Il est plus difficile, pour ne pas dire impossible, d'établir pour la morbidité professionnelle, envisagée à un point de vue général, des considérations analogues à celles que nous venons de développer pour la mortalité professionnelle. Il manque à cet égard des points de comparaison ; aucun document relatif à l'ensemble comme aux groupements d'âge de la population masculine d'un pays, n'existant jusqu'ici, à notre connaissance. Les sociétés d'assurances, qui auraient le plus grand intérêt à établir des tables de morbidité ouvrière, utilisent seulement un certain nombre de relevés statistiques fournis par quelques sociétés de secours mutuels.

Tels qu'ils sont, cependant, de pareils relevés n'en offrent pas moins un réel intérêt, à la condition de s'en tenir uniquement au nombre de jours de chômage pour maladie, sans chercher à distinguer entre la maladie et l'infirmité, la maladie aiguë et la maladie chronique, la maladie proprement dite et la simple indisposition. C'est la manière de voir d'un statisticien des plus compétents, M. Jacques Bertillon, et nous la tenons pour excellente et la seule pratique.

Dans un mémoire publié en 1890 dans la *Revue d'hygiène et de police sanitaire,* M. Bertillon a, en effet, commenté, en les reproduisant intégralement, les diverses tables de morbidité professionnelle connues. Nous en avons tiré les données suivantes :

D'après M. Léon Colin, l'armée française (période de 1862-1869) compterait par an et pour un homme, 17,3 jours d'incapacité de travail (tant à la chambre qu'à l'infirmerie et à l'hôpital). Dans les autres pays, le taux annuel ne s'éloigne guère de ce chiffre. Ainsi, pour l'armée anglaise, il est de 17,2; pour l'armée belge, de 18,66 ; pour l'armée allemande, de 16,37 ; pour l'armée austro-hongroise, de 16,37.

Si nous envisageons maintenant les tables de morbidité qui se rapportent aux professions ouvrières, nous ne saurions guère les comparer à celle de la morbidité militaire ; à moins que, considérant le temps de service à l'armée comme se rapportant à une période d'âge limitée, celle de 20 à 40 ans, par exemple, nous ne prenions dans les tables de morbidité ouvrière les seuls éléments de statistique appartenant à cette même période d'âge, et alors nous avons les relevés comparatifs suivants :

Dans la seule table de morbidité professionnelle qui ait été publiée en France, celle de G. Hubbard, parue en 1852 et calculée d'après les documents recueillis dans vingt-cinq sociétés de secours mutuels pendant un nombre d'années variable, le nombre de jours de chômage pour un sociétaire pendant la période d'âge de 20 à 40 ans est de 5,56. En Angleterre, la table de morbidité dressée en 1829 par J. Finlaison (senior) pour la société ouvrière de Londres, donne pour le même groupe d'âge, le chiffre correspondant de 7,4 jours de chômage ; on trouve dans celle de H. Ratcliffe (1866-70), concernant la Manchester Unity « of old Fellows » (hommes seuls), le chiffre de 6,22 jours de chômage. En Danemark, la table de morbidité dressée par Finger pour les ouvriers de l'arsenal de Copenhague (1825-40) donne pour le groupe d'âge correspondant le chiffre de 8,8. En Allemagne, celle dressée par Behm pour les employés de chemin de fer (1870-77) fournit pour la même période d'âge le chiffre de 8,1. En Italie, Bodio a donné, en 1890, une table de morbidité ouvrière portant sur l'ensemble des sociétés mutuelles italiennes (1881-85) dans laquelle le chiffre correspondant de jours de chômage dû à l'incapacité de travail, par année et pour chaque ouvrier, est de 5,4. Enfin, en France, J. Bertillon a relevé, pour la Société de secours mutuel des ouvriers en soie de Lyon (1871-89), le chiffre 3,56.

Sans aucun doute, les différences que l'on observe entre les chiffres, surtout dans leur comparaison avec la morbidité militaire, tiennent beaucoup aux quelques divergences qu'il peut y avoir sur l'interprétation exacte à donner à l'incapacité de travail ; et, par suite, il est probable que les mutualistes, moins favorisés en ce sens que les militaires, ne voient point ici compter dans leur chiffre de chômage les indispositions passagères dont bénéficient les seconds.

Quoi qu'il en soit, il résulte de tout ce qui précède qu'ici encore on ne saurait trop s'appliquer à faire la part de ce qui appartient à l'influence morbide spéciale au genre de travail professionnel, en la différenciant de celle qui revient aux causes communes de déchéance organique ou de maladies extérieures à la profession. En d'autres termes, on ne saurait oublier, et c'est là un point sur lequel nous nous faisons un devoir de revenir en y insistant, que, dans toute profession ouvrière, la véritable maladie professionnelle est celle qui est le résultat immédiat des causes agressives dépendant essentiellement des engins mis en jeu et de la nature des matériaux employés.

En dehors de cela, il n'y a que des maladies sollicitées et provoquées par des prédispositions personnelles à l'ouvrier ou inhérentes à son hygiène privée ; en un mot, il y a un *état individuel* et un *état social* dont on ne saurait rendre responsable l'*état industriel* de l'ouvrier, quand il s'agit de spécifier l'influence pathogénique de sa profession.

Il appartient à l'hygiène industrielle de faire disparaître toute cause d'insalubrité ou d'insécurité professionnelle par la rigoureuse application des lois de protection du travail ; mais à l'hygiène sociale seule revient la solution des questions d'assistance, et, parmi celles qui intéressent plus particulièrement les ouvriers des industries, l'assurance contre les accidents et la maladie.

§ II. — De la responsabilité et de l'assurance dans leurs rapports avec la prophylaxie des accidents.

A. — Le problème social à l'ordre du jour, vers la solution duquel convergent à la fois les efforts des économistes et de tous ceux qui font de la question ouvrière une étude consciencieuse en dehors de tout esprit de spéculation et de tout parti pris, est celui qui a pour objet la responsabilité et l'assurance en matière d'accidents du travail.

Nous ne saurions, dans un ouvrage comme le nôtre, entreprendre l'étude complète d'une pareille question et passer en revue les systèmes adoptés ou proposés, ainsi que les conditions diverses offertes par les contrats d'assurances. Mais, s'il est un côté par lequel on peut aborder avec quelque succès ce difficile problème, c'est celui qui le rattache à la compétence même de l'hygiéniste, en ce qui concerne sa connaissance exacte du *risque professionnel* et sa juste appréciation des circonstances spéciales qui ont provoqué l'accident ou conduit à la maladie.

On peut, en effet, admettre que tout ce que nous avons écrit sur l'hygiène industrielle et professionnelle peut servir à fixer les idées sur ce qu'on doit entendre par *responsabilité du patron*, et sur les obligations qui pèsent sur lui de protéger les ouvriers contre toute cause d'insalubrité ou de danger.

Quand on songe à la tendance que l'on a, aujourd'hui, à exagérer cette responsabilité des patrons, et en faisant ainsi à les pousser dans la voie de l'assurance obligatoire, on est en droit de se demander si la justice d'un côté et de l'autre et la sécurité du travail y trouveront un bien réel profit. L'assurance obligatoire, cette sorte de clef de voûte du socialisme d'État, n'a guère produit jusqu'ici, en Allemagne, de bien heureux résultats, du moins si l'on considère la statistique des accidents, lesquels vont en augmentant, d'année en année, dans une proportion effrayante.

Les relevés suivants montrent en effet leur progression successive, pendant les années 1886, 1887 et 1888 (Morisseaux, 1888) :

	1886	1887	1888
Nombre total d'accidents signalés.....	100.159	113.594	136.181
Nombre proportionnel par 1,000 ouvriers et par an..................	27.19	28.02	32.1
Nombre d'accidents motivant indemnité, d'après la loi de 1884...	10.540	17.102	20.668
Nombre des accidents donnant lieu à indemnité par 1,000 ouvriers et par an	2.83	4.14	5.02

En ce qui concerne les patrons, dit M. Marteau (*Journal officiel*, 23, 24 et 25 mai 1887), l'assurance est un véritable oreiller sur lequel ils peuvent s'endormir sans cure des graves soucis que leur causaient autrefois les questions de responsabilité civile ».

Et pour ce qui est des ouvriers, voici ce que l'on trouve dans le Rapport de la Direction des Mines de Saarbruck (1) :

« *La simulation triomphe :* les nouvelles lois ont, à côté de bienfaits indéniables, donné naissance à toute une classe de parasites qui ne font certes pas honneur au monde des travailleurs. Maintenant, la moindre blessure est un prétexte pour cesser le travail et pour profiter du tarif élevé, fixé par la loi pour les journées de maladie. Le nombre est malheureusement considérable de ceux qui n'ont qu'un but, prolonger la durée du traitement. La statistique ne confirme que trop ces faits.

» Dans toutes les années précédentes et jusqu'en 1885, les journées de traitement des blessés n'avaient jamais dépassé 38,9 0/0 du nombre total des journées de traitement pour blessures ou maladies ordinaires ; elles sont montées à 42,7 0/0 en 1886, et 47,1 0/0 en 1887. ».

Désintéressement de la part du patron, en ce qui regarde la sécurité

(1) E. TARBOURIECH, *Des Assurances contre les accidents du travail*, Besançon, 1889.

du travail, et, d'autre part, exploitation par l'ouvrier en ce qui concerne l'indemnité obligatoire ; tel est donc le résultat déplorable auquel on en arrive. Ce n'est pas à dire que nous condamnions le principe de l'assurance ouvrière dans son essence même ; ce n'est point ici le lieu d'analyser les règles qui président à l'assurance individuelle, ou à l'assurance collective, et ce que nous cherchons à déterminer avant tout en hygiéniste que nous sommes, c'est la part de responsabilité professionnelle qui revient aux patrons et aux ouvriers, en d'autres termes à l'employeur industriel et aux employés d'une entreprise industrielle.

Or, s'il est encore une conception qui nous paraisse injuste à tous égards, c'est celle qui ne tendrait à rien moins qu'à créer une classe privilégiée d'ouvriers, par cela même qu'on admettrait que dans une certaine catégorie d'industries, le risque professionnel doit suffire pour assurer au travailleur en toute circonstance, qu'elles que soient les conditions dans lesquelles la maladie ou l'accident sont survenus, le droit à l'indemnité réparatrice. Ainsi, par cela même qu'une profession est dangereuse, le danger faisant ici partie intégrante du travail, l'ouvrier qui tombe malade ou qui se blesse, serait toujours assuré par avance, d'obtenir, non-seulement les soins médicaux qu'au point de vue humanitaire il peut être en droit de revendiquer, mais une réparation pécuniaire qu'il n'a, en réalité, le droit d'exiger que dans le cas où le patron aurait manqué, d'une façon quelconque, aux mesures de préservation nécessitées par la nature même de son industrie, ou, en d'autres termes, que dans le cas où le patron serait coupable. Certes, nous ne nions pas, que malgré les précautions prises, malgré la sollicitude la plus éclairée, il n'existe des industries dans lesquelles l'emploi des engins mécaniques ne soit une cause de danger permanent pour l'ouvrier ; nous n'ignorons pas non plus qu'une foule d'accidents industriels peuvent se produire sans qu'on puisse en établir nettement l'imputabilité. Mais, en vérité, en quoi donc, en pareil cas, le patron peut-il être déclaré coupable, en quoi même est-il responsable ?

Quand on songe qu'on a pu écrire les lignes suivantes : « Le risque professionnel, c'est le fait seul d'exploiter une usine, une manufacture, une mine, une carrière, une concession de transport, ou de diriger enfin une exploitation quelconque, où il est fait emploi d'un outillage à moteur mécanique ; c'est *une faute* d'un nouveau genre » (1) ; on se demande quelle place serait réservée au droit commun et à la justice dans une question de responsabilité professionnelle ?

La vérité est qu'il n'y a encore que la responsabilité civile, qui puisse garantir aux patrons d'usines et ateliers, une juste appréciation de leurs charges et de leurs devoirs, c'est ce principe seul qui peut, selon nous, conduire à une loi sur la sécurité du travail, loi par laquelle la respon-

(1) *Le Contrat du travail*, Revue de la législation des Mines, 1885.

sabilité du patron ne sera mise à couvert que lorsqu'il aura été prouvé que toutes les mesures de préservation ou de protection jugées nécessaires et à lui prescrites par l'État, auront été strictement appliquées. En somme, déterminer légalement les conditions dans lesquelles, en matière de travail industriel, il y aura *faute* du patron, par suite à la fois pénalité à appliquer et dommage à réparer de sa part, nous paraît être la seule consécration efficace du droit des ouvriers à travailler dans un milieu industriel dont toutes les causes d'insalubrité ou d'insécurité auront été consciencieusement reconnues par les parties intéressées et, autant que possible, pratiquement atténuées ou annulées, sous le contrôle des autorités administratives et compétentes.

Tel est le sentiment qui nous a inspiré, tout le long de nos études d'hygiène industrielle et professionnelle et qui nous a fait passer en revue sans parti pris, à propos de chaque opération industrielle, toutes les conditions de milieu ou de travail, pouvant porter préjudice à la santé de l'ouvrier, en opposant à l'insalubrité toute la série des mesures capables de la prévenir, et au danger tous les moyens de l'amoindrir ou de l'empêcher.

Après cela, je reconnais bien volontiers que la garantie de la sécurité n'est jamais absolue, et qu'au point de vue social il y a peut-être quelque chose de plus à faire que d'indiquer aux patrons comment leur responsabilité pourrait être sauvegardée. Le risque inhérent au travail des ouvriers dans certaines industries notoirement dangereuses persistera toujours, bien que grandement atténué, malgré toutes les précautions prises par les patrons et toute la prudence apportée par les travailleurs. Il y aura toujours, en dehors des accidents survenus par la faute des uns ou des autres, des accidents dont la cause restera inconnue et des accidents fortuits ou de force majeure se rattachant à l'exécution du travail, qu'il n'a été en la puissance ni du patron ni de l'ouvrier d'empêcher. A qui donc, en pareil cas, incombera la responsabilité ? On ne saurait, sans injustice, la faire supporter, même partiellement, au patron. Hé bien, ici, il ne s'agit plus d'une loi sur la sécurité du travail. Au point de vue du *contrat de préservation*, le risque professionnel, échappant à toute responsabilité civile, peut être l'objet d'une loi d'assistance, générale ou limitée, pesant seulement, comme contribution, sur les industries reconnues dangereuses, ou sur toutes celles susceptibles de présenter un risque professionnel quelconque. Mais, à ce point de vue encore, le risque professionnel, tel qu'il faut l'entendre, ne saurait être en rien confondu avec la responsabilité qui incombe au chef d'industrie ; car malgré qu'on l'ait dit, la machine n'est point sienne — elle est à la profession même — et, devant elle comme par elle, patrons et ouvriers sont égaux en solidarité.

Ce qui appartient en propre au patron, c'est le devoir de fournir une machine en bon état, de veiller à son bon entretien et de prévenir dans la mesure du possible les causes de danger que son fonctionnement présente (1).

B. — Nous allons maintenant essayer de déterminer d'après la jurisprudence établie par les jugements le plus récemment rendus par les tribunaux français quelles peuvent être, d'après le Code civil, les circonstances et les conditions particulières où le chef d'usine se trouvera, en matière d'accidents de travail, entièrement responsable des fautes commises; celles où sa responsabilité pourra n'être engagée qu'à moitié et celles où la responsabilité pèserait seulement sur les ouvriers.

Les articles du Code qui régissent la responsabilité civile du patron sont les suivants :

(Article 1382). — « Tout fait quelconque de l'homme qui cause à autrui un dommage, oblige celui par la faute duquel il est arrivé à le réparer. »

(Article 1383). — « Chacun est responsable du dommage qu'il a causé, non seulement par son fait, mais encore par sa négligence ou son imprudence. »

(Article 1384). — « On est responsable non seulement du dommage que l'on cause par son propre fait, mais encore de celui qui est causé par le fait des personnes dont on doit répondre, ou des choses que l'on a sous sa garde. Les maîtres et les commettants sont responsables du dommage causé par leurs domestiques et préposés dans les fonctions auxquelles ils les ont employés. »

La doctrine traditionnelle qui assied la responsabilité du patron sur ces articles du Code civil est la suivante :

« La victime d'un accident industriel qui cherche à obtenir la réparation du tort subi, doit articuler des faits précis, pertinents et admissibles, selon les termes de la procédure, c'est-à-dire tendant à établir soit un outillage défectueux, une installation dangereuse, une absence de précaution, en un mot un fait quelconque qui sera réputé illicite ou pourra constituer une faute imputable au patron ou à ses préposés. Puis, l'articulation formulée, il reste à prouver la vérité des faits, soit au moyen de procès-verbaux, s'il y en a et s'ils sont suffisamment explicites, soit par une enquête testimoniale. » (Vavasseur, 1886).

Ce n'est point ici le lieu de savoir si la procédure que cette doctrine

(1) Dans le mois de juin 1893, la Chambre des députés a consacré plusieurs séances à discuter le « Projet et les propositions de loi concernant les responsabilités des accidents ». Se plaçant à un point de vue purement humanitaire et social, elle a adopté (10 juin) le Projet de loi par lequel le principe du risque professionnel est établi comme base de l'assurance mutuelle obligatoire et de la création d'une caisse nationale d'assurance. Nous n'avons pas à commenter ici ce projet de loi. Il nous suffira de faire remarquer que la Chambre a maintenu la « faute lourde » aussi bien pour l'ouvrier que pour le patron. La question de responsabilité réciproque vis-à-vis la prophylaxie des accidents reste ainsi toute entière, mais en remplissant son devoir, le patron ne fera qu'alléger sa responsabilité ! Espérons que cela sera suffisant pour l'empêcher de se désintéresser de la question.

impose est tyrannique et préjudiciable aux ouvriers, mais il n'est pas inutile de faire remarquer que, le plus communément, les tribunaux ne sont pas tendres pour les patrons ou leurs préposés, et que ce fait, bien connu dans le monde des agents d'affaires litigieuses, s'il n'est pas exploité par le plaignant lui-même, l'est du moins à son préjudice par ceux-là mêmes qui l'engagent dans une voie processive. C'est pour cela encore qu'il est bon de bien définir, s'il est possible, quels sont, d'après la jurisprudence, les accidents dont le patron répond. Nous en établirons le résumé d'après l'excellent mémoire de M. Tarbouriech (*Des assurances contre les accidents du travail, 1889*). C'est en même temps une énumération précieuse des mesures et des conditions de préservation contre les accidents industriels dont la stricte application par le patron sera encore la meilleure sauvegarde de ses intérêts matériels.

Des cas où la responsabilité du patron est seule engagée.

Les fautes que peut commettre un patron et qui sont de nature à engager sa responsabilité vis-à-vis des ouvriers, en cas d'accident, peuvent toutes se rattacher à l'une des catégories suivantes :

a). — Emploi fautif de telle ou telle partie de son personnel ;

b). — Mauvaise installation du matériel, — fourniture d'outils insuffisants, fourniture de matériaux de qualité défectueuse ;

c). — Exécution du travail dans des conditions dangereuses pour la sécurité des ouvriers, résultant, soit de l'insuffisance des moyens de protection mis à la disposition des travailleurs, — soit de la négligence à employer les précautions d'usage ; cette négligence pouvant résulter ou du fait du patron ou de ses préposés, d'ordres émanant d'eux ou seulement d'un défaut de surveillance.

a). — **Fautes relatives au personnel :**

1° *Insuffisance du personnel pour le travail exigé de lui.* — Les accidents qui résulteront de cette insuffisance ou de la fatigue des employés ainsi *surmenés* doivent retomber à la charge du patron, *quand bien même la victime serait en faute* (Nîmes, 20 février 1872).

2° *Inexpérience du personnel.* — Le patron est responsable, s'il fait usage pour un travail dangereux d'un ouvrier inexpérimenté (Trib. civ. Lyon, 21 janv. 1893) ; — si, employant momentanément une personne à une besogne ne rentrant pas dans l'exercice habituel de sa profession, il ne lui fait pas toutes les recommandations, ne lui donne pas tous les renseignements de nature à lui faire apprécier le risque qu'il va courir et dont il ne peut se rendre compte par lui-même (Paris, 29 mars 1889).

3° *Emploi des femmes.* — La responsabilité de l'industriel sera de même engagée par le fait que dans son usine, une femme aura été employée à des travaux qui sont de nature à n'être exécutés que par des hommes, au cas où l'ouvrière ainsi employée à tort serait victime d'un accident (Marseille, 16 juillet 1877).

4° *Emploi des enfants.* — Si un mineur a été employé à un travail dangereux ne rentrant pas dans ses attributions et de nature à n'être effectué que par un homme fait, l'accident engagera la responsabilité du patron (Paris, 29 avril 1875 ; Lille, 7 août 1879).

Le patron coupable d'avoir employé un enfant dans des conditions de protections insuffisantes, est responsable des accidents qui en seront la conséquence (Poitiers, 13 février 1883). — (Il s'agissait dans l'espèce de la hauteur insuffisante d'un grillage protecteur).

Il est responsable, même dans le cas où la place de l'enfant dans l'usine est à proximité d'agents dangereux bien que leur fonctionnement ne le concerne pas (Trib. civ. Marseille, 1er mars 1878).

Il est également responsable par suite de surveillance insuffisante, quand, en dehors des heures de travail, par légèreté ou étourderie, un enfant se blesse ou est blessé par un autre enfant, avec un des mécanismes de l'atelier ou avec des instruments dangereux laissés à leur disposition (Bordeaux, 19 août 1878).

b). — **Fautes relatives au matériel employé :**

1° *Agencement des machines.* — Le patron est responsable de tous les accidents provenant d'une installation vicieuse des machines, qui aurait pour résultat d'exposer à des dangers particuliers et indépendants des risques inhérents à l'exercice même de la profession (Tribunal civil Lyon, 15 février 1886)

Le patron est coupable s'il ne tient pas son matériel, au point de vue des dispositifs de protections contre le danger, dans le dernier état de perfectionnement (Trib. civ. Seine, 25 avril 1882)

2° *Défaut d'entretien des machines.* — Il y a faute pour le patron, si l'accident provient du défaut d'entretien ou de l'usure de la machine, même lorsque cela est le fait de la négligence de ses préposés.

3° *Insuffisance des engins pour un travail déterminé.* — Pour que cette insuffisance d'un outil entraîne la responsabilité du patron, il faut que la victime établisse qu'elle est bien la cause de l'accident, ou qu'elle a contribué à en aggraver le résultat (Cass., 2 déc. 1866).

4° *Mauvaise qualité des matériaux.* — Le patron est en faute s'il a remis à ses ouvriers des matériaux de mauvaise qualité, des outils défectueux ou présentant des dangers spéciaux, desquels dangers ils ne pourraient se rendre compte par eux-mêmes (Paris, 1883 ; Aix, 2 mai 1889). — Le maître doit fournir à un ouvrier les moyens de travailler dans la plus grande sécurité possible et le protéger contre sa propre imprudence ; en l'espèce, le patron est responsable de l'accident survenu par suite de la rupture d'une corde laissée en mauvais état (Trib. civ. Seine, 1er février 1893). — Le patron doit veiller à ne pas laisser ses ouvriers se réunir et stationner sur un plancher qui ne présente pas la garantie de solidité suffisante pour les porter en tel nombre (Trib. correct. Seine, 20 avril 1889).

c). — **Fautes relatives au mode d'exécution des travaux :**

1° *Insuffisance des moyens de protection.* — Le patron est en faute s'il n'a pas pris soin de disposer tous les appareils protecteurs qui sont requis par les règlements, ou qui, sans être imposés par l'autorité, sont d'usage constant dans les usines similaires de la région (Paris, 25 janvier 1883), quand même il n'aurait commis aucune faute ni imprudence personnelle (Besançon, 11 décembre 1889).

En outre, un chef d'établissement doit mettre à la disposition de son personnel les moyens de protection usités dans l'industrie à laquelle il les emploie ; c'est ainsi qu'il doit leur fournir des lunettes en fil de fer treillissé pour abriter leurs yeux des éclats de pierre ou de métal. De nombreux jugements ont indiqué dans quelles industries cette précaution peut être considérée comme indispensable : (couleurs de fonte, Lyon, mai 1886 ; — casseurs de pierres, Cour de Lyon, 27 juillet 1881 ; — ouvrier mineur, Lyon, 2 avril 1883 ; — ouvrier mécanicien ajusteur, Trib. civ. Seine, 4 mars 1884 ; Toulouse, 28 nov. 1889). Le patron sera en faute surtout, si on lui en a demandé (Trib. civ. Seine, 4 mars 1884). Mais la victime n'aura pas droit à indemnité si, les ayant eues à sa disposition, elle a négligé de s'en servir (Paris, 22 déc. 1883), Besançon, 25 octobre 1888).

Il y a également faute, de la part de l'industriel, à ne pas munir ses ouvriers de moyens de sauvetage suffisants pour atténuer les conséquences d'un accident (Paris, 12 avril 1886).

2° *Défaut de surveillance dans les manœuvres dangereuses, résultant du fait du patron ou de ses préposés.* — Jusqu'où, en pareil cas, la responsabilité du patron est-elle engagée? Voici, à cet égard, ce qui a été fixé par la jurisprudence :

Le patron doit maintenir l'ordre et la discipline dans l'atelier, empêcher les éléments de désordre de s'y introduire de l'extérieur, et pour cela, avoir les surveillants nécessaires (Trib. civ. Marseille, 21 mars 1873). Il doit exercer par lui-même ou faire exercer par ses contre-maîtres une surveillance plus étroite sur les mineurs et sur les ouvriers inexpérimentés, auxquels on confie une besogne sortant de leurs occupations ordinaires et un engin nouveau (Chambéry, 26 août 1885).

Il est tenu de surveiller ou faire surveiller avec soin l'installation des échaffaudages, passerelles, etc., dont les ouvriers vont se servir dans leur travail, et en vérifier la solidité avant de leur en permettre l'usage, même si ces appareils ne sont pas fournis par lui (Aix, 24 juillet 1876).

Il doit surveiller par lui-même ou faire surveiller par quelqu'un de capable, l'exécution d'un ordre relatif à une opération dangereuse et difficile, lorsqu'elle ne rentre pas dans les occupations habituelles de ses ouvriers ; s'il ne le fait pas, il sera responsable des conséquences de l'accident, même envers l'ouvrier qui l'a causé pour avoir mal compris et exécuté l'ordre donné (Trib. civ. Marseille, 9 mai 1876).

On ne peut cependant exiger que le patron tienne constamment à côté de l'ouvrier un préposé pour le surveiller et l'empêcher de commettre sciemment des fautes (Trib. civ. de la Seine, 25 mars 1882).

Des cas où la responsabilité est partagée.

a. — Affichage et application des réglements d'atelier. — D'une manière générale, on peut dire que l'ouvrier qui viole les réglements affichés dans l'atelier édictant les défenses et les prohibitions en matière de travail, ne saurait avoir droit en cas d'accident à aucune indemnité. Toutefois le patron qui édicte un réglement de préservation doit strictement en surveiller l'application, et ne pas permettre de la part de ses ouvriers un relâchement fâcheux qui pourrait être invoqué comme une excuse ou comme un précédent par l'ouvrier victime de son inobservance du règlement (Poitiers, 13 février 1888).

b. — *Atténuation que l'imprudence ou l'inattention de l'ouvrier apportent par elles-mêmes à la responsabilité du patron :* Commet une imprudence engageant sa responsabilité, l'industriel qui laisse l'ouvrier chargé du graissage, apposer une échelle sur l'arbre de transmission en marche. Mais cette faute est atténuée par l'imprudence de l'ouvrier qui a placé son échelle sur l'arbre de transmission à proximité du volant (C. Lyon, 28 janvier 1893).

Spécialement celui qui charge un ouvrier inexpérimenté de nettoyer à la main un piston qui, tenu au repos un moment, est remis en marche sans précaution suffisante. Mais la responsabilité doit être partagée avec le patron qui a manqué d'attention (C. de Paris, 12 janvier 1893).

Si en ordonnant à l'ouvrier un travail, si simple qu'il soit, le maître ne fournit pas pour l'effectuer l'outillage nécessaire pour éviter tout accident, il y a imprudence et faute de sa part. Mais si l'ouvrier *expérimenté* se sert d'un outillage défectueux, il commet une faute qui lui est personnelle, laquelle atténue sans la faire disparaître la responsabilité du patron (Cass., Paris, 20 août 1879) ; Paris, 12 décembre 1882 ; Amiens, 15 novembre 1883), n'engage point en cas d'accidents la responsabilité du patron (C. de Bordeaux, 26 mars 1885).

Des cas ou la responsabilité de l'ouvrier est seule engagée.

1° *L'accident a eu lieu à un endroit du chantier ou pendant une occupation n'ayant aucun rapport avec le travail dévolu à l'ouvrier :*

Le patron ne saurait être responsable de l'accident survenu à un ouvrier qui se trouvait là où sa présence n'était pas nécessaire (Arrêt de la Cour de Cassation, 15 novembre 1881), et qui a été atteint dans une occupation sans rapport avec son travail (Caen, 15 juin 1880).

2° *Si l'accident a eu lieu par imprudence manifeste de la part d'ouvriers cependant expérimentés :*

Entreprise de terrassement, chargement du tombereau, affouillement pratiqué par un des terrassiers, chute de terre sur cet ouvrier blessé mortellement : — Jugement rendu par le tribunal correctionnel de la Seine, 11e chambre, 20 mars 1889 : « On ne saurait exiger d'un chef de chantier qu'il reste à surveiller un travail confié à des ouvriers du métier et *familiarisés* avec des opérations semblables à celles qu'ils accomplissent, *alors surtout qu'il a pris soin de prescrire à ces ouvriers des mesures de prudence*, dont ils n'auraient pas dû s'écarter. »

Il peut donc, sans encourir les reproches de négligence ou de défaut de surveillance, s'absenter pour aller dans un autre point du chantier.

3° *Si l'accident a eu lieu par négligence manifeste de la part de l'ouvrier qui n'a pas utilisé les moyens de protection prescrits :*

Ouvrier affleurant un rivet, œil crevé par un éclat de métal ; lunettes métalliques *prescrites* par le réglement, négligence de l'ouvrier : Jugement rendu par la cour de Besançon, 25 octobre 1888 :

« Spécialement l'ouvrier affleureur dont l'œil a été crevé par un éclat de fer, n'a pas droit à des dommages-intérêts, parce que la blessure provient de ce qu'il a *négligé de mettre les lunettes treillagées* prescrites par le *règlement d'atelier*.

4° *Si l'accident a eu lieu par infraction à une défense formelle de procéder à l'opération dangereuse :*

Ouvrier broyé en voulant graisser une machine pendant sa marche : Jugement rendu par le tribunal civil d'Orthez, 18 juin 1890 :

« Attendu qu'il était défendu de procéder au graissage de la machine pendant sa marche que la malheureuse victime de l'accident n'ignorait pas cette recommandation expresse ; — Attendu que X... *avait la connaissance du danger auquel il s'exposait ;* qu'étant spécialement chargé de graisser la machine et les engrenages, il devait avoir, dans tous les cas, la prudence et l'expérience nécessaires pour comprendre la gravité et l'imminence du danger qu'il courait ; qu'il *devait, en conséquence, éviter l'opération* à laquelle il s'est livré contrairement aux défenses formelles qui lui avaient été faites...

» Déboute sa veuve de toutes demandes de dommages et intérêts et la condamne aux dépens. »

C. — D'après ce qui précède, la limitation de la détermination de la responsabilité des chefs d'industrie, *quand il s'agit d'accidents proprement dits,* trouve sa justification dans les conditions mêmes qui caractérisent le fait accidentel, sans que l'on ait à tenir compte des éléments extrinsèques à la profession, ou des prédispositions individuelles de l'ouvrier ayant pu en aggraver les conséquences immédiates. Il n'en est plus de même *quand il s'agit de maladies* pour lesquelles la corrélation avec le genre de travail, ou avec le séjour habituel dans le milieu professionnel, sans être contestable, n'intervient cependant que comme une cause plus ou moins éloignée de leur expression pathologique. Ainsi en est-il, par exemple, de l'action des gaz et poussières sur la santé de l'ouvrier. Les affections broncho-pulmonaires ou autres qu'elles déterminent ne s'affirment en général qu'à la longue et laissent, pour ainsi dire, le temps à toutes les causes accessoires étrangères à la profession elle-même : misère sociale, excès, déchéance organique, intempéries atmosphériques, etc., d'intervenir pour en solliciter et en pervertir parfois le caractère essentiellement pathogénique.

Comment, par exemple, attribuer sans erreur à l'action directe de poussières simplement irritantes les allures rapides et subitement graves, le caractère infectieux même que vient à revêtir une pneumonie survenue chez des ouvriers soumis depuis plus ou moins longtemps à l'inhalation de ces poussières ? C'est là, cependant, un fait d'observation qui peut se présenter dans la pratique ; mais la gravité de la maladie dépend toujours, alors, de conditions extrinsèques au travail professionnel, ou de prédispositions inhérentes à la constitution de l'individu, ou même d'une contamination possible. Peut-on, d'un autre côté, affirmer que l'action de pareilles poussières dispose indirectement à la pénétration de germes infectieux susceptibles de donner aux infections pulmonaires une gravité exceptionnelle ? Mais, outre que d'une façon générale, la sclérose du tissu pulmonaire provoquée par l'absorption continue de poussières irritantes est plutôt un obstacle à cette pénétration ultérieure, il faut au moins que l'élément accidentel, le germe infectieux, soit démontré comme s'étant développé dans les matériaux mis en œuvre, ou dans le milieu professionnel ; et cela du fait même de la profession, comme ce n'est pas douteux, par exemple, avec les poussières qui se dégagent dans la manipulation de peaux, de cuirs, de chiffons suspects, etc.

Le fait récent qu'a eu à juger la Cour de Rennes (avril 1892) comporte avec lui un enseignement précieux. Il s'agissait de plusieurs cas mortels de pneumonie infectieuse survenue chez des ouvriers employés à la trituration de scories provenant de la déphosphoration de l'acier, et particulièrement chez des ouvriers de passage soumis à la plus mauvaise hygiène privée, non accoutumés aux fatigues du métier, et que l'on embauche le plus souvent au moment des *coups de collier* à donner. Le rapport des experts appelés à se prononcer sur la nature de l'affection avait conclu à son caractère contagieux, sans qu'il fut possible d'incriminer le genre de travail et la poussière des scories. Le tribunal de Nantes ordonna une nouvelle expertise. Les seconds experts conclurent à la nocuité particulière aux poussières de scories et attribuèrent la gravité des manifestations morbides à la négligence du chef d'industrie qui n'avait pas pris, dans ses ateliers, toutes les précautions nécessaires pour éviter le dégagement des poussières nuisibles. Le tribunal de Nantes, considérant que l'installation de l'usine L... était défectueuse à tous les points de vue, que les conditions de travail étaient déplorables, qu'on travaillait jour et nuit sans opérer de roulement dans les équipes, que la poussière des scories en question est particulièrement dangereuse et insalubre, que le chef d'industrie a négligé de prendre des précautions prophylactiques usitées contre un pareil travail ; condamne le sieur L..., etc.

Le chef d'industrie ainsi condamné interjeta appel. Il demanda une consultation à M. Brouardel par l'intermédiaire de son avocat. L'éminent professeur de médecine légale à la Faculté de médecine de Paris conclut à une manifestation épidémique de pneumonie infectieuse indépendante de la nature des scories et, par suite, à la non responsabilité du patron. La Cour de Rennes confirma cependant le jugement dont il était fait appel. Quelques-uns des considérants offrent un intérêt particulier et doivent être sérieusement médités...

« Considérant que la décision attaquée n'a point pour conséquence de faire peser sur le patron, comme on le prétend, la responsabilité des risques professionnels auxquels l'ouvrier est exposé. . ; qu'on ne reproche point à L... d'une façon générale, l'exercice d'une industrie insalubre, mais l'oubli des soins et des précautions que devait lui suggérer la prudence afin d'en atténuer le plus possible la nocuité... Considérant que si les industries à poussières sont en général incommodes, celles qui ont pour objet le broyage des scories provenant de la déphosphoration de l'acier offrent un danger tout spécial lorsqu'elles s'exercent, comme dans l'espèce, dans des conditions défectueuses et avec une aération insuffisante... Considérant que, à la différence des usines voisines où le broyage des scories s'effectuait sous un hangar entièrement ouvert d'un côté à l'air libre, les meules, dans celle de L..., sans qu'on ait eu la précaution de les enfermer dans un tambour, se mouvaient dans une chambre où les résidus du blutoir venaient en même temps se déverser...

» Considérant qu'on ne répond pas uniquemement du préjudice dont on est l'auteur immédiat, mais encore du mal dont, sans être cause première, on a, par sa faute, aggravé les conséquences ; que si, parmi les victimes, il s'en était trouvé qui eussent des prédispositions à la pneumonie, cette circonstance ne serait point de nature à faire disparaître la responsabilité de L..., mais seulement à l'atténuer dans une certaine mesure... »

En somme, laissant de côté les théories pathogéniques dont il est cependant indispensable qu'on se pénètre plus ou moins quand il s'agit d'intervenir judiciairement dans une question de responsabilité morbide, les juges n'ont voulu voir dans l'espèce que la seule responsabilité civile du patron, et ne l'ont condamné que parce qu'il avait négligé de prendre toutes les précautions requises en pareille circonstance pour la faire disparaître.

Nul doute que si l'on avait relevé à son acquit une installation parfaite des ateliers et des appareils au point de vue prophylactique, le chef de l'industrie n'aurait pas été condamné par des juges qui, dans leurs considérants, semblent avoir pris un soin tout particulier à ne pas viser le risque professionnel, c'est-à-dire l'exercice d'une industrie insalubre, mais seulement la négligence apportée par le patron dans les précautions destinées à en atténuer le plus possible la nocuité.

C'est la doctrine que nous défendons, la seule susceptible de recevoir dans la pratique une sanction équitable, la seule qui puisse sauvegarder à la fois les intérêts de l'industrie et la santé des ouvriers.

Sommaire de la législation étrangère sur la responsabilité de l'employeur en matière d'accident industriel.

SUISSE — Loi fédérale du 25 juin 1881. — Les ARTICLES 1 et 2 de cette loi consacrent le système de la prescription de faute du fabricant. Il résulte de cette présomption que le patron est responsable : 1° de sa faute ; 2° de celle de ses préposés ; 3° des accidents dont la cause est inconnue. Il échappe à toute responsabilité s'il prouve que l'accident provient de la faute de l'ouvrier, ou d'une force majeure. Dans le cas de faute commune du patron et de l'ouvrier, la responsabilité est équitablement diminuée (ARTICLE 5, § 2) ; elle est également diminuée dans le *cas fortuit* (ARTICLE 5), c'est-à dire en cas d'évènement imprévu, mais qui s'il était prévu, pourrait être évité (Girard). — C'est bien subtil.

L'ARTICLE 3 met sur le même plan les accidents arrivés aux ouvriers dans les fabriques, et les maladies contractées dans ces fabriques et qui sont la conséquence du travail.

Les résultats de cette loi très sévère pour les fabricants, ont été : l'abaissement sensible des salaires, l'indifférence des patrons en matière de mesures de sécurité, et l'inertie la plus complète en dehors des prescriptions étroites des textes (René Lavollée. *Les classes ouvrières en Europe*, t. II).

ALLEMAGNE. — **Loi du 1er juin 1871,** sur les indemnités dues à raison des morts ou blessures occasionnées par l'exploitation des chemins de fer, mines, carrières. Cette loi se rattachait au système appliqué en Suisse : l'interversion de la preuve, la présomption que le patron est en faute, tant qu'il n'a pas établi que l'accident est arrivé par une force majeure ou par la propre faute du patron.

Loi du 6 juillet 1884, consacrant l'*assurance obligatoire* ; Par cette loi, toute responsabilité civile disparait. La faute ne sert plus de base au droit à la réparation ; c'est le *risque professionnel*, c'est-à-dire que la profession ayant été la cause de l'accident, c'est elle qui doit le réparer. Cette réparation consiste en une indemnité d'assurance dont le tarif est arrêté à l'avance.

Lois du 28 mai 1885 et du 5 mai 1886, étendant l'obligation de l'assurance à presque tous les ouvriers d'Allemagne, qu'ils appartiennent à la grande ou à la petite industrie.

Comme moyen de prévention, la loi allemande réserve (ARTICLE 78) aux syndicats d'ouvriers un droit de surveillance sur les établissements industriels.

Pour mettre en pratique l'assurance obligatoire qui doit assurer l'indemnité en cas d'accident, la loi oblige les industries à se réunir en corporations ou associations.

Ce sont ces corporations constituées qui déterminent les indemnités qui doivent être allouées aux ouvriers ; ces indemnités sont indépendantes des responsabilités engagées et des causes de l'accident; elles varient seulement d'après la gravité des blessures.

AUTRICHE. — **Loi du 28 décembre 1887**. — Avant 1887, le patron était sous le coup de la responsabilité civile. Il avait à répondre de ses fautes personnelles et n'était garanti de celles de ses préposés que s'il était démontré qu'il a été fautif dans le choix ou dans le maintien en fonctions de l'auteur de la faute. Avec la loi de 1887, il n'est plus responsable personnellement que s'il a commis une faute grossière (ARTICLES 45 à 47). L'assurance obligatoire remplace la responsabilité civile ; elle n'est pas aussi généralisée qu'en Allemagne, et n'est imposée qu'aux ouvriers exposés « aux dangers résultant de l'emploi des machines dans l'industrie et dans la grande exploitation agricole. »

ANGLETERRE. — La responsabilité des employeurs est réglementée par la **loi du 7 septembre 1880**.

L'ARTICLE 1er est ainsi conçu : Lorsqu'un dommage a été causé à un ouvrier :

1° Par quelque défaut dans le mode de travail ou dans le matériel employé;

2° Par la négligence de quelqu'un de ceux que le maître a commis pour avoir la conduite des travaux ;

3° Par le fait de toute personne employée chez le patron et aux ordres de laquelle était l'ouvrier au moment de l'accident, lequel accident n'est arrivé à cet ouvrier que parce qu'il s'est conformé aux ordres reçus ;

4° Par le fait de toute personne employée par le maître et qui agissait en conformité des réglements faits par lui ou en exécution des ordres donnés par l'un de ceux auxquels il avait délégué son autorité ;

5° Par la négligence de tout employé chargé des signaux de la conduite des trains ou des machines sur une voie de fer.

L'ouvrier qui a souffert de ce dommage, ou s'il a péri, son ayant-cause a « le même droit à l'indemnité qu'une personne étrangère. »

C'est, comme on le voit, le système de la responsabilité civile.

BELGIQUE. — La responsabilité du patron est réglementée par les dispositions du code civil, qui est le code français légèrement retouché. La jurisprudence belge exige généralement la démonstration par l'ouvrier que le patron n'a pas pris les précautions nécessaires pour prévenir, autant que possible, l'accident dont il a été victime.

Elle exonère assez généralement aussi le patron des cas fortuits, des cas de force majeure, si toutefois il fait la preuve de sa diligence.

ITALIE. — La Chambre des députés s'est occupée de la responsabilité professionnelle, et le 15 juin 1885 elle votait un projet qui consacrait l'interversion de la preuve, mettait les cas fortuits à la charge du patron et fixait un minimum de pension. Le projet n'a pas abouti. Aussi la question continue-t-elle à être réglée par le système de la responsabilité civile d'après les articles 1151, 1152 et 1153 du code civil italien qui ne sont autres que les articles 1382, 1383 et 1384 du code civil français.

RUSSIE. — L'ARTICLE 46 de la dernière loi de 1885, modificatrice de la réglementation industrielle, est ainsi conçu :

« Le maître par la faute duquel la santé de l'ouvrier a reçu atteinte, doit l'indemniser, et si par suite de cette lésion, l'ouvrier se trouve dans l'impossibilité de gagner sa vie ou même succombe, les membres de sa famille, qui vivaient avec lui, recevront une compensation. Le montant de cette compensation et le temps pendant lequel elle doit être servie, sont fixés de gré à gré par les parties ou par le tribunal, si l'accord n'a pu se faire. »

Toutefois, suivant une note du comte Jean Kapnistz, l'ouvrier n'a point droit à une indemnité lorsque l'atteinte qu'a subie sa santé a été occasionnée par sa négligence, son insouciance ou par des causes accidentelles.

TABLE DES MATIÈRES

CONTENUES DANS LE SIXIÈME VOLUME

LIVRE VI

HYGIÈNE INDUSTRIELLE

Par M. A. Layet

CHAPITRE PREMIER

LES ÉTABLISSEMENTS INDUSTRIELS CONSIDÉRÉS AU POINT DE VUE DE L'HYGIÈNE DU VOISINAGE

CHAPITRE II

L'HYGIÈNE INDUSTRIELLE CONSIDÉRÉE AU POINT DE VUE DU MILIEU PROFESSIONNEL.

CHAPITRE III.

L'HYGIÈNE INDUSTRIELLE CONSIDÉRÉE AU POINT DE VUE DE L'ACTION TOXIQUE DÉLÉTÈRE OU INFECTIEUSE DES PRODUITS EMPLOYÉS OU DÉGAGÉS PENDANT LES OPÉRATIONS.

CHAPITRE IV.

L'HYGIÈNE INDUSTRIELLE CONSIDÉRÉE AU POINT DE VUE DES ACCIDENTS DE MACHINES.

CHAPITRE V.

L'HYGIÈNE INDUSTRIELLE CONSIDÉRÉE AU POINT DE VUE DU TRAVAIL INDIVIDUEL.

CHAPITRE VI.

L'HYGIÈNE INDUSTRIELLE CONSIDÉRÉE AU POINT DE VUE DE LA RESPONSABILITÉ ET DE L'ASSURANCE EN MATIÈRE D'ACCIDENTS DE TRAVAIL ET DE MORBIDITÉ PROFESSIONNELLE.

Saint-Brieuc. — Imprimerie Francisque Guyon, rues Saint-Gilles, et de la Préfecture.

ENCYCLOPÉDIE D'HYGIÈNE ET DE MÉDECINE PUBLIQUE

Directeur : Dr JULES ROCHARD

COLLABORATEURS : MM. ARNOULD, BERGERON, BERTILLON, BROUARDEL, LÉON COLIN
DROUINEAU, LÉON FAUCHER, GARIEL, ARMAND GAUTIER
GRANCHER, LAYET, LE ROY DE MÉRICOURT, A.-J. MARTIN, HENRI MONOD
NAPIAS, NOCARD, POUCHET, PROUST
DE QUATREFAGES, RICHARD, RICHE, EUGÈNE ROCHARD, STRAUSS, VALLIN, VIRY

TOME SIXIÈME

Avec figures intercalées dans le texte

28e FASCICULE

PARIS
ANCIENNE MAISON DELAHAYE
L. BATTAILLE ET Cie, ÉDITEURS
PLACE DE L'ÉCOLE-DE-MÉDECINE

1893

ENCYCLOPÉDIE D'HYGIÈNE

ET DE

MÉDECINE PUBLIQUE

Directeur : Dr Jules ROCHARD

COLLABORATEURS

MM. ARNOULD, BERGERON, BERTILLON, BROUARDEL, Léon COLIN, DROUINEAU, Léon FAUCHER, GARIEL, Armand GAUTIER, GRANCHER, LAYET, LEROY DE MÉRICOURT, A.-J. MARTIN, Henry MONOD, NAPIAS, NOCARD, POUCHET, PRIOUST, DE QUATREFAGES, RICHARD, RICHE, Eugène ROCHARD, STRAUSS, VALLIN, VIRY.

L'hygiène a pris, depuis quelques années, une importance et une extension considérables. Ce n'est plus une annexe de l'art de guérir, c'est une science à part, qui a pour objet tout ce qui intéresse la santé publique et pour représentants tous ceux qui sont chargés de la sauvegarder. En élargissant son terrain, elle a développé ses moyens d'action. Elle a maintenant ses sociétés et ses congrès, ses journaux et ses revues. Chacune de ses branches a été l'objet de traités spéciaux ; mais nous n'avons pas de livre embrassant l'hygiène, dans son ensemble, avec tous les développements qu'elle comporte aujourd'hui. Un pareil ouvrage ne peut guère être rédigé par un seul homme. Le sujet est trop vaste et le terrain trop changeant. Le travail collectif et simultané permet seul de présenter un tableau complet de l'hygiène contemporaine, dans un temps assez court pour que les différentes parties concordent entre elles. Ce sont là des raisons qui nous ont décidés à publier l'ouvrage que nous offrons au public.

Les nations étrangères nous ont devancés. Les États-Unis, l'Angleterre, l'Allemagne, ont depuis longtemps des Encyclopédies d'hygiène qui traduisent fidèlement l'état de la science sanitaire dans leurs pays. Ces publications ne sont toutefois que des collections de monographies qui n'ont aucun lien entre elles, qui manquent d'harmonie et d'unité. Celle que nous publions sera rédigée d'après un plan tracé à l'avance et accepté par tous les collaborateurs qui ont bien voulu s'associer à cette œuvre, et dont la compétence et le mérite sont également reconnus. De cette façon, l'ouvrage présentera, dans son ensemble, la méthode, l'homogénéité indispensables à toute œuvre didactique, et chacune des parties sera traitée par l'auteur qui s'en sera le plus spécialement occupé.

L'*Encyclopédie d'hygiène et de médecine publique* se composera de dix livres distribués de la façon suivante :

TOME PREMIER

LIVRE I. **Hygiène générale**. — Chap. I. *Introduction anthropologique*, par M. DE QUATREFAGES. — Chap. II. *Démographie*, par M. J. BERTILLON. — Chap. III. *Climatologie*, par MM. LEROY DE MÉRICOURT et EUGÈNE ROCHARD. — Chap. IV. *Pathogénie*, par M. JULES ROCHARD. — Chap. V. *Épidémiologie*, par M. LÉON COLIN. 1 vol. in-8, avec 45 figures intercalées dans le texte et 1 planche (fascicule 1 à 5), 1890 .... 17 fr. 50

TOME DEUXIÈME

LIVRE I. Chap. V. *Épidémiologie*, par M. LÉON COLIN. — Chap. VI. *Épizooties* (maladies des animaux transmissibles à l'homme), par MM. NOCARD et LECLAINCHE.

LIVRE II. **Hygiène alimentaire.** — Chap. I. *Aliments*, par M. GABRIEL POUCHET. — Chap. II, *Eaux potables*, par M. ARMAND GAUTIER. — Chap. III, *Boissons*, par M. RICHE. — Chap. IV. ART. II. *Théorie de l'alimentation*, par M. GABRIEL POUCHET. 1 vol. in-8, avec 45 figures intercalées dans le texte (fascicule 6 à 11), 1890.......................... 20 fr.

TOME TROISIÈME

LIVRE III. **Hygiène urbaine.** — Chap. I, *Villes en général*, par M. ARNOULD. — Chap. II. *Voie publique*, par M. ARNOULD. — Chap. III. *La ville souterraine*, par M. JULES ROCHARD. — Chap. IV. *Habitations*, par MM. LÉON FAUCHER, RICHARD. — Chap. V. *Etablissements publics*, par MM. JULES ROCHARD, VALLIN, GARIEL. 1 vol. in-8, avec 125 fig. intercalées dans le texte, 1891 (fascicule 12 à 16) .... 17 fr. 50

TOME QUATRIÈME

LIVRE III. Chap. V. *Établissements publics*, par MM. JULES ROCHARD, VALLIN — CHAP. VI. *Éclairage des villes*, par M. GARIEL.

LIVRE IV. **Hygiène rurale,** par M. GUSTAVE DROUINEAU. — CHAP. I. *Population rurale*. CHAP. II. *La terre*. — CHAP. III. *Habitations*. — CHAP. IV. *Hameaux et villages*. — CHAP. V. *Hygiène du paysan*. — CHAP. VI. *Morbidité rurale*. — CHAP. VII. *Culture et travail*. — CHAP. VIII. *Etat moral et intellectuel*. 1 vol. in-8, avec 67 fig. intercalées dans le texte (fascic. 17 à 22). 20 fr. 50

TOME CINQUIÈME

LIVRE V. **Hygiène hospitalière et assistance publique,** par M. Henri NAPIAS. — CHAP. I. *Assistance publique en général*. — CHAP. II. *Protection et assistance de l'enfance*. — CHAP. III. *Hôpitaux et hospices*. — CHAP. IV. *Assistance externe*. — CHAP. V. *Aliénés*. — CHAP. VI. — *Assistances diverses*. — CHAP. VII. *De la désinfection*, par A.-J. MARTIN. 1 vol. in-8, avec 108 fig. intercalées dans le texte, 1893 (fascicules 23 à 27). 17 fr. 50

TOME SIXIÈME

LIVRE VI. **Hygiène industrielle,** par M. LAYET.

TOME SEPTIÈME

LIVRE VII. **Hygiène militaire,** par M. VIRY.
LIVRE VIII. **Hygiène navale,** par MM. JULES ROCHARD et Dr BODET.

TOME HUITIÈME

LIVRE IX. **Hygiène infantile,** par M. BERGERON.
LIVRE X. **Hygiène internationale et administrative.** — 1re partie, par MM. BROUARDEL et PROUST. — 2e partie, par M. HENRI MONOD.

L'*Encyclopédie d'hygiène et de médecine publique* a pour but de donner aux médecins les connaissances qui leur sont indispensables pour s'acquitter de leurs fonctions. Egalement destinée à servir de guide aux administrations, aux conseils d'hygiène et de salubrité et à les éclairer sur toutes les questions qui sont de leur ressort, elle paraîtra par fascicules de dix feuilles, et comprendra environ huit volumes in-octavo raisin, de 800 pages en moyenne. Indépendamment de la table des matières qui sera annexée à chaque volume, une table alphabétique très détaillée sera placée à la fin de l'ouvrage pour faciliter les recherches.

AVIS. — *Depuis le 1er juillet 1889, il paraît chaque mois un fascicule de dix feuilles avec figures et planches ; les fascicules 1 à 27 sont en vente.*

Prix de chaque fascicule (1 à 27).......................... **3 fr. 50**
Prix du fascicule 11.......................... **2 fr. 50**
Prix du fascicule 23.......................... **3 fr.** »
Souscription à forfait à l'ouvrage complet.......................... **150 fr.** »

Saint-Brieuc. — Imprimerie Francisque GUYON, rues Saint-Gilles, 4, et de la Préfecture, 18.

ENCYCLOPÉDIE D'HYGIÈNE

ET DE

MEDECINE PUBLIQUE

Directeur : Dr JULES ROCHARD

COLLABORATEURS : MM. ARNOULD, BERGERON, BERTILLON, BROUARDEL, Léon COLIN
DROUINEAU, Léon FAUCHER, GARIEL, Armand GAUTIER
GRANCHER, LAYET, LE ROY DE MÉRICOURT, A.-J. MARTIN, Henri MONOD
NAPIAS, NOCARD, POUCHET, PROUST
DE QUATREFAGES, RICHARD, RICHE, Eugène ROCHARD, STRAUSS, VALLIN, VIRY

TOME SIXIÈME

Avec figures intercalées dans le texte

29e FASCICULE

PARIS
ANCIENNE MAISON DELAHAYE
L. BATTAILLE ET Cie, ÉDITEURS
PLACE DE L'ÉCOLE-DE-MÉDECINE
1893

ENCYCLOPÉDIE D'HYGIÈNE

ET DE

MÉDECINE PUBLIQUE

Directeur : Dr Jules ROCHARD

COLLABORATEURS

MM. ARNOULD, BERGERON, BERTILLON, BROUARDEL, Léon COLIN, DROUINEAU. Léon FAUCHER, GARIEL, Armand GAUTIER, GRANCHER, LAYET, LEROY DE MÉRICOURT, A.-J. MARTIN, Henry MONOD, NAPIAS, NOCARD, POUCHET, PRIOUST, DE QUATREFAGES, RICHARD, RICHE, Eugène ROCHARD, STRAUSS, VALLIN, VIRY.

L'hygiène a pris, depuis quelques années, une importance et une extension considérables. Ce n'est plus une annexe de l'art de guérir, c'est une science à part, qui a pour objet tout ce qui intéresse la santé publique et pour représentants tous ceux qui sont chargés de la sauvegarder. En élargissant son terrain, elle a développé ses moyens d'action. Elle a maintenant ses sociétés et ses congrès, ses journaux et ses revues. Chacune de ses branches a été l'objet de traités spéciaux ; mais nous n'avons pas de livre embrassant l'hygiène, dans son ensemble, avec tous les développements qu'elle comporte aujourd'hui. Un pareil ouvrage ne peut guère être rédigé par un seul homme. Le sujet est trop vaste et le terrain trop changeant. Le travail collectif et simultané permet seul de présenter un tableau complet de l'hygiène contemporaine, dans un temps assez court pour que les différentes parties concordent entre elles. Ce sont là des raisons qui nous ont décidés à publier l'ouvrage que nous offrons au public.

Les nations étrangères nous ont devancés. Les États-Unis, l'Angleterre, l'Allemagne, ont depuis longtemps des Encyclopédies d'hygiène qui traduisent fidèlement l'état de la science sanitaire dans leurs pays. Ces publications ne sont toutefois que des collections de monographies qui n'ont aucun lien entre elles, qui manquent d'harmonie et d'unité. Celle que nous publions sera rédigée d'après un plan tracé à l'avance et accepté par tous les collaborateurs qui ont bien voulu s'associer à cette œuvre, et dont la compétence et le mérite sont également reconnus. De cette façon, l'ouvrage présentera, dans son ensemble, la méthode, l'homogénéité indispensables à toute œuvre didactique, et chacune des parties sera traitée par l'auteur qui s'en sera le plus spécialement occupé.

L'*Encyclopédie d'hygiène et de médecine publique* se composera de dix livres distribués de la façon suivante :

TOME PREMIER

LIVRE I. **Hygiène générale**. — Chap. I. *Introduction anthropologique*, par M. DE QUATREFAGES. — Chap. II. *Démographie*, par M. J. BERTILLON. — Chap. III. *Climatologie*, par MM. LEROY DE MÉRICOURT et EUGÈNE ROCHARD. — Chap. IV. *Pathogénie*, par M. JULES ROCHARD. — Chap. V. *Épidémiologie*, par M. LÉON COLIN. 1 vol. in-8, avec 45 figures intercalées dans le texte et 1 planche (fascicule 1 à 5), 1890 .... 17 fr. 50

TOME DEUXIÈME

LIVRE I. Chap. V. *Épidémiologie*, par M. LÉON COLIN. — Chap. VI. *Épizooties* (maladies des animaux transmissibles à l'homme), par MM. NOCARD et LECLAINCHE.

LIVRE II. **Hygiène alimentaire**. — Chap. I. *Aliments*, par M. GABRIEL POUCHET. — Chap. II, *Eaux potables*, par M. ARMAND GAUTIER. — Chap. III, *Boissons*, par M. RICHE. — Chap. IV. ART. II. *Théorie de l'alimentation*, par M. GABRIEL POUCHET. 1 vol. in-8, avec 45 figures intercalées dans le texte (fascicule 6 à 11), 1890.......... 20 fr.

TOME TROISIÈME

LIVRE III. **Hygiène urbaine**. — Chap. I, *Villes en général*, par M. ARNOULD. — Chap. II. *Voie publique*, par M. ARNOULD. — Chap. III. *La ville souterraine*, par M. JULES ROCHARD. — Chap. IV. *Habitations*, par MM. LÉON FAUCHER, RICHARD. — Chap. V. *Etablissements publics*, par MM. JULES ROCHARD, VALLIN, GARIEL. 1 vol. in-8, avec 125 fig. intercalées dans le texte, 1891 (fascicule 12 à 16) .... 17 fr. 50

TOME QUATRIÈME

LIVRE III. Chap. V. *Établissements publics*, par MM. JULES ROCHARD, VALLIN — CHAP. VI. *Eclairage des villes*, par M. GARIEL.

LIVRE IV. **Hygiène rurale**, par M. GUSTAVE DROUINEAU. — CHAP. I. *Population rurale*. CHAP. II. *La terre*. — CHAP. III. *Habitations*. — CHAP. IV. *Hameaux et villages*. — CHAP. V. *Hygiène du paysan*. — CHAP. VI. *Morbidité rurale*. — CHAP. VII. *Culture et travail*. — CHAP. VIII. *Etat moral et intellectuel*. 1 vol. in-8, avec 67 fig. intercalées dans le texte (fascic. 17 à 22). 20 fr. 50

TOME CINQUIÈME

LIVRE V. **Hygiène hospitalière et assistance publique**, par M. Henri NAPIAS. — CHAP. I. *Assistance publique en général*. — CHAP. II. *Protection et assistance de l'enfance*. — CHAP. III. *Hôpitaux et hospices*. — CHAP. IV. *Assistance externe*. — CHAP. V. *Aliénés*. — CHAP. VI. — *Assistances diverses*. — CHAP. VII *De la désinfection*, par A.-J. MARTIN. 1 vol. in-8, avec 108 fig. intercalées dans le texte, 1893 (fascicules 23 à 27). 17 fr. 50

TOME SIXIÈME

LIVRE VI. **Hygiène industrielle**, par M. LAYET.

TOME SEPTIÈME

LIVRE VII. **Hygiène militaire**, par M. VIRY.

LIVRE VIII. **Hygiène navale**, par MM. JULES ROCHARD et Dr BODET.

TOME HUITIÈME

LIVRE IX. **Hygiène infantile**, par M. BERGERON.

LIVRE X. **Hygiène internationale et administrative**. — 1re partie, par MM. BROUARDEL et PROUST. — 2e partie, par M. HENRI MONOD.

L'*Encyclopédie d'hygiène et de médecine publique* a pour but de donner aux médecins les connaissances qui leur sont indispensables pour s'acquitter de leurs fonctions. Egalement destinée à servir de guide aux administrations, aux conseils d'hygiène et de salubrité et à les éclairer sur toutes les questions qui sont de leur ressort, elle paraitra par fascicules de dix feuilles, et comprendra environ huit volumes in-octavo raisin, de 800 pages en moyenne. Indépendamment de la table des matières qui sera annexée à chaque volume, une table alphabétique très détaillée sera placée à la fin de l'ouvrage pour faciliter les recherches.

AVIS. — *Depuis le 1er juillet 1889, il paraît chaque mois un fascicule de dix feuilles avec figures et planches ; les fascicules 1 à 27 sont en vente.*

Prix de chaque fascicule (1 à 28).......... **3 fr. 50**
Prix du fascicule 11.......... **2 fr. 50**
Prix du fascicule 23.......... **3 fr. »**
Souscription à forfait à l'ouvrage complet.......... **150 fr. »**

Saint-Brieuc. — Imprimerie Francisque GUYON, rues Saint-Gilles, 4, et de la Préfecture, 18.

ENCYCLOPÉDIE D'HYGIÈNE

ET DE

MEDECINE PUBLIQUE

Directeur : Dr JULES ROCHARD

COLLABORATEURS : MM. ARNOULD, BERGERON, BERTILLON, BROUARDEL LÉON COLIN
DROUINEAU, LÉON FAUCHER, GARIEL, ARMAND GAUTIER
GRANCHER, LAYET, LE ROY DE MÉRICOURT, A.-J. MARTIN, HENRI MONOD
NAPIAS, NOCARD, POUCHET, PROUST
DE QUATREFAGES, RICHARD, RICHE, EUGÈNE ROCHARD, STRAUSS, VALLIN, VIRY

TOME SIXIÈME

Avec figures intercalées dans le texte

30e FASCICULE

PARIS
ANCIENNE MAISON DELAHAYE
L. BATTAILLE ET Cie, ÉDITEURS
PLACE DE L'ÉCOLE-DE-MÉDECINE

1893

ENCYCLOPÉDIE D'HYGIÈNE

ET DE

MÉDECINE PUBLIQUE

Directeur : Dr Jules ROCHARD

COLLABORATEURS

MM. ARNOULD, BERGERON, BERTILLON, BROUARDEL, LÉON COLIN, DROUINEAU, LÉON FAUCHER, GARIEL, ARMAND GAUTIER, GRANCHER, LAYET, LEROY DE MÉRICOURT, A.-J. MARTIN, HENRY MONOD, NAPIAS, NOCARD, POUCHET, PRIOUST, DE QUATREFAGES, RICHARD, RICHE, EUGÈNE ROCHARD, STRAUSS, VALLIN, VIRY.

L'hygiène a pris, depuis quelques années, une importance et une extension considérables. Ce n'est plus une annexe de l'art de guérir, c'est une science à part, qui a pour objet tout ce qui intéresse la santé publique et pour représentants tous ceux qui sont chargés de la sauvegarder. En élargissant son terrain, elle a développé ses moyens d'action. Elle a maintenant ses sociétés et ses congrès, ses journaux et ses revues. Chacune de ses branches a été l'objet de traités spéciaux ; mais nous n'avons pas de livre embrassant l'hygiène, dans son ensemble, avec tous les développements qu'elle comporte aujourd'hui. Un pareil ouvrage ne peut guère être rédigé par un seul homme. Le sujet est trop vaste et le terrain trop changeant. Le travail collectif et simultané permet seul de présenter un tableau complet de l'hygiène contemporaine, dans un temps assez court pour que les différentes parties concordent entre elles. Ce sont là des raisons qui nous ont décidés à publier l'ouvrage que nous offrons au public.

Les nations étrangères nous ont devancés. Les États-Unis, l'Angleterre, l'Allemagne, ont depuis longtemps des Encyclopédies d'hygiène qui traduisent fidèlement l'état de la science sanitaire dans leurs pays. Ces publications ne sont toutefois que des collections de monographies qui n'ont aucun lien entre elles, qui manquent d'harmonie et d'unité. Celle que nous publions sera rédigée d'après un plan tracé à l'avance et accepté par tous les collaborateurs qui ont bien voulu s'associer à cette œuvre, et dont la compétence et le mérite sont également reconnus. De cette façon, l'ouvrage présentera, dans son ensemble, la méthode, l'homogénéité indispensables à toute œuvre didactique, et chacune des parties sera traitée par l'auteur qui s'en sera le plus spécialement occupé.

L'*Encyclopédie d'hygiène et de médecine publique* se composera de dix livres distribués de la façon suivante :

TOME PREMIER

LIVRE I. **Hygiène générale**. — Chap. I. *Introduction anthropologique*, par M. DE QUATREFAGES. — Chap. II. *Démographie*, par M. J. BERTILLON. — Chap. III. *Climatologie*, par MM. LEROY DE MÉRICOURT et EUGÈNE ROCHARD. — Chap. IV. *Pathogénie*, par M. JULES ROCHARD. — Chap. V. *Épidémiologie*, par M. LÉON COLIN. 1 vol. in-8, avec 45 figures intercalées dans le texte et 1 planche (fascicule 1 à 5), 1890 .... 17 fr. 50

TOME DEUXIÈME

LIVRE I. Chap. V. *Épidémiologie*, par M. LÉON COLIN. — Chap. VI. *Épizooties* (maladies des animaux transmissibles à l'homme), par MM. NOCARD et LECLAINCHE.

LIVRE II. **Hygiène alimentaire**. — Chap. I. *Aliments*, par M. GABRIEL POUCHET. — Chap. II, *Eaux potables*, par M. ARMAND GAUTIER. — Chap. III, *Boissons*, par M. RICHE. — Chap. IV. ART. II. *Théorie de l'alimentation*, par M. GABRIEL POUCHET. 1 vol. in-8, avec 45 figures intercalées dans le texte (fascicule 6 à 11), 1890.................................. 20 fr.

TOME TROISIÈME

LIVRE III. **Hygiène urbaine**. — Chap. I, *Villes en général*, par M. ARNOULD. — Chap. II. *Voie publique*, par M. ARNOULD. — Chap. III. *La ville souterraine*, par M. JULES ROCHARD. — Chap. IV. *Habitations*, par MM. LÉON FAUCHER, RICHARD. — Chap. V. *Etablissements publics*, par MM. JULES ROCHARD, VALLIN, GARIEL. 1 vol. in-8, avec 125 fig. intercalées dans le texte, 1891 (fascicule 12 à 16) .... 17 fr. 50

TOME QUATRIÈME

LIVRE III. Chap. V. *Établissements publics*, par MM. JULES ROCHARD, VALLIN — CHAP. VI. *Éclairage des villes*, par M. GARIEL.

LIVRE IV. **Hygiène rurale**, par M. GUSTAVE DROUINEAU. — CHAP. I. *Population rurale*. CHAP. II. *La terre*. — CHAP. III. *Habitations*. — CHAP. IV. *Hameaux et villages*. — CHAP. V. *Hygiène du paysan*. — CHAP. VI. *Morbidité rurale*. — CHAP. VII. *Culture et travail*. — CHAP. VIII. *État moral et intellectuel*. 1 vol. in-8, avec 67 fig. intercalées dans le texte (fascic. 17 à 22). 20 fr. 50

TOME CINQUIÈME

LIVRE V. **Hygiène hospitalière et assistance publique**, par M. Henri NAPIAS. — CHAP. I. *Assistance publique en général*. — CHAP. II. *Protection et assistance de l'enfance*. — CHAP. III. *Hôpitaux et hospices*. — CHAP. IV. *Assistance externe*. — CHAP. V. *Aliénés*. — CHAP. VI. — *Assistances diverses*. — CHAP. VII. *De la désinfection*, par A.-J. MARTIN. 1 vol. in-8, avec 108 fig. intercalées dans le texte, 1893 (fascicules 23 à 27). 17 fr. 50

TOME SIXIÈME

LIVRE VI. **Hygiène industrielle**, par M. LAYET.

TOME SEPTIÈME

LIVRE VII. **Hygiène militaire**, par M. VIRY.
LIVRE VIII. **Hygiène navale**, par MM. JULES ROCHARD et Dr BODET.

TOME HUITIÈME

LIVRE IX. **Hygiène infantile**, par M. BERGERON.
LIVRE X. **Hygiène internationale et administrative**. — 1re partie, par MM. BROUARDEL et PROUST. — 2e partie, par M. HENRI MONOD.

L'*Encyclopédie d'hygiène et de médecine publique* a pour but de donner aux médecins les connaissances qui leur sont indispensables pour s'acquitter de leurs fonctions. Egalement destinée à servir de guide aux administrations, aux conseils d'hygiène et de salubrité et à les éclairer sur toutes les questions qui sont de leur ressort, elle paraîtra par fascicules de dix feuilles, et comprendra environ huit volumes in-octavo raisin, de 800 pages en moyenne. Indépendamment de la table des matières qui sera annexée à chaque volume, une table alphabétique très détaillée sera placée à la fin de l'ouvrage pour faciliter les recherches.

AVIS. — *Depuis le 1er juillet 1889, il paraît chaque mois un fascicule de dix feuilles avec figures et planches ; les fascicules 1 à 30 sont en vente.*

Prix de chaque fascicule (1 à 30)........................ **3** fr. **50**
Prix du fascicule 11........................ **2** fr. **50**
Prix du fascicule 22........................ **3** fr. »
Souscription à forfait à l'ouvrage complet........................ **150** fr. »

Saint-Brieuc. — Imprimerie Francisque GUYON, rues Saint-Gilles, 4, et de la Préfecture, 18.

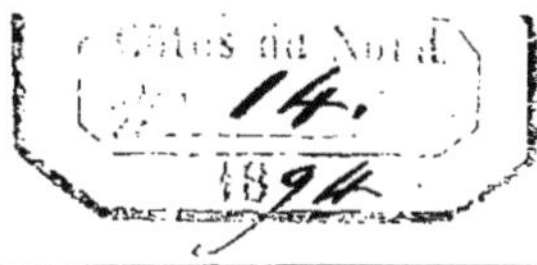

ENCYCLOPÉDIE
D'HYGIÈNE
ET DE
MEDECINE PUBLIQUE

Directeur : Dr JULES ROCHARD

COLLABORATEURS : MM. ARNOULD, BERGERON, BERTILLON, BROUARDEL LÉON COLIN
DROUINEAU, LÉON FAUCHER, GARIEL, ARMAND GAUTIER
GRANCHER, LAYET, LE ROY DE MÉRICOURT, A.-J. MARTIN, HENRI MONOD
NAPIAS, NOCARD, POUCHET, PROUST
DE QUATREFAGES, RICHARD, RICHE, EUGÈNE ROCHARD, STRAUSS, VALLIN, VIRY

TOME SIXIÈME

Avec figures intercalées dans le texte

31e FASCICULE

PARIS
ANCIENNE MAISON DELAHAYE
L. BATTAILLE ET Cie, ÉDITEURS
PLACE DE L'ÉCOLE-DE-MÉDECINE

1894

ENCYCLOPÉDIE D'HYGIÈNE

ET DE

MÉDECINE PUBLIQUE

Directeur : Dr Jules ROCHARD

INSPECTEUR GÉNÉRAL DU SERVICE DE SANTÉ DE LA MARINE EN RETRAITE
MEMBRE DE L'ACADÉMIE DE MÉDECINE
DU CONSEIL D'HYGIÈNE PUBLIQUE ET DE SALUBRITÉ DE LA SEINE
GRAND OFFICIER DE LA LÉGION D'HONNEUR

COLLABORATEURS

MM. ARNOULD, BERGERON, BERTILLON, BROUARDEL, Léon COLIN, DROUINEAU, Léon FAUCHER, GARIEL, Armand GAUTIER, GRANCHER, LAYET, LEROY DE MÉRICOURT, A.-J. MARTIN, Henry MONOD, NAPIAS, NOCARD, POUCHET, PROUST, DE QUATREFAGES, RICHARD, RICHE, Eugène ROCHARD, STRAUSS, VALLIN, VIRY.

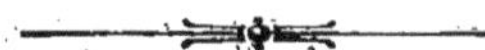

L'hygiène a pris, depuis quelques années, une importance et une extension considérables. Ce n'est plus une annexe de l'art de guérir, c'est une science à part, qui a pour objet tout ce qui intéresse la santé publique et pour représentants tous ceux qui sont chargés de la sauvegarder. En élargissant son terrain, elle a développé ses moyens d'action. Elle a maintenant ses sociétés et ses congrès, ses journaux et ses revues. Chacune de ses branches a été l'objet de traités spéciaux ; mais nous n'avons pas de livre embrassant l'hygiène, dans son ensemble, avec tous les développements qu'elle comporte aujourd'hui. Un pareil ouvrage ne peut guère être rédigé par un seul homme. Le sujet est trop vaste et le terrain trop changeant. Le travail collectif et simultané permet seul de présenter un tableau complet de l'hygiène contemporaine, dans un temps assez court pour que les différentes parties concordent entre elles. Ce sont là des raisons qui nous ont décidés à publier l'ouvrage que nous offrons au public.

Les nations étrangères nous ont devancés. Les États-Unis, l'Angleterre, l'Allemagne, ont depuis longtemps des Encyclopédies d'hygiène qui traduisent fidèlement l'état de la science sanitaire dans leurs pays. Ces publications ne sont toutefois que des collections de monographies qui n'ont aucun lien entre elles, qui manquent d'harmonie et d'unité. Celle que nous publions sera rédigée d'après un plan tracé à l'avance et accepté par tous les collaborateurs qui ont bien voulu s'associer à cette œuvre, et dont la compétence et le mérite sont également reconnus. De cette façon, l'ouvrage présentera, dans son ensemble, la méthode, l'homogénéité indispensables à toute œuvre didactique, et chacune des parties sera traitée par l'auteur qui s'en sera le plus spécialement occupé.

L'*Encyclopédie d'hygiène et de médecine publique* se composera de dix livres distribués de la façon suivante :

TOME PREMIER

LIVRE I. **Hygiène générale**. — Chap. I. *Introduction anthropologique*, par M. DE QUATREFAGES. — Chap. II. *Démographie*, par M. J. BERTILLON. — Chap. III. *Climatologie*, par MM. LEROY DE MÉRICOURT et EUGÈNE ROCHARD. — Chap. IV. *Pathogénie*, par M. JULES ROCHARD. — Chap. V. *Épidémiologie*, par M. LÉON COLIN. 1 vol. in-8, avec 45 figures intercalées dans le texte et 1 planche (fascicule 1 à 5), 1890 .... 17 fr. 50

TOME DEUXIÈME

LIVRE I. Chap. V. *Épidémiologie*, par M. LÉON COLIN. — Chap. VI. *Épizooties* (maladies des animaux transmissibles à l'homme), par MM. NOCARD et LECLAINCHE.

LIVRE II. **Hygiène alimentaire**. — Chap. I. *Aliments*, par M. GABRIEL POUCHET. — Chap. II. *Eaux potables*, par M. ARMAND GAUTIER. — Chap. III. *Boissons*, par M. RICHE — Chap. IV. ART. II. *Théorie de l'alimentation*, par M. GABRIEL POUCHET. 1 vol. in-8, avec 45 figures intercalées dans le texte (fascicule 6 à 11), 1890 .... 20 fr.

TOME TROISIÈME

LIVRE III. **Hygiène urbaine**. — Chap. I, *Villes en général*, par M. ARNOULD. — Chap. II. *Voie publique*, par M. ARNOULD. — Chap. III. *La ville souterraine*, par M. JULES ROCHARD. — Chap. IV. *Habitations*, par MM. LÉON FAUCHER, RICHARD. — Chap. V. *Etablissements publics*, par MM. JULES ROCHARD, VALLIN, GARIEL. 1 vol. in-8, avec 125 fig. intercalées dans le texte, 1891 (fascicule 12 à 16) .... 17 fr. 50

TOME QUATRIÈME

LIVRE III. Chap. V. *Établissements publics*, par MM. JULES ROCHARD, VALLIN — CHAP. VI. *Eclairage des villes*, par M. GARIEL.

LIVRE IV. **Hygiène rurale,** par M. GUSTAVE DROUINEAU. — CHAP. I. *Population rurale*. CHAP. II. *La terre*. — CHAP. III. *Habitations*. — CHAP. IV. *Hameaux et villages*. — CHAP. V. *Hygiène du paysan*. — CHAP. VI. *Morbidité rurale*. — CHAP. VII. *Culture et travail*. — CHAP. VIII. *Etat moral et intellectuel*. 1 vol. in-8, avec 67 fig. intercalées dans le texte (fascic. 17 à 22). 20 fr. 50

TOME CINQUIÈME

LIVRE V. **Hygiène hospitalière et assistance publique,** par M. Henri NAPIAS. — CHAP. I. *Assistance publique en général*. — CHAP. II. *Protection et assistance de l'enfance*. — CHAP. III. *Hôpitaux et hospices*. — CHAP. IV. *Assistance externe*. — CHAP. V. *Aliénés*. — CHAP. VI. — *Assistances diverses*. — CHAP. VII. *De la désinfection*, par A.-J. MARTIN. 1 vol. in-8, avec 108 fig. intercalées dans le texte, 1893 (fascicules 23 à 27). 17 fr. 50

TOME SIXIÈME

LIVRE VI. **Hygiène industrielle,** par M. LAYET. (Fascicules 28 à 30 parus).

TOME SEPTIÈME

LIVRE VII. **Hygiène militaire,** par M. VIRY.
LIVRE VIII. **Hygiène navale,** par MM. JULES ROCHARD et Dr BODET.

TOME HUITIÈME

LIVRE IX. **Hygiène infantile,** par M. BERGERON.
LIVRE X. **Hygiène internationale et administrative.** — 1re partie, par MM. BROUARDEL et PROUST. — 2e partie, par M. HENRI MONOD.

L'*Encyclopédie d'hygiène et de médecine publique* a pour but de donner aux médecins les connaissances qui leur sont indispensables pour s'acquitter de leurs fonctions. Egalement destinée à servir de guide aux administrations, aux conseils d'hygiène et de salubrité et à les éclairer sur toutes les questions qui sont de leur ressort, elle paraîtra par fascicules de dix feuilles, et comprendra environ huit volumes in-octavo raisin, de 800 pages en moyenne. Indépendamment de la table des matières qui sera annexée à chaque volume, une table alphabétique très détaillée sera placée à la fin de l'ouvrage pour faciliter les recherches.

AVIS. — *Depuis le 1er juillet 1889, il paraît chaque mois un fascicule de dix feuilles avec figures et planches ; les fascicules 1 à 30 sont en vente.*

Prix de chaque fascicule (1 à 31) .... **3 fr. 50**
Prix du fascicule 11 .... **2 fr. 50**
Prix du fascicule 22 .... **3 fr. »**
Souscription à forfait à l'ouvrage complet .... **150 fr. »**

Saint-Brieuc. — Imprimerie Francisque GUYON, rues Saint-Gilles, 4, et de la Préfecture, 18.

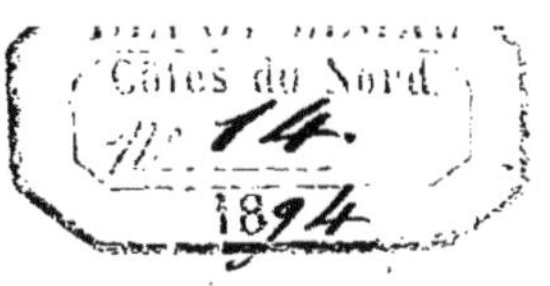

ENCYCLOPÉDIE D'HYGIÈNE

ET DE

MÉDECINE PUBLIQUE

Directeur : Dr JULES ROCHARD

COLLABORATEURS : MM. ARNOULD, BERGERON, BERTILLON, BROUARDEL LÉON COLIN
DROUINEAU, LÉON FAUCHER, GARIEL, ARMAND GAUTIER
GRANCHER, LAYET, LE ROY DE MÉRICOURT, A.-J. MARTIN, HENRI MONOD
NAPIAS, NOCARD, POUCHET, PROUST
DE QUATREFAGES, RICHARD, RICHE, EUGÈNE ROCHARD, STRAUSS, VALLIN, VIRY

TOME SIXIÈME

Avec figures intercalées dans le texte

32e FASCICULE

PARIS
ANCIENNE MAISON DELAHAYE
L. BATTAILLE ET Cie, ÉDITEURS
PLACE DE L'ÉCOLE-DE-MÉDECINE
1894

ENCYCLOPÉDIE D'HYGIÈNE
ET DE
MÉDECINE PUBLIQUE

Directeur : Dr Jules ROCHARD

INSPECTEUR GÉNÉRAL DU SERVICE DE SANTÉ DE LA MARINE EN RETRAITE
MEMBRE DE L'ACADÉMIE DE MÉDECINE
DU CONSEIL D'HYGIÈNE PUBLIQUE ET DE SALUBRITÉ DE LA SEINE
GRAND OFFICIER DE LA LÉGION D'HONNEUR

COLLABORATEURS

MM. ARNOULD, BERGERON, BERTILLON, BROUARDEL, Léon COLIN, DROUINEAU, Léon FAUCHER, GARIEL, Armand GAUTIER, GRANCHER, LAYET, LEROY DE MÉRICOURT, A.-J. MARTIN, Henry MONOD, NAPIAS, NOCARD, POUCHET, PROUST, DE QUATREFAGES, RICHARD, RICHE, Eugène ROCHARD, STRAUSS, VALLIN, VIRY.

L'hygiène a pris, depuis quelques années, une importance et une extension considérables. Ce n'est plus une annexe de l'art de guérir, c'est une science à part, qui a pour objet tout ce qui intéresse la santé publique et pour représentants tous ceux qui sont chargés de la sauvegarder. En élargissant son terrain, elle a développé ses moyens d'action. Elle a maintenant ses sociétés et ses congrès, ses journaux et ses revues. Chacune de ses branches a été l'objet de traités spéciaux ; mais nous n'avons pas de livre embrassant l'hygiène, dans son ensemble, avec tous les développements qu'elle comporte aujourd'hui. Un pareil ouvrage ne peut guère être rédigé par un seul homme. Le sujet est trop vaste et le terrain trop changeant. Le travail collectif et simultané permet seul de présenter un tableau complet de l'hygiène contemporaine, dans un temps assez court pour que les différentes parties concordent entre elles. Ce sont là des raisons qui nous ont décidés à publier l'ouvrage que nous offrons au public.

Les nations étrangères nous ont devancés. Les États-Unis, l'Angleterre, l'Allemagne, ont depuis longtemps des Encyclopédies d'hygiène qui traduisent fidèlement l'état de la science sanitaire dans leurs pays. Ces publications ne sont toutefois que des collections de monographies qui n'ont aucun lien entre elles, qui manquent d'harmonie et d'unité. Celle que nous publions sera rédigée d'après un plan tracé à l'avance et accepté par tous les collaborateurs qui ont bien voulu s'associer à cette œuvre, et dont la compétence et le mérite sont également reconnus. De cette façon, l'ouvrage présentera, dans son ensemble, la méthode, l'homogénéité indispensables à toute œuvre didactique, et chacune des parties sera traitée par l'auteur qui s'en sera le plus spécialement occupé.

L'*Encyclopédie d'hygiène et de médecine publique* se composera de dix livres distribués de la façon suivante :

TOME PREMIER

LIVRE I. **Hygiène générale.** — Chap. I. *Introduction anthropologique*, par M. DE QUATREFAGES. — Chap. II. *Démographie*, par M. J. BERTILLON. — Chap. III. *Climatologie*, par MM. LEROY DE MÉRICOURT et EUGÈNE ROCHARD. — Chap. IV. *Pathogénie*, par M. JULES ROCHARD. — Chap. V. *Épidémiologie*, par M. LÉON COLIN. 1 vol. in-8, avec 45 figures intercalées dans le texte et 1 planche (fascicule 1 à 5), 1890 .... 17 fr. 50

TOME DEUXIÈME

LIVRE I. Chap. V. *Épidémiologie*, par M. LÉON COLIN. — Chap. VI. *Épizooties* (maladies des animaux transmissibles à l'homme), par MM. NOCARD et LECLAINCHE.

LIVRE II. **Hygiène alimentaire.** — Chap. I. *Aliments*, par M. GABRIEL POUCHET. — Chap. II. *Eaux potables*, par M. ARMAND GAUTIER. — Chap. III. *Boissons*, par M. RICHE — Chap. IV. ART. II. *Théorie de l'alimentation*, par M. GABRIEL POUCHET. 1 vol. in-8, avec 45 figures intercalées dans le texte (fascicule 6 à 11), 1890.......... 20 fr.

TOME TROISIÈME

LIVRE III. **Hygiène urbaine.** — Chap. I, *Villes en général*, par M. ARNOULD. — Chap. II. *Voie publique*, par M. ARNOULD. — Chap. III. *La ville souterraine*, par M. JULES ROCHARD. — Chap. IV. *Habitations*, par MM. LÉON FAUCHER, RICHARD. — Chap. V. *Établissements publics*, par MM. JULES ROCHARD, VALLIN, GARIEL. 1 vol. in-8, avec 125 fig. intercalées dans le texte, 1891 (fascicule 12 à 16) .... 17 fr. 50

TOME QUATRIÈME

LIVRE III. Chap. V. *Établissements publics*, par MM. JULES ROCHARD, VALLIN — CHAP. VI. *Éclairage des villes*, par M. GARIEL.

LIVRE IV. **Hygiène rurale,** par M. GUSTAVE DROUINEAU. — CHAP. I. *Population rurale*. CHAP. II. *La terre*. — CHAP. III. *Habitations*. — CHAP. IV. *Hameaux et villages*. — CHAP. V. *Hygiène du paysan*. — CHAP. VI. *Morbidité rurale*. — CHAP. VII. *Culture et travail*. — CHAP. VIII. *État moral et intellectuel*. 1 vol. in-8, avec 67 fig. intercalées dans le texte (fascic. 17 à 22). 20 fr. 50

TOME CINQUIÈME

LIVRE V. **Hygiène hospitalière et assistance publique,** par M. Henri NAPIAS. — CHAP. I. *Assistance publique en général*. — CHAP. II. *Protection et assistance de l'enfance*. — CHAP. III. *Hôpitaux et hospices*. — CHAP. IV. *Assistance externe*. — CHAP. V. *Aliénés*. — CHAP. VI. — *Assistances diverses*. — CHAP. VII. *De la désinfection*, par A.-J. MARTIN. 1 vol. in-8, avec 108 fig. intercalées dans le texte, 1893 (fascicules 23 à 27). 17 fr. 50

TOME SIXIÈME

LIVRE VI. **Hygiène industrielle,** par M. LAYET. — CHAP. I. *Les établissements industriels considérés au point de vue de l'hygiène du voisinage*. — CHAP. II. *L'hygiène industrielle considérée au point de vue du milieu professionnel*. — CHAP. III. *L'hygiène industrielle considérée au point de vue de l'action toxique délétère ou infectieuse des produits employés ou dégagés pendant les opérations*. — CHAP. IV. *L'hygiène industrielle considérée au point de vue des accidents de machines*. — CHAP. V. *L'hygiène industrielle considérée au point de vue du travail individuel*. — CHAP. VI. *L'hygiène industrielle considérée au point de vue de la responsabilité et de l'assurance en matière d'accidents de travail et de morbidité professionnelle*. 1 vol. in-8, avec 155 fig. intercal. dans le texte (fascic. 28 à 32). 17 fr. 50

TOME SEPTIÈME

LIVRE VII. **Hygiène militaire,** par M. VIRY.

LIVRE VIII. **Hygiène navale,** par MM. JULES ROCHARD et Dr BODET.

TOME HUITIÈME

LIVRE IX. **Hygiène infantile,** par M. BERGERON.

LIVRE X. **Hygiène internationale et administrative.** — 1re partie, par MM. BROUARDEL et PROUST. — 2e partie, par M. HENRI MONOD.

L'*Encyclopédie d'hygiène et de médecine publique* paraîtra par fascicules de dix feuilles, et comprendra environ huit volumes in-octavo raisin, de 800 pages en moyenne. Indépendamment de la table des matières qui sera annexée à chaque volume, une table alphabétique très détaillée sera placée à la fin de l'ouvrage pour faciliter les recherches.

AVIS. — *Depuis le 1er juillet 1889, il paraît chaque mois un fascicule de dix feuilles avec figures et planches ; les fascicules 1 à 32 sont en vente.*

Prix de chaque fascicule (1 à 32).......... **3** fr. **50**
Prix du fascicule 11.......... **2** fr. **50**
Prix du fascicule 22.......... **3** fr. »
Souscription à forfait à l'ouvrage complet.......... **150** fr. »

Saint-Brieuc. — Imprimerie Francisque GUYON, rues Saint-Gilles, 4, et de la Préfecture, 18.

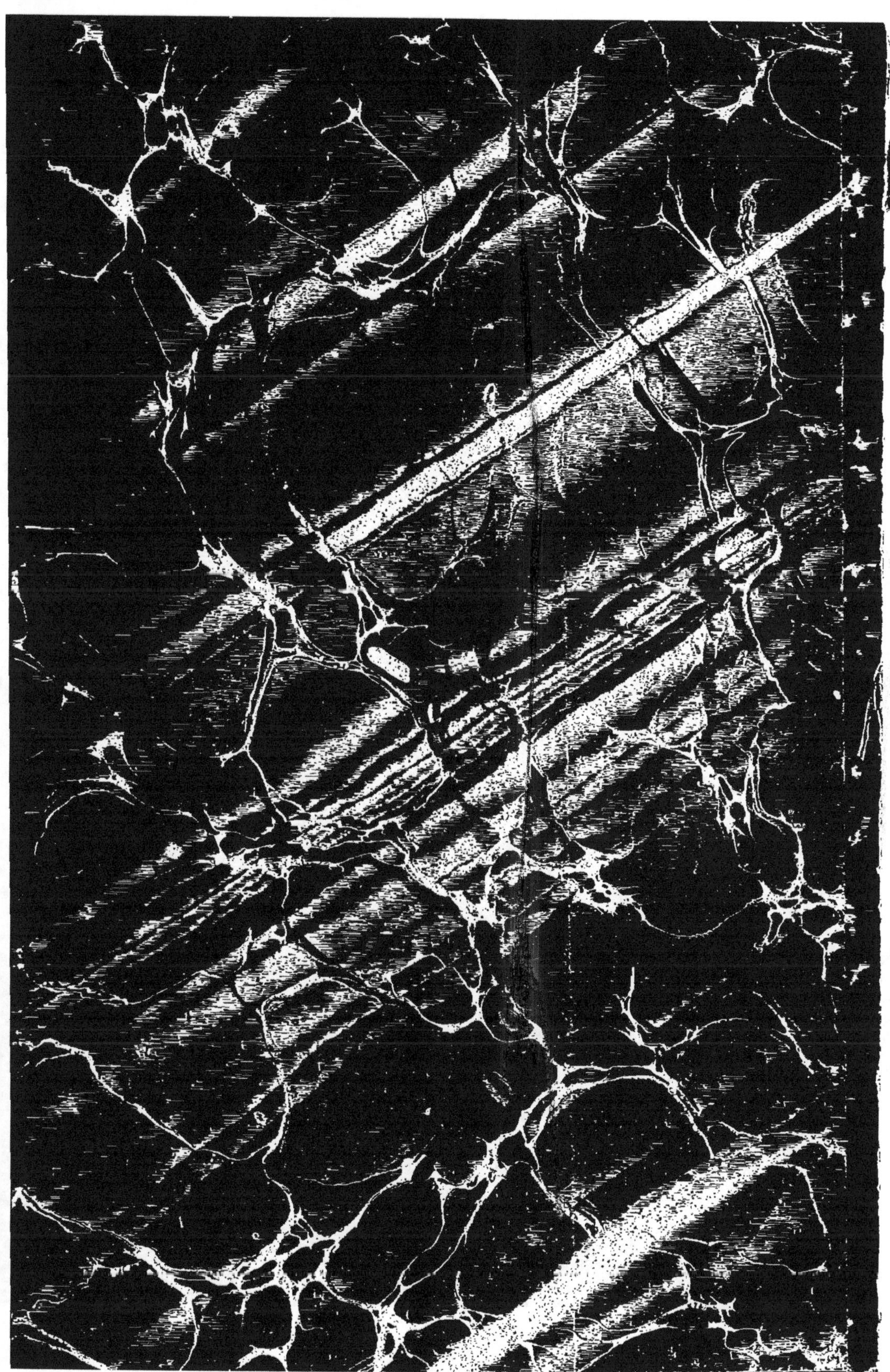